血管超声诊断学

以治疗为导向的教材及图谱

Ultrasonography in Vascular Diagnosis

A Therapy-Oriented Textbook and Atlas

Third Edition

第3版

主编

[德]威廉·沙伯勒（Wilhelm Schäberle）

主译

朱好辉　马春燕　勇　强

科学技术文献出版社
SCIENTIFIC AND TECHNICAL DOCUMENTATION PRESS

·北京·

图书在版编目（CIP）数据

血管超声诊断学 ：以治疗为导向的教材及图谱 ：第3版 / (德) 威廉·沙伯勒主编 ；朱好辉，马春燕，勇强主译. -- 北京 ：科学技术文献出版社，2025. 7.

ISBN 978-7-5235-2494-7

Ⅰ. R543.04-64

中国国家版本馆 CIP 数据核字第 2025QD8013 号

著作权合同登记号　图字：01-2025-1543

First published in German under the title

Ultraschall in der Gefäßdiagnostik: Therapieorientierter Leitfaden und Atlas (4. Auf.)

by Wilhelm Schäberle

血管超声诊断学——以治疗为导向的教材及图谱（第3版）

策划编辑：张　蓉　责任编辑：张　蓉　王彦丽　责任校对：彭　玉　责任出版：张志平

出 版 者	科学技术文献出版社
地　　址	北京市复兴路15号　邮编 100038
编 务 部	（010）58882938，58882087（传真）
发 行 部	（010）58882868，58882870（传真）
邮 购 部	（010）58882873
官方网址	www.stdp.com.cn
发 行 者	科学技术文献出版社发行　全国各地新华书店经销
印 刷 者	北京地大彩印有限公司
版　　次	2025 年 7 月第 1 版　2025 年 7 月第 1 次印刷
开　　本	889 × 1194　1/16
字　　数	817千
印　　张	29.25
书　　号	ISBN 978-7-5235-2494-7
定　　价	418.00元

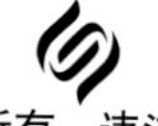

主译简介

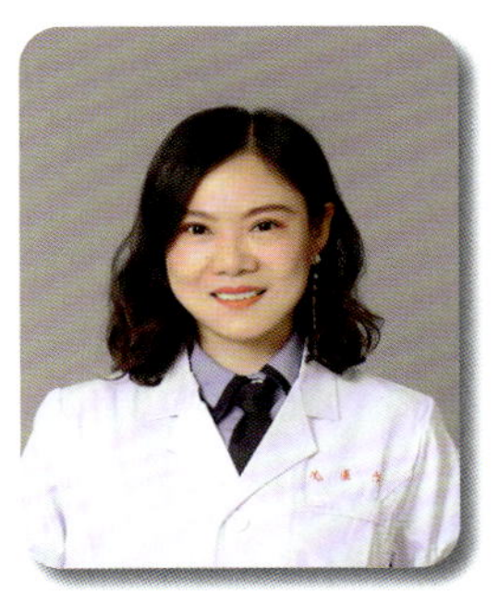

朱好辉

主任医师、教授、河南省人民医院超声科主任，河南省学术技术带头人、河南省优秀青年科技专家、河南省卫生健康中青年学科带头人

【社会任职】

现任中国医师协会超声医师分会血管超声学组副组长、中华医学会超声医学分会浅表组织和血管学组委员等。

【专业特长】

擅长心脏及大血管疾病的超声诊断。

【工作经历】

2006年9月至今，工作于河南省人民医院超声科。

【学术成果】

主持国家自然科学基金面上项目等国家级项目2项、省厅级项目10余项。获第十五届河南省青年科技奖、省级科技奖励3项，厅级科技奖励8项。发表SCI收录及国内核心期刊论文共50余篇。参与撰写多部国家级专业指南及专家共识。参编教材及专著多部。

主译简介

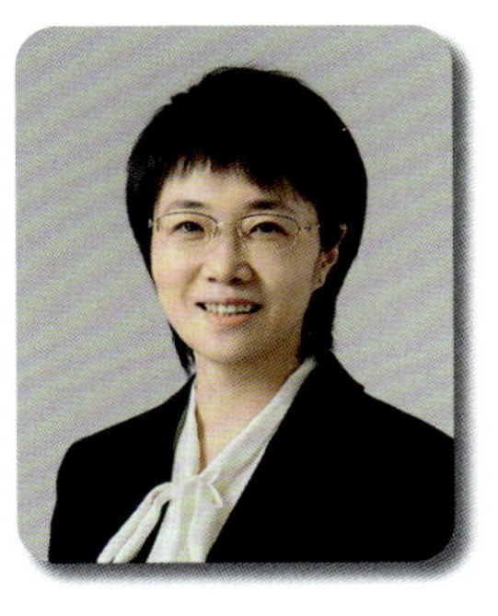

马春燕

主任医师、教授、中国医科大学附属第一医院超声教研室主任、辽宁省影像医学临床医学研究中心主任

【社会任职】

现任中国医师协会超声医师分会血管超声学组组长、中华医学会超声医学分会常务委员、辽宁省医学会超声医学分会主任委员等。

【专业特长】

擅长心血管超声诊断及新技术应用研究。

【工作经历】

2001年至今，工作于中国医科大学附属第一医院。

【学术成果】

主持国家级、省市级科研项目10余项，承担全国多中心研究6项。获省级科研奖励等6项。发表学术论文100余篇。主编著作4部。

主译简介

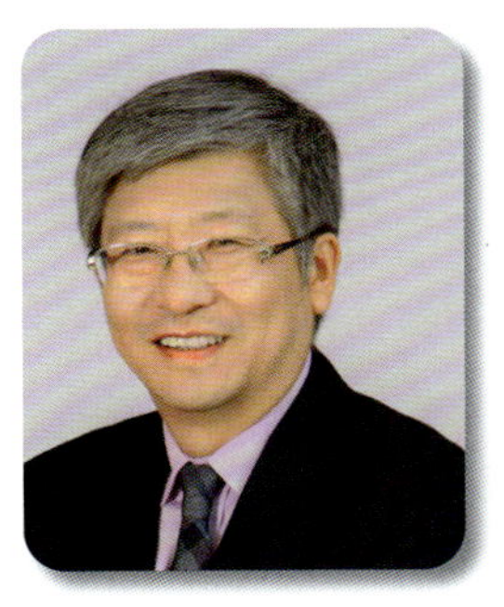

勇　强

主任医师、副教授、北京儿童医院顺义妇儿医院副院长兼超声诊疗科主任，北京市优秀人才

【社会任职】

担任中国医师协会超声医师分会第三届血管超声专业委员会主任委员、中国卒中学会超声医学分会第一届委员会常务委员、中国超声医学工程学会第三届浅表器官及外周血管超声专业委员会副主任委员。

【专业特长】

擅长血管、小器官疾病的超声诊断。

【工作经历】

1989年8月至1996年9月，工作于首都医科大学附属北京安贞医院血管外科、血管检查室；1996年9月至2001年1月，工作于北京大学第三医院超声科；2001年1月至2022年3月，工作于首都医科大学附属北京安贞医院综合超声科；2022年3月至今，工作于北京儿童医院顺义妇儿医院超声诊疗科。

【学术成果】

主持科技部国际合作项目、北京市自然科学基金项目、首都卫生发展科研专项，以及北京市卫生健康科技成果和适宜技术推广项目等。主编《实用血管疾病超声诊断学》《颈动脉易损斑块与缺血性脑卒中》《血管超声入门》《经颅彩色多普勒超声检查入门》。

译者名单

主　审

何　文　首都医科大学附属北京天坛医院

袁建军　河南省人民医院

主　译

朱好辉　河南省人民医院

马春燕　中国医科大学附属第一医院

勇　强　北京儿童医院顺义妇儿医院

副主译（按姓氏笔画排序）

文晓蓉　四川大学华西医院

任俊红　北京医院

李　荔　山东大学齐鲁医院（青岛）

冷晓萍　哈尔滨医科大学附属第二医院

张喜君　河南省人民医院

郑艳玲　中山大学附属第一医院

译　者（按姓氏笔画排序）

丁　晓　河南省人民医院

王　旭　中国医科大学附属第一医院

王一洒　河南省人民医院

王晓静　河南省人民医院

牛瑜琳　河南省人民医院

译者名单

申凯凯　河南省人民医院
白　洋　中国医科大学附属第一医院
邢　雨　河南省人民医院
吕诗佳　河南省人民医院
朱丽敏　河南省人民医院
刘皇亮　中国医科大学附属第一医院
李　杨　河南省人民医院
吴　铭　河南省人民医院
何　垚　河南省人民医院
余海歌　河南省人民医院
陈纪昀　河南省人民医院
娄　喆　中国医科大学附属第一医院
柴玉娇　河南省人民医院
徐　瑞　河南省人民医院
徐梦颖　河南省人民医院
高　帆　河南省人民医院
郭　雯　河南省人民医院
郭艳艳　河南省人民医院
彭会娟　河南省人民医院
魏常华　河南省人民医院

秘　书

吴　铭　吕诗佳

中文版序言

踏入医学影像学的殿堂，我们时常被各种精密的技术和令人眼花缭乱的图谱吸引。然而，对于血管超声诊断，最核心的理念是超声检查的目标应当聚焦于患者的真实临床需求。我们十分荣幸地拜读了*Ultrasonography in Vascular Diagnosis—A Therapy-Oriented Textbook and Atlas*（*Third Edition*）的中文译本，其中许多理念和先进的观点值得学习和推广。

在本书中，作者不仅加入自己的经验见解和教学病例图谱，还将读者带入一个更深层次认知的情境中：血管超声检查目的及发现应该能够解释患者的临床问题，而治疗方案应当基于异常超声发现。这样的逻辑非常直接——血管超声检查应当为治疗服务。这也是本书所坚持的核心诊断理念：如何进行高效的血管超声检查，同时获得有治疗决策价值的精准信息。更为重要的是，许多时候，我们完全可以依赖血管超声检查结果为患者制定个性化治疗方案，而无须其他的影像学检查。

书中关于多普勒频谱波形的深入探讨也特别值得一提。患者的临床症状与其血流动力学的复杂变化紧密相关，多普勒频谱波形为我们提供了一种敏感的工具来捕捉这些细微变化。书中丰富的病例和精美的图片使读者更为直观地理解如何解读多普勒频谱波形，并从中找到诊断血管疾病的关键信息。

原著作者对不同的血管影像检查方法进行了详细比较，对已发表的研究结果进行了透彻的分析。这种批判性的态度使得读者能更清晰地了解各种成像方法的优缺点，理解其中的研究设计、基本物理原理和血流动力学方面的差异，从而为临床医师提供最有价值的诊断和治疗信息。

总之，*Ultrasonography in Vascular Diagnosis—A Therapy-Oriented Textbook and Atlas*（*Third Edition*）的中文译本为我们提供了一个全面而深入的视角来看待血管超声诊断学，不仅仅是理论知识的传授，更是一种诊疗理念的启示。译者一丝不苟、认真严谨的工作态度给我们留下深刻印象，强烈推荐本书给所有对血管超声诊断感兴趣的同道，相信您无论是新手还是资深医师，都会从中受益良多。

何文

中文版前言

当2017年第一次接触到德国Wilhelm Schäberle教授的*Ultrasonography in Vascular Diagnosis—A Therapy-Oriented Textbook and Atlas*（*Third Edition*）时，我们就被其内容的丰富性和深度吸引。超声诊断技术在医学领域的应用日益广泛，尤其是在血管疾病的检测与治疗中，其非侵入性和实时性为患者和医师提供了极大的便利。但如何正确、高效地应用这一技术，如何将其与治疗策略相结合，是每一个从业者必须面对的问题。

本书以一种全新的角度为我们提供了答案——以治疗为导向。其不仅是一本教科书，更是一本临床实践的指南，旨在帮助临床工作者更准确地诊断血管疾病，从而为患者提供更为个性化和精准的治疗建议。本书提供了一个全面的框架，以理论知识为基础，结合临床经验，以及丰富的图像实例，有利于读者理解血管形态学和血流动力学，使其在进行血管超声检查和诊断时更有信心。

翻译医学文献，尤其是教科书，不仅是语言层面的转换，还涉及文化、背景知识及专业术语。这是一项巨大的挑战，也是一次难得的学习机会。我们深深体会到，每一个超声特征、每一个波形，都可能是决定一个患者未来的关键线索。而本书所强调的，正是如何准确地识别这些线索，并据此做出适宜的治疗决策。为了确保译文的准确性和可读性，我们不仅反复阅读原文，还与多位业内专家进行了深入的交流和讨论。同时，鉴于中文读者的背景和习惯，我们在翻译时也做了适当的调整，希望能够使内容更加贴近读者的实际需求。值得一提的是，书中图谱部分不仅为读者提供了直观的视觉体验，更为教师提供了宝贵的教学资源。在翻译这部分时，我们特别注重对每一张图片的描述和注释，确保读者可以准确地理解图谱所代表的内容。

中国有句谚语叫作："临渊羡鱼，不如退而结网。"在医学领域，我们不能只停留在对技术的羡慕和向往上，更应当掌握并运用它。这本书为我们提供了一张宝贵的"网"，帮助我们捕捉到更多的"鱼"，即为患者制定个性化治疗方案提供关键信息。

在此，我们想感谢所有参与本书翻译和出版工作的人员，特别是何

中文版前言

文教授和袁建军教授的鼎力支持与鼓励，是他们的辛勤努力使本书得以面世。感谢原著作者为我们提供了如此宝贵的知识。最后，我们希望这本书能够帮助所有的读者，使大家在血管超声诊断领域取得优异的成绩。

再次感谢您选择阅读本书，对于书中的任何不足之处，还请各位同仁批评指正！

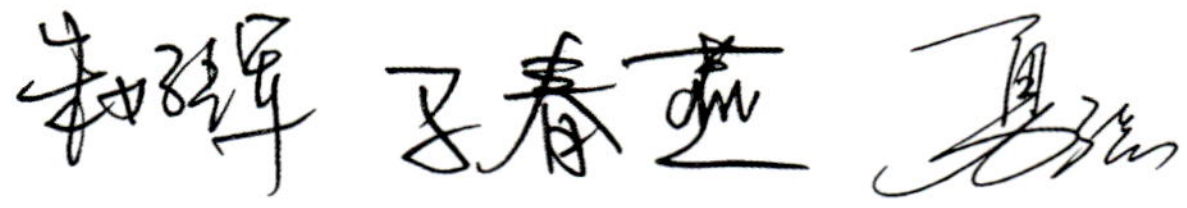

英文版（第3版）/德文版（第4版）前言

本书英文版（第3版）秉承先前版本中所倡导的超声理念。在先前的版本中，尤其是英文版（第2版）/德文版（第3版）的前言部分已对该理念进行过概述。本版增加了最新的科学见解及教学病例图谱。作者一如既往地强调后续治疗应基于超声的异常发现。这一理念的基本原则是，超声检查应结合患者的临床表现及现有的治疗方案来进行。该原则也是本书诊断理念的基础，旨在进行高效的超声检查，同时获取详细的、具有治疗决策价值的血管病理信息。基于超声检查结果可制定个体化治疗方案，使许多患者不需要进行额外的影像学检查。此理念可用于血液透析患者造瘘通路的超声评估、外周动脉闭塞性疾病的诊断、颈动脉超声检查、支架置入后的超声随访，以及腹主动脉瘤的诊断与评估。本版还增加了其他超声检查方法的描述，如超声造影，并用图例说明该检查的可行性及局限性。

患者的临床症状不仅与血管形态变化有关，更与其病理进程及复杂血流动力学变化密切相关，多普勒波形能敏感地捕捉到这些变化。本版通过新增病例及图片，帮助读者解读多普勒波形并发现其隐含的血管疾病提示信息。

此外，本版论述了新近的科学研究结果，更加注重其对临床医师的价值，并论述了血管诊断中不同成像方式之间的差异，以及已发表的超声研究结果之间的差异。作者客观地指出了不同成像方法的优缺点，解释了不同研究设计、基本物理原理和血流动力学方面的差异。

感谢Rupp-Heim博士和Knödler博士提供了与超声检查结果相对应的放射图像。感谢Meinrenken博士协助编辑并提供了其他帮助。同时感谢Herwig女士对该版的翻译。衷心感谢Springer-Verlag出版商，尤其是Quinones先生、Heilmann博士、Bachem先生、Beisel女士，感谢他们协助出版新的德文版和英文版。

最后，感谢我的家人，为完成此书我牺牲了很多陪伴家人的时间，谨以此书献给我的妻子和孩子。

Wilhelm Schäberle

Göppingen，Germany

November 2017

英文版（第2版）/德文版（第3版）前言

从事医学影像工作的时间越长、范围越广，就会面临更广泛、更普遍的问题：影像在多大程度上反映了真实病情？影像学表现能解释患者的病情吗？哪些影像学表现意味着患者需要治疗？如果需要治疗，哪种疗法更合适？什么成像（包括影像学检查偶然发现）会由于没有考虑到影像学成像方法固有的局限性而导致不必要的干预？这些问题与诊断方法有关，包括传统的“金标准”——血管造影和新近发展的，如磁共振、计算机断层扫描血管成像检查。在超声诊断学中，出现的更具体的问题是，我们可能因误判回声模式或超声特征而做出错误的治疗决策。这些问题在识别颈内动脉斑块形态时尤为突出，原因在于斑块的超声表现是制定治疗建议的标准之一。从科学严谨的角度出发，研究人员有时会过于关注复杂问题的某个方面，产生特定的假设，从而影响研究设计，最终导致错误的、矛盾的和片面的结果，甚至导致错误的治疗决策。但相关科学研究表明，血管超声检查兼顾了形态学和血流动力学变化，只要检查者严格掌握其方法学基础，该检查可以较真实地反映血管疾病患者的临床情况。尽管有些“超声学派”忽略了这一点，他们更倾向于采用彩色血流成像，但频谱多普勒分析可以提供一些非常有价值的信息，特别是它能以极高的灵敏度描绘血流动力学状况（包括正常血管和病变血管），在血管疾病的诊断、评估和鉴别方面具有很高的实用价值。

在教学方法和思路方面，本版延续了早期德文版和英文版（第1版）的风格，强调治疗措施应基于超声诊断。有关此方法的详细信息，请参阅前版前言。为延续并发展这一教学风格，本版做了较大的修订，增加了大量图表以使检查流程和复杂的诊断程序变得更加可视化并易于理解。同时介绍了最新的科学见解和超声技术的新进展及其为血管疾病患者提供治疗相关诊断信息方面的作用，对某些诊断价值无定论的超声特征和超声表现也进行了论述。各个章节的图谱部分增加了临床常见疾病及部分少见血管疾病的超声表现，侧重于向读者展示如何解读多普勒频谱及如何利用血流动力学信息协助诊断。超声彩色血流图像具有高度的艺术性。我4岁的儿子看到这本书的校样时赞叹：“你的新画册真漂亮。”

英文版（第2版）/德文版（第3版）前言

感谢Zorn女士、Rieker女士、Mehlbeer女士和Lietz女士的协助，感谢Mütschele女士绘制的图表，也感谢Herwig女士翻译此书及在出版过程中给予的支持。此外，我还要感谢Springer-Verlag的工作人员在出版新版时给予的大力支持，特别是Heilmann女士和Bachem先生。最重要的是，我要感谢我的家人，感谢他们的耐心和理解，使我更容易完成此书。

Wilhelm Schäberle
Göppingen，Germany
November 2010

英文版（第1版）前言

随着诊断问题越来越依赖于临床发现，检查的实施越来越考虑治疗效果，血管超声检查的应用价值日益凸显。与其他需要利用超声进行诊断的专业领域一样，血管超声的诊断效果，在很大程度上取决于检查过程是否有治疗患者的临床医师参与或与医师日常工作流程紧密结合。这就是为什么在德语国家，血管超声主要由血管介入医师和血管外科医师进行。超声是血管检查不可或缺的组成部分，也被认为是通过简单技术手段即可实现的临床体格检查。超声检查结果不是其他成像方式的简单补充，而是与临床发现一起，作为确定药物治疗、介入治疗或手术重建等适合患者的个体化治疗决策的依据。也就是说，在下肢动脉粥样硬化性闭塞症患者中，其临床表现决定了是否需要外科手术，而超声检查结果则用于指导手术方式的选择，并确认临床上怀疑的血管病变位置和范围，到目前为止，不需要任何侵入性的诊断操作。血管造影在制定手术过程的细节方面仍继续发挥作用，如选择合适的旁路移植受体血管。一些外科手术，如颈动脉和股动脉的血栓内膜切除术，可以在没有术前血管造影的情况下进行，因为血管造影也不能提供影响手术方案的额外信息。超声已经发展成为解决静脉疾病相关的大多数问题的“金标准”（如血栓治疗决策、静脉曲张手术干预策略、慢性静脉功能不全）。

特别强调以治疗为导向的血管超声适应证的展示，包括对罕见血管病变的超声鉴别，以及超声检查结合患者临床表现的作用。提供丰富的图像旨在促进血管形态学和血流动力学评估，并使读者在识别罕见病时更有信心，这些疾病通常具有明显的特征性表现。本书前两个版本在德语国家的成功出版，反映了其所倡导的超声诊断理念被高度认可，因此决定出版英文版。我要感谢Springer-Verlag，特别是Heilmann博士，让英文版的出版成为可能。

Wilhelm Schäberle

Göppingen，Germany

August 2005

德语版（第2版）前言

血管超声是血管疾病临床体格检查的延续，技术手段简单。超声检查依赖于与患者的互动，并与临床表现、相关治疗和可用的治疗方法相关。它高度依赖于检查者，检查结果不易被完整记录，因此很难交流和查对。出于这些原因，超声医师需要接受系统培训，既要避免出现不正确的结果给患者带来灾难性的后果，又要避免使该检查受到质疑。

本版保留了第1版的格式，每个血管专题包括理论阐述和图谱，各个章节包括超声解剖、检查技术、正常/异常超声表现及其诊断价值。鉴于本书特别关注临床和治疗相关的血管超声检查，每一主要章节（外周动脉和静脉、颅外段脑供血动脉、血液透析通路、腹部和腹膜后血管）都增加了超声检查在各自血管领域的临床意义。自德语版（第1版）出版至今已有6年，这段时间内血管超声不断发展和变化，因此有必要对相关内容进行补充完善。几年前血管超声还只是用于定位或作为辅助诊断的检查手段，现已发展成为血管疾病的关键检查方法，甚至成为静脉疾病诊断评估的“金标准”，特别是在血栓形成和静脉曲张患者中。在这种情况下，静脉造影已失去其应用价值，仅限于特殊情况下补充特定信息。

在动脉相关疾病中，超声是逐步诊断检查的组成部分。超声检查结果为选择合适的治疗方法（如药物治疗、介入治疗或血管外科修复）提供关键信息。因此，结合患者的临床情况，超声对选择药物治疗或侵入性血管重建起决定作用。在血管阻塞定位和严重程度评估方面，超声已经取代血管造影。侵入性血管造影仅用于计划进行旁路手术的患者中识别合适的受体段，或与导管介入（如经皮腔内血管成形术和支架置入）结合使用。为非动脉粥样硬化性血管疾病提供管腔、管壁及血管周围结构的形态学信息是超声检查的一个新的应用领域。

超声检查是评估颈动脉狭窄以预防脑卒中的首选方法，它基于血流动力学参数结合形态学信息，确定哪些患者适合进行手术治疗，并能从中获得益处。只有充分利用超声的优势，才能保持其在治疗决策中的核心作用，这意味着血管超声检查需要由负责治疗患者的血管介入医师或血管外科医师进行，这就是为什么本版主要面向血管介入医师和血管外科医师。

本版还增加了血管超声的新进展，如超声造影剂、B-flow模式的应用，从血管介入医师和血管外科医师的角度来看，它们在常规临床诊断中的作用

德语版（第2版）前言

很小。超声造影剂的作用在鉴别肝脏肿瘤中没有详细论述，主要是因为消化科医师和肝胆外科医师对此更感兴趣，而本书的范围有限。

与第1版一样，本版精心挑选了高质量的超声图像，“一幅超声图像足以说明问题”。超声图像的背景对临床诊断也很重要，这就是为什么感兴趣区没有进行局部放大显示，而是在常规超声图像中以“星号”标记。对于那些超声检查条件较差，从临床角度看（如术后患者）仍然需要进行超声检查的情况，我们所选的病例并非特意挑选的，而是用于说明这一实际情况。个别情况下会给出血管造影图像，旨在显示血管的真实情况。

各个章节中的大量图像不仅反映异常病变的超声表现，也从临床治疗及血管病理进展的角度说明相关问题。图像遵循左侧为头侧、右侧为足侧的超声惯例，血流方向根据超声设备默认的颜色编码设置。例如，颈内动脉显示为蓝色，表示动脉血流方向背离探头。遵循这一惯例，不必寻找色彩标识，可在检查复杂的血管区域（如腹部及腹膜后血管）时快速定位。

本书详细介绍了超声诊断的基本物理原理、正常和异常情况下基本血流动力学表现，详细描述了血管解剖、检查方案，并对检查结果进行分析，旨在为初学者提供血管超声的入门知识。希望图文并茂的图谱部分能帮助初学者迈出第一步。对于有经验的超声医师来说，罕见血管疾病的详细插图也有望拓宽他们的知识面，帮助他们更有信心地诊断罕见血管病变。最后，我们将超声检查与其他检查方法进行对比，并对检查的注意事项及技巧进行阐述，为疑难疾病的超声诊断工作奠定基础。正因如此，所有需要超声检查的疾病，以及与血管介入治疗和血管外科相关的疾病，都会在图谱中用图像表示。罕见的血管疾病通常可以通过超声图像一目了然地识别出来。在某些情况下，会附加血管造影图像进行对比，用于比较说明不同检查方法各自的作用，偶尔会通过术中图片进一步阐明。

衷心感谢R.Eisele教授对我工作一如既往的支持，特别感谢Springer-Verlag的合作者们在整个出版过程中的出色工作，并感谢R.Mütschele女士在制作图表方面提供的帮助。

Wilhelm Schäberle

Göppingen，Germany

February 2004

德语版（第1版）前言

常规彩色多普勒超声已成为血管疾病诊断及评估中不可或缺的工具。作为一种可重复操作的非侵入性检查，超声检查正逐渐取代给患者带来不适的传统诊断检查方法。灰阶超声信息可清晰地显示血管的走行和形态特征，多普勒技术可对血流动力学进行定性和定量分析，两者结合显著提升了诊断和鉴别血管病变的能力，特别是多普勒血流动力学信息是对放射学检查结果的有益补充。由于无创简便，在对血管疾病的初步诊断中，超声检查比其他侵入性的、令人紧张且价格昂贵的检查更具优势。随着超声检查人员技能及经验的不断提高，以及超声设备的不断优化，它将为选择最佳治疗方案提供关键信息，并将取代血管造影和静脉造影等侵入性检查。

超声检查对血管介入医师和血管外科医师也很重要，在这些专业的继续教育中也得到了体现，均有对超声检查知识进行学习的内容。因此，本书详尽描述了血管疾病的超声表现以提供诊断信息。每个章节主要向初学者介绍相关的血管解剖学和扫查方法，同时详细介绍相关参数，全面回顾有关文献，以帮助超声医师增加诊断的信心。

第一章介绍了与血管超声检查相关的基本血流动力学概念、基本物理基础和技术原理，旨在帮助读者掌握血管超声检查的可能性和局限性。

德国的情况与其他国家不同，在德国，血管超声检查主要由血管介入医师、内科医师，甚至越来越多的血管外科医师操作，而不是由放射科医师操作。因此，基于患者的临床表现，在进行超声检查时可以具体解决与治疗相关的问题。除了对血管状态的一般评估外，超声还可以为制定常规治疗方案和个体化外科手术方案提供关键信息。在治疗患者的临床医师眼中，超声是借助技术手段对临床体格检查的延续。这就是为什么本书强调超声表现在临床诊断和治疗中的作用，个别章节也是根据其实用性编写的。

剩余六个章节，每一章涉及一个特定部位的血管，由理论和图谱组成，对正常、变异和异常的超声表现进行了详细的文字描述和图示。为了更好地说明复杂的病理变化，我们采用血管造影或CT扫描图像对超声图像进行补充，通过对比说明各种影像检查方法的优缺点。其展示的许多罕见血管疾病图像可以被有经验的超声医师一眼识别出来。图像还记录了超声检查过程及血管疾病的复杂血流动力学变化，以及它们的临床意义和在治疗过程中的变

德语版（第1版）前言

化。对图例进行了详细的描述，以便读者查找特定血管疾病时，只通过看图就能得到相关参考信息。

本书详细介绍了不同超声模式并阐述了它们各自的优缺点，以便读者了解不同的技术。仅灰阶超声（加压检查）对诊断血栓形成已经足够，而常规超声是诊断治疗相关股腘血管疾病的有效方法。大多数情况下，彩色血流成像与多普勒频谱一起使用，但有时“仅”呈现常规超声，以说明许多异常病变仅通过常规超声就能识别。尽管通过彩色编码技术可以获得额外的诊断信息，但定量评估仍依赖于多普勒频谱。彩色多普勒超声使一些检查过程（小血管的识别、再通、鉴别诊断）更简便，但超声医师需要了解常规多普勒技术的基本知识才能正确解释彩色血流图像。

特别感谢R.Eisele教授在我院血管外科推广应用超声检查进行诊断，并提出了宝贵的建议。感谢G.Rieker女士、E.Stieger女士和B.Sihler夫人打印手稿，感谢R.Uhlig女士为准备图片所做的影像处理工作。

最后，我要感谢出版商Springer-Verlag，特别是Zeck女士和Heilmann博士，感谢他们的专业协作。

Wilhelm Schäberle

Göppingen，Germany

December 1997

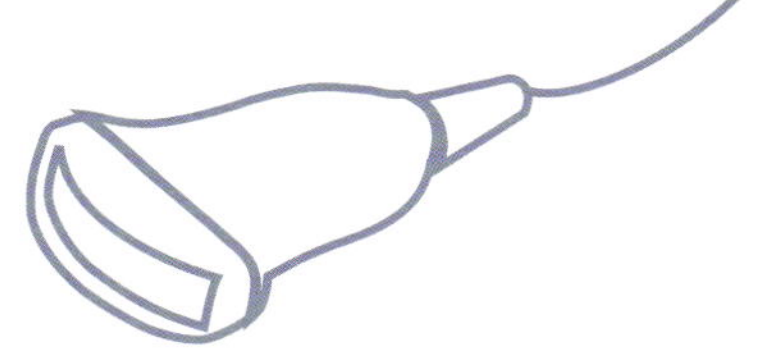

目录 Contents

第 1 章

基础原理

1.1 超声诊断的技术原理

1.1.1 灰阶超声检查（B型超声）

※ 1.1.1.1 发展史上的里程碑

大约在80年前，人们就认识到了利用超声波的反射实现人体内部器官可视化的可能性。在20世纪30年代末，奥地利神经病学家K.T. Dussik首次尝试使用超声波进行医学诊断，他开发了一种称为“超声透视”的技术，实现了脑室的可视化。20世纪40年代，美国科学家开始进行超声波反射检查生物体的实验。在这些先驱中，Ludwig和Struthers运用这项新技术成功检测出胆囊结石。诊断超声发展史上的其他重要里程碑包括：Howry和Bliss开发了B型超声成像技术；瑞典的Leksell应用回波脉冲法确定大脑中线结构在完整颅骨的位置，标志着脑超声成像的开始；1954年，Edler和Herz首次描述了M型超声心动图。

日本物理学家Satomura首次实现了多普勒效应的医学应用，他和同事们研究用多普勒频移来评估运动的心脏结构并测量红细胞的运动速度。Krause和Soldner开发的第一台实时超声扫描仪，彻底改变了医学超声扫描模式，标志着超声诊断又迈出了重要的一步。

现代超声提供了卓越的图像质量和诊断能力，因其具有多功能、低成本、灵活性和安全性的优点，在医学影像成像技术中具有突出地位。

本章介绍了医学超声的物理和技术基础，并概述了现有的各种超声技术，以帮助读者更好地利用超声来诊断，并根据不同的检查目的选择合适的超声技术。

※ 1.1.1.2 声波

当一个分子被激活围绕其平衡位置振动时，振动就会传播到邻近的介质，再传播到下一个分子，以此类推。通过这种方式，动能从一个分子传播到下一个分子，以正弦波的形式在介质中传播，这种动能传播的模式被称为连续波或声波。声波交替地压缩（正压）和扩张（负压）其所经过的介质（图1.1）。粒子振动可以平行或垂直于能量传播的方向，从而产生纵波（沿传播方向）和横波（垂直于传播方向）。超声波的粒子振动频率为20 KHz ~ 1 GHz。

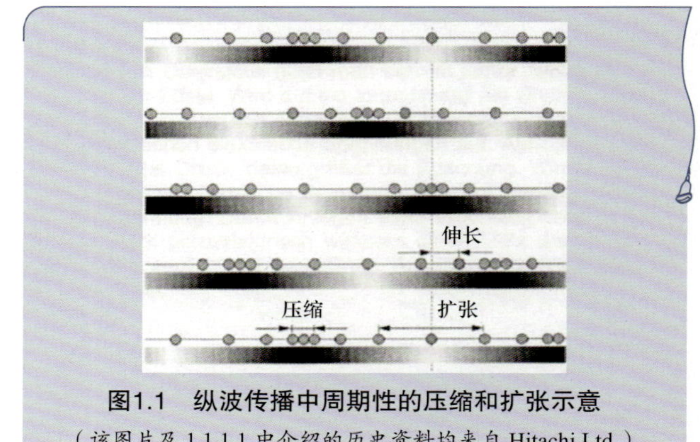

图1.1 纵波传播中周期性的压缩和扩张示意
（该图片及1.1.1.1中介绍的历史资料均来自Hitachi Ltd.）

因为气体和液体中不存在横波传播所需的剪切应力，所以只能通过纵波传播。从物理上讲，生物组织可以看作黏性流体，因此横波的影响可以忽略不计。在这种介质中，声速随介质密度增加而增加，而介质密度又由分子内聚力决定（表1.1）。生物组织中声速的平均值约为1540 m/s。

表1.1 体内一些重要生物组织和其他介质的声速、密度和衰减系数

介质	声速（m/s）	密度（g/cm^3）	衰减系数[dB/（MHz · cm）]
脂肪	1470	0.97	0.5
骨髓	1700	0.97	–
肌肉	1568	1.04	2
肝脏	1540	1.055	0.7
大脑	1530	1.02	1
密质骨	3600	1.7	4 ~ 10
水（20 ℃）	1492	0.9982	0.002
空气	331	0.0013	–

译者注：原著中密度的单位为g/cm^2，但根据物理常识及参考文献应为g/cm^3，已做更改。

声波的属性可以从以下几个方面来描述。波长（λ）是两个相邻最大压缩点之间的距离。频率（f）是一个分子在单位时间内振动的周期数，单位为赫兹（Hz），1 Hz即每秒振动1个周期，即1 Hz=1/s。常用的诊断超声的频率范围为2 ~ 30 MHz。声速（C）是波长和频率的乘积：

$$C=\lambda \cdot f$$

诊断超声的波长由探头的发射频率（载波频率）决定，血管成像常用频率为2 ~ 10 MHz，其波长为0.15 ~ 0.78 mm（表1.2）。声波的属性总结，如表1.3所示。

表1.2　常用的超声波发射频率及其声束特征

发射频率（MHz）	波长（mm）	穿透深度（cm）	侧向分辨力（mm）	轴向分辨力（mm）
2	0.78	25	3	0.8
3.5	0.44	14	1.7	0.5
5	0.31	10	1.2	0.35
7.5	0.21	6.7	0.8	0.25
10	0.16	5	0.6	0.2
15	0.1	3.3	0.4	0.15

注：这些参数之间存在以下关系：发射频率越高，波长越短，分辨力越高，穿透深度越小。

表1.3　声波的属性

属性	定义
周期	一个完整振动的持续时间
波长	波在一个振动周期内传播的距离
频率	每秒的振动周期数
振幅	声能大小

※ 1.1.1.3　超声波的产生

1880年，Pierre和Jacques Curie发现压电效应可用于产生超声波，大多数医学成像用的超声探头均采用此效应产生超声波。当对压电材料（如离子晶体）施加机械应力时，压电材料会产生弹性形变，导致内部电荷分布发生变化，压电材料表面产生的电压一侧为负，而另一侧为正。随着应力的增加，电压也随之增加。相反，当在压电材料表面施加正或负电压时，压电材料根据电流的方向发生扩张或收缩。当施加交流电时，压电材料被激活并开始振动。石英和电气石具有较强的压电性能。目前最先进的探头采用半结晶聚合物，如聚偏氟乙烯（polyvinylidene fluoride，PVDF）。

※ 1.1.1.4　影响超声扫描的物理因素

发射特定频率的超声脉冲，从身体不同深度返回到探头的回波经过处理后，形成超声图像（图1.2a）。相邻的超声扫描线形成二维（two-dimensional，2D）超声图像，使用短脉冲、短波长的超声波以优化其空间分辨力。往返时间是从超声脉冲发射至反射回波返回所需的时间，可反映探头与反射体之间的距离。反射发生在声波传播特性或声阻抗不同的介质之间的界面。因此，超声图像并不能直接代表组织结构，而是代表具有不同声阻抗的组织之间的界面。声阻抗是超声束在组织中传播时需要克服的与频率相关的阻力，它等于声速与组织密度的乘积。两种介质间的声阻抗差异越大，反射的超声波越多（回波或信号的强度越大），向深部组织传播得越少（图1.2a）。除反射和散射外，其他物理过程，包括声波的折射、干涉、衍射、衰减和吸收也影响超声扫描。

1.1.1.4.1　反射和折射

声波在生物组织中的传播遵从波动光学定律。组织的密度不同，因此声阻抗也不同，声阻抗（Z）是介质密度和声速的乘积。在人体的声学界面处，入射的超声波束部分发生反射，部分发生折射。折射即声波穿过界面，传播方向改变（图1.2b）。发生反射及传播的声束的量取决于形成界面的两个介质之间的声阻抗差异，声阻抗差异越大，反射越多；差异越小，传播越多。医学超声的功能类似于声呐，其原理是利用两个相邻组织之间的声阻抗差异而非其声学特性。

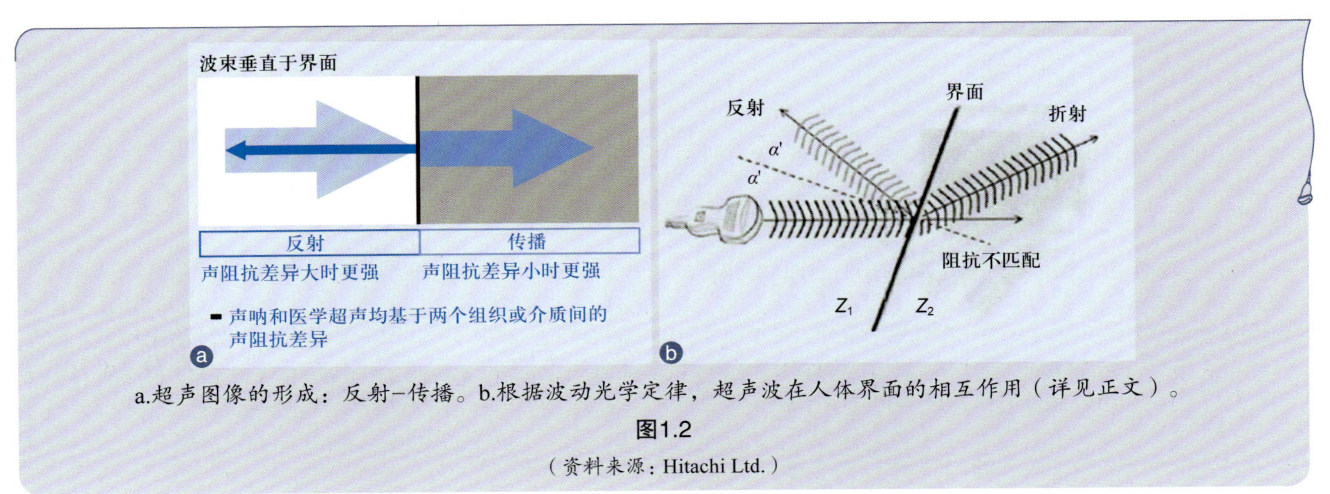

a.超声图像的形成：反射–传播。b.根据波动光学定律，超声波在人体界面的相互作用（详见正文）。

图1.2

（资料来源：Hitachi Ltd.）

入射角垂直于界面时反射系数（R）由下式计算：

$$R=\left(\frac{Z_1-Z_2}{Z_1+Z_2}\right)^2$$

超声束到达肝组织（$Z_1=1.66\times10^6$）和肾组织（$Z_2=1.63\times10^6$）间的界面时，其反射系数（R）为0.000 008，这意味着反射能量不到入射能量的十万分之一。相反，入射能量在脂肪组织（$Z_1=1.42\times10^5$）与空气（$Z_2=43$）间的界面反射（$R=0.9987$）可达99%以上，几乎没有超声波能穿过界面达到深部组织。这就是超声无法检查含空气的肺或肠管的原因，也是超声检查时探头和皮肤表面间必须涂超声耦合剂以消除空气干扰的原因。

垂直于不同声阻抗介质间界面（入射角和反射角）的回波被用于生成图像。因此，垂直于声束的结构（如血管壁）较声束切线方向的结构显得更加明亮，因前者反射回探头的回波更多。反射发生在微粒直径大于波长的微粒表面，而当微粒直径小于波长时则以散射为主。

1.1.1.4.2 散射和衰减

不同声阻抗的组织间界面通常是粗糙的。入射至粗糙表面的声波将以球面波的形式向所有方向发生散射，而非沿一个方向（图1.3a）。当超声波入射到远小于其波长的物体表面时大多发生散射，入射至远大于其波长的物体表面时发生反射。散射产生实质器官超声图像的特征性回声纹理。

在临床超声检查时声束很少垂直于所检查的结构，因此超声图像主要由反射和散射回波组成。聚集的组织细胞使声束向各个方向发生弥漫的散射。在界面声阻抗相同的情况下，当超声束垂直入射时，声像图明亮且清晰，因为超声图像信息主要来自反射的回波；而当超声束斜切入射时，成像较差，亮度较弱，因为此时只有漫反射回波成像。

散射会导致超声波束在人体内传播时发生衰减（能量损失），这取决于发射频率，发射频率越高衰减越大、穿透深度越小。发射强度随传播距离增加呈指数下降，并受衰减系数影响，衰减系数随声束在人体中传播的组织类型不同（脂肪、肌肉、血液）而变化，在人体中，衰减系数为0.3～0.6 dB/（MHz・cm），声能转化为吸收热。

载波频率越高，穿透深度越小，因为衰减更大。通过调节深度增益补偿，可以在一定程度上补偿随深度增加的衰减（图1.3b）。使用宽频探头时，由于高频的衰减更明显，低频会占主导地位，从而提升穿透的深度。

除散射和反射外，不同声阻抗介质的界面还可发生折射。当声速在相邻介质中增加时，会沿界面的法线方向发生折射；当声速降低时，则会发生偏离法线的折射。这种折射现象会导致对所显示结构的位置和大小的误判。

1.1.1.4.3 干涉

当两个或两个以上的声波叠加在一起时，它们

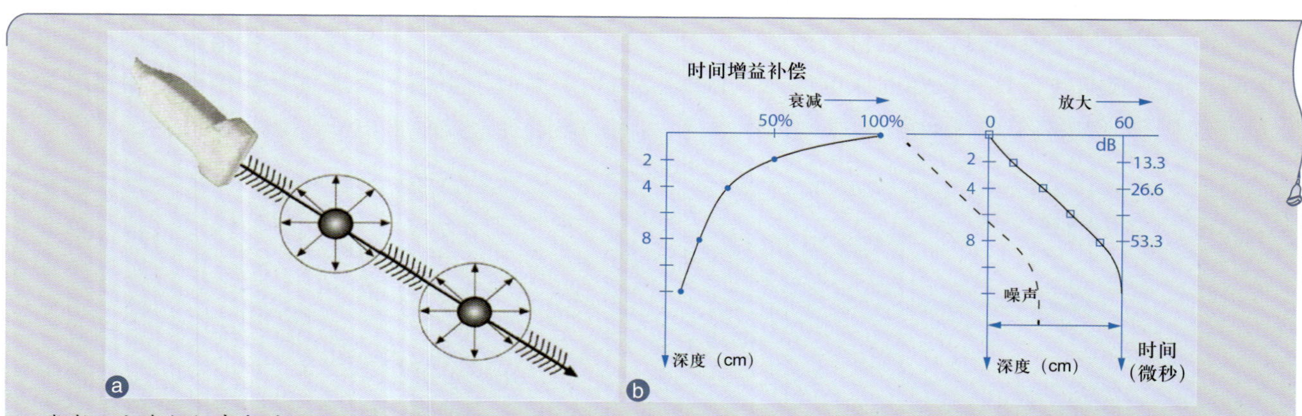

a.散射：大多数超声束并不是垂直入射体内组织结构的反射界面，这导致入射声束向各个方向发生散射，因此，只有一小部分散射能量被反向散射回探头，用于生成超声图像。即使两个组织间界面声阻抗相同，在该界面上反射产生的回波较散射产生的回波更强（后者导致成像的视觉效果更差）（Widder et al.，2004）。b.衰减降低了反射超声束的振幅，体内深处结构的回波衰减更明显。由于不同深浅部位的回波信号振幅不同，为了使成像均一，可使用时间增益补偿（time gain compensation，TGC）来调整随时间变化的接收信号增益，对来自体内深部的回波信号放大更多（使用一组滑动旋钮或滑杆）。

图1.3 声波的散射和衰减

可能是异相的（如一个波的压缩相和另一个波的扩张相重合），从而相互抵消（相消干涉），也可以是同相的（即压缩相和扩张相相位均一致），从而相互加强（相长干涉）。相长干涉和相消干涉的空间分布被称为干涉图样，是影响超声成像效果的主要因素。

尽管界面声阻抗相同，但由于声波干涉能改变振幅，从而改变图像的亮度。振幅放大或减小取决于声波的瞬时相位。

1.1.1.4.4　衍射

衍射是声波传播过程中，遇到障碍物时，绕到障碍物后方继续传播的现象。

1.1.1.4.5　衰减和吸收

超声波的强度随着它在人体中传播距离的延长而减弱，这种能量的损失称为衰减。衰减由不同的原因引起，其一是吸收，即声能转换成热量。超声波在人体组织的衰减系数大概是1 dB/（MHz · cm），各生物组织的衰减系数见表1.1。吸收率不仅取决于组织类型，还取决于超声波的发射频率，发射频率越高，衰减越快。超声波频率越低，波长越长，穿透力越强；频率越高则空间分辨力越高。例如，频率10 MHz的超声波衰减系数为10 dB/（MHz · cm），而3 MHz的超声波衰减系数为3 dB/（MHz · cm）。假设输出声强均为100 dB、频率10 MHz的超声波穿透深度是5 cm，而频率3 MHz的超声波穿透深度则是17 cm（对应的总传播路径长度分别为10 cm和34 cm）。

※ 1.1.1.5　超声图像的形成

1.1.1.5.1　脉冲回波技术

几乎所有的超声诊断技术都依赖脉冲激发信号。向探头中的压电晶体施加约1秒的短电脉冲，压电晶体将电能转换为机械振动，产生超声波束，探头转换为接收模式。超声波通过人体，在组织界面发生反射，以回波的形式返回探头，并转换为电信号。测量发射脉冲和接收回波之间的时间可以计算出声波传播路径的长度，即超声波速度（c）和时间（t）的乘积，将该值除以2即为超声探头到反射结构的距离（z）。

$$z=ct/2$$

例如，如果时差为0.13毫秒，则体内的反射结构距离超声探头约为10 cm。当前的超声仪每秒产生和发射3000 ~ 5000个超声脉冲，并同时接收和处理返回的回波以形成图像。

1.1.1.5.2　时间增益补偿

体内深部结构返回的回波强度弱于靠近探头的结构所返回的回波，这是由于前者声波传播经过的路径更长，衰减也更多。为了补偿这些差异并以相近的亮度显示从相同反射界面返回的信号（无论其经过的距离长短如何），将回波以深度相关的方式进行放大，这种根据回波往返时间调节其放大程度的方法称为时间增益补偿、深度增益补偿或扫描增益（图1.3b）。用户可调节从不同深度返回的信号增益。

1.1.1.5.3　A型超声

A型超声为振幅模式，是最简单、最古老的超声诊断技术。返回到探头的脉冲振幅在阴极射线示波器上显示为垂直于基线的尖峰，尖峰顶点的位置代表反射界面与探头之间的距离（图1.4）。该技术提供一维信息，可用于精确测量长度和深度，现在仅某些专业使用，如眼科角膜厚度的测量及耳鼻喉科鼻窦的无创评估。

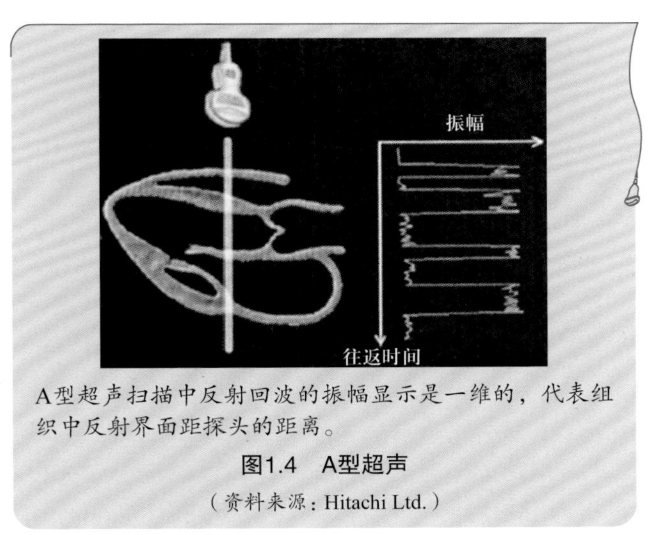

A型超声扫描中反射回波的振幅显示是一维的，代表组织中反射界面距探头的距离。

图1.4　A型超声

（资料来源：Hitachi Ltd.）

1.1.1.5.4　B型超声

B型超声或灰阶模式与A型超声显示的不同之处在于回波的振幅在显示器上以不同亮度的点显示，而非尖峰的形式（图1.5）。这些点的亮度反映了回波的强弱。现代超声仪大多数可以显示256级灰阶，而人眼只能分辨大约20级灰阶。代表发射脉冲返回探头的回波的点沿直线（波束线或扫描线）排列，所有发射的脉冲的回波返回后，形成连续的扫描线，全部回波被检测并处理后，即可显示完整的2D B型超声图像。

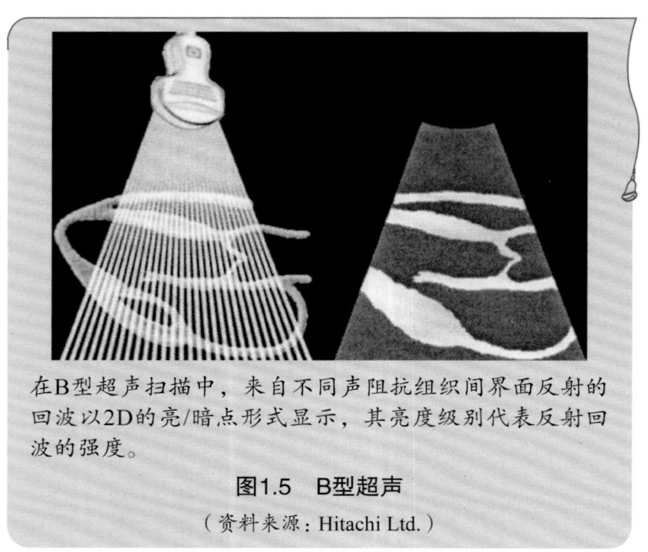

在B型超声扫描中，来自不同声阻抗组织间界面反射的回波以2D的亮/暗点形式显示，其亮度级别代表反射回波的强度。

图1.5　B型超声

（资料来源：Hitachi Ltd.）

假设我们希望生成一个穿透深度为15 cm、扫描区域宽度（x）为5 cm、行距（Δx）为1 mm的完整B型超声图像，使用脉冲回波技术，产生一条扫描线大约需要0.2毫秒，已知活组织中声速为1540 m/s，总扫描时间（T）可按照下式计算：

$$T=(2zx)/(c\Delta x)$$

在该示例中，总扫描时间为10毫秒，对应帧率为100 Hz，即每秒可以生成100张完整图像，速度足以实现实时成像。

1.1.1.5.5　M型超声

M型超声为运动模式［也称为时间–运动（time-motion，TM）模式］，与B型超声成像的不同之处在于超声束在固定位置、重复发射以获得波束路径中移动的反射体随时间变化的回波。M型超声回波信息沿时间轴显示，其波形追踪描绘了如心脏瓣膜等结构的运动方式（图1.6）。与B型超声成像一样，使用脉冲回波技术形成穿透深度为15 cm的扫描线需要的总扫描时间为0.2毫秒，但帧率更高（高达每秒约5000帧），时间分辨力也高，可用于评估快速移动的结构（如心脏瓣膜或血管壁）。M型超声用于超声心动图检查，可以非常精确地测量心腔和室壁，并定量评估心脏运动。

※ 1.1.1.6　分辨力

图像分辨力（以毫米为单位）是将两个结构在

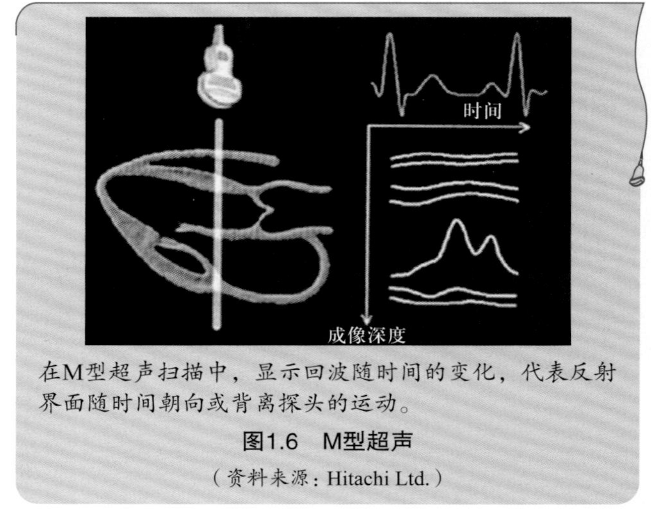

在M型超声扫描中，显示回波随时间的变化，代表反射界面随时间朝向或背离探头的运动。

图1.6　M型超声

（资料来源：Hitachi Ltd.）

显示器上单独显示所必需的最小距离。超声扫描的分辨力指能分辨出声阻抗不同的两个结构的空间分辨力，分为轴向分辨力（沿声波传播方向上的分辨力）和侧向分辨力。

轴向分辨力取决于发射脉冲的长度，通常为一个或几个波长。较高频率的探头发射较短的波长，从而获得更好的轴向分辨力。但是，衰减也会随着频率的增高而增加，从而限制了接收回波的最大深度。因此，相对较低的发射频率对于体内深部结构的成像必不可少。进行超声检查时须权衡空间分辨力和成像深度（图1.7a）。轴向分辨力仅取决于波长，并且随着波长的减小（或频率增加）而提高，范围为0.2～1 mm（表1.2）。

侧向分辨力指区分垂直于声波传播方向上两个相邻结构的能力，与发射频率和波长有关，但主要取决于超声系统的聚焦能力及聚焦后的声束特性。

侧向分辨力由超声束的宽度决定，声束越窄，侧向分辨力越高（图1.7b）。声束轮廓沿传播路径发生变化，近场聚焦声束窄，远场声束发散。超声束聚焦可以改善图像质量，因此聚焦于目标区域以获得最佳分辨力，而该区域外的侧向分辨力则明显下降。声速在人体组织中传播相对较慢（1540 m/s），而实时成像所需帧率又较高，二者限制了每幅实时图像的扫描线数量。为了使回波与特定深度相关，须等前一个脉冲发射的声波到达相应深度产生的回波返回探头后，才能发射下一个超声脉冲。发射或接收的脉冲沿探头纵向聚焦，脉冲回波在扫描平面中的聚焦通过较小的步骤进行优化（动态地，几乎连续地与脉冲到达时间一致）。

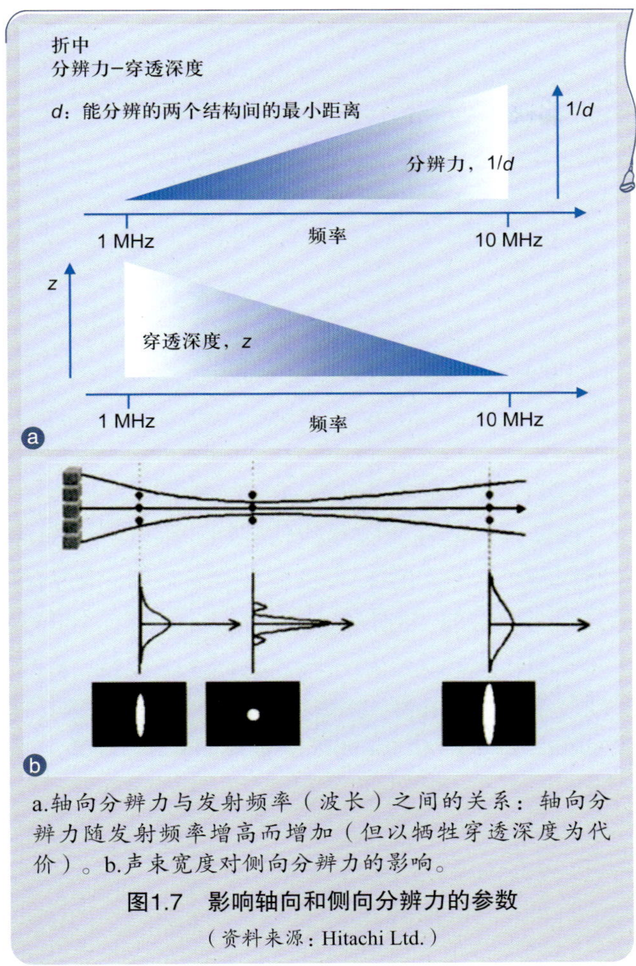

a.轴向分辨力与发射频率（波长）之间的关系：轴向分辨力随发射频率增高而增加（但以牺牲穿透深度为代价）。b.声束宽度对侧向分辨力的影响。

图1.7　影响轴向和侧向分辨力的参数

（资料来源：Hitachi Ltd.）

分辨力取决于超声束的波长，轴向分辨力为1/2λ，侧向分辨力则较差，为4λ。因此，高发射频率可获得良好的轴向和侧向分辨力（表1.2）。另外，由于衰减，需要较低的发射频率才能获得较大的穿透深度。当扫描位置较深的血管时，必须牺牲感兴趣血管结构的空间分辨力，找到一种折中方案（发射频率越低，空间分辨力越差，如图1.7a所示）。

人体中反射体的深度（编码在B型超声图像中）是根据往返时间计算出来的，同衰减一样，往返时间随深度的增加而增加。因此，来自人体深处的回波信号需放大到更大程度，才能使图像中显示的强度相同（见1.1.1.5.2部分）。可以根据感兴趣血管离体表的距离调整总增益和深度增益。增益对于信号的振幅或强度至关重要，连同输出能量和信噪比（signal-to-noise ratio，SNR）一起，在评估血管结构时均应设置恰当的值。

※ 1.1.1.7　声束聚焦

超声束的聚焦技术有几种，最简单的方法是使用声透镜，其效果与玻璃透镜聚焦光线相同。在探头前面放置凹面声透镜可在固定深度弱聚焦声束。声束聚焦程度最大的位置被称为焦点或聚焦区域。也可以将探头中的晶体制造成凹面以产生内部聚焦，此技术应用于机械扇形探头。

电子聚焦使声束焦点位置灵活可调。阵列探头由多个晶体元件并排放置组成。根据扫描仪类型的不同，独立晶体元件的数量通常为60～256个。每次可同步激活不同数量的晶体元件形成超声束。如果依次激活晶体元件，则会产生凹面波阵，使声束在焦点处会聚。可以通过改变激活晶体元件的数量和单个元件的激活模式来调整焦点的位置，从而在感兴趣的解剖部位获得最大的侧向分辨力。现代超声仪使用多区域聚焦，通过连续发射数个具有不同焦点的声束生成扫描线，但帧率会降低。动态聚焦技术通过对来自不同深度的信号施加可变延迟，实现在接收过程中改变声束的聚焦。利用这种技术，可在不牺牲帧率的情况下优化接收焦点，可有8～128个晶体元件用于聚焦声束（图1.8）。

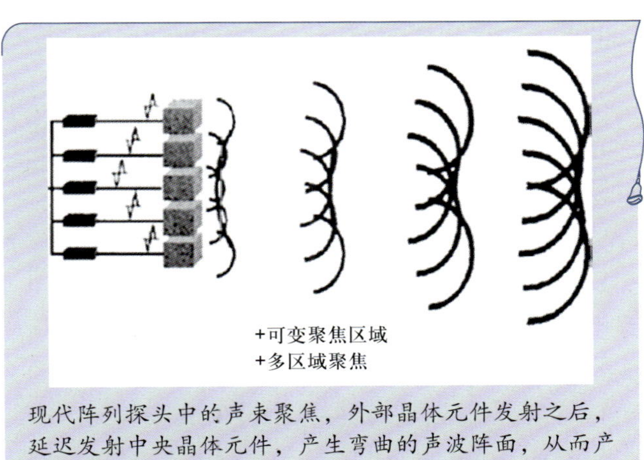

现代阵列探头中的声束聚焦，外部晶体元件发射之后，延迟发射中央晶体元件，产生弯曲的声波阵面，从而产生聚焦声束。

图1.8　现代阵列探头中的声束聚焦原理

（资料来源：Hitachi Ltd.）

侧向分辨力受到探头中发射超声脉冲晶体元件距离的限制。每次仅激活有限数量的晶体元件而非整个阵列可以改善纵向分辨力。通过延迟激活位于探头中央的晶体元件可实现声束聚焦。动态聚焦通过对探头中单个晶体元件依次短暂地延迟激发来实现。第三个方向上的分辨力，即切面厚度，取决于图像中的位置。

※ 1.1.1.8 探头的类型

1.1.1.8.1 工作原理

当今使用的大多数电子超声探头包含许多单独的发射和接收超声波的压电元件。为了创建完整的图像，超声束须穿过目标组织的相邻区域。同步激活阵列中的不同元件组产生平行的超声束。激发一组元件产生第一条扫描线，沿探头阵列依次激活相邻的元件，形成下一条相邻的扫描线，例如，元件1～5产生第一条声束，元件2～6产生第二条声束，元件3～7产生第三条声束，以此类推（图1.9）。以这种方式产生的第二条超声束较第一条超声束移动了一个元件的宽度。改变同步激活元件组中晶体的个数，可以增加图像的扫描线，例如，如果第二束声束是使用与第一束声束相同的元件组加上左侧的一个附加元件生成的（右侧没有元件是关闭的），则第二束声束的轴心相对于第一束声束的轴心移动了半个元件的宽度。左侧不增加元件的同时去除右侧的一个元件产生第三束声束。这样生成图像的扫描线数就会加倍。线密度越高图像质量越好，但会降低帧率。

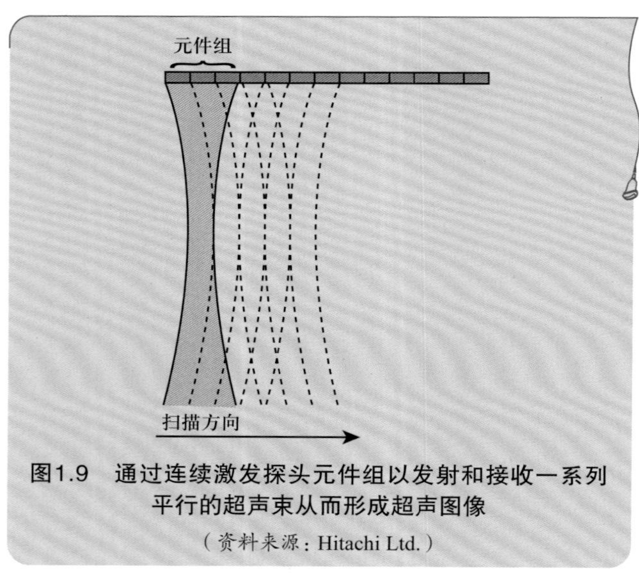

图1.9 通过连续激发探头元件组以发射和接收一系列平行的超声束从而形成超声图像

（资料来源：Hitachi Ltd.）

1.1.1.8.2 线阵探头

线阵探头中单个晶体元件以直线排列（图1.10），以脉冲激发产生相邻的平行超声束，从而在整个扫描深度上产生分辨力几乎相同的矩形图像。线性阵列由60～196个元件组成，元件宽度为1～4个λ，工作频率为5～13 MHz。声透镜可用于垂直于声束传播方向的聚焦。

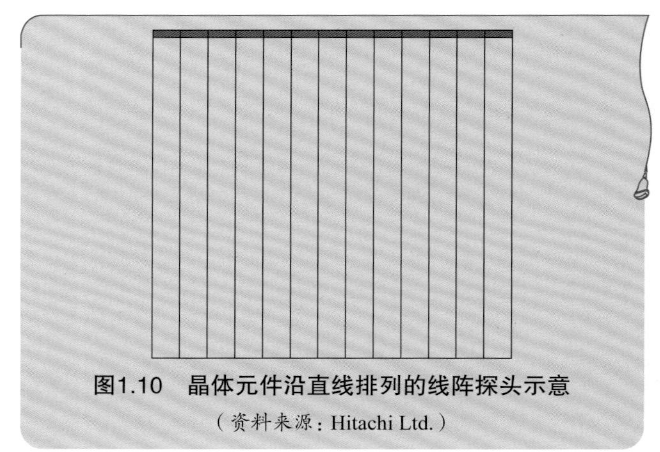
图1.10 晶体元件沿直线排列的线阵探头示意

（资料来源：Hitachi Ltd.）

1.1.1.8.3 曲阵或凸阵探头

曲阵或凸阵探头也是线性阵列，但其各个元件沿曲线排列，以产生扇形图像（图1.11）。随着与探头距离的增加，扫描线逐渐发散，其侧向分辨力随深度增加而降低。典型的曲线探头至少包含96个元件，半径为25～80 mm，频率为3～7 MHz，大多数曲阵探头生成60°～90°的扇形图像。

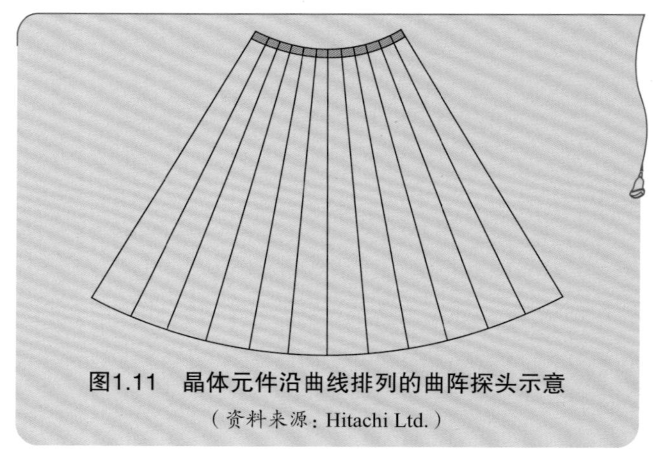
图1.11 晶体元件沿曲线排列的曲阵探头示意

（资料来源：Hitachi Ltd.）

1.1.1.8.4 扇形探头

扇形探头的半径<曲阵探头（<25 mm），且具有较小的接触面积，因此近场较窄。由于其波束转向角>90°，这些探头在声窗受限的情况下特别有用，如通过肋间隙进行心脏成像（超声心动图）或经阴道超声等腔内成像。

1.1.1.8.5 相控阵探头

相控阵探头中的晶体元件也呈线性阵列，区别在于采用依次延迟的连续脉冲激发所有晶体元件，以生成不垂直于探头表面的波阵面（图1.12）。通过调整各个元件之间的激发延迟时间，可以获得期望的扫描角度，从而产生扇形图像。相控阵探头使用较小的元件阵列（64～128个），波长也较小为12～20 mm，扇扫角度为80°～90°，工作频率为2～7 MHz。由于相控阵探头需要复杂的电子电路，因此价格昂贵，主要用于心脏和经颅成像。

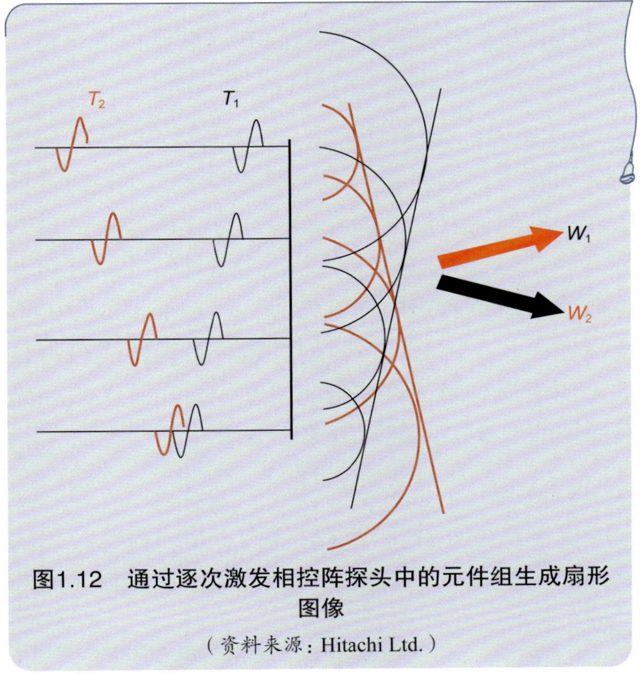

图1.12　通过逐次激发相控阵探头中的元件组生成扇形图像

（资料来源：Hitachi Ltd.）

1.1.1.8.6　*机械扇形探头*

与电子相控阵探头相比，机械扇形探头在控制晶体元件和信号处理方面相当简单。有两种设计：转轮式探头和摆动式探头。

（1）转轮式探头：通常包括3～5个晶体元件，以72°～120°的间隔安装在轮子上，手柄内的马达使轮子沿一个方向恒速旋转，每次一个晶体元件旋转至声窗时被激发，形成一个扇形图像，下一个晶体旋转至声窗，产生第二个图像。

（2）摆动式探头：单个晶体元件围绕轴心摆动，产生一个60°～100°的扇形声束。由于摆动式探头由单个晶体元件组成，故不需复杂的调控。与转轮式探头相比，它的另一个优点是扇扫角度可变。但这两种机械扇形探头都存在局限性，因为只有一个晶体元件用于产生超声束，所以声束聚焦只能是固定的。

1.1.1.8.7　*环阵探头*

环阵探头是一种结合了机械和电子探头特点的摆动式探头。探头由多个同心环（环形）组成，而不是单个元件。每个环都可以单独激发，从而可以在2D上实现可变聚焦。

1.1.1.8.8　*机械探头的缺点*

无论其设计如何，机械探头易磨损，需要维护。而且，它们相对较慢，在不同扫描模式（B型超声、M型超声、多普勒超声）之间不能快速切换，通常也无法实时显示B型/M型超声或B型/多普勒超声信息。

※ 1.1.1.9　超声伪像

与其他影像成像方式，如CT或磁共振成像相比，伪像在诊断超声中的作用要大得多。超声成像基于几个简化的成像假设，即组织中的声速、超声的传播及衰减等参数均是恒定的。超声图像中伪像的一个重要来源是不恰当的仪器设置。但可以充分利用某些常见伪像所提供的额外的有关组织组成信息来帮助诊断。通常可以通过移动探头来识别伪像，因为伪像会随之改变位置或消失，而真正的组织结构却不会。

表1.4简述了超声伪像及其潜在成因。以下内容将详细阐述与血管超声检查密切相关的伪像。

表1.4　超声伪像简述

机制	伪像类型
超声波在人体内不均匀传播	位置错误； 折射伪像； 混响伪像； 镜像伪像
超声衰减不均匀	声影； 声增强； 边缘效应
超声波束特性	旁瓣伪像； 几何失真； 沉积物伪像
结构性伪像	斑点效应

1.1.1.9.1　*后方声影*

声影是由于能量损失而在某些物体后面产生的低回声区域，它是最常遇到的超声伪像之一。这些伪像可发生在空气之类的强反射体深处，由于极大的声阻抗差异，超声波很难穿透，或者出现在可吸收大量超声能量从而造成高度衰减的结构（如骨骼或结石）后方（图1.13）。

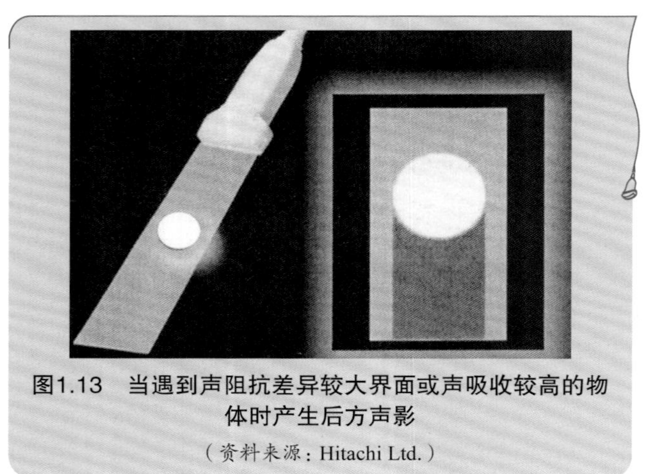
图1.13 当遇到声阻抗差异较大界面或声吸收较高的物体时产生后方声影
（资料来源：Hitachi Ltd.）

1.1.1.9.2 声增强

声增强是在低衰减区域（尤其是内部充满液体者，如囊肿）后方出现的亮度增加。因为液体仅反射和衰减很少一部分声能，穿过液体的超声束几乎没有发生变化，而时间增益补偿将放大从低衰减区域后面返回的回波，以至于超出了所需要的补偿范围。声增强可以用来鉴别诊断充满液体的病变（如囊肿）与实性肿块（图1.14）。

1.1.1.9.3 边缘效应

边缘效应是声影的一种形式，见于充满液体的曲面（如囊肿）的侧方边缘，是由声束的折射和反射所致，当平行的超声束穿过侧方边缘时，声波传播方向向周围组织发生偏移，因此没有超声信号穿过该处侧方结构，也无法从该区域获得诊断信息。该效应也解释了某些结构的侧方边缘显示不完整，如胎儿头部或横切面上的血管（图1.15）。

1.1.1.9.4 旁瓣伪像

探头不仅发射主声束（即主瓣），而且在近场主声束的两侧发射一些较弱的声束（即旁瓣）。当旁瓣遇到强反射体时，产生的倾斜偏转的回波信号也会像主声束产生的回波信号一样被处理成像，造成图像失真（图1.16）。现代超声系统使用各种技术（如延迟时间计算或抑制沿非垂直于探头表面路径返回的回波）使旁瓣伪像最小化。

1.1.1.9.5 混响伪像

混响伪像亦称多重反射伪像，超声波从位于近场的强反射表面反射回探头时可发生该伪像，回波

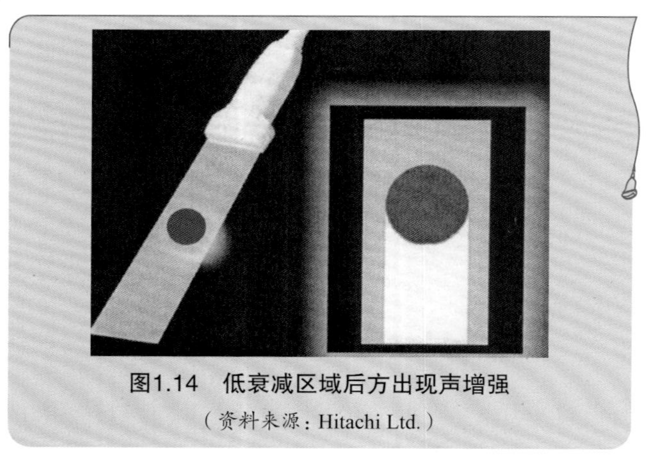
图1.14 低衰减区域后方出现声增强
（资料来源：Hitachi Ltd.）

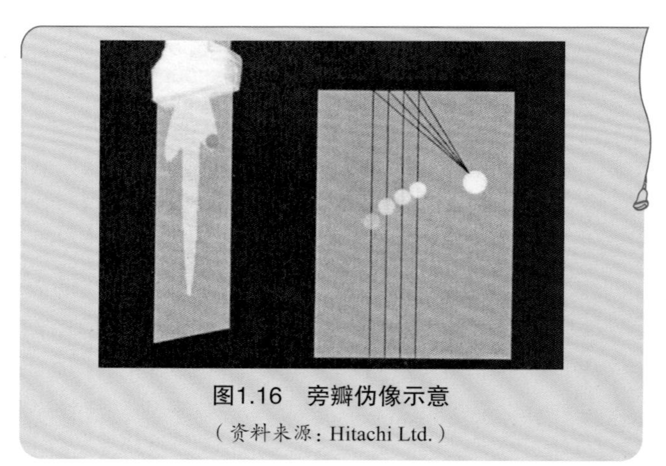
图1.16 旁瓣伪像示意
（资料来源：Hitachi Ltd.）

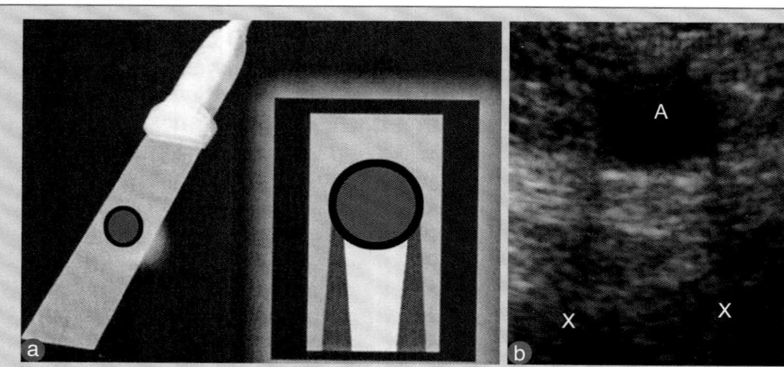

a.边缘效应超声示意图。b.动脉横切面声像图显示超声束在动脉侧壁发生折射，引起后方声影，该处没有超声能量发生反射用于成像。

图1.15 边缘效应由平行的超声束遇到充满液体的曲面侧方边缘发生折射和反射所引起的
（资料来源：Hitachi Ltd.）

的一部分由探头处理，另一部分反射回体内，声波在反射体和探头表面之间来回反射（乒乓效应）。混响伪像在声像图中表现为亮度随深度增加而降低的等距回波。通常当探头近场存在声阻差异较大的界面（如软组织/空气界面）时会出现这种伪像（图1.17）。

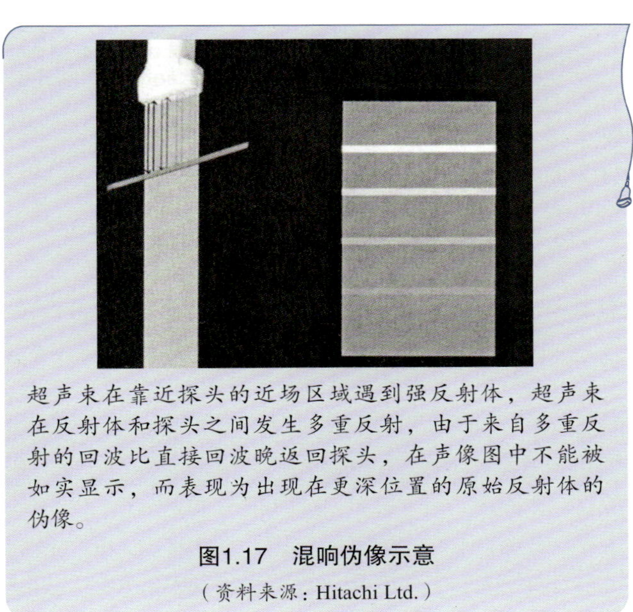

超声束在靠近探头的近场区域遇到强反射体，超声束在反射体和探头之间发生多重反射，由于来自多重反射的回波比直接回波晚返回探头，在声像图中不能被如实显示，而表现为出现在更深位置的原始反射体的伪像。

图1.17　混响伪像示意

（资料来源：Hitachi Ltd.）

1.1.1.9.6　几何失真

在处理回波并生成声像图时，超声系统依赖于一些假设，例如，超声在体内沿直线或以恒定速度传播。但事实上，超声束可能会发生偏离，声速也会随组织的不同而略有变化。因此，声像图可能无法真实反映病变的确切解剖位置。

1.1.2　多普勒超声物理基础

1842年，奥地利物理学家和数学家Christian Johann Doppler描述了由于声源和观察者之间发生相对运动而导致声波的频率变化这一现象，现在称为多普勒效应或多普勒频移。如救护车警笛，尽管发射频率保持不变，但是当救护车接近时，听到的警笛的音调变高，而在车辆远离时，听到的警笛的音调变低。当救护车经过观察者时，观察者听到的音调会突然变化。因此，人耳感知到的警笛的音调取决于救护车相对于观察者的运动方向，并且在车辆接近时增高，远离时降低。这不同于声音的强度或警笛的响度，这两者均随着车辆的接近逐渐增加，在车辆经过观察者之后逐渐减小。当声源或观察者朝向或远离彼此时，或者当两者发生相对位移时，就会发生多普勒效应。对于以100 km/h的速度行驶的车辆，由于多普勒效应导致的音高差异接近两个全音程。

与发射频率相比，当声源和接收器彼此靠近时，接收频率更高；当彼此远离时，接收频率更低（图1.18a）。

当声源和接收器之间发生相对位移导致接收频率和发射频率间产生的差异称为多普勒效应或多普勒频移。

1959年Satomura首次报告，在诊断超声中，根据多普勒效应，采用发射波和反射波之间的频率差来计算血流速度。移动的红细胞反射的信号与发射声束的频率不同。此时，发射和接收信号的探头是固定不动的，频移由反射体（红细胞）的运动引起，产生两次多普勒频移，即从固定不动的探头发射的超声束遇到运动的红细胞和运动的红细胞产生背向散射信号返回固定不动的探头。多普勒频移的大小取决于超声波的发射频率、红细胞的移动速度及多普勒声束与血流方向的夹角，该夹角称为多普勒角度。

多普勒效应可用于计算血流速度，因为多普勒频移取决于血流的方向，并与红细胞的移动速度成比例。频移可被多普勒探头测得，相对于探头的血流方向决定了返回的回波频率是更高还是更低，而血流速度决定了频移的大小（图1.18b）。这种关系可用多普勒方程表示：

$$F_d=F_r-F_0=\frac{2F_0 \cdot v \cdot \cos\alpha}{c}$$

式中，F_d：多普勒频移；F_0：发射频率；F_r：反射频率；v：红细胞的平均流速；c：软组织中的声速（约1540 m/s）；α：超声束与血流方向之间的角度。

经体表通过多普勒超声测量血流速度，由于多普勒声束不能完全平行于血流方向，需进行角度校正。不同速度向量的变化在数学上表示为声束和血流方向间角度的余弦函数（cos α）。

F_d（或Δf）与血流速度及超声束的载波频率成比例。

对于约90° 的角，余弦函数产生的值约为0，不发生多普勒频移。多普勒频移随着角度减小而增加（当α=0° 时，cos α最大为1）。

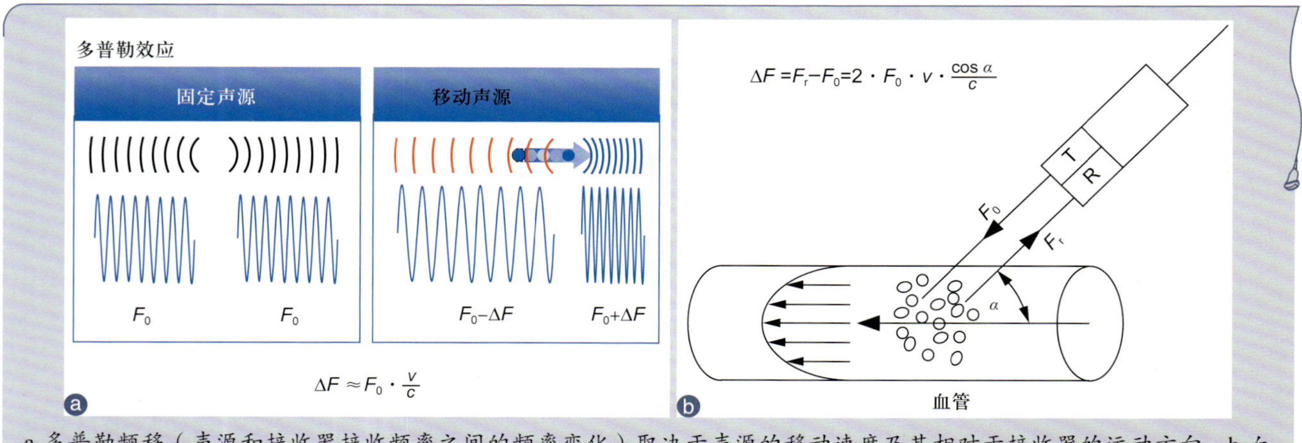

a.多普勒频移（声源和接收器接收频率之间的频率变化）取决于声源的移动速度及其相对于接收器的运动方向。b.血管内层流血流速度的多普勒测量示意图，血管中的箭头代表不同流速的向量，中心血流最快，向管壁递减，图示入射角对多普勒测量的影响，在多普勒频移的计算方程中，该角度用余弦函数表示，多普勒频移随着角度的减小而增大（cos90° =0）。T：发射器；R：接收器；F_0：发射频率；F_r：反射频率。

图1.18 多普勒效应

血流速度是通过求解多普勒频移方程计算的：

$$V=(F_r-F_0) \cdot \frac{c}{\cos \alpha \cdot 2F_0}$$

该公式可在已知发射频率和入射角时根据测得的多普勒频移计算血流速度，其准确性随着角度的减小而增加。理想情况下，多普勒角度应保持在60° 或以下，以减小计算误差。超过60° 时，即使测量多普勒角度出现较小的误差（临床中不可避免，尤其是测定弯曲血管时），也会使速度计算过度失真。在约90° 时，不能检测到多普勒频移，且无法确定血流方向，尽管存在血流，但彩色多普勒超声成像没有彩色编码的血流信号显示。

表1.5列出了发射频率为6 MHz和血流速度为1 m/s时，不同入射角度对应的多普勒频移值，说明计算血流速度时随多普勒角度增加其误差也增加。

从表1.5中可以明显看出，入射角为90° 时没有检测到多普勒频移，当超声束垂直于血流方向时，多普勒探头和红细胞之间没有相对运动。当声束平行于血流时，速度测量最准确。如果无法平行，则应进行多普勒角度校正，才能进行准确的速度估算。多普勒角度测量通过调整角度校正标尺使之平行于B型超声图像中的血流方向来进行。为了计算精确，使用的校正系数为1/cos α。表1.6列出了不同多普勒角度的校正系数及光标放错位置导致的血流速度高估或低估。说明了计算血流速度时的误差如何随多普勒角度的增加而增加。因此，检查者必须尽量使多普勒角度达到最小。

表1.5 多普勒频移依赖于声束入射角度

参数	数值				
α角（°）	0	30	45	60	90
cos α	1	0.866	0.707	0.5	0
多普勒频移（MHz）	7.79	6.75	5.51	3.90	0
误差（%）	0	13	29	50	100

表1.6 血流速度计算中多普勒角度与测量误差的关系

α角（°）	校正系数 1/cos α	计算血流速度的误差（%）
30	1.15	±3
45	1.41	±6
60	2.00	±9
70	2.92	±14
75	3.86	±21
80	5.76	±30

通过比较返回的多普勒频移信号和发射频率之间的差异，超声系统的解调器获取多普勒频移值。医学超声成像中产生的多普勒频移在可听频率范围内，可以通过扬声器输出声音。也可从多普勒信号中提取出相对于探头的血流方向信息，但这需要更复杂的解调技术，朝向探头的血流产生正向频移，而背离探头的血流产生负向频移。

整个血管腔内的血流速度不同，由于摩擦力，血细胞在血管中心移动得较快，靠近管壁移动较慢，从而产生层流剖面。其他影响层流剖面的因素包括血管的搏动和血管壁的弹性或由血管弯曲、分支和狭窄导致的血流变化。因此，从流动的血液中获取的多普勒信号包含一定范围的频率，可以使用一种被称为快速傅里叶变换（fast Fourier transform，FFT）的数学算法来提取该频率范围。这种频谱分析可以显示血流速度随时间的变化。在产生的多普勒频谱或波形中，正、负向频移分别显示在基线的上、下方。在任何给定时间点的频移或速度分布都以像素的亮度来编码。

※ 1.1.2.1　连续多普勒超声

连续多普勒（图1.19）使用两个晶体元件，一个连续发射超声波，另一个连续接收超声波。血流速度是根据移动的红细胞反射信号的频移计算得出的。

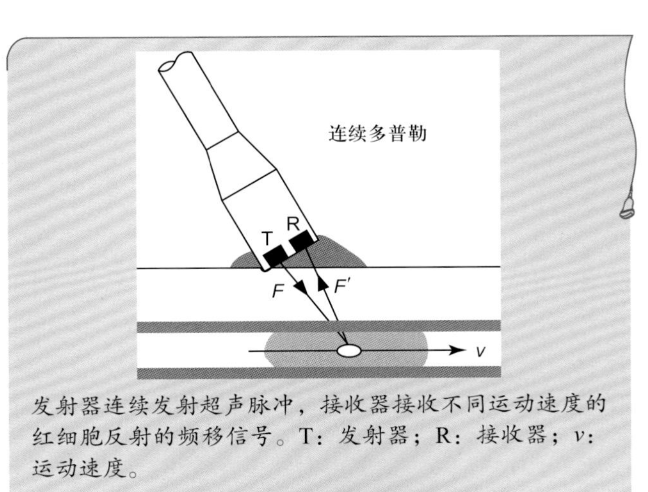

发射器连续发射超声脉冲，接收器接收不同运动速度的红细胞反射的频移信号。T：发射器；R：接收器；v：运动速度。

图1.19　连续多普勒超声示意

连续多普勒超声系统可以是定向的，也可以是非定向的。非定向系统无法区分血流的正向和负向。定向系统可从相位中提取有关血流方向的信息。由于连续的发射和接收超声波，连续多普勒无法区分返回多普勒信号的深度。因此，返回信号包含沿声束传播路径的所有血管的流动信息。由于动脉和静脉的位置靠近，连续多普勒可以同步显示动脉和静脉的血流信号。当以高发射频率进行检查时，连续多普勒可对浅表血管进行灵敏的检查。

连续多普勒的优点在于可探测无混叠的较高流速，分别通过使用发射和接收晶体同步连续发射和接收超声信号来实现。

※ 1.1.2.2　脉冲多普勒超声

脉冲多普勒（图1.20）与常规B型超声扫描相似，由同一压电元件交替发射超声脉冲并接收回波。

可以通过计算往返时间（基于已知组织中的声速）来确定回波信号的深度，发射短脉冲，并在接收模式打开之前关闭系统一段时间，仅处理系统处于接收模式下到达探头表面的回波信号，忽略关闭模式下到达探头的回波信号，探头处于接收模式的时间就是距离选通。通过更改距离选通，操作者可以改变取样容积或多普勒窗口大小。典型的取样容积包括目标血管的整个直径。每秒发射的脉冲数即脉冲重复频率，可用的最大脉冲重复频率随检测血管深度的增加而减小，因为回波信号返回到探头所需的时间更长。

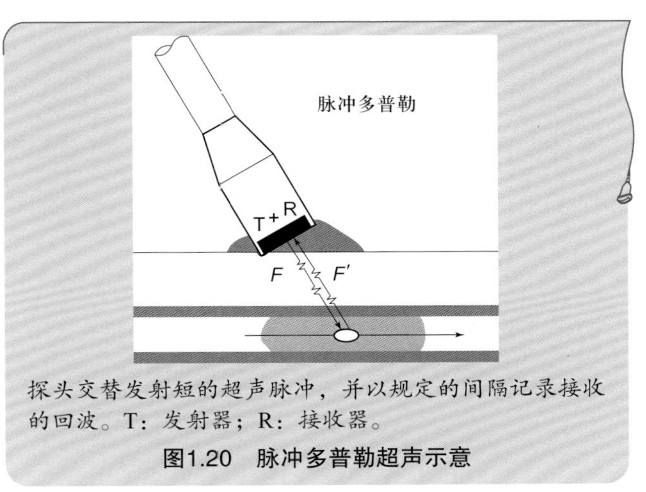

探头交替发射短的超声脉冲，并以规定的间隔记录接收的回波。T：发射器；R：接收器。

图1.20　脉冲多普勒超声示意

声波以相对恒定的速度穿过人体，约1540 m/s，往返时间随反射体和发射器之间的距离而变化，因此，操作员可使用时间过滤器来确定扫查深度。电子门控短暂打开，仅允许来自该位置的信号通过，舍弃更早或更晚返回的所有回波信号，从而可以实现选择性地记录指定深度的多普勒信号。脉冲多普勒具有提供轴向分辨力（沿超声束传播方向辨别血管）的优点，但其局限性在于无法充分记录高速信号（取决于发射频率和穿透深度）。使用单晶体发射和接收信号需脉冲延迟时间以处理回波，时间越长，可以检测到的峰值流速越低。

脉冲多普勒超声成像将2D实时成像与脉冲多普勒结合起来，从而获取在特定深度取样容积内的血流信息。脉冲多普勒超声成像可以根据多普勒频移计算血流速度，入射角度可在B型超声图像中测量超声束和血流方向间的角度。

※ 1.1.2.3 频率处理

血管中的血液成分以不同速度运动，在多普勒频谱中由一系列具有不同振幅的频率表示，这些频率反映了血管中不同流速红细胞的分布。使用快速傅里叶变换分析频谱，将其分解为一系列正弦波形。对于各个频率值，计算相应的振幅并以不同的灰阶显示（图1.21）。

根据傅里叶定理，任何周期性的波形均可由其各构成部分的波形重建。相反，在频谱分析中，给定频率（多普勒频移）的复杂波形可以被分解为各组分的频率。在这种情况下，通过快速傅里叶变换产生各个频率振幅相应的正弦和余弦函数，共同构成波形。这样分离出的各个频率会随时间在多普勒频谱图（频谱波形）中连续显示。多普勒频谱包含以下有关血流的信息（图1.22a）。

（1）纵轴表示多普勒频移时的不同流速。

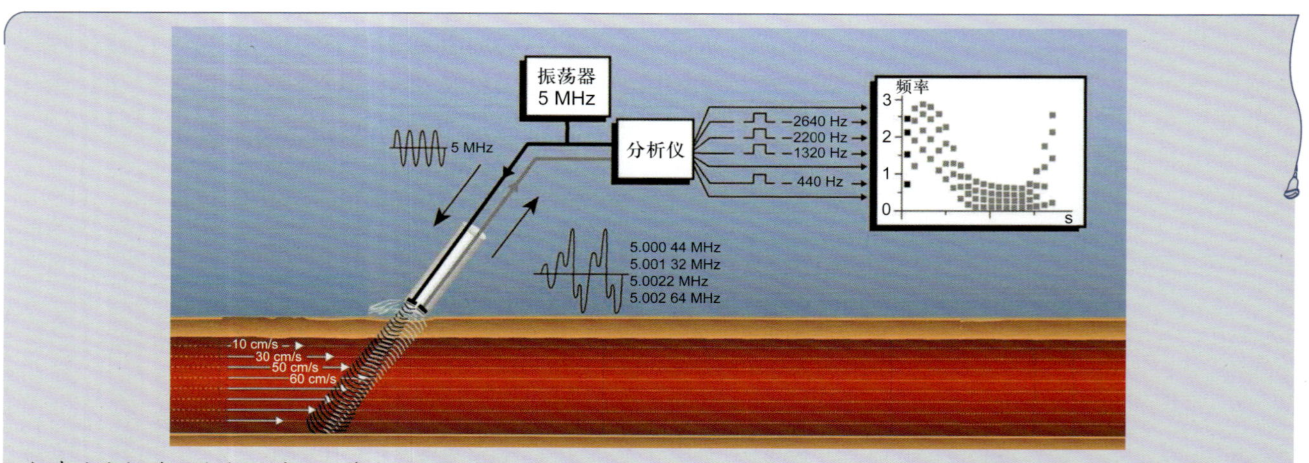

超声波由振荡器发射，并被血管内不同流速的红细胞反射，反映为频率的变化或多普勒频移，取决于反射体的移动速度和相对方向。接收到的多普勒信号由一系列频率组成，这些频率必须先通过快速傅里叶变换进行分类，然后才能显示为随时间变化的多普勒频谱或波形。

图1.21 多普勒探头的功能

（资料来源：GE Healthcare）

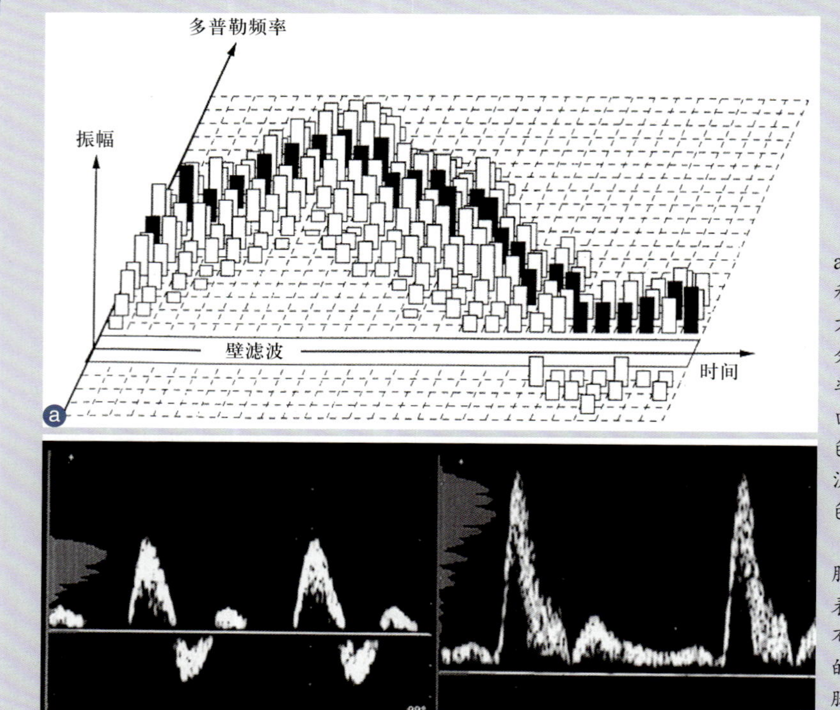

a.三维多普勒频谱显示各个多普勒频移（振幅）、流向（时间轴上方和下方）和流速（由多普勒频移计算）的分布。方框的高度对应各自多普勒频率的振幅。在多普勒频谱图中，振幅由不同的亮度表示。在彩色编码的彩色多普勒超声中，给定时间点的平均流速（黑色方框）根据流动方向以彩色显示，并实时叠加在2D灰阶图像上（Wolf et al.，1993）。b.左图：股浅动脉多普勒频谱，左侧纵轴上的直方图表示心脏收缩期不同多普勒频移的分布。在多普勒波形中，此分布由不同的亮度（层流）表示。右图：颈总动脉收缩期搏动较小。

图1.22

（2）横轴表示频移的时间轴。

（3）纵轴上的点密度或颜色亮度代表以一定速度运动的红细胞数量（也可以用直方图的形式表示）。

同步处理朝向和远离探头的血流信号，并分别表示在基线（零流速线）的上方和下方。

另外也有一些超声设备采用单独的功率谱显示不同速度分量的多少，通过在心动周期的特定时间测量各个多普勒频率的信号强度并在直方图中显示频谱分布来完成（图1.22b、表1.7）。

表1.7　频谱显示

频谱类型	显示的信息
能量频谱	显示各个频率的能量或强度
频率频谱	显示频率或血流速度随时间的变化
通常的显示模式	频率频谱

注：亮度或颜色级别代表频段中给定频率的密度。

※ 1.1.2.4　血流测量

从多普勒频谱中可以得出的评估和量化血流的最重要参数有以下几个。

（1）收缩期峰值频率（主要与狭窄的程度有关）。

（2）舒张末期峰值频率（狭窄，血流特征）。

（3）平均血流速度。

（4）强度加权平均血流速度（计算体积流率的基础）。

（5）方差（由血流紊乱引起的频谱增宽）。

基于这些参数，可以计算以下定量。

（1）可以从多普勒波形中计算角度校正后的收缩期峰值流速（peak systolic velocity，PSV）和舒张末期流速（end diastolic velocity，EDV）。根据信号强度计算平均流速。

（2）使用以下公式，根据强度加权的平均血流速度和血管横截面积计算体积流率：

$$Q\text{（mL/min）}=60\times\text{平均流速（cm/s）}\times\text{横截面积（cm}^2\text{）}$$

血流的定量评估需要测量多普勒角度以计算角度校正后的血流速度，仅凭多普勒频移不能提供此信息。为了最小化血流速度和其他参数的计算误差，多普勒角度应在不超过60° 的情况下尽可能小。

在多普勒角度为60° 时，如果入射角的误差为±5° ，计算出的速度误差为±20%。测量误差随声束角度的增大而不成比例地增大（图1.23）。

以下列举多种措施可优化声束角度以进行频谱多普勒检测和测量血流速度。

（1）使用单边声程（线性阵列探头）。

（2）电子声束偏转：线性阵列探头中的元件连续发射会产生以特定角度发射的超声波（以调整彩色取样框并使入射角尽可能小）。

（3）手动操作探头（扇形和曲阵探头）：接触面小的曲阵探头可以进行较大范围的移动以优化多普勒角度。但检查者必须意识到，相对于扇形超声束的血流方向发生变化时，颜色编码可能会随之发生变化。这种情况下，红色和蓝色之间的过渡区域为黑色（混叠为黄色）。黑色表示未获得多普勒频移信息，因为此处超声束与血流方向呈90° 。

在体外水浴实验中，两个精密泵分别产生不同的流量曲线，结果表明，多普勒超声和容积测定的体积流率之间具有良好的相关性（R=0.98，图1.24，Schäberle et al.，1991）。

即使在更深的血管中，也可以通过尽可能接近0° 的入射角度来最小化多普勒角度造成的误差影响，从而获得高度可重复的多普勒测量结果。对28例空腹受试者在早上进行了肠系膜上动脉血流的重复超声测量，结果显示收缩期峰值流速存在11%的日常波动，舒张末期流速存在9.7%的日常波动（图1.25）。使用前缘法进行的重复直径测量显示存在2.2%的日常波动（Schäberle et al.，1991）。

另一个可能导致平均流速高估或低估的误差来源是使用不恰当的发射或接收增益设置（图1.26）。

但是，导致体积流率测量的不准确主要来自血管直径测量的不准确及其所计算出的血管横截面积不准确（图1.27）。在B型超声图像中，血管壁看起来比其真实的解剖结构还要厚，这是由于超声波在血液和血管壁之间的界面处发生强反射而引起的彩色外溢（图1.28b）。

总之，超声测定体积流率在以下几方面存在一定的局限性。

（1）平均流速的确定。

（2）多普勒角度误差。

（3）血管横截面积计算不准确，如下。

1）血管直径测量误差（彩色外溢）。

2）假定血管横切面为圆形。

3）心动周期中血管横截面积的变化。

4）呼吸周期中静脉血管横截面积的变化。

使用前缘–前缘法和低的增益设置可将超声血管直径测量的不准确度最小化。使用前缘–前缘法从血管前壁的前缘到血管后壁的前缘来测量血管直径（图1.28a）。体外实验发现血管直径小于13 mm时前缘–前缘法的测量准确度更高，其对直径的高估所引起的测量误差低于内缘–内缘法造成的直径低估所引起的测量误差（Smith，1984）。此外，前缘–前缘法使不可避免的测量误差系统化，从而提高了测量的可重复性。

心动周期中血管直径的变化可通过测量收缩期和舒张期的直径（在时间–运动模式下）来反映，并采用不同的权重（1/3收缩期+2/3舒张期）来计算流量。

描述血流特征的其他参数有搏动指数（pulsatility index，PI）和阻力指数（resistive index，RI），后者又称Pourcelot指数（译者注：为方便理解，将下文的Pourcelot指数统一为RI），这些指标的优势在于其不依赖于多普勒的入射角度。RI反映了管壁的弹性及其供血器官的外周阻力（图1.28c、图1.28d）。

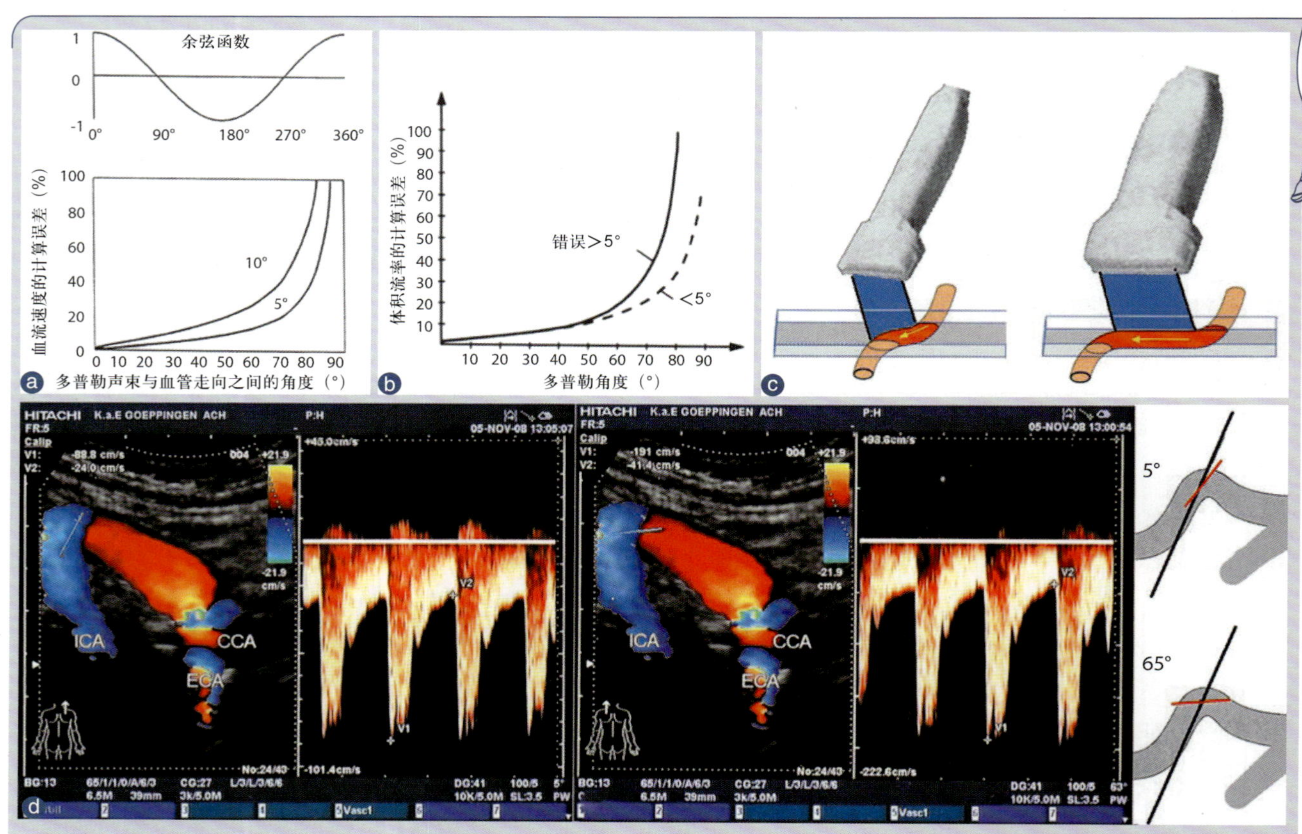

a.多普勒方程中超声束和血流方向之间的夹角是余弦函数的形式，当声束切向入射血管时，频移最大（cos0° =1），而当声束垂直于血流方向入射时，频移最小（cos90° =0）。在角度校正不准确时，多普勒角度越大，速度计算中产生的误差越大（图中显示为5° 和10° 时的误差）。这种误差是不可避免的，尤其是在将光标与弯曲的血管段中的血管壁对齐时。b.显示流量测量时±5° 的角度偏差导致的测量误差，高估多普勒角度导致速度计算的误差比低估多普勒角度造成的误差更大。c.血管倾斜走行时未正确进行角度校正所导致的血流速度计算误差。如血管倾斜走行则角度校正会更加困难（左图），如倾斜走行的血管仅为一小段，则建议采用倾斜声束的方法，调整探头角度以获得较长直的血管段进行最佳角度校正（右图）。d.走行弯曲血管中多普勒角度的不确定性。在弯曲的血管段中，声束角度在短距离内可发生5° ~65° 的变化，因此难以准确用于计算流速的多普勒角度。左侧的彩色血流图像和多普勒波形图：在非常弯曲的颈内动脉中进行速度测量，将取样容积置于弯曲段血管中（以确认或排除临床怀疑的扭结狭窄），用5° 的多普勒角度计算，最大收缩期峰值流速为88 cm/s，舒张末期流速为24 cm/s（上图）；右侧的彩色血流和多普勒波形图：多普勒角度为65° 的情况下，弯曲段血管计算出的收缩期峰值流速为191 cm/s，舒张末期流速为41 cm/s（下图）。ICA：颈内动脉；CCA：颈总动脉；ECA：颈外动脉；cos α：余弦函数。

图1.23

RI随外周阻力增加而增加，舒张末期流速则降低。外周动脉的狭窄或闭塞会改变其多普勒三相波波形，RI也随之改变。因此，它可以用作估计狭窄程度的半定量参数。在供应实质器官的动脉中，狭窄后段RI较狭窄前段减小，表明血管存在血流动力学上的显著狭窄，如肾动脉狭窄的患者。

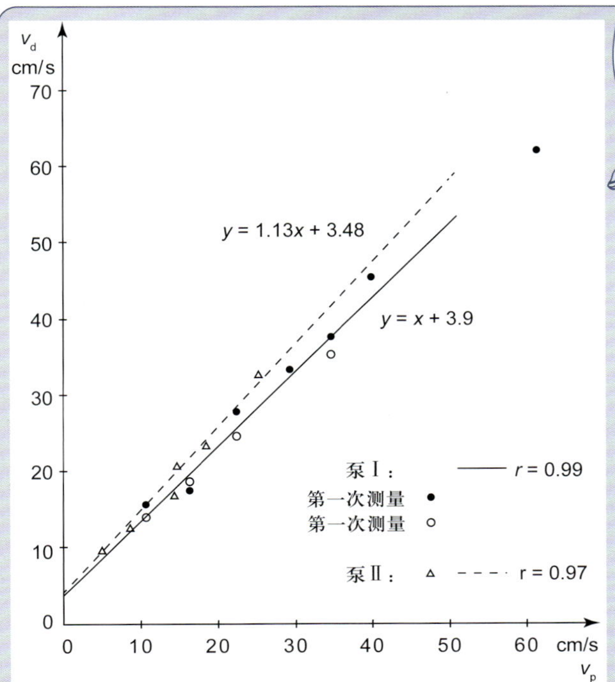

分别由多普勒超声和容量法测定的平均流速的比较。用两台精密泵（Ⅰ、Ⅱ）分别生成不同的流量曲线，随基线的偏移，平均轴偏移3.75 cm/s是由软件错误造成的，制造商根据实验结果进行了修正。v_p：体积法计算的实际平均流速（由流量速率/管腔横截面积计算）；v_d：多普勒超声测定的平均流速（5次测量的平均值）（Schäberle et al.，1991）。

图1.24　多普勒超声体外流量测量

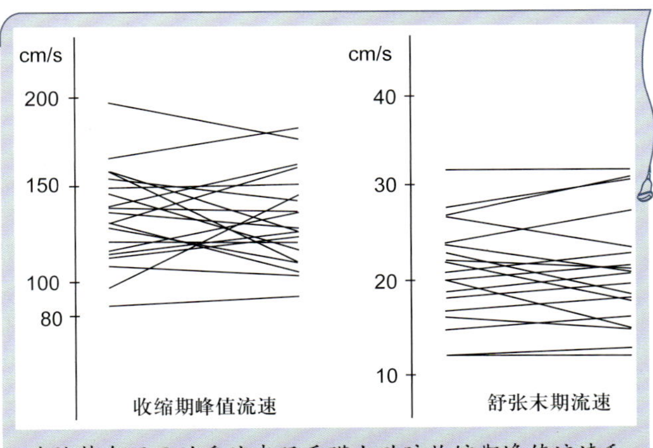

连续禁食两天的受试者肠系膜上动脉收缩期峰值流速和舒张末期流速（n=28）。

图1.25

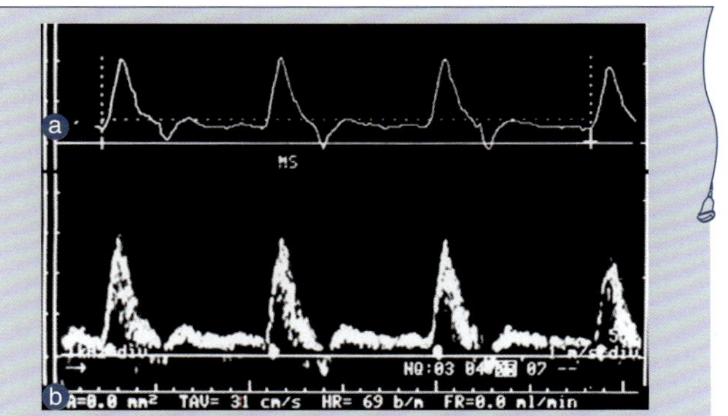

a.超声仪器自动计算出的随时间变化的平均流速曲线。
b.在适当的仪器条件设置下获得的肠系膜上动脉多普勒频谱波形。3个心动周期的平均流速为31 cm/s。

图1.26

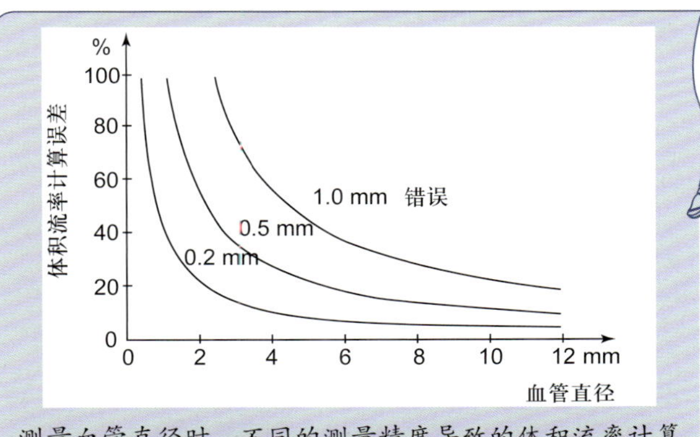

测量血管直径时，不同的测量精度导致的体积流率计算误差（误差为0.2～1.0 mm）。

图1.27

1.1.3　彩色多普勒超声的物理原理

※ 1.1.3.1　速度模式

彩色多普勒超声将2D形态学信息和彩色显示的界定区域内血流信息叠加。彩色编码2D血流信息显示的帧率比常规（黑白）显示的帧率低得多，因为计算血流的2D分布需要花费更长的时间。

在常规的彩色多普勒超声中，一个小的取样门（取样容积）在实时灰阶图像中被界定，通过分析单独的扫描线获得其中的多普勒频移数据，并以多普勒波形的形式显示。为了同步测量不同位置的流速，沿相邻的波束路径放置了数个取样容积，这些构成了感兴趣区（region of interest，ROI），根据流速数据取样。快速傅里叶变换无法分析来自多个位置的多普勒信号，因为需花费太多时间，而且也无法同步显示此方法形成的所有多普勒频谱。假设我们有20条激活的扫描线，每条有50个取样位置，这将意味着需处理1000个取样容积数据。

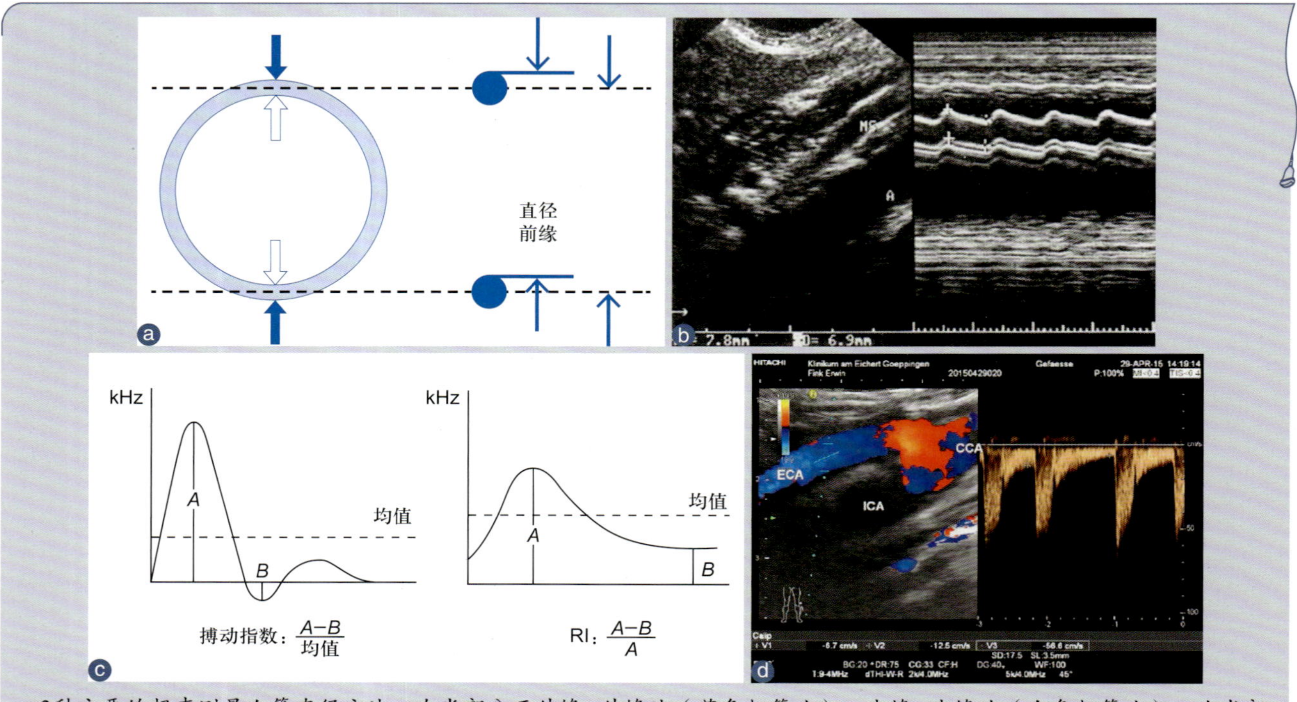

a.3种主要的超声测量血管直径方法：左半部分示外缘–外缘法（蓝色粗箭头）、内缘–内缘法（白色粗箭头），右半部分示从前壁前缘到后壁前缘的前缘–前缘法（细长箭头）。前缘–前缘法可最小化和标准化因彩色外溢而导致高估血直径。b.使用前缘法测量肠系膜上动脉直径：图像说明了血管壁是如何因彩色外溢而被过度显示的。收缩期–舒张期血管直径变化：灰阶扫描显示收缩期最大值为7.8 mm，而时间–运动曲线显示直径从收缩期的7.8 mm到舒张期的6.9 mm。c.RI示意图。RI根据收缩期峰值流速和舒张末期流速计算得出，而搏动指数仅在系统软件计算平均速度时才能计算。d.RI通常用于实质器官血流频谱的评估，且取决于患者的心率。外周阻力相同的情况下，心动过速患者的舒张末期流速被截断，导致其RI低于心动过缓者。此处通过从一个颈内动脉闭塞且绝对心律不齐的患者处，获得的颈外动脉波形说明心率变化及其对RI的影响：舒张末期流速随着舒张期的延长而减小，心律失常导致的RI相差达10%以上（0.89和0.79，分别根据6.7 cm/s和12.5 cm/s的舒张末期流速计算得出，图5.25）。ECA：颈外动脉；ICA：颈内动脉；CCA：颈总动脉。

图1.28　血管直径测量和RI

为了处理如此大量的数据，大多数系统使用一种称为自相关的技术，该技术通过比较给定彩色扫描线的取样位置返回的两个连续脉冲的相移，来估计平均多普勒频移。与傅里叶分析所需的128个取样位置相比，4个取样位置通常足以进行自相关分析。通过自相关提取的相移信息直接衡量取样容积中的平均速度分布。使用红色和蓝色编码的血流信息叠加在B型超声上，分别表示朝向和远离探头的血流，不同的亮度编码血流速度，颜色越亮血流速度越快。与脉冲多普勒一样，彩色多普勒也受角度依赖和混叠的限制，混叠由彩色血流图像中的颜色反转显示。

多门脉冲多普勒使用数个取样容积，采用数个独立的通道同时接收多普勒信息并进行分析。因此，与传统的多普勒超声相比，可无延迟地分析和显示血流信息（图1.29）。

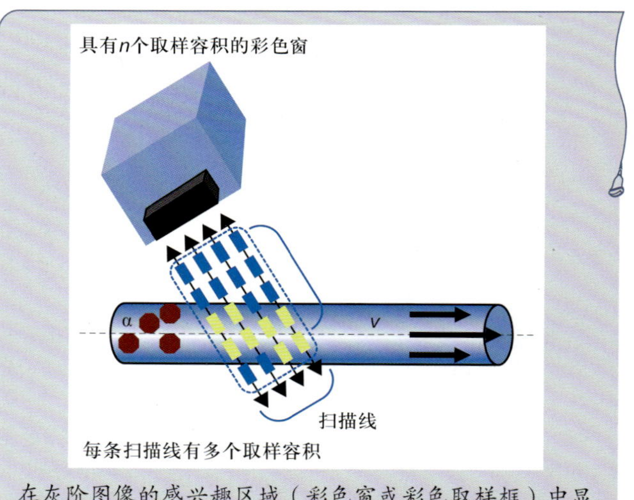

在灰阶图像的感兴趣区域（彩色窗或彩色取样框）中显示的血流信息从沿平行扫描线排列的多个取样容积获得。层流时血管中心的平均血流速度更高，以更亮的颜色显示（图1.22a、图1.43）。颜色：相对于探头的血流方向；亮度：平均流速。

图1.29

此技术用于颜色编码的M型超声心动图，也是彩色多普勒超声的基础。一条带有多个取样容积的超声线扫描B型超声区域或界定区域，可在50～150毫秒内提取出该区域内的速度信息。扫描线的数量受探头中晶体的几何排列限制，且需被分为用于生成灰阶图像的线（B型超声图像线）和用于血流速度测量的线（多普勒线）。大多数扫描线用于生成B型超声图像，每4条线中仅有1条线用于获取多普勒信息。由于多普勒线的数量较少，因此必须对2条多普勒线之间丢失的信息进行插补。使用沿多普勒声束路径放置数个取样容积的多门技术，即可生成血流分布的2D图像。每条彩色多普勒线需要大约10个脉冲才能获得精确的信息（而每条B型超声扫描线仅需1个脉冲）。在新的脉冲发射之前，前一个脉冲的所有回波必须已从最大扫描深度返回，以确保正确匹配。因此，生成彩色多普勒扫描线所需的时间是B型超声扫描线所需时间的10倍。沿着每条扫描线从50～250个取样容积获得的信息可通过各自独立的通道同步处理分析。

假设超声在人体内的平均传播速度为1540 m/s，则脉冲从探头到达深度为10 cm的反射体并返回的时间为130微秒，这是完成一条B型超声扫描线扫描所需的时间。一条彩色多普勒扫描线完成扫描要花费10倍的时间，即1.3毫秒。如果使用50条彩色多普勒扫描线生成彩色多普勒图像，则所需的总时间约为65毫秒，产生帧率为15帧/s的图像。当需要更多的彩色多普勒扫描线时，帧率会降低，这取决于彩色取样框的宽度。如想得到良好时间分辨力且连续流畅显示的实时声像图，至少需要20帧/s的帧率。

对体内深部结构成像，如腹部超声检查中，回波脉冲延迟越长，需要使用较低的脉冲重复频率，以获得精确的空间分辨力，但会降低帧率。

在频谱多普勒超声中，详细的频谱多普勒分析，包括对特定位置目标血管的流速测量，是对该部位灰阶形态信息和多普勒血流信息的补充。同步使用这3种模式会降低每种模式的性能，特别是与彩色多普勒超声相比，可用的最大脉冲重复频率更低。因此，流速较高时，彩色模式识别出异常血管区域，使用B型超声放置取样容积，然后将B型超声/彩色血流成像冻结后再进行频谱多普勒成像。

通过采集每4条B型超声扫描线后处理一个多普勒脉冲回波周期的交错技术，可以使彩色多普勒模式性能提高。与每一条B型超声扫描线之后的一条多普勒扫描线分析相比，这种交错技术提高了取样效率，如扫描深部结构时，即使低脉冲重复频率也可以生成帧率满意的图像。

常规的彩色血流成像基于对移动红细胞背向散射的回波频移分析。频移信息可以从血流速度（速度模式）或超声能量（能量模式）中获得。

相比之下，彩色速度成像是一种所谓的时域技术，从发射超声脉冲的往返时间得出血流速度信息。这是通过比较两个连续的B型超声扫描线脉冲之间回波模式的变化，并从回波模式随时间的变化中得出血流信息完成的。

流动的方向和速度可以通过互相关技术定量。然而，这一过程对计算能力的要求较高，尚未得到广泛应用，尽管它优于以频移为基础的技术，不存在混叠和角度依赖性，并可实现更高的帧率。互相关技术不用测定回波与发射脉冲的多普勒频率或相移，而是在界定的空间和预设的时间延迟下，比较两个连续的脉冲回波周期。换句话说，两个脉冲回波周期的位置变化由相关时间确定，根据时间偏移计算具有特征回波模式的运动介质的速度。此技术依赖于回波模式的识别，需要出色的信噪比。限制脉冲重复频率的唯一因素是扫描深度。

自相关技术比较被解调的多普勒信号，当血流恒定时，测定平均多普勒频移的准确性较高；当血流变得湍急时，其准确性降低。不同流速的频带宽度以方差表示，通过添加绿色显示，分析数个脉冲周期使平均流速值更准确。

扫描线上多个取样容积收集的多普勒信息量太大（与传统彩色多普勒扫描中单个局限取样容积相比），无法通过快速傅里叶变换做频谱分析处理，即无法将频谱分解为各组成成分并显示特定位置不同血流速度的比例。取而代之的是，使用更快的自相关技术来计算平均频移和相应的平均速度。频率平均可将频谱信息减少到一个彩色像素，该彩色像素表示强度加权且与方向相关的平均多普勒频移［图1.22a，给定时间点的平均流速（3D多普勒频谱中的黑框表示），由彩色血流图像中的亮度水平表示］。朝向探头的血流以红色显示，而背离探头的血流以蓝色显示，颜色越亮表示流速越快。当系统获取从移动结构反射的回波信息时，选定的彩色取样框显示的彩色血流信息叠加在灰阶图像上。

在反色模式下，无论相对于探头的真实流动方向如何，静脉都可用蓝色显示，动脉用红色显示。但当出现异常血流方向逆转或扫描血管解剖结构复杂的腹部区域时，使用此模式会导致一些问题。超声检查惯例为监视器的左侧为头侧，右侧为足侧，在已知探头位置的情况下，通过颜色编码可以直接识别出血流方向是同心还是朝向外周。

※ 1.1.3.2 能量多普勒

能量多普勒使用多普勒信号的振幅来检测血流。该原理于1994年首次在文献中被报道，该技术以多种商用名称出现，包括彩色血流造影（color flow angio，CFA）、能量多普勒血管造影、彩色能量多普勒、彩色血管造影、彩色多普勒能量（color Doppler energy，CDE）和彩色灌注成像。

处理频率或相位信息的多普勒技术使用高通滤波（high-pass filter，HPF）提取血流信号并将其与组织回声区分开。基于振幅的血流技术额外处理了接收到的回声强度或振幅，以区分来自静止和移动的反射体信号。组织回波的强度通常比移动红细胞散射的回波高1000倍，使这两种信号类型能够很好地被区分。传统的彩色多普勒处理血流信息需要进行频率分析，而基于振幅的技术则直接从回波强度分配色彩，类似于B型超声中的灰阶值分配。

血流由同一颜色的不同亮度反映多普勒回波信号强度，该强度由移动反射体的数量决定（图1.30）。与传统的基于频率的多普勒成像相比，能量多普勒对低速血流和只有少数反射体的血流更敏感。信噪比随着每条彩色多普勒扫描线上取样容积数量的增加而提高。能量多普勒与其他技术相似，它仅记录特定多普勒频移范围内的回波，在很大程度上与超声束和血流方向之间的角度无关。因为血液不会严格地沿一个方向流动，某些角度不佳的回波也会返回探头，但在90° 左右的角度色彩强度会减弱。能量多普勒特别适合于检测小血管中的缓慢血流，因此可用于评估外周灌注及小肿瘤血管或实质器官中的灌注（表1.8）或者定位应获取频谱多普勒血流信息的位置。

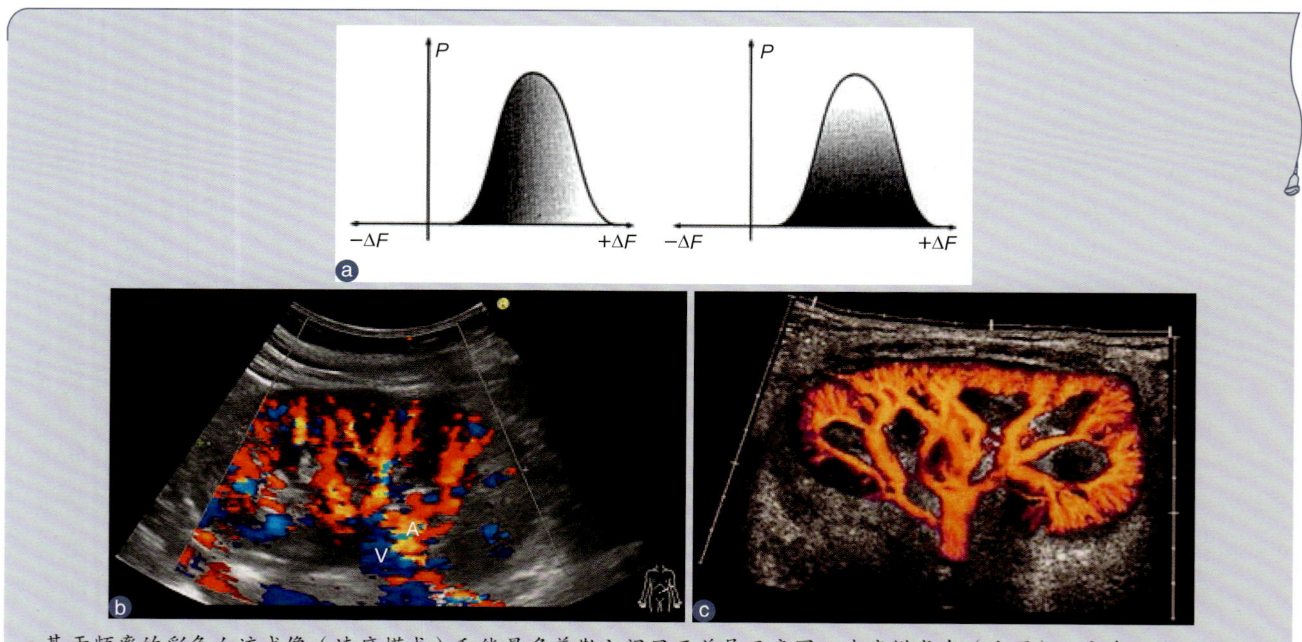

a.基于频率的彩色血流成像（速度模式）和能量多普勒之间显示差异示意图。速度模式中（左图），颜色用于编码血流方向，亮度增加表明血流速度增加。能量多普勒图像中（右图），亮度水平代表血流信号的振幅或强度，而与频率或血流方向无关。b.肾脏的彩色多普勒超声图像。在速度模式下，颜色编码表明血流方向，该例中静脉以蓝色显示（流动方向背离探头），而动脉以红色显示（流动方向朝向探头），肾血管可显示到叶间水平，由于此模式的角度依赖性，肾上下极血流方向垂直于声束方向，血流信号很难显示。c.肾脏能量多普勒声像图。不提供有关血流方向的信息，但能够评估慢血流并且对角度的依赖性较小，该模式在显示肾实质血流方面，甚至小血管方面更佳。

图1.30

表1.8　基于频率的彩色血流成像（速度模式）和能量多普勒成像（血管造影模式）的优劣

超声类型	优势	劣势
彩色血流成像（速度模式）	可显示流速和方向，具有较高的时间分辨力	准确性取决于声束入射角度（影响管腔内彩色填充），混叠
能量多普勒成像（血管造影模式）	较小的角度依赖性（较好的彩色填充），可显示低速血流，对低速血流敏感，伪像少，更好地显示血液的流动性	不能显示流速和血流方向信息，难以区分动脉和静脉，不提供血流动力学信息

能量多普勒的局限性在于它不能提供有关血流速度的定性或半定量信息，更易受器官运动的影响产生运动伪像，时间分辨力也较差。另外，由于能量多普勒与多普勒频移大小无关，因此不会产生混叠。能量模式的主要优点在于它采用非常低的脉冲重复频率（大约100 Hz），可以分辨很小的多普勒频移（低速血流）。总之，能量多普勒具有以下特征（表1.8）。

（1）无血流方向信息（仅对是否存在血流进行编码）。

（2）无流速信息。

（3）与多普勒角度无关。

（4）无混叠。

（5）以颜色亮度代表移动反射体的数量来显示血流的所有组成部分。

（6）动态增益。

1）对低速血流/灌注敏感。

2）容易受运动伪像影响。

常规能量多普勒图像以不同的亮度代表从移动微粒反射的回波信号总和，忽略了血流速度和方向（图1.30）。方向性能量多普勒可对血流方向进行颜色编码（蓝色和红色），具此功能的超声系统单独使用一些额外的多普勒线，采用自相关技术取样和处理血流方向信息。

※ 1.1.3.3　B-flow模式（灰阶血流成像）

B-flow模式不是基于多普勒频移处理的多普勒技术，而是一种B型超声扫描技术，通过连续发射编码脉冲序列，对比不同时间点的灰度扫描图像，动态追踪反射体（如血细胞的空间位移变化）。如果沿同一扫描线返回的两个连续回波模式完全相同，则说明回波由静止的组织反射；如果回波由静止的组织和运动的红细胞反射，则可检出回波模式的细微差异（图1.31）。回波信号彼此相减，亮度由反射体数量决定，部分也由反射体的移动速度决定。

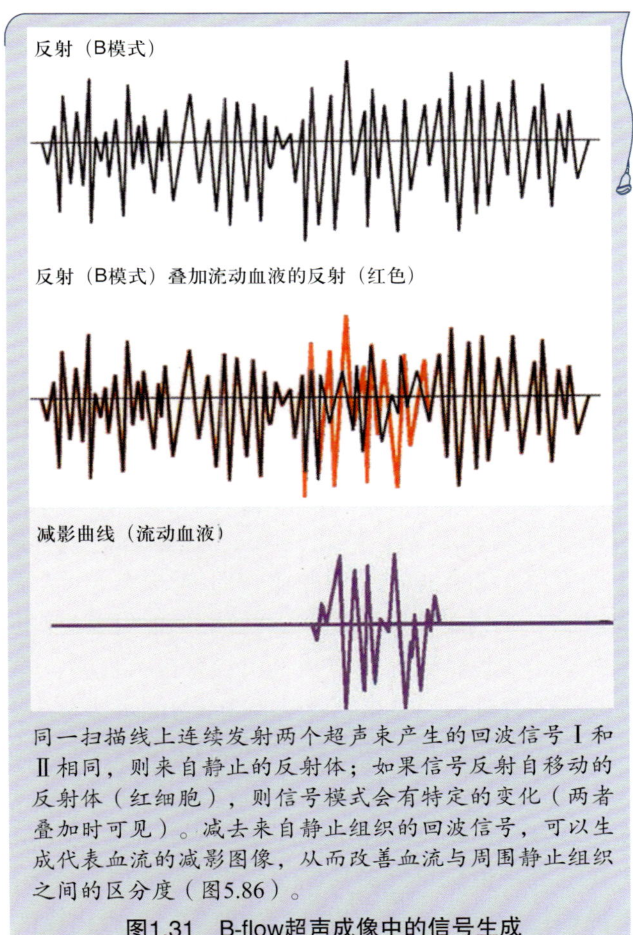

同一扫描线上连续发射两个超声束产生的回波信号Ⅰ和Ⅱ相同，则来自静止的反射体；如果信号反射自移动的反射体（红细胞），则信号模式会有特定的变化（两者叠加时可见）。减去来自静止组织的回波信号，可以生成代表血流的减影图像，从而改善血流与周围静止组织之间的区分度（图5.86）。

图1.31　B-flow超声成像中的信号生成

静止反射体产生的回波生成常规B型超声图像显示在血流信号周围。因为连续的脉冲以规定的间隔和数字编码形式发射，所以可以消除干扰回波并在减影过程中仅使用编码回波。因此，两个脉冲间隔内仅处理由运动微粒反射的振幅信号。信号强度不仅随反射体数量（血流量）的增加而增加，而且随流速的增加而增加，因此狭窄射流显示的信号强度更高。

B-flow图像显示的血流具有高空间分辨力，并能很好地分辨流动的血液和血管壁。来自静止组织的回波被抑制或降低增益显示以提供解剖定位的信息。该技术的优点在于以高分辨力和高帧率在单个图像中同步显示血流信息（类似血管造影）和血管壁形态细节，而没有或几乎没有角度依赖性，也没有混叠现象。B-flow超声可以很好地区分血管壁和血液的边界，但不提供血流动力学信息。B-flow成像的缺点包括在高搏动性、动脉粥样硬化血管中出现伪像，易受管壁运动伪像的影响，以及扫描深度仍然有限。

随着技术的进一步发展，即使仅存在缓慢流动（如溃疡），B-flow成像理论上也可以实现狭窄的形态学定量及血管壁与管腔的区分。B型超声可提供高分辨力的血管壁轮廓显示，并单独显示血流，相对于将血流信息叠加到解剖灰阶图像上的彩色多普勒模式，这是一大优势（图5.18、图5.86）。

※ 1.1.3.4 血管内超声

微型超声探头可实现从血管内检查感兴趣的血管区域。血管内超声（intravascular ultrasound，IVUS）在透视引导下，使用非常小的导管和细导丝，把经皮插入的血管内探头送至目标部位。IVUS可用于评估动脉粥样硬化病变、其他血管壁异常（如夹层）和靠近血管壁的血管周围结构，包括肿瘤浸润。该技术非常适用于冠状动脉和外周动脉导管介入术中评估，超声探头经引导鞘进入血管，具有高空间分辨力，可识别管壁改变和介入并发症。

有多种机械和电子高频相控阵IVUS专用探头，发射频率高可改善轴向分辨力，但会限制穿透深度。在360° IVUS图像上，正常动脉壁呈三层，由声束遇到声阻抗不同的层间交界面反射产生。超声图像中的各层并不对应组织学的壁层。正常内膜的组织学厚度低于IVUS的轴向分辨力。因此，明亮的内环代表血液和内膜之间的界面，仅在发生动脉粥样硬化导致内膜增厚时才能看到内膜。外面的高回声环是外膜与血管周围结缔组织之间的界面反射，与回声更低的中层明显不同，中层对应于肌层，使肌性动脉呈特征性三层结构。IVUS具有高分辨力，在显示内膜增厚和斑块方面优于经皮超声，可改善斑块特征的显示，从而更好地区分斑块类型，如纤维斑块或坏死斑块（图1.32）。

检查步骤

患者仰卧位，经皮穿刺股动脉，置入6～8 F引导鞘管，在透视引导下将超声探头置于目标区域。

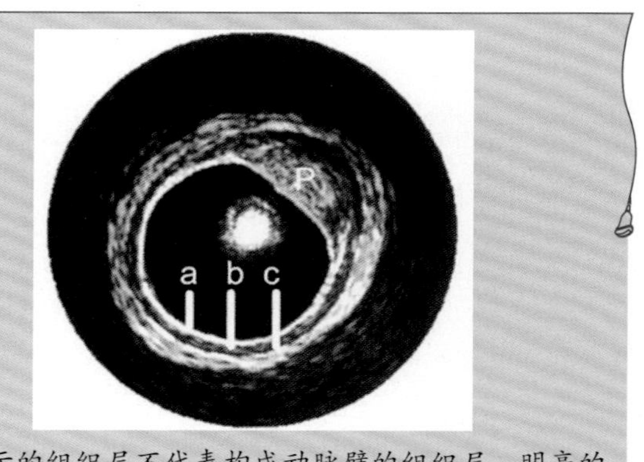

超声显示的组织层不代表构成动脉壁的组织层。明亮的内环（a）是血液和内膜之间的界面（由于声阻抗差异较大，信号较高）。第二个较暗的环（b）大致对应内膜-中层复合体。第三个亮环（c）是外膜与血管周围结缔组织之间的界面。IVUS也无法显示正常的内膜，只能检测到由动脉粥样硬化引起的内膜增厚或斑块形成。

图1.32 IVUS显示动脉壁的三层结构

IVUS用于识别动脉粥样硬化和其他血管壁病变的特征性表现，并评估血管周围的变化，如怀疑肿瘤浸润血管者。介入手术后，行IVUS以识别残余狭窄或并发症，如内膜片或夹层。IVUS是一种技术要求高的侵入性检查，且专用探头价格昂贵，这就是为什么只有专业的中心才能进行IVUS的原因，通常与血管介入术相结合或作为研究的一部分。

※ 1.1.3.5 三维/四维超声

三维（three-dimensional，3D）超声图像是从手动或自动垂直于探头平面移动超声探头获得的一系列2D图像重建而来的。显示3D信息有以下几种方式：复合模式、透明模式及观察者选择任一视点所呈现的3D图像。这些技术可实现血管壁病变或斑块及其与血管周围组织关系的3D显示。

这些3D显示技术对于超声检查结果的记录和显示最有帮助。检查者在扫查过程中灵活移动超声探头显示不同切面，可以更快地了解其空间关系。与3D显示中的固定平面相比，这种灵活性在评估复杂解剖结构时更有优势，还可以更好地避免伪像。血管搏动使3D血管超声的质量下降。最先进的超声系统具备的计算能力可以实现在几分之一秒内显示全容积成像。如果生成容积的帧率足够高可以跟踪运动，则被称为四维（four-dimensional，4D）超声（变化的时间过程为第四维度）。

1.1.4 影响（彩色）多普勒成像的因素——陷阱

多普勒超声检查存在许多陷阱（Seitz et al., 1988；Wolf et al., 1993），具体如下。

（1）多普勒角度的误差（角度>60° 时），主要出现在弯曲的血管和分支中。

（2）测量血管直径误差（彩色外溢、心动周期中的直径变化）。

（3）可检测的最大速度受限（Nyquist极限）。

（4）可检测到的最小速度受限（壁滤波、脉冲重复频率不足）。

（5）取样容积的位置和大小。

（6）误包含邻近血管（采用高脉冲重复频率、连续波多普勒、大取样容积）。

（7）信噪比不适当导致过调制（增益）。

（8）散射造成的衰减（斑块、肠道气体、水肿）。

※ 1.1.4.1 散射和声影

空气（肠和肺）和钙化的结构（骨骼、钙化的斑块）会产生散射和声影。超声束不能穿透这些结构，因此无法收集其更深层结构的形态和多普勒血流信息。通过探头加压推开肠道气体，可以评估腹膜后结构和血流。其他情况下，检查者可通过改变探头位置尝试绕过这些结构。

※ 1.1.4.2 镜像伪像

镜像伪像出现在强反射界面（声阻抗差异较大的结构之间），在灰阶成像时反射体后方出现类似结构（如膈后的肝脏）或在彩色多普勒超声成像时无血管部位出现明显的血流信号（如胸膜下方的锁骨下动脉）。倾斜角度扫查反射体时，伪像消失（图1.33）。

※ 1.1.4.3 最大可检测流速——脉冲重复频率

脉冲多普勒与连续多普勒不同，其对多普勒信号不是连续取样，而是在不连续的时间点取样。取样率由发射脉冲的时间间隔决定，与脉冲重复频率成反比，能被正确测量的最大频率小于脉冲重复频率的一半，即脉冲重复频率必须至少是需测量的最大多普勒频率的两倍。我们来看一个例子，图1.34显示了一个频率（*f*）的波。假设T_1和T_3之间的时间间隔为1秒，频率为2 Hz，在T_1、T_2和T_3时间点进行信号采样，即3次/s，对应取样率为3 Hz，波的频率<1 Hz，低估了真实的频率。该例中，需要至少4 Hz的取样率才能准确测量频率。通过取样可以精确再现的最大频率称为Nyquist频率。违反Nyquist极限或取样定律会导致混叠（拉丁文意为“另一个时间”“另一个地点”）。在西方电影中可以看到的一种混叠形式是车轮效应或反转效应，这是一种光学错觉，车轮辐条似乎与真实的旋转方向相反。在多普勒频谱中，混叠会导致信号内高频成分被低估，表现为频谱峰值被截断并呈现在基线对侧。（图1.35、图1.36）。

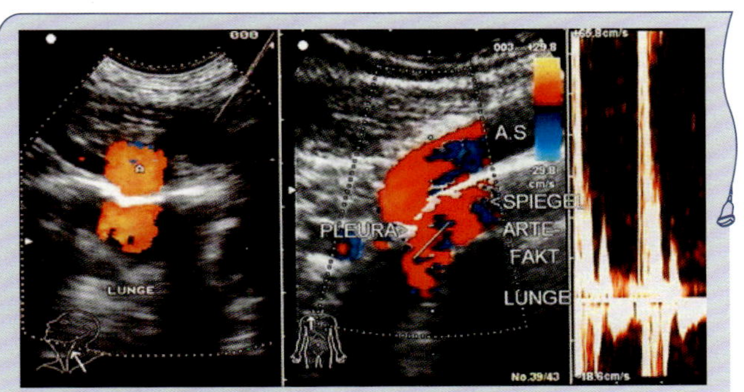

左图：横切面；中图：纵切面。图中强反射胸膜（明亮回声）发生镜面反射，使锁骨下动脉（A）在真实动脉后方呈现第2条动脉的伪像。可以通过改变探头位置来消除镜像伪像。镜像伪像可以在所有超声成像模式下发生。取样容积置于胸膜后的肺组织中获得锁骨下动脉虚像的频谱多普勒。A/A.S：锁骨下动脉；LUNGE：肺；PLEURA：胸膜；SPIEGEL ARTEFAKT：镜像伪像。

图1.33 镜像伪像（锁骨上入路扫查锁骨下动脉）

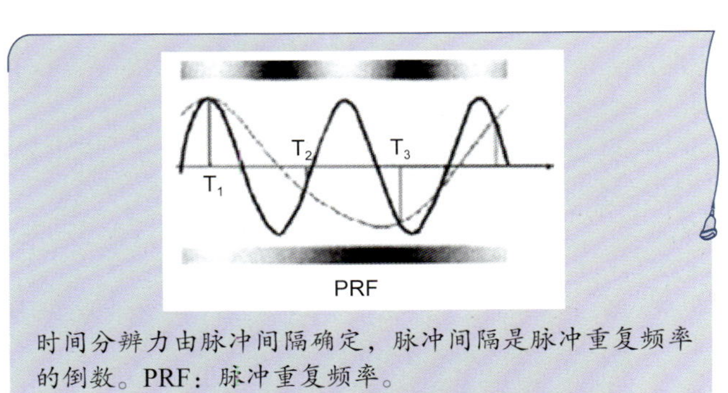

时间分辨力由脉冲间隔确定，脉冲间隔是脉冲重复频率的倒数。PRF：脉冲重复频率。

图1.34 多普勒信号的取样

因此，脉冲重复频率限制了可靠测定血流方向和速度的最大多普勒频移。脉冲重复频率是从探头发射超声脉冲的速率，在两次发射脉冲的时间间隔内仅接收和处理预定深度反射的回波（用于确定平均流速或快速傅里叶变换分析）。在彩色多普勒超声中，这是通过使用多个门控对返回的多普勒频移数据包进行分配来完成的。从持续时间＜1微秒的短而连续的超声脉冲中提取相对较低的多普勒频移频率（几千赫兹，周期约1毫秒）。Nyquist极限指出，只有多普勒频移低于脉冲重复频率的一半，才能明确血流方向和流速。多普勒频移超过Nyquist极限会导致混叠，代表最高频移的频谱部分会环绕出现在基线的另一侧，混叠的信号可能会错误地显示血流方向和流速。在彩色血流图像中，混叠的血流以相反方向的颜色显示。在混叠现象中，血流色彩表现为从浅色调（如浅红色）经黄色过渡至反向血流的浅色调（如浅蓝色）。而真实血流方向逆转的特征是：初始颜色的深色调（或在短暂无血流信号期间显示为黑色）直接转变为反向血流的颜色。可以使用以下多种方法来消除混叠现象。

（1）使用更高的脉冲重复频率。

（2）移动基线。

（3）使用较低的发射频率。

（4）以较大的声束入射角检测目标血管。

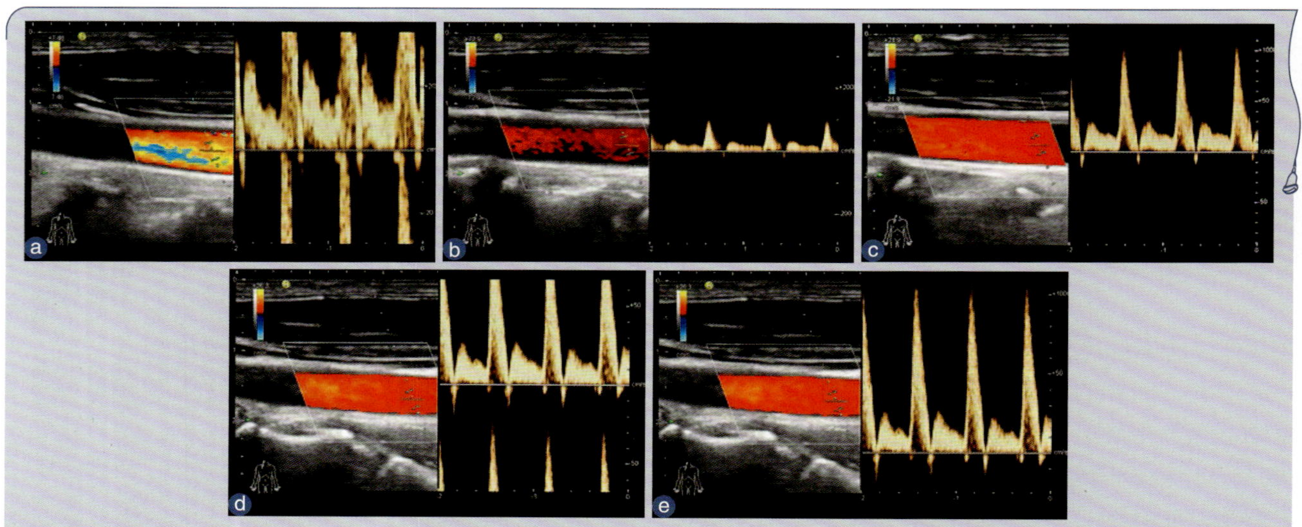

图示同一颈总动脉切面在不同脉冲重复频率设置下获得的声像图。a.脉冲重复频率设置得太低。因为多普勒频移频率高于Nyquist极限，所以出现混叠。在彩色图像中，混叠表现为从浅红色到黄色再到蓝色的颜色变化。在多普勒波形中，波峰被截断并显示在基线的另一侧。b.脉冲重复频率设置得太高。较慢的血流被漏掉了，导致颈总动脉的彩色充盈不佳（尤其是靠近管壁附近，那里的血流较慢）。在多普勒波形中，振幅较小影响频谱分析并导致测量误差（见比例尺）。c.使用适当的脉冲重复频率获得的彩色多普勒图像和频谱波形。颈总动脉管腔的彩色充盈良好，频谱可被恰当分析。d、e.脉冲重复频率仅略低于适当取样所需的频率时，通过移动基线可获得完整且适当的频谱多普勒显示。

图1.35 不同脉冲重复频率的影响

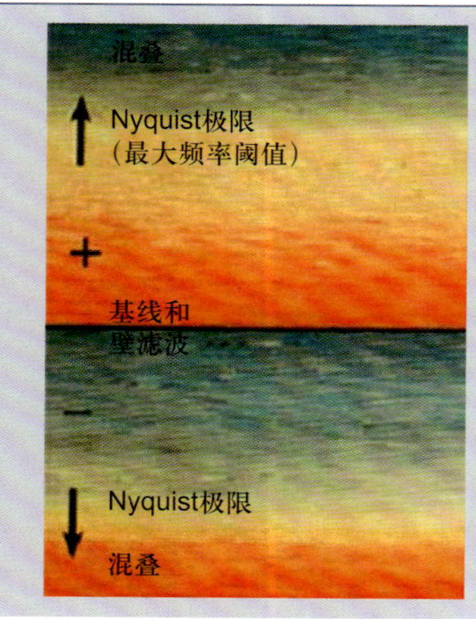

在彩色多普勒超声成像中，正向的多普勒频移显示为红色，负向的多普勒频移显示为蓝色，速度越快，亮度越高。当血流速度超出彩色速度标尺的范围时发生混叠，流速高于阈值的血流将以血流方向相反的色彩显示。产生混叠时，血流颜色从红色变为蓝色或由蓝色变为红色，中间的过渡区域显示更亮（血流更快），呈现为从黄色到白色（图1.35a）。相反，真正的血流方向逆转时过渡区较暗（呈黑色），可能是由于流动短暂停止或相对于探头（曲阵探头）的流动方向发生变化，不能在多普勒角度为90°的过渡区显示血流信号。

图1.36

发射频率越低，多普勒频移频率越低。因此，后者可以通过降低发射频率而被降低到脉冲重复频率的一半以下。超声束和血流方向之间的角度增大也可降低多普勒频移频率，但受可接受的速度测量误差的限制，70°以上的速度测量误差不可接受。移动零位基线可增加一个方向上的速度量程范围，从而可显示该方向上更高的流速而不会出现混叠，采用这一方法，根据基线的移动方向使显示在基线上方或下方的多普勒频率加倍，以这种方式扩大正的频率范围会自动将负的频率范围减小相同的数量，反之亦然。

另一个参数是扫描深度，但这很难控制。穿透深度越大，脉冲延迟时间越长。随着往返时间的增加，必须减小脉冲重复频率，因为只有前一个脉冲的所有反射回波全部接收之后才能发射下一个脉冲。

数学上，Nyquist极限由以下方程式表示：

$$\delta \cdot F_{max}=\frac{1}{2}\times \text{脉冲重复频率}$$

从该方程式得出，脉冲重复频率必须至少是目标血管中预期多普勒频移（Doppler shift frequency，dF）的两倍。例如，使用10 kHz的脉冲重复频率，可以检测到5 kHz的最大多普勒频移。让我们用两个例子来进行说明。

（1）当扫描深度为5 cm时：

1）发射脉冲时间间隔为0.06毫秒；

2）最大脉冲重复频率约为16.6 kHz（多普勒频移＜8.4 Hz）；

3）需要高脉冲重复频率才能获取高多普勒频移及高速血流。

（2）当扫描深度为15 cm时：

1）发射脉冲时间间隔为0.2毫秒；

2）最大脉冲重复频率约为5 kHz（多普勒频移＜2.5 kHz）；

3）较高的多普勒频移导致混叠。

没有混叠时可以测量的最大流速由此给出：

$$v_{max}=\frac{c}{4\cdot T\cdot F_0\cdot \cos\alpha}$$

该速度与往返时间（T）（或扫描深度）及发射频率（F_0）成反比（图1.35～图1.37）。

克服这些限制的方法总结如下。

（1）使用较高的脉冲重复频率记录较高的多普勒频移频率，但这会减小扫描深度（扫描深度越大脉冲延迟越长，图1.38）。

（2）使用较低的发射频率，但这会降低灰阶

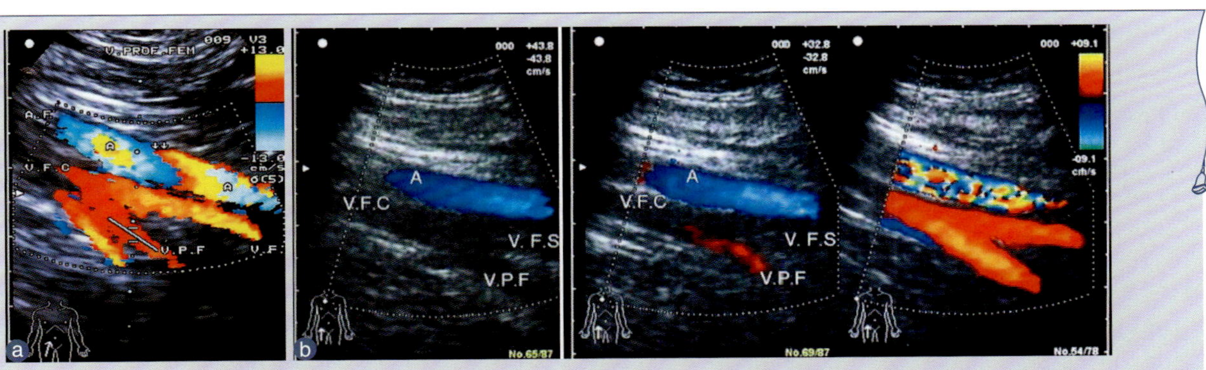

a.脉冲重复频率设置适当以评估静脉血流（此处取样容积位于股深静脉内）。同样条件设置的彩色多普勒超声显示股浅动脉存在局限，股深静脉和股浅静脉颜色充盈良好，血流方向朝向探头（红色）；股浅动脉的血流方向相反（蓝色）。对于动脉血流而言，脉冲重复频率太低，出现混叠，表现为亮度增加和颜色变化（黄色）。由于帧率低（与脉冲重复频率成比例），彩色声像图还显示了从收缩期到舒张早期的流向变化（箭头）。与混叠不同，这种真实的血流方向发生反转显示由深蓝色变为深红色。在动脉更远的方向，有第二个混叠血流区域，其颜色由红色变黄色再变蓝色。越来越小的多普勒角也是出现这些现象的原因之一，并且还导致后方流动的股浅静脉血流颜色更亮。b.将脉冲重复频率调节到感兴趣血管（动脉/静脉）中的预期流速。需要较低的脉冲重复频率来检测较慢的静脉血流。最左侧的图像显示动脉彩色充盈良好（蓝色），而没有显示任何静脉血流信号，这可能被误诊为血栓形成。脉冲重复频率越来越低（从左到右），虽然血流正常，但动脉中的混叠却增大了，这一定不能误诊为血管狭窄。另外，在静脉内，随着脉冲重复频率的增加，从左向右显示的血流信号越来越多。中间的图显示仅在股深静脉（入射角较小）中看到血流。右边的图像显示整个静脉管腔彩色血流信号充盈良好（红色，血流方向朝向探头），排除了血栓形成。A.F、A：股总动脉；V.P.F：股深静脉（本例中为双支）；V.F.C：股总静脉；V.F.S：股浅静脉。

图1.37

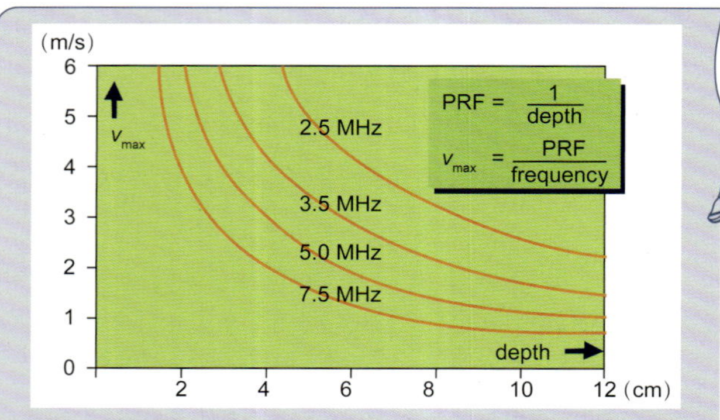

脉冲往返时间随目标血管深度的增加而增加，这意味着脉冲重复频率必须降得足够低以确保在下一个脉冲发射前已接收到前一个脉冲的所有回波，否则可能产生距离模糊的问题。因此，当检查位置较深的血管时，可记录的无混叠最大血流速度相对较低。这些关系如图所示。当使用5 MHz的探头对距皮肤表面6 cm处的动脉进行检测时，收缩期峰值流速为2 m/s时混叠发生。以3.5 MHz的发射频率检查同一动脉时，除非流速增加到3 m/s，否则不会发生混叠。这是因为当使用较低的发射频率时，多普勒频移较低，能够在不产生混叠的情况下测量更高的流速。PRF：脉冲重复频率；v_{max}：最大血流速度；depth：深度；frequency：频率。

图1.38 增加脉冲重复频率解决混叠的程度受限于血管离探头的距离

（资料来源：GE Healthcare）

扫描的空间分辨力。

（3）使用较大的多普勒角度（导致较小的值），但这会降低信号强度并导致较大的测量误差。

（4）移动频谱和彩色标尺的基线。脉冲重复频率不能无限增加，因为其会引起距离模糊，可以通过调整正负Nyquist极限所界定的测量范围来克服混叠。基线通常在正负两个极限的正中间，从而可以检测到相同的正向和负向流速，通过向任一方向移动基线，测量范围在一个方向上被扩大，但这以牺牲另一方向为代价（图1.35），可以显示的无混叠的总量程保持不变。

（5）一些超声仪具有高脉冲重复频率的选项，可检测更快的血流。较高的脉冲重复频率是通过处理完前一个信号之前就发出超声波脉冲来实现的，需要使用额外的多普勒线来完成。但这种方法在空间分辨力方面有些不可靠，因为必须处理来自更大数量取样容积的多普勒信息以生成频谱显示。

（6）使用独立晶体连续发射和接收信号的连续波多普勒不受多普勒频移上限的限制。但是，由于沿声束路径的所有回波都被处理生成多普勒频谱，所以该技术无法对返回信号进行定位。

※ 1.1.4.4 最小可检测流速——壁滤波、帧率

多普勒频移的回声既来自流动血液的反射，也来自运动血管壁的反射。血管壁运动引起的频移通常具有较高的振幅，但频率较低，会影响流速频谱波形。相反，由流动血液引起的多普勒频移具有较高的频率和较低的振幅。为了消除多普勒频谱中的干扰信号，使用壁滤波器以消除频谱中的低频噪声伪像和血管壁运动伪像。它是一个高通滤波器，即高频信号会通过滤波器，而低频噪声和血管壁运动产生的频移会被滤除。用户可以选择滤波器阈值来定义要显示的最小频率范围。大多数超声系统使用的滤波器阈值范围为100～400 Hz，而少数系统的阈值高达1600 Hz。滤波器消除所有低于选定阈值的频率，包括由低速血流引起的多普勒频移（图1.39）。当阈值设置过高时，滤波器会去除低速的静脉血流信号，可能会误以为没有血流信号。同样，如果滤除具有低多普勒频移的低速血流成分，则平均流速可能会被高估。更精确的滤波器只消除高振幅低频率频移信号（典型的血管壁运动产生的频移信号），或者识别并消除典型的组织运动产生的频移信号。

彩色多普勒帧率是每秒可以生成的彩色图像数量，是决定可检测到的最慢流速的因素之一，主要取决于检查者选择的彩色取样框的大小和扫描深度。彩色取样框越大，产生每帧图像需要处理的彩色多普勒扫描线越多。此外，在扫描较深的结构时，由于需要较长的往返时间，图像生成速度较慢（表1.9）。帧率越低意味着时间分辨力越差，无法检测到快速变化或短暂的血流现象。心脏灌注和外周动脉血流彩色多普勒超声检查至少需20帧/s的帧率。另外，较低的帧率提高了对低多普勒频移的敏感度，因为可以从彩色多普勒扫描线上获取更多的多普勒信息，尽管时间分辨力较差，但是在检查静脉和小动脉时仍会产生更好的效果。

表1.9 影响彩色多普勒成像帧率的因素

参数	帧率	
	增加	减低
彩色取样框大小	小	大
扫描线数量	少	多
扫描深度	浅	深
频率下限	高	低

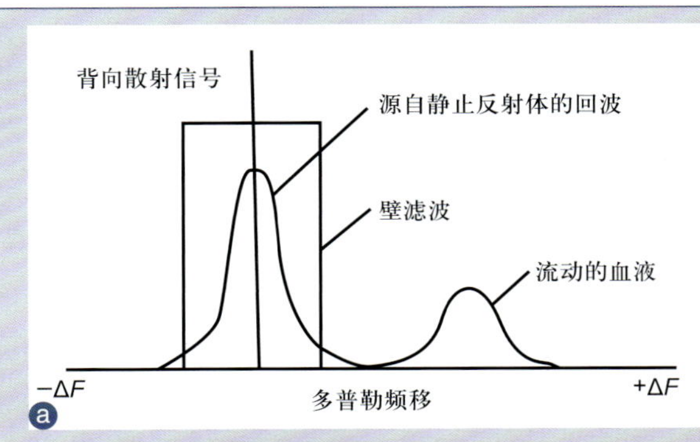

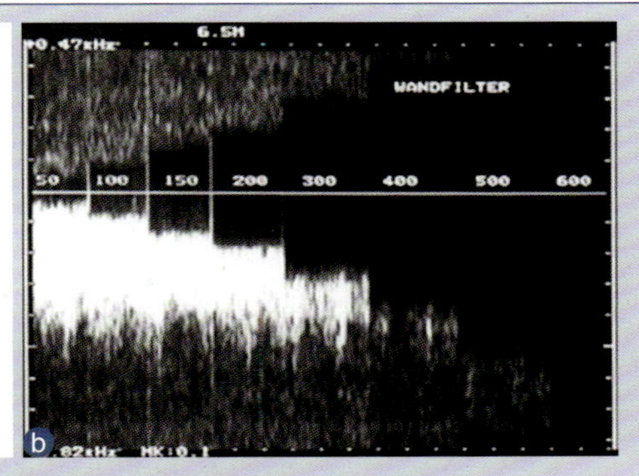

a.壁滤波被用来消除由血管壁运动引起的低频信号。应当选择阈值，以免除去与血流有关的低频信号，如在评估缓慢的静脉血流时。b.当阈值逐渐增加时，仅低多普勒频移被消除；当阈值进一步增加时静脉血流信号也将被消除。500 Hz的壁滤波可消除高达450 Hz的静脉血流信号，而较慢的血流已经在较低值时被消除。

图1.39

检查者可以改善彩色充盈的方式总结如下。

（1）使用较低的多普勒发射频率。

（2）使用较低的脉冲重复频率。

（3）使用较低的壁滤波器设置。

（4）优化多普勒超声角度。

（5）增加彩色增益。

※ 1.1.4.5　发送和接收增益

检查者可调节的另一个参数是接收增益，设置恰当以确保显示来自反射回波的所有信息，同时防止由过调制引起的伪像（图1.40）。B型超声、彩色多普勒血流显像和频谱多普勒增益可以分别设置。检查过程中可能需要重新调整增益，例如，在测量内膜–中膜厚度时，正确的测量需要仔细调整接收增益，使边界线清晰可见，并避免由彩色外溢引起的测量高估。

频谱多普勒检测时接收增益的设置必须使层流的频谱、频窗清晰，无伪像，同时又没有剔除缓慢血流的信号。相反，检测血管部分闭塞时可能需要过调制接收增益，以准确计算收缩期峰值流速（由于狭窄射流中反射的红细胞数量少，所以高频移低振幅信号较少），这将导致产生更多的伪像。在彩色多普勒模式下，过度的增益会导致彩色外溢，可能会掩盖部分阻塞的静脉血栓或动脉粥样硬化病变（图1.40b），并导致彩色多普勒扫描中基于描绘血管横截面积的狭窄分级不可靠。

※ 1.1.4.6　多普勒角度

动脉或静脉的B型超声图像结合多普勒频谱的信息及多普勒角度，能够从多普勒频移可靠地计算出血流速度。为确保可靠的多普勒角度校正以进行准确测量，应在纵切面（血管壁与显示器的宽相平行）显示感兴趣血管长轴。多普勒声束与血流方向之间的角度越小，反射回波的多普勒频移越高，血流检测的敏感性也越高。多普勒角度为60°～90°时，多普勒频移减小，流速测量变得越来越不可靠，当多普勒声束垂直于血管壁时不显示血流信号（图1.40c～图1.40e）。相反，声束垂直于血管壁时可获得最佳的B型超声图像。使用线阵探头时，检查者可使用声束偏转（声束横向偏转）功能以电子方式改变声束传播方向，以获得相对于血流方向良好的多普勒角度。从技术上讲，声束最多只能向左或向右偏转20°，使多普勒角度≥70°。因此，当检测平行于皮肤表面走行的血管段时，声束偏转可以改善多普勒角度，但还不能达到<60°的最佳多普勒角度（以使测量误差最小化，如图1.40e所示）。

在临床应用中，检查者必须在最佳B型超声成像和最佳血流评估之间找到一个折中方案。通常的步骤是，首先尝试垂直声束对血管壁进行形态学评估，然后使用电子声束偏转或手动调整探头（曲阵或扇形探头）方向来优化频谱多普勒角度，另外的措施是将多普勒取样容积放置在扫描声场的边缘。

曲阵探头垂直于体表检查平行于皮肤表面的血管（如颈动脉或股动脉）获得的彩色血流图像中，代表血流信息的颜色可能会发生亮度改变，但并非反映流速改变。出现这种现象的原因是靠近图像边缘的血流，由于获得的多普勒频移较高，以较亮的颜色显示；越靠近图像中心，血流颜色逐渐变暗，

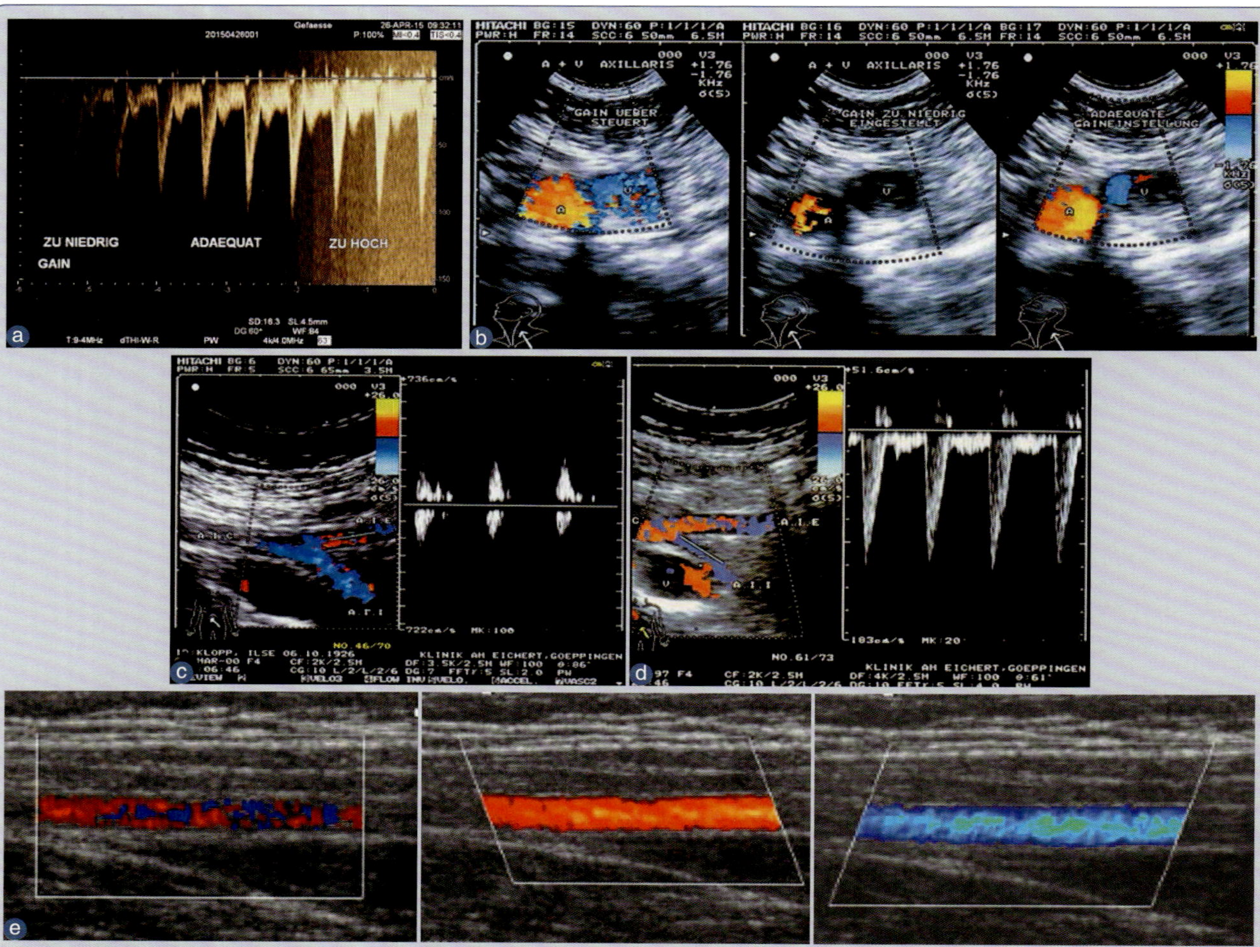

a.以持续提高增益（从左到右）获得的多普勒频谱图：当接收增益过低时，几乎没有任何频谱信息，并且收缩期峰值流速被低估；中间部分增益适当，典型层流可显示清晰的收缩期频窗；右边部分增益过高。b.脉冲重复频率相同，设置不同增益时腋静脉中附壁血栓的显示情况：左图增益过大，附壁血栓很大程度上被溢出管腔的伪像掩盖（蓝色）；中图增益过低，腋静脉内沿血栓边缘没有血流信号，而且相邻腋动脉的彩色充盈不全（红色）；右图增益设置适当，动脉中彩色充盈合适（红色），静脉中显示沿血栓边缘分布的蓝色血流信号。c.声束垂直于不同声阻抗的组织界面时，获得最佳的灰阶图像，相反，根据多普勒方程，80°～90°的多普勒角度产生的频移最低，获得的彩色多普勒信息最差。因此，髂外动脉狭窄时髂动脉分叉处的流速测量会变得困难，需上下移动并倾斜探头以获得适当的多普勒角度（图2.2b）。在彩色血流图像中，髂外动脉起始处血流信号呈红蓝变换，这给确定血流方向带来了困难；多普勒频谱也无法提供有效信息，显示为双向血流。由于多普勒角度较差，髂动脉收缩期峰值流速为250 cm/s，提示狭窄。d.髂内动脉起源于后侧，探头位置相同，但可以以<60°的多普勒角度进行检测，从而获得诊断性多普勒波形，并计算出正确的收缩期峰值流速为120 cm/s。e.使用线阵探头时，电子声束偏转可以帮助检查者获得更好的多普勒角度。左图显示声束垂直于探头表面时获得的彩色血流图像，由于多普勒角度较大，只能获得较小的多普勒频移，并导致图像中红蓝混杂，通过声束偏转功能，检查者可以在较小的角度范围内实现声束偏离原垂直入射方向；声束偏转可达到的最小多普勒角度为朝向或背离血流方向70°（红色/蓝色）。V：腋静脉；A.I.I：髂内动脉；A.I.E：髂外动脉。

图1.40 增益和超声多普勒角度的影响

因其多普勒频移随声束角度的增加而减小（角度接近90°时没有颜色）。这种现象仅和速度模式有关，和能量模式无关，因为后者实际上不依赖多普勒角度。

※ 1.1.4.7 彩色多普勒超声的物理局限性

由于要处理大量信息，彩色多普勒扫描的空间和时间分辨力与单纯B型超声成像相差较多。B型超声成像中轴向分辨力与波长成正比，而彩色多普勒成像模式中的轴向分辨力则取决于沿彩色多普勒扫描线放置的取样容积的数量。使用较小的取样容积可以改善轴向分辨力，但是以牺牲多普勒频移评估的敏感性和准确性为代价，信噪比也降低。彩色多普勒超声成像中的侧向分辨力取决于每厘米内处理的彩色多普勒扫描线数量。帧率随着多普勒扫描线的增加而降低，从而降低时间分辨力，尤其是扫描深度增加时。

由于这些限制，彩色多普勒超声的轴向分辨力为0.4～1.0 mm，侧向分辨力仅为1.0～2.0 mm，是B型超声轴向分辨力的1/10～1/4（Widder，1999）。

根据目标血管深度和彩色取样框大小的不同，彩色多普勒超声创建一幅彩色图像需要50～200毫秒，对应的帧率或取样速率为5 Hz。当选择低脉冲重复频率时，彩色多普勒扫描线的扫描速度类似于或略低于动脉的平均流速。因此，单个彩色血流框可以同时描绘收缩期和舒张早期血流颜色（分别以红色和蓝色显示，如图1.37所示）。然而，因为时间分辨力低，彩色编码不能完全反映血流的搏动特性。

低速血流产生的多普勒频移较小，该频移提取自短回波脉冲，其中每条扫描线均由若干独立脉冲组成，扫描线须连续处理。

尽管理想情况下，声束角度应尽可能小以实现最佳速度测量，但这并不总是能实现，因为在彩色取样框倾斜（声束偏转）时会有较长的延迟。这就是为什么必须要找到一个折中的方案，尤其是在检查人体深处的血管时。彩色取样框倾斜20° 和30° 分别使往返时间延长13%和31%。

像所有诊断超声技术一样，彩色多普勒超声成像会受肠道气体或钙化结构（骨骼或者血管腔中的钙化斑块）引起的散射和声影的影响。检查者可以通过移动探头来规避此类干扰结构，但这通常会增加探头与目标解剖结构之间的距离，从而增加声波的往返时间。

声束路径中的强反射面可以像镜子一样在扫描的另一个区域中产生伪像。可以通过调整探头角度来识别此类镜像伪像，使镜像伪像消失或出现在不同的位置。当声束以直角入射高声阻抗界面时，超声脉冲被来回反射，发生混响伪像（重复回波），产生一种“乒乓效应”。轻微调整探头角度可防止产生混响伪像，但也会减少界面的反射，从而降低图像质量。

1.1.5　超声造影剂

使用高分辨力探头进行彩色多普勒超声成像，通常可以在灰阶模式下，充分显示外周动脉的血流情况。然而，由于硬化性血管病变的存在、水肿或其他局限性的软组织病变引起的散射，可能会影响血流的评估。在这些情况下，微泡造影剂可用于改善血流成像。然而，临床进行血管超声检查时，很少需要使用造影剂，因为只有在少数情况（例如，识别合适的受体血管进行小腿部血管旁路移植术）下会因成像条件差而导致彩色多普勒和频谱多普勒成像受到影响，无法提供治疗计划所需信息。

超声造影剂是充满气体的微泡，静脉给药后3～5分钟，在血管腔中产生强反射，增加血液与周围组织之间的对比度。因此，微泡可以显示或改善显示和评估常规超声技术难以识别的血流缓慢或低血流量的血管。尽管超声造影剂具有血管显像的优势，但其主要用于评估器官和病变的灌注，如显示肝局灶性病变的特征。超声造影在血管病变的常规检查中几乎不起作用。但超声造影在显示细小外周血管、膝下动脉闭塞后的慢血流、经颅彩色多普勒扫描、腹主动脉支架术后内漏、斑块易损性评估时显示斑块内新生血管、血管炎患者炎症活跃程度等方面的应用值得关注。由于造影剂的应用，超声检查失去了其优于其他成像技术的关键优势——花费低、检查时间短、无创。此外，通过竞争性的成像方式，使用造影剂改善诊断，具有很高的准确性，并且可以更好地记录结果。

不同厂家生产的超声造影剂具有不同的成分和特性，但基本上均是薄壳或稳定载体介质包裹气体核心的微泡结构。

外壳和气体核心这两个因素决定了超声微泡的稳定性。

（1）微泡气体核心的稳定性由包含表面稳定剂（棕榈酸、磷脂）或在分子水平上形成胶囊的物质（白蛋白、聚合物）外壳实现。

（2）通过使用较重的气体（六氟化硫、全氟丙烷）代替空气，可提高气体核心的稳定性。这样的气体具有较低的扩散性、较高的物理密度和较低的饱和常数，从而降低了微泡的溶解度。

新的超声造影剂使用的微泡更稳定，具有一定的优势，例如，自发溶解度较低使其在血液中的半衰期更长。包含高分子量气体的微泡在环境压力变化时，更能抵抗破坏，因此可以通过肺循环。

※ 1.1.5.1　已获批的超声造影剂和临床应用

尽管在21世纪初，人们研究了由不同核心和外壳组成的多种微泡造影剂，但最终只有几种微泡造影剂被批准用于临床。

Levovist是欧洲首个获准使用的超声造影剂，但已退出欧洲市场。该制剂由涂有稳定棕榈酸层的半乳糖基气泡悬浮液组成。

SonoVue是在欧洲被批准用于血管的超声造影剂。微泡的平均直径为5～10 μm，内含六氟化硫气体，由磷脂外壳包裹，通过呼气从体内清除，没有肾毒性。

微泡以单次剂量1～2.4 mL（速率为1 mL/s）团注，或0.5～1.0 mL小剂量团注随后几分钟内以1 mL/min的速度连续输注。团注后10～30秒动脉管腔开始增强，30～60秒后达峰值，随后强度逐渐降低，持续时间为3～8分钟。可以通过输注微泡造影剂来延长成像时间。根据输注速率不同，可在1分钟后观察到强度增加15～20 dB。团注后立即在血管腔外出现的血流信号过度增强（彩色外溢伪像），可以通过调节增益来抵消。团注后达初始峰值，之后强度缓慢线性下降，增强可持续数分钟，对于大多数血管检查而言时间足够长。采用时间-强度曲线（time-intensive curves，TIC）可以估算目标血管或感兴趣区内血管段的血容量和局部血流量（Dietrich，2012）。

微泡在血管内的半衰期主要取决于其固有的稳定性和所施加的声能，声能则取决于超声仪的输出功率及声束在组织传播过程中的衰减。

常规超声技术可用于临床，进行超声造影检查，但声能可迅速破坏微泡。采用低机械指数成像等特定超声造影成像模式，微泡的半衰期更长。以较低的输出功率或机械指数进行检查，可实现注射造影剂微泡后持续几分钟的动态实时成像。对于大多数的血管超声造影适应证，可团注1.2～2.4 mL造影剂后以10 mL的生理盐水（0.9%氯化钠溶液）冲管。

造影剂微泡不会从血管扩散到周围组织中，除非通过血管壁上的孔（如内漏）随血液溢出。没有肾毒性并且总体不良事件发生率较低。据报道，威胁生命的过敏反应发生率<0.002%。

SonoVue应用的禁忌证如下。

（1）重度肺动脉高压、未控制的高血压、急性肺功能衰竭。

（2）急性冠脉综合征、严重心脏功能不全、恶性心律失常。

（3）急性呼吸窘迫综合征，如支气管哮喘。

（4）妊娠和哺乳期（妊娠和哺乳期应用的安全性仍有待证实）。

（5）18岁以下的患者。

（6）已知对六氟化硫过敏者。

进行超声造影检查的准备工作包括获得患者书面知情同意及建立静脉通道。

※ 1.1.5.2 作用机制

超声造影剂通过增加血液中发生散射和反射的回波比例，改善多普勒信号和信噪比。微泡增强反射的强度取决于它们的直径（6倍）、发射频率（4倍）及其可压缩性。大多数用作造影剂的微泡都含有气体，因为气体核心与血液成分间声阻抗不匹配，会增强背向散射。背向散射的强度取决于血液中微泡的浓度和各个微泡的反射能力，即其散射截面函数。微泡的最大直径受其通过肺部血管的直径限制（微泡直径<8 μm）。研究表明，微泡产生的背向散射可将血液的回波信号强度提高15～25 dB（Kaps et al.，1999）。低功率超声束引起微泡线性振动，将微泡转变成小的“超声波发射器”。这是微泡增强超声信号的另一种机制，谐振频率与气泡直径成反比。

功率较高时，微泡以非线性方式振荡，基波和非基波信号均增强。非基波或谐波频率是发射频率的倍数。二次谐波能量最高，与诊断超声最相关（图1.41）。因为直径2～7 μm的微泡谐振频率在通常使用的诊断超声的发射频率为2.5～10 MHz，所以

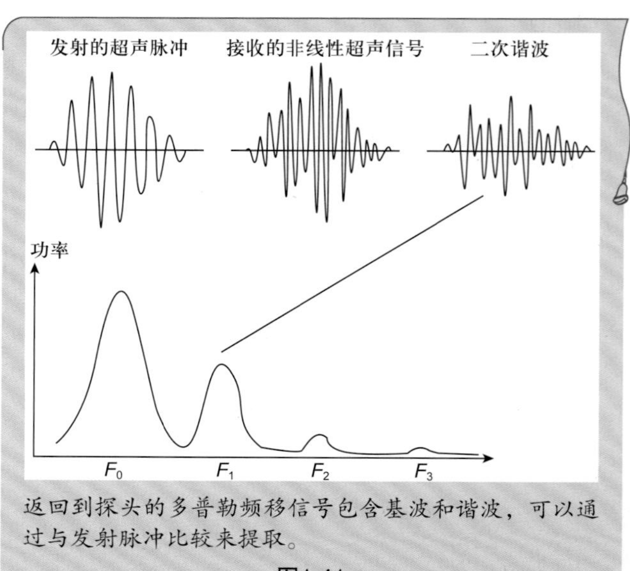

返回到探头的多普勒频移信号包含基波和谐波，可以通过与发射脉冲比较来提取。

图1.41

微泡振动会使信号额外放大，相应的频率及多普勒频移被接收并处理，如果超声仪可处理的带宽足够宽，可检测到微泡谐振产生的谐波频率，信噪比可进一步提高30 ~ 35 dB（Correas et al.，1997）。

施加高能量短脉冲可以使微泡破裂，从而产生高敏感性的超声信号。与前述的增强机制不同，破裂与血流无关，所产生的信号成像时仅显示破裂微泡的分布。

SonoVue和Levovist均可被肝脏网状内皮系统吸收清除。在肝脏中，将微泡暴露于高能量声束中使其破裂，有助于识别没有网状内皮系统的肝转移瘤。局灶性肝脏病变可以根据其血供（主要是门静脉与肝动脉）和团注造影剂后微泡到达时间的差异来鉴别。由于微泡可选择性摄取，有望作为化疗药物的靶向载体。其他造影剂由悬浮液（其中一些包含人血清白蛋白）和稳定气泡组成，可满足特定需求。

※ 1.1.5.3　超声造影成像技术

1.1.5.3.1　超声造影成像

血液中存在的微泡对超声的反射选择性地增强了血管系统，从而改善了动脉和静脉与周围组织轮廓的显示（彩色多普勒和能量多普勒成像）。血流速度不受微泡的影响，可以进行频谱多普勒分析定量血流速度（连续多普勒/脉冲多普勒），方法与不使用造影剂相同，但所用增益较低。当使用基于频率的多普勒分析技术时，只能利用大中血管的增强信号，因为无法充分分离小血管中缓慢的微循环血流反射回的信号与运动组织产生的回波信号。

微泡造影剂已经被用于评估外周血管的缓慢血流，包括闭塞后血流和颈动脉狭窄，研究表明，造影剂可改善彩色多普勒超声识别假性闭塞的准确性（Fürst et al.，1999；Ferrer et al.，2000）。在颈椎区域，造影剂可改善成像条件差或椎动脉发育不良患者的评估条件。

在髂动脉或肾动脉等深部血管的超声检查中，推荐使用造影剂以改善信噪比。然而，使用最先进的超声设备，这些区域的血管通常不存在诊断问题。一项彩色多普勒超声联合超声造影诊断肾动脉狭窄的研究发现，诊断准确性从64%提升至84%，但诊断重度狭窄的敏感性和特异性无明显变化（Claudon et al.，2000）。

1.1.5.3.2　谐波造影成像

该超声技术可以通过选择性显示微泡产生的谐波来改善血管成像。采用宽频探头检测微泡产生的谐波，尤其是二次谐波。微泡背向散射信号与静止组织的回波信号可较好地分离，因此该技术在检查血流缓慢方面具有优势。

1.1.5.3.3　爆破成像

当暴露于高能量（高机械指数）超声时，造影剂微泡被破坏（图1.42）。破裂的微泡发出短暂的超声信号，可被宽频探头检测到。超声仪记录不同脉冲之间的信号变化，连同B型超声图像的空间信息一起，显示特定时间造影剂在大循环和微循环中的分布。

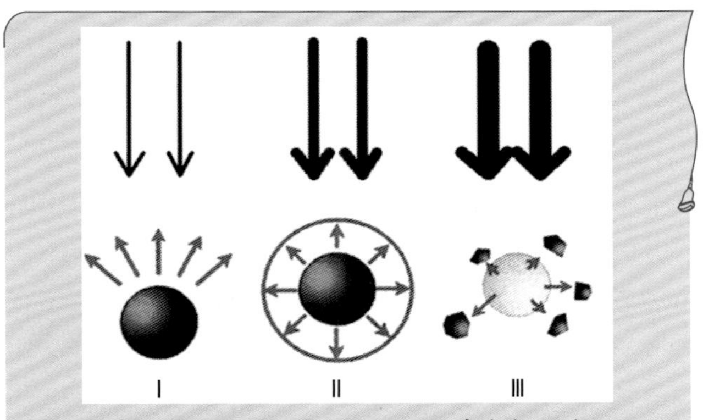

施加超声能量的大小决定微泡如何与声束相互作用，从而产生不同的图像生成技术。微泡暴露于低能量会导致反射和背向散射增强。中能量引起微泡的非线性振荡，产生二次谐波，选择性地增强血流信号（谐波造影成像）。高能量破坏微泡，产生的频率信息可用于显示循环中微泡的分布情况（爆破成像）。Ⅰ：低能量；Ⅱ：中能量；Ⅲ：高能量。

图1.42　使用造影剂的超声技术

※ 1.1.5.4　技术和临床适应证

在彩色多普勒超声中，造影剂的应用会导致彩色多普勒信号过度增强，彩色外溢掩盖了血管周围结构和部分血管壁，特别是在检查较大的血管时。这种现象可通过降低接收增益来改善。另外，微泡产生强反射可造成血管的远场声衰减增强。

应用造影剂使多普勒频谱频带增宽，收缩期频窗几乎完全填充，降低接收增益可改善。

在血管腔内所有利用超声造影剂超声技术的目的均在于提高对血流的敏感性。然而，利用当今先进的超声技术，大多数血管检查都不需要使用造影剂。此外，一些无法通过彩色多普勒超声成像进行充分诊断和评估的罕见情况，造影剂的作用也有限，并不能帮助诊断评估。但在一些情况下，使用造影剂可提高诊断准确性。血管超声造影最重要的适应证如下。

（1）经颅彩色多普勒超声成像。

（2）肾血管疾病评估。

（3）小腿血管旁路移植术前静脉成像确定合适的受体节段。

（4）主动脉支架术后内漏。

超声造影剂将越来越多地用于微循环评估，如识别斑块新生血管（Seidel et al.，2006；Claudon et al.，2008）。

1.1.6 诊断超声的安全性

自20世纪60年代初以来，超声成像首次用于诊断时，就已讨论其潜在的生物危害。超声波在人体中传播会产生导致生物系统发生变化的两种效应。一是超声能量转换成热量而产生热效应，二是声波在介质中传播时因压力变化而产生机械效应。

※ 1.1.6.1 热效应

暴露于诊断超声会增加组织温度，因为声能被吸收并转换成热能。不同组织对能量的吸收能力各不相同，在液体（羊水、血液、尿液）中吸收能力较低，而在骨骼中则较高，成年人的骨骼吸收60%~80%的入射超声能量。此外，人体内的吸收也受技术参数的影响，最显著的是探头的输出频率，频率越高，吸收越快。温度升高2.5 ℃会严重破坏生物组织，而温度升高1 ℃通常被认为是无害的。实验证据表明，诊断超声的热效应不会对健康造成危害。

※ 1.1.6.2 机械效应

大多数超声对活体生物组织有潜在危害的机械效应均与声场中微小气泡的形成、增大及可能的塌缩有关，这一过程被称为空化。超声波以交替的正压和负压机械波的形式在组织中传播。当负压足够大时，气泡形成或现有的气泡膨胀。空化的发生及其影响取决于超声波的发射频率和强度及声场焦点。通常有稳态空化和惯性空化（或瞬态空化）两种。

稳态空化指空化核在声场中受正负压力交替变化而连续振荡，这种周期性的膨胀和收缩导致振动气泡周围的流体状介质流量增加，该现象称为微流，可产生非常高的压力破坏细胞膜。惯性空化中，现有的气泡或空化核在低压相膨胀，随后爆裂，微泡破裂产生极高的温度和压力，但这些效应会迅速消散。微泡破裂有可能破坏细胞和组织。有科学证据表明，惯性空化是一种临界现象，只有当声场中已经存在的微泡暴露于过高的声压和频率下才会发生，低于空化截断值的压力永远不会发生惯性空化，即使极长时间暴露于声场也不会发生。

必须意识到，要获取超声潜在生物效应的体内证据非常困难：空化可以发生在身体的任何部位，产生的损害可能是非常局限的，仅涉及少量的细胞。现代超声设备采用了安全机制，允许用户限制平均输出声能，从而避免出现理论上会导致空化或其他机械生物效应的峰值压力。

※ 1.1.6.3 每种超声技术的具体风险

1.1.6.3.1 B型超声

B型超声成像通常输出声能非常低，强度低于10 mW/cm^2。单个脉冲非常短（<1毫秒），以<5 kHz的脉冲重复频率发射，从而获得较高分辨力。由于传递到体内的大部分能量被耗散掉了，组织温度的上升幅度非常小，以至于它低于检测极限。在对患者的潜在危害上，B型超声诊断被认为是绝对安全的。

1.1.6.3.2 M型超声

此成像模式使用能量更高，理论上可能引起组织升温。在此模式下，重复发射一个固定声束以评估运动的结构。扫描体积小于B型超声成像，但脉冲重复频率低得多（仅约1 kHz）。M型超声检查也被认为是安全的。

1.1.6.3.3 连续多普勒

与M型超声一样，扫描体积小且持续输出声能。输出能量高达100 mW，有可能导致生物组织显著升温。与B型或M型超声相比，尽管输出声能更高，但是可能产生的机械效应更少。发射功率取决于目标解剖结构的深度。检查人员有责任在获得有用诊断信息的前提下，尽可能缩短总检查时间。

1.1.6.3.4 脉冲多普勒

扫描体积相对较小且脉冲重复频率较高。单个脉冲的长度通常是使用B型或M型超声的两倍。综合来讲，在脉冲多普勒应用中使用的仪器设置可能会导致患者处于相当大的暴露中，组织升温的风险也大得多。相反，由于所发射脉冲的强度与B型和M型超声成像模式相同，机械效应可忽略不计。

1.1.6.3.5　彩色多普勒

彩色多普勒成像的输出能量介于B型超声和脉冲波多普勒之间，机械作用可以忽略。所发射的超声脉冲被分布在组织上的体积相对较大。温度升高程度高于B型超声成像，但低于脉冲波多普勒技术。

※ 1.1.6.4　结论

当前的诊断超声使用的强度不超过100 mW/cm^2，且没有证据表明这样的强度会损伤活体生物组织。

检查者在获得所需诊断信息的前提下，应将输出能量和扫描时间控制在尽可能低的水平，以尽量减少暴露，即ALARA原则（as low as reasonably achievable，合理可实现的最低水平原则），适用于所有诊断超声成像方式。多普勒超声强度较高，怀孕前3个月不建议使用。

1.2　流动力学原理

1.2.1　层流

尽管血流会受到血浆中固体成分和血管壁弹性这些特定条件的影响，但基本上遵循流体动力学定律。这些定律控制着流体在管中的流动，适用于恒定黏度的水性或油性溶液（牛顿流体），并假定在这些条件下，流速主要是管两端压力差的函数。在活的生物体中，通常无法获得这些理想的连续层流条件，因为血管壁的弹性、心脏活动引起的搏动、血管的弯曲和分支等各种因素都会影响血流，导致血液流动层的速度分布不断变化。

此外，血液不是恒定黏度的水性或油性溶液，而是血浆中含固体血细胞的悬浮液。血液黏度主要取决于血细胞比容水平，仅在血细胞比容＜10时才恒定，在较高水平时呈指数增长。影响血液黏度的其他因素有血浆黏度和血管直径。在末端毛细管床中，黏度还受红细胞变形的影响。尽管具有这些特定的血流特征，但一些基本的血流动力学术语和定律有助于理解动脉和静脉的正常和异常血流。另外，使用多普勒超声的体外实验和体内血流测量为了解正常和异常条件下及药物影响下特定血管的血流动力学提供了新的见解。

层流的特征是随着时间的变化速度恒定不变。管内液体的流动由管两端的压力差引起。压力差（P_1-P_2）与体积流率成正比，体积流率（I）与血管半径（r）的4次方成正比，与管的长度（l）和流体黏度（η）成反比。这种关系即Hagen-Poiseuille定律，数学公式表示为：

$$I=\frac{(P_1-P_2)\cdot\pi\cdot r^4}{8\cdot l\cdot\eta}=\frac{P_1-P_2}{R}$$

类似于欧姆定律，血流阻力可从Hagen-Poiseuille方程计算：

$$R=\frac{8\cdot l\cdot\eta}{\pi\cdot r^4}$$

因此，阻力与管的长度（l）和流体黏度（η）成正比。阻力受血管半径r的影响最大，公式中为r的4次方，这意味着如果血管半径减小一半，阻力将增加至16倍。血管系统中的外周阻力可根据需求调节，主要由小动脉张力来调节，并影响供应这些区域的大动脉中的血流的搏动，它也反映在这些动脉的频谱多普勒中。

连续流体流动剖面由惯性力和摩擦力决定。摩擦产生层流或在3D模型中呈“抛物线状”，血管中心流动最快，向管壁递减，至管壁处近似为零。

从血流中心到血管壁速度逐渐降低，在彩色多普勒图像中表现为中央色彩明亮靠近管壁色彩暗淡（图1.43a）。以下因素决定了血液流动剖面的形状。

（1）速率。

（2）黏度（内部摩擦）。

（3）血液黏附到血管壁（外部摩擦）。

（4）内聚力（成分相似的相邻分子之间产生的力）。

血液不同于黏度只随温度变化的牛顿流体，其黏度主要取决于血细胞比容和其他因素，如血浆黏度（主要依赖于纤维蛋白原浓度）、红细胞变形能力及剪切应力等。层流的动脉或静脉中，剪切应力（如推力）在中心处最弱，靠近管壁处最强（图1.43b）。

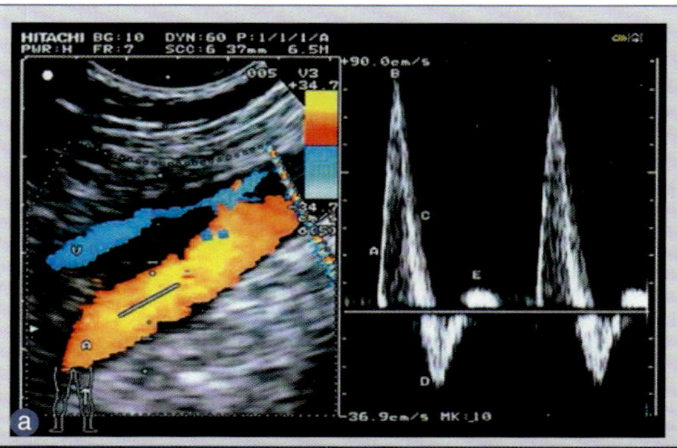

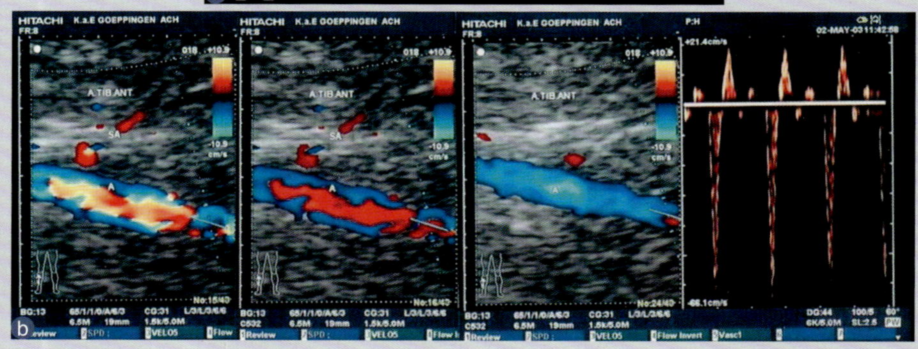

a.腘动脉多普勒频谱呈典型的三相波。在彩色血流图像中，层流的特征是血管中央色彩明亮，靠近管壁附近血流缓慢且色彩暗淡。红色表示血流朝向探头，而靠近探头的静脉则显示为蓝色，表示血流背离探头。三相波形由陡峭上升支（A）、收缩期峰值流速（B）、下降支（C）、舒张早期的短暂逆流（D）及舒张中晚期的前向血流（E）构成。舒张中晚期的前向血流（E）的幅度和持续时间取决于外周阻力（交感神经紧张）和主动脉顺应性产生的推力（弹性储器效应）。流向探头的血流显示在基线上方，背离探头的血流显示在基线下方。多普勒角为59°，收缩期峰值流速为85 cm/s。多普勒波形中各个像素的不同强度反映了以一定速度运动的红细胞的数量。振幅也能以直方图的形式表示。b.使用低脉冲重复频率以确保膝关节以下流速缓慢且动脉彩色充盈良好。第一张彩色图像中，胫前动脉（蓝色，流向外周，背离探头）彩色血流出现混叠（色彩从蓝色变为黄色再到红色）。该图显示层流的流速分布，动脉中心流速快，管壁附近由于摩擦力流速较低。第二张彩色图像显示同一位置的舒张早期血流。血管中心由于外周阻力较高，产生的逆向血流（红色，朝向探头）叠加于靠近管壁流向外周的血流（蓝色，背离探头）。该图表明是相对于声束方向发生的真实血流逆转，而非混叠。真实的血流逆转的特征是色彩从蓝色变为黑色再变为红色。第三张彩色血流图显示舒张中期朝向外周的血流（蓝色，背离探头），没有混叠。前三张彩色血流图像显示了心动周期中特定时间的外周动脉血流，第四张多普勒频谱图波形可显示其随时间的血流变化。

图1.43

根据连续性方程，血管横截面积减小导致平均流速增大。当血流进入较狭窄的血管段时，血流剖面变得扁平（塞流）。在塞流中，惯性力比摩擦力更大，导致血管中除靠近管壁的薄层外的流体层流速相同。当惯性力明显强于摩擦力时产生湍流，湍流的特征是流动方向不规则。典型的抛物线流动模式中，摩擦力占主导地位。生理情况下，见于血液从左心室进入升主动脉。塞流的中心血流与靠近管壁的菲薄边界层之间的急剧的流速梯度变化和强剪切应力有关。

能量守恒定律指出，封闭系统中的总能量保持恒定。应用于血流，意味着在狭窄的血管内，狭窄前后的总能量是相同的（除非系统中存在能量损失），并且静能和动能之间成反比（图1.44）：

$$E_{total}=E_{static}+E_{kinetic}$$

从该定律可知，狭窄处流速增加（$E_{kinetic}$：动能）与血管内切向压力（E_{static}：静能）降低有关。狭窄后段情况相反：压力增加会导致湍流，且靠近管壁的区域流速缓慢，这可能促进附壁血栓的形成。

狭窄血管段的横截面积突然减小和由此产生的流速增加与层流的逐渐紊乱有关，层流最终变成湍流。临界速度以上的湍流在彩色多普勒超声成像上以反映不同血流方向的彩色镶嵌图案为特征。可以通过无量纲的雷诺数（*Re*）来计算从层流到湍流的过渡，这取决于平均流速（v）、容器直径（d）、流体密度（p）和黏度（η）：

$$Re=\frac{v \cdot d \cdot p}{\eta}$$

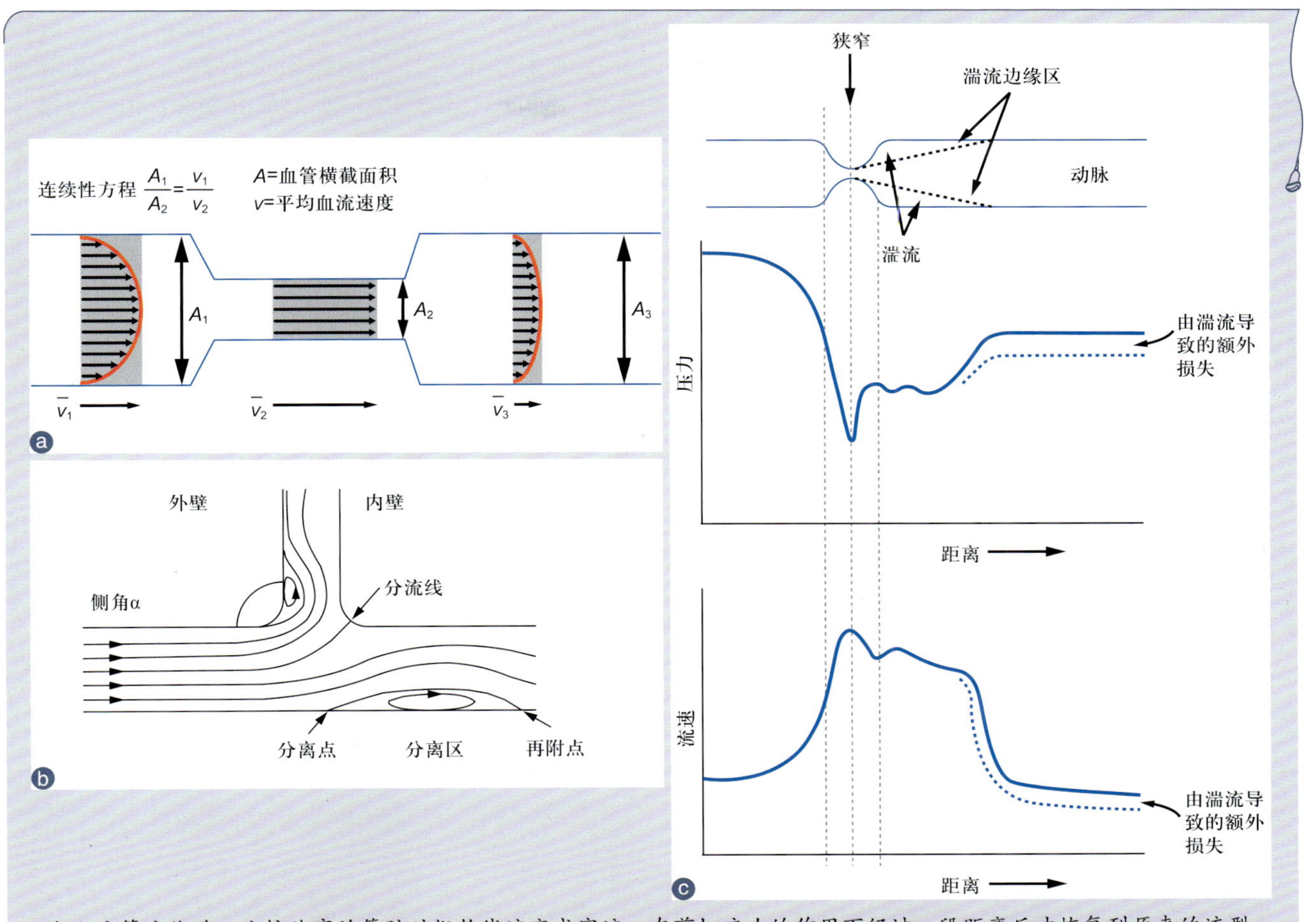

a.当血液等液体进入比较狭窄的管腔时抛物线流变成塞流，在剪切应力的作用下经过一段距离后才恢复到原来的流型。根据连续性方程，流速会随着直径的减小而成比例地增大。b.血管分支内的血流。推力和剪切应力在分支的内侧壁最高，而在外侧壁发生分离，推力相对较低。生理性的血流分离发生在颈动脉球部（图5.49）。c.血管明显狭窄的血流示意，蓝色实线代表狭窄段和狭窄后段血管压力（上图）和流速（下图）的变化。依据能量守恒定律静能（血压）可转换为动能（流速，伯努利方程），因此随着狭窄处流速的增加，压力成比例下降（忽略了其他因素，如血液黏度和血流收缩期-舒张期的变化）。狭窄后血管段测得的实际压力和流速（虚线）低于理论预测值，因为该方程式没有考虑湍流和摩擦造成的损失。

图1.44

体外模型实验数据显示，雷诺数<2000时，血流还可以保持层流；雷诺数>2000时，变成湍流。湍流的特征是血流方向不规则，彩色血流图像中显示为色彩反转（代表逆流成分）或色彩镶嵌。

在湍流中，部分动能被转化为声能，产生特征性的杂音，可以通过听诊被检测到。

搏动血管中的血流通常为层流，生理条件下在心动周期的特定阶段可以发生湍流，这取决于流动剖面（高搏动性）和脉率。

血管直径突然增宽导致血管腔内流动剖面更长和管腔两端的速度梯度更大。如果狭窄段和增宽段（狭窄后）之间的差异超过某个阈值，靠近管壁会发生血流分离和涡流，分支血管中也可观察到靠近管壁的血流分离（图1.44）。

血流分离产生回流区，该区内血流相对停滞，结合剪切应力，促进血小板聚集、释放和黏附促凝物质，从而触发局部动脉粥样硬化过程。这是动脉粥样硬化病变易发生于血管分叉和分支血管的可能机制。

最显著的血流分离见于颈内动脉起始段，这是由于球部管腔的膨大和分支共同导致的（图5.49）。该区域管壁压力高，连同分离区缓慢血流，造成颈外动脉起始部对侧的颈内动脉管壁更易形成动脉粥样硬化斑块（图1.44b、图5.49、图5.56）。血流分离也见于狭窄下游，该处血管横截面积再次增加（图1.46a、图1.46b），而且管壁压力增加会引起狭窄后扩张。

血管扩张甚至动脉瘤形成在动脉粥样硬化性狭窄后少见，在其他不引起管壁硬化的血管疾病中更常见，如卡压综合征（图3.101、图2.105、图2.106）或纤维肌发育不良。

1.2.2 流动剖面和灌注调节

与层流不同，搏动血流随时间呈周期性变化。加速及减速阶段的变化和压力变化有关。左心室活动产生的压力幅度通过主动脉和其他大的弹性动脉或传导性动脉的顺应性弱化（弹性储器效应），产生相对稳定的血流。另一个影响血流特征的因素是外周阻力。

由于静止时外周动脉阻力较高，四肢动脉血流搏动度高，多普勒频谱呈特征性的三相波。外周血需求的增加导致小动脉扩张，外周阻力降低，多普勒波形也随之改变。正常（肌肉活动）或异常（局部炎症、闭塞后缺血、肿瘤灌注）情况下均可发生外周阻力减小。外周阻力减小导致舒张期血流增加。此外，波形的特征还受中枢调节过程（如心率、血压升高）和血管壁弹性（如糖尿病）影响。

外周阻力是影响血流和多普勒波形的关键因素，因此需区分低阻血流和高阻血流（图1.45）。

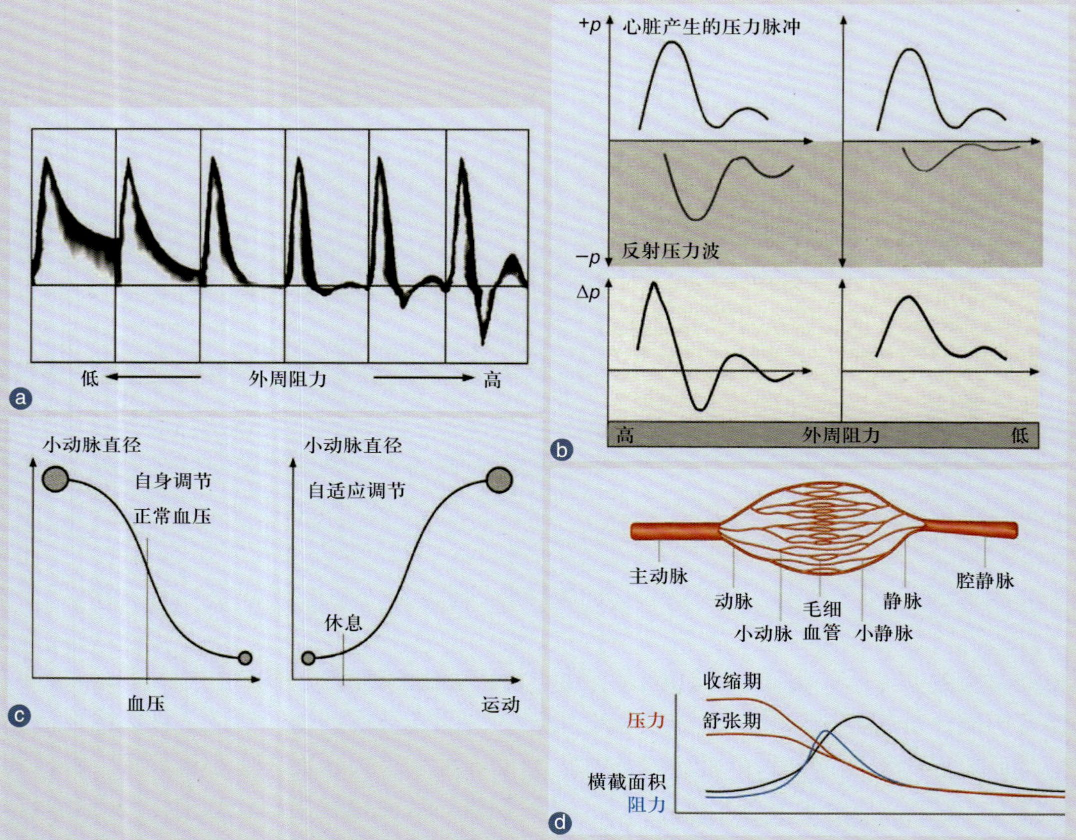

a.外周阻力对多普勒频谱形态的影响。搏动性随外周阻力的增大而增大。b.在高外周阻力（左图）和低外周阻力（右图）的动脉中，心脏产生的压力脉冲与反映远端血管床的压力波叠加所产生的血流搏动曲线。心脏产生相同的压力搏动（基线以上），当外周阻力较高时，与远端血管床的压力（基线以下）相互作用产生的血流搏动曲线，搏动性较高，而外周阻力较低时，搏动性较低。从心脏发出的搏动波中减去远端血管床压力波而计算出的压力梯度（Δp）与血流速度成正比（根据Hagen-Poiseuille定律）。c.血压变化（自身调节，左图）和运动（自适应调节，右图）引起的小动脉直径变化。d.血压（和流速变化成正比）、外周阻力和循环系统（动脉、毛细血管、静脉）血管床总面积变化的简化示意。

图1.45

※ 1.2.2.1　低阻血流

供应实质器官和大脑的动脉由于外周阻力低，血流相对稳定。在这些动脉中，收缩期流速适度上升，整个舒张期持续存在稳定的血流。肾、肝、脾、颈内和椎动脉频谱均呈这种典型特征。

持续的舒张期血流是确保实质器官持续灌注的必要条件。这是由这些血管床较低的外周阻力和包括主动脉在内的大型传导动脉的弹性储器功能实现的，这些动脉共同作用产生的血流比左心室和主动脉瓣单独作用产生的血流更加连续（图1.45）。

※ 1.2.2.2　高阻血流

高外周阻力导致血流搏动更强，收缩期加速，上升支陡峭，随后减速，舒张早期出现明显逆向血流，舒张中期出现短暂正向血流，舒张末期通常无血流，这种模式称为三相血流。

收缩期脉搏波部分被高外周阻力反射，因此在动脉系统中向后传播，直到下一个心动周期血液流入，血流方向再次改变为朝向外周。由于外周阻力高，这种模式的血流量很少。

由肢体动脉供血的小动脉压力高，仅在收缩期体循环血压高于外周时，这些血管中才会产生显著血流，但舒张期体循环血压太低，以至于不能产生朝向外周的血流。

高阻血流出现在供应肌肉和皮肤的动脉，如手臂和腿的动脉及颈外动脉。皮肤与肌肉的供血比例决定了舒张期前向血流量。当外周需求增加（肌肉活动、炎症）时，小动脉扩张使局部血管阻力降低，舒张期前向血流增加。

这两种流动模式之间的转换可见于正常和异常情况。此外，还有血管存在混合模式。如肠系膜上动脉，既像肢体动脉一样具有明显搏动性，也有明显的舒张末期血流。舒张末期血流量受自适应调节，在食物摄取后增加。所有高阻动脉均可通过小动脉血管舒张自适应调节舒张期血流量。其他影响舒张末期血流的因素包括全身因素，如交感神经紧张和主动脉的弹性储器功能。所以主动脉顺应性和血管弹性损伤会导致血流搏动增强。

动静脉瘘（arteriovenous fistula，AV）将高阻血流变成低阻血流。移植肾动脉从低阻血流转变为高阻血流是移植肾排斥反应的重要诊断标准。

※ 1.2.2.3　灌注调节

调节身体各处的血流以确保器官和组织得到足够的灌注，并根据需求的变化（肢体动脉血流的活动依赖性和肠系膜动脉血流餐后增加）来调节向身体某个区域的血液供应。局部血流由小动脉和毛细血管调节，它们可以选择性地扩张或收缩，因此被称为阻力血管。灌注调节有以下两种类型。

（1）自身调节以维持恒定的灌注（如脑灌注、肾灌注）。

（2）自适应调节来调整血液供应以适应需求变化（图1.45c）。

正常的静息灌注由小动脉收缩维持，血流有较高的外周阻力和明显的搏动性。运动时由于需求增加，小动脉扩张，从而导致血流量增加。外周阻力降低，搏动性减弱，舒张期血流增加（图1.45、图2.15）。

在自身调节中，小动脉调节其直径的能力有助于维持恒定的血流量并抵消动脉血压或其他全身因素引起的血流量变化。灌注压力下降导致阻力血管代偿性舒张，而压力升高导致阻力血管代偿性收缩。

1.2.3　狭窄分级和血流测量

在日常的临床工作中无须进行血流量测量，除了血液透析通路中瘘管的流量测定（流量测量的详细内容见4.4部分）。

根据血管的横截面积和平均流速可计算血流量，但此方法容易出错，除非这两个参数测定格外精确（详见1.1.2.4部分），因此不建议使用内置软件工具来计算流量。

连续性方程表明，血管中各处的体积流率（横截面积乘以平均流速）保持恒定。因此，狭窄的血管段中动脉直径突然减小与血流速度增加有关（直径减小50%，对应横截面积减小75%，导致血流速度增加4倍）。当血液进入较狭窄节段时，血流剖面变平坦（塞流）。如果流速的增加是已知的，可以使用连续性方程（图1.44a）估计狭窄程度：

$$X=100\cdot\left(1-\frac{v_1}{v_2}\right)$$

式中，X：狭窄程度百分比（横截面积缩小）；v_1：狭窄前速度；v_2：狭窄处速度。

但该计算结果是理想化的估计，因为该方程未考虑到可能影响狭窄段血流速度的其他全身因素（如血压、管壁弹性、外周阻力）。横截面积的突然减小伴随强烈的加速力，使层流变成狭窄段内的塞流。狭窄处平均流速增加引起动能增加，而静能（侧向压力）降低。这种能量守恒（详见1.2.1部分）在伯努利方程中被表示为侧向压力能和动能之和，具体如下。

$$P_1+\frac{1}{2}\cdot\rho\cdot v_1^2=P_2+\frac{1}{2}\cdot\rho\cdot v_2^2$$

式中，P_1：狭窄前侧向压力；P_2：狭窄处侧向压力；v_1：狭窄前血流速度；v_2：狭窄处血流速度；ρ：血液密度。

通过减小血管横截面积将静能转换为动能，用伯努利方程表示，具体如下。

$$P_1-P_2=\frac{1}{2}\cdot\rho\cdot(v_2^2-v_1^2)$$

狭窄后血管横截面积的增加导致湍流、血流分离和涡流。重度狭窄时，显著的湍流与涡流和反流有关，导致大部分动能不可逆地损失，而由于惯性力和摩擦力引起的损失可以忽略不计（Weber et al.，1992）。因此，狭窄处的压力下降（主要是多普勒测得的压差）反映了狭窄处的动能损失。所以，狭窄处的收缩期峰值流速表示的动能可用于衡量狭窄处的压力下降（根据简化的伯努利方程：$P_1-P_2=4\cdot v_2^2$，忽略狭窄前速度v_1，以狭窄处速度v_2代之）和狭窄的程度（详见2.1.6.1.1部分）。

由于湍流减少和管壁摩擦力的影响，血流在狭窄下游的较远处恢复层流。大部分剩余的动能转化为静能，促进了狭窄后动脉节段动脉粥样硬化管壁扩张。

检查者应知道，使用多普勒获得的收缩期峰值流速对狭窄进行分级时，由于狭窄内部的摩擦损失，该方法并不准确。在体积流率减少的重度狭窄中，狭窄前段的流速已经降低，导致狭窄内速度的增加程度低于依据直径减小预估的流速增加程度。因此，在体积流率减少的重度狭窄中，峰值流速可能低于没有体积流率减少的中度狭窄。

在多节段狭窄闭塞性病变患者中，基于狭窄处收缩期峰值流速绝对值的狭窄分级方法也不可靠，因为狭窄段下游的压力下降，会导致下一个（第二或第三个）狭窄段上游的收缩期峰值流速降低。为了克服此限制，大多数检查者更喜欢通过测定狭窄处收缩期峰值流速相对于狭窄前收缩期峰值流速的增加（即收缩期峰值流速比值）来对狭窄进行确认和分级。通常，将收缩期峰值流速比值>2，表示狭窄内的收缩期峰值流速翻倍，作为诊断血流动力学上显著狭窄（>50%）的截断值。对于发生在紧邻血管分叉下游（常见于股深动脉和肾动脉起始处、颈动脉分叉处）的狭窄，不宜直接计算收缩期峰值流速比值。对于这些血管段，必须确定此类血管段的血流动力学显著狭窄需基于经验阈值流速（参考值来自血管造影）进行判定，而这些阈值受全身性因素（如高动力性循环、高血压）的影响。

仔细调整多普勒角度测量血流速度在狭窄程度分级中至关重要。理想情况下，多普勒角度应为60°或更小，以最大限度地减小多普勒角度不当引起的血流速度测量误差。当多普勒角度为70°或更大时，这个影响会变大。在弯曲的血管或血管分支中，在技术上对准取样线进行角度校正可能较为困难。

在彩色多普勒图像中看到的狭窄射流中测量收缩期峰值流速。显著狭窄时，腔内流速的增加导致雷诺数升高，并与湍流相关。湍流的特征在彩色多普勒图像上表现为中央狭窄射流束周围具有典型的“色彩镶嵌征”，靠近管壁出现逆向血流。由于流速的增加，在狭窄下游几厘米的长度上会显示涡流（图1.46）。

射流在狭窄段下游逐渐减弱，而在湍流区变宽直至占据整个管腔。再往下游，血流再次变为层流。越过狭窄处的压力下降取决于狭窄的长度和程度，这两个参数与狭窄后湍流一起影响动能的损失。狭窄处压力下降的幅度与狭窄射流中的动能相关。基于狭窄射流的测量，通过狭窄处的压力下降可使用简化的伯努利方程（忽略狭窄前的流速）来计算：

$$P_1-P_2=4\cdot v_2^2\text{（射流速度）}$$

射流轴通常不平行于血管壁，尤其是偏心性狭窄时。在B型超声图像中显示狭窄能帮助检查者将角度校正取样线与血流方向一致，从而可靠地测量射流的血流速度（图1.47、图5.21）。

一项采用导管侵入性测量髂动脉狭窄段平均压力梯度与使用多普勒超声测量该段狭窄射流压力梯度的研究（Strauss et al.，1993）发现，R=0.77，这项研究基于上述方法计算，忽略了由于狭窄后湍流引起的黏滞摩擦损失和能量损失。

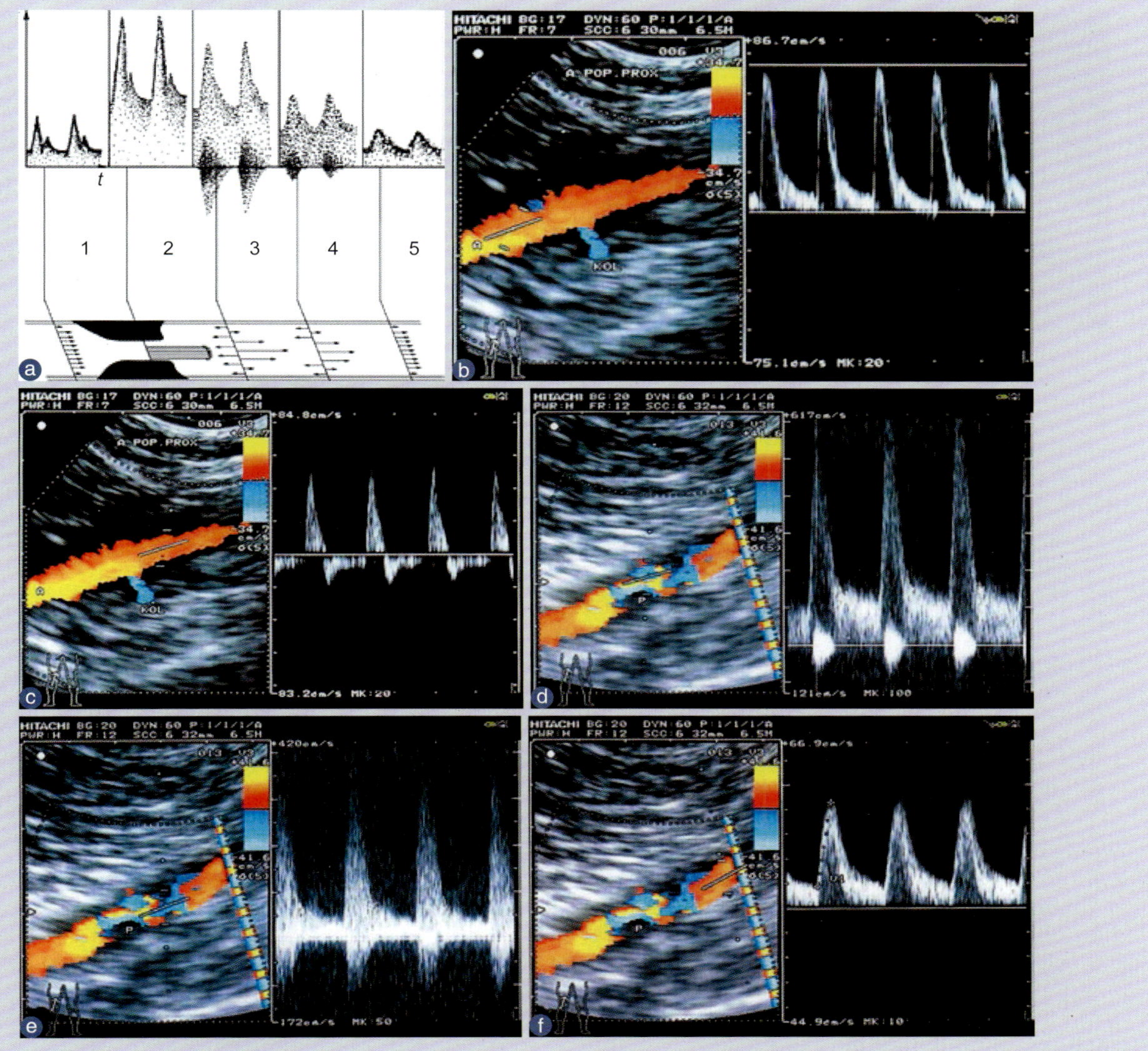

a.颈内动脉狭窄处和狭窄周围不同部位血流模式及多普勒波形：1：狭窄前血流（层流，搏动的）；2：狭窄处血流（塞流，收缩期峰值流速达最高值，且随直径减小而增加）；3：狭窄后段血流（明显的湍流，收缩期峰值流速升高）；4：狭窄后血流（恢复到较低的流速，但仍有残余湍流）；5：狭窄下游远端血流（恢复层流，但搏动性降低，舒张期血流增加，波形变平坦）。b～f.外周动脉狭窄的模式与图a中显示的颈动脉狭窄血流变化的波形类似（见2.1.6.1.4部分中直接和间接的狭窄诊断标准），但血流的搏动性更明显（三相波形）。外周动脉中狭窄后段的搏动减弱（转变为单相波形）可作为间接狭窄的诊断标准。b.腘动脉狭窄：在侧支开口近心端，狭窄前波形可能出现搏动性降低，其降低程度取决于侧支血流量和外周动脉及小动脉对缺血的代偿性增宽。当取样容积放置在侧支起源的上游时，整个舒张期都有连续的血流，而舒张早期多普勒波形中有一个不易察觉的微小切迹。在距探头更远的位置，可以看到提供重要血液循环代偿的腘动脉侧支。这种情况下，由于侧支的存在，可以获得两个不同的狭窄前收缩期峰值流速值：侧支起点近端为75 cm/s，远端为50 cm/s（图c）。因此，采用不同部位的狭窄前收缩期峰值流速，会获得两个不同的狭窄处与狭窄前的收缩期峰值流速比值（图2.16），侧支开口近端的狭窄前收缩期峰值流速值较高，用其计算出的收缩期峰值流速比值会低估狭窄程度。c.侧支开口远端血流搏动性的增加反映了狭窄前腘动脉中血流阻力的程度。舒张期血流异常不仅与狭窄相关的外周血管阻力有关，而且与血管弹性有关。在取样容积近端，由腘动脉发出的血液循环代偿显著的侧支显示为蓝色。图像中没有显示狭窄段的腘动脉，可能位于图像的右侧。d.由低回声斑块引起的重度狭窄在彩色多普勒图像中产生混叠。多普勒频谱显示流速增加超过600 cm/s（波形见图a中的2），但B型超声图像中腘动脉狭窄似乎并不严重，因为斑块主要涉及血管侧壁（图5.14）。与血管造影一样，B型超声扫描将3D管腔简化为2D纵切面，由于2D灰阶成像的局限性，斑块造成血管狭窄的严重程度可能被低估，并且可能与基于收缩期峰值流速评估的血流动力学狭窄严重程度不同（图5.27）。e.狭窄后段彩色多普勒图像和多普勒波形均显示为明显的湍流，收缩期峰值流速仍增高（300 cm/s，波形见图a中的3）。f.在狭窄下游3 cm处，血流频谱呈单相波，收缩期峰值延迟且收缩期峰值流速降低（波形见图a中的5）。KOL：侧支。

图1.46

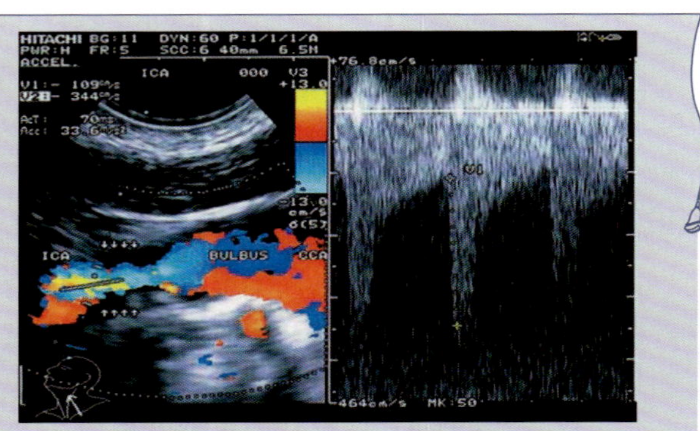

颈内动脉重度偏心性狭窄，与血管壁方向平行的校正多普勒角度和与狭窄射流方向平行的校正多普勒角度相差约10°。颈内动脉中的血流以蓝色显示（背离探头），并有提示狭窄射流的彩色混叠。低回声斑块远端，血流呈红色，表明血流分离和涡流导致血流方向逆转。颈总动脉和球部的血流颜色改变（红色变为蓝色）是由相对于超声束（朝向和背离探头的血流）和球部血流分离（蓝色）造成的血流方向变化。与狭窄射流束方向平行的多普勒角度校正测得的血流速度更高。多普勒频谱显示为明显的湍流（图5.21）。ICA：颈内动脉；CCA：颈总动脉；BULB、BULBUS：球部。

图1.47

外周动脉搏动血流模型的体外测量结果表明，通过侵入性测量和多普勒超声测量获得的狭窄处压差值一致性好，不同程度狭窄的测量值相关性R=0.98（Strauss et al.，1990；Weber et al.，1992）。仍不建议仅使用狭窄处最大频移或峰值流速的绝对值进行狭窄定量评估，因为狭窄处流速的大小还受到各种其他因素的影响，包括中枢调节机制（血压）、侧支循环和外周阻力。

经验数据表明，当血管直径至少减少30%～50%（对应横截面积减少50%～75%）时，狭窄会造成血流动力学改变，并引起临床症状。随狭窄程度和长度的增加，通过狭窄处的压力下降越大，在多普勒上表现为测得的外周血压降低。

狭窄处测量的收缩期峰值流速受全身因素（检查时的血压、血管壁弹性）影响，因此通过受试者工作特征（receiver operating characteristic，ROC）曲线分析确定的收缩期峰值流速截断值进行狭窄分级具有一定的局限性。为了克服这些局限性，有人提出将狭窄处与狭窄前收缩期峰值流速的比值，即收缩期速度比（systolic velocity ratio，SVR）或收缩期峰值流速比值，作为替代速度参数的狭窄程度分级标准，并在不同的血管领域进行探索。总体而言，结果接近于连续性方程的理论预测（图2.17），证实比值＞2表示在血流动力学上明显狭窄（＞50%），而比值＞4则为重度狭窄（＞75%）。

尽管基于收缩期峰值流速比值的狭窄分级结果最可靠，但检查者仍应注意一些潜在的误差（表1.10）。

表1.10 基于连续性方程的多普勒超声狭窄分级

狭窄程度		收缩期峰值流速比值	
面积狭窄率（%）	直径狭窄率（%）	收缩期峰值流速比值理论预测值	体外测量的收缩期峰值流速比值
＞50	＞30	＞2	约＞1.8
＞75	＞50	＞4	约＞3.6
＞85	约＞60	＞6.66	约＞6.2
＞95	约＞80	＞20	约＞15

注：收缩期峰值流速比值的理论预测值（狭窄处收缩期峰值流速除以狭窄前收缩期峰值流速）与体外测量的收缩期峰值流速比值之间的差异是狭窄处的摩擦损失所致。该截断值适用于直血管段中同心性斑块引起的狭窄。

（1）使用体外流体模型进行测量得出的收缩期峰值流速比值略低于理论预测值（由狭窄内摩擦导致的损耗）。

（2）直径减小的截断值仅适用于同心性狭窄：偏心性狭窄与同心性狭窄直径减小相同时，前者造成的血管横截面积减少更小。因此，偏心性狭窄对血流动力学的影响更小，并且产生的收缩期峰值流速也更小（图2.17）。这一点很重要，这解释了形态学狭窄分级技术（如血管造影）与血流动力学狭窄分级技术（如多普勒超声）评价结果的差异。

（3）选择狭窄前收缩期峰值流速测量的部位时，注意侧支循环的影响很重要：没有侧支循环的狭窄前和狭窄处收缩期峰值流速均较存在侧支循环者更高；狭窄前存在侧支时，侧支起源上游的收缩期峰值流速较其下游的收缩期峰值流速更高（表2.9、图2.16b、图1.46）。

（4）由于狭窄段和狭窄前段之间血管直径和血流动力学的差异，以及其他难以控制的影响因素（例如，其他分支中的狭窄闭塞病变），狭窄处和狭窄前收缩期峰值流速的比值不能用于血管分叉部位（如股动脉和颈动脉分叉，详见2.1.6.1.9和5.6.1.2部分）的狭窄分级。颈动脉分叉的经验性截断值（表5.9）可以用作次要诊断标准，但仅为近似值。

由于狭窄最常发生在血管起始处（肾动脉）和分叉处（颈动脉、股动脉和髂动脉），该部位狭窄处与狭窄前的收缩期峰值流速比值诊断价值有限，因此采用经验数据和图形插值建立列线图，并根据狭窄处收缩期峰值流速和狭窄近端或远端收缩期峰值流速的关系获得狭窄分级的截断值（Ranke et al.，1995）。但是，测量狭窄远端的参考速度可能会引入新的误差来源（侧支的血流动力学效应）。列线图最初是为外周动脉开发的，但此后也用于脑动脉的狭窄分级。使用列线图进行狭窄分级的前提是假设狭窄段的非狭窄血管直径与测量参考速度的狭窄前段或狭窄后段的血管直径相同（图1.48），然后采用狭窄处与狭窄后的收缩期峰值流速比值来分级狭窄程度，如颈内动脉的起始处（图5.9b），其狭窄后段没有侧支，依据连续性方程，假设狭窄近端和远端流速相同（除外由狭窄本身引起的损失），这就是北美症状性颈动脉内膜切除术试验（North American symptomatic carotid endarterectomy trial，NASCET）所采用的颈内动脉起始处狭窄远端分级方法，该方法基于对狭窄处和狭窄后收缩期峰值流速的测量及图形插值，而不考虑颈动脉球部的

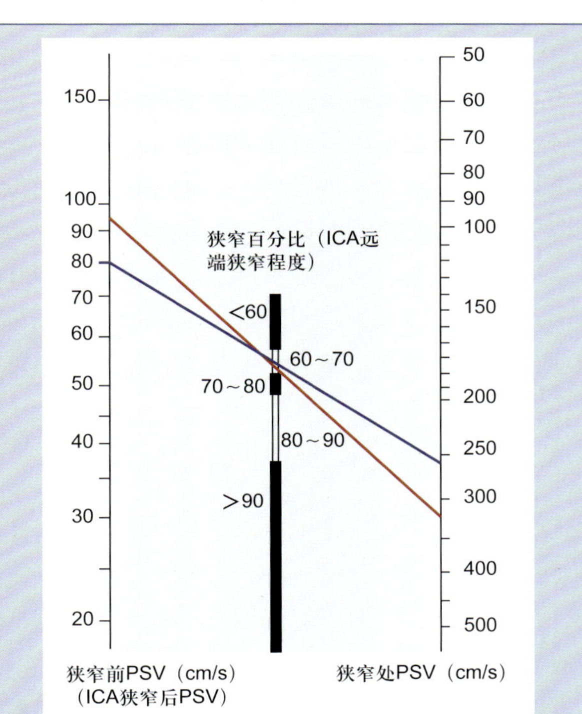

基于图形插值，狭窄程度由狭窄处收缩期峰值流速与近端或远端收缩期峰值流速的比值确定。例1：股浅动脉60%～70%的狭窄（红线），狭窄处收缩期峰值流速为320 cm/s，狭窄前收缩期峰值流速为95 cm/s。例2：颈内动脉狭窄（蓝线），狭窄处收缩期峰值流速为260 cm/s，狭窄后收缩期峰值流速为80 cm/s，得出狭窄程度为60%～70%，可换算为70%～80%的局限性狭窄（详见5.5.1.1部分）。PSV：收缩期峰值流速；ICA：颈内动脉。

图1.48　狭窄分级的列线图（Ranke et al.，1995）

斑块厚度，使用转换表（详见5.2.1部分）可得出局部狭窄程度。

必须考虑可能影响收缩期峰值流速的主要因素，以免高估或低估狭窄的严重程度，这部分内容详见5.6.1.2.1部分（审慎的收缩期峰值流速评估：颈动脉狭窄的主要标准）。

一个重要因素是外周阻力的降低，如在肌肉活动时狭窄程度相对增加。单位时间内外周所需的血容量增加，如狭窄超过一定程度后，会使通过狭窄段的血流量相对明显减少，从而导致外周所需的血流量和能通过狭窄段的血流量之间明显不匹配。因此，与肌肉活动相关的外周血管扩张可降低狭窄相关的灌注压，可能发生相对或绝对缺血。静息时不具有血流动力学上的狭窄，运动时则引起显著的血流动力学灌注减少。这种血流动力学效应也可反映在多普勒频谱波形中：运动时舒张期血流增加更明显，但最重要的是，与健侧相比，运动后该侧多普勒波形恢复到正常的三相波模式需要更长的休息时间。除局部狭窄程度外，外周灌注减少的严重程度还受其他闭塞过程的影响，尤其是受心脏功能（特别是收缩功能）和侧支循环的影响。

搏动性下降主要与管腔狭窄所致的高压力阶差有关。血管阻塞近端的频谱波形变化随侧支灌注及取样部位与血管病变之间的距离而变化。靠近病变处，搏动性由于阻力升高而增加。当在侧支血管起源近端进行多普勒信息取样时，较低的外周阻力使频谱形态呈现搏动性下降（图1.46）。由于小动脉增宽引起血流动力学变化，随着血供的下降，其张力降低，通过侧支影响狭窄前血管段的血流模式。

动脉起始处的狭窄分级（颈内、股深和肾动脉）依靠经验数据，因为连续性方程不适用于血管分叉处。在临床环境中，通常无须测定一个精确的百分比，因为血流动力学上显著狭窄的治疗管理取决于患者的临床症状和病变血管的位置。

检查条件设置恰当的彩色多普勒图像出现混叠表明存在狭窄。但狭窄程度的定量评估必须按照上述标准，通过多普勒频谱波形分析和角度校正测量流速来实现。

曾有学者反复提出通过平面测量彩色血流成像模式下残余管径和血管腔（管壁）的比例来判断狭窄程度，但由于彩色外溢（有插值的彩色扫描线很少）及狭窄内结构如钙化斑块的散射或声影导致测

量不准确，这种方法通常存在缺陷并不能获得令人满意的结果。有研究显示，在狭窄段可完全直接显示、无混叠、狭窄位于分叉以外的理想条件下，通过彩色多普勒超声测量残余管径与血管造影相比，诊断结果令人满意，诊断准确性为85%（Steinke et al.，1990）。平面测量似乎适合评价轻度到中度狭窄（图5.53、图5.69、图5.14），但该方法的使用前提，是B型超声图像上的斑块回声不影响管腔结构的清晰显示。基于横截面积减少的平面测量狭窄分级，只有在这些狭窄没有血流动力学相关影响的情况下，才是合理的，因此不会被频谱多普勒检测到。重度狭窄时斑块结构往往复杂，不能清晰识别残余管腔，不能采用基于B型超声成像的狭窄分级方法。

使用彩色多普勒图像测量残余管腔进行狭窄分级存在固有的局限性，故不推荐使用。

在横切面，入射角垂直于血管（α=90°），依据多普勒方程计算出的多普勒频移接近零，导致血流信号显示差或不显示。这些局限性在某种程度上可被克服，但是纠正的措施同样也会产生误差。

（1）稍倾斜探头以获得<90°的多普勒角度可改善多普勒信号，但这是以血管直径和横截面积的测量带来误差为代价的，显示的是一个倾斜的、椭圆形的血管切面，而非准确的横切面。

（2）第二种纠正方法是增加彩色增益，以弥补管腔血流信号显示不充分，但是如上所述，这可能会导致彩色外溢，掩盖血管壁和斑块边缘。

※ 狭窄后参数

加速时间-RI

另一个重要的多普勒参数是收缩期加速时间（又称收缩期上升时间）或加速指数。正常动脉血流的特点是收缩期的快速上升，在达到收缩期峰值流速之前，上升时间仅为几百分之一秒。在重度狭窄或闭塞的远端，上升延迟，导致加速时间延长和加速指数降低——主要因为通过侧支的血流更慢。

加速时间测量主要用于肾动脉狭窄的超声评估，肾门处加速时间延长是严重近端狭窄的征象（图1.49、图6.8）。

狭窄后多普勒波形中收缩期上升延迟也因为狭窄后段收缩期压力增加较慢。狭窄后波形加速时间延长是诊断血流动力学显著狭窄的间接指标。在

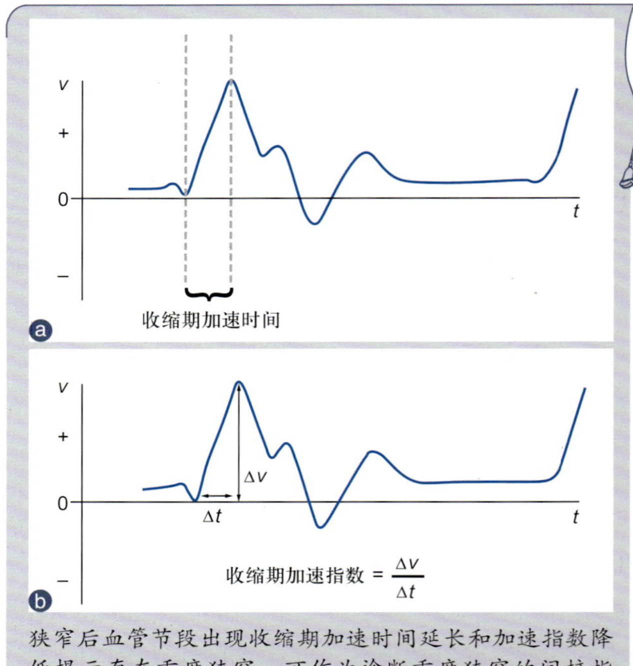

狭窄后血管节段出现收缩期加速时间延长和加速指数降低提示存在重度狭窄，可作为诊断重度狭窄的间接指标。加速时间与狭窄程度成正比（图6.8）。

图1.49

重度狭窄中，心动周期内中心和外周（狭窄前和狭窄后）压力的延迟均衡促使舒张期持续血流。狭窄后舒张压的增加是由于灌注压降低，小动脉扩张，导致外周阻力降低（图1.45）。通过在选定的位置获取多普勒频谱并按照标准评估其为狭窄前或狭窄后，可以更快地识别出狭窄部位。如果怀疑血管段狭窄，但又难以直接检测时，可以从可疑狭窄近端和远端的RI（搏动指数）计算出所谓的阻尼系数，以评估血流阻塞的严重程度。

$$阻尼系数=\frac{近端搏动指数}{远端搏动指数}$$

狭窄度小于60%对狭窄后多普勒频谱波形影响很小。只有重度狭窄与狭窄后收缩期峰值流速降低、收缩期上升延迟、舒张期持续流向外周的低流速血流相关。收缩期峰值流速降低和收缩期上升延迟主要由于近端血流阻塞，而单相血流则是血液供需不匹配导致的外周血管舒张引起的，后者也可以通过侧支血管影响狭窄前波形。

1.3 仪器设置

选择合适的扫描参数对于进行血管彩色多普勒超声检查至关重要（表1.11、表1.12）。每条需要检

测的血管均需单独调节，特别是在收集频谱多普勒信息时。

表1.11　为特定诊断目的的最佳仪器设置：彩色多普勒超声

参数	血流模式评估 狭窄评估	小血管的评估 缓慢血流的测量
脉冲重复频率	尽可能高	低
彩色取样框	小	相当大
多普勒角度	中等（50° ~ 60°）	尽可能小
壁滤波	中等	低等
彩色增益	中等	高等

表1.12　为特定诊断目的的最佳仪器设置：脉冲多普勒超声

参数	快速血流的评估	慢速血流的评估
脉冲重复频率	尽可能高	尽可能低
壁滤波	中等	低等
多普勒角度	70° ~ 90°	尽可能小
探头	低频	高频

重要内容汇总如下。

（1）探头。

1）选择适当的频率。

2）适当的预设（图像放大、增益、聚焦、脉冲重复频率、壁滤波等）。

（2）B型超声扫描参数的调节。

1）横切面确认目标血管。

2）顺时针旋转探头90° 显示血管纵切面。

3）聚焦目标血管。

4）优化图像大小。

5）最佳化增益和时间增益补偿：管腔呈黑色，清晰显示管壁。

（3）彩色多普勒。

1）倾斜探头，调整入射角度，在纵切面上测定血管。

2）放置彩色取样框，使之倾斜，尽量使探头声束方向与血管走行方向间的角度尽可能小。

3）调整彩色取样框的大小，以确保帧率足够高。

4）优化增益。

5）调节脉冲重复频率（图1.50）：①出现混叠时调高脉冲重复频率；②检测不到血流但预计血流速度低时，调低脉冲重复频率。

6）调节高通滤波（很少需要，因为主要和脉冲重复频率耦联）：①设置较低的阈值以检测非常慢的血流；②出现运动伪像时，设置较高的阈值。

7）如果血管的彩色血流信号充盈不足，应选择低频探头来提高穿透深度。较差的空间分辨力在彩色多普勒成像模式下可以忽略，出众的彩色血流信号可以弥补。

（4）脉冲波多普勒。

1）将多普勒取样容积置于彩色取样框内的血管中心，与血流方向的角度<70° 。

2）角度校正。

3）调节多普勒门的宽度以覆盖整个管腔。

4）如果多普勒信号较差，在三功扫描中冻结彩色模式，以提高多普勒分辨力。

（5）优化频谱波形（图1.35 ~ 图1.40）。

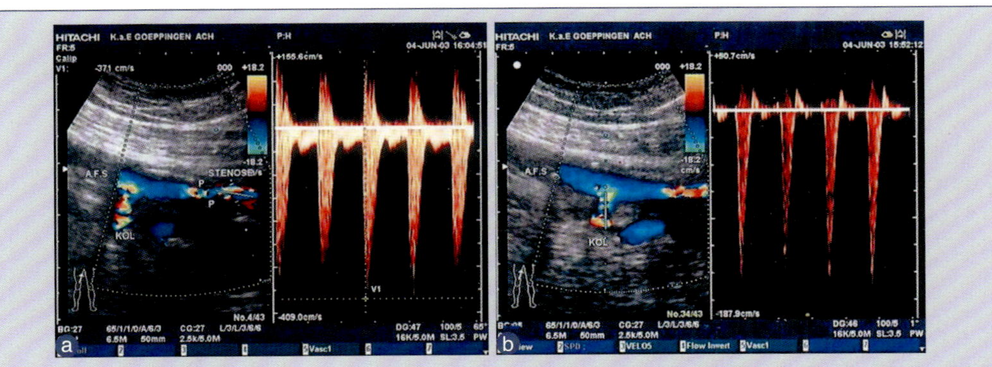

当目标血管的声束入射角度较大时，如70° ，5° 的小角度误差是不可避免的，会导致测量的血流速度出现不成比例的误差。选择一个合适的探头使检查者更易获得适当的多普勒角度。a.线阵探头，声束扫描范围为20° ，无法以<70° 的多普勒角度对平行于皮肤表面的动脉或静脉进行检测。b.小型曲阵探头易于倾斜，将取样容积放置在扫描区边缘，可以获得一个较小的声束入射角度。用这种方法，平行于皮肤表面的血管能以50° ~60° 的多普勒角度测定流速（图示为57° ）。对于图a和图b中的重度狭窄，测得收缩期峰值流速为380 cm/s。

图1.50　入射角呈锐角是进行可靠的包括血流动力学参数在内的多普勒狭窄分级的先决条件

1）增益：①频谱缺失或不完整时，增益↑；②过调制（收缩期频窗完全被填满，镜像伪像）时，增益↓。

2）脉冲重复频率：①峰值频率/速度截断值（混叠），脉冲重复频率↑；②频谱太“小”时，脉冲重复频率↓。

3）滤波：①缓慢血流的显示，高通滤波↓；②消除低频干扰，高通滤波↑。

小幅度改变探头位置，定位多普勒声束方向，重要的是利用声学多普勒信号，从检测部位取样获得最佳波形。在探头提供相应的图形信息之前，通常会听到异常信号（特别在斑块产生散射时）。

值得注意的是，在重度狭窄和湍流显著的血管段中，来自缓慢血流的高能频率占主导地位。对于狭窄分级，重要的是记录一般为低能量且集中于细束射流中的高速血流。推荐以下措施来测定重度狭窄的峰值流速。

（1）选择高脉冲重复频率。

（2）调高增益过调制频谱，以显示低能量的高多普勒频率。

（3）通过声学和视觉引导，仔细地调整探头位置以定位射流。

第2章

肢体动脉

随着人口老龄化的加剧，罹患动脉粥样硬化闭塞性疾病的人越来越多。动脉粥样硬化不仅可累及冠状动脉和脑部供血动脉，还可累及四肢动脉。在55～75岁的男性和女性中，有症状的外周动脉闭塞性疾病的发病率超过5%，如果包括无症状患者，发病率则超过20%，动脉粥样硬化可致患者行动不便甚至残疾，影响生活质量。男性外周动脉闭塞性疾病患者的寿命较预期寿命减少约10岁，死亡的主要原因是冠心病（外周动脉闭塞性疾病患者占55%，而非外周动脉闭塞性疾病患者占36%）和脑血管疾病（外周动脉闭塞性疾病患者占11%，而非外周动脉闭塞性疾病患者仅占4%）。外周动脉闭塞性疾病属全身性动脉粥样硬化病变的局部表现，同时伴随冠状动脉和颅外脑血管受累的发生率很高，尤其是髂动脉的外周动脉闭塞性疾病。对于那些已确诊为外周动脉闭塞性疾病的患者，需根据疾病的阶段和血管系统进行外科手术修复的可行性（如冠心病和颈动脉狭窄）来确定个体化治疗方案及进一步的预防性诊断和治疗措施。目前，可供选择的治疗方法更多，尤其是经皮介入治疗，通过重建或再通闭塞节段动脉，避免截肢。及时干预恢复血流灌注可改善动脉狭窄闭塞性病变患者的生活质量，而早期诊断对于启动恰当的治疗至关重要，超声检查作为一种无创、高效、低风险的检查方法，非常适合作为首选诊断检查并帮助制定治疗方案。

2.1 髂动脉和下肢动脉

2.1.1 血管解剖

※ 2.1.1.1 髂动脉

经前腹壁超声扫查，腹主动脉行至$L_{4～5}$水平或脐水平分为两条髂总动脉，向下进入真骨盆，呈拱形走向，至盆腔最深处（即髂动脉）分叉。髂总静脉和髂外静脉分别伴行于同名动脉后方。髂内动脉起自骶髂关节水平，向后方延伸，为盆腔脏器、盆壁和臀部供血。髂外动脉是髂总动脉的延续，呈拱形走行于髂腰肌内侧，进入腹股沟韧带深面的血管腔隙，在腹股沟韧带上方发出腹壁下动脉和旋髂深动脉，这两支动脉在髂动脉闭塞时可作为侧支。

髂总动脉直径为0.6～1.4 cm，髂外动脉直径为0.5～1.0 cm，髂内动脉直径为0.4～0.8 cm。

※ 2.1.1.2 下肢动脉

股总动脉长2～4 cm，在腹股沟韧带下方分为股浅动脉和通常起自股总动脉后外侧壁的股深动脉（图2.1a）。

股深动脉起点变异甚多，也可能有几条分支直接起于股总动脉。通常为一个分支起于股总动脉后壁，有时为一主分支起于股总动脉后外侧壁，起于股总动脉后内侧壁者罕见。旋股内、外侧动脉起于股动脉分叉或股深动脉近端，在髂、股动脉狭窄闭塞性病变时可作为重要的侧支通路。股深动脉是股腘动脉闭塞时的主要侧支通道。在股动脉分叉的稍远侧，股深静脉与股浅静脉汇合。股深静脉穿过股动脉分叉处，股浅静脉走行于股浅动脉后方至大腿远端。股浅动脉穿收肌管（Hunter管）后，出收肌腱裂孔移行为腘动脉。

介入医师和血管外科医师在血管造影中将腘动脉分为三段，P1段自起点至髌骨上缘，P2段自髌骨上缘至膝关节间隙，P3段自膝关节间隙至胫前动脉起点。胫前动脉行至腘肌下缘后向前穿过小腿骨间膜及其前方的骨筋膜室，下行至踝关节上缘，其近段走行靠近腓骨。腘动脉向下延续为1～5 cm的胫腓干（图2.1b），然后分为胫后动脉和腓动脉。胫后动脉是小腿的主要动脉，它走行于小腿浅、深两层屈肌之间的小腿深筋膜内，经内踝后方，延续至足底，分为较大的足底外侧动脉和较小的足底内侧动脉。足底外侧动脉和足背动脉的足底深支相吻合构成足底深弓，与胫前动脉分支间建立连接。腓动脉走行于腓骨后内侧，也位于小腿深筋膜内，止于小腿远端，发出多条动脉为肌肉供血，当其他小腿动脉闭塞时，可作为侧支供血。

小腿的动脉内径差异很大。在下肢部分动脉发育不全或罕见的缺如时，其他动脉担负着侧支循环的作用。据统计，约2%的人存在胫前动脉缺如或较短，而对于胫后动脉，这个比例约为5%。大约7%的人以腓动脉作为主要的小腿供血动脉，腓动脉通过起自踝关节水平的大侧支与胫后动脉远端或足背动脉相吻合。踝关节处的血管网构成的侧支循环在下肢动脉粥样硬化闭塞或发育不全中起重要作用。

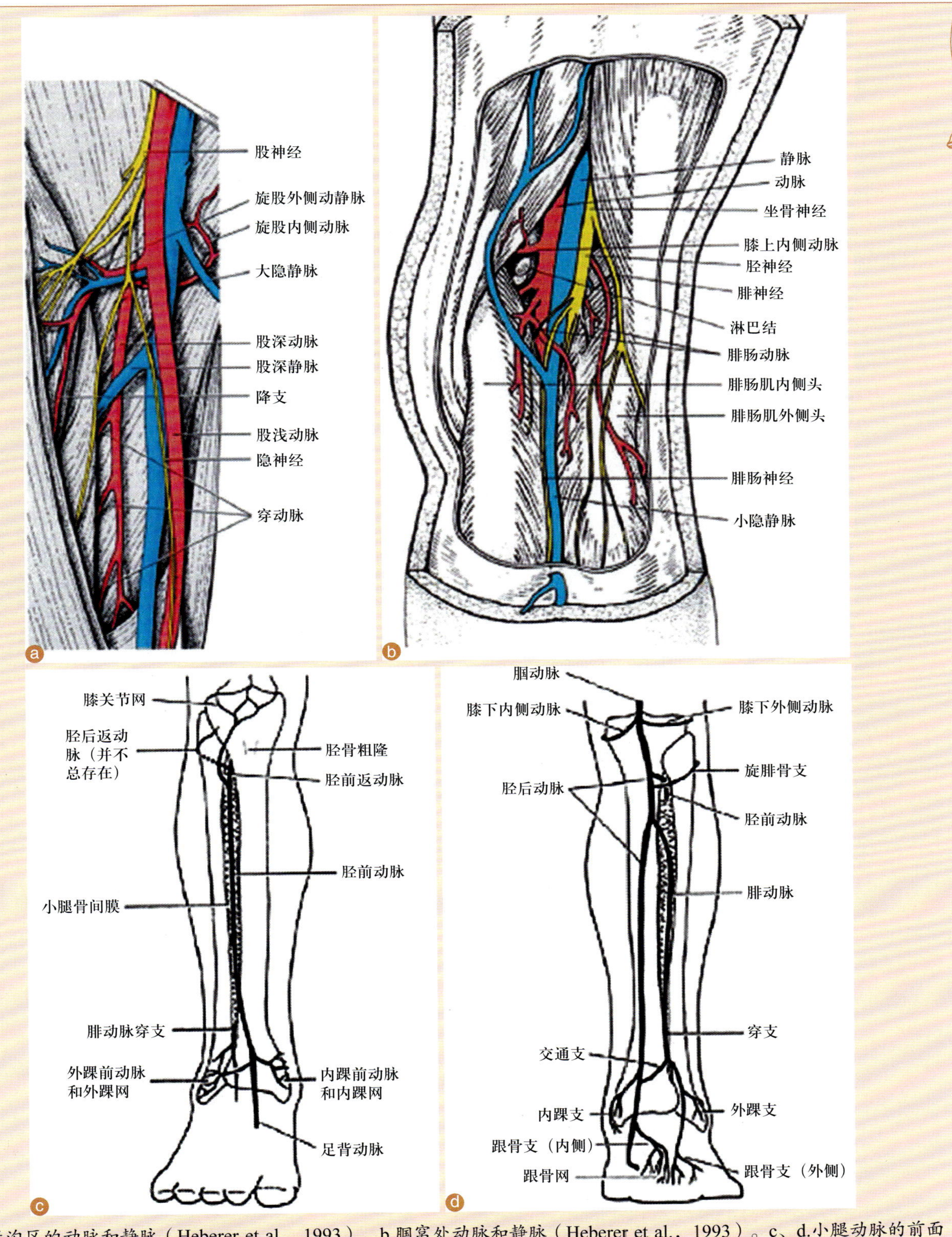

a.腹股沟区的动脉和静脉（Heberer et al.，1993）。b.腘窝处动脉和静脉（Heberer et al.，1993）。c、d.小腿动脉的前面观和后面观。

图2.1

2.1.2 检查方法及技术

※ 2.1.2.1 髂动脉

因髂动脉位置较深，需使用频率为3.5 ~ 5 MHz的凸阵探头进行检查。利用非病变动脉节段设置合适的脉冲重复频率（避免混叠）和增益。检查时患者取仰卧位，检查前要充分休息，以防止由反应性充血引起的假阳性结果，动脉粥样硬化性闭塞病变患者，运动诱发的充血较常人需更长的时间才能恢复。

通过观察股总动脉多普勒频谱波形的改变可快速发现腹股沟韧带以上水平有明显血流动力学异常的动脉狭窄。而股总动脉收缩期峰值流速达70 cm/s以上，且为三相波（与对侧比较）则可排除同侧髂总或髂外动脉重度狭窄。

进一步详细评估，可先在脐水平横向扫查主动脉分叉，然后纵向扫查髂总动脉和髂外动脉，观察是否存在狭窄病变（图2.2a）。由于肠道气体会造成明显的散射和衰减，进而影响髂动脉的显示，可通过移动探头位置或探头加压使充满气体的肠袢移位来减少肠道气体的干扰。

钙化斑块可导致声影，影响所在节段血管和其后方结构的超声成像。当钙化节段较长时，即使将增益调高，也不能在该节段获得多普勒频移信号，从而探查是否存在狭窄。在这种情况下，可通过对可疑狭窄病变节段上游和下游进行频谱多普勒检测获得间接证据做出诊断，如果这两处频谱的收缩期峰值流速恒定且波形无变化，说明在两个多普勒超声取样点间的钙化斑块并没有导致明显的血管狭窄（图2.64）。

髂总动脉呈拱形穿过真骨盆，获得较小的声束入射角，尤其在位置最深的髂动脉分叉处（图2.2b），而髂外动脉的起始处又是狭窄的好发部位。因此，沿动脉走行方向侧动探头以优化多普勒角度非常重要（图1.40b、图1.40c、图2.2b）。混叠伪像有时也难以避免，特别像髂内动脉这样位置深在的动脉，其起始处与多普勒声束夹角较小，出现混叠意味着取样部位周围出现较高的峰值流速，频谱多普勒图像表现为频移信号出现在基线的另一侧（详见1.1.4.3部分，图1.35）。

如果扫查腹股沟区时出现了异常的多普勒波形，而髂动脉又难以显示，应尝试至少评估髂动脉的狭窄好发部位，即髂总动脉起始处、髂外动脉起始处及腹股沟韧带近端。通过分析这些部位的多普勒频谱波形，获得诊断血管狭窄或闭塞的直接证据及间接证据。

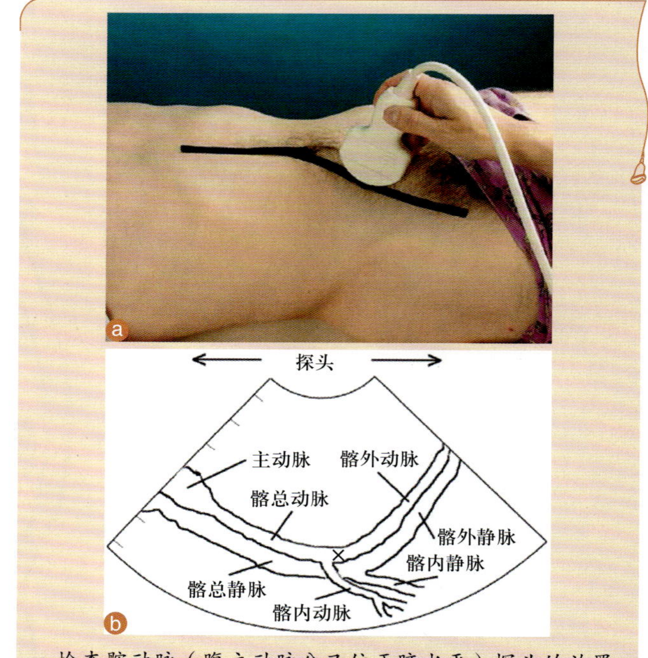

a.检查髂动脉（腹主动脉分叉位于脐水平）探头的放置位置。b.髂血管在真骨盆内呈拱形走向示意图。髂动脉分叉即髂总动脉发出髂内动脉处，位置最深。髂总静脉和髂外静脉走行于同名动脉后方。髂外动脉起始处是动脉粥样硬化性狭窄的好发部位。常规前路扫查时，多普勒声束方向与血管走行间的夹角接近90°，无法对狭窄程度进行分级。为了获得更好的多普勒角度，探头必须向上、向下移动（箭头所示）或倾斜（图1.40c、图1.40d）。×：动脉粥样硬化性狭窄的好发部位。

图2.2

※ 2.1.2.2 下肢动脉

由于下肢动脉的走行相对比较表浅，根据扫查区域软组织厚度不同，可选用5 ~ 7.5 MHz的高频探头进行超声检查。

以下是进行下肢血管超声检查时应遵循的一些原则（从识别目标血管到确定病理特征）（表2.1、图2.4）。

（1）首先在B型超声下横切面确定目标动脉（自分叉起始）的位置及走行方向。然后，纵切面评估血管壁，并鉴别引起管腔狭窄的原因，如斑块（动脉粥样硬化性内膜病变）、血管炎性疾病引起的中膜增厚或血管周围结构压迫。

表2.1　彩色多普勒超声检查髂动脉和下肢动脉（逐步分段法，图2.2 ~ 图2.4、图2.12）

节段（水平）	超声检查步骤	检查目的、诊断信息及标准
Ⅰ腹股沟	B 型超声：短轴	了解包括股深动脉起始段在内血管整体解剖概况，评估血管壁结构
	B 型超声：长轴（在股总动脉上旋转探头从横切面到纵切面）	股动脉分叉（是否有斑块？）
	彩色多普勒： （a）长轴：凸阵探头朝头侧倾斜，线阵探头使声束偏转向头侧，取样容积放置于髂外动脉远心端和股总动脉近心端交界处	图像分析 多普勒频谱波形 与对侧比较 髂动脉狭窄的排除或确定征象（三相波 / 单相波） 间接标准
	（b）长轴：凸阵探头朝头侧倾斜，线阵探头使声束偏转向头侧，获得股浅动脉和股深动脉起始处多普勒频谱	股动脉分叉狭窄的定位及分级（图 2.19） 股深动脉起始处是否狭窄？收缩期峰值流速＞ 180 cm/s
	（c）长轴（可疑股总动脉狭窄）：尽量连续扫查并连续测量其频谱（探头朝腹股沟韧带方向倾斜）	评估狭窄或闭塞 狭窄定位 狭窄程度分级 股总动脉狭窄的表现：收缩期峰值流速＞ 180 cm/s 或采用收缩期峰值流速比值（图 2.17）
是否继续行髂动脉连续扫查取决于以下检查发现	如果出现股总动脉频谱形态异常（单相或搏动性减弱，收缩期峰值流速较对侧降低），应继续行髂动脉的长轴彩色多普勒成像（3.5 ~ 5 MHz 探头）	评估狭窄或闭塞 狭窄定位 狭窄程度分级 彩色多普勒和频谱多普勒：狭窄诊断标准：收缩期峰值流速比值＞ 2 或＞ 4；分叉处：收缩期峰值流速＞ 180 cm/s（图 2.12）
Ⅱ腘窝 （腘动脉）	B 型超声：短轴	识别腘动脉并评估血管壁及血管周围结构：有无非动脉粥样硬化性病变或动脉瘤？
	B 型超声：长轴	动脉走行，血管周围结构，评估动脉壁情况（有无非动脉粥样硬化性病变或动脉瘤？）
	彩色多普勒： （a）长轴：凸阵探头朝头侧倾斜，线阵探头使声束向头侧偏转	多普勒频谱形态分析：股浅动脉狭窄或闭塞的间接标准（三相波或单相波） 比较股浅动脉近端和腘动脉近端多普勒频谱形态变化
	（b）长轴：凸阵探头朝头侧倾斜，线阵探头使声束向头侧偏转	腘动脉有无狭窄？ 评估多普勒频谱形态：单相，收缩期峰值流速较对侧降低
	（c）如果远端频谱形态异常，应对腘动脉进一步检查	评估狭窄或闭塞程度 腘动脉狭窄： 收缩期峰值流速比值＞ 2：狭窄率＞ 50%； 收缩期峰值流速比值＞ 4：狭窄率＞ 75%
是否继续行股动脉连续扫查取决于以下检查发现	如果腘动脉频谱出现单峰或单侧收缩期峰值流速降低，应将探头朝头侧倾斜（或声束偏转）对股浅动脉行连续长轴扫查（同时需行彩色多普勒成像）并连续检测频谱多普勒	狭窄标准（见 1.2.3 部分）： 收缩期峰值流速比值＞ 2：狭窄率＞ 50%； 收缩期峰值流速比值＞ 4：狭窄率＞ 75%（图 2.14、图 2.20）； 尽量测量阻塞节段的长度（采用彩色多普勒，图 2.25）
Ⅲ膝下	B 型超声：短轴	识别动脉
如果与治疗相关（外周动脉闭塞性疾病Ⅲ / Ⅳ期患者）：扫查踝关节水平胫前、胫后动脉	彩色多普勒：长轴 胫前动脉和胫后动脉远端	频谱多普勒取样，间接标准 频谱形态：闭塞后波形
如果是临床诊断相关：需扫查小腿动脉	彩色多普勒： 如果出现频谱形态异常且有相关临床症状：需连续扫查小腿动脉； 短轴：定位动脉； 长轴：彩色多普勒和频谱多普勒检测狭窄	评估狭窄或闭塞程度 狭窄定位 狭窄程度分级 狭窄诊断标准：沿血管收缩期峰值流速比值＞ 2 或＞ 4（图 2.22） 寻找小腿血管旁路移植术的目标血管

（2）彩色模式有助于获得目标血管的整体概况并快速识别出狭窄（出现混叠）和闭塞的位置，以及血管主干上的侧支。

（3）最后用脉冲波多普勒进行频谱波形分析，精确定位狭窄部位及程度分级。通过频谱分析结合彩色成像来估计闭塞节段的长度。采用节段检查法更为高效，可先选择有代表性部位（如股总动脉和腘动脉，有小腿动脉梗阻相关临床表现患者的胫前、胫后动脉）进行检查。分析这些部位的波形变化，使用狭窄诊断的间接标准，可以获得相当全面的整体概况，然后对可疑狭窄或闭塞节段进行超声成像，精确定位病变和狭窄程度。如果上述部位获得正常收缩期峰值流速（相对于对侧）的三相波频谱（伴鞭笞声），则其上游就不太可能发生阻塞，也不需要进一步超声检查。

使用线阵探头时，需启用声束偏转功能，并仔细调整声束角度使之与血流方向平行，以获得符合要求的多普勒成像角度。虽然B型超声的小半径曲阵探头细节分辨力较差，但可通过倾斜探头角度或将取样容积放置在声场的边缘快速实现多普勒角校正（<60°）。相比之下，大多数超声设备的线阵探头只能使发射声束方向朝左或右侧偏转最多为20°。因此，当检查与皮肤表面平行走行的血管时，通过声束偏转可获得的最小多普勒角度为70°，而对闭塞性病变附近进行取样以获得间接征象的多普勒角度需要<60°。

在仰卧位检查股动脉（图2.3a）和胫前动脉，俯卧位检查腘动脉及膝下动脉时，可在踝关节下放置支撑物以轻微抬高小腿远端。

通常，血管的评估是在两个切面上进行的。首先，在横切面上识别动脉。第一次整体扫查时，探头可向头侧或足侧倾斜，使声束方向和血管横切面间存在一定的角度（图2.4、表2.1、表2.2）。仪器设置适当的情况下，先采用横切面扫查有利于迅速识别动脉瘤扩张、重度狭窄（混叠）和闭塞（包括侧支起点）。发现异常后，需在纵切面上确认并定量。设置合适的脉冲重复频率和彩色增益使管腔能够被彩色血流信号完全填充且不产生混叠。B型超声声束入射角度和多普勒角度校正是准确判断狭窄程度的前提。与灰阶超声成像一样，血管纵切面彩色多普勒声像图在显示器的左侧为头侧，右侧为足侧。

患者仰卧位充分休息后（>5分钟），在横切面上识别股总动脉，沿其长轴扫查到分叉处。大多数情况下，探头放置在患者大腿内侧，观察股动脉分叉，股深动脉通常起源于后外侧，走行于股浅动脉后方。然后转动探头显示纵切面，股动脉分叉形似音叉易于识别，此切面也较易进行多普勒角度校正来准确评估股深动脉起始处狭窄程度。尤其是当合并有股腘动脉节段性闭塞时，应追踪至股深动脉二级分支水平，以明确远端是否存在更多的狭窄。详细检查步骤，如表2.1所示。股浅动脉沿大腿内侧纵向向下扫描。当扫查下肢动脉（或与体表平行的其他血管）时，沿目标动脉走行的长轴移动探头可高效完成连续成像。这样，长段动脉可以在B型超声下同时以<60°的角度进行多普勒（理想的脉冲重复频率和增益设置）检测。在收肌管水平，由于结缔组织引起散射和衰减，需要调整B型和频谱多普勒成像的接收增益。

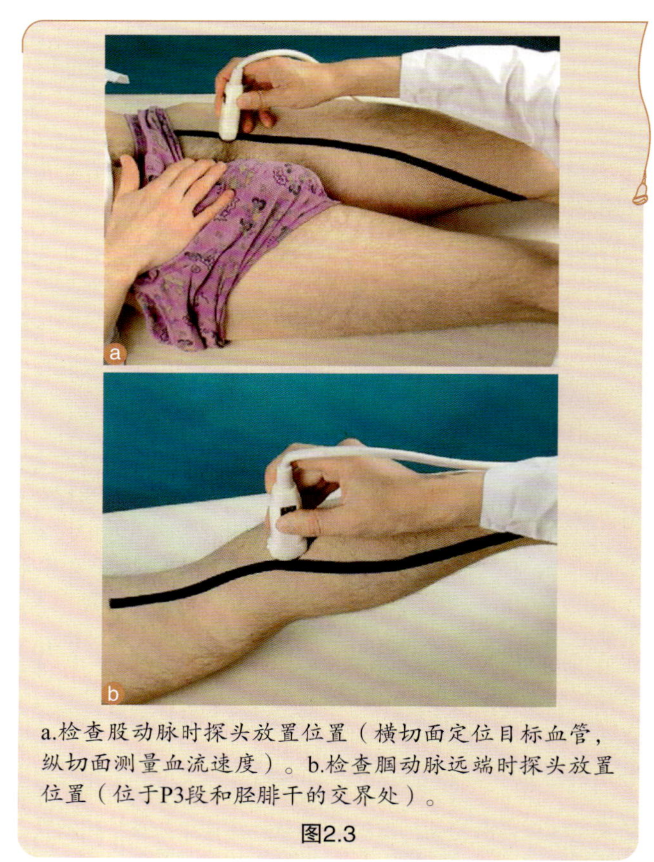

a.检查股动脉时探头放置位置（横切面定位目标血管，纵切面测量血流速度）。b.检查腘动脉远端时探头放置位置（位于P3段和胫腓干的交界处）。

图2.3

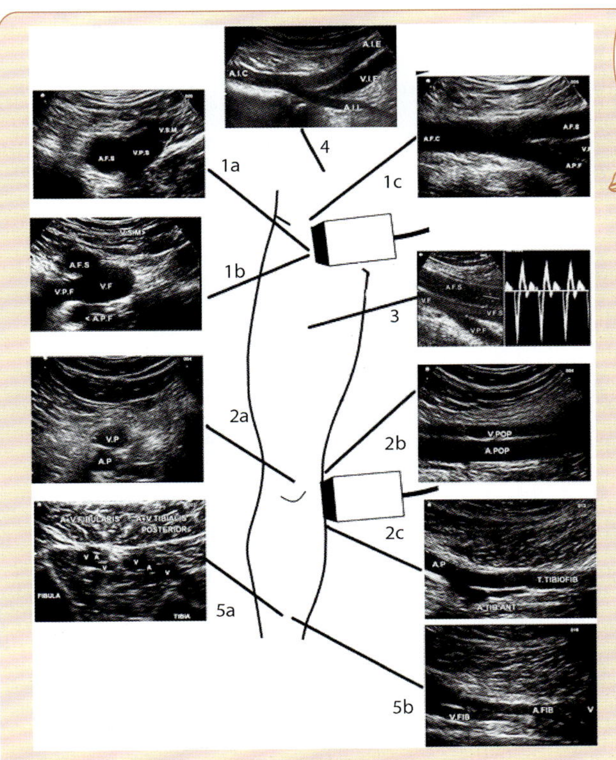

左侧横切面识别目标动脉，右侧纵切面通过频谱多普勒特征性频谱及测量结果评估狭窄程度。图示为以下部位的血管声像图。1a、1b：腹股沟处股动脉分叉的横切面声像图。1c：股动脉分叉的纵切面声像图。2a：腘窝横切面声像图。2b：腘动脉纵切面声像图。2c：胫腓干纵切面声像图。3：股浅动脉纵切面声像图。4：髂动脉分叉纵切面声像图。5a：后路扫查胫后动脉和腓动脉横切面声像图。5b：后路扫查腓动脉、腓静脉纵切面声像图。

图2.4　下肢动脉典型部位的超声声像

在收肌管内，动脉更容易随腿外展和膝关节稍弯曲而被探及。检查腘动脉和腘静脉最好采取俯卧位。静脉在动脉的后方。另一种扫查方法是患者仰卧位，膝关节屈曲30°～60°，探头放置于腘窝，由于胫前动脉起源于腘动脉的前外侧，其起始处似乎距探头更远（图2.3b、图2.2）。P3段较短者，其起点可能较高，而较长者，其起点可能很低。大约4%的人，3条小腿动脉自同一位置发出形成三叉形（Lippert et al.，1985）。胫前动脉穿过骨间膜后，沿其前外侧纵向向下走行。

胫腓干长度为1～6 cm，取决于胫前动脉起点位置高低。胫腓干分为胫后动脉和腓动脉，横切面上可以识别。沿血管走行纵切连续追踪扫查观察是否存在狭窄或闭塞（图2.5）。纵向扫查过程中如扫查平面偏离动脉，可将探头旋转为横切，很容易找到所查动脉。胫骨和腓骨具有典型声影，可以作为定位标志。小腿深筋膜的高回声带可进一步明确定

表2.2　外周动脉闭塞性疾病的诊断方法（要点）

	问题	原则
Ⅰ	有什么要做吗？	临床表现 是否需要彩色多普勒超声检查？ 血管造影不是必需的（淘汰）
Ⅱ	该做些什么？	彩色多普勒超声检查（物理疗法，如步行运动、经皮腔内血管成形术或血管旁路移植术） 血管造影不是必需的（淘汰）
Ⅲ	怎么做？	血管造影下经皮腔内血管成形术 磁共振血管成像/CT血管成像或彩色多普勒超声（包括超声造影）选择下肢血管旁路移植术目标靶血管 辅以侵入性诊断方法（血管造影）

注：Ⅰ：患者疼痛是否由外周动脉闭塞性疾病所致？参考患者的临床表现、脉搏、踝肱指数（外周动脉闭塞性疾病的高效检测指标）。外周动脉闭塞性疾病的治疗策略完全取决于临床需要（即患者的症状）。Ⅱ：彩色多普勒识别阻塞节段（盆腔、大腿、小腿）。个体化治疗基于临床必要性及合理的治疗方法及其预后。闭塞节段长度决定了是采用经皮腔内血管成形术还是旁路移植术。髂动脉或股动脉闭塞时，可采用彩色多普勒超声确定血管旁路移植术部位和靶血管。Ⅲ：进行选择性血管造影下经皮腔内血管成形术无须术前诊断性血管造影。多节段梗阻或合并腘/小腿动脉梗阻者采用血管造影或磁共振血管成像来选择靶血管。采用彩色多普勒超声结合血管造影或磁共振血管成像来识别足部的靶动脉。逐步诊断法无须进行额外的诊断检查（如更具侵入性或更昂贵的检查），除非检查结果可能影响治疗决策。

位。在良好的超声成像条件下，膝下动脉可以显示到踝区。检测每条动脉近、远端两点多普勒频谱而非全程可以节省检查时间，当两点频谱形态相同且收缩期峰值流速正常时，通常可以排除两点间存在可引起血流动力学变化的显著狭窄。

当彩色血流充盈不佳时，应首先调整仪器设置，选择静脉预设条件可以改善膝下低速动脉的检测效果。如果检查血管由于钙化、狭窄或闭塞而成像困难，以下措施可能会有帮助。

（1）寻找可能更易于显示伴行静脉。当伴行静脉彩色多普勒成像也困难时，可挤压远端肢体（足底或踝关节）增加血流量来改善成像。

（2）利用胫骨和腓骨的强反射作为定位小腿动脉的解剖标志，骨间膜和小腿深筋膜可作为补充定位标志（图2.5、图2.6）。

足背动脉和位于内踝后方的胫后动脉于仰卧位采用高频探头（7.5～10 MHz）扫查（图2.6）。先在横切面识别动脉，然后在纵切面行频谱多普勒检测。在横切面上，可以扫查足底动脉至趾间动脉。

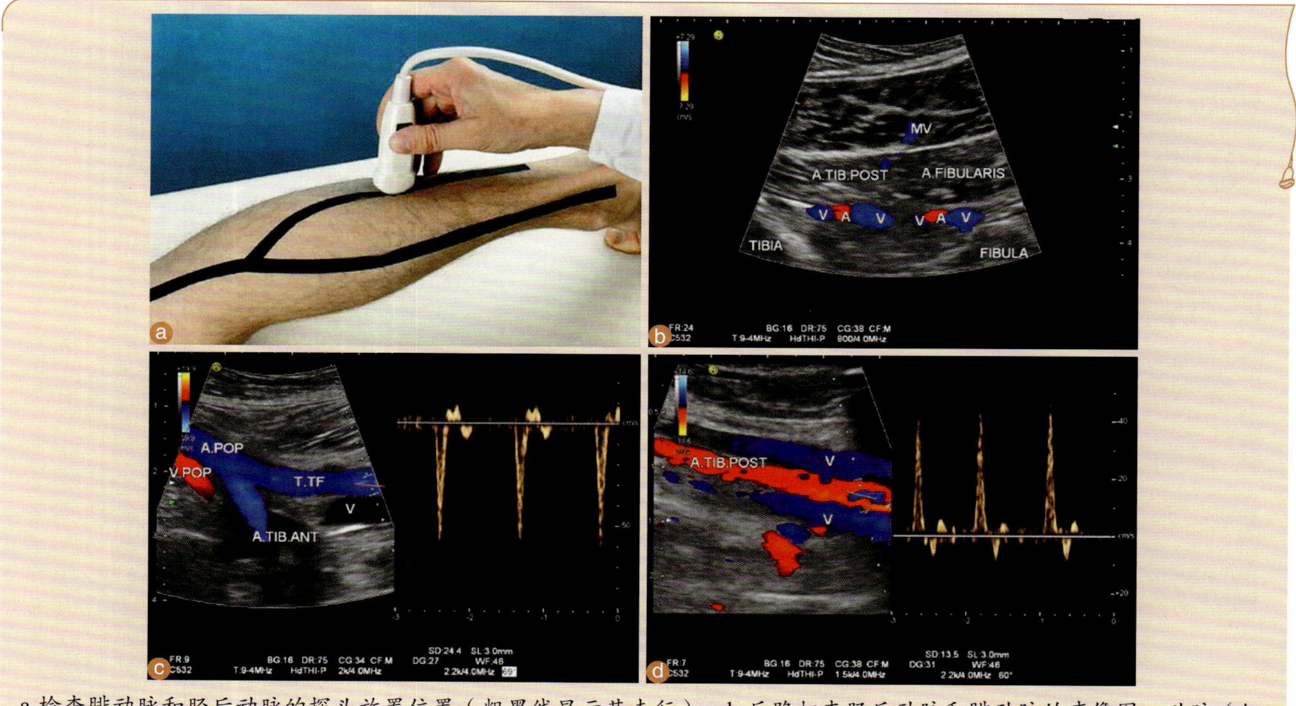

a.检查腓动脉和胫后动脉的探头放置位置（粗黑线显示其走行）。b.后路扫查胫后动脉和腓动脉的声像图。动脉（红色）位于成对的伴行静脉（蓝色）之间。胫后动脉走行于胫骨后方，腓动脉走行于腓骨内侧，两条动脉都走行于比目鱼肌前方的窄带状高回声小腿深筋膜内。c.探头置于腘窝，后路扫查显示胫前动脉和胫腓干起自腘动脉。d.小腿中段胫后动脉及其伴行的成对静脉。A.TIB.POST：胫后动脉；A.FIBULARIS：腓动脉；A：动脉；V：静脉；T.TF：胫腓干；A.TIB.ANT：胫前动脉。

图2.5

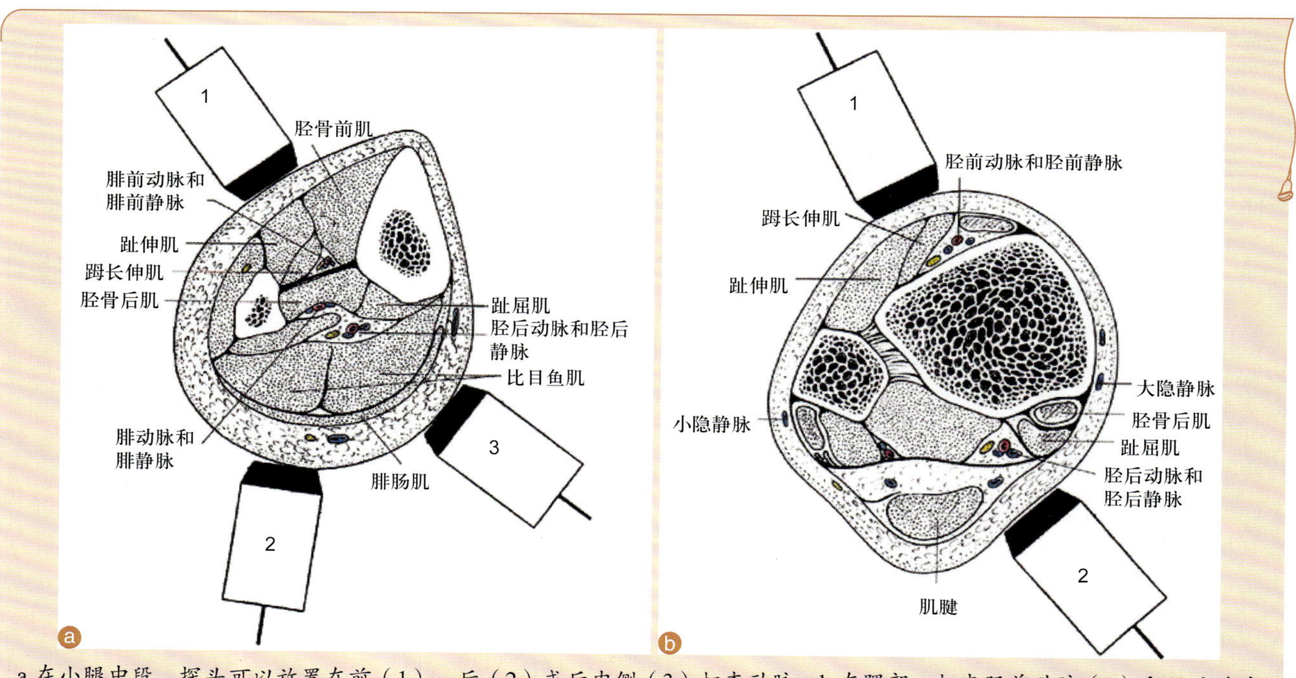

a.在小腿中段，探头可以放置在前（1）、后（2）或后内侧（3）扫查动脉。b.在踝部，扫查胫前动脉（1）和胫后动脉（2）的探头放置位置。

图2.6 胫前动脉、胫后动脉在小腿中段和踝关节水平的解剖示意

2.1.3 血管介入医师和血管外科医师视角的超声检查事项

超声检查下肢动脉有3个目的，具体如下。

（1）筛查。

（2）诊断性检查和为制定治疗方案提供依据。

（3）外科手术、介入治疗或药物治疗后的随访。

超声筛查可以在一组人群或疑似血管疾病患者中帮助确定需要治疗的患者。超声筛查主要在某一特定血管区域进行，其检查结果有助于筛选需要预防性干预的患者（表2.3）。筛查方法应安全、廉价、敏感性高、假阴性率低。假阳性的诊断可以通过随后的（侵入性）血管检查来纠正。

表2.3 不同部位血管病变的诊断和治疗

血管疾病	治疗目的和诊断检查
外周动脉闭塞性疾病	以缓解临床症状为主要治疗目的
非动脉粥样硬化性外周血管疾病	以预防为主要治疗目的
颈动脉狭窄	以预防为主要治疗目的
动脉瘤	以预防为主要治疗目的
推荐诊断检查	
缓解症状	为制定治疗方案提供信息的逐步分段彩色多普勒超声检查
预防	基于临床可疑或高风险患者好发部位的彩色多普勒超声检查

德国一项关于踝肱指数的流行病学研究（Lange et al.，2007）证实了早期的研究结果（Neuerburg-Heusler，1984），即多普勒检查结合踝肱指数测定是外周动脉闭塞性疾病的理想筛查方法。当临床检查和脉搏测量不能确定诊断时，该方法鉴别外周动脉闭塞性疾病引起的疼痛与其他原因引起的疼痛的准确性超过90%（除了侧支循环良好的髂动脉闭塞）。

由于外周动脉闭塞性疾病患者的治疗以缓解症状为目的（而颈动脉狭窄性疾病患者以预防为目的），临床表现决定了超声检查的范围，不是所有病例均要进行全面的血管超声检查。为保证下肢血管超声检查的有效性，提出了一种逐步分段的检查方法（图2.7）。如果患者的病史、外周动脉脉搏评估、临床检查和踝肱指数测量提示外周动脉闭塞性疾病，则建议行无创多普勒超声检查。超声可提供关于血管阻塞病变的严重程度、定位及病因（栓塞、动脉粥样硬化、血管卡压综合征）等信息，也是决定治疗策略（药物、介入或外科手术）的基础。血管造影仅作为治疗干预的一部分（诊断性血管造影加血管造影引导下的经皮介入治疗）或择期手术时评价旁路移植术流出道和确定最适合远端吻合的血管段。除彩色多普勒或超声造影检查外，也可以采用磁共振血管成像、CT血管成像检查下肢动脉。

仅在需做进一步的治疗决策时才会考虑进行下一步的诊断性检查，尤其是血管造影之类的侵入性检查。因此，血管造影已不作为诊断外周动脉闭塞性疾病或评估跛行及可疑跛行患者血管情况的常规检查方法。

根据临床表现和多普勒超声检查结果（表2.6、图2.8），即可实施针对病情的治疗。经超声检查明确阻塞部位和临床分期，无须再行血管造影即可进行介入或外科手术治疗。

由于外周动脉闭塞性疾病相关超声检查不是以预防为目的的诊断检查，其检查内容可能因患者临床表现和病程的不同而异。例如，Ⅱ期外周动脉闭塞性疾病患者通常不需要对胫腓干以下的小腿动脉进行全面的多普勒超声评估，因为该阶段患者不需要对该区域的狭窄或闭塞血管进行重建。

髂动脉、股动脉分叉、股浅动脉和腘动脉的狭窄闭塞性疾病可通过多普勒超声检查迅速诊断且准确性较高（有文献报道其准确性＞90%～95%）。依据多普勒超声检查结果与依据侵入性血管造影检查结果行血管旁路移植手术后移植物的通畅率相当。Ⅲ、Ⅳ期外周动脉闭塞性疾病和多节段血管闭塞患者行血管旁路移植术的目的是改善血流，只要彩色多普勒超声检查显示腘动脉未闭且无狭窄，在腘动脉近端部位行外科再通术的患者不需要对腘动脉远心端的小腿动脉行术前血管造影或彩色多普勒超声检查，因其主要手术部位不受腘动脉远端或其三叉部位闭塞的影响。如果患者可能需要进行其他手术或介入治疗，有必要明确腘动脉及其分支的血流情况时，可在术中行血管造影来完善。

逐步诊断法

- 病史（外周动脉闭塞性疾病Ⅱ～Ⅳ期）
- 临床检查（动脉搏动）
- 踝肱指数/示波法
- 彩色多普勒超声
  血流阻塞
  –髂动脉
  –股总动脉及分叉
  –股浅动脉
  –腘动脉
  –小腿动脉
- 血管造影（可选，依彩色多普勒超声检查结果而定）
- CT、磁共振成像（可选）

a

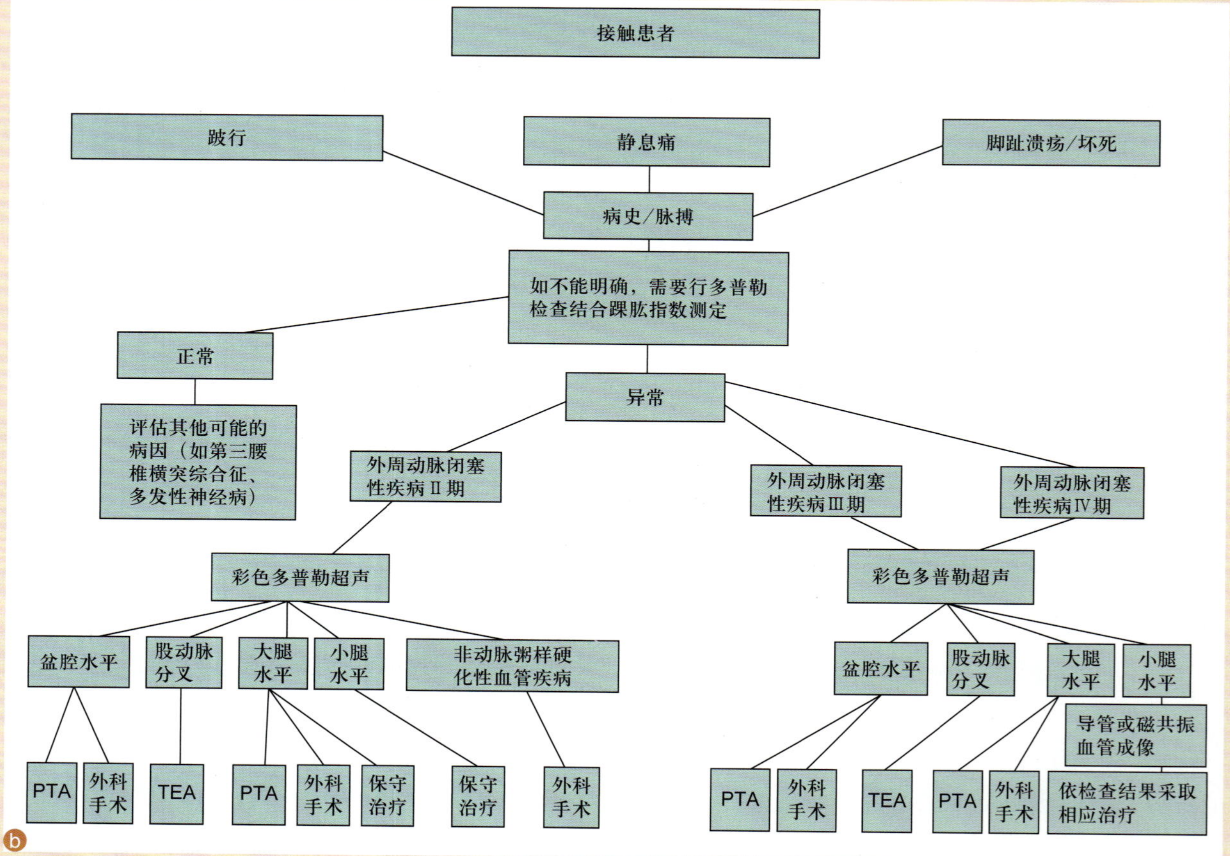

接触患者

跛行 静息痛 脚趾溃疡/坏死

病史/脉搏

如不能明确，需要行多普勒检查结合踝肱指数测定

正常

评估其他可能的病因（如第三腰椎横突综合征、多发性神经病）

异常

外周动脉闭塞性疾病Ⅱ期

外周动脉闭塞性疾病Ⅲ期

外周动脉闭塞性疾病Ⅳ期

彩色多普勒超声

盆腔水平 股动脉分叉 大腿水平 小腿水平 非动脉粥样硬化性血管疾病

PTA 外科手术 TEA PTA 外科手术 保守治疗 保守治疗 外科手术

彩色多普勒超声

盆腔水平 股动脉分叉 大腿水平 小腿水平

导管或磁共振血管成像

PTA 外科手术 TEA PTA 外科手术 依检查结果采取相应治疗

b

a.基于临床表现和多普勒超声检查证实血管阻塞部位的逐步诊断和治疗策略流程图。以缓解症状为主要目的的治疗策略→基于临床表现的诊断检查，这一理念的核心是，除非与治疗相关，否则无须额外的诊断性检查。b.外周动脉闭塞性疾病的诊断流程。以下情况检查者可以不采用上述建议：①Ⅱ期外周动脉闭塞性疾病不需小腿血管重建者：可仅依据髂股腘动脉行彩色多普勒超声检查结果（加上临床表现和踝肱指数）做出治疗决策；②踝肱指数正常：侧支循环良好的髂动脉闭塞/狭窄患者踝肱指数可正常，如果临床怀疑血管狭窄闭塞性疾病，应行超声检查；③多节段闭塞且超声成像不满意者：可以考虑辅以血管造影，而且其应用不应受太多限制；④腘动脉瘤闭塞的超声检查：是否治疗及治疗方法的选择（手术修复）取决于临床症状，与外周动脉闭塞性疾病Ⅲ期/小腿水平的诊断步骤相同，如果腘动脉瘤中检测到血流，与外周动脉闭塞性疾病Ⅲ期/小腿水平的诊断步骤相同，可行预防性血管旁路移植术治疗；⑤糖尿病患者患严重大血管病变和中膜钙化（声影）妨碍超声评价：更多采用诊断性血管造影；⑥外周动脉闭塞性疾病Ⅲ或Ⅳ期和多节段闭塞患者：腘动脉不存在造成血流动力学改变的狭窄：腘动脉近端手术或介入治疗以改善血流，可基于多普勒超声检查结果（无须诊断性血管造影）；伴小腿动脉阻塞并不影响治疗方案（如移植物吻合至腘动脉P1段）。腘动脉狭窄闭塞性病变：往往需要进行血管造影（通常为数字减影血管造影）、磁共振血管成像（需专用线圈）、彩色多普勒超声（往往较耗时）或超声造影检查以选择血管旁路移植术合适的小腿受体动脉。PTA：经皮腔内血管成形术；TEA：动脉血栓内膜切除术。

图2.7

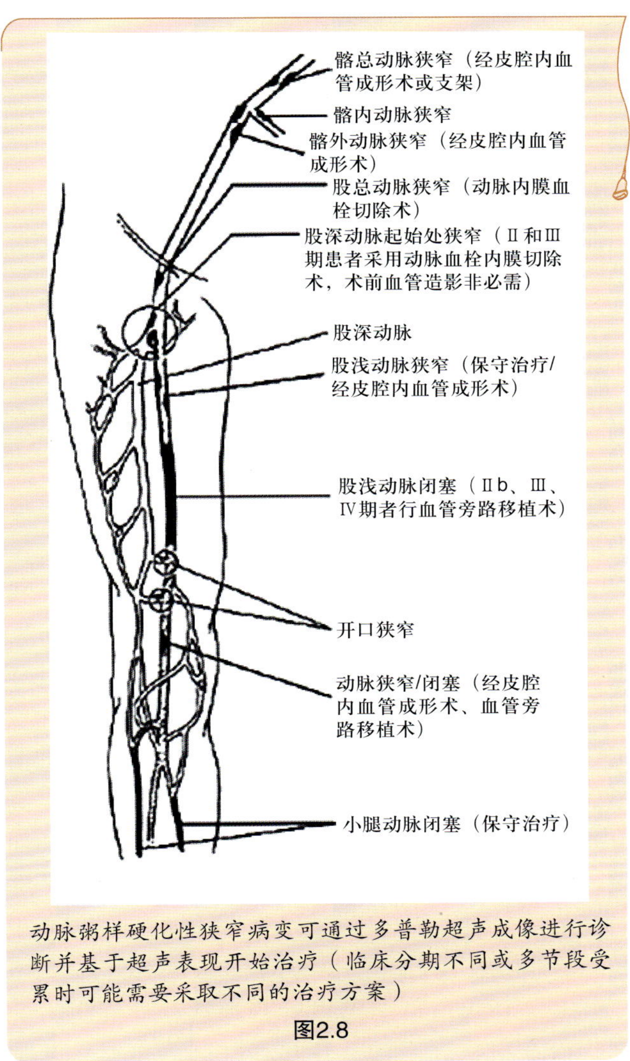

动脉粥样硬化性狭窄病变可通过多普勒超声成像进行诊断并基于超声表现开始治疗（临床分期不同或多节段受累时可能需要采取不同的治疗方案）

图2.8

以下两种情况，不需要额外的影像学检查即可进行动脉内膜血栓切除治疗：①如果超声显示股总动脉或股深动脉起始处狭窄伴股浅动脉闭塞，且排除髂动脉闭塞；②股浅动脉闭塞但超声检查确定腘动脉无重度狭窄且P1段存在血流。上述情况下，腹股沟水平动脉内膜血栓切除术是首要治疗方案，进一步的治疗措施取决于其临床效果。这种治疗方法不受小腿动脉病变情况的影响，对于股浅动脉闭塞患者术前是否有必要采用前后位血管造影评估大腿侧支循环情况尚存争议。

股浅动脉闭塞时只有股深动脉主干提供侧支循环，后者几乎与前者平行，是唯一需要进行超声检查的动脉，因为只有这里的狭窄可危及侧支功能，需要采取手术治疗（图2.60）。

作者诊治180例患者的经验证实超声成像是可靠的术前成像方式，既可正确诊断出需要手术治疗的股动脉分叉处狭窄或膝以上动脉闭塞的患者，也有助于手术方案的制定。超声检查可以详细评估其中95%患者的髂动脉，并正确诊断出96%的髂动脉狭窄和闭塞，据此相应调整了治疗方案（如髂动脉经皮腔内血管成形术）。总的来说，临床提示需要髂–股–腘动脉重建的患者，依据超声检查结果使94%的患者获得了正确的治疗决策（经皮腔内血管成形术、动脉内膜血栓切除术、旁路手术及术前计划，表2.19）。

小腿动脉的超声检查较耗时，钙化斑块或水肿产生的声影会影响小动脉的检查和狭窄程度分级。如果多节段闭塞患者同时存在近端动脉梗阻，间接诊断标准（血流频谱）不适用时，其超声诊断尤其困难。

一些研究表明（Grassbaugh et al.，2003；Karacagil et al.，1996；Boström et al.，2002；Mazzariol et al.，2000），超声在小腿动脉狭窄闭塞性疾病的定位和分级方面具很高的准确性，且能够可靠地帮助规划手术方案和确定小腿备选目标血管旁路移植血管，血管旁路移植术后通畅率与术前采用血管造影制定手术方案者相当。对于腘动脉闭塞累及小腿动脉的Ⅲ、Ⅳ期外周动脉闭塞性疾病患者，术前影像检查方式的选择不仅取决于预期获得的诊断信息，更依赖于检查者的超声检查技术和经验、时间（详见2.1.8部分）及部门的组织和工作流程（在德国，大多数多普勒超声检查由临床医师，特别是血管介入医师和血管外科医师进行）。

除继发大血管、微血管病变的长期糖尿病患者外，其他患者均应避免使用诊断性血管造影。糖尿病患者动脉中膜钙化可妨碍小腿动脉的超声检查，造成多个节段狭窄的漏诊。而且，制定合理的治疗方案仍须明确所有的大血管和微血管病变。

应用血流动力学参数评价动脉狭窄造成的血流动力学改变。流体模型和在体实验表明，动脉直径减少50%或以上可引起血流动力学变化，导致收缩期峰值流速增加。重度狭窄时，舒张末期峰值流速也相应增加，收缩期峰值流速的增加与狭窄程度相关（图5.20）。

颈动脉B型超声斑块形态评估预测脑动脉栓塞风险并不适用于下肢动脉。这一点很容易理解，因为趾间动脉栓塞（蓝趾）较颈动脉狭窄相关的脑动脉栓塞罕见得多。但必须意识到，与颈动脉一样，下肢动脉栓塞的风险会随狭窄程度和斑块厚度的增加而增加。

基于频谱多普勒流速测量的血流动力学狭窄程度分级法较彩色多普勒横切面血管原始管径和残余管径获得的狭窄程度分级更可靠，后者只是初步定位，且易受斑块钙化造成的伪像影响。此外，物理和技术的局限性迫使彩色扫描线间距增加，需要插补来弥补，但往往导致管径高估、狭窄率低估。

与血管造影、磁共振成像等影像学检查测得的形态学狭窄率相比，超声检查得到的血流动力学狭窄率与缺血效应及患者临床症状的相关性更好。形态学方法有其固有的局限性，偏心性斑块引起的管腔狭窄程度随成像平面的改变而变化。这一局限性可通过在两个或三个平面综合评估所有正常和病变节段动脉来弱化。形态学狭窄程度分级的另一个缺点是无法充分阐明斑块的复杂性及其对狭窄处血流动力学的影响。同心性斑块较直径减小相同的偏心性斑块导致的横截面积减小得更多，造成的血流动力学效应也更大（图2.17d）。

2.1.4 检查记录及分析报告

下肢动脉超声检查至少应记录股总动脉、股深动脉和股浅动脉起始处及腘动脉（P1和P3段）这些代表性部位的纵向B型图像和角度校正后的多普勒频谱。对于临床表现与小腿动脉病变相关的患者，需补充记录胫前动脉、胫后动脉近端和踝关节水平的B型图像和多普勒频谱。如果这些部位的检查不能明确诊断或无法解释其临床表现，则需要进一步记录髂总动脉、髂外动脉，甚至小腿动脉的B型图像和多普勒频谱。此外，狭窄闭塞性病变部位也需记录纵切图像和多普勒频谱。记录狭窄处和狭窄周围的多普勒频谱，根据狭窄处和狭窄前收缩期峰值流速比值及狭窄后频谱形态变化（仍是三相波或变为单相波）进行狭窄程度分级（表2.9）。动脉瘤须记录长轴和短轴两个切面，横切面测量其直径，如果局部有血栓形成，也应报告。其他彩色图像（如动脉瘤的横切面、狭窄的纵切面）会有帮助，但非必须。

报告应描述形态学变化诊断所依据的多普勒检查结果（表2.4）。

表2.4 动脉多普勒超声评价指标

技术	指标
B型超声	可评估性
	解剖（走行、变异）
	血管轮廓（动脉瘤、狭窄）
	血管壁改变（钙化、斑块、囊肿）
	搏动性（长轴、短轴）
	血管周围结构（血肿、脓肿、肿瘤、其他占位性结构）
多普勒超声	显示血流
	血流方向
	流动状态（层流、湍流）
	频谱形态（单相/三相）
	血流速度

2.1.5 髂动脉和下肢动脉正常多普勒超声表现

由于外周阻力高，四肢动脉血流呈搏动性层流，多普勒频谱形态表现为有清晰收缩期频窗的窄带频谱。典型的三相波形表现为收缩期陡峭的上升支并迅速恢复至基线，然后是短暂的舒张早期逆向波，以及幅度和持续时间随供血部位不同而改变的舒张期前向波（图1.43）。短暂的舒张期逆流源于较高的外周阻力（详见1.2.2部分）。

多普勒频谱形态随血管壁弹性和外周阻力的变化而变化，并受到全身和局部高动力循环状态（发热、甲状腺功能亢进、蜂窝织炎）的影响。舒张期持续性血流受生理因素和病理变化的影响，包括交感神经紧张、血管壁弹性、主动脉顺应性和心率。此外，波形还受皮肤与肌肉供血比例的影响，这就是股深动脉舒张期血流高于股浅动脉的原因（图2.9）。

影响血流形态（多普勒波形）的主要因素，如下。

（1）管壁弹性（动脉粥样硬化、中膜硬化）。

（2）外周阻力。

1）生理性：肌肉活动。

2）异常：①炎症、蜂窝织炎（外周动脉闭塞性疾病Ⅳ期，图2.9c）；②高动力循环状态；③药物治疗；④闭塞后血管扩张。

动脉直径和收缩期峰值流速在不同个体间存在较大差异，且向远心端均逐渐降低（表2.5），但仍为三相波。

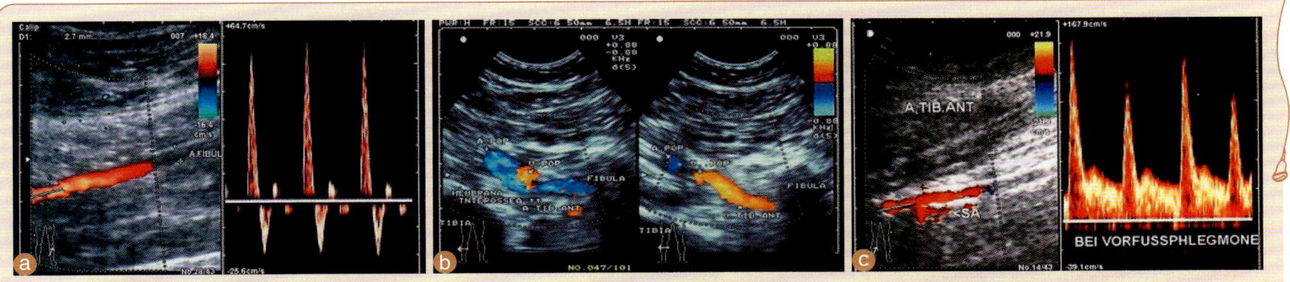

a.下肢动脉收缩期峰值流速向远心端逐渐下降，但仍保持三相波形。图示正常腓动脉血流及其三相波，动脉直径为2.7 mm。b.胫前动脉起始处声像图。胫前动脉起自腘动脉，向前穿过骨间膜，在骨间膜前面下行，起始段走行靠近腓骨。图示后路（探头置于腘窝）扫查胫前动脉，低于其起点，穿过骨间膜（胫骨和腓骨之间的高回声结构），血流显示为蓝色（背离探头）。稍倾斜探头，可见胫前静脉（红色，朝向探头）与同名动脉平行走行并汇入腘静脉。c.充血，除运动引起的充血或侧支引起的血流增加外，外周炎症是另一个可改变多普勒频谱形态的因素。该例中，脚部蜂窝织炎导致搏动减小、舒张末期流速增高（22 cm/s）的单相波形，而收缩期上升支陡直且收缩期峰值流速为130 cm/s（对于小腿动脉来说相对较高，见图a），可排除近端狭窄。该患者收缩期峰值流速的变化可归因于心律失常。声像图中存在镜像伪像。A.POP：腘动脉。<SA：镜像伪像。

图2.9

表2.5　30例正常人下肢动脉内径及收缩期峰值流速正常值及标准差

动脉	内径（cm）	收缩期峰值流速（cm/s）
髂外动脉	0.85 ± 0.11	116 ± 29.7
股总动脉	0.81 ± 0.17	112.2 ± 22.7
股浅动脉近端	0.65 ± 0.14	93.95 ± 15.9
股深动脉	0.55 ± 0.14	95.1 ± 21.5
腘动脉	0.58 ± 0.12	71.6 ± 12.4

对髂动脉和下肢动脉正常流速的研究（Jäger et al.，1985；Kohler，1990；Karasch et al.，1990；Polak et al.，1992）发现，不同的人群之间及同一研究人群中的不同个体之间存在很大差异。因此，像诊断颈动脉和肾动脉狭窄那样，确定一个正常的收缩期峰值流速阈值，超过这一阈值提示下肢动脉存在血流动力学上的狭窄，这在某种程度上就有些困难。考虑到外周动脉的血流速度差异很大，我们团队测得的流速正常值（表2.5）与其他学者报道的类似（Jäger et al.，1985；Kohler，1990）。

除收缩期峰值流速和三相波形态变化外，加速度指数是描述血流闭塞和闭塞后变化的公认参数。重度狭窄或闭塞可引起狭窄后收缩期峰值流速降低和收缩期峰值延迟（图6.8、图1.49）。加速度指数是收缩期峰值流速与收缩期开始到第一个峰值的时间之比。

搏动指数用来描述血流的搏动性（见图1.28中公式）。由于小动脉扩张和外周阻力降低，狭窄后收缩期峰值流速降低（图2.10），舒张末期流速明显增加，三相波变为单相波，这种变化导致搏动指数降低（图1.28、图2.9、图2.52）。

2.1.6　异常超声表现

以下内容阐述了影响下肢动脉的血管疾病以获得治疗相关信息为目的的超声检查，包括相关超声检查表现和参数，并讨论超声在诊断各种疾病中的作用。

※ 2.1.6.1　动脉粥样硬化闭塞性疾病

大多数动脉粥样硬化病变发生在大腿（约40%），其次是盆腔和小腿，各占20%～30%（Schoop，1988）。超过20%的患者在诊断时已有超过一个部位的闭塞性病变，由于血管硬化是一个全身性的过程，它通常涉及双腿，但往往其中一侧更重。

下肢动脉血管超声主要用于有典型外周动脉闭塞性疾病临床表现患者的诊断检查（图2.7）、治疗方案制定及鉴别诊断（表2.6）。

超声检查结果结合临床疾病分期指导进一步的诊断和治疗（图2.7）。总的原则是只要不涉及治疗方案的调整就无须进行更多的（侵入性）诊断检查。即除非检查所提供的信息可以改善现行治疗方案，否则没必要进行额外的诊断性检查，尤其是侵入性检查。

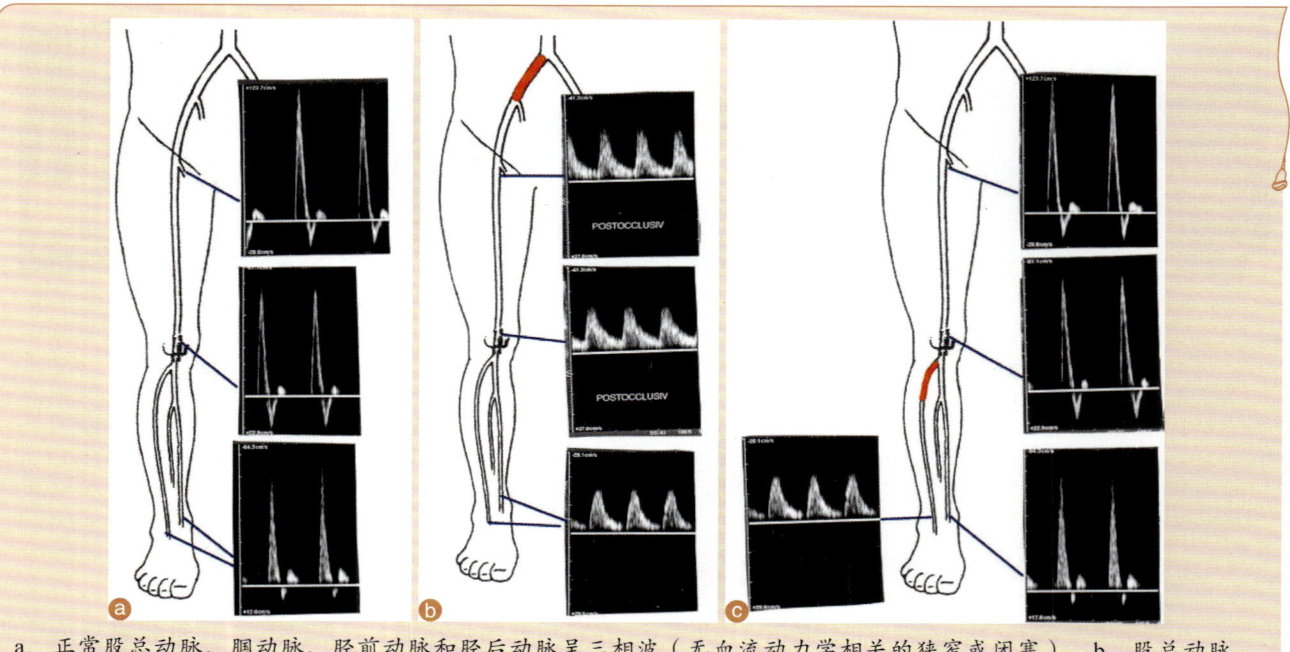

a. 正常股总动脉、腘动脉、胫前动脉和胫后动脉呈三相波（无血流动力学相关的狭窄或闭塞）。b. 股总动脉、腘动脉、胫前动脉和胫后动脉均为单相波提示髂动脉闭塞，闭塞远心端的所有动脉均呈闭塞后波形。c. 孤立性胫前动脉近端闭塞时，股总动脉、腘动脉和胫后动脉血流仍呈三相波，胫前动脉远心端/足背动脉呈闭塞后波形。POSTOCCLUSIV：狭窄后。

图2.10 基于闭塞后波形变化的频谱多普勒分析定位下肢动脉闭塞性疾病病变部位的超声分段检查

表2.6 下肢动脉彩色多普勒超声检查适应证

适应证	诊断内容
外周动脉闭塞性疾病	定位阻塞部位（大腿、小腿、盆腔、血管开口）； 识别梗阻类型（狭窄、闭塞）； 阻塞节段长度（闭塞长度、多节段狭窄）； 狭窄程度（重度狭窄、轻度狭窄）； 闭塞原因（栓塞、动脉粥样硬化、外伤、卡压、夹层）； 评估阻塞后流出血流； 制定治疗方案：药物治疗、介入治疗、手术
动脉瘤	定位； 特征（“囊状”、“梭形”、假性）； 范围（肾下动脉、主髂动脉、腘动脉）； 是否合并血栓（部分、完全）； 治疗：假性动脉瘤采用压迫疗法或注射凝血酶
动脉受压	卡压综合征； 血管外膜囊性病变； 胸廓出口综合征； 肿瘤压迫
动静脉瘘	定位； 瘘口血流量
外科手术后或介入治疗后随访	旁路移植物（吻合口狭窄、吻合口处动脉瘤、感染、闭塞、旁路内血流速度：预后）； 经皮腔内血管成形术（残余狭窄、再狭窄、穿刺部位假性动脉瘤、血肿）； 血管内支架置入术（通畅、狭窄）

2.1.6.1.1 髂动脉

下肢狭窄闭塞性疾病累及髂动脉的占11%。孤立性的髂动脉闭塞约54%位于髂总动脉，21%位于髂外动脉，13%位于髂内动脉（Schoop，1988）。髂动脉闭塞的临床表现依侧支循环情况和是否合并远端动脉病变而异（40%～50%合并股腘动脉阻塞）。重建闭塞的髂动脉以改善远端血供对于合并股浅动脉闭塞的患者尤为重要。而且，髂动脉修复术后远期预后良好且再通率高。累及骨盆动脉的非动脉粥样硬化性疾病主要包括动脉瘤（尤其是主动脉远端动脉瘤）、夹层（见2.1.6.4.7部分）和肌纤维发育不良性狭窄。

髂动脉闭塞的患者，主要通过髂内动脉系统建立侧支循环，其他的通路有髂总动脉闭塞时的肠系膜下动脉和髂内动脉，以及髂外动脉闭塞时的腹壁下动脉（开口位于腹股沟上方）（图2.11a～图2.11f）。除典型的下肢跛行症状外，还可伴有典型的臀部、髋部和大腿肌肉的“跛行样”疼痛。

当髂外动脉闭塞，旋股动脉侧支供血时，股深动脉近端及股总动脉出现逆向血流，频谱形态出现逆向频谱。此外，通过旋股动脉向股浅动脉供血时，起自腹股沟韧带上方的腹壁下动脉通常也向股

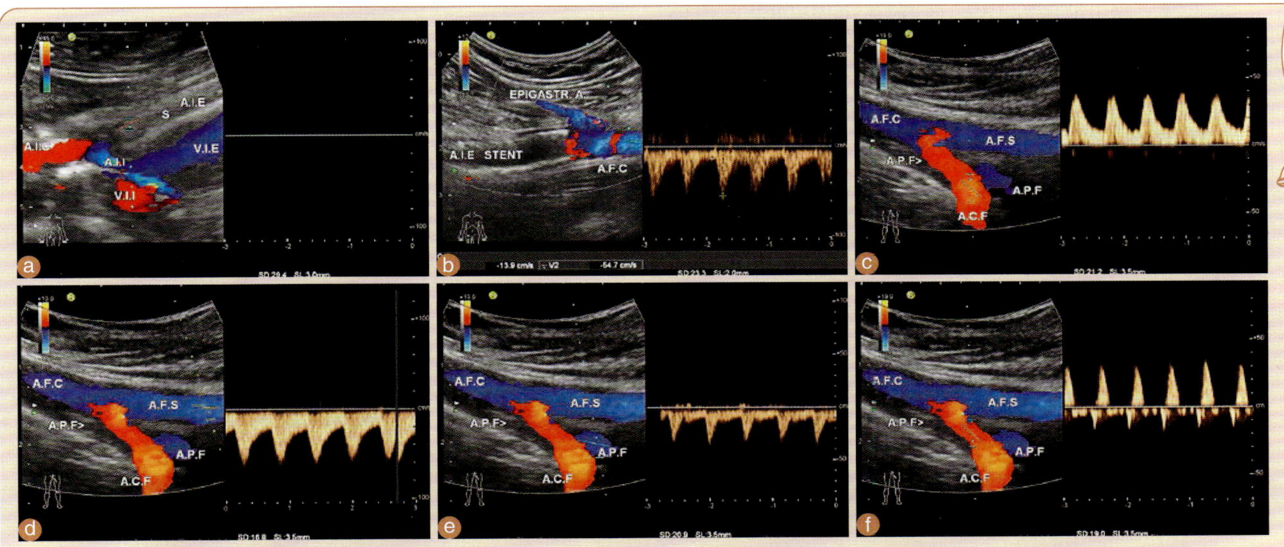

a.髂外动脉闭塞经皮腔内血管成形术和支架植入术后。髂总动脉血流显示为红色，髂内动脉血流显示为蓝色，髂外动脉后方的髂外静脉为回心血流呈蓝色，髂内静脉血流自真骨盆向上汇入髂总静脉显示为红色（朝向探头）。b.髂外动脉支架闭塞，腹壁下动脉（蓝色）向股总动脉逆向供血（蓝色，闭塞后血流频谱），股总动脉血流朝向外周（蓝色）。c.旋股动脉血流呈红色，逆向为股深动脉近端供血，使股深动脉发出旋股动脉开口处局部出现一短段逆向血流（红色，朝向探头）。d.股浅动脉血流正向，频谱形态呈阻塞后改变（单相，收缩期峰值后延）。e.旋股动脉起点以远股深动脉内血流方向为正向（蓝色，流向外周）。f.多普勒波形（流量，血流方向）反映了取样点处血管内压力的变化（与图d和图e中取样点获得的波形比较）。靠近股总动脉开口处的股深动脉彩色多普勒图像显示为收缩期同心的逆向血流（朝向探头），但频谱多普勒显示该段为双向血流，而图c中取样处的波形则显示为明显的逆向血流，其原因是该取样点处的大部分血液顺下游的股深动脉流向外周（图c中A.C.F右侧）。股深动脉起始处双向血流的产生原因是该处与腹壁下动脉一起参与向股总动脉供血。多普勒波形非常准确地反映了血管内局部压力及其随心动周期变化的血流动力学状态（图2.58）。如果旋股动脉没有提供侧支供血，则此处波形应与图c相同。A.I.E：髂外动脉；S：支架；A.I.C：髂总动脉；A.I.I：髂内动脉；V.I.E：髂外静脉；V.I.I：髂内静脉；EPIGASTR.A：腹壁下动脉；A.F.C：股总动脉；A.C.F：旋股动脉；A.P.F：股深动脉；A.F.S：股浅动脉；A.P.F>：靠近股总动脉开口处的股深动脉。

图2.11　髂动脉闭塞的侧支循环

总动脉逆向供血（图2.53i）。

如果无法获得狭窄段血流速度增加的直接证据，尤其受前方肠道气体干扰或肥胖影响成像时，股总动脉近端或髂外动脉远端的频谱多普勒形态变化可以提供髂动脉阻塞的间接证据。

狭窄率＜50%～60%不会引起狭窄后多普勒频谱形态的明显改变。只有明显狭窄才会引起狭窄后的血流动力学变化，包括收缩期峰值流速下降、收缩期峰值后移、舒张期下降缓慢及持续性血流（图2.52）。收缩期峰值流速降低和收缩期峰值后移主要是由于上游血流阻塞所致，而单相波则是由于血液供需不匹配导致的周围血管扩张。反过来，这种周围动脉扩张也可通过侧支影响狭窄前的频谱形态。

运动后踝肱指数下降，血流搏动减弱，可能表现为单相波，没有血管疾病时，踝肱指数和多普勒频谱波形会在短暂休息后恢复正常。这就是让患者在检查前短暂等待（＞3分钟）的原因，有助于获得准确的定量测量和频谱多普勒信息。另外，在恢复期补充测量频谱多普勒有助于鉴别无狭窄和侧支循环良好的近端重度狭窄，后者在休息后多普勒频谱相对正常（图2.53），恢复至正常所需时间明显延长（图2.12）。

2.1.6.1.2　基于波形分析的快速检测

通过分析股总动脉和腘动脉多普勒频谱，并与对侧做对照，可以高效可靠地排除需治疗的髂动脉和大腿动脉狭窄。如果波形显示正常的三相波，则其近端不太可能存在需要治疗的血管狭窄。与血管造影相比，该方法在诊断骨盆动脉存在血流动力学改变的狭窄时，敏感性为88%～95%、特异性为81%～98%（Eiberg et al.，2001；De Morais Filho et al.，2004；Fontcuberta et al.，2005；Sensier et al.，2000；Cossman et al.，1989；Skaalan et al.，2003）。然而Spronk等（2005）报道的敏感性只有56%，但采用单相波这一标准诊断主髂动脉阻塞性疾病的特异性较高，该研究是以磁共振血管成像为对照。

另一可用于排除有血流动力学改变的明显狭窄的指标是搏动指数（图1.28c）。如果搏动指数>5.5，不太可能存在明显的主髂动脉狭窄（Johnson et al.，1983；Neuerburg et al.，1991）。已确定搏动指数：正常人为8.5 ± 3.5；孤立性髂动脉狭窄为2.8 ± 1.6；髂动脉合并大腿动脉闭塞为2.3 ± 1.0；孤立性股动脉闭塞为6.3 ± 2.6。需注意的是，有效的侧支循环会导致搏动指数增高（图2.52、图2.53），导致假阴性。搏动指数以4为截断值鉴别孤立性主髂动脉阻塞的敏感性为94%、特异性为82%（Thiele et al.，1983）。当真骨盆水平的血管成像较差时，可以使用间接狭窄标准来诊断。但无论何种条件下，

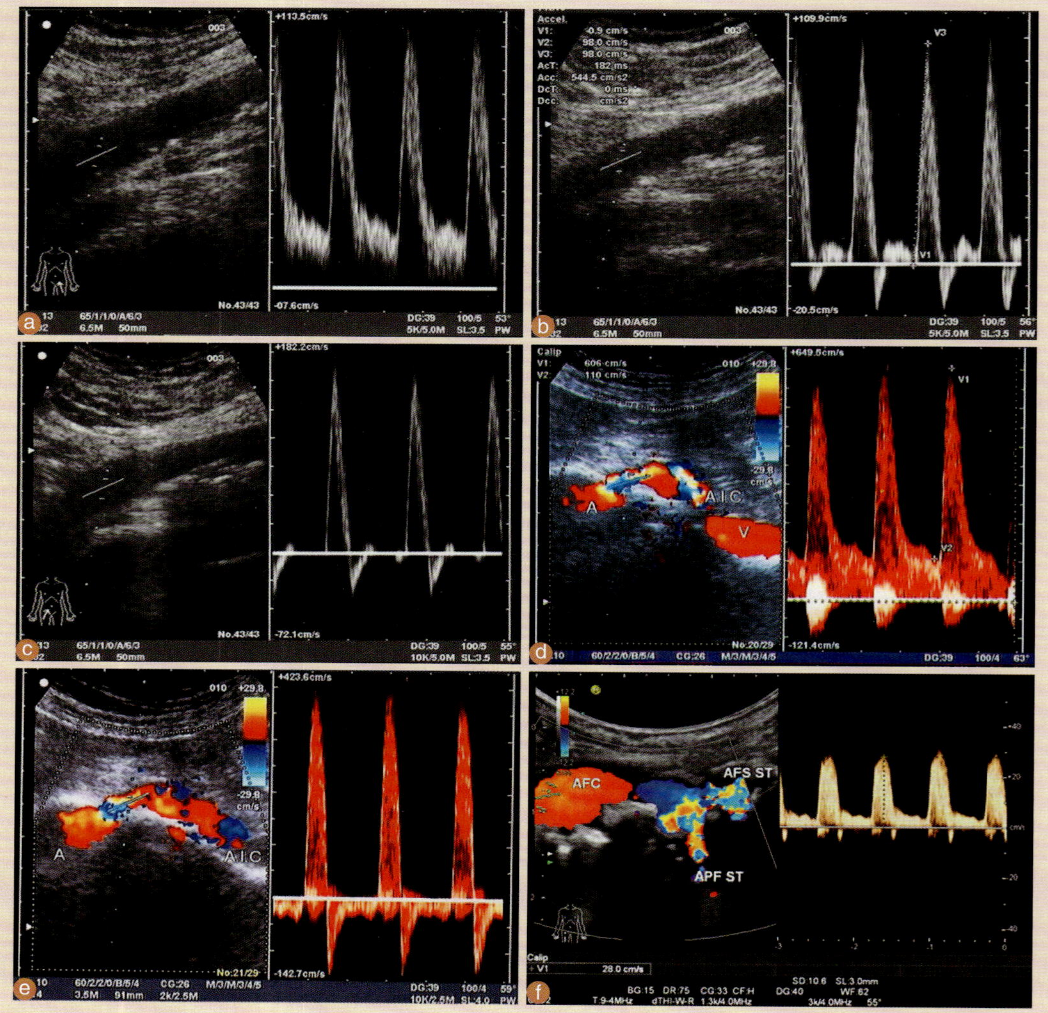

a.患者从候诊室走到检查室后立即检查，左侧股总动脉多普勒频谱波形表现为上游狭窄的单相频谱。b.休息5分钟后，频谱显示为收缩期上升略有延迟（加速时间为182毫秒，收缩期峰值流速为96 cm/s）的三相波形，但与对侧收缩期峰值流速明显不同（170 cm/s），因此，尽管是三相波，仍应进行该侧髂动脉的连续超声扫查。c.对侧股总动脉多普勒频谱呈三相波，收缩期峰值流速为170 cm/s。d.该例患者股总动脉单相血流频谱、延迟恢复、收缩期峰值流速下降，由髂总动脉起始部狭窄所致。患者活动后立即检查，狭窄处频谱符合重度狭窄的标准（狭窄率>90%，收缩期峰值流速>6 m/s，舒张末期流速>1 m/s，单相频谱）。e.休息5分钟后，多普勒频谱分析获得的狭窄程度约为70%（收缩期峰值流速380 cm/s，三相波）。该例说明了静息状态下检测多普勒频谱并进行频谱分析（收缩期峰值流速，间接标准）获得准确狭窄分级的重要性。f.还需注意的一个陷阱是，频谱多普勒取样点下游动脉存在重度狭窄可能会误诊为其近端髂动脉的狭窄闭塞性病变，因为二者表现出的频谱形态类似（单相波、收缩期峰值流速降低）。如图所示，髂外动脉、股总动脉交界处的频谱形态与上游梗阻所致频谱形态类似（收缩期峰值流速为30 cm/s，单相波），然而该患者并不存在髂动脉狭窄，其波形异常是股浅动脉和股深动脉起始处的重度狭窄（收缩期峰值流速>300 cm/s，未附图）所致，如彩色血流图中的混叠所示。AFC：股总动脉；AFS：股浅动脉；APF：股深动脉。

图2.12 常见髂总动脉狭窄分级的陷阱

有异常发现时，都应积极尝试寻找诊断狭窄的直接征象。在正常扫描条件下，采用最先进的彩色多普勒超声成像设备，使用直接标准通常较间接标准可以更直接地定位狭窄或闭塞。

虽然在许多标准化设计的研究中均单独使用波形分析，但应注意其潜在的局限性。另一个重要的指标是双侧收缩期峰值流速差值（>30%），这对于避免漏诊中度狭窄或有良好侧支循环的狭窄闭塞性病变尤为重要。多普勒信号声频分析是另一参考指标，如果收缩期鞭笞声较对侧减弱提示上游狭窄。但需注意的是，采用此标准时应使用较小的多普勒校正角度（<50°）且两侧角度相等（Schäberle et al.，2013）。对于有经验的检查者，声学信号是排除髂动脉狭窄的最佳标准。虽然这一声学指标难以标准化，但髂动脉上游存在狭窄时，声学信号的变化可以直观地反映在波形中（收缩期峰值流速降低且收缩期上升支平缓）。

上述潜在局限性表明，单独的波形分析并不可靠（如股动脉分叉处狭窄，图2.12f），这也可以解释单独使用这一指标的不同研究之间结论的差异。考虑到盆腔内有丰富的动脉可建立侧支循环，慎重起见，检查者除综合考虑患侧波形、收缩期峰值流速和加速时间外，还需与对侧比较。凭借该方法，作者的团队在85例临床疑似髂动脉狭窄（间歇性跛行、脉搏或踝肱指数异常）患者中检出>60%狭窄者的敏感性达95%、特异性达98%（Schäberle et al.，1998），其中32例经血管造影证实为髂动脉狭窄。

如前所述，三相波仅表明在静息状态下有足够的外周灌注。为了避免误诊，最好将活动后的频谱多普勒检查结果与休息3～4分钟后的结果进行比较。肌肉活动引起生理性外周血管舒张，频谱波形表现为舒张期血流较大（图2.9）。没有血管病变者，血流频谱迅速恢复正常（休息1分钟内），且两侧多普勒波形相同均为典型的三相波。对于中度狭窄、侧支循环良好的重度狭窄或侧支循环非常好的血管闭塞患者（图2.12、图2.53），其波形也可恢复正常，但需更长的时间。因此，活动后1分钟的频谱多普勒分析可以鉴别生理性变化和病理性变化。

总之，节段性频谱多普勒分析需要结合双侧收缩期峰值流速和波形对照，以避免漏诊有血流动力学改变的狭窄。发现任何频谱异常都应进一步连续扫查其近端血管，以明确是否存在狭窄闭塞性病变，单靠三相波频谱不足以排除上游血管狭窄。

还需要注意的一个陷阱是，频谱多普勒取样点下游存在重度狭窄时可能会误诊为其近端髂动脉狭窄闭塞性疾病，因为两者导致的波形变化类似（搏动性降低和收缩期峰值流速降低，图2.12f）。例如，股深动脉狭窄合并股浅动脉闭塞或股浅动脉起始处重度狭窄的患者，在髂股动脉交界处录及的频谱形态与髂动脉阻塞患者类似（除收缩期上升支陡直外）。这种情况下，检查者必须直接评估髂动脉以排除狭窄（见2.1.6.1.4部分中的直接和间接标准）。

2.1.6.1.3　狭窄分级

流体模型和体内血流动力学研究证实，狭窄段收缩期峰值流速超过180～200 cm/s和倍增是具有血流动力学改变的血管狭窄诊断标准。研究报道了使用该阈值诊断的敏感性为71%～100%、特异性为92%～100%（Whyman et al.，1993；Moneta et al.，1992；Aly et al.，1998；Katsamouris et al.，2001）。另外，ROC曲线分析发现，诊断狭窄率50%以上的流速阈值为120 cm/s，70%以上的流速阈值为160 cm/s（Sacks et al.，1990），但该标准并不适用于临床日常工作，因为研究对象人群不同（如研究对象中高血压或糖尿病患者的比例），ROC曲线分析确定的流速截断值差异很大。

传统的血管造影在确定髂动脉狭窄分级方面具有局限性，特别是髂总动脉起始处后壁偏心性斑块引起的血管狭窄，因为这种狭窄的分级需要精确的侧位观察。对于更远部位的髂动脉局限性狭窄，除标准的前后位（通常情况仅用该体位），最好辅以左、右前斜位（二者相垂直）进行观察。侧位观察是准确狭窄分级的必要条件，因为该区域内的大多数狭窄，尤其是髂外动脉狭窄，多由后壁的偏心性斑块引起。也可采用薄层CT血管成像（1 mm）扫查，磁共振血管成像往往高估狭窄的严重程度。

引起血流动力学改变的动脉狭窄程度分级基于多普勒频谱分析，与狭窄上游正常节段动脉血流速度相比，局部收缩期峰值流速增加。狭窄段收缩期峰值流速的增加程度通常按狭窄段收缩期峰值流速与狭窄前段收缩期峰值流速的比值计算，简称收缩期峰值流速比值。一般来说，收缩期峰值流速比值>2，提示狭窄率>50%；比值>4，提示狭窄率>75%。当狭窄位于分叉处或动脉起始处（髂动脉或股深动脉起始处）时，不能使用收缩期峰值流速比值。在这些部位，可使用以血管造影作为“金标准”经ROC曲线分析确定的速度阈值来代替。几项研究提出采用180 cm/s作为收缩期峰值流速的截断值，该值最初用于诊断引起血流动力学改变的股深动脉狭窄（Strauss et al.，1991），其敏感性为71%～96%、特异性为92%～95%（Moneta et al.，1992；Aly et al.，1998；Katsamouris et al.，2001）。其缺点是收缩期峰值流速绝对值受全身因素的影响，一项使用200 cm/s作为收缩期峰值流速阈值的研究报道了其敏感性为95%，而特异性仅为55%（de Smet et al.，1996）。

狭窄段血液流速的增加与狭窄远端血压下降有关，血流动力学相关狭窄造成的压力梯度导致外周动脉收缩压下降，可以通过测量踝肱指数确定。踝肱指数降低提示动脉异常。Strauss等（1995）采用超声测量髂动脉狭窄段收缩期峰值流速，利用简化的伯努利方程得到狭窄段两端的压力梯度，并与血管造影直接测量动脉内压力所得数据进行比较，报道了两者相关性如下。

（1）面积狭窄率和基于收缩期峰值流速比值评估的血流动力学狭窄率：R=0.64。

（2）收缩期峰值流速和面积狭窄率：R=0.56。

（3）根据伯努利方程用峰值流速计算的压差（图2.13）和导管测得的压差：R=0.86。

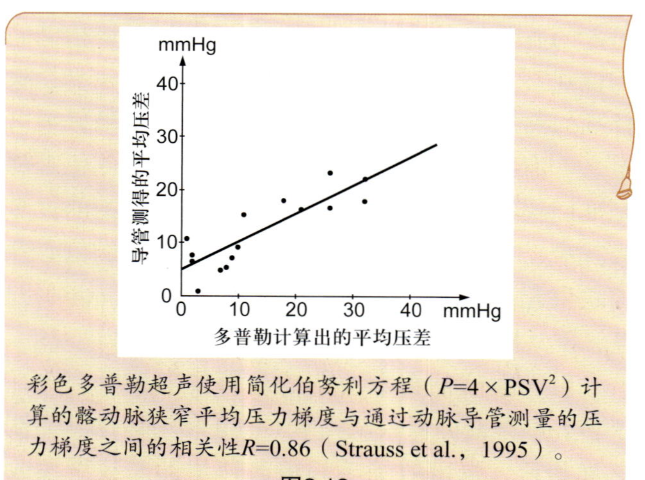

彩色多普勒超声使用简化伯努利方程（$P=4\times PSV^2$）计算的髂动脉狭窄平均压力梯度与通过动脉导管测量的压力梯度之间的相关性R=0.86（Strauss et al.，1995）。

图2.13

虽然该研究发现侵入性血管造影和无创性超声测得的狭窄处压力梯度一致性较好（图2.13），但作者的经验表明，用简化的伯努利方程依据收缩期峰值流速计算出的压力梯度可能产生误判，特别是重度狭窄时。基于踝肱指数反映的压力下降估计狭窄程度，忽略了侧支循环的作用。对于相同程度的狭窄，无侧支循环时踝肱指数值较低，随侧支循环的增加踝肱指数值会增高，充足的侧支循环可使狭窄后频谱波幅减小不明显。

理论上，髂动脉狭窄处的压差大小也反映了侧支循环情况，因为良好的侧支循环可使狭窄段收缩期峰值流速升高幅度减小，因此与狭窄程度相同但侧支循环较差的狭窄相比，侧支循环良好者狭窄处压差变化幅度相对较小（与股浅动脉狭窄的情况相比，图2.16b）。然而，在中心动脉狭窄闭塞性疾病中，狭窄处收缩期峰值流速受侧支循环的影响较小。

另一个需要注意的问题是，髂动脉和股总动脉常见的偏心性斑块较血管造影时直径缩小程度相同的同心性斑块对血流动力学造成的影响较轻。其原因是当血管环向狭窄时，血管直径减小50%可使血管横截面积减少75%，而偏心性狭窄使血管横截面积只减少了50%（图2.17d）。因此，在狭窄率相同的情况下，同心性狭窄造成的血流动力学改变更明显，导致狭窄段收缩期峰值流速升高幅度更大，外周缺血也更加严重。这也解释了形态学狭窄分级方法和血流动力学狭窄分级方法之间的差异，以及为什么血流动力学方法（如超声）比单纯基于形态表现的放射学方法更能反映患者的临床状况。

2.1.6.1.4 下肢动脉

动脉粥样硬化性股动脉狭窄的好发部位是分叉处（股浅动脉和股深动脉起始处）和收肌管水平。

股总动脉孤立性狭窄或闭塞罕见（约4%），大多数股总动脉狭窄患者伴有股浅动脉和小腿动脉的阻塞。股总动脉或股动脉分叉处的闭塞具有重要的临床意义，应尽可能通过手术（动脉内膜血栓切除术）进行治疗，由于这里的侧支通路（通过髂动脉和股深动脉）是股动脉分叉的一部分，侧支循环容量有限，因此其代偿能力较差。股深动脉供应大腿肌肉，是股动脉分叉远端动脉阻塞中最重要的侧支通路，其远端很少发生硬化性狭窄。所有的孤立性股深动脉阻塞基本上都是栓塞导致的或见于糖尿病患者。股深动脉起始处狭窄常见于股动脉分叉处存在动脉粥样硬化病变的患者，由于股深动脉在股腘动脉阻塞中作为重要的侧支循环通路，因此具重要临床意义，可选择手术治疗。

股浅动脉是动脉粥样硬化病变的好发部位，也是孤立性血管闭塞最常见的发生部位，发生率为27%。股动脉合并腘动脉闭塞占40%～45%。在所有孤立性腘动脉闭塞病例中，鉴别诊断时需排除腘动脉瘤血栓形成和非动脉粥样硬化性血管疾病（这些疾病多累及腘动脉）。

股腘动脉闭塞的治疗方法取决于临床表现、病因、部位和闭塞节段长度，超声易于对这些临床意义显著的常见病变部位进行扫查，因为它们位置表浅，声束传播路径中没有干扰成像的散射体。许多研究证实了超声诊断股腘动脉闭塞性疾病的准确性（表2.7）。超声提供的关于闭塞部位和闭塞长度的精确信息对于治疗决策是必需的，然而，是否治疗最终取决于临床需求（图2.8）。

表2.7　超声与血管造影诊断盆腔及下肢动脉血流动力学相关狭窄（狭窄率＞50%）、闭塞及动脉瘤的敏感性、特异性和准确性（表2.20）

作者	部位	超声	参照	敏感性（%）	特异性（%）	准确性（%）
Kohler 等（1987）	股腘动脉	常规	常规血管造影	82	92	
Legemate 等（1991）	主髂动脉	常规	动脉数字减影血管造影	89	92	91
Allard 等（1994）	主髂动脉； 股腘动脉	常规	常规血管造影	83 87	96 93	92 90
Cossman 等（1989）	髂动脉； 股总动脉； 股浅动脉； 股深动脉； 腘动脉	彩色	常规血管造影	81 70 87 71 85	98 97 85 95 97	92 93 87 93 93
Mulligan 等（1991）	股腘动脉	彩色	常规血管造影	89	91	
Moneta 等（1992）	髂动脉； 股总动脉； 股浅动脉； 股深动脉； 腘动脉	彩色	常规血管造影或动脉数字减影血管造影	89 76 87 83 67	99 99 98 97 99	
Strauss（2001）	髂动脉； 股总动脉； 股浅动脉； 股深动脉； 腘动脉	彩色	常规血管造影或动脉数字减影血管造影	87 75 94 79 94	73 91 72 96 92	83 86 88 86 93
Schäberle（1998）	股腘动脉； 髂动脉； 小腿动脉近端	彩色	常规血管造影或动脉数字减影血管造影；术中	97	98	97
Polak 等（1990）	股腘动脉	彩色	血管造影或动脉数字减影血管造影	88	95	93
Landwehr 等（1990）	股腘动脉	彩色	血管造影或动脉数字减影血管造影	92	99	96
Koennecke 等（1989）	股腘动脉	彩色	血管造影或动脉数字减影血管造影	97	97	97
Legemate 等（1991）		彩色	血管造影	84	96	
Ranke 等（1992）		彩色	血管造影	87	94	
Katsamouris 等（2001）	主髂动脉； 股腘动脉； 胫前、胫后动脉	彩色	血管造影	86 99 80	90 94 91	88 96 83
Aly 等（1998）	主髂动脉； 股腘动脉； 小腿动脉	彩色	血管造影	89 100 82	99 99 99	
Khan 等（2011）	股腘动脉	彩色	血管造影	94.5	99	

B型超声成像显示动脉粥样硬化病变可表现为管壁轮廓不规则、内膜增厚或斑块（表2.8）。在较大的动脉中，B型超声可以粗略估计非钙化斑块引起的管腔狭窄程度，然而，血流动力学相关的狭窄程度分级源于多普勒频谱分析。

如果声像图显示管腔内存在广泛的斑块管壁不能显示，则提示动脉粥样硬化闭塞。因此，B型超声检查可鉴别动脉粥样硬化引起的狭窄与血管外结构引起的管腔狭窄。

糖尿病患者中层硬化以动脉壁中层弥漫性钙化为特征。钙化导致管壁回声不均匀且不规则增厚，伴散射和声影，影响B型超声成像和彩色血流成像。

四肢动脉血流由于外周阻力高呈明显搏动性，近似层流。正常多普勒频谱为收缩期频窗清晰的窄带三相波，特征是收缩期上升支陡峭，然后下降，继之以短暂的舒张早期逆向血流和随后的前向血流，其波幅高低和持续时间依供血区域不同而各异。在动脉起始处和走行弯曲段可发生生理性的速度分布剖面变化。

由狭窄或外压引起的梗阻会导致血流加速，血流加速幅度与横截面积减少程度成比例（图1.44），且呈湍流（图1.46）。30%~50%的管腔狭窄可观察到轻微的血流速度升高，但静息时外周动脉血压（踝肱指数）不大可能出现相应下降。轻度狭窄（＜50%）对血流剖面影响不大。然而，随着管腔狭窄程度的增加，狭窄下游搏动减弱，并出现湍流或涡流。当面积狭窄率＞75%（直径狭窄率＞50%）时会出现明显的狭窄处收缩期峰值流速升高，与狭窄前动脉节段流速相比升高＞100%（Jäger et al.，1985；Moneta et al.，992），搏动性越来越弱，最终形成单相波（图2.14），其是动脉重度狭窄时狭窄处和狭窄下游的典型血流动力学改变（Cossman et al.，1989；Polak et al.，1991；Kohler，1990）。

彩色多普勒超声显示的狭窄部位变化为诊断狭窄的直接标准，狭窄后血流频谱形态的变化为诊断狭窄的间接标准。下肢动脉狭窄的诊断标准如下。

（1）直接标准。

1）狭窄处收缩期峰值流速绝对值＞180 cm/s。

2）局限性收缩期峰值流速升高，以狭窄段/狭窄前段收缩期峰值流速比值表示。①收缩期峰值流速比值＞2，提示＞50%狭窄（直径缩小）；

表2.8 B型超声成像鉴别血管疾病

B型超声声像图提供的诊断信息	建议诊断	超声成像测量（优化设置）	超声成像不能明确诊断时需采取的进一步检查（如与治疗相关）
局限性管壁增厚（内膜）、低/高回声及是否有声影?	动脉粥样硬化斑块	狭窄分级：频谱波形（调整脉冲重复频率及增益）	超声造影、磁共振血管成像、动脉数字减影血管造影（取决于拟采取的治疗方案）
管壁长节段同心性增厚（图2.33）	动脉炎	测量管壁厚度及病变累及节段长度、狭窄分级，以及是否闭塞（高频探头）?	炎症指标、红细胞沉降率、磁共振血管成像
血管扩张（图2.27）	动脉瘤、血管扩张性疾病	动脉瘤直径，以及有无附壁血栓?	彩色多普勒超声、CT，以及如有手术指征行动脉数字减影血管造影（外周动脉）
管壁无回声囊性病变（图2.29）	血管外膜囊性疾病	依囊肿大小不同导致的狭窄程度各异（复查）	CT、磁共振血管成像
可能由外压造成的动脉走行异常（图2.31）	血管卡压综合征，以及是否有狭窄或闭塞（卡压综合征）?	功能评估：跖屈/肌肉压迫时血管狭窄程度增加甚至闭塞	CT检查动脉走行异常
管腔非无回声	栓塞或血栓闭塞、伪像、仪器条件设置不当（结合临床表现：是否有严重的缺血症状?）	彩色多普勒超声确定闭塞节段长度（极低的脉冲重复频率、较高的增益）	血管造影、磁共振血管成像
管腔内膜样回声	夹层	彩色多普勒超声辨别真假腔明确诊断	血管造影、CT血管成像

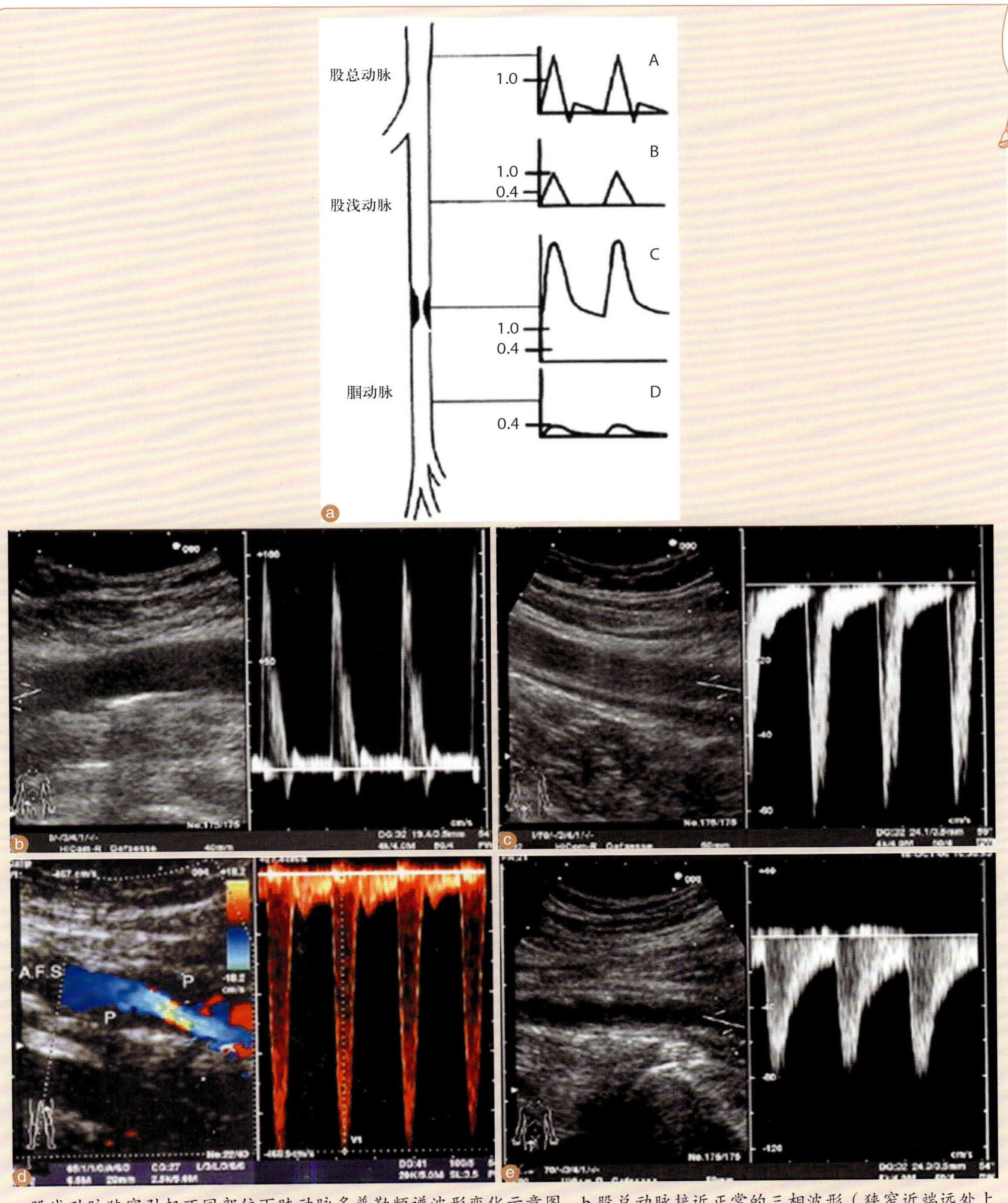

a.股浅动脉狭窄引起不同部位下肢动脉多普勒频谱波形变化示意图。b.股总动脉接近正常的三相波形（狭窄近端远处上游）。c.股浅动脉近端狭窄前波形，收缩期峰值流速略降低，舒张早期逆向波减少或消失，但收缩期上升支仍较陡峭。d.狭窄处呈单相波，收缩期峰值流速比狭窄前增加1倍以上。e.腘动脉呈收缩期峰值延迟且降低的狭窄后单相波（衰减波形）。

图2.14

②收缩期峰值流速比值>4，提示>75%狭窄（直径缩小）。

3）血管周围可触及震颤。

（2）间接标准。

频谱形态：①衰减波形（三相/单相）；②收缩期峰值延迟。

需要注意的是，间接标准中的单相血流仅表明外周血管舒张引起血流从高阻力到低阻力的变化。一些（生理和病理）因素可以改变正常的三相波形。

（1）生理因素：肌肉活动。

（2）病理因素。

1）发热。

2）高动力循环。

3）下游感染。

4）上游阻塞引起的血管扩张。

与血管造影相比，超声采用狭窄直接诊断标准诊断主髂动脉和股腘动脉血流动力学显著狭窄和闭塞的准确性为83%～99%（表2.7、表2.20）。作者团队（1998）对125例具典型临床症状的Ⅱ～Ⅳ期外周动脉闭塞性疾病患者研究发现，与血管造影相比，（彩色）超声诊断血流动力学相关狭窄闭塞病变的敏感性为96%、特异性为98%、准确性为97%。该研究人群中，31%的患者有股腘动脉狭窄闭塞性疾病，12%的患者累及髂动脉，18%的患者病变位于小腿动脉，39%的患者存在多节段病变。

在彩色多普勒超声成像中，轻度及中度狭窄造成的血流加速不明显，显示为明亮的红色或蓝色（主要位于狭窄射流束内）或混叠（使用低脉冲重复频率时）。随狭窄程度增加，与涡流和血流分离相关的逆向血流成分显示为颜色变化。重度狭窄的湍流超声特征是色彩镶嵌和混叠。恰当的彩色多普勒超声成像设置，可以快速定位狭窄，并进行狭窄程度的半定量评估。

狭窄程度的准确定量需要进行多普勒频谱分析，其对狭窄前、狭窄段和狭窄后血流动力学变化非常敏感（表2.9）。

表2.9 外周动脉狭窄分级（图1.46、图2.14、图2.20和图2.21）

狭窄程度	彩色多普勒超声（狭窄处）	彩色多普勒超声（狭窄即后段）	狭窄远端波形	狭窄近端波形	收缩期峰值流速比值[a]
无狭窄	三相波（收缩期峰值流速 < 150 cm/s）	频窗清晰； 搏动明显； 收缩期上升支陡峭	无变化	无变化	< 1.5
20%～50% 轻度狭窄	收缩期峰值流速增加（150～200 cm/s）	轻微湍流； 可出现中度频带增宽	与狭窄前一样	正常	1.5～2.0
51%～75% 中度狭窄	收缩期峰值流速进一步增加（200～350 cm/s） 搏动略减弱	涡流； 可有轻微湍流； 收缩期频窗部分填充	搏动性稍减弱	正常	2～4
76%～95% 重度狭窄	收缩期峰值流速增加非常明显（> 350 cm/s） 搏动减弱 单相波	明显湍流； 收缩期频窗完全填充； 单相波	收缩期加速时间延长； 搏动性减弱	振幅正常或略有降低（与健侧相比）； 侧支起源上游的搏动性可能会降低	> 4
> 95% 次全闭塞	收缩期峰值流速（> 4 m/s）和舒张末期流速显著增加（取决于侧支） 单相波	显著湍流； 收缩期频窗完全填充； 单相波	收缩峰变平； 搏动性显著降低； 单相波	振幅减小； 狭窄前搏动性增加但在侧支起点上游搏动性降低	> 4
闭塞	未探及血流信号	远端血流明显降低； 波形显著衰减； 单相波	收缩峰非常平坦； 单相波	低振幅； 闭塞前血流频谱呈敲击征：搏动性增加，负向波比例增大； 侧支上游搏动性降低	

注：其程度定义为血管横截面积减少的百分比，该标准并不完全适用于分支血管，不同程度的狭窄之间没有严格的界限，因为狭窄的血流动力学效应依赖于不同因素之间的复杂相互作用。

[a]收缩期峰值流速比值：狭窄处收缩期峰值流速与狭窄前收缩期峰值流速的比值。

资料来源：Wolf et al.，1993；Cossman et al.，1989；Polak et al.，1991。

重度狭窄近端由于周围血流阻力的变化，血流搏动性可能会降低，但频谱收缩期上升支仍陡峭（与闭塞后波形相反）。取样容积越靠近重度狭窄或闭塞部位，狭窄前波形受侧支的影响越小。如果频谱取样部位和阻塞部位之间不存在具有显著血流动力学意义的侧支，则可能会出现搏动性非常明显或往返血流频谱（“敲击样”频谱）（图1.46）。

血流加速度随狭窄程度的增加而增加（如连续性方程所预测的那样），最终导致三相波形的消失。依狭窄程度不同，狭窄后段多普勒频谱波形表现为收缩期峰值流速下降、收缩期峰值延迟、搏动性减弱，甚至出现单相血流（表2.9），而且变为湍流。在髂动脉和股动脉这样较大的动脉，血管外出现由于组织振动产生的运动伪像，或录及高频多普勒信号，即鸥鸣音，也提示重度狭窄。

重度狭窄或闭塞（图2.14）远端血流搏动性减弱是外周阻力降低（侧支血管扩张、小动脉张力降低）和狭窄处的压力梯度所致。在一个心动周期中，心脏与外周动脉的压差不平衡，整个舒张期呈持续性血流状态。

伴有声影的钙化斑块会妨碍彩色多普勒超声成像直接评价狭窄节段。这种情况下，检查者应比较狭窄前和狭窄后的多普勒频谱波形变化（表2.10）。如果在狭窄前和狭窄后取样点之间收缩期峰值流速或波形特征没有变化，说明斑块没有引起血流动力学相关的管腔狭窄（图2.64）。

表2.10 外周动脉超声检查的局限性

技术	局限性
B 型超声成像	钙化斑块：后方声影； 水肿：散射
多普勒超声	钙化斑块：后方声影； 可检测的最大流速：受脉冲重复频率限制

2.1.6.1.5 *狭窄分级：超声与血管造影*

大多数外周动脉闭塞性疾病患者中超声和血管造影的对照研究表明，两种方法之间的一致性很好，敏感性和特异性均在85%～99%（表2.7）。最近的研究报道了其值超过90%，但较早的研究也报道了超声检查的惊人结果。早在1986年，Jäger等就已指出，超声检查与血管造影相比，其检出髂动脉和下肢动脉异常的敏感性为96%、特异性为81%。值得注意的是，与由两位放射科医师诊断结论一致的血管造影结果相比（敏感性为97%，特异性为68%），超声检出的敏感性相似，但特异性更高。

虽然许多研究者认为多普勒超声是检测和分级（股腘动脉）显著狭窄（＞50%）的有效方法，但值得注意的是，多普勒超声用不同的收缩期峰值流速绝对值或收缩期峰值流速比值（狭窄段收缩期峰值流速除以狭窄前段收缩期峰值流速）的截断值来确定50%或70%的狭窄（图2.21）。

使用绝对收缩期峰值流速而非收缩期峰值流速比值进行狭窄分级时必须注意到，狭窄段收缩期峰值流速不仅反映了狭窄的程度，还反映了其他各种因素的影响。

（1）收缩压。

（2）狭窄后段收缩期峰值流速（随侧支循环程度的不同而变化）。

（3）血管壁弹性（中膜硬化–高搏动性）。

（4）交感神经紧张、血流阻力增加、外周血管扩张。

（5）侧支循环的影响：①测量收缩期峰值流速的动脉起侧支作用：收缩期峰值流速↑。②测量收缩期峰值流速的动脉通过侧支桥接：收缩期峰值流速↓。

因为这些因素的影响难以估计，尤其是侧支循环的影响（图2.16b），采用收缩期峰值流速比值进行狭窄分级比狭窄段收缩期峰值流速绝对值更可靠（图2.18，详见1.2.3部分）（Ranke et al.，1992）。收缩期峰值流速比值是狭窄部位相对于狭窄前正常节段血管峰值流速增加的一个指标，因此不能用于分支部位，因为分支血管的血流动力学效应难以估计，并且其导致的狭窄前段血流动力学情况也不同。股动脉分支就是一个很好的例子。股浅动脉起始处重度狭窄者，用股总动脉作为狭窄前收缩期峰值流速所计算出的收缩期峰值流速比值会导致不同的结果。因为股总动脉的血流速度受股深动脉血流的影响，而股深动脉的血流又随着其作为桥接阻塞的股浅动脉的侧支循环程度而增加。因此，收缩期峰值流速绝对值似乎是该部位狭窄分级的更好依据。

大多数关于股动脉分支处狭窄分级的速度参数绝对值的研究都采用ROC曲线分析来界定收缩期峰值流速阈值。例如，股深动脉起始处收缩期峰值流速阈值为180 cm/s，可准确识别血流动力学相关狭窄（>50%的狭窄）（Strauss et al.，1991）。后来，研究人员应用收缩期峰值流速绝对值阈值对整个股腘区的动脉进行狭窄分级。这些研究使用不同的阈值，结果如下。

（1）收缩期峰值流速阈值为150 cm/s：敏感性为94.5%、特异性为99%（Khan et al.，2011）。

（2）收缩期峰值流速阈值为180 cm/s：敏感性为66%、特异性为80%（Ranke et al.，1992）。

（3）收缩期峰值流速阈值为200 cm/s：敏感性为70%、特异性为96%（Leng et al.，1993）。

一些研究使用了令人惊讶的低血流速度阈值来检测与治疗相关的狭窄（狭窄率>70%）。例如，一项研究发现，收缩期峰值流速阈值为200 cm/s的敏感性和特异性均为89%（Khan et al.，2011），而另一项研究报道了，收缩期峰值流速阈值为250 cm/s的敏感性和特异性分别为74%和83%（图2.16b，Favaretto et al.，2007）。

对于基于局部血流速度增加程度的狭窄分级方法，收缩期峰值流速比值为2和（3～）4分别对应50%和75%的狭窄率（Khan et al.，2011；Ranke et al.，1992）。据文献报道，在与血管造影的对照研究中，检出50%狭窄的收缩期峰值流速比值为1.5～2.4。Khan等（2011）报道了收缩期峰值流速比值为1.5的敏感性为90.8%、特异性为97%。Polak等（1990）报道了收缩期峰值流速比值为2的敏感性为88%、特异性为95%；而Aly等（1998）则报道了其敏感性为92%、特异性为99%。Ranke等（1992）报道了收缩期峰值流速比值为2.4的敏感性为87%、特异性为94%。大多数研究认为，检出50%狭窄的最佳收缩期峰值流速比值为2（Alexander et al.，2002；Flanigan et al.，2008；Kohler et al.，1987；Sensier et al.，1996）。为了确定70（～75）%的狭窄，大多数研究人员使用的收缩期峰值流速比值为3.5～4.0（Alexander et al.，2002；Favaretto et al.，2007；Legemate et al.，1991；Polak et al.，1990；Schlager et al.，2007），而Khan等（2011）提出确定70（～75）%狭窄的收缩期峰值流速比值为2，低得惊人，原因可能是狭窄前取样位置的不同（节段性分类）。

2.1.6.1.6 侧支循环对狭窄分级的影响

股浅动脉在整个行程中发出动脉分支供应肌肉，这个区域的血管发生狭窄闭塞性病变时，这些分支动脉可作为侧支，引起复杂的血流动力学模式和血流方向及速度变化，在分析多普勒波形时必须考虑这一点（图2.15）。良好的侧支循环减少了动脉主干的血流量，导致狭窄段收缩期峰值流速低于狭窄程度相同但侧支循环不良或无侧支循环者（图2.16b）。

重度狭窄处的压力梯度导致狭窄远端的肌肉动脉压力逆转，这些动脉分支由桥接阻塞主干动脉的

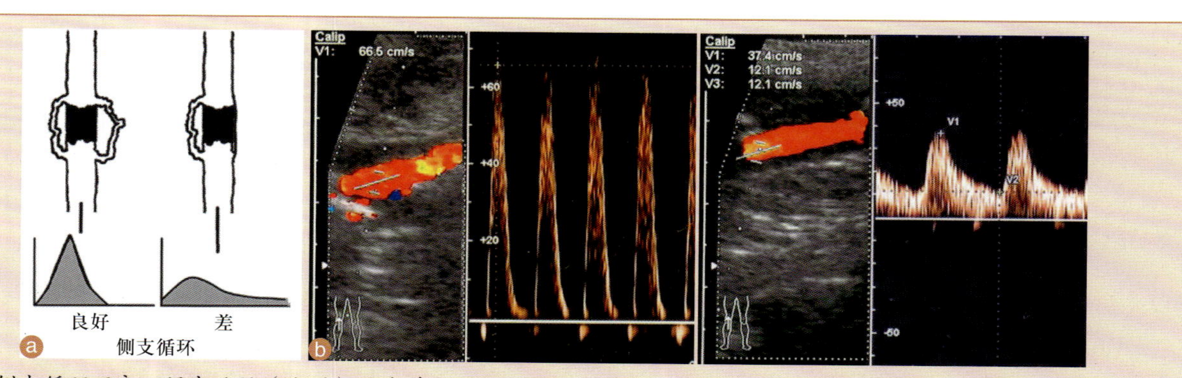

a.由于侧支循环不良，闭塞后段（右图）的多普勒波形低平且具较大的舒张期血流，这是外周动脉慢性缺血引起的远端动脉扩张所致。随着侧支的增多，闭塞段远端的血流搏动变得更明显（左图），当侧支循环达到最佳，闭塞后段压力接近闭塞前段压力时，血流趋于正常。b.频谱多普勒记录的阻塞远端血流的搏动性由侧支循环的血流量决定。良好的侧支循环可以弥补动脉主干闭塞造成的缺血，并确保至少在静息时有足够的灌注。例如，髂动脉或股浅动脉孤立性闭塞多年，进展缓慢时，偶尔腘动脉可录及三相波，但收缩期峰值流速降低且加速延迟。相反，侧支循环越差，波形越呈现单相波，且收缩期峰值流速越低（相对于舒张末期血流速度）。第一个例子显示股浅动脉闭塞有良好侧支循环的腘动脉多普勒频谱表现（左图），舒张早期有短暂逆向血流，舒张期没有正向血流（踝肱指数为0.8）。第二个例子（右图）显示股浅动脉闭塞侧支循环不良时腘动脉多普勒频谱呈单相波形，其特征是舒张期持续性血流和低收缩期峰值流速（踝肱指数为0.5）。

图2.15

侧支供血，并逆向流入阻塞远端动脉主干，主干动脉由于阻塞远端压力和血流减少，狭窄后段的收缩期峰值流速和搏动性在作为侧支循环的肌肉动脉起点远端高于起点近端。

侧支循环也影响狭窄前动脉主干（股动脉）的血流速度。良好的侧支循环致狭窄近端侧支循环起点上游动脉主干的收缩期峰值流速高于侧支循环起点下游主干（图1.46、图2.16b）。选择频谱多普勒取样位置用于狭窄前段收缩期峰值流速测量时，必须考虑这一点。使用狭窄前段更近端上游的收缩期峰值流速计算收缩期峰值流速比值会导致同样狭窄程度下收缩期峰值流速比值较低，这也是同样的狭窄程度而一些研究者报道的收缩期峰值流速比值阈值较低的原因（Khan et al.，2011）。因此，为了保持结果的一致性，应始终测量阻塞段主干动脉近端2 ~ 5 cm处且位于侧支动脉起点远端的狭窄前段收缩期峰值流速（图2.16b）。如果遵循此建议，则适用连续性方程，收缩期峰值流速比值为4等同于横截面积减少75%（与收缩期峰值流速成反比）。请注意，这只是基于假设血流为牛顿流体的近似值。

到目前为止，狭窄前收缩期峰值流速测量部位如何影响狭窄分级很少或并没有被关注，因此才会出现采用不同的收缩期峰值流速比值作为该区域血管狭窄分级的截断值。更有甚者，一些研究人员采用离狭窄段距离较远的位置作为狭窄前段收缩期峰值流速的取样点（Polak et al.，1990；Khan et al.，2011）。

最后一个需要考虑的是，由于侧支将血液从阻塞的动脉主干分流，狭窄段收缩期峰值流速绝对值可能会低于管腔狭窄程度相同但无侧支循环时的收缩期峰值流速预期值（见上节讨论的研究结果）。侧支起点与梗阻部位间的主干血流随侧支血流的增加而减少（Schäberle et al.，2013）。当使用收缩期峰值流速绝对值>180 cm/s作为阈值时，忽略了良好的侧支循环对重度狭窄的收缩期峰值流速的影响（图2.16b），从而导致低估狭窄的严重程度，使用收缩期峰值流速比值可避免这种误判。

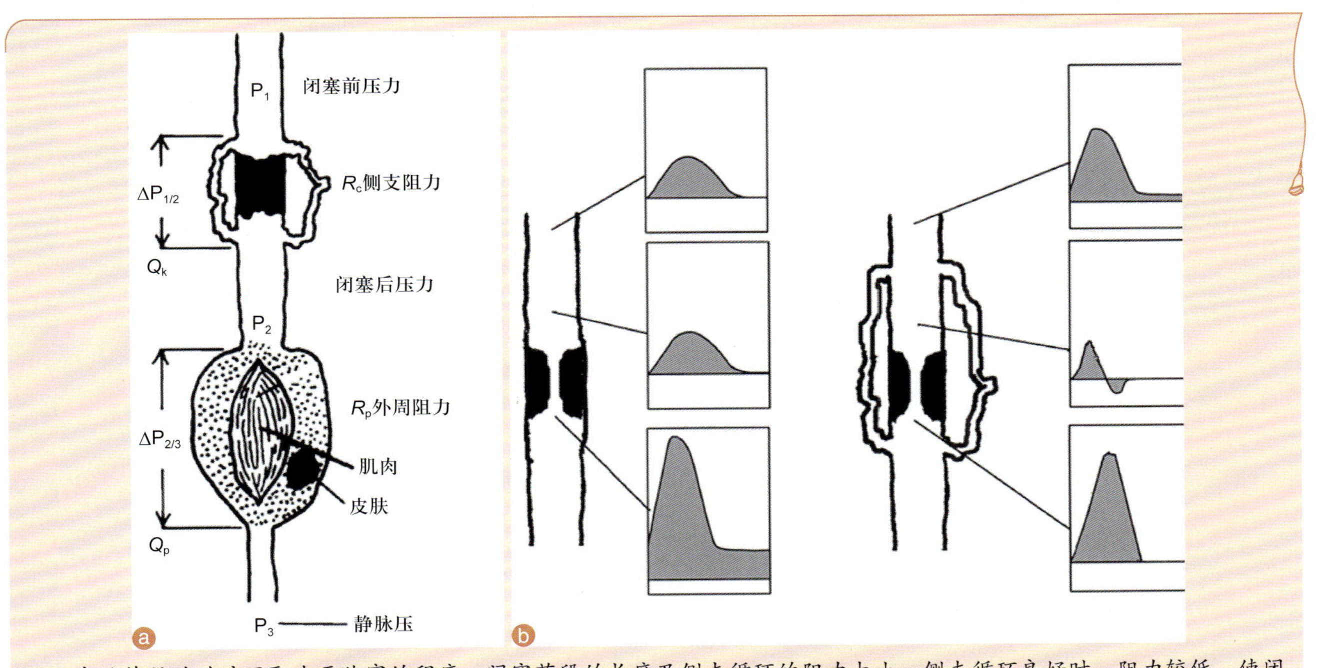

a.闭塞后节段的动脉压取决于狭窄的程度、闭塞节段的长度及侧支循环的阻力大小，侧支循环良好时，阻力较低，使闭塞后主干动脉压力升高。侧支循环良好，闭塞后波形异常较少见，收缩期峰值流速较高，舒张末期流速较低。髂动脉闭塞且侧支循环良好的患者闭塞远端动脉主干频谱波形近似正常三相波（Rieger et al.，1998）。b.如果侧支循环不佳或没有（或桥血管狭窄），狭窄前节段收缩期峰值流速降低，其血流受外周血管代偿性扩张的影响较小，非常严重的重度狭窄可能出现敲击波（左图）。如果侧支循环良好，侧支开口近端的主干收缩期峰值流速相对正常，然而，外周血流灌注减少血管代偿性扩张者，该处会由于侧支循环输送而出现舒张期血流。在侧支开口和狭窄部位之间的动脉主干血流搏动性较强，在重度狭窄近端可看到往返血流（右图）。如果没有侧支循环，血管内压力导致狭窄段血流速度较狭窄程度相同但有侧支循环者更高（左图）。侧支血管压力低使血液从狭窄动脉分流。相对于狭窄程度相同但无侧支循环者，有侧支循环者其狭窄动脉内压力降低，狭窄处血流速度减慢。因此，如果忽略侧支循环的影响，使用收缩期峰值流速绝对值可能会低估狭窄严重程度，但狭窄段与狭窄前段的收缩期峰值流速比值不受侧支循环的影响（图1.46）。

图2.16　侧支循环对外周动脉狭窄闭塞性病变血流频谱的影响

2.1.6.1.7 侧支循环影响动脉闭塞节段前和后的多普勒频谱波形的影响

在外周动脉中，闭塞后灌注压由闭塞前体循环的压力决定，最重要的是由侧支循环中的血流阻力决定（图2.16a）。而侧支阻力则取决于侧支血管的数量和大小、需要桥接的闭塞节段长度及血液黏度。当侧支阻力较低时，对外周灌注的影响较小，仅有中度的外周血管扩张，因此，阻塞后血流仍具搏动性，呈相对正常的三相波。闭塞后波形是否呈单相波取决于狭窄程度、闭塞节段长度和侧支循环程度。而多普勒波形和踝肱指数不仅反映了狭窄闭塞性病变的严重程度，也反映了侧支循环的程度，良好的侧支循环（如髂动脉）可弱化病变远端异常频谱多普勒表现。

这也是闭塞后多普勒频谱波形与踝肱指数和患者临床症状严重程度具有良好相关性的原因。如果闭塞后呈衰减波形但仍为三相波表明至少在静息状态时外周灌注仍然足够，这些患者的步行距离也更长。频谱多普勒表现及踝肱指数可以帮助鉴别外周动脉闭塞性疾病引起的下肢疼痛与其他潜在原因导致的下肢疼痛。

频谱多普勒检查可提供反映狭窄或闭塞节段周围动脉复杂血流动力学情况的丰富信息。随着慢性血管闭塞患者侧支循环的发展，远端血流搏动性增加（图2.15）。侧支也会影响狭窄上游的血流速度和频谱形态，其取决于取样容积相对于侧支开口和再汇入主干处的位置。侧支开口近端的狭窄前段，由于外周动脉阻力丧失呈单相波，持续的舒张期血流通过侧支。然而，与狭窄后段频谱形态相反，该处频谱收缩期峰值流速较高且有一个陡峭的收缩期上升支。侧支开口至重度狭窄部位间的狭窄前段频谱搏动性更强（图2.16），因为该段阻力高于侧支开口上游（图1.46）。

2.1.6.1.8 斑块形态与狭窄程度

血管造影和彩色多普勒超声在狭窄分级方面的系统性差异可能是由于忽略了斑块形态（同心性与偏心性）对狭窄程度判断的影响。股总动脉狭窄通常是由偏心性斑块导致，当偏心性斑块导致管腔直径缩小50%时，其对应的横截面积缩小为60%左右（图2.17、图5.27），而同心性斑块导致直径缩小50%时，其相应的横截面积缩小为75%。因此，同心性斑块较偏心性斑块导致的血流动力学异常和临床表现更明显，所导致的血流动力学差异表现为狭窄处收缩期峰值流速的增加是后者的两倍以上（收缩期峰值流速比值分别为4和2）（图2.17d）。换句话说，狭窄段收缩期峰值流速的增加反映了横截面积的减少（图2.18）。因此，与单纯依赖形态学表现的血管造影狭窄分级相比，超声测定的血流动力学狭窄程度更能反映斑块相关的血流阻塞程度及患者的临床表现。

血管造影狭窄分级的另一个局限性是，它往往依赖于单一的（前后位）投影，而准确的分级需要两个平面的投影，特别是由偏心斑块引起的狭窄。这种局限性在血管造影评价股总动脉狭窄时尤为明显，股总动脉狭窄通常由后壁斑块引起，如果仅仅观察前后投影，甚至可能造成漏诊。尽管存在这些局限性，但是科学研究也仍然使用血管造影作为“金标准”，并报道了超声与前后位血管造影的一致性较差（Schlager et al.，2007）。总的来说，在通常的临床情况下，多普勒超声检测＞50%的狭窄足够准确。

基于不同原理的两种成像方式产生的结果存在差异不足为奇。血管造影（还有动脉数字减影血管造影和X线密度测定）主要基于形态学特征，而超声是评估狭窄的血流动力学变化。除了前述的局限性外，血管造影的其他缺点包括只显示造影剂灌注的管腔而不显示血管壁，将3D的管腔结构转变为2D图像。髂股区域的特殊局限性为股动脉分叉由于前后位视图上血管的重叠而导致低估后壁斑块引起的狭窄，在髂动脉和股动脉分叉处常见，难以在前后位视图上评估（图5.27、图5.14、图2.55）。尽管存在局限性，但选择性血管造影仍然是评价血管狭窄的“金标准”。

2.1.6.1.9 股深动脉

对于动脉分叉处（如股深动脉起始处）的狭窄分级，有人提出以收缩期峰值流速绝对值为180 cm/s时或更高时为阈值（图2.19），而收缩期峰值流速比值（即狭窄段收缩期峰值流速相对于狭窄前段的局部倍增）并不适用（见1.2.3部分）。前述的血流动力学相关狭窄的间接征象（狭窄前段和狭窄后段的波形变化）可以作为补充标准（详见2.1.6.1.4部分）。

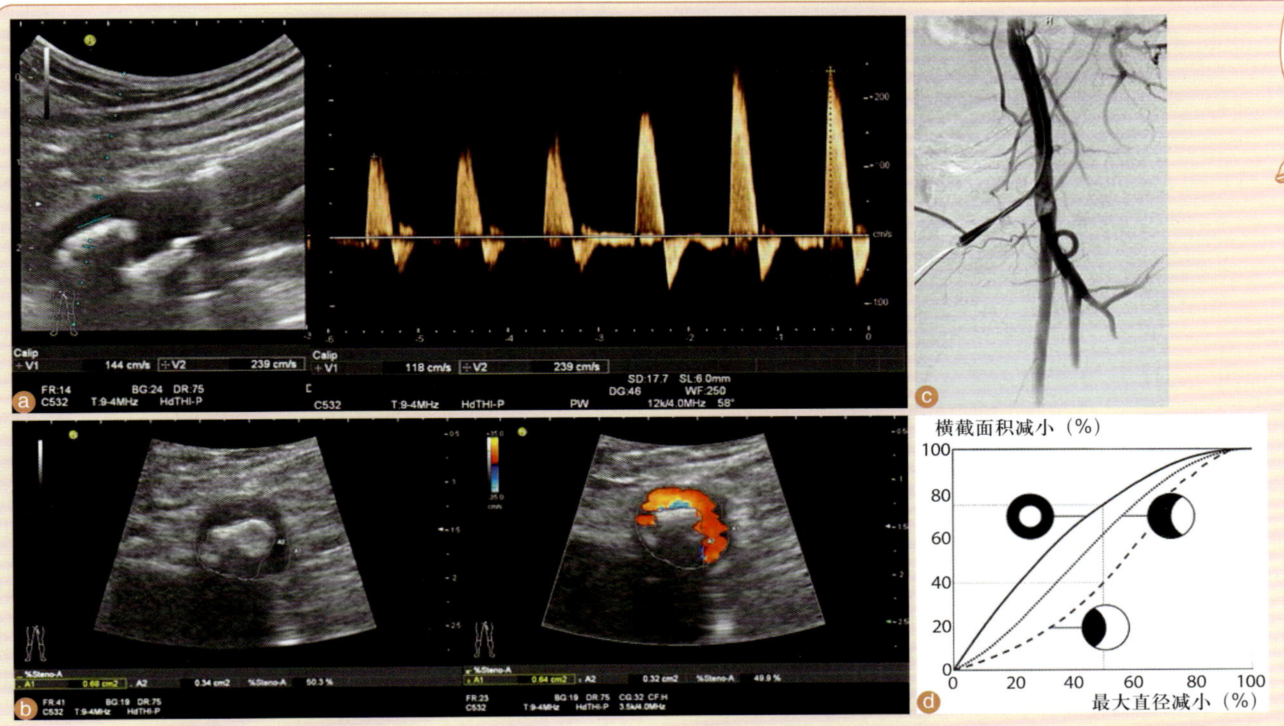

a.股总动脉狭窄，狭窄处收缩期峰值流速为220 cm/s，长轴灰阶图像显示管腔重度狭窄由后壁偏心斑块引起，而收缩期峰值流速则提示狭窄率为50%～60%，狭窄前段收缩期峰值流速为110 cm/s，收缩期峰值流速比值为2，提示狭窄率为50%。频谱多普勒是通过沿动脉移动探头获得的，包括狭窄前段和狭窄段。b.与图c同一狭窄的灰阶和彩色多普勒图像。灰阶图像显示后壁偏心性钙化斑块。平面测量横截面积法提示面积狭窄率为50%的管腔狭窄［使用内置软件测量：血管横截面积（0.68 cm^2）/斑块横截面积（0.34 cm^2）→50%的面积狭窄率］。虽然这种直接测量横截面积的狭窄评价方法在该例中分级正确，但并不建议采用，最好采用基于频谱多普勒检查的血流动力学狭窄分级方法。该例的灰阶图像（左）很难进行准确的斑块描绘，彩色血流成像模式也不能更好地区分斑块与血流间边界。相反，彩色多普勒超声成像容易发生彩色外溢，使斑块和血管壁边界模糊不清。横切面声束垂直可充分显示斑块，但对于多普勒成像来说，则是很差的入射角度（接近90°）。增益设置较高也不合适，甚至会增加彩色外溢伪像。c.前后位血管造影不能充分识别狭窄，唯一提示管腔狭窄的迹象是原本应该显影的血管区域由于偏心性斑块的存在使得该区域变亮。侧位观察，图b中的斑块似导致重度狭窄，从技术上讲，该例只有进行血管造影斜位而非侧位观察才能获得正确诊断。d.该图显示横截面减小与直径减小之间的关系，与斑块形态（同心–偏心）有关。直径减小是血管造影狭窄分级的基础，而横截面积减小决定了血流动力学相关狭窄（图5.27），是超声狭窄分级的基础。该图显示管腔直径减小50%（血管造影）时，其对应的同心性斑块引起的横截面积减小为75%，而对应的偏心性斑块引起的横截面积减小约为60%（译者注：原文为50%，但图中显示为60%）。通过频谱多普勒测量进行分级时，收缩期峰值流速比值为4的环形狭窄对应于较高程度的狭窄；收缩期峰值流速比值为2的偏心狭窄，对应于较低程度的狭窄（根据连续性方程）。这两种情况下，就直径狭窄率而言，血管造影都会做出50%狭窄的诊断。由于横截面积的减少决定了狭窄的血流动力学效应，从而决定了患者的临床症状，因此超声确定的血流动力学狭窄分级更能充分衡量狭窄的临床相关性（见1.2.3部分）。

图2.17　斑块形态的影响

股深动脉主干的评估在诊断股浅动脉狭窄闭塞性疾病时具有特别重要的意义，原因如下。它是最重要的侧支，而且常伴发股深动脉受累。同时，可以通过较小的手术干预（股深动脉修复，动脉内膜血栓切除）来改善小腿和足部的血液供应。因此，识别股深动脉起始处狭窄性病变很重要，但在血管造影时病变可能被重叠的血管所掩盖，只有采用额外的斜位投影时，才能获得可靠的血管造影评估结果（图2.20）。

作者的团队（Strauss et al.，1988）通过测量股深动脉起始处的血流动力学情况，采用狭窄处收缩期峰值流速确定其狭窄程度，并与血管造影对照，发现其阳性预测值和阴性预测值分别为86%和91%。采用ROC曲线分析确定收缩期峰值流速为180 cm/s是区分正常血流及轻度狭窄与>50%狭窄的最佳截断值（图2.20、图2.21）。

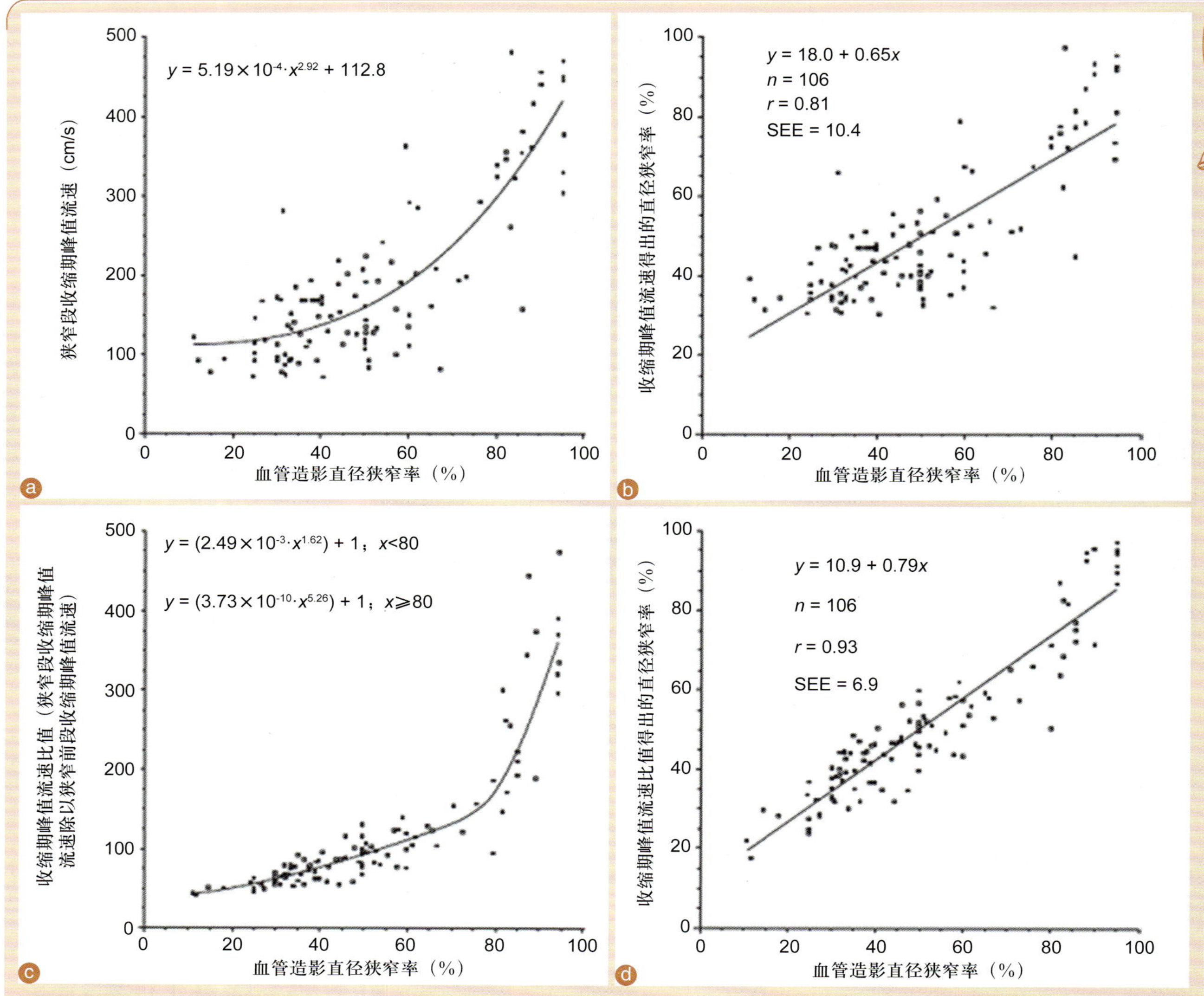

狭窄处收缩期峰值流速绝对值（图a、图b）和收缩期峰值流速比值（狭窄段收缩期峰值流速除以狭窄前段收缩期峰值流速，图c、图d）与血管造影直径狭窄率的相关性（Ranke et al.，1992）。a.采用180 cm/s作为诊断狭窄率＞50%的收缩期峰值流速截断值，106例股动脉狭窄患者狭窄段收缩期峰值流速和血管造影直径狭窄率（%）的相关性（R=0.81）。b.根据收缩期峰值流速和血管造影得出的直径狭窄率进行线性回归分析。c.收缩期峰值流速比值与血管造影直径减小的相关性更好（R=0.93），因为它不太容易受到全身因素（收缩压）变化或其他影响（如血管壁弹性）的影响。根据这项分析，使用收缩期峰值流速比值2.4做截断值可获得最佳诊断效果，识别＞50%的狭窄敏感性为87%、特异性为94%。d.根据收缩期峰值流速比值与血管造影分别计算的直径狭窄率进行线性回归分析。

图2.18

如前所述，对流速的解释必须考虑到被检查的动脉是否充当侧支。作为股浅动脉闭塞的主要侧支，股深动脉自身没有狭窄时，其起始处的平均流速可能增加100%以上。此外，侧支动脉远端桥接于闭塞节段后的动脉时，由于外周阻力减小，其搏动性较弱。此时，只有收缩期峰值流速绝对值高于阈值（通过与血管造影比较来界定）和单相波形才是诊断狭窄的有效标准。

2.1.6.1.10 膝下动脉的频谱多普勒成像

收缩期峰值流速正常值随下肢动脉向远端延伸而降低（表2.5），且膝下动脉收缩期峰值流速个体间差异较大。因此，ROC曲线分析未能确定诊断该区域动脉血流动力学相关狭窄（＞50%）或更重度狭窄的收缩期峰值流速绝对值阈值，狭窄分级应采用计算狭窄段与狭窄前段收缩期峰值流速比值的方法（图2.22）。

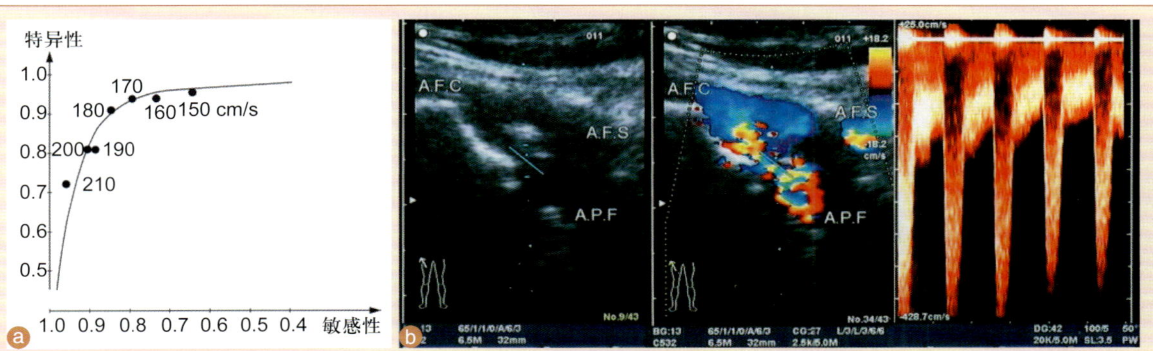

a.股深动脉狭窄：与血管造影对照，采用ROC曲线分析超声测得收缩期峰值流速使用不同截断值诊断股深动脉狭窄的敏感性和特异性。b.通过彩色血流图像中的混叠现象提示股深动脉起始处的狭窄，并经频谱多普勒检查证实（单相血流，收缩期峰值流速为403 cm/s）。灰阶及彩色血流成像显示股动脉分叉，股总动脉、股浅动脉和股深动脉显示在同一切面。斑块造成的声影影响了对股浅动脉的评价，但彩色混叠提示存在另一处狭窄（蓝色表示血流背离探头，流向外周）。A.F.C：股总动脉；A.F.S：股浅动脉；A.P.F：股深动脉。

图2.19

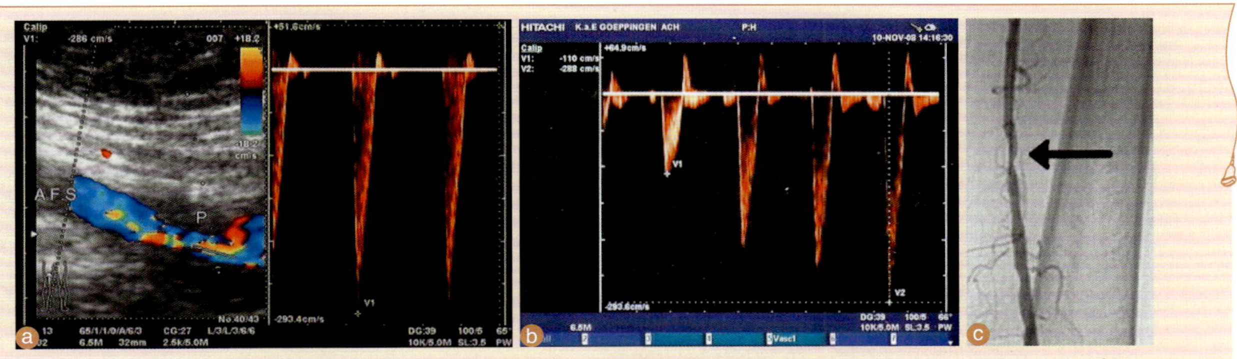

a.低回声斑块致股浅动脉为50%～70%的狭窄。频谱多普勒测得狭窄处收缩期峰值流速为290 cm/s（取样容积置于彩色血流声像图中通过混叠识别出的狭窄射流中）。b.从狭窄近端2 cm处开始在体表移动倾斜的探头（多普勒角度为锐角），获得沿股浅动脉连续的多普勒频谱图。多普勒连续扫查显示狭窄段收缩期峰值流速为290 cm/s，而狭窄前段为110 cm/s，收缩期峰值流速比值（狭窄段和狭窄前段收缩期峰值流速的比值）>2，但<4，提示为50%～70%的狭窄，并非重度狭窄，因此多普勒频谱波形显示为正常的三相波（没有小动脉扩张，具充足的外周血流灌注）。c.血管造影证实为50%～70%的狭窄。P：斑块；A.F.S.：股浅动脉。

图2.20　股浅动脉狭窄分级

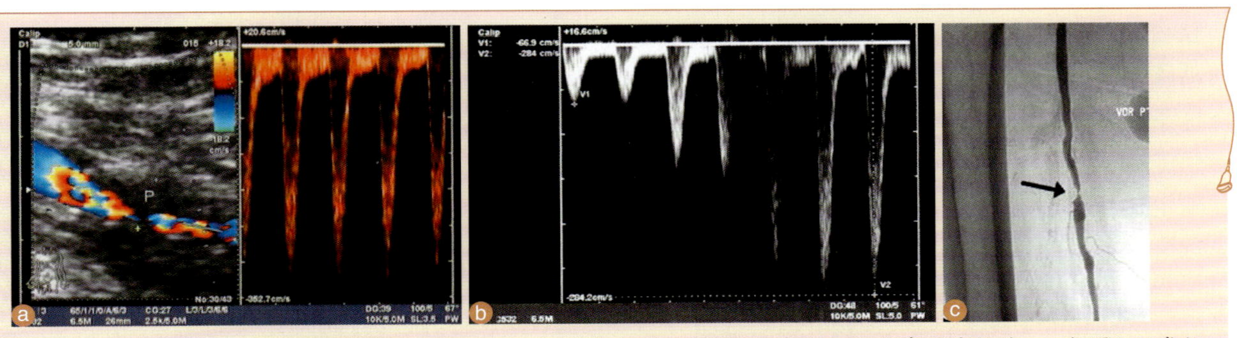

a.低回声斑块导致重度狭窄，收缩期峰值流速接近4 m/s，单相频谱，与图2.20相似，但狭窄程度较重。b.与图2.20类似的频谱多普勒连续扫查显示狭窄处收缩期峰值流速从60 cm/s增加到3 m/s以上，收缩期峰值流速比值>4，为重度狭窄。c.血管造影证实股浅动脉重度狭窄。P：斑块。

图2.21　重度狭窄分级

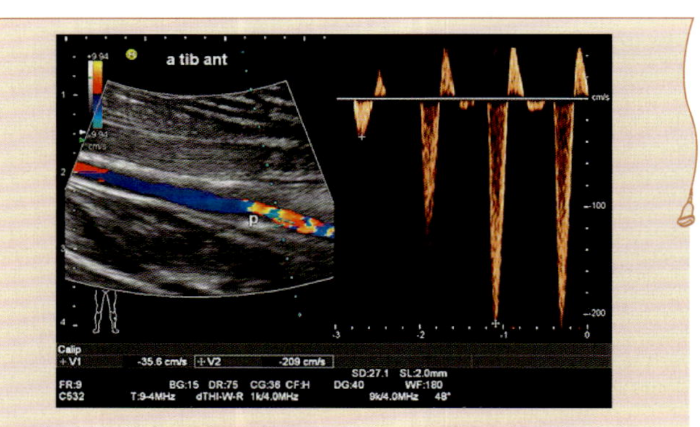

胫前动脉狭窄（小腿中部水平），狭窄处收缩期峰值流速为209 cm/s。由于膝下动脉血流速度个体间差异大，因此收缩期峰值流速绝对值不是该区域狭窄分级的有效标准。收缩期峰值流速比值≥5（波形右侧部分示狭窄处为209 cm/s，波形左侧部分示狭窄前段为36 cm/s），对应>80%的狭窄。

图2.22

通过分析和比较近端和远端（如胫腓干或胫前动脉近端和踝关节水平的动脉主干）的多普勒波形可以缩小膝下动脉闭塞的定位范围（图2.68、图2.69）。小腿的动脉相对来说不太适合超声评估，使用上述间接狭窄标准可以简化并缩小病变小腿动脉的超声检查范围。寻找膝下的狭窄闭塞性病变或评估潜在的旁路手术靶血管，首先对足背动脉和胫后动脉进行多普勒超声检查，将这些部位的多普勒波形与腘动脉的谱波形进行比较。其次，检查者继续从小腿动脉近端获得多普勒波形，与踝部的动脉波形进行比较，以缩小阻塞病变的定位范围。最后，如果与治疗相关，检查者可以尝试定位病变（狭窄或闭塞）。一旦腘动脉和分叉处病变被证实，如需检查小腿动脉以确定旁路移植时小腿远端动脉吻合部位，检查者应首先确定踝部血流量最高的动脉，再使用低流速设置从踝部水平向上连续扫查这条动脉，以检测小腿动脉中的缓慢血流（类似于静脉血流），寻找可能妨碍其用作旁路的病变，并确定最适合远端吻合的部位。同时，对备选动脉进行是否存在血流动力学相关狭窄的收缩期峰值流速倍增筛查（图2.24），即使狭窄位于闭塞远端的血管段，可能也不适合用作旁路移植。

对于广泛的动脉粥样硬化性疾病或长期糖尿病伴严重中膜钙化的患者，膝下动脉的超声检查受限。在这些患者中，钙化病变产生声影，使长段的动脉无法被评估是否存在狭窄或闭塞。出现声影，不能准确分级狭窄，并且可能导致错误判断阻塞段的长度。即便使用超声造影剂也无法克服声影的问题。熟悉小腿血管的超声解剖对于准确评估该区域的血管疾病和最大限度减少将侧支误认为小腿动脉主干而导致误诊很重要。

2.1.6.1.11 超声造影的作用

外周动脉超声造影有益于超声成像不佳者，可更好地检测慢血流或低血流状态。例如，评估膝下动脉，以寻找近端动脉闭塞患者的其他狭窄闭塞性病变，以确定可用于血管旁路移植手术的小腿或足部通畅的靶动脉。超声造影全面评估膝下动脉可能需要反复注射或持续灌注造影剂微泡，以确保在整个检查过程中充分增强，因为低机械指数B型超声成像虽然使微泡破坏延迟，但在该区域血管的成像图像质量较差。使用标准输出功率进行超声造影（图2.70，详见1.1.5和6.1.2.1.2部分）需要重复使用小剂量造影剂，以补偿微泡快速消散（图2.23b、图2.23c）。注射较大剂量或首过成像不能克服这个问题，因为它与彩色外溢伪像有关，会模糊血管壁。注射后不久，微泡稀释使管腔彩色充盈良好。反之，如果剂量过低，则未闭管腔彩色填充不良。

关于造影剂改善超声诊断的科学数据很少。在一项14例患者的小型研究中，Ubbink等（2002）发现，与标准彩色多普勒超声相比，使用造影剂后阻塞后膝下动脉（成像差、慢血流、低血流）的诊断可信度从56%提高到91%（图2.23）。一项包括82例患者的多中心研究（Sidhu et al.，2006）发现，当SonoVue剂量为2.4 mL时，成像差的血管节段比例从40.7%下降到7.4%。采用不同对照方法（血管造影、CT血管成像、磁共振血管成像）的亚组分析表明，使用超声造影剂后，彩色多普勒超声成像的诊断准确性从30.7%提高到68.9%。但该研究的局限性是采用的超声设备不同及所研究的血管区域多样（从颈动脉到外周动脉），就不同部位血管的诊断准确性而言，亚组的界定并不明确。最值得注意的是，小腿动脉是外周血管区域唯一有理由进行超声造影检查且值得期待获得额外检查信息的血管。使用上述超声检查策略，只有在常规技术不能明确识别合适的小腿旁路靶动脉时，才有必要使用超声造影剂。典型的例子是长期糖尿病发生中膜硬化的患者，其声影会遮盖较长的血管段，同时也会影响超声造影的评估。总之，外周动脉闭塞性疾病患者使用微泡造影剂并没有达到最初的预期。在临床中，

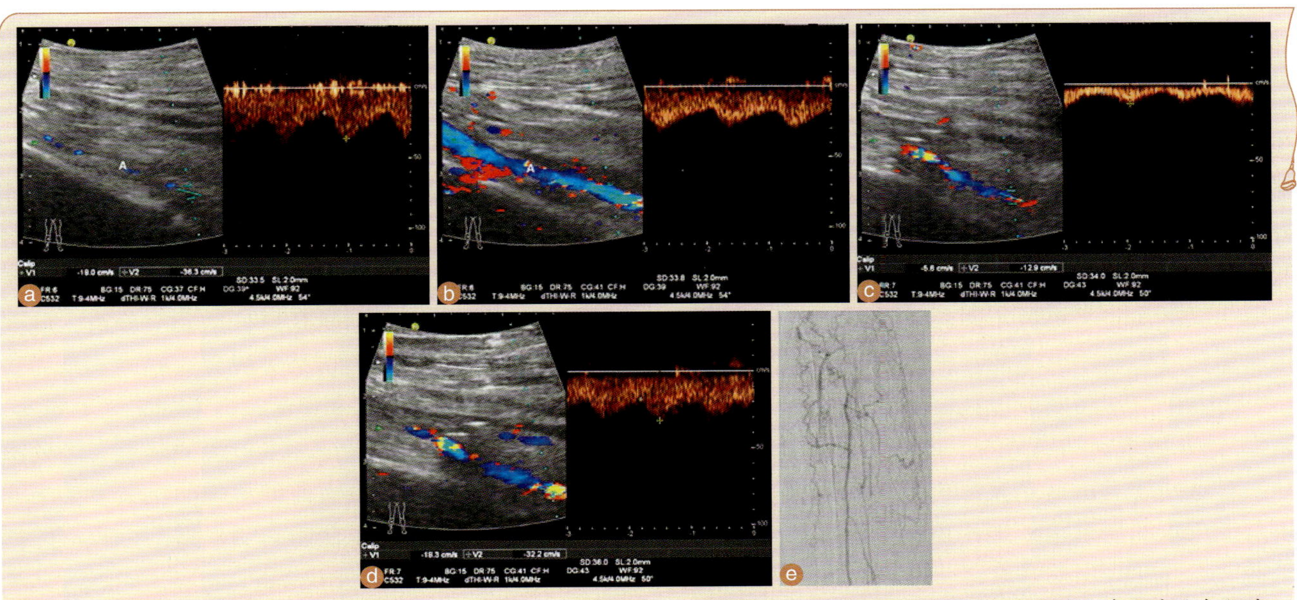

a.1例长期糖尿病腘动脉闭塞患者的腓动脉超声检查。在彩色血流图像中几乎看不到任何血流信号（尽管脉冲重复频率和增益设置合适）。在这种情况下，通常可以设置较高的频谱增益来追踪记录显示血流，该例频谱显示为闭塞后血流波形。但也会造成过度调制接收增益（波形中的伪像）。b.给予超声造影剂后的彩色血流图像（几乎同一视图）显示血流几乎贯穿整个动脉。低机械指数（mechanical index，MI）超声造影并无裨益，因为即使同时进行B型超声成像也常常无法提供足够的分辨力来识别膝下动脉（图2.70、图5.19及图5.59）。因此，建议使用常规的彩色多普勒超声模式进行超声造影（不降低发射增益）。需注意准确地识别动脉主干，避免误将彩色血流丰富的侧支当成动脉主干。c～e.腓动脉远端血流通畅，但在此段可见多发局灶性狭窄（收缩期峰值流速比值高达2，符合＞50%管腔狭窄。译者注：原著中误为＜50%管腔狭窄）。图示收缩期峰值流速从12 cm/s（图c）增加到36 cm/s（图d），对应的狭窄约为60%。腓动脉远端在注射超声增强剂后45秒左右显像（由于使用正常的发射功率，微泡被迅速破坏），增强效果已经消退，彩色血流信号充盈较差。总的来说，检查没有发现中度及以上狭窄，提示腓动脉适合做血管旁路移植的受体血管。通过超声造影确定的膝下动脉狭窄可以使用收缩期峰值流速比值进行分级。该例中，血管造影（图e）证实腓动脉是膝下唯一未闭的动脉主干，适合接受血管旁路移植手术。基于收缩期峰值流速比值的彩色多普勒超声狭窄分级通常比根据形态学的血管造影更准确（后者往往由于闭塞远端显影较差而使评估不准确）。

图 2.23

超声造影只在非常特定的情况下使用。最先进的超声设备可实现高分辨力成像，大多数患者使用常规的彩色多普勒超声成像可获得可靠的评估结果。即使采用超声造影，也几乎不能克服由于伪像而使评估效果降低的问题。

2.1.6.1.12　血管旁路移植术前足部靶动脉的识别

在确定合适的足部动脉或远端动脉节段用于旁路移植远端靶血管时，超声是血管造影很好的补充。膝下动脉使用具有极好空间分辨力的高频探头（10 MHz）进行检查，其在该血管区域内寻找通畅的旁路靶动脉时优于血管造影。近端动脉闭塞患者小腿和足部动脉显影不良常常使血管造影评估受限（图2.71）。B型超声评估潜在旁路靶动脉的斑块情况，频谱多普勒确定足底动脉弓的通畅性（Hofmann et al.，2004）。只有少数研究探讨了超声成像在伴有原发周围动脉闭塞或糖尿病足综合征的糖尿病患者中的作用（Boström et al.，2002；Dyet et al.，2000；Schneider et al.，1998）。由于这些研究的患者群体在临床分期和大血管病变严重程度方面存在很大的差异，因此很难对结果进行比较。值得注意的是，这些研究中很大比例的患者，小腿动脉的检查结果不明确（29%）、未能进行系统检查（22%）或超声未能显示这些动脉（13%）。腓动脉通常是糖尿病患者唯一通畅的小腿动脉，也是最难通过超声检查评估的。

检测足底动脉弓的孤立性狭窄仍然是一个难题，因为连续评估这些动脉并不总是可行的，所以不能单独采用超声成像来决定胫后动脉或足背动脉哪条更适合接受旁路移植。目前超声造影也不能克服这些局限性。超声微泡会使侧支过度增强（彩色外溢），导致识别小腿动脉主干困难（Dyet et al.，2000；Ubbink et al.，2002）。

2.1.6.1.13　多节段阻塞

前述的直接狭窄标准适用于单一狭窄或闭塞，如果应用于多节段狭窄–闭塞性疾病患者易导致误诊。第二个或更远端狭窄节段周围的血流动力学情况受上游狭窄的血流效应影响。近端狭窄导致的压力降低使第二处狭窄的狭窄前收缩期峰值流速降低，第二处狭窄管腔内收缩期峰值流速较狭窄程度相同的孤立性狭窄更低（图2.24c）。因此，如果采用诊断孤立性狭窄50%的收缩期峰值流速截断值为180 cm/s作为诊断多节段狭窄标准，会低估多节段狭窄–闭塞患者远端狭窄的严重程度。

对这些患者的远端狭窄进行分级的唯一可靠方法是使用收缩期峰值流速比值（如收缩期峰值流速倍增），而非收缩期峰值流速绝对值（表2.7）。研究结果证实，在肢体动脉多节段狭窄–闭塞性病变时，远端狭窄部位的收缩期峰值流速较低，使用收缩期峰值流速绝对值的标准显著降低了超声的敏感性（Bergamini et al.，1995），而其他研究则表明，采用收缩期峰值流速比值时，多节段狭窄和孤立性狭窄的检测和分级的准确性相同（Sensier et al.，1996；Aly et al.，1998）。

如前所述，对于动脉开口处的狭窄分级，基于收缩期峰值流速比值的狭窄分级方法相当不可靠，因为狭窄前段血管直径和血流动力学状态均不同。

最后，检查者需谨记，多节段梗阻患者的狭窄后频谱多普勒也受远端血流的影响。例如，如果取样点远端存在严重阻塞使阻力明显增高，频谱的搏动性也更高（图2.24a、图2.24b）。

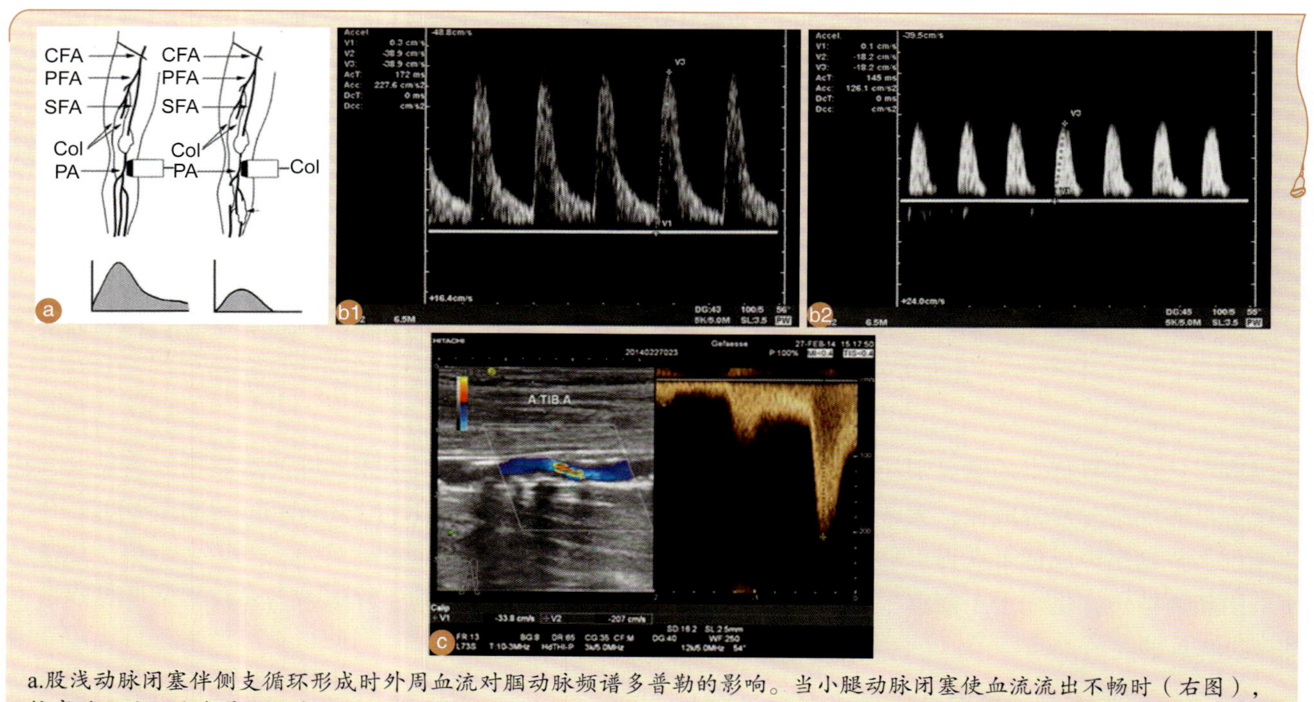

a.股浅动脉闭塞伴侧支循环形成时外周血流对腘动脉频谱多普勒的影响。当小腿动脉闭塞使血流流出不畅时（右图），较高的血流阻力会导致阻塞后波形搏动性更强；当小腿动脉通畅时，外周动脉扩张导致单相波形（左图）。b.图示两例股浅动脉闭塞并有相似侧支循环的患者外周血流不同对腘动脉多普勒频谱的影响。b1：第一种情况，小腿动脉通畅，外周血流良好，加速时间为172毫秒，收缩期峰值流速为39 cm/s，舒张末期流速为8 cm/s（对应图a中左图）。b2：第二种情况，3条小腿动脉均闭塞，足部通过侧支供血，腘动脉频谱为敲击波形，加速时间为145毫秒，收缩期峰值流速为18 cm/s，由于流出阻力较高，血流搏动性更明显（对应图a中右图）。c.股浅动脉闭塞合并胫前动脉狭窄的患者。多普勒频谱（由左向右）显示胫前动脉狭窄前段呈典型的闭塞后波形（收缩期延迟上升，单相血流，收缩期峰值流速仅34 cm/s），因此，狭窄段收缩期峰值流速绝对值（200 cm/s）对于该患者胫前动脉狭窄分级是不可靠的。收缩期峰值流速比值为6（狭窄段收缩期峰值流速为207 cm/s除以狭窄前段收缩期峰值流速34 cm/s。译者注：原文中收缩期峰值流速比值为8，计算有误），对应>80%的狭窄。CFA：股总动脉；PFA：股深动脉；SFA：股浅动脉；PA：腘动脉；Col：侧支。

图2.24

2.1.6.1.14　动脉闭塞

闭塞的特征是彩色血流和频谱多普勒成像都没有血流信号。需注意的是，血流信号缺失也可能是由于仪器设置不当（增益、脉冲重复频率）或钙化斑块引起的声影（表2.10）。血管壁钙化引起的后方声影主要见于糖尿病中膜硬化的患者，可以通过比较钙化节段上游和下游的多普勒频谱变化（闭塞下游单相波形）来克服，并寻找起自闭塞节段上游和闭塞节段下游重新注入动脉主干的侧支（图2.25）。

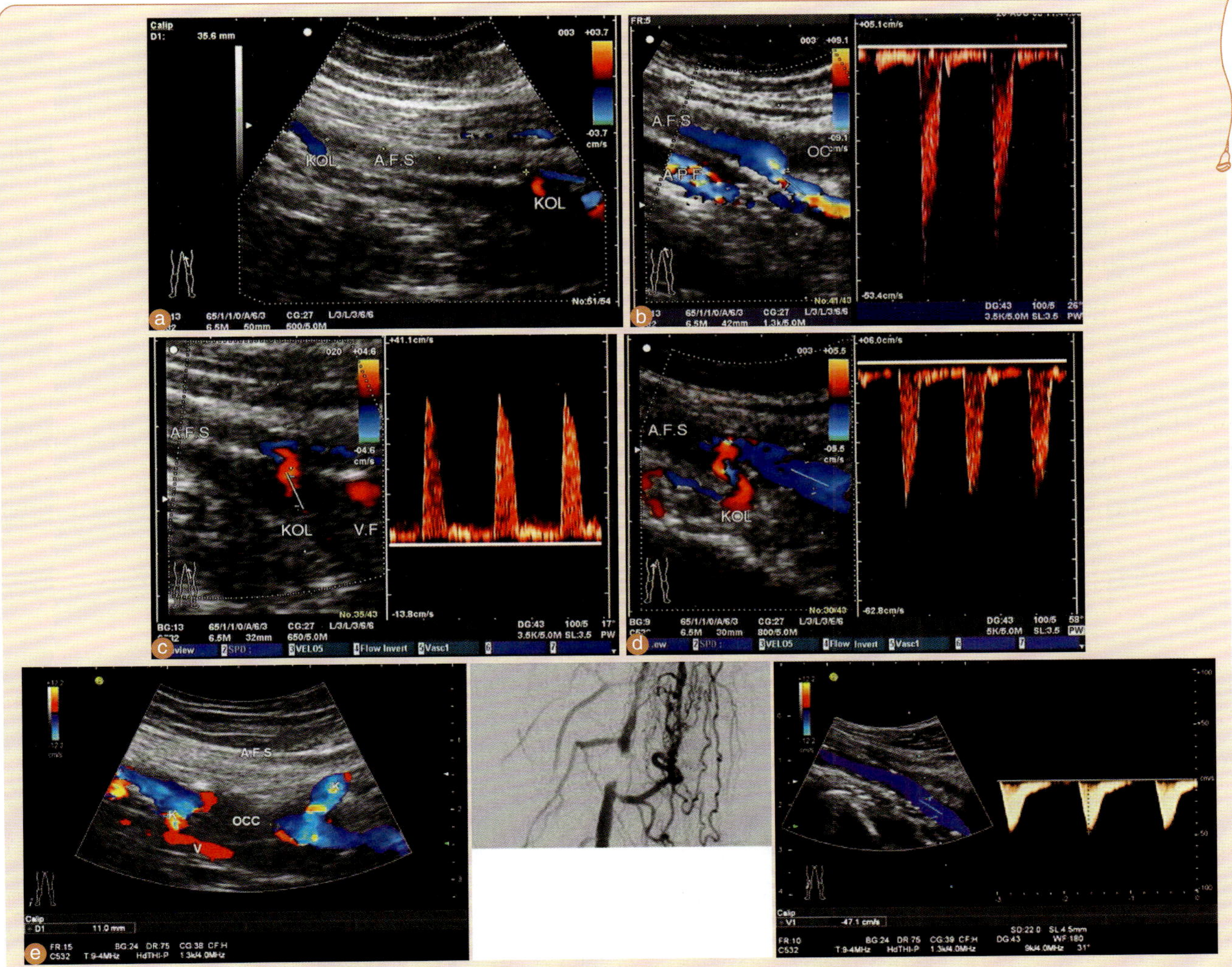

a.准确判断闭塞段长度对治疗决策（经皮腔内血管成形术与旁路移植）很重要。首先，在彩色多普勒模式下使用低脉冲重复频率检测慢血流来估计闭塞节段长度（示例中为3.5 cm）。建议补充对起自和汇入动脉主干侧支的评估，以确认测量的闭塞节段长度，特别是钙化斑块产生的声影影响动脉主干评估时。图示闭塞近端扩张的侧支（图像左侧背离探头的蓝色血流）和另一汇入股浅动脉的侧支（图像右侧朝向探头的红色血流）。b.侧支的详细评估：扩张侧支提示闭塞段的起点和终点（探头移动并聚焦至侧支起始部位），来自侧支起始处的搏动性多普勒频谱流速为50 cm/s，表明有良好的侧支循环灌注（该例中彩色血流成像显示混叠是由多普勒角度较小造成的，并不提示狭窄）。c.图示闭塞远端3.5 cm处侧支汇入股浅动脉，收缩期峰值流速为30 cm/s，血流方向朝向探头（红色）。d.由侧支供血的闭塞段远端股浅动脉多普勒频谱。闭塞后波形具较高的搏动性，舒张期血流成分较少，舒张早期流速降低（由反射的压力波引起），收缩期峰值流速约为40 cm/s，收缩期上升支陡峭，符合充足的侧支循环代偿的频谱表现。该例中良好的侧支循环使闭塞后段可以维持几乎正常的压力，保证了静息状态下具有充足的外周血流灌注而不需要小动脉扩张。超声显示的闭塞节段长度在理论上尝试进行经皮腔内血管成形术（如果有临床指征）是合理的，但该例建议采取保守的策略：超声显示侧支循环良好，而闭塞段和向闭塞远端动脉主干供血的侧支循环之间的关系表明在经皮腔内血管成形术过程中可能会导致侧支循环闭塞。e.股浅动脉短节段闭塞患者。闭塞段长度和侧支起源与经皮腔内血管造影结果完全吻合。闭塞远端侧支血流（背离探头的蓝色血流）逆向灌注股浅动脉。来自远端腘动脉的多普勒频谱波形（右图）评估显示侧支循环充足（收缩期峰值流速和搏动性）。KOL：侧支；A.F.S.：股浅动脉；V：股静脉；K：侧支起源。

图2.25　股浅动脉闭塞

超声可以准确地确定阻塞节段长度（图2.25e）。我们研究了40例下肢股腘动脉闭塞，发现血管造影和超声之间R=0.96。闭塞段长度<5 cm者占21%，5～10 cm者占54%，>10 cm者占25%。所有髂动脉闭塞的患者（n=30）均被超声检查准确识别，但由于该水平超声成像不佳，闭塞段的远端有时会被高估几厘米（“死水区”）。另一项研究（Karasch et al.，1993）报道了超声和血管造影测量闭塞节段长度之间存在类似的相关性（在98个肢体动脉中R=0.95）。

缓慢的闭塞后血流可能导致对闭塞节段长度的高估，特别是当侧支循环不良时。远端下游动脉主干血流由于侧支循环的再注入变得正常化，超声检查可能会有改善。常规超声方法难以评价的血管区域，静脉注射超声造影剂可以改善对血流的检测（Langholz et al.，1992）。在常规临床情况下，超声造影很少用于外周动脉检查。

正确识别阻塞段远端需设置低脉冲重复频率和高增益以检测阻塞下游的缓慢血流。

与重度狭窄类似，闭塞会影响闭塞前和闭塞后的多普勒频谱波形。如果没有彩色多普勒血流显像，检查者可通过靠近闭塞区域两端进行频谱多普勒采样来判断闭塞节段长度。注入闭塞动脉主干之前平行于闭塞动脉的侧支血流信号可能会被误认为是通畅的动脉主干，从而低估了闭塞节段的长度。进入动脉主干的侧支可以通过入射角度改变引起明显的血流加速来识别，尤其是可以通过多普勒信号所显示的血流方向变化来识别（图2.25e）。一旦确定了侧支的起源或再注入部位，通过角度校正获得的多普勒频谱波形可识别出狭窄阻塞的侧支血流。闭塞后血流的频谱多普勒特征对于治疗决策（药物治疗或修复）也很重要。

为了正确评估和定位膝关节以下的狭窄闭塞性病变（图2.26），超声检查根据其解剖走行向下追踪其动脉主干至关重要（详见2.1.6.1.4部分）。另外，伴行的静脉也可作为解剖标志。不要把作为侧支的扩张分支误认为是（闭塞）动脉主干，这一点很重要。长期糖尿病中膜硬化者由于伴声影可能

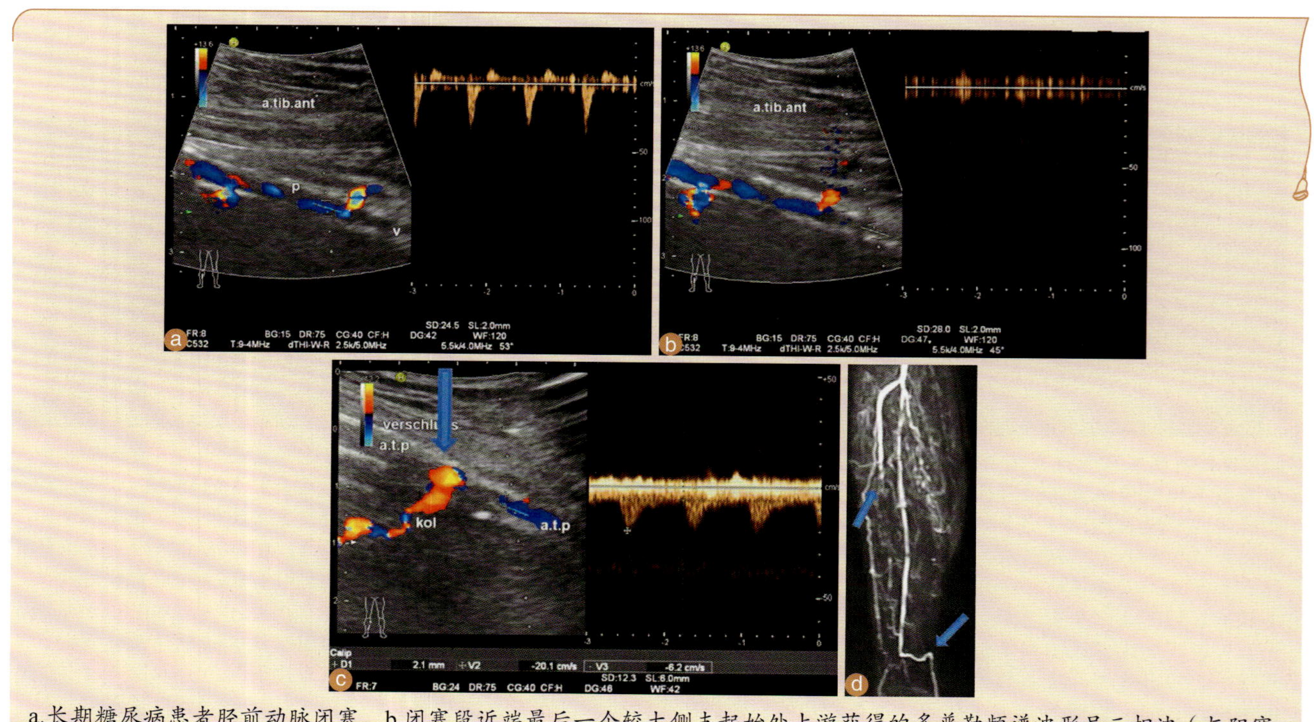

a.长期糖尿病患者胫前动脉闭塞。b.闭塞段近端最后一个较大侧支起始处上游获得的多普勒频谱波形呈三相波（与阻塞段的频谱比较）。c.胫后动脉闭塞，在踝关节以上水平较大的侧支血管（箭头）注入，这一段的多普勒频谱波形呈单相血流，这一间接标准提示上游阻塞，可以通过近端节段的超声检查直接确认。d.磁共振血管成像显示膝下动脉闭塞的整体情况。上方的箭头指示胫前动脉闭塞段近端，下方的箭头指示踝关节水平由胫后动脉再灌注（与分辨力较高，可清晰显示侧支和导致管腔狭窄斑块等细节的超声比较）。胫前动脉闭塞至踝关节水平。V：胫前动脉闭塞；a.t.p：胫后动脉。

图2.26

会严重降低超声识别这一区域动脉节段性闭塞的能力，这种情况下，可以通过比较近端和远端波形变化来获得诊断闭塞的间接证据。

即使使用高分辨力探头并设置恰当的检查条件，偶尔也难以检测出侧支循环不良的多节段闭塞下游血流。这种情况下，采用高增益和低脉冲重复频率的频谱多普勒检查通常可以检测到可能存在的残余血流。

※ 2.1.6.2　动脉栓塞

缺血性动脉栓塞通常起源于心脏（80%～90%），其余均由动脉-动脉栓塞引起，主要由动脉瘤伴血栓引起，少部分由动脉粥样硬化病变引起。

频谱多普勒或彩色多普勒超声检查血流信号缺失可以确定闭塞的部位和长度。较少见的次全闭塞栓塞时可沿低回声血栓栓子周边靠近血管壁检测到残余血流信号（图2.84、图2.85）。血管腔内均匀低回声团块、管壁轮廓清晰光滑、无斑块，提示栓塞性闭塞。

栓塞性闭塞通常发生在分叉处，栓子附壁并向近端分叉部位延伸。接近闭塞处的血流频谱呈“树桩状”，具很强的搏动性，收缩期峰值流速明显降低，频谱形态呈敲击波形。血栓周围的任何残余血流通常相对缓慢。血栓较短时，引起的血流动力学改变类似于狭窄所致的高收缩期峰值流速频谱形态。利用低脉冲重复频率和高增益检测栓塞后段的缓慢血流（由于侧支循环不佳）以确定闭塞远端。除了识别和检测栓塞特征，寻找栓子来源（图2.27）也是超声检查的一部分（超声心动图、主动脉和外周动脉超声）。对于外周动脉，检查应重点关注可能存在的腘动脉瘤。

※ 2.1.6.3　动脉瘤

2.1.6.3.1　真性动脉瘤

动脉瘤是动脉的局部异常扩张，其直径至少是正常动脉直径的两倍。最常累及腹主动脉和腘动脉。腘动脉瘤占所有外周动脉瘤的85%，在65～80岁的男性中发病率高达1%（Trickett et al.，2002），53%的病例为双侧，14%的患者伴主动脉瘤（Diwan et al.，2000）。股动脉和髂动脉的周围动脉瘤主要见于扩张性血管病变患者（Schuler et al.，1993）。灰阶成像动脉瘤横切面呈“囊状”或“梭形”的血管腔扩张。动脉瘤内的附壁血栓常因较血流回声稍高而易显示出来，无彩色血流充盈可证实。血栓沉积可导致狭窄，尤其是在动脉瘤的远端。无血流信号提示动脉瘤内完全血栓形成。血管造影并非评估动脉瘤伴部分血栓的理想检查，CT虽能显示动脉瘤的形态和范围，但不能提供血流动力学信息。孤立性腘动脉闭塞的患者在接受介入治疗前应进行超声检查以排除形成血栓的动脉瘤或血管卡压综合征。

腘动脉瘤可发生闭塞或破裂。伴血栓沉积的腘动脉瘤，血栓脱落可导致周围血管栓塞，严重时可导致截肢。

当动脉瘤直径超过2 cm时考虑手术治疗（Robinson et al.，2009；Michaels et al.，1993），较小的动脉瘤呈“囊状”或并附壁血栓时也需要手术治疗（图2.27），因为当膝关节弯曲时，膝关节区域的血栓性动脉瘤暴露在更大的剪切应力下，即使是小的动脉瘤也有较高的栓塞风险。一般情况下，小于2 cm的腘动脉瘤可保守治疗和监测，18%～35%的动脉瘤会出现症状，甚至在达到2 cm之前可能就需要手术治疗。

总的来说，在腘动脉瘤患者中，破裂的风险小于血栓引起的外周动脉栓塞风险，动脉瘤直径也并非确定外科修复的主要标准。因此，附壁血栓的检测是这些患者的主要诊断任务。如果发现附壁血栓形成，即使是小的腘动脉瘤也应进行手术治疗（图2.27d、图2.27e）。

超声是首选的检查方法，可以提供关于动脉瘤直径、形状和血栓形成的可靠信息（图2.87、图2.27），有助于筛选出需手术的患者和制订手术方案。动脉瘤位置表浅可采用高分辨力探头检查，横切面测量直径并识别管腔中的血栓（无彩色血流），纵切面观察形状。

2.1.6.3.2　假性动脉瘤

假性动脉瘤是一种被邻近组织包裹形成的血肿，通过动脉壁上的孔与供血动脉相通，其是诊断性血管造影或介入手术时动脉穿刺的典型并发症。在进行经皮腔内血管成形术或心导管术的患者中发生率可达6%。该并发症的发生率取决于多种因素，包括导管和导管鞘的直径、围手术期抗凝、肥胖、穿刺相关问题和压迫不足（Hust et al.，1992；Moll et al.，1991；Corriere et al.，2005）。吻合口动脉瘤是一种血管手术后发生的假性动脉瘤，尤其是血管旁路移植手术后。其他靠近腘动脉的手术，如关节镜半月板手术也会损伤动脉壁，从而导致假性动脉瘤（Schäberle et al.，1995）。

假性动脉瘤需与伴传导搏动的血管周围血肿相鉴别（图2.79），但临床鉴别困难（Thomas et al.，1989），应用超声通过特征性的往返血流可以将假性动脉瘤与低回声的血管周围结构（如血肿、血清肿、淋巴囊肿）区分开（图2.28a、图2.28b），此为特征表现，不需血管造影证实。因压力变化假性动脉瘤的颈部产生往复血流：收缩期血管腔内压力高，血液以较高速度经狭窄的颈部进入假性动脉瘤体；舒张期压力反转，血液以稍低的流速流回供血动脉，流出血流通常是湍流。

外周动脉假性动脉瘤的传统治疗方法是手术。另一种治疗方法是超声引导下压迫动脉瘤颈部使其凝固闭合，因为超声能够非常精确地定位动脉瘤颈部相对于体表的位置（Fellmeth et al.，1991；Hust et al.，1993），用探头压迫10～30分钟后发生血栓形成（图2.94）。

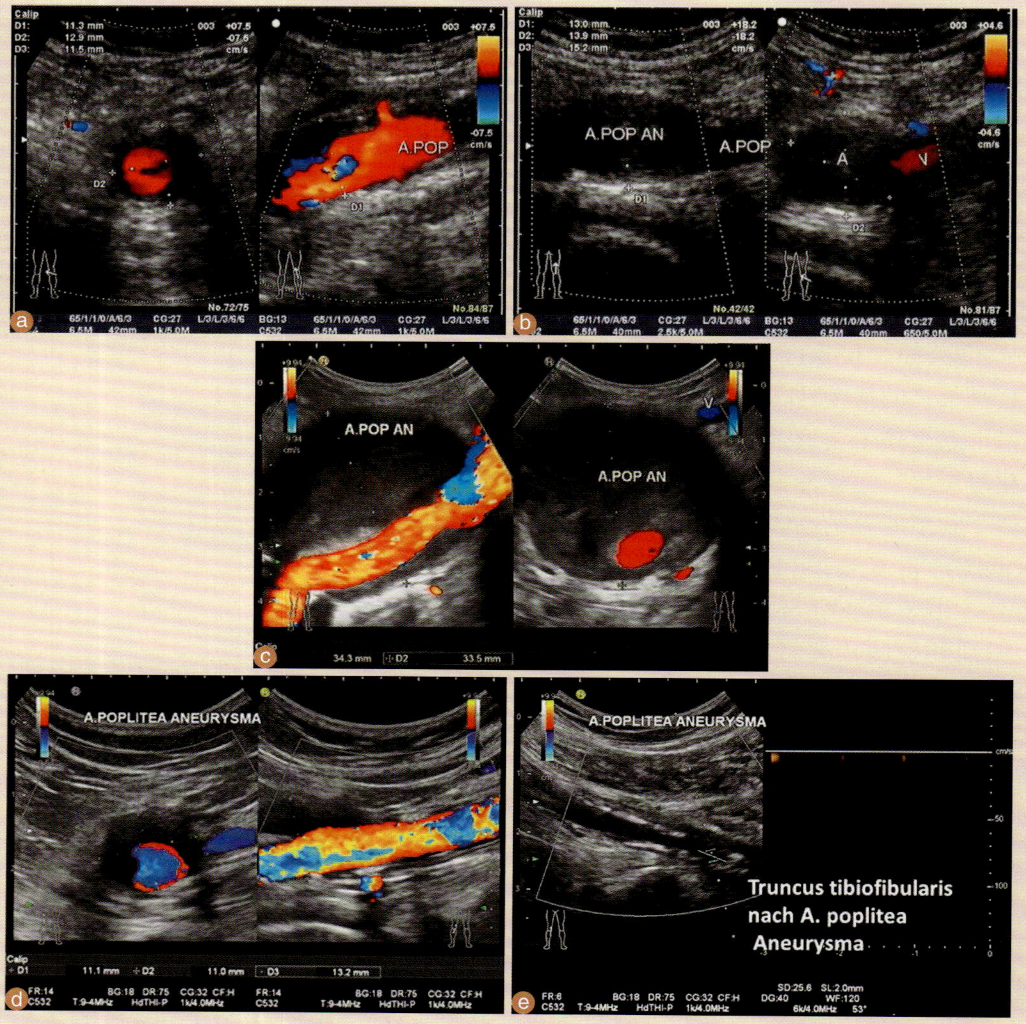

a、b.小的腘动脉瘤超声表现。a.伴部分血栓形成的较小的腘动脉瘤，最大直径为13 mm。当出现血栓时，即使是这样的小动脉瘤也可能导致小腿动脉栓塞（由于膝盖弯曲时动脉的剪切应力和弯曲），需进行手术修复。低脉冲重复频率的彩色多普勒超声成像横切面和纵切面可以很好地显示未闭管腔的轮廓。卡尺示管径。b.该患者6个月后（患者拒绝手术）。动脉瘤直径略微增大至15 mm，动脉瘤内完全血栓形成并可见侧支循环形成。纵切面（左图）显示正常动脉管径过渡为动脉瘤。c.大的腘动脉瘤（直径为3.4 cm）。除正常腘动脉腔的宽度外，动脉瘤内形成血栓（A.POP.AN）。该动脉瘤可能被血管造影检查漏诊。动脉瘤压迫腘静脉并使之移位，该例有明确的手术指征。d、e.小的腘动脉瘤（最大直径为13 mm），横切面和纵切面显示除正常动脉管腔宽度外伴有部分血栓形成（图c）。动脉瘤是该患者胫腓干栓塞闭塞的原因（图d），其近端胫前动脉起始处是通畅的（未显示）。V：静脉；A.POP.AN：腘动脉瘤。

图2.27

已发表的超声引导下压迫治疗假性动脉瘤的研究（Krumme et al.，1995；Lange et al.，2001）报道了平均压迫30～44分钟后成功率为66%～86%（Coley et al.，1995），复发率为4%。大多数抗凝治疗患者压迫治疗无效。相比之下，超声引导注射凝血酶诱导血栓形成的成功率为93%～100%（复发率为3%），而且在大多数抗凝治疗患者中也是成功的（表2.11；Vicente et al.，1999；Wixon et al.，2000；Corriere et al.，2005）。凝血酶治疗假性动脉瘤的并发症发生率高达4%，最可怕的并发症是凝血酶向远端迁移引起严重肢体缺血（高达2%），甚至可能导致受累肢体截肢。在凝血酶治疗期间引起的远端动脉闭塞，需立即使用肝素并即刻开始动脉内溶栓治疗。谨慎地从动脉瘤体周边缓慢滴入高浓度凝血酶溶液（如5 mL溶液稀释5000 IU凝血酶）可以降低凝血酶迁移的风险。

表2.11　超声引导下血管介入诊断和治疗

病理	介入治疗/措施
假性动脉瘤（通常为医源性）	压迫动脉瘤颈部； 注射凝血酶
术后移植物周围积液	超声引导穿刺诊断和可能的治疗：感染、脓肿、血清肿、淋巴囊肿、移植物反应

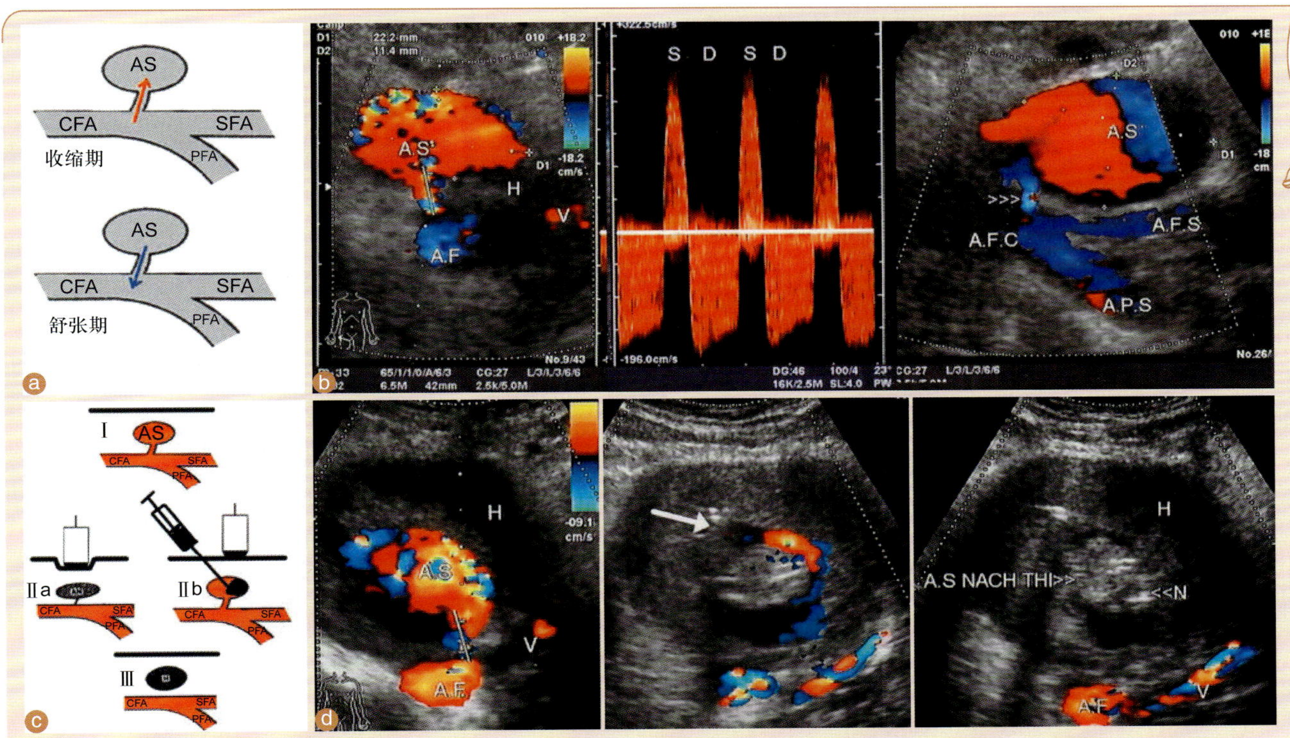

a.图示假性动脉瘤颈部的血液流动。往返血流是由于血液在收缩期进入动脉瘤体，在舒张期流向供血动脉。b.假性动脉瘤大小为22 mm×11 mm。左图示收缩期血流（取样容积置于动脉瘤颈部）朝向探头（红色），且有混叠。右图（纵切面）示舒张期血流（>>>指向动脉瘤颈部），血流背离探头（蓝色）。动脉瘤颈部的频谱波形显示收缩期高速血流流入动脉瘤体内（2.5 m/s）和全舒张期流出血流（D，基线下方，背离探头）。c.超声引导压迫动脉瘤颈（Ⅱa）和超声引导下凝血酶注射（Ⅱb）图解。这两种基于超声波的技术现在已经很大程度上取代了外科修复手术。在超声实时监测下，探头施加压力，直到完全或接近完全闭合（显示没有或几乎没有血流信号），可能需要10～45分钟。如果动脉瘤中存在残留血流，使用加压绷带通常会在第二天完全形成血栓。超声引导下凝血酶注射治疗（Ⅱb），针进入动脉瘤的外侧1/3滴注凝血酶（5000 IU凝血酶用2～5 mL生理盐水稀释）。必须避免快速注射和将针头放置在靠近瘤颈部位，以尽量避免发生凝血酶溢入动脉循环的情况。d.注射凝血酶治疗假性动脉瘤。左图彩色多普勒超声成像示假性动脉瘤内的血流源于股动脉。动脉瘤周围有血肿（取样容积置于动脉瘤颈部）。中间图显示超声引导下注入2000 IU凝血酶（用2 mL生理盐水稀释）后动脉瘤内几乎完全形成血栓（箭头所示动脉瘤内左侧高回声为针尖）。右图显示重新调整针头（N）位置二次注射少量凝血酶后，动脉瘤内无彩色血流，说明动脉瘤内完全血栓形成。动脉瘤后方的股动脉和股静脉通畅。AS：动脉瘤体；CFA：股总动脉；SFA：股浅动脉；PFA：股深动脉；A.F.C：股总动脉；A.F.S：股浅动脉；A.P.S：股深动脉；V：股静脉；H：血肿；A.F：股动脉；S：收缩期；D：舒张期；N：针头。

图2.28　假性动脉瘤

超声检查通过频谱多普勒显示流入和流出的血流信号识别假性动脉瘤颈部，血液在收缩期进入动脉瘤并在舒张期流出。这种往返的流动模式会产生特征性的多普勒音频信号（蒸汽机音）。虽然超声受到血肿和水肿散射的影响，但由于注射凝血酶的针尖呈高回声，在低回声或无回声的假性动脉瘤内很容易被识别，因此可以可靠地置针。来回快速移动针尖有助于定位针尖并确定位置是否正确。注射会导致针尖周围立即形成血栓，缓慢注射可防止凝血酶进入远端血流。只有当针头错误地放置在瘤颈部或团注凝血酶时，凝血酶才可能溢出到远端动脉。曾有发生血栓栓塞并发症导致严重肢体缺血最终截肢的病例报道。一些学者建议在近壁处开始注射，一旦动脉瘤体充满血栓，靠近瘤颈区域就会自发形成血栓。

注射凝血酶具有迅速止血的优点，而压迫疗法花费更低，还具减小动脉瘤体积的作用，残余的血肿体积更小，产生的肿胀和压力也更小（图2.28c）。在接受抗凝或氯吡格雷治疗的患者中，注射凝血酶可以止血，但压迫治疗不能。唯一难以通过凝血酶注射治疗的假性动脉瘤是那些供血动脉破口很大、瘤体内血流非常紊乱的动脉瘤（图2.81、图2.79），在针尖形成凝血块之前凝血酶已被冲走。

※ 2.1.6.4 罕见的非动脉粥样硬化性动脉狭窄性疾病

腘动脉不仅是动脉粥样硬化性狭窄、闭塞或栓塞的常见部位，也是罕见的血管疾病，特别是血管卡压综合征的常见发病部位。非动脉粥样硬化性血管疾病具体如下。

（1）栓塞。

（2）动脉瘤。

（3）夹层。

（4）动脉炎。

（5）血管壁肿瘤。

（6）血管卡压综合征。

（7）血管外膜囊性病变。

血管造影或静脉造影（传统的“金标准”）在确定血管卡压的原因方面可能具局限性（图2.91～图2.95），特别是血管已经闭塞时。

超声成像可提供关于管腔狭窄程度和血流动力学信息，并可评估血管壁和血管周围结构，从而确定非动脉粥样硬化性血管疾病患者的潜在病因（表2.12）。

表2.12 超声在非动脉粥样硬化性血管疾病中的应用

超声技术	可被评估/发现的结构
B型超声（形态学）	血管腔（血栓沉积）； 血管壁（囊肿、同心性炎性管壁增厚；鉴别诊断：斑块）； 血管周围结构（外压性病变）
多普勒超声（血流动力学）	狭窄（由血管周围或管壁结构引起的狭窄具有血流动力学改变）； 功能测试（跖屈：狭窄程度增加）； 闭塞（侧支）

可疑的肌肉结构卡压动脉（卡压综合征）可以通过功能测试来证实，其血流动力学变化可通过频谱多普勒来确定（图2.31、图2.94、图2.95）。此外，超声成像可以识别血管卡压的并发症，如附壁血栓形成或动脉瘤闭塞及闭塞后的情况。

许多非动脉粥样硬化性血管疾病主要累及腘动脉，因为它靠近腘窝的关节和肌肉。在孤立性腘动脉闭塞患者中，超声应作为寻找潜在病因并采取恰当治疗措施的首选检查（血管造影或磁共振血管成像）。原因之一可能是动脉瘤完全血栓闭塞。腘动脉是仅次于主动脉的第二常见的动脉瘤好发部位。根据Fontaine对1190例Ⅱ～Ⅳ期外周动脉闭塞性疾病患者的研究，血管造影证实51例患者存在孤立性腘动脉闭塞。

随后对这些腘动脉闭塞患者进行超声检查发现，47%的病例闭塞原因是严重动脉粥样硬化斑块病变。超声诊断栓塞致闭塞占21.5%，其特征是闭塞的管腔内容物回声相当均匀，且管壁轮廓清晰，无大斑块。血栓性动脉瘤占孤立性腘动脉闭塞的27.5%，其余4%为血管卡压综合征。

鉴别诊断包括血管外膜囊性病变和血管卡压综合征，血管外膜囊性病变在间歇性跛行患者中的发病率为1/2000～1/1200（Choschzick et al.，1997），但很少引起腘动脉闭塞。血管卡压综合征的发病率与之类似。

我们分析了1993—2004年的12 500例典型外周动脉闭塞性疾病症状患者的腘窝多普勒超声检查结果，发现了以下罕见的血管疾病。

（1）卡压综合征：12例（0.1%），包括以下几种情况。

1）腘动脉闭塞：4例，其中3例为腓肠肌内侧头或腘动脉畸形（Insua Ⅰ型），1例合并狭窄后动脉瘤及由于腘肌异常附着致腘静脉受压。

2）跖屈时腘动脉受压及狭窄：7例（Insua Ⅰ型）。

3）无畸形的肥大腓肠肌头部压迫腘动脉和腘静脉：1例。

（2）血管外膜囊性病变：6例（0.05%）。

（3）外伤性动脉夹层：2例（0.02%）。

（4）肿瘤压迫：1例（0.01%）。

（5）腘动静脉瘘（外伤性，大流量）：1例（0.01%）。

（6）大的假性动脉瘤压迫腘动静脉（医源性，关节镜下半月板切除术后）：1例（0.01%）。

2.1.6.4.1 血管外膜囊性病变

血管外膜囊性病变是一种罕见的疾病，发生在靠近关节的动脉壁外层的囊性结构（Leu et al.，1977），很少累及静脉，依其充盈程度不同可导致不同程度的狭窄。已有文献报道了400余例血管外膜囊性病变。有必要了解这种罕见疾病的病因和病理生理，以确保充分的治疗并尽量减少复发风险。虽然已经提出了各种可能的机制，但似乎一致认为，在胚胎发育过程中，外膜囊肿是由分散在关节附近的动脉外膜的间充质细胞形成，可能性最大的是异位滑膜细胞，腘动脉是最易受累的血管，血管外膜囊肿充满黏液，在液体和壁的成分方面类似于关节神经节（Flanigan et al.，1979；Vasudevan et al.，2005；Levien et al.，1998）。

血管外膜囊肿可以是单发或多发，可单房或多房。临床表现和缺血性症状个体差异较大，偶尔出现无症状间歇期和发作期快速交替，其间步行距离缩短至几米。这是由于囊肿充盈程度改变引起的血管受压程度不同（图2.29）。因此，有时临床检查是正常的，患者在确诊之前可能已存在很长时间的病程。早期的一个研究报道了假设囊肿与膝关节相交通，以解释外膜囊肿充盈程度的可变化性（Flanigan et al.，1979），后来的一些研究人员在影像学研究（Chiche et al.，1994；Ortmann et al.，2009）或在术中（Tsilimparis et al.，2007；Campbell et al.，1985）发现存在类似的交通通道。然而，我们可以假设，大多数血管外膜囊肿并不与关节腔相通。超声检查提供囊肿的直接证据，从而确认根据临床表现和（或）血管造影结果做出的初步诊断是否正确。此外，超声甚至在无症状期也能识别囊肿及其大小变化，频谱多普勒检查能准确判断狭窄程度，超声检查结果为治疗决策提供了依据。

在超声检查中，腘窝内的其他低回声病变可通过仔细评估其与血管壁的关系来与血管外膜囊肿鉴别。

（1）腘动脉瘤（真/假）。

（2）血肿、血清肿、脓肿。

（3）血管瘤。

（4）腘窝囊肿。

（5）动脉夹层假腔内血栓形成。

（6）肿瘤。

（7）静脉瘤。

血管外膜囊肿引起的动脉狭窄在血管造影中表现为典型的“沙漏样”，但在无症状期，这种沙漏型结构可能不存在或几乎不可见。因此，诸如血管造影术之类的放射线成像技术的诊断价值有限，而其他方式（如多普勒超声、磁共振血管成像和CT血管成像）在疑似病变中具有更高的诊断准确性。由于其高空间分辨力和灵活性，多普勒超声是首选的方法，甚至优于磁共振血管成像（Brodmann et al.，2001；Schäberle，1996）。CT鉴别血管外膜囊性病变与其他疾病有时可能会出现误判，如腘动脉瘤（Brodmann et al.，2002）、动脉夹层假腔内血栓，甚至不典型的腘窝囊肿。非常罕见的鉴别诊断是腘静脉的外膜囊性病变（图3.96）（Dix et al.，2006）。

超声引导下局部手术切除动脉壁囊肿及病变的动脉节段，用静脉旁路移植物替代，效果最佳，复发率最低（Tsilimparis et al.，2007；Hong et al.，2007）。

超声或CT引导下经皮穿刺抽吸囊液存在争议。一方面，并发症发生率低，一些研究报道称治疗成功且未复发（Do et al.，1997；Colombier et al.，1997；Schäberle，1996；Schäberle et al.，2013），随访时间最长达11年（Keo et al.，2007）；另一方面，囊肿液体可能过于黏稠，无法抽吸（Wilbur et al.，1986；Cassar et al.，2005），或者囊肿在初次抽吸成功后复发（Ortiz et al.，2006；Sys et al.，1997；Holden et al.，2008；Sieunarine et al.，1991）。考虑到单独抽吸并不能消除外膜囊肿与膝

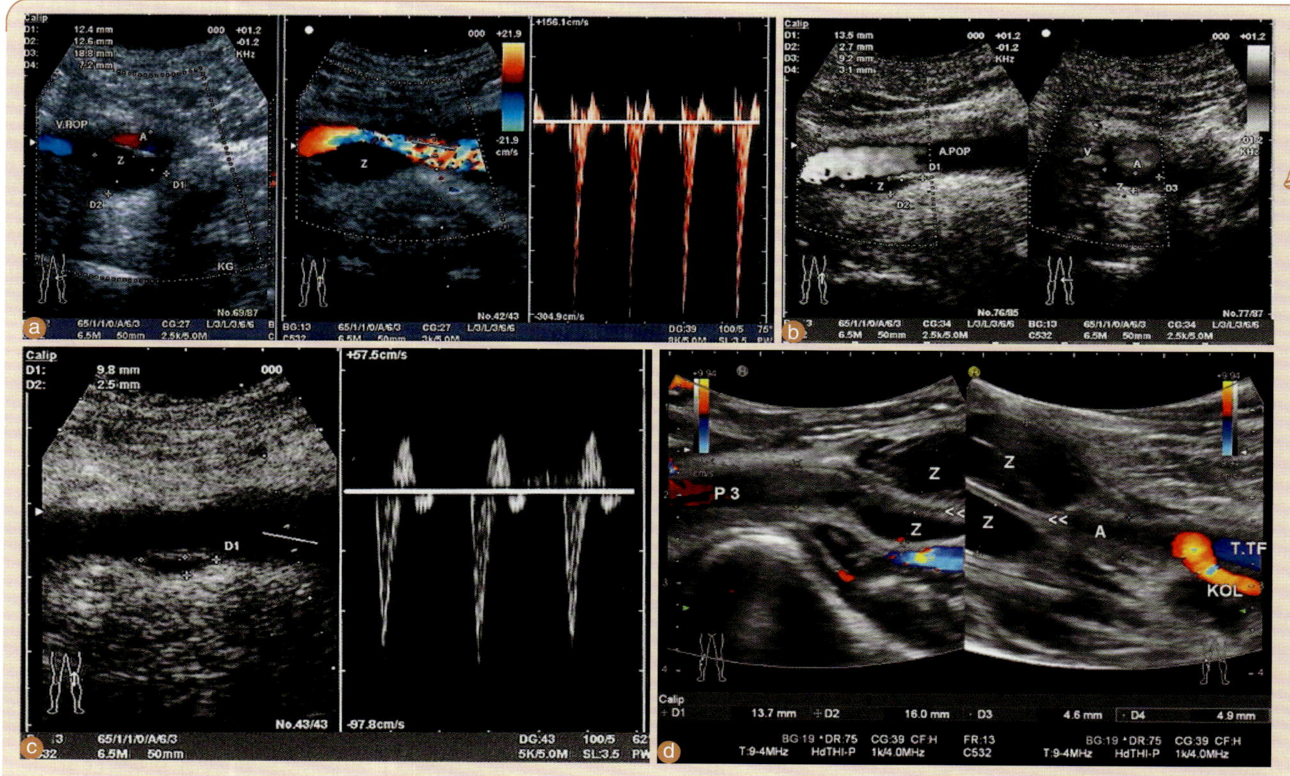

a～c.大小不同的囊肿。a.该例患者因外膜囊性病变出现严重程度不一的间歇性跛行，其囊肿大小在2周内变化很大。横切面（左）显示腘动脉受压，残余管腔为20%～30%。纵切面出现混叠和3 m/s的收缩期峰值流速证实囊性病变压迫导致狭窄。b、c.囊肿变得非常小，如果不知道前期检查结果，常规超声检查很容易忽视（图b左图为纵切面，右图为横切面）。囊肿直径由1 cm降至2.7 mm，动脉管腔不再受压（血管造影未显示）。多普勒频谱形态正常。d.多发性血管外膜囊性病变患者。B型超声图像显示病变节段前方和后方多发囊肿压迫腘动脉（P3段）。无彩色血流（<<）提示囊肿导致腘动脉长约3 cm的节段闭塞。超声检查结果提示该例是切除受累动脉节段并行静脉旁路移植的适应证。胫前动脉由侧支供血，进而向胫腓干逆向供血。KOL：侧支；T.TF：胫腓干；Z：外膜囊性病变。

图2.29　血管外膜囊性病变

关节可能存在的交通（Cassar et al.，2005），因此复发并不让人惊讶。即使交通被消除或不存在，囊壁中的滑膜细胞也可以分泌液体再填充囊肿。

治疗前超声和其他成像方式可以帮助医师选择最合适的治疗方案，并筛选出适合进行超声引导下囊肿穿刺抽吸的患者。只有当高频超声显示单个囊肿，没有继发性内膜损伤甚至小血栓沉积时，才能仅摘除囊肿而不切除受累腘动脉。否则，最好切除受累节段的腘动脉并置入静脉移植物。根据作者的经验，超声引导下穿刺抽液治疗只有在满足以下条件时才有可能成功（Schäberle et al.，2013）。

（1）一个或最多两个血管外膜囊肿，受累动脉段无继发性内膜损伤（增厚），超声排除囊肿与膝关节间隙存在交通（使用高分辨力探头）。

（2）使用粗针（14 G）抽吸，并最大限度地完全清除囊液。

（3）注射少量的硬化剂（如2～3 mL的96%乙醇）可能会降低复发风险（需排除囊肿与膝关节相交通）。

超声或CT引导穿刺抽液旨在缓解与压迫有关的症状，产生黏液的囊肿壁留在原处，并可能与关节腔相通。因此，必须谨慎解释关于抽吸治疗后无复发的现有证据。另外，经影像学证实的自行消退已有报道（Pursell et al.，2004），可能归因于囊肿破裂（Lossef et al.，1992）。作者还见过1例患者关节镜下半月板撕裂修复术后，反应性积液和囊液均自发消退，囊肿引起的腘动脉中度管腔狭窄也随之消失，患者随访5年无症状。作者最初成功实施的3例超声引导下穿刺抽液治疗的患者（Schäberle，1996）中有2例随访5年无症状（图2.92），1例6个月时复发，囊肿明显再充盈，行手术摘除。

即使不满足上述条件，也可以在患者要求或根据临床综合考虑是合理的情况下，进行囊肿穿刺抽吸。经皮囊肿穿刺抽吸术并不复杂，可作为门诊手术进行。先前的抽吸治疗对随后的手术切除没有影响（Asciutto et al.，2007；Keo et al.，2007）。由于血管外膜囊肿罕见，确切的复发率还不得而知，但粗略估计有60%的病例可以实现无复发治愈。

对于有膝关节问题（同时出现腘窝囊肿）的患者，应在血管外科手术之前进行诊断性关节镜检查及其他疾病的治疗，这也可能使血管外膜囊肿缩小。血管外膜囊肿与膝关节间隙相通的假设与囊肿压迫动脉所需的高囊内压（即高于动脉收缩压）并不一致（活瓣机制，囊壁的炎性分泌物）。

2.1.6.4.2　腘动脉卡压综合征

1879年，爱丁堡的一名医学生首次描述了腘动脉卡压综合征。关于这种综合征的发病率数据很少，但它似乎比过去认为的更常见。在希腊军队中进行的一项研究报道的发病率为0.17%（Bouhoutsos et al.，1981），而尸检研究发现的发病率为3.5%（Gibson，1977）。我们团队前述分析显示（详见2.1.6.4部分），有症状的临床Ⅱ期或Ⅲ期患者中发病率为0.1%。有症状的患者中腘动脉卡压综合征的发生率较低，似乎与腓肠肌内侧头畸形引起的腘动脉卡压（图2.96）可能不出现症状有关。由于其他原因（如怀疑血栓形成、静脉曲张术前定位）对腘窝进行详细超声检查时偶尔会发现腘动脉卡压现象，这些患者完全没有症状，即使极度跖屈也不会压迫腘动脉（没有关于此类病例的公开数据）。因此，不存在动脉壁损伤或腘动脉闭塞的风险，也不需要治疗。

间歇性跛行，尤其与上坡有关，是主要的临床症状，也可出现感觉异常、静息痛或下肢营养障碍，但并不常见。我们的研究结果和已发表的数据都表明，50%～70%的患者在诊断时已经形成血栓或节段性动脉闭塞，据报道，有30%～50%的病例存在双侧受累，但我们的研究中只有1例（9%）存在双侧受累。

腘动脉与腘静脉和胫神经一起穿过髁间窝中心，沿途发出数量不等的分支（腓肠动脉）。腘动脉走行变异或同时伴腘静脉走行变异，或者腓肠肌内侧头异常附着，均可能导致肌肉收缩时压迫血管。

跖屈时压迫腘动脉可暂时减少远端血流量，导致间歇性跛行，通常只有在涉及极度跖屈的活动时才会明显，如上楼梯。压迫可引起继发性血管壁损伤伴内膜和中膜增生。内膜损伤可引起附壁血栓形成，随后完全闭塞，而动脉受压可导致狭窄后扩张。动脉瘤内形成的附壁血栓脱落可引起动脉栓塞，造成周围血管闭塞。

Insua等（1970）根据动脉与肌肉的位置关系，将腘动脉卡压综合征分为4种类型。

（1）Ⅰ型和Ⅰa型腘动脉走行于腓肠肌内侧头的内侧。Ⅰ型指的是动脉畸形（图2.30Ⅰ），Ⅰa型为腓肠肌内侧头畸形（图2.30Ⅱ），与正常情况相比，腓肠肌内侧头在股骨的附着点更向外、向头侧，从而使腘动脉走行异常。这两种类型超声表现为腘动脉和腘静脉之间存在肌肉组织，通常它们是一起通过腘窝（图2.94）。

（2）Ⅱ型和Ⅱa型动脉和静脉走行正常，但被穿过腘窝的结构压迫（图2.30Ⅲ和Ⅳ）（腓肠肌内侧头向外侧延伸异常附着，足底肌走行异常）。

极少数情况下，发达的腓肠肌可引起间歇性跛行，因为在收缩过程中，肥大的腓肠肌头部会压迫腘动脉，偶尔也会压迫腘静脉。

出现典型跛行的年轻人应检查是否存在腘窝卡压，需仔细地沿腘动脉走行，评估其与肌肉结构的关系（图2.30），并进行跖屈试验，即采用实时超声观察跖屈程度增加时的影响，包括B型超声中动脉的移位和频谱多普勒中由于动脉受压导致管腔狭窄的血流动力学信号（表2.13、图2.31）。

表2.13　非动脉粥样硬化性血管疾病：累及部位不同于动脉粥样硬化性病变（内膜）

特征	血管病变的部位和类型
管壁增厚伴管腔狭窄（外膜、中膜）	外膜囊性病变：靠近关节附近动脉的外膜囊肿；好发部位：腘动脉
	动脉炎：壁增厚，中膜（同心性）；大、中动脉
超声检查的重点：形态学（血流动力学）	
血管受压（通过血管周围结构）	腘动脉卡压综合征
	胸廓出口综合征（锁骨下动脉、腋动脉、腋静脉）
超声检查的重点：功能检查中的血流动力学变化（形态学）	

完整的检查通常包括对侧腘窝（无症状），因为80%的病例是双侧的。

血管造影不会带来任何可能影响治疗方案的额外信息（表2.14），尤其是当超声显示了继发性血管壁损伤和间歇性血管卡压的长期并发症，具体如下（图2.31、图3.98a）。

（1）继发于局部血管壁病变的附壁血栓形成。

（2）狭窄后动脉瘤。

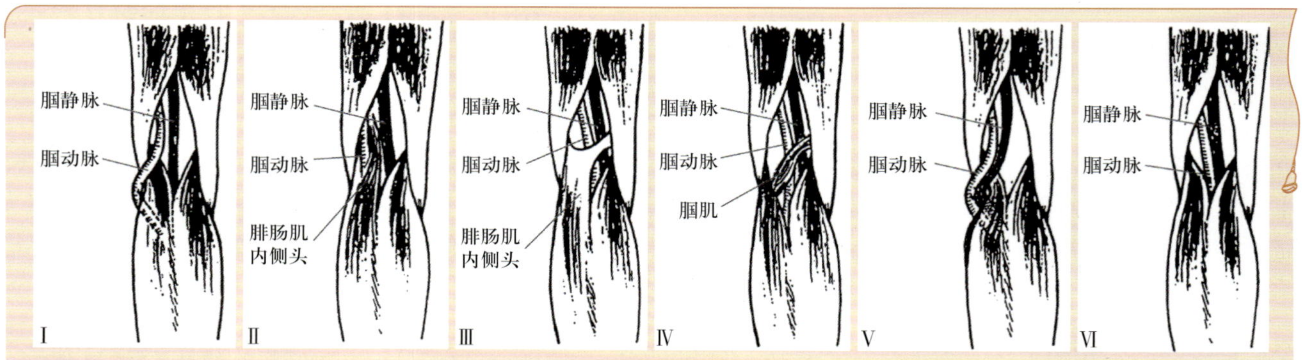

Ⅰ：腓肠肌内侧头附着正常，腘动脉走行于其后内侧，然后转回其前方，恢复正常走行（对应于InsuaⅠ型）。Ⅱ：腓肠肌内侧头附着点偏向外侧和头侧，迫使腘动脉在腓肠肌内侧头周围异常走行（图2.31、图2.94，对应于InsuaⅠa型），腘静脉也可能受到压迫。Ⅲ：腓肠肌内侧头有一个向外侧的延伸，或足底肌走行异常。腘动脉走行正常，但腘动脉和腘静脉可能受到不同程度的压迫，具体受压程度取决于附着至股骨外侧髁的肌肉纤维强度（对应于InsuaⅡ型和Ⅱa型；图3.98a）。Ⅳ：腘动脉和腘静脉可被腘肌、胫神经异常分支或纤维韧带压迫（根据Rich的报告）。Ⅴ：在极少数情况下，腘静脉与走行异常的腘动脉伴行时，也被压迫。迄今为止，仅见1例孤立腘静脉异常的报道。Ⅵ：腘动脉和腘静脉于腘窝走行正常，在肌肉收缩时，肥大的腓肠肌压迫两条血管，导致间歇性跛行或静脉淤血（图2.95、图3.98b）。

图2.30 腘动脉卡压综合征的分类（Insua修订版）

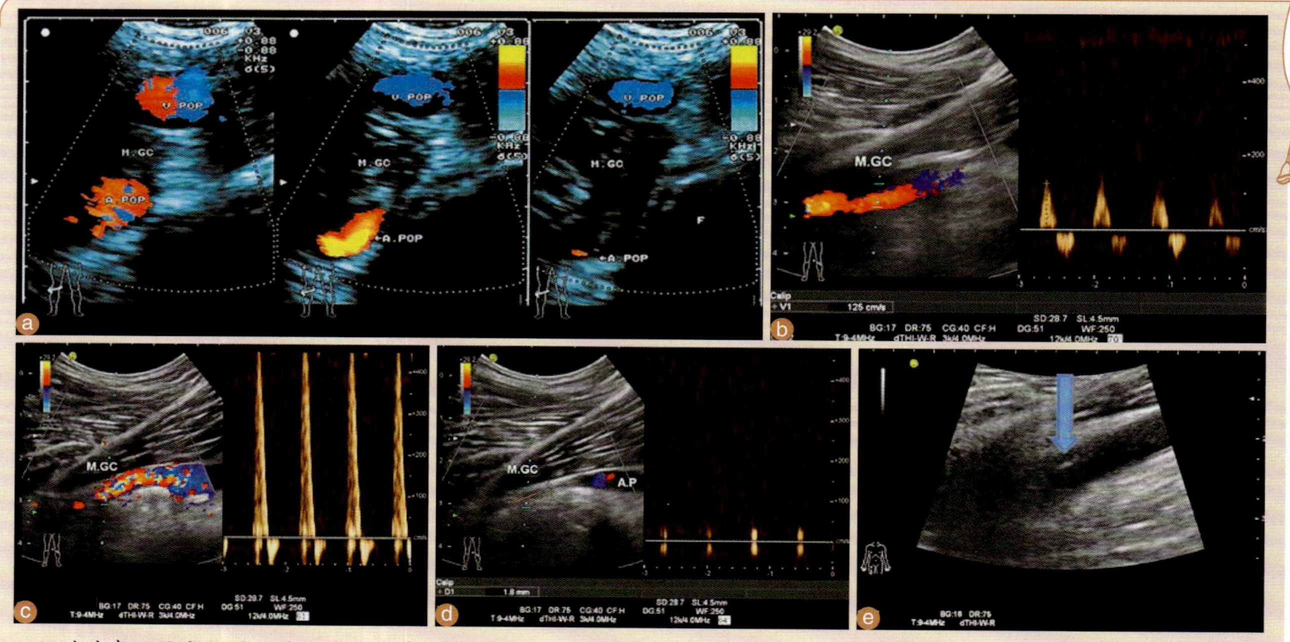

a.腘动脉卡压综合征的功能检查。38岁男性运动员，因腓肠肌异常（InsuaⅠa型。译者注：原著中误为Ⅰ型）引起的腘动脉卡压综合征，从左至右的横切面图像显示，腓肠肌附着于腘动脉和腘静脉之间并使其分离，随跖屈程度增加，进行性压迫腘动脉，并导致腘动脉次全闭塞（右图）。b～e.18岁男性腘动脉卡压综合征患者，检查结果显示，随跖屈程度增加，腓肠肌内侧头进行性压迫腘动脉。b.小腿肌肉放松，没有腘动脉狭窄的迹象。c.随着患者脚跟抬离地面，开始压迫造成狭窄，收缩期峰值流速为3 m/s。d.患者踮起脚尖（完全跖屈），压迫导致腘动脉闭塞。患者拒绝手术。e.两年后，超声检查显示间歇性卡压节段腘动脉内膜增厚（箭头所示）。V.POP：腘静脉；M.GC：腓肠肌；A.P.：腘动脉。

图2.31

表2.14　超声在非动脉粥样硬化性血管疾病手术修复前的诊断作用

发现/诊断	超声/辅助成像检查提供的诊断信息
血管卡压综合征，外膜囊性病变	激发试验时超声形态学和血流动力学评估：最准确的诊断试验及方法，对临床疑诊的患者必须进行； 可选：血管造影，以下情况非必须： – 外膜囊性病变未造成闭塞； – 腘动脉卡压综合征未造成闭塞 可辅以磁共振血管成像、CT 血管成像术
血管炎性疾病	超声确诊，防止不必要和禁忌的血管修复（补充 CT 血管成像；免疫抑制治疗超声随访）

（3）受损或扩张血管段的血栓性闭塞。

年轻患者孤立性腘动脉闭塞或扩张应高度怀疑腘动脉卡压综合征（图3.98a）。血管卡压综合征或其他非动脉粥样硬化性疾病导致的动脉狭窄患者，可能出现由狭窄下游血管壁压力增加引起的狭窄后动脉瘤样扩张（图2.105、图2.106）。

治疗包括分离压迫腘动脉的结构，晚期出现闭塞时，手术包括重建受损的动脉（Steckmeier et al.，1989）。在Insua Ⅰa型（译者注：原著中误为Ⅰ型）腘动脉卡压综合征中，异常附着的腓肠肌内侧头被分离。

2.1.6.4.3　雷诺病

雷诺病的特征是手指和脚趾的间歇性缺血，通常由寒冷引起，并因情绪紧张、局部压迫和交感神经兴奋而加重。热疗或药物治疗可缓解血管痉挛。原发性或特发性雷诺病（无基础疾病、无指动脉闭塞）需与继发性雷诺病（如硬皮病或伴发指动脉闭塞）相鉴别。缺血发作通常发生在双侧，影响第2～5指，大多数情况下不累及拇指。只有大约2%的病例累及脚趾。女性发病率是男性的2～5倍，好发于20～50岁。

雷诺病的诊断主要依赖于典型的临床表现，进一步的诊断试验仅用以明确血管痉挛是引发临床症状的根本原因。超声再次提供有价值信息，检查时暴露于寒冷环境中以引起血管痉挛，暴露于热环境中以缓解痉挛。当暴露在寒冷环境中，雷诺病患者指动脉收缩压明显下降20%～50%，而健康人最高仅下降约10%。通常情况下超声扫查显示手指动脉存在残余灌注，而痉挛时指远端动脉无血流或血流减少。血管痉挛时手指动脉血流搏动性明显，收缩期峰值较低，没有舒张期血流信号。热暴露引起血管扩张和充血，导致手指动脉近端出现明显的舒张期血流，从而可以区分雷诺病和远端手指动脉闭塞的患者。其他有用的诊断试验包括手指动脉示波和压力测量。雷诺病必须与近端较大血管病变及动脉栓塞（腘动脉瘤、主动脉瘤、胸廓出口综合征伴锁骨下动脉狭窄后动脉瘤）相鉴别，尤其是当彩色多普勒显示指间动脉闭塞和足部病变的临床表现时。

2.1.6.4.4　副肿瘤性肢端灌注障碍

肿瘤可以通过以下病理形态和病理生理机制影响血流。

（1）局部移位和压迫（软组织、神经、血管和骨肿瘤及转移瘤）或肿瘤浸润血管壁，可引起动脉–动脉栓塞。

（2）副肿瘤性血管炎。

（3）副肿瘤性血液高黏及高凝状态。

超声可以识别肿瘤压迫或浸润动脉壁的部位，并提供导致狭窄的血流动力学信息，这对治疗决策很重要。动脉具强健的肌层和壁内压，相较于静脉不容易受到局部肿瘤的压迫。

2.1.6.4.5　血栓闭塞性脉管炎

血栓闭塞性脉管炎，又称Buerger病，是一种以炎症伴血栓形成特征的慢性非动脉粥样硬化性血管炎，呈间歇性发作，导致四肢中小动脉的节段性和多发性闭塞。作为一种全层血管壁炎，其可以与动脉粥样硬化和其他血管炎性疾病相鉴别。虽然血栓闭塞性脉管炎的病因尚不清楚，但其发病和进展与吸烟有关，93%～99%的患者有吸烟史。大多数永久戒烟的患者病情都可获得缓解，疾病发作的严重程度和频率与患者的吸烟习惯有关。

临床症状取决于闭塞的程度和部位。病程早期即可出现静息痛和肢端坏死，而典型的小腿肌肉间歇性跛行则较少见。超声检查可排除动脉栓塞、主动脉及腘动脉瘤、腘动脉卡压综合征、动脉粥样硬化、大血管病变等疾病。高分辨力的B型超声成像显示大动脉管壁正常，无高回声动脉粥样硬化斑块或增厚。闭塞主要累及包括足部动脉在内的膝下动脉，也可见弥漫性指间动脉闭塞。闭塞管腔内具有低回声。静脉受累表现为节段性静脉炎。出现螺旋状的侧支血管可以诊断血栓闭塞性脉管炎，颜色的特征变化是由血管扭曲造成的，反映了相对于探头的血流方向的改变，而不是真正的血流方向逆转（图2.32），这种血流模式也反映在多普勒波形中。除此之外，血栓闭塞性脉管炎没有特异性的形态学超声表现。

2.1.6.4.6　血管炎性疾病

血管炎性疾病可以是局部的，也可以是全身性的。继发性血管炎继发于其他系统性疾病（如类风湿关节炎、胶原蛋白病），而原发性血管炎指不合并另一种已明确疾病的系统性血管炎。根据受累的血管，可区分以下原发性血管炎性疾病。

（1）动脉炎（巨细胞动脉炎、大动脉炎）。

（2）中型动脉炎（结节性多动脉炎、川崎病）。

（3）小动脉炎（坏死性肉芽肿性血管炎、显微镜下多血管炎、过敏性紫癜、变应性肉芽肿性血管炎）。

炎性动脉供血的器官或身体区域出现症状和变化提示该病的临床诊断。这些症状表现广泛，可以是具明显紫癜的局部皮肤病变、受累器官功能丧失（肾脏）或外周动脉累及时导致肢端缺血。在血管炎活动期，大多数患者的红细胞沉降率明显升高（通常在第一个小时超过100 mm/h），而C反应蛋白仅略有升高。其他表现有贫血、轻度至中度白细胞增多和血小板明显增多。额外的实验室检查包括蛋白质电泳、补体测定和抗体血清学检测。

超声可以定位和定量血管收缩，但其首要作用是无创显示典型的血管壁炎性增厚，可通过高分辨力探头（7~10 MHz）实现，呈特征性的“通心粉征”（图2.33），表现为管腔/内膜界面的高回声，周围环绕以同心的、均匀的低回声管状结构（内膜–中膜复合体）（图2.100；Maeda et al.，1991）。如果超声仪分辨力不够高，只有大中血管能显示“通心粉征”。随疾病进展，管壁不断增厚使同心性狭窄加重、病变节段延长，随后闭塞（图2.49）。

结节性多动脉炎是中型动脉的节段性炎症，其特征是壁增厚伴管腔狭窄或狭窄与扩张节段交替（图2.33）。

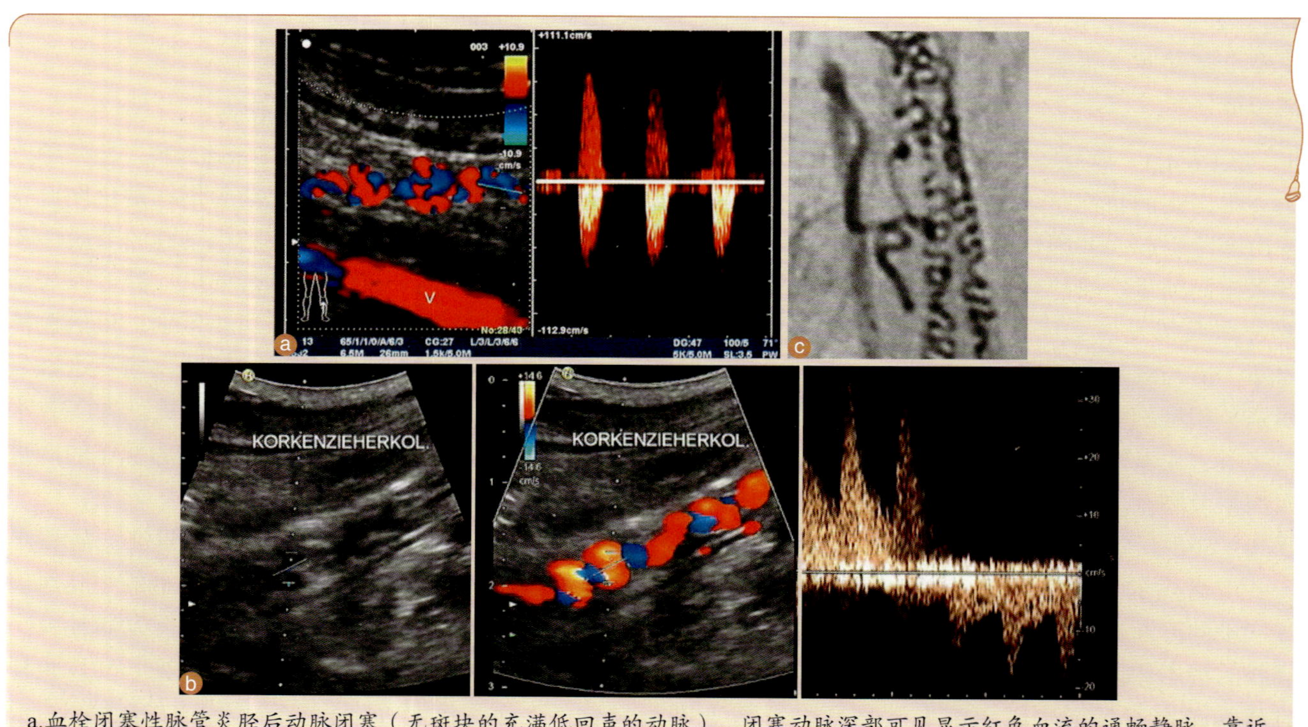

a.血栓闭塞性脉管炎胫后动脉闭塞（无斑块的充满低回声的动脉）。闭塞动脉深部可见显示红色血流的通畅静脉。靠近探头处显示弯曲的、再通的侧支（取样容积），红色和蓝色表示血流流向和背离探头方向，这也反映在从一小段动脉获得的多普勒频谱波形中。这种典型的螺旋状侧支是血栓闭塞性脉管炎再通的特征表现。b.灰阶图像显示血栓闭塞性脉管炎再通血管与周围结缔组织和肌肉的分界不清（由于隔膜样内部结构回声强度相当高）。彩色血流图像和多普勒频谱波形均反映了曲折的血运重建通道中的血流模式。c.螺旋状侧支血管造影表现。V：静脉。

图2.32

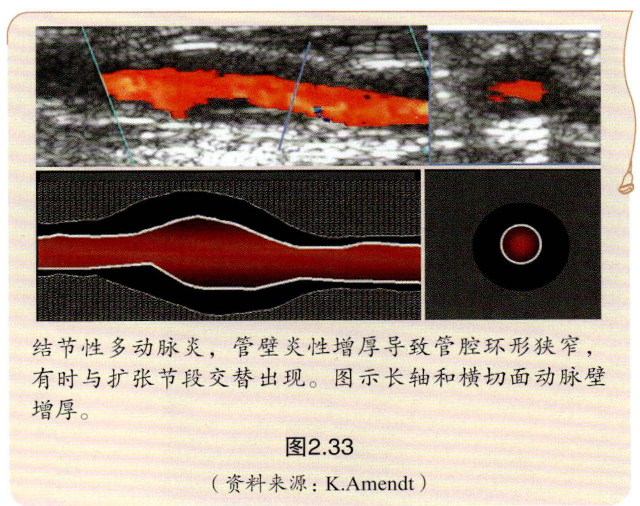

结节性多动脉炎，管壁炎性增厚导致管腔环形狭窄，有时与扩张节段交替出现。图示长轴和横切面动脉壁增厚。

图2.33

（资料来源：K.Amendt）

超声对于形态学上鉴别内膜增厚和硬化改变（钙化）与血管炎性疾病中的长节段血管壁环形增厚（“通心粉征”）具重要临床意义，高频探头检测表浅血管（颈动脉、锁骨下动脉、腋动脉和股动脉）具很高的准确性。

CT和磁共振成像可为血管壁的评估提供参考。血管造影可以识别炎症累及的狭窄血管节段，但不能显示管壁增厚（表2.14）。因此，超声对于血管炎引起的狭窄闭塞性疾病的正确诊断和治疗有重要贡献，为开展正确的治疗和避免患者进行不必要的介入治疗或手术提供了可靠依据。

过敏性血管炎（抗原诱导的免疫复合物血管炎）通常由药物引起或与感染有关，由于仅发生于小动脉，不累及中、大动脉，因此不适合进行超声检查。腿部临床表现包括通常位于小腿外侧的疼痛性溃疡、荨麻疹和出血性坏死。

2.1.6.4.7　夹层

外周动脉夹层的原因如下。

（1）自发性（非常罕见）。

（2）主动脉夹层向远端延伸至髂动脉。

（3）外伤（通常发生在腘窝，多由于后方撞击，使动脉受骨的压迫）。

（4）导管介入治疗中的医源性损伤。

灰阶超声显示管腔内有一薄膜随心动周期在管腔内飘动。彩色血流成像中，夹层真、假腔内表现为不同的血流方向或流速，分别以不同的颜色和亮度表示（图2.34）。当同一动脉（即真腔和假腔）出现不同的波形（具有不同的收缩期峰值流速）时，就可以确诊为夹层。此外，来自夹层动脉的波形可能叠加了剥离内膜瓣振荡产生的伪像。形成血栓的假腔具低回声，导致动脉管腔长节段偏心性狭窄（图5.74）。血流阻塞的严重程度可以通过频谱多普勒检测夹层远端的血流来估计（图5.45）。

2.1.6.4.8　动静脉瘘

动静脉瘘是一种先天性或获得性的动脉与静脉之间异常直接交通的疾病。先天性微、大型动静脉瘘与血管畸形（血管瘤）有关。获得性动静脉瘘可以在穿透性损伤并排的动脉和静脉血管后形成，或者为介入性操作或手术的医源性并发症。自发性动静脉瘘可发生于肿瘤或动脉瘤（穿透邻近静脉的大动脉瘤）。这些动脉和静脉系统之间的异常短路与以血液透析或其他治疗为目的而手术造成的动静脉瘘是不同的（见第4章）。

随着时间的推移，通过动静脉瘘的血流量增加，导致供血动脉和引流静脉扩张，引起动脉并发症，如动脉瘤形成和静脉淤血等。静脉淤血导致水肿、组织损伤和小腿溃疡。此外，通过动静脉瘘的血流量大可导致心率加快和心输出量增加，以维持动脉压力，一些患者会发展为心力衰竭。

超声通过供血动脉（低阻力血流）和引流静脉的血流量增加来识别动静脉瘘，这种增加随瘘管容积的增加而变化，在舒张期最为明显。频谱多普勒成像显示引流静脉血流动脉化，搏动性增强。超声可以非常准确地测定通过瘘管的血流量（通过与对侧同名动脉相比，根据供血动脉的横截面积和平均血流速度计算）。动静脉瘘的确切位置可以通过血管周围组织振动的存在（彩色多普勒显像中呈“五彩镶嵌状”）及供血动脉的多普勒频谱波形从低阻转变为高阻来确定（图4.1、图4.2、图4.4、图4.7、图4.8）。

2.1.6.4.9　小腿慢性复发性骨筋膜室综合征

小腿慢性复发性骨筋膜室综合征最常累及前筋膜室。肌肉剧烈运动会导致骨筋膜室内压力升高，随之发生微血管损伤。患者表现为肿胀、紧绷和剧烈疼痛，足部脉搏可触及。肌肉损伤会导致肌酸激酶升高，骨筋膜室内压力（即使在活动期间通常低于20 mmHg）增加2～4倍。活动后骨筋膜室内压力增加时进行超声成像，慢性骨筋膜室综合征患者的小腿静脉出现受压或塌陷（压力>30 mmHg）。在压力>50 mmHg时，动脉血流搏

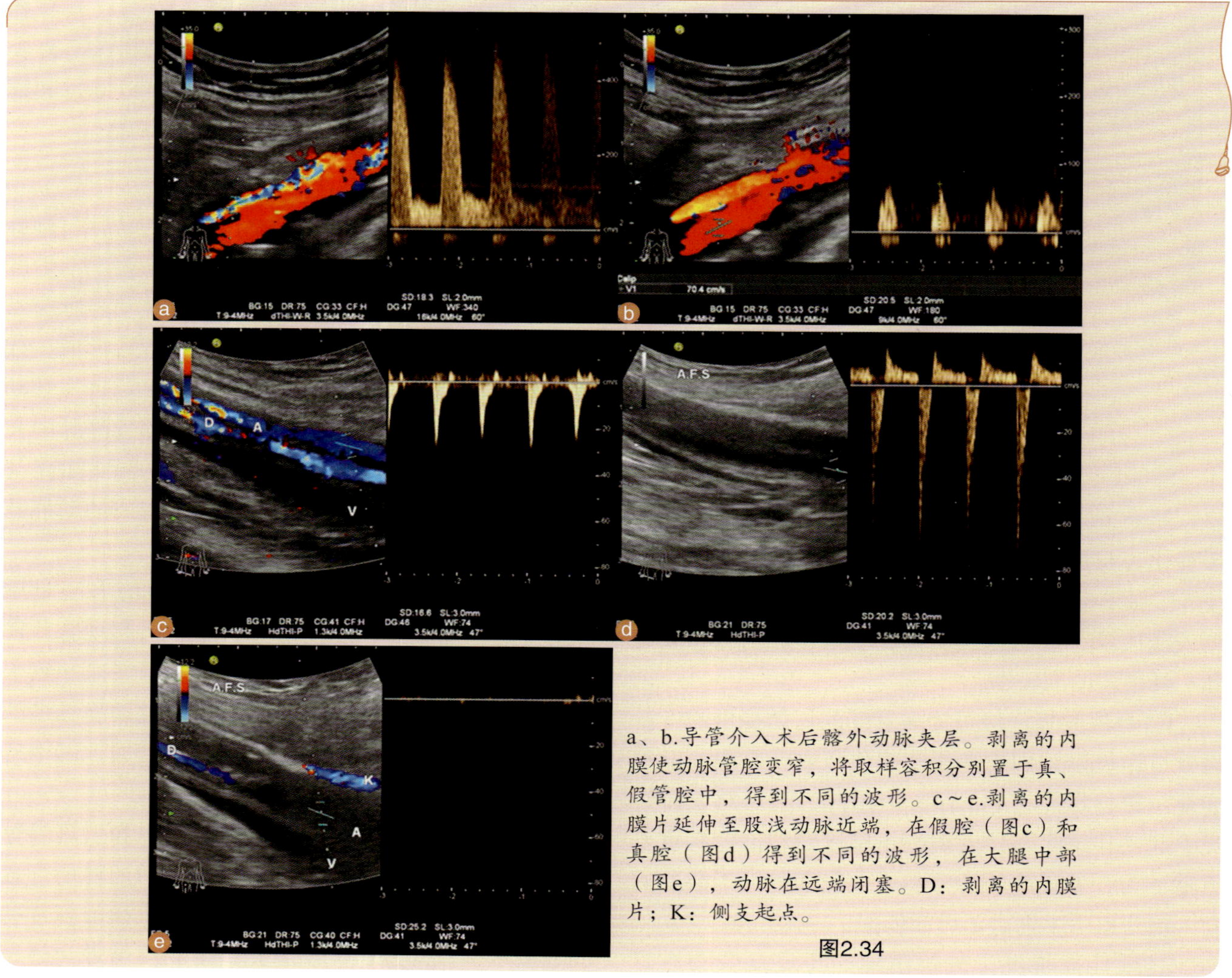

a、b.导管介入术后髂外动脉夹层。剥离的内膜使动脉管腔变窄，将取样容积分别置于真、假管腔中，得到不同的波形。c～e.剥离的内膜片延伸至股浅动脉近端，在假腔（图c）和真腔（图d）得到不同的波形，在大腿中部（图e），动脉在远端闭塞。D：剥离的内膜片；K：侧支起点。

图2.34

动性更加明显。随着压力进一步增大，舒张期正向血流消失，最后在舒张晚期波形中出现“线状”伪像。B型超声成像显示前筋膜腔室筋膜水肿。

2.1.7 手术和介入治疗后的随访

与“金标准”和术中发现进行对照，超声已被证实是髂动脉、股动脉和腘动脉狭窄闭塞性疾病（包括分叉部位）治疗方案制定及术后或血管内介入治疗后监测的出色的影像成像模式。根据狭窄或闭塞部位及严重程度的超声信息，结合临床表现，有助于医师确定最适合患者的治疗方法，如步行锻炼保守治疗、介入干预或外科修复（动脉内膜血栓切除术或血管旁路移植术）。

在腹股沟以下动脉外科手术和并发症修复等治疗决策中，超声与血管造影的准确度相同（Wain et al.，1999；Ligush et al.，1998）。对于超声显像合格的患者，包括腘动脉P1段在内的该区域重建手术治疗前不需要进行血管造影术来规划治疗方案。受体动脉的评估在术前检查和术后再狭窄或再闭塞患者的检查中都很重要。由于超声可以非常准确地评估包括血管分叉和膝下动脉节段，因此在排除了流入道（骨盆水平）阻塞的情况下，术前无须血管造影即可确定腘动脉P1段–股动脉血管旁路移植的适应证。

※ 2.1.7.1 动脉内膜血栓切除术

股动脉分叉部狭窄是动脉内膜血栓切除术的一个重要指征，超声易检测到。仅超声检查结果就可以确定适合进行动脉内膜血栓切除术的患者并制定手术方案。

超声成像可以帮助术者对股深动脉起始处的梗阻性病变制定非常详细的动脉内膜血栓切除术或股深动脉成形术的手术方案，以及对出现并发症或再狭窄的患者再次进行干预的治疗方案。此外，超声血流动力学评价为该区域的血管病变提供了更有效的诊断信息，而血管造影不仅受血管重叠成像的限制，而且在评价后壁斑块引起的狭窄时也具有局限性。

超声也是评估术后疗效、确定术后并发症、检测再狭窄的合适工具。例如，为改善患者闭塞股浅动脉的侧支循环功能行股深动脉狭窄手术治疗，可通过超声检测腘动脉血流充盈情况及收缩期和舒张期峰值流速升高来确认侧支循环功能得到改善、手术成功（图2.59）；可通过高分辨力超声检测术后并发症包括内膜片和吻合口狭窄，手术修复后的再狭窄可通过B型超声成像进行识别，并通过频谱多普勒进行分级（图2.35）。

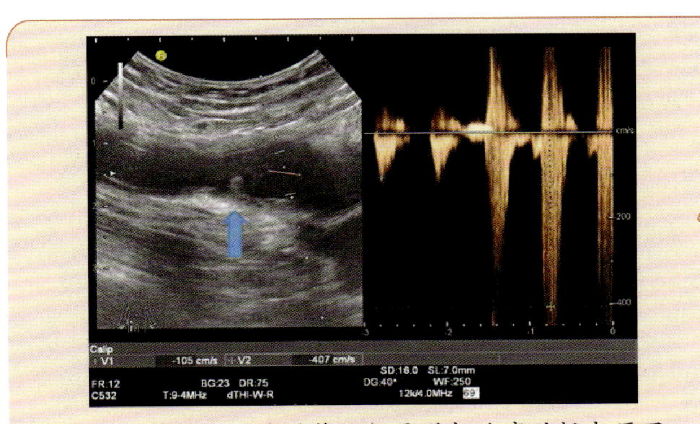

灰阶图像显示内膜片（箭头）是引起狭窄的根本原因。该段频谱多普勒测得的收缩期峰值流速比值为3.8（由狭窄处收缩期峰值流速407 cm/s和狭窄前收缩期峰值流速105 cm/s计算得出），对应60%～70%的狭窄。

图2.35　股总动脉血栓内膜切除术后再狭窄

※ 2.1.7.2　经皮腔内血管成形术与支架植入术

经皮腔内血管成形术通过恢复狭窄动脉段足够的血流来改善外周血流灌注。对于闭塞的患者，一旦确定闭塞段的长度，就可以事先计划治疗方案（经皮腔内血管成形术或旁路手术）。经皮腔内血管成形时，动脉粥样硬化斑块破裂并被压入动脉壁（图2.65），常导致内膜或中膜撕裂。不规则的表面容易形成血栓沉积。经皮腔内血管成形术的一个并发症是由于斑块碎片延伸至管腔、夹层、弹性回缩（图5.36、图5.38）、内膜增生或动脉粥样硬化进展而导致的再狭窄。经皮腔内血管成形术也用于扩张注射纤溶酶激活剂溶栓治疗后持续存在残余狭窄的动脉。除标准经皮腔内血管成形术外，其他介入手术包括动脉切除术、血管旋磨成形术和激光血管成形术。

超声扫查是随访经皮腔内血管成形术（有或无支架植入）或血管旁路移植术后患者血管修复效果的一线诊断方法，以便早期识别需要再次干预的患者。一项研究表明，介入术后收缩期峰值流速比值>2的患者中，有85%发生了再狭窄（Mewissen et al.，1992）。

介入术后超声检查的作用是检测并发症（夹层、动脉瘤、穿孔），识别由血栓沉积或斑块碎片突向腔内引起的残余狭窄或再狭窄。治疗段管壁的形态特征和血流动力学信息对鉴别再狭窄很重要。内膜或中膜撕裂引起的内膜下出血表现为治疗段管壁呈低回声增厚，而血栓沉积表现为管腔内低回声区，无彩色血流信号。

通过“锯齿状”或“网状”外观可以识别支架，局部血流速度增加是经皮腔内血管成形、支架植入（必须特别注意支架末端）和血管旁路移植术（主要在吻合口处）后残余狭窄或再狭窄最重要的标志（图2.36）。

大多数情况下，支架内血流评估需要较高的彩色增益。近端和远端出现涡流和湍流提示支架贴壁不良，可促进再狭窄。

准确诊断动静脉瘘、假性动脉瘤、血肿等并发症，及时发现残余狭窄或再狭窄对经皮腔内血管成形术后保持血管通畅至关重要。治疗段内局部血流速度加倍提示存在血流动力学意义的残余狭窄或再狭窄。通过超声检测是否存在具显著血流动力学意义的狭窄是预测血管通畅性的指标，Mewissen等（1992）的研究报道，在无狭窄的情况下，术后1年的通畅率为83%，而诊断为功能性狭窄时，术后1年的通畅率仅为15%（Mewissen et al.，1992）。

多项研究表明，超声成像在检测经皮腔内血管成形术后残余狭窄或残余血流紊乱方面比血管造影更敏感。一项研究中，有20%的患者基于超声评估为残余狭窄，狭窄率>50%，而血管造影则归类为直径狭窄率<30%。超声诊断狭窄的标准为收缩期峰值流速>180 cm/s（图2.37）及狭窄处/狭窄前收缩期峰值流速比值>2.5（Kinney et al.，1991；Mewissen et al.，1992）。超声扫查显示残余狭窄直径狭窄率>50%可预测术后晚期失效（成功率为15%），而直径狭窄率<50%者则大多晚期通畅（成功率为84%）。基于这些结果，建议在经皮腔

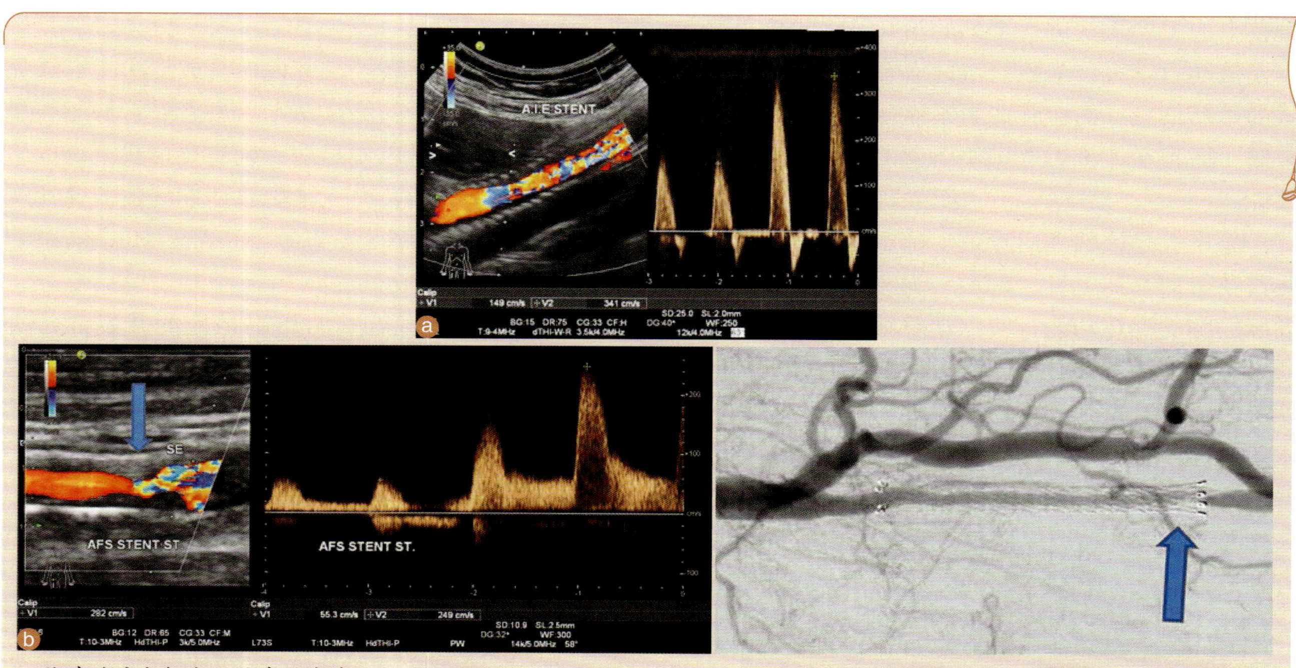

a.髂外动脉支架内再狭窄的患者。根据收缩期峰值流速比值的血流动力学分级显示，为50%～60%的狭窄［收缩期峰值流速比值＞2，由狭窄段收缩期峰值流速（341 cm/s）和狭窄前段收缩期峰值流速（148 cm/s）计算得出］。保持恒定的多普勒角度在皮肤表面移动探头，从狭窄前段到狭窄处（以“＞”“＜”表示）获得多普勒频谱。b.股浅动脉支架内内膜增生造成支架内长段环形狭窄，支架末端重度狭窄［箭头；收缩期峰值流速比值大约为5，由狭窄段收缩期峰值流速（249 cm/s）和狭窄前段收缩期峰值流速（55 cm/s）计算得出］。再次经皮腔内血管成形术前血管造影证实支架管腔存在狭窄，箭头表示支架末端狭窄。该图解释了狭窄分级问题。狭窄管腔内收缩期峰值流速为249 cm/s，这一流速相对于其重度狭窄来说，流速值偏低。良好的侧支循环（血液分流，见血管造影）导致股动脉血流量及血流速度均降低，表现为狭窄前收缩期峰值流速降低（55 cm/s）（图2.16b、图1.46b、图1.46c和表1.10）。然而，收缩期峰值流速比值为5，对应重度狭窄，更好地反映了该处的血流动力学情况。相反，单独使用狭窄段收缩期峰值流速绝对值（通过ROC曲线分析确定的截断值）（图2.18、图2.19）低估了该例狭窄的严重程度，说明收缩期峰值流速比值在狭窄分级方面优于收缩期峰值流速绝对值。

图2.36 支架植入后再狭窄

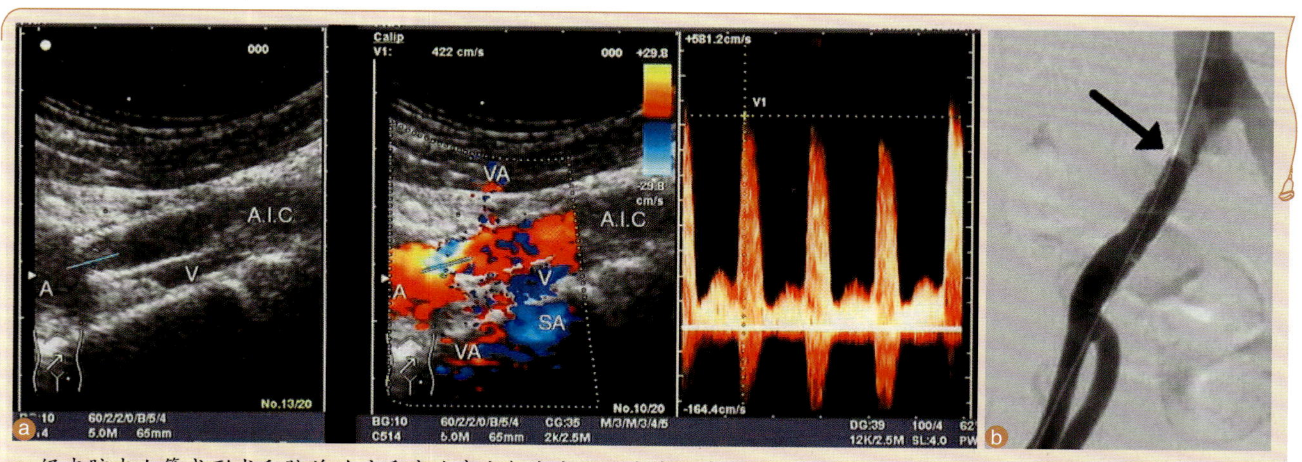

a.经皮腔内血管成形术和髂总动脉重度狭窄支架术术后的患者。在灰阶图像（左图）中，通过“锯齿状”外观识别支架。彩色多普勒超声成像显示支架近端彩色混叠和支架内往返血流（红色和蓝色）。来自混叠部位的多普勒频谱波形显示收缩期峰值流速为422 cm/s的非常明显的湍流，符合重度狭窄的诊断标准。b.血管造影不能充分显示狭窄及狭窄的原因。根据多普勒超声检查结果，再次行经皮腔内血管成形术，术后患者临床症状缓解（再次干预前患者步行距离仅180 m），彩色多普勒超声证实狭窄消除，踝肱指数从0.8恢复至1.1。A：主动脉；A.I.C：髂总动脉；V：髂总静脉；VA：振动伪像；SA：镜像伪像。

图2.37

内血管成形术后1个月内进行超声检查随访，以确定是否存在需再次介入治疗的残留狭窄/再狭窄。

早期在其他区域血管（颈动脉、肾动脉）的研究发现，支架内再狭窄（由于支架段管壁更僵硬、管径更小）的收缩期峰值流速截断值（由ROC曲线分析得出），比自体动脉高10%～20%。一些外周动脉支架的研究表明，收缩期峰值流速截断值应低于未放支架的动脉。这些研究报道了以下收缩期峰值流速绝对值和收缩期峰值流速比值的敏感性、特异性及阴性预测值和阳性预测值在95%左右（Baril et al.，2008；Shrikhande et al.，2011）。

（1）>50%狭窄：收缩期峰值流速>190 cm/s，收缩期峰值流速比值>1.5。

（2）>70%狭窄：收缩期峰值流速>223 cm/s，收缩期峰值流速比值>2.5。

（3）>80%狭窄：收缩期峰值流速>275 cm/s，收缩期峰值流速比值>3.5。

收缩期峰值流速比值是识别支架内再狭窄非常可靠的参数。根据连续性方程，50%狭窄的截断值为2，75%狭窄的截断值为4。这些理论预测的收缩期峰值流速比值基于的假设是狭窄由同心性斑块引起，实际比值较低提示支架内再狭窄倾向于由偏心性狭窄引起。直径减小程度相同时，偏心性狭窄比同心性狭窄导致的横截面减少更少。因此，偏心性狭窄的血流动力学效应不明显，而且超声测量的狭窄处收缩期峰值流速升高程度较小（图2.17d）。

※ 2.1.7.3 旁路移植物监测

旁路移植物的超声表现取决于其所用的材料。

自体静脉旁路移植物由于壁薄，闭塞时较难显示。如果检查者了解其走行，则更容易识别这样的旁路移植物，特别是陈旧性闭塞。必须扫描静脉旁路移植物全程，自体静脉瓣是狭窄的好发部位，尤其是保留瓣膜的原位旁路术者。在彩色多普勒超声成像模式下，通过血管周围组织的振动伪像可以识别由未结扎的穿静脉形成的动静脉瘘。

相反，人工血管旁路移植物管壁总是清晰可见，聚四氟乙烯移植物具典型的双线外观，而涤纶移植物具“锯齿状”外观。

在人工血管移植物的术后评估和监测中，必须特别注意可能发生的吻合口狭窄。移植物内的狭窄是由新生内膜增生所致。20%～30%的静脉旁路移植物在术后1年内由于新生内膜增生而发生狭窄。

不同原因导致术后发生移植物闭塞的时间不同。

（1）术后第一天立即闭塞可能是由于技术原因，造成吻合口狭窄或远端血流引流不畅。因此，检查应包括对受体动脉的血流动力学评估。

（2）术后第一年内发生的早期闭塞主要是由于新生内膜增生，导致近端或远端吻合口狭窄，或由于旁路远端动脉粥样硬化进展而导致流出道情况恶化，如果阻塞是由于近端动脉粥样硬化病变继发流入道受损导致三相波消失，检查者必须仔细评估旁路上游的自体动脉以确定阻塞部位。

（3）晚期闭塞主要是由动脉粥样硬化进展引起的，尤其是在靠近旁路末端的部分。

旁路移植物周围出现异常液体，应在超声引导下穿刺并进行微生物学检测，特别是有临床感染迹象的患者。穿刺前应通过彩色多普勒超声成像排除吻合口动脉瘤（图2.72）。血肿、血清肿和吻合口动脉瘤均表现为吻合处的搏动性肿块，都有各自特征性的彩色多普勒超声表现，一目了然，极易鉴别。

2.1.7.3.1 方法学注意事项和狭窄标准

超声是识别旁路移植物并发症（狭窄、闭塞）的有效成像方式。已发表的数据表明与CT血管成像和数字减影血管造影的一致性良好（Willmann et al.，2004），且观察者间一致性较高，与数字减影血管造影比较，敏感性为85%、特异性为93%、诊断准确性为91%（Ihlberg et al.，1998）。

旁路移植术中狭窄严重程度的分级标准基于自体外周动脉的狭窄分级标准。然而，旁路移植物的血流动力学变化偶尔会呈单相波形，但并不提示血流异常。吻合口处的涡流可引起频带增宽，也是正常的（图2.41、图2.74～图2.76）。

收缩期峰值流速正常值是旁路和近端及远端自体动脉相对横切面的函数，这种复杂的关系使其很难给出一个可靠的通用阈值。不过，移植血管与自体动脉不存在管径不匹配的情况，如果吻合口收缩期峰值流速<2 m/s，可以有把握地排除血流动力学上的显著狭窄（表2.15）。

表2.15 旁路移植物监测的超声标准

方法（间接/直接标准）	标准的解释
旁路移植物中单一收缩期峰值流速测量（移植物中血流闭塞/狭窄的间接征象）	旁路移植物中收缩期峰值流速降低：收缩期峰值流速＜45 cm/s提示旁路失败（可能存在例外）；狭窄远端：小慢波，收缩期峰值后延
代表性部位频谱波形分析（间接标准）	三相：移植物功能良好；单相：血流阻塞，血管扩张
旁路移植物和吻合口的定位：收缩期峰值流速增加提示狭窄（直接标准）	收缩期峰值流速比值＞2：中度狭窄；收缩期峰值流速比值＞4：重度狭窄；收缩期峰值流速＞2 ~ 2.5 m/s：中度狭窄；收缩期峰值流速＞3 ~ 3.5 m/s：重度狭窄

注：并发症的识别：吻合口动脉瘤、脓肿、次全闭塞（旁路手术失败）、狭窄（图2.38、图2.41、图2.42）。

移植物内的血流受多种因素的影响，通过其多普勒频谱波形预测旁路通畅性时，应牢记这些因素。这在严重动脉粥样硬化患者和评估小腿动脉旁路移植时尤为重要（图2.43）。搏动性在生理上依赖于需求导向的小动脉扩张（单相血流），在旁路中，搏动性还会受到弹性差异（取决于移植物材料）和旁路远端存在狭窄导致流出阻力增加（搏动性增加）的影响。这些对血流剖面分布的反向作用，使得从旁路移植物获得的波形不能简单地采用单一因果关系来解释。因此，即使是三相波形，血流缓慢时也应进一步评估远端吻合口和受体动脉是否存在狭窄（图2.73）。

虽然人工血管移植物应主要在近端和远端（这类移植物狭窄的好发部位）寻找狭窄，但自体静脉移植物必须检查全程并确定瓣膜部位是否狭窄（图2.76）。与自体动脉一样，检查者可以通过比较代表性部位的多普勒频谱波形来缩小可能的狭窄部位范围，从而节省时间。术后即刻扫查自体原位静脉旁路时，还必须检查是否存在穿静脉，这些穿静脉可能导致动静脉瘘，需要在超声定位后结扎。

已提出的确定移植物狭窄的收缩期峰值流速截断值范围从2 m/s（Passman et al.，1995）到3 m/s（Westerband et al.，1997），应进行移植物修复。应该清楚的是，没有一个收缩期峰值流速截断值适用于整个移植物。例如，远端吻合口高达2.5 m/s的收缩期峰值流速可被认为是正常的，特别是当从宽的旁路移植物过渡到管径较细的受体血管时（如小腿旁路）；近端吻合口或移植物内收缩期峰值流速为2.5 m/s是不正常的。

其他研究者利用狭窄段与正常近端节段收缩期峰值流速比值来识别血流动力学相关的旁路移植物狭窄。移植物狭窄率＞70%时需进行修复，其收缩期峰值流速比值即峰值流速比的诊断截断值范围为3（Calligaro et al.，1996；Dougherty et al.，1998）~ 4（Idu et al.，1999）。总体而言，对于旁路移植物，诊断中度狭窄（50% ~ 70%）的收缩期峰值流速比值截断值范围为2 ~ 4（Wixon et al.，2000；Mills et al.，2001），收缩期峰值流速绝对值为2 ~ 3.5 m/s（表2.16）。

表2.16 旁路移植物超声监测的狭窄分级和治疗效果

旁路移植物的狭窄标准		处理建议
正常	收缩期峰值流速＜200 cm/s；收缩期峰值流速比值＜2	低风险→随访
中度狭窄	收缩期峰值流速为200 ~ 300 cm/s；收缩期峰值流速比值为2 ~ 4	中度风险→密切随访；病情进展时进行修复
重度狭窄	收缩期峰值流速＞300 cm/s；收缩期峰值流速比值＞4	高风险（移植物中收缩期峰值流速＞45 cm/s）→择期干预；极高风险（移植物中收缩期峰值流速＜45 cm/s）→紧急干预

资料来源：Mills et al.，2001；Wixon et al.，2000。

在对人工血管移植物吻合口狭窄的严重程度进行分级时，必须谨慎使用收缩期峰值流速比值，因为旁路移植物与近端自体动脉的管径和弹性不匹配。考虑到这些局限性，建议采用收缩期峰值流速比值＞2.5，提示＞60%的狭窄。移植物和受体动脉之间管径不匹配，通常会导致远端吻合口下游的血流加速，特别是当吻合位于膝下动脉时，此时，应使用更高的收缩期峰值流速比值（＞3）作为截断值，以最大限度地减少假阳性结果（Polak，1992）。

检测包括近端和远端吻合口在内的旁路移植

物全程非常耗时，因此提出了一些方案以提高超声检测的效率。这些方案依赖于比较几个代表性部位的多普勒波形，使用与自体外周动脉相同的间接标准（图2.14、图2.37～图2.41、图2.43），评估频谱波形和收缩期峰值流速。如果移植物中频谱呈三相波，收缩期峰值流速为55 cm/s或更高，则移植物内或吻合口不太可能出现重度狭窄，特别是腿部严重缺血而建立旁路者，这种情况下，狭窄会导致单相波形（流量需求的调节使小动脉扩张导致周围动脉阻力降低）。如果频谱波形不是三相的，流速较慢，则必须对整个旁路进行扫查，以确定是否存在狭窄，尤其要注意吻合口。然而，移植物没有狭窄，特别是为改善多节段梗阻患者流入血流建立的旁路，而且更远端存在额外狭窄导致周围血流灌注持续不足时，也可能获得单相波形。相反，在旁路移植物随访过程中，频谱形态由最初的三相波变为单相波，表明外周灌注损伤导致外周血管扩张，需再次超声检查整个旁路和吻合口。外周灌注受损的另一个可能原因是动脉粥样硬化进展，旁路移植物近端和远端节段发生狭窄。

基于这些考虑，我们提出了一种高效的旁路移植物检查策略（图2.38、图2.41、图2.42），该策略依赖于以下部位的超声成像和频谱多普勒检测（图2.39、图2.43）。

（1）股动脉分叉。

（2）移植物近端吻合口频谱多普勒检查。

（3）移植物远端吻合口频谱多普勒检查，包括靠近吻合口的远端受体动脉和上游移植物。

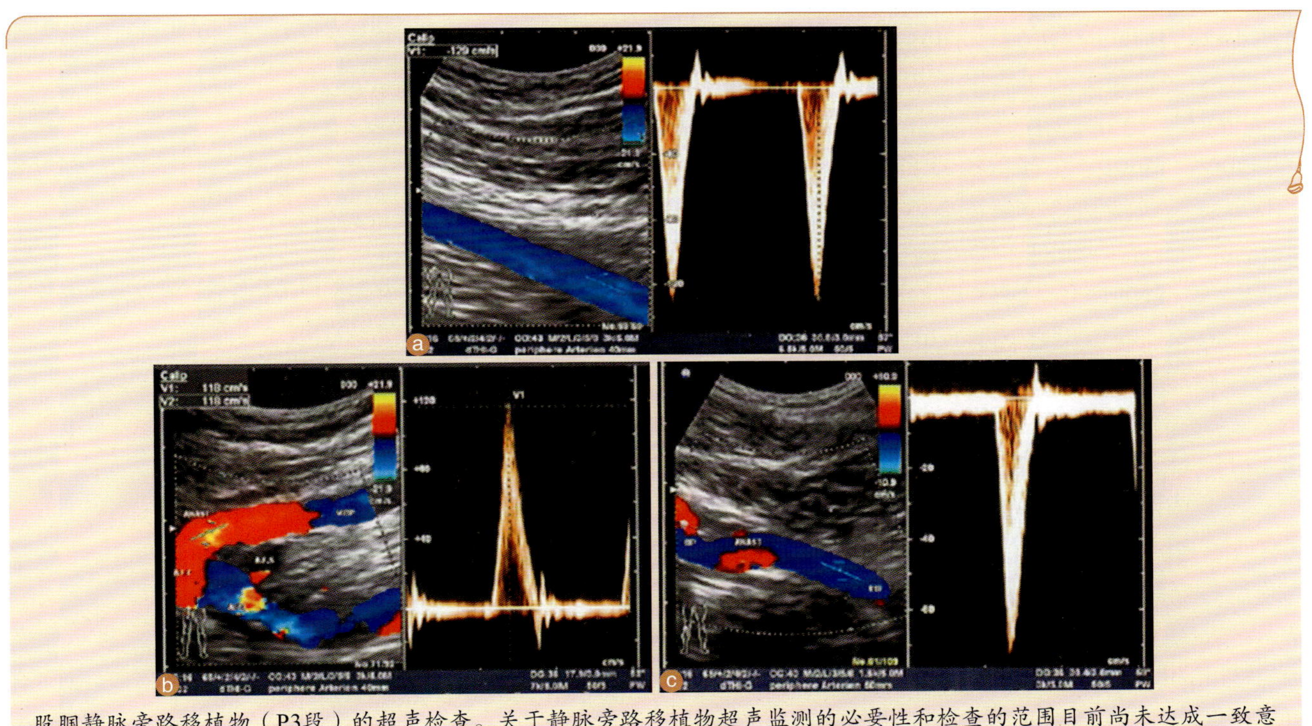

股腘静脉旁路移植物（P3段）的超声检查。关于静脉旁路移植物超声监测的必要性和检查的范围目前尚未达成一致意见。一种有效的方法是先从代表性部位获取多普勒波形，然后确定哪些患者需要进一步进行全面的超声检查。至少要从旁路移植物主体（图a）的任意部位获得多普勒波形，并诠释了旁路预后和狭窄征象。更全面的评估包括检查近端和远端吻合口（狭窄的好发部位）和吻合口稍远端的部位（彩色多普勒和频谱多普勒）。出现异常血流征象时应对整个旁路移植物进行检查，还包括对流入动脉的评估。a.旁路移植物内的彩色血流图像和频谱波形正常，呈三相波，收缩期峰值流速为129 cm/s，无移植物内狭窄的征象，也无旁路移植物即将失效的风险。该例患者不需要进一步的评估。b.举例说明，继续检查评估近端吻合口（以排除吻合口狭窄或新生内膜增生相关管腔狭窄）。将取样容积放置在静脉旁路移植物吻合于股动脉的起始处，频谱多普勒呈三相波表明流入血流充足，股深动脉和股浅动脉起自远端（吻合右侧）。c.远端吻合口检查：多普勒波形显示吻合口远端受体动脉的收缩期峰值流速较高（70 cm/s），呈收缩期上升支陡峭的搏动性血流，说明远端血流良好，排除了相关的近端狭窄。总体而言，没有证据表明旁路移植物即将失效。V.BP：静脉旁路移植物；A.F.S：股浅动脉。

图2.38　旁路移植物监测

对这些部位的频谱多普勒超声检查可直接识别大多数移植物并发症/狭窄，引导检查者发现需要详细检查的异常节段（如供血动脉）。通过在近端和远端吻合口上移动探头获得频谱波形，并使用狭窄间接诊断标准解释这些代表性部位的波形，可提供流入和流出的血流动力学信息。通过比较旁路近端和远端的频谱形态，检查者可诊断或排除移植物内的狭窄（图2.43）。

旁路移植的长期通畅取决于移植物中狭窄的进展（主要累及吻合口）和受体动脉内的血流。受体动脉流量不足会影响移植物内的血流速度，加上全身因素，如高凝状态，可导致其闭塞。一些研究使用收缩期峰值流速作为监测旁路移植的最重要参数（Bandyk et al.，1985；Bandyk et al.，1989；Buth et al.，1991；Calligaro et al.，1996；Grigg et al.，1988；Lundell et al.，1995；Passman et al.，1995）。文献报告的术后平均或中位收缩期峰值流速为0.68～1.12 m/s（Belkin et al.，1994；Nielsen et al.，1995；Wölfle et al.，1994），如果移植物保持通畅，此后收缩期峰值流速会降低（根据Wölfle等的研究，1年后收缩期峰值流速从1.125 m/s下降到1 m/s；根据Nielsen等1993年的研究结果，在术后6个月内收缩期峰值流速下降了30%）。

旁路移植物中收缩期峰值流速整体显著降低被认为是预后不良的辅助指标（Calligaro et al.，1996；Hoballah et al.，1997）。旁路血流缓慢提示远端吻合口狭窄或流出道阻塞（受体动脉狭窄、侧支流出道阻塞）引起血流不畅。因此，已提出多个速度阈值作为即将发生旁路闭塞的预测指标。大多数学者认为，如果血流速度低于45 cm/s，旁路很可能失效（Calligaro et al.，1996；Hoballah et al.，1997；Mohan et al.，1995），而其他人提出的阈值为40 cm/s（Green et al.，1990）或55 cm/s（Nielsen et al.，1995）。有数据表明，若对所有旁路移植物及受体血管采用单一流速阈值，其敏感性及特异性均不足以准确识别出功能衰竭的旁路移植物（Chang et al.，1990；Hoballah et al.，1997；Idu et al.，1999；Mohan et al.，1995；Treiman et al.，1999）。由于旁路血流速度是由其直径和受体血管的直径及流出量决定的，因此，即使在正常情况下，吻合于小腿远端的旁路移植物流速也较慢。尽管如此，旁路血流缓慢仍是闭塞的危险因素，尤其是在患有其他易患因素

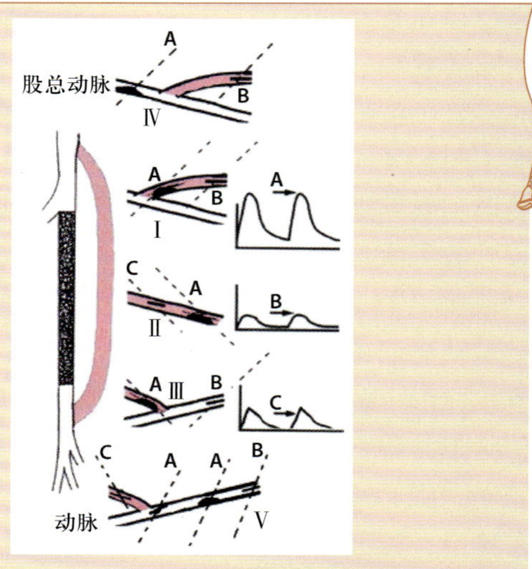

Ⅰ：近端吻合口狭窄（A）和狭窄后波形（B）。Ⅱ：移植静脉内狭窄（自体瓣膜部位），与狭窄前波形（C）相比狭窄处局限性血流速度加倍（A），狭窄远端为闭塞后血流频谱波形（B）。Ⅲ：远端吻合口狭窄（A）时腘动脉流出道为狭窄后血流频谱波形（B）。Ⅳ：动脉粥样硬化进展致吻合口近端自体流入动脉狭窄：吻合口近端动脉狭窄波形（A），狭窄远端动脉及旁路移植物内为狭窄后血流频谱波形（B）。Ⅴ：远端吻合口以远动脉狭窄：狭窄部位频谱波形（A），狭窄远端为狭窄后血流频谱波形（B），狭窄近端动脉和旁路移植物中的狭窄前波形（C，译者注：原著图Ⅴ中左侧A应为C）。

图2.39 股浅动脉闭塞时股腘动脉血管旁路移植术后狭窄的常见好发部位及相应频谱多普勒改变（A、B）

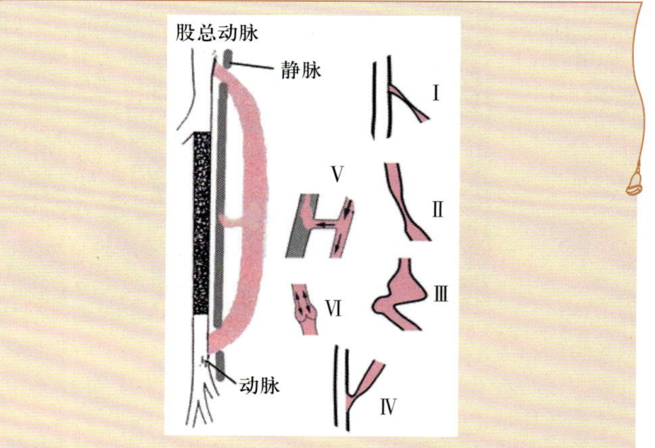

静脉旁路移植物易发生一些特殊的并发症（Ⅰ～Ⅵ），除图2.39所示的狭窄好发部位外，在旁路移植物监测中还必须考虑这些并发症。Ⅰ：逆行静脉移植物容易在靠近近端吻合口部位发生狭窄，这是该类移植物最窄的部分。Ⅱ：瓣膜部位瘢痕形成伴狭窄。Ⅲ：移植物因拉伸和扭结而扩张。Ⅳ：静脉原位移植物远端狭窄可导致靠近远端吻合口的近端管腔狭窄。Ⅴ：未结扎的所有与静脉移植物相通的穿静脉可能导致动静脉瘘（在旁路移植物和静脉系统之间）。Ⅵ：原位静脉移植物中残留的瓣膜导致移植物狭窄或闭塞。

图2.40

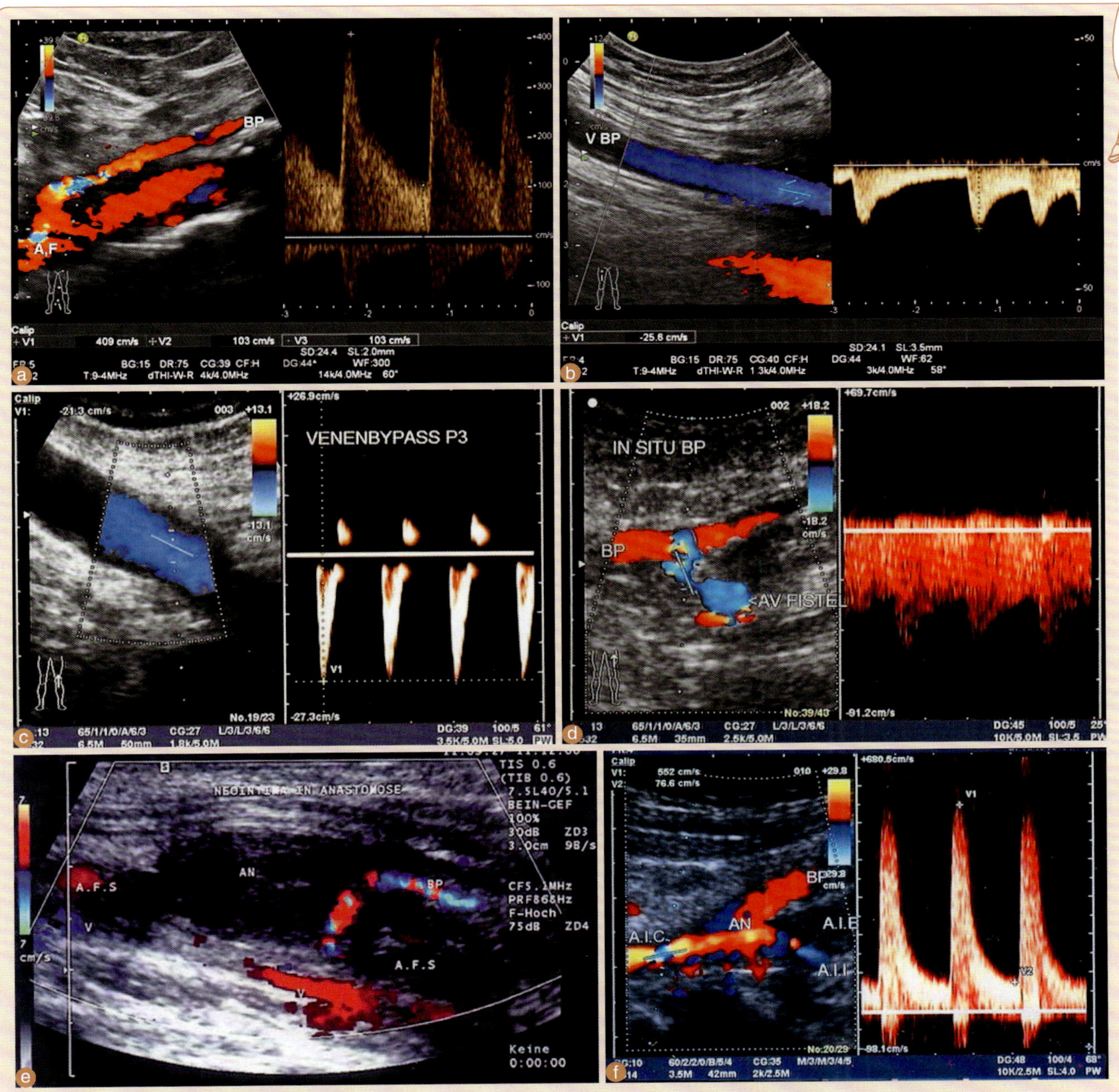

a.股–膝下动脉逆行静脉旁路移植物中靠近近端吻合口的长段狭窄（由于使用小管径静脉段进行旁路移植）。狭窄段（彩色图像中显示混叠）的频谱多普勒显示收缩期峰值流速为4.1 m/s、舒张末期流速为1 m/s的单相血流。b.吻合口狭窄下游移植物内部多普勒频谱波形呈狭窄后单相、低速血流（收缩期峰值流速为25 cm/s）。c.如果旁路移植物上游、内部或下游没有血流阻塞，移植物内的流速改变可能是由于移植物（人工血管或自体静脉）与受体动脉（例如小腿动脉）的管径不匹配。在上游或下游没有狭窄的情况下，使用直径过大的人工血管移植物或静脉移植物随时间推移扩张时，会出现非常缓慢的血流（如示例中收缩期峰值流速为21 cm/s）。旁路移植物中为三相波，表明移植物功能良好，外周灌注充足。该例中，吻合于胫腓干的静脉移植物扩张至1.3 cm，腓动脉是唯一未闭的小腿动脉。d.对于原位静脉移植物必须仔细检查是否存在动静脉瘘（由未结扎的属支或穿静脉引起），特别是当旁路手术后外周脉搏较预期差时。由于直接流入静脉系统，在动静脉瘘近端和动静脉瘘内为舒张期血流较高的单相血流。标记动静脉瘘部位，便于结扎。e.新生内膜增生（低回声）导致近端吻合口重度狭窄。f.髂股动脉旁路移植伴近端髂总动脉重度狭窄，呈单相多普勒波形，收缩期峰值流速为550 cm/s（译者注：原著中误为550 m/s），旁路移植物中呈狭窄后波形（如图b）。A.I.I.：髂内动脉；A.I.E.：闭塞的髂外动脉；BP：血管旁路移植；A.I.C.：髂总动脉；VENENBYPASS P3：静脉移植物P3段；AN：吻合口。

图2.41　旁路移植物监测

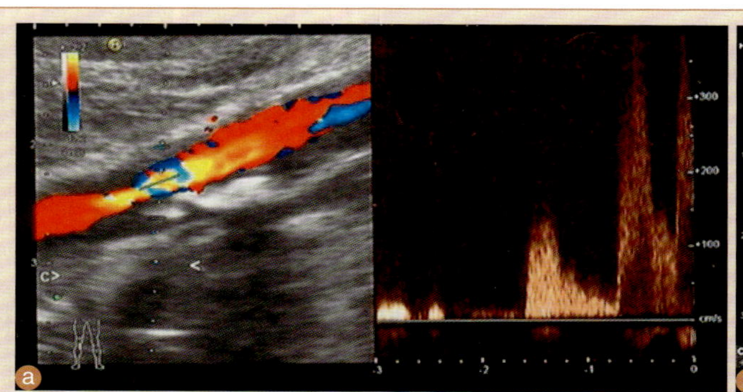

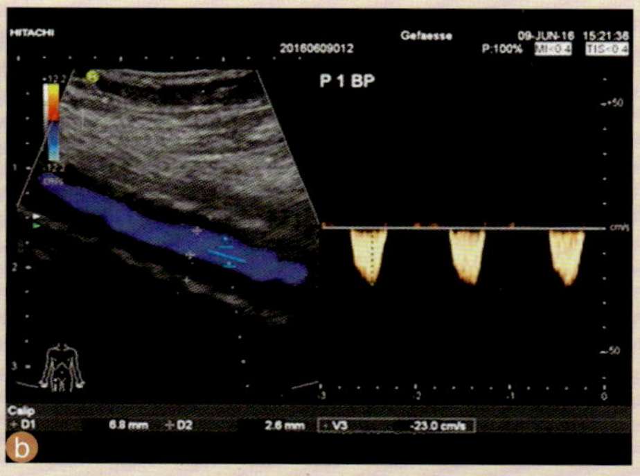

a.静脉旁路移植物重度狭窄。静脉旁路移植物中的狭窄通常是保留的瓣叶瘢痕形成所致，收缩期峰值流速比是最可靠的分级方法。该例中，左边频谱为狭窄前波形（收缩期峰值流速＜50 cm/s），右边频谱为狭窄处波形（收缩期峰值流速＞3.5 m/s）。b.股腘动脉旁路移植人工血管（直径7 mm）中的新生内膜（未闭管腔周围的低回声区）使残余管径减小到2.6 mm（卡尺示）。与局限性狭窄收缩期峰值流速增加不同，长节段管腔狭窄流速降低（由于摩擦）。然而，在狭窄移植物下游，仍呈狭窄后血流频谱波形。

图2.42

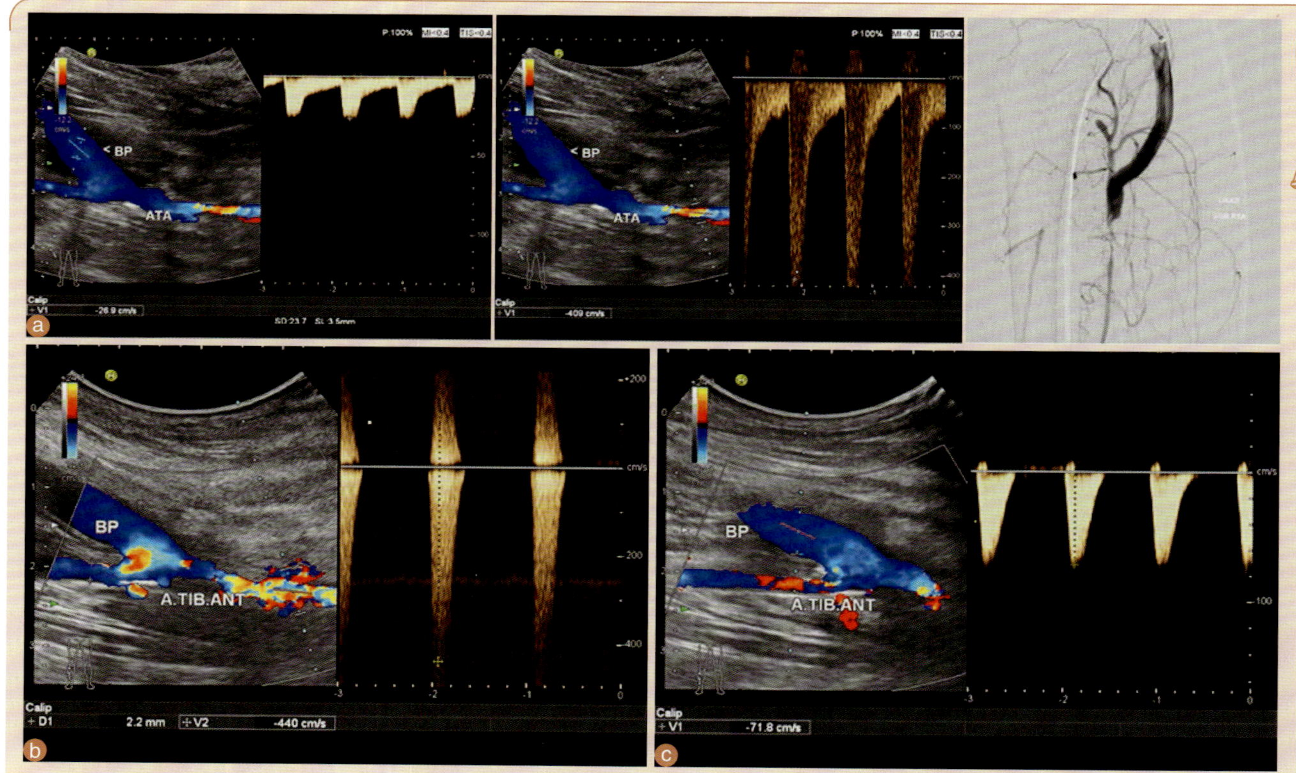

a.在小腿血管旁路移植术中，靠近远端吻合口的狭窄与吻合口狭窄具有同样的意义。彩色超声显示胫前动脉重度狭窄，导致旁路移植物内血流缓慢（＜30 cm/s）。这些发现提示移植物失效，即使在无症状患者中，也提示可以进行移植物修复以保持其通畅（最右边的图像：经皮腔内血管成形术中血管造影）。b、c.股–胫前动脉旁路移植，靠近远端吻合口的胫前动脉重度狭窄（图b，收缩期峰值流速为440 cm/s）。这种情况下，仅测量旁路移植物内收缩期峰值流速不能作为诊断狭窄的间接标准，因为该患者旁路移植物（图c）内收缩期峰值流速为71 cm/s，＞45 cm/s的截断值。虽然频谱波形显示移植物中和近端胫前动脉有充足的搏动性血流，但该例也强调仅依据移植物中收缩期峰值流速测值进行评估是不充分的。移植物中的收缩期峰值流速主要取决于移植物的结构和流出道血流动力学，而非血管旁路移植术并发症。BP：血管旁路移植；A.TIB.ANT：胫前动脉。

图2.43

（如高凝状态、血液黏度增加或体循环血压低）的患者。因此，一些学者研究了旁路移植物中局限性收缩期峰值流速升高联合整体收缩期峰值流速降低的综合预后预测能力（Calligaro et al.，1996）。在一项对85例聚四氟乙烯旁路移植物的研究中，这一综合指标的敏感性为81%、特异性为93%、阳性预测值为63%、阴性预测值为93%（Green等在1990年报告了类似的研究结果），但其他研究者（Hoballah et al.，1997；Mohan et al.，1995）并不认可这些结论。Hoballah等的研究中，27例旁路移植物闭塞的患者中有24例在之前的多普勒检查中未发现异常（收缩期峰值流速<45 cm/s低速血流，或收缩期峰值流速与相邻节段相比增加3倍）。

值得一提的是，通过超声检查确认的旁路移植物低流速（血流速度<45 cm/s）似乎可以从维持抗凝治疗（如华法林）中受益。虽然持续抗凝治疗使低流速移植物的通畅率显著提高（闭塞率从24%下降到4%，$P<0.0001$），但在高流速旁移植物中没有观察到任何益处（Brumberg et al.，2008）。令人惊讶的是，该研究的130例旁路移植物中，47%的旁路移植物收缩期峰值流速<45 cm/s。

2.1.7.3.2　*关于旁路移植物超声监测是否获益的争议*

虽然现有的研究证据相互矛盾（Wixon et al.，2000；Golledge et al.，1996；Davies et al.，2005），但许多学者仍提倡在旁路移植术后进行超声监测，至少在术后第一年内进行静脉移植物超声监测（表2.15），此时闭塞的风险最高，旁路移植物修复预后良好（Harris et al.，1988；Passman et al.，1995；Taylor et al.，1990）。

尽管一直存在争议，但在术后3个月内记录基线血流特征似乎仍很重要。如果随着时间的推移，收缩期峰值流速下降或三相波变为单相，应使用上述标准寻找移植物、吻合口、流入和流出动脉是否存在狭窄。

在一项成本–效益分析中，腹股沟下静脉旁路移植物超声监测狭窄修复后1年通畅率为93%，血栓形成后移植物修复的通畅率为57%（Wixon et al.，2000），截肢率也较低（2%与33%）。特别是有严重下肢缺血的旁路移植术后患者，似乎可以从超声监测和移植物修复中获益（Visser et al.，2001）。在该研究中，超声监测组的患者截肢率为1.7%，而仅接受临床检查和踝肱指数检查的患者截肢率为7.7%，超声监测组的诊断和治疗的费用仅为后者的一半。旁路手术时间歇性跛行患者亚组从超声监测中获益较少。

总的来说，这些研究结果表明自体静脉移植患者行常规超声监测是获益的，而人工血管移植物患者的获益则不那么明显。但许多研究结论具有局限性，因为这些研究的研究对象包含自体静脉旁路移植患者和人工血管旁路移植患者，而常规监测对人工血管移植物患者的预测价值较低，其可能是由于这类移植物闭塞的因素复杂，狭窄病变往往无法察觉，闭塞的机制也不清楚。很显然，超声监测在识别人工血管移植物失效方面作用很小。

一项2680例超声监测和3369例非超声监测的静脉移植物的荟萃分析（Golledge et al.，1996）结果显示，超声监测提高了旁路通畅率，但（长期）保肢率却没有改善。

静脉旁路移植物监测随机试验在常规超声监测对静脉旁路移植患者的作用方面有很大的影响（Davies et al.，2005）。在这项纳入594例患者的前瞻性随机多中心试验中，临床监测和多普勒超声监测在初始通畅率、辅助初始通畅率、再次通畅率和截肢率方面没有差异。静脉旁路移植物监测随机试验的局限性之一是没有进行亚组分析。

因此，尽管腿部旁路移植物的常规超声监测并没有额外的益处（如Kaplan-Meier分析所示），但当一系列临床检查、脉搏状态或踝肱指数显示恶化时，就有必要进行超声评估。此外，静脉旁路移植术的患者如果从一开始就提示预后较差，也可以受益于超声监测。一些与移植物和患者因素相关的原因导致预后较差（表2.17）。

（1）低流速旁路和静脉移植物管径小。

（2）非大隐静脉移植物和人工血管移植物。

（3）术中/术后异常表现。

（4）慢性严重肢体缺血的旁路移植（没有恢复血流的其他替代治疗）。

（5）流入动脉严重动脉粥样硬化的远端的旁路移植。

其他研究人员探讨了术后3～6个月仅超声随访检查的益处，以评估旁路手术预后，并确定需要修复或持续超声监测的患者（Mofidi et al.，2007；

第2章

表2.17 超声监测下肢旁路移植患者的不同方案

每6个月常规进行一次超声监测的预期效益	旁路移植物材料及围手术期发现
除术后3～6个月的单次检查外，无任何益处	腹股沟下人工血管旁路移植物；临床表现恶化（踝肱指数降低）→使用超声寻找潜在原因
除术后3～6个月的单次检查外，可能没有益处	满足以下条件的自体静脉旁路移植（原位，逆向）患者： – 大管径旁路移植静脉（＞5 mm），正常移植静脉； – 术中/术后正常； – 对Ⅱ期外周动脉闭塞性疾病（间歇性跛行）患者进行的旁路移植； – 患者依从性良好
可能获益	静脉旁路移植： – 旁路移植静脉管径细； – 非大隐静脉移植物和人工血管移植物； – 术中/术后有异常发现（流出阻力增加、低流速、流出动脉差）； – 慢性严重肢体缺血（Ⅲ或Ⅳ期外周动脉闭塞性疾病）患者的旁路移植； – 患者依从性差； – 上游动脉存在粥样硬化的所有远端起源的旁路移植

注：推荐方案来源的科学证据是有争议的[a]，所有患者均为术后单纯超声随访检查（3～6个月后），是否有必要进一步超声检查取决于旁路移植物的类型和临床发现（每6个月定期临床随访，只在旁路移植物恶化时行超声检查）。

[a]Davies等（2005）的研究由于没有提供亚组的鉴别方法未被纳入。

Tinder et al.，2008）。在一项对365例患者的研究中，静脉旁路移植术后6个月进行超声检查以确定移植物是否存在严重狭窄的风险（收缩期峰值流速比值，收缩期峰值流速＜45 cm/s），结果表明严重狭窄与移植物的通畅性较差有关，通过早期超声监测发现的大多数（≥75%）中等程度病变会显示出进展，导致移植物功能障碍或失效。65%的无狭窄患者中累计通畅率为82%（Mofidi et al.，2009），Tinder等（2008）对353例静脉旁路移植患者的研究发现，早期检出狭窄和旁路移植物通畅率存在类似的联系。在该研究中，超声检查结果正常的患者在54个月时的累计旁路通畅率为84%，而狭窄（包括轻度和中度狭窄病变）的患者中仅为62%。与血管造影结果对照研究发现，术中血管造影正常，但术后3个月内（新生内膜增生）早期狭窄的比例（25%～37%）仍高得惊人。随着时间的推移，新发狭窄的发生率降低，早期超声检出狭窄的患者中旁路移植物闭塞率明显较高（Ihnat et al.，1999；Mercer et al.，1999）。

是否行旁路移植物修复取决于狭窄的严重程度和狭窄后血流速度，单凭临床症状可能会产生误导，因为其会随患者所处的疾病阶段不同而变化（图2.43）。因此，超声显示重度狭窄时提示应采取干预措施（通常为经皮腔内血管成形术）以维持移植物通畅，即使在无症状患者中亦是如此。在估计移植物狭窄程度时，必须考虑移植物和受体动脉的直径，灵活应用建议的流速阈值。未来的研究应针对不同类型的移植物（自体静脉与人工血管移植物、旁路血管直径）、旁路移植水平（膝上或膝下靶血管）和其他因素（受体血管的状态）建立精确的速度阈值。

※ 2.1.7.4 外周血管旁路移植术前静脉超声成像

就短期和长期通畅率而言，自体静脉移植物在外周旁路手术中优于其他材料。但是，在静脉解剖变异（如走行异常或重复畸形）及肥胖患者中，静脉准备可能很耗时。可使用高分辨力探头（6.5～10 MHz）成像确认大隐静脉或小隐静脉走行，并于术前在皮肤上标记。此外，可以定位为双支的静脉，并选择最合适的属支进行移植。当计划行原位旁路手术时，应标记穿静脉并在术中结扎以防术后发生动静脉瘘。横切面测量静脉直径，膝下大隐静脉直径通常为3～4 mm，非常细的静脉（＜2 mm）不适合移植，如果存在两个属支，则选择直径较大者。最后，术前超声通过识别不适合旁路移植的曲张静脉或壁增厚和硬化的血栓后静脉而避免了不必要的剥离。总体而言，术前通过静脉超声检查选择合适的移植物可缩短手术时间，避免不必要的切口和广泛的暴露（图3.81、图2.67）。

2.1.8 超声与其他检查方式的比较：存在的问题与误区

外周动脉闭塞性疾病的逐步诊断检查应先进行无创的超声检查，随后结合患者病史、临床脉搏评估、踝肱指数，然后才考虑进行有创血管造影（图2.7）。外周动脉闭塞性疾病的临床阶段和超声检查结果是患者开始治疗或进行其他诊断检查的依据（表2.18、表2.19）。

表2.18　超声成像的优缺点

优点	缺点
无创； 多切面评估； 评价内容： – 管壁形态； – 周围结构； – 腔内结构； – 斑块 狭窄分级的依据： – 形态学； – 血流动力学； 花费低	检查所见的记录； 侧支通路评估； 培训周期长； 末梢血管床显像差； 方法学上固有的局限性（钙化、空气、肥胖、水肿）

表2.19　血管造影的优缺点

优点	缺点
检查所见的记录； 侧支通路的显示和评估； 可充分评价末梢血管床； 培训周期短	侵入性检查，具并发症（假性动脉瘤、栓塞、出血、局部血栓形成、动静脉瘘）； 仅显示未闭的管腔； 受投射体位影响： – 狭窄分级； – 分叉处狭窄的评估； 一些区域血管不能始终在 2（或 3）个平面进行评估（髂动脉、股动脉分叉）； 不能提供不同构型斑块相关的血流动力学信息； 不能显示： – 血管壁； – 血管周围结构； 花费高； 辐射暴露和造影剂的使用

例如，超声诊断髂动脉或股腘动脉狭窄患者可以在待行经皮腔内血管成形术时进行诊断性血管造影。相反，如果患者髂动脉或大腿动脉闭塞节段较长，且超声显示腘动脉通畅，如果有临床指征，可在不进行血管造影的情况下规划旁路移植术。对于腘动脉瘤患者，仅超声检查足矣。

超声显示外部压迫血管（腘动脉卡压综合征、血管外膜囊性病变）的患者也可在事先没有进行血管造影的情况下手术，因为血管造影不能提供额外信息，仅能显示血管状态。血管造影仅显示血管腔，在评价血管周围结构方面不如超声，血管造影的另一个缺点是将血管腔的3D结构降至2D显示到胶片上（图5.27）。

由于这一局限性，在成像平面上随机显示的直径减小不一定代表真实的横截面积减小，因为血管壁可能沿狭窄长轴的位置变化而变化（同心–偏心；规则–不规则）。因此，血管造影显示的狭窄程度可能与频谱多普勒评估的狭窄程度不同，后者反映狭窄的血流动力学效应。不同的超声成像模式也可能对动脉粥样硬化斑块引起的管腔狭窄程度产生不同的评价结果，因为它们处理不同类型的信息：传统的B型超声成像依赖于动脉管腔纵切面的形态学灰阶表现，彩色多普勒超声成像依赖于管腔内血流信号充盈缺损，频谱多普勒基于狭窄处血流加速的血流动力学效应。B超和血管造影为了准确和可重复的形态学定量，有必要采用不同的平面进行狭窄评估（表2.17）。这在评估髂动脉和股动脉分叉时尤其重要，因为这些部位常见后壁偏心斑块。仅通过血管造影对偏心斑块进行形态学评估，即使采用不同的平面，也可能较血流动力学效应高估其狭窄程度。此外，如果仅进行前后位血管造影，则可能会漏诊或低估由偏心斑块引起的狭窄。

斑块构型（同心性或者偏心性）对血流动力学的影响容易被忽视，它决定了狭窄的血流动力学严重程度，这种严重程度体现在外周灌注受损和患者的临床症状上。血流动力学的严重程度反过来又取决于横截面积的减少，这是超声根据血管内血流加速计算狭窄程度的基础（图5.27）。回想一下前文中提到的，血管直径减少50%的同心性狭窄使横截面积减少了75%，而直径减少程度相同的偏心性狭窄，仅减少了50%或更少，超声上前者为重度狭窄（根据连续性方程收缩期峰值流速比值为4），而后者为50%狭窄（收缩期峰值流速比值为2），但在血管造影上，这两种情况狭窄程度均为50%。

在股深动脉的起始处，血管造影还受血管位置前后重叠的限制。在该区域以适当的入射角进行超声检查时，成像效果优于血管造影。在一项为改善闭塞股浅动脉的侧支循环，股深动脉起始处重度狭窄行动脉内膜血栓切除术的40例研究中，经超声和术中证实在重度狭窄的患者中，仅85%的病例可通过血管造影诊断存在狭窄，且观察者间的狭窄分级差异很大。

经股动脉或肱动脉入路基于导管的数字减影血管造影可以作为“金标准”，前提是能够获得2个或3个平面的图像，并且远端动脉保证有充分的显影。由于造影剂到达大腿和足部的时间较长，需要考虑到显像时间，这一点对避免误诊很重要。使用专用线圈的磁共振血管成像在评估近端动脉闭塞导致造影剂流入减少的大腿和足部动脉时优于数字减影血管造影（Fellner et al.，1999；Owen et al.，1992；Kreitner et al.，2000）。一些研究人员证明，磁共振血管成像可以很好地评价远端动脉，包括足部缺血患者的足底动脉弓，而且在数字减影血管造影不能充分评价筛选足部旁路移植靶动脉时，可以可靠地识别通畅的流出动脉（Dorweiler et al.，2002；Kreitner et al.，2000）。

为了对下肢动脉进行完整的评估，除了评估髂股动脉外，还需要额外采用适于小腿动脉和足部动脉的成像模式。无创多普勒超声是检查近端下肢动脉的理想选择，且可提供关于髂动脉和股腘动脉狭窄闭塞性病变导致血流动力学改变的高效信息。因此，近端下肢动脉彩色多普勒超声与小腿及足底动脉弓磁共振血管成像相结合的非侵入性诊断策略在未来有望取代侵入性数字减影血管造影，后者具有一定风险（与使用造影剂、辐射暴露、血管穿刺和导管插入有关）。

诊断检查的临床实用性不仅取决于其诊断的准确性及与治疗决策的相关性，还取决于检查的效率。理论上从髂到足动脉均可以进行完整的超声扫查，也可确定旁路移植的靶动脉（这可能需要使用回声增强，尤其是考虑行小腿旁路移植时），关于这种检查所需时间的科学数据很少。

作者进行的一项研究中，根据踝肱指数的发现，选择220例跛行、前足病变或静息痛的患者进行下肢动脉超声检查。在这个纳入人群中，93%的患者通过超声成像确认存在血流动力学相关的狭窄或闭塞。利用前述方案（表2.1），检查者首先获取并分析腹股沟区髂外动脉与股总动脉交界处的多普勒波形（与对侧比较），然后评估股深动脉起始处及股浅动脉，接下来对有症状侧腘动脉近端和远端（P1和P3段）进行频谱多普勒检查。只有腘动脉近端和远端节段频谱形态分析或比较发现有任何异常或相关变化时，动脉近端节段才以B型超声成像扫查并连续检测频谱多普勒（纵切面，取样容积略大于动脉管腔）。根据侧支的起始点和注入点确定闭塞节段长度。根据该方案，平均需要5.2分钟来确定诊断及治疗方法（保守治疗、手术、经皮腔内血管成形术），并计划外科手术方案（动脉内膜血栓切除术或旁路移植，包括远端受体动脉的选择）。该研究未纳入有长期糖尿病病史的患者，因为严重中膜硬化伴声影使超声检查更困难且费时。

这种超声检查流程可以做出可靠的治疗决策，包括对腘动脉通畅的Ⅱ期外周动脉闭塞性疾病患者选择旁路移植靶动脉进行相关狭窄或闭塞的手术治疗（表2.20）。对于Ⅲ期或Ⅳ期髂动脉或大腿动脉闭塞但腘动脉通畅（从P1段到胫腓干）的患者，消除腘动脉以上的流入道阻塞（经皮腔内血管成形术或血管旁路移植术），无须对小腿动脉进行检查。只有当腘动脉狭窄或部分闭塞，并考虑在膝下动脉上进行血管旁路移植时，才需要对其进行超声检测。已有学者研究表明（Boström et al.，2002；Hofmann et al.，2004），超声可以检查膝下动脉，但很耗时。或者，可以采用血管造影或带有专用线圈的磁共振血管成像。血管造影有几个缺点，包括侵入性、使用造影剂、近端长节段闭塞者小腿动脉的显影差。为确定膝下动脉旁路移植术的靶动脉进行超声检查时，从踝关节水平的足背动脉和胫后动脉（也可是腓动脉远端）获得多普勒频谱，然后与腘动脉P3段或近段小腿动脉的频谱形态进行比较。近端和远端波形差异最小的动脉是旁路手术最合适的靶血管，随后应追踪扫查并确认其是否适合。

超声随访有助于监测血管修复疗效和识别移植物狭窄，从而有助于及时采取治疗措施以保持移植物的通畅性（表2.16）。

长期狭窄的患者，可能已经形成了广泛的侧支循环。由于侧支动脉的分流，动脉主干血流量减少且血流动力学发生改变，如果仅采用收缩期峰值流速绝对值进行狭窄分级，可导致狭窄严重程度被低估（图2.16a）。

使用高分辨力探头进行彩色多普勒超声成像可以评估侧支循环，特别是闭塞节段较短时，并且可以检测到侧支通路再注入部位的狭窄（图2.63）。然而，血管造影在显示闭塞动脉节段周围侧支循环整体情况方面优于超声。对于闭塞段远端的血流动力学情况仅能给出一些提示性信息。闭塞后段侧支再注入点以远出现收缩期峰值流速相对较高的搏动性血流，提示侧支循环良好。单独使用收缩期峰值流速可能会导致误诊，并且在中膜硬化导致动脉壁僵硬的糖尿病患者中收缩期峰值流速也会增加。

表2.20　以数字减影血管造影为参照，外周动脉闭塞性疾病患者中报道的彩色多普勒超声、对比增强磁共振血管成像和CT血管成像的敏感性和特异性

作者/年	研究对象	彩色多普勒超声		对比增强磁共振血管成像		CT血管成像	
		敏感性（%）	特异性（%）	敏感性（%）	特异性（%）	敏感性（%）	特异性（%）
Nelemans 等（2000）	外周动脉闭塞性疾病，主要为 Fontaine Ⅱ期	68 ~ 82	91 ~ 95	78 ~ 89	95 ~ 98	–	–
Lundin 等（2000）	外周动脉闭塞性疾病，Fontaine Ⅱ期	72	97	81	92	–	–
Koelemay 等（2001）	外周动脉闭塞性疾病，主要为 Fontaine Ⅱ期	80 ~ 86	97	–	–	–	–
Collins 等（2007）	外周动脉闭塞性疾病，主要为 Fontaine Ⅱ期	80 ~ 98	89 ~ 99	92.0 ~ 99.5	64 ~ 99	89 ~ 99	83 ~ 97

注：虽然表中列出的研究结果显示彩色多普勒超声的敏感性略低，但该方法在确定外周动脉闭塞性疾病患者治疗方案作用方面与数字减影血管造影相当（Collins et al.，2007；Koelemay et al.，1996）。

当存在两个或两个以上连续的狭窄性病变时，较远端的病变可能会被低估或难以评估，尤其是在糖尿病大血管病变患者中。此外，糖尿病中膜硬化和外周动脉闭塞相关的血流动力学改变进一步影响了超声对狭窄分级的准确性。在血管造影中，这种连续狭窄可通过其典型的“鹅喉样”外观来识别。

当诊断性超声检查和血管修复由不同的人甚至不同的部门进行时，由于缺乏连续的检查结果记录，特别是血管病变复杂的患者，限制了超声检查者与外科医师或介入医师关于检查所见的沟通。治疗前由治疗患者的介入医师或血管外科医师进行超声检查是最有价值的，可从得到的额外血流动力学信息中获益。超声检查高度依赖于检查者的技能，因此诊断效益也取决于检查者的技能。

※ 血流动力学和形态学成像模式的比较

Collins等（2007）系统综述了48项关于不同成像方式检测有症状外周动脉闭塞性疾病患者显著动脉狭窄（＞50%）准确性的研究。以数字减影血管造影为“金标准”，结果如下。CT血管成像（5项研究）的敏感性中位数为97%（范围为89%～100%），特异性中位数为99.6%（范围为99%～100%）。磁共振时间飞跃法（time of flight，TOF）成像（5项研究）的敏感性中位数为86%（范围为77%～100%），特异性中位数为93.8%（范围为85%～98%）。磁共振血管成像钆造影检查的敏感性中位数为94%（范围为85%～100%），特异性中位数为99.2%（范围为97%～99.8%）。彩色多普勒超声（7项研究）具有相似的诊断效能，敏感性中位数为90%（范围为74%～94%），特异性中位数为99%（范围为89%～100%）。超声成像和对比增强磁共振血管成像在检测膝下动脉有明显血流动力学狭窄方面的敏感性和特异性相似，总体均值约为90%（与数字减影血管造影比较）。

尽管CT和磁共振成像也被认为是无创的成像方式，但彩色多普勒超声才是更为无创的方法，几乎没有并发症，也不会给患者带来不适（表2.21）。

CT血管成像涉及高辐射暴露和碘造影剂的使用，狭窄分级可能受钙化斑块或支架相关伪像的影响。磁共振成像质量的提高取决于所使用设备的先进性，局限性通常包括：除非使用专门的线圈，否则膝下动脉的显像效果不佳，易受伪像影响，高估狭窄严重程度，以及静脉位置重叠，在外周血管更是如此。带有心脏起搏器或除颤仪的患者禁行磁共振成像。肾功能受损的患者不能使用钆造影剂，因为可能导致危及生命的肾源性系统性纤维化（Collins et al.，2007）。

有经验的检查者可以使用高分辨力探头来检查膝下动脉全程。单独评估闭塞或狭窄需要耗费额外的时间。超声无法提供小腿动脉多节段闭塞灌注受损时相互吻合的复杂侧支循环通路的整体情况，这种情况下，超声通常不能充分描绘外周血液流出的情况。

表2.21 外周动脉闭塞性疾病患者数字减影血管造影、彩色多普勒超声、对比增强磁共振血管成像和CT血管成像检查的有效性、局限性和费用

检查方式	腹髂动脉外周动脉闭塞性疾病	股腘动脉外周动脉闭塞性疾病	小腿足动脉外周动脉闭塞性疾病	斑块形态和管壁结构	壁外检查
数字减影血管造影	++ ~ +++	+++	++ ~ +++[a]	+	–
彩色多普勒超声	++[b]	+++	++[c]	++ ~ +++	+++
对比增强磁共振血管成像	+++	+++	++[d]	+ ~ ++[e]	+++
CT 血管成像	+++	+++	+ ~ ++	++	+++
检查方式	**管壁钙化或斑块影响**	**支架监测**	**检查者依赖性**	**所需时间**	**费用**
数字减影血管造影	+ ~ ++	++ ~ +++	+	++	+++[g]
彩色多普勒超声	++ ~ +++	+++	++	++[f]	+
对比增强磁共振血管成像	–	+	+	++/+++[g]	++[g]
CT 血管成像	+ ~ ++	++	+	++/+++[g]	++

注：数据按所涉及的部位进行分层，包括识别管壁和周围结构的诊断性能。
[a]多节段外周动脉闭塞性疾病中诊断性能可能降低，取决于选择的造影血流和动脉闭塞程度。
[b]受血管钙化、肠气和肥胖的限制。
[c]对于旁路远端小腿/足靶血管的识别有很高的价值。
[d]通常受限于静脉投影位置叠加。
[e]空间分辨力有限。
[f]很大程度上依赖于检查范围、患者相关因素和使用的技术。
[g]依赖于选择的血管、方案和后处理。
资料来源：Klein-Weigel et al.，2015。

钙化斑块声影可能影响小动脉狭窄的检测和分级。这种情况下，超声检查寻找桥血管远端通畅的靶动脉非常耗时，特别是由于近端闭塞或多节段狭窄而不能使用间接标准时。尽管有这些限制，一些研究者仍报道了检查膝下动脉狭窄闭塞病变的准确性，并且可在事先未做血管造影的情况下制订手术计划。根据这些研究结果，术前仅使用超声，就能可靠地识别出股腘动脉以下旁路移植所需的通畅的流出道血管，而且发现这些患者诊断结果与术中发现一致，其旁路一期通畅率、二期通畅率和保肢率与术前接受血管造影的患者一致。

在评价小腿足动脉闭塞的研究中，超声与数字减影血管造影对照的研究结果大相径庭（Karacagil et al.，1996；Koelemay et al.，1997），检测的敏感性和特异性从50%到90%不等。然而，研究人员使用的是5 MHz的探头，这对于足部血管检查来说分辨力是不够的，这也许是造成研究结论不理想的原因。其他研究小组（Boström et al.，2002；Hofmann et al.，2001）描述了非选择性动脉数字减影血管造影在足部血管成像方面的局限性（图2.71）。Hofmann等（2001）报道的49例患者系列研究结果显示，32例（65.3%）患者经数字减影血管造影检查，足动脉显示不佳或完全不显示，而基于高分辨力（13 MHz）超声检查结果，所有32例患者接受足动脉旁路移植，术后2年移植物通畅率为69.5%。Boström等（2002）比较了仅基于超声检查结果进行的157例血管外科手术（32例腹股沟血管动脉内膜血栓切除术，91例股腘动脉旁路移植，34例股膝下动脉旁路移植）和基于血管造影检查结果进行的172例手术（28例腹股沟血管动脉内膜血栓切除术，144例股腘动脉旁路移植和股膝下动脉旁路移植），后者也包括超声检查诊断不充分的患者（特别是股腓动脉旁路移植者）。该研究中仅使用超声检查结果确定手术方案的小腿足动脉旁路移植（超声组与血管造影组之比为1：2）和股小腿动脉旁路移植（超声组与血管造影组之比为1：1）者移植物的一期通畅率为59%，而血管造影组为64%。而且，术前仅进行超声检查的患者中，有98%的患者术中无须修改手术方案（甚至无须术中行数字减影血管造影）。

综上所述，现已基本达成共识，超声是髂动脉、股动脉和腘动脉狭窄闭塞性病变定位和分级的有效方法（表2.20），仅凭超声检查所获取的信息就可确定最佳治疗方案（药物治疗、经皮腔内血管成形术、旁路移植）并确定旁路移植术合适的靶血管（Boström et al.，2002；Alexander et al.，2002；Ascher et al.，2004；Katsamouris et al.，2001；

Lowery et al., 2007）。然而，关于超声在腹股沟下旁路移植术中的作用尚存在一定分歧，一些研究者认为术前仅超声检查足矣（Hofmann et al., 2004；Boström et al., 2002；Mazzariol et al., 2000；Karacagil et al., 1996）；其他研究者则建议补充动脉数字减影血管造影（Katsamouris et al., 2001）。一些研究报道了，基于术前超声与基于动脉数字减影血管造影行腹股沟下旁路移植，其移植物通畅率相当（Collins et al., 2007；Koelemay et al., 1996），术前补充动脉数字减影血管造影并不能增加额外的诊断信息（Elsman et al., 1995；Aly et al., 1998），即使是复杂的血运重建（小腿/足）患者也是如此（Grassbaugh et al., 2003；Wong et al., 2013）。Ascher等（2002）在一项纳入466例患者的大型研究中发现，在大多数病例中，术前仅彩色多普勒超声评估足以规划旁路移植手术方案，只有36例患者需要补充成像检查（血管造影、CT血管成像、磁共振血管成像）。超声造影并没有像预期的那样使狭窄分级的准确性得到提高，它可能有助于识别个别膝下旁路移植受体动脉成像条件差的患者。

用于狭窄诊断和分级的速度标准（收缩期峰值流速绝对值或比值）需要细化。在一些研究中，不加区分地使用单一截断值标准是不可取的，比如，不考虑腘动脉血流速度通常低于股动脉，或收缩期峰值流速随斑块形态的变化而变化，以及收缩期峰值流速比值随狭窄前测量部位的不同而变化。

如果所有影响超声评估血流动力学状况的因素均考虑到，则可仅根据超声检查结果在髂股腘动脉区域（包括P3段）进行介入或外科血运重建（经皮腔内血管成形术、旁路移植术）。超声评估的狭窄程度是血流动力学相关的函数，与仅根据形态学表现（斑块）来估计狭窄严重程度相比，超声判断狭窄程度与患者临床状况更相符。基于代表性部位频谱多普勒检查和仅对异常动脉段进行检测的高效超声检查方案，可在10分钟内对单侧腿进行超声评估，包括制定治疗计划。

当根据超声检查结果计划治疗时，最好由治疗患者的外科医师或介入医师进行超声检查。这样做的好处是，在检查过程中，医师可以询问有关患者疼痛和其他症状的细节，合理解释超声检查所见，并讨论推荐的治疗方案。

2.2 上肢动脉

2.2.1 血管解剖

无名动脉（头臂干）起自主动脉弓右侧，在胸锁关节后方，分为右侧锁骨下动脉和右侧颈总动脉。左侧锁骨下动脉直接起自主动脉弓，左侧颈总动脉在其近端起自主动脉弓，沿锁骨下动脉走行，它首先向头端发出椎动脉，接着从其后壁发出甲状颈干，并分出一分支供应甲状腺，其他分支供应皮肤和软组织。锁骨下动脉和臂丛神经一起（图2.44）穿过斜角肌三角间隙（由前斜角肌、中斜角肌和第一肋骨上缘组成），沿胸膜顶弓形向外，在锁骨下方，跨过第一肋延续为腋动脉。对于有颈肋的人来说，锁骨下动脉向头侧和前侧移位。在甲状颈干远端发出胸廓内动脉（乳内动脉），距胸骨外缘约1指距离，沿前胸壁后方下行。

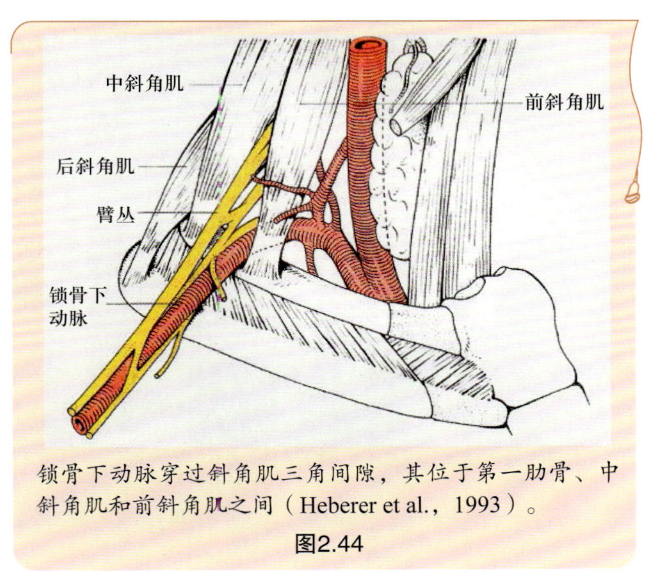

锁骨下动脉穿过斜角肌三角间隙，其位于第一肋骨、中斜角肌和前斜角肌之间（Heberer et al., 1993）。

图2.44

腋动脉的分支与锁骨下动脉的分支间有广泛的侧支吻合，并供应肩胛区。腋动脉沿胸肌下缘穿过腋窝，延续为肱动脉。后者穿过肱骨附近的肱二头肌内侧沟至肘部，在关节间隙水平分为桡动脉和尺动脉。有一些解剖学变异，其中桡动脉起自上臂的肱动脉（大约15%）或直接起自腋动脉远端（1%～3%）。在大约1%的个体中，尺动脉也起自腋动脉。

桡动脉继续沿前臂在桡骨的尺侧延伸至腕关节，与尺动脉深支相连，形成掌深弓。桡动脉主要供血深弓，尺动脉供血浅弓。浅弓的主要分支发出指掌侧总动脉，而指掌侧总动脉又发出指掌侧固有动脉，即供应手指的主要血管（图2.45）。只有80%～90%的人有掌浅弓和掌深弓的完整连接。

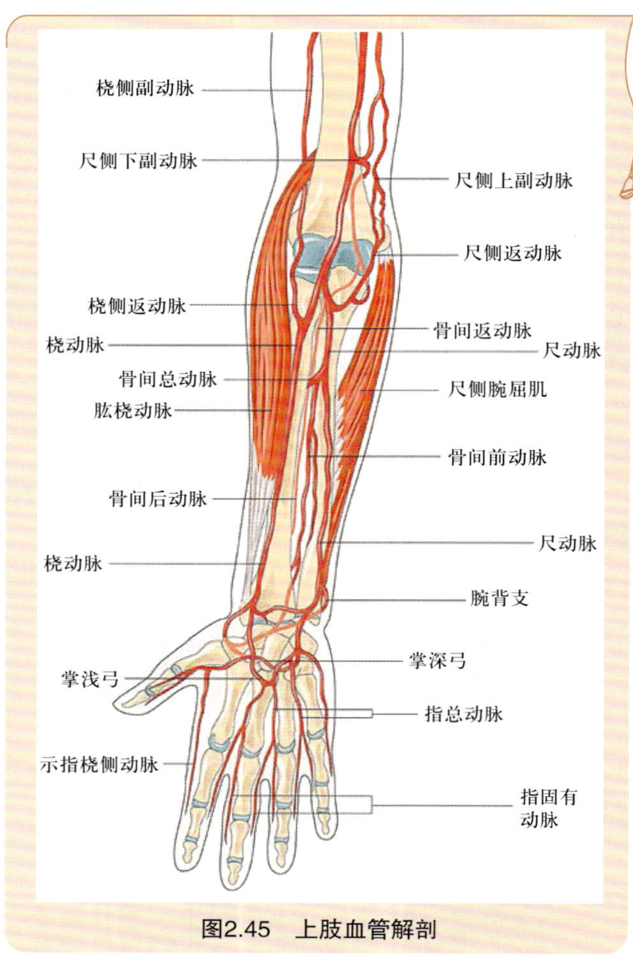

图2.45　上肢血管解剖

2.2.2　检查方法及技术

锁骨下动脉和腋动脉以5～7.5 MHz的频率进行扫描，远端血管因离体表更近可采用高频探头，手指动脉可用7.5～10 MHz的探头检查。特别是在锁骨上窝，弧形凸阵或扇阵探头比线阵探头更适合。锁骨下动脉和腋动脉最好在仰卧位检查，检查者在患者头部后方，如同检查颈动脉一样。患者处于坐位，手掌朝上，检查前臂和手指动脉。

手臂动脉从锁骨上延伸到掌弓。在上臂中，可以基于超声解剖学知识通过B型扫描轻松识别动脉。彩色多普勒超声可以帮助识别手掌弓和手指的血管。与身体其他部位一样，使用横切面更容易识别血管。在纵切面以较小的入射角进行频谱多普勒成像。

将探头置于锁骨上扫查锁骨下动脉近端。在评价主动脉弓上分支时，应特别注意椎动脉起源，须与甲状颈干相鉴别。枕下椎动脉的节律性搏动从近段动脉传导并以多普勒波形显示。

腋动脉在腋静脉的头侧，将探头置于锁骨下窝，沿其走行到达腋窝，扫查腋动脉（图2.46）。在上臂内侧检查肱动脉。

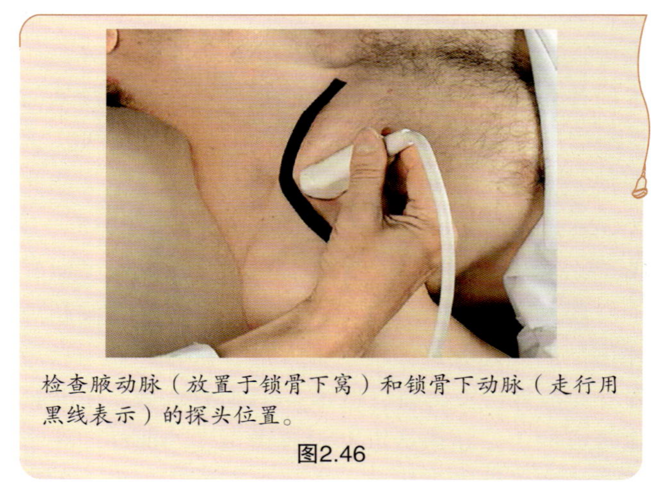

检查腋动脉（放置于锁骨下窝）和锁骨下动脉（走行用黑线表示）的探头位置。

图2.46

根据需要回答的临床问题，必须特别注意锁骨下动脉是否存在动脉瘤或狭窄。彩色多普勒超声不能确定的可以通过额外的频谱多普勒评估来解决。正常情况下，锁骨下动脉、腋动脉和肱动脉呈三相波（供给软组织和皮肤的高阻力动脉血流）。

使用高分辨力探头（＞10 MHz）扫描手掌弓和指动脉，全面的检查包括彩色多普勒超声成像和多普勒检查，用以鉴别血栓栓塞性疾病和血管痉挛性疾病。激发试验（冷热暴露）也可能有助于鉴别诊断。

2.2.3　多普勒超声的临床应用

※ 2.2.3.1　动脉粥样硬化

上肢动脉狭窄主要影响锁骨下动脉近端，在较长的左锁骨下动脉中更为常见（尤其是起始处）。如果怀疑锁骨下动脉狭窄或闭塞，那么超声评估应该包括椎动脉，以确定是否存在血流方向的逆转，这是锁骨下动脉盗血综合征的标志。在冠状动脉血管旁路移植术前，彩色多普勒超声可以非侵入性地评估胸廓内动脉是否可作为桥血管。锁骨下动脉远端的手臂动脉狭窄罕见，通常没有临床意义，除非患者有长期的糖尿病病史或建立了血液透析通路。

腕部反复创伤可损伤远端尺动脉，尺动脉越过钩骨钩处尤其容易受到伤害，动脉壁的损伤可导致动脉瘤的形成（图2.47），继而部分血栓形成，血栓脱落可能导致指间动脉栓塞。

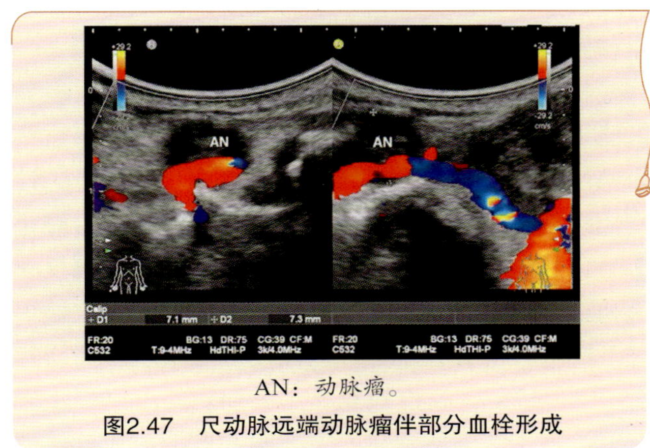

AN：动脉瘤。

图2.47　尺动脉远端动脉瘤伴部分血栓形成

除动脉粥样硬化和锁骨下动脉卡压外，上肢血管疾病最常累及指动脉和掌弓。指动脉可能发生栓塞、闭塞、血管炎和血管痉挛。

※ 2.2.3.2　血管卡压综合征

胸廓出口综合征的发生与多种因素有关，如先天性骨性和纤维肌性结构异常、创伤后改变（骨质增生）等。当神经和血管走行异常或存在骨性或纤维肌性异常时，通过胸廓出口狭窄间隙的神经和血管可能受到压迫、损伤或刺激。临床表现各种各样，并随受压的结构不同而变化。绝大多数患者（97%）由于臂丛神经受卡压而出现神经源性症状。

最常见的血管症状是隐匿性微栓塞发作，可能导致指间动脉闭塞。较大的栓子主要来自狭窄后动脉瘤（图2.105、图2.106），可能导致主要动脉（如尺动脉、桡动脉和肱动脉）的闭塞。胸廓出口综合征好发年龄为20～50岁，女性与男性比例为3∶2。

动脉型胸廓出口综合征，通常是由手臂某些部位的血管受压引起的，与颈肋综合征有所不同，颈肋综合征是由副肋、副肋上附着的韧带或纤维带末端游离或附着在第一肋骨上引起的。据报道，颈肋的患病率为0.5%～1.0%，但其中只有5%～10%的患者出现症状。诊断主要依靠放射学检查，动脉卡压主要发生在锁骨下动脉穿过3个狭窄的解剖间隙，具体如下。

（1）前斜角肌间隙（斜角肌三角间隙）。

（2）第一肋骨和锁骨之间的狭窄通道（肋锁间隙）。

（3）胸小肌下方与喙突附着点间的狭窄间隙（胸小肌间隙）。

如前所述，一些解剖变异或病理改变会损害这些本已狭窄的间隙，从而导致血管和神经的机械刺激或卡压。长期压迫可以导致下游动脉瘤形成，伴附壁血栓形成及手臂动脉栓塞（图2.105、图2.106）。

这些通道中的神经血管结构受压可以导致疼痛、手臂和手无力和其他神经感觉障碍或血管卡压症状。外周血管栓塞是胸廓出口综合征最常见的并发症，50%的患者以外周血管栓塞为主要症状（Dunant，1980；Creutzig et al.，1988）。已有报道，在累及上肢的栓塞中，高达70%与胸廓出口综合征有关。在常规临床工作中遇到的大多数栓塞病例是心源性的。

根据血管或神经受卡压部位的不同，胸廓出口综合征包括以下4种神经血管综合征。

（1）前斜角肌或颈肋综合征：在该综合征中，由于前斜角肌或中斜角肌增厚或异常附着于第一肋骨、第一肋骨外生骨疣或颈肋，导致臂丛和锁骨下动脉受压。由于锁骨下静脉未穿过该斜角肌三角间隙，因此不累及锁骨下静脉（图2.104～图2.106）。

（2）肋锁综合征：锁骨和第一肋骨之间的狭窄通道是静脉卡压的好发部位，这种卡压可由肩带下垂、肋骨骨痂或外生骨疣引起。锁骨下动脉和臂丛神经在这个部位很少受到卡压（图3.105）。

（3）过度外展综合征：在第三个狭窄部位，以机械性神经损伤为主。当手臂伸展至头顶上方时，胸小肌肌腱或喙突压迫神经血管束（图2.107）。

（4）卡压综合征：肱动脉通过肘部肱二头肌腱膜下方的空隙，对于肱二头肌和肱肌发达的人来说，当肘关节弯曲时，肱动脉会受到压迫。

2.2.4　检查记录

上肢动脉检查所见的记录与小腿动脉相同，包括锁骨下动脉、腋动脉和肱动脉的纵切B超扫描图像，以及角度校正后的相应多普勒波形。动脉瘤需两个切面，其直径在横切面测量。如果存在狭窄，则记录角度校正后测量的狭窄段收缩期峰值流速。如果不能采集到充分的锁骨下动脉狭窄多普勒波形，则记录病变远端的单相波形。血管卡压综合征的患者，需记录显示受累血管处于卡压状态的图像。

2.2.5 正常超声表现

与下肢动脉一样，正常上肢动脉血流频谱也呈三相波，收缩期前向血流快速达到峰值，舒张早期短暂逆转（由于外周阻力高），而舒张晚期为缓慢的正向血流。动脉直径（锁骨下动脉为6～7 mm，腋动脉为5～6 mm）和收缩期峰值流速向外周递减（近端锁骨下动脉为80～140 cm/s）。

2.2.6 异常超声表现、超声测量和临床价值

※ 2.2.6.1 动脉粥样硬化

由于锁骨下动脉走行区域的声窗较差，其狭窄的诊断通常依赖于狭窄后段单相频谱和湍流的间接标准。声窗良好者，可用低频探头从主动脉追踪锁骨下动脉起始部，频谱多普勒可直接识别靠近起始部的狭窄，经角度校正后测量收缩期峰值流速。

与下肢动脉一样，锁骨下动脉和腋动脉的收缩期峰值流速在正常人群中也表现出较大的个体差异。因此，可以利用收缩期峰值流速局部倍增来识别血流动力学相关狭窄。然而，这一标准不适用于锁骨下动脉近端和头臂干，这是手臂动脉狭窄的好发部位，此处收缩期峰值流速>2 m/s提示狭窄。下肢动脉狭窄后血流标准（表2.9）也可用于识别和评估上肢动脉狭窄闭塞性病变。在梗阻下游获得的波形不能区分严重狭窄和闭塞。

据报道，与数字减影血管造影相比，彩色多普勒超声对于识别手臂动脉近段和中段血管异常的敏感性为90%、特异性为99%（Wittenberg et al.，1998）。主动脉弓附近动脉起始处狭窄的敏感性和特异性分别为91%和100%，而上臂的分别为93%和100%，前臂的分别为88%和98%。

在指动脉检查中，检查人员必须区分动脉粥样硬化和栓塞性病变与雷诺病中的暂时性血管痉挛（图2.110）。使用高分辨力探头（8～12 MHz）进行检查可以非常准确地诊断闭塞和狭窄。例如，Ladleif等（1998）报道，与选择性手部血管造影相比，超声诊断的敏感性为86.9%、特异性为93.8%，阳性预测值和阴性预测值分别为88.4%和93%。总体而言，手指动脉超声检查非常耗时，偶见动静脉畸形和血管瘤。

临床表现提示指间动脉闭塞并经超声证实。其可能由心脏疾病或胸廓出口综合征引起。如果这些闭塞涉及尺动脉供血区域，且患者有慢性反复钝性损伤的病史，并伴有继发性动脉壁损伤，则可能是由小鱼际锤击综合征引起。当怀疑是后者（有反复手和腕关节损伤的职业病史及第4和第5手指缺血）时，检查者应寻找小鱼际区尺动脉远端动脉瘤样扩张（图2.47）。超声检查显示早期病变中已经出现类似“软木塞”的变化，并显示动脉瘤内血栓导致指间动脉栓塞，以及彩色多普勒模式下特有的血流信号（图2.109）。

※ 2.2.6.2 血管卡压综合征

由于胸廓出口综合征临床表现多样，且只有通过激发试验才能确定，因此该病诊断困难。一项针对德国人群的研究显示，患者平均4.3年咨询了6.5名专科医师才最终确诊（Gruss et al.，1989；Gruss et al.，1997）。

如前所述，出现手部缺血的患者，需要考虑和鉴别肩带的几种神经血管卡压综合征：

（1）颈肋综合征。

（2）前斜角肌综合征（动脉：斜角肌压迫试验）。

（3）小斜角肌综合征。

（4）肋锁综合征（静脉：过度外展试验）。

（5）胸小肌综合征。

（6）卡压综合征。

诊断性检查应从临床检查开始，包括脉搏测定、听诊和双侧多普勒血压测量。上肢上举或外展时单侧脉搏减弱或暂停并不是一个非常特异的症状，在30%～60%没有胸廓出口综合征相关症状的年轻人中也可以见到。这个试验仅提示间歇性的锁骨下动脉卡压，结果阳性并不能诊断临床相关的血管卡压综合征。与临床重现胸廓出口综合征症状更相关的是上肢外展外旋90°试验（the ninety degree abduction in external rotation，90°AER）：将手臂置

于此位置时，指示患者每2～3秒握拳一次，持续3分钟。大多数患者在3分钟测试期结束前手臂会感到疲劳、疼痛和沉重。出现蚁走感提示臂丛神经受到卡压，手指疼痛和苍白表明动脉受到卡压。

诊断胸廓出口综合征还需要测量尺神经和正中神经的神经传导速度。神经传导速度降低提示臂丛神经受压，但神经传导速度正常并不能排除胸廓出口综合征。神经传导速度＞65 m/s是正常的，＜45 m/s表明臂丛神经受压（Urschel，1976）。

当彩色超声成像证实指间动脉闭塞时，检查者应进一步确定栓子的来源，栓子主要来源于部分血栓形成的动脉瘤。在胸廓出口综合征中，这样的动脉瘤通常继发于卡压引起的血管壁损伤，或是小鱼际锤击综合征中尺动脉远端的创伤性损伤（图2.109）。胸廓出口综合征的间歇性卡压也可能导致管腔内血栓形成。根据患者的病史和临床症状，采用以下激发试验，对相应受压部位进行超声检查来诊断特定类型的胸廓出口综合征（图2.48）。

（1）斜角肌压迫试验，用于识别斜角肌三角间隙中的动脉卡压：颈部伸展肌肉拉紧，头转向患侧（Schoop，1988），有时可能还需手臂过度外展外旋。

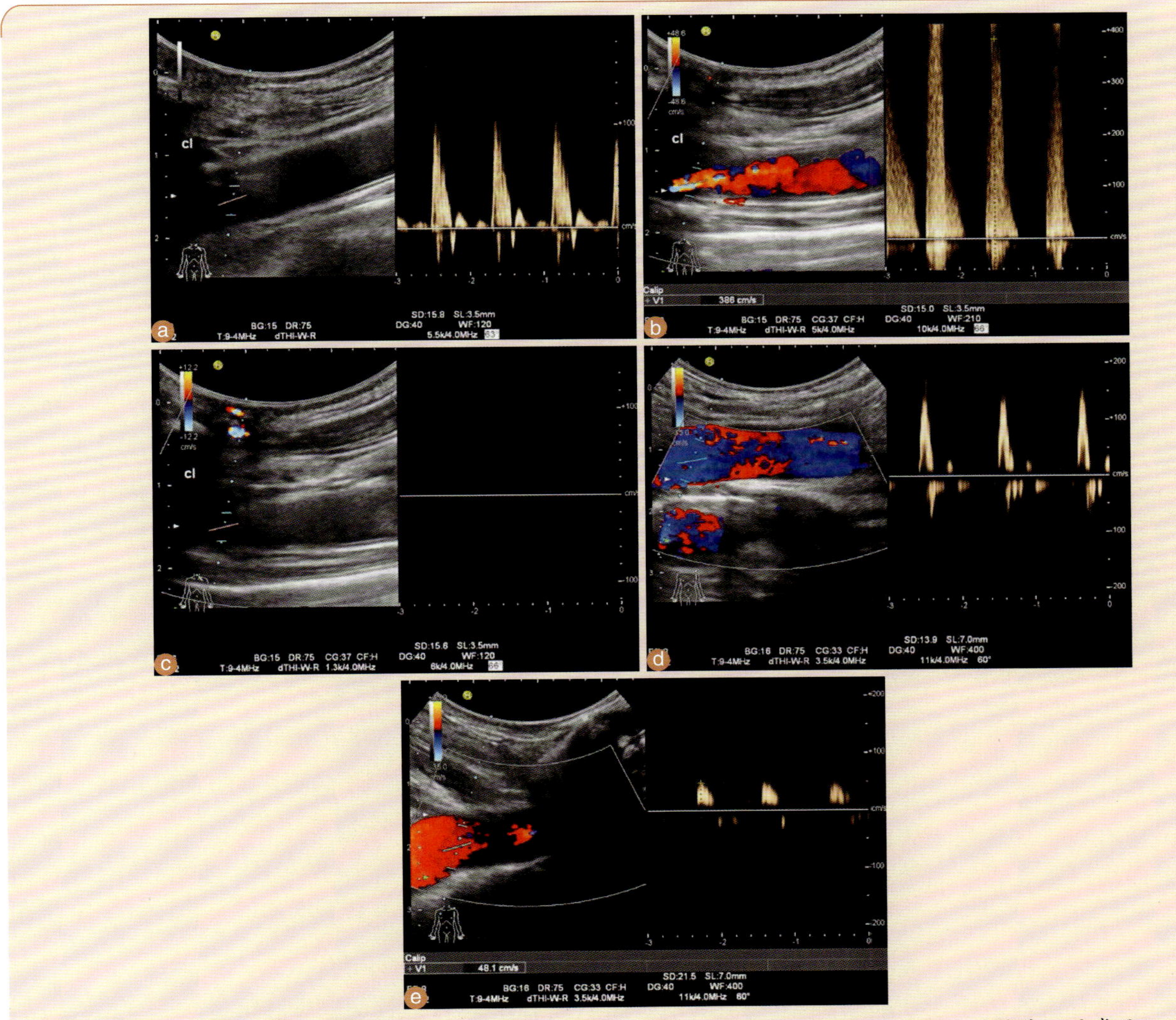

1例有锁骨骨折病史的患者由外生骨疣引起的胸廓出口综合征。在肋锁间隙，静脉受压比动脉受压更常见，除非存在由骨折引起的外生骨疣。a.手臂放松置于身体一侧，肋锁间隙远端腋动脉血流频谱呈正常三相波，收缩期峰值流速为100 cm/s（探头置于锁骨下窝）。b.随着手臂过度外展，血流显示出狭窄迹象，彩色血流声像图中出现混叠，收缩期峰值流速为400 cm/s。c.极度外展时，锁骨外生骨疣完全卡压腋动脉，远端无血流显示。d.手臂置于身体一侧（与图a相对应），锁骨下动脉呈正常的三相波血流。e.当外展过度时，锁骨下动脉（外生骨疣上游的狭窄前段）频谱呈"敲击样"波形，是下游梗阻的征象。cl：锁骨骨折。

图2.48

（2）肋锁试验或外展试验，用于确定肋锁间隙的静脉卡压：手臂过度外展，锁骨滑过第一肋骨，使肋锁间隙变窄，引起静脉卡压。然而，这一区域的静脉卡压通常是由肩部肌肉薄弱引起，通过后旋手臂向下拉（肩膀向后拉，吸气）可以更好地识别。

激发试验下在目标部位（图2.48）进行频谱多普勒取样，如果该区域不能取样，则在其远端进行。如果受压动脉出现血流加速，或受压节段远端血流剖面发生改变，则检测结果视为阳性。检查者还可以将探头从外周移向受压段，间歇记录频谱多普勒信号。激发试验对于诊断特定类型的卡压综合征并给予恰当的治疗是必要的，因为该病罕见，且临床症状往往是非特异性的（表2.22）。如果前臂或手指动脉有闭塞，确定栓子的来源是至关重要的。应该重点考虑锁骨下动脉瘤并部分血栓形成的可能，这种动脉瘤通常是由斜角肌或颈肋综合征引起。极少数情况下，过度外展综合征患者腋动脉损伤形成血栓沉积可能导致栓塞，这些变化由腋动脉间歇性卡压引起，将探头放置在腋窝进行检查可以识别（图2.107）。

表2.22 680例患者中超声诊断的有上肢动脉/静脉受压临床症状的胸廓出口综合征

胸廓出口综合征的类型	例数
颈肋综合征（动脉）	3
前斜角肌综合征（动脉） – 伴狭窄后动脉瘤	6 2
肋锁综合征（静脉） – 伴静脉血栓	8 5
胸小肌综合征（动脉）	2

静脉卡压有临床症状的患者应首先通过物理治疗加强肩部肌肉，如存在颈肋或外生骨疣之类的骨质异常，则应切除。

伴有动脉或臂丛神经卡压或机械刺激的胸廓出口综合征，在继发血管壁损伤动脉瘤形成之前应切除第一肋骨。如果继发性损害已经发生，受累动脉段也必须切除。

胸廓出口综合征患者的治疗以预防为导向，这意味着治疗目标是在卡压相关的并发症（如血管损伤、狭窄后动脉瘤或栓塞）发生前就进行干预。对正常年轻人进行斜角肌压迫试验联合手臂过度外展试验，30%的人会表现出锁骨下动脉暂时性狭窄卡压症状，即使这些检查结果阳性，他们中的大多数也不会发生卡压相关的并发症，也没有必要进行治疗。问题是要识别出那些可以通过这些激发试验再现血管卡压将导致罕见的胸廓出口综合征并伴有上述血管并发症者。

胸廓出口综合征患者通常在血管并发症出现之前不会就医。作者所见的大多数出现胸廓出口综合征并发症的患者，即使对其病史进行回顾性分析，也未发现可能提示诊断的早期体征或症状。

※ 2.2.6.3 血管炎性疾病

血管炎性疾病如大动脉炎（每年每百万人中存在1～3例），是上肢缺血的罕见原因。上肢动脉（锁骨下动脉和腋动脉）是巨细胞动脉炎的好发部位，巨细胞动脉炎是一种罕见的血管炎，主要影响主动脉及其主要分支，较少影响以下部位：髂动脉、内脏动脉、冠状动脉、肾动脉和颈总动脉。早期与动脉粥样硬化性狭窄闭塞疾病相鉴别是恰当治疗的关键。及时开始可的松治疗对自身免疫性肉芽肿性动脉炎至关重要，也是血管重建成功的先决条件。如果没有事先或同时进行可的松治疗，血管重建的效果将很差，而且早期复发的风险也很高，大多数对可的松反应良好并表现出炎性增厚管壁消退的患者不需要进行额外的血管修复。

超声提示血管壁增厚（>1 mm），环形管腔狭窄长度比动脉粥样硬化性狭窄更长，提示炎性病变。管壁增厚>1.5 mm是血管炎的特征性表现（Schmidt et al.，2008）。增厚的血管壁为均匀低回声，与管腔分界清晰，而动脉粥样硬化管壁回声较高且不均匀。多普勒超声检查是首选的诊断方式，可以识别特征性形态变化，包括评估血流动力学相关管腔狭窄（详见5.8.2部分）和疗效监测（图2.49）。

※ 2.2.6.4 血栓闭塞性脉管炎

上肢血栓闭塞性脉管炎（Buerger病）的特征是掌动脉和指动脉的多节段性闭塞。该病主要发生于男性，通常在40岁之前发病。它在欧洲很少见，占所有外周动脉闭塞性疾病的0.5%。大多数情况下，闭塞的动脉没有动脉粥样硬化病变，常见合并血栓性静脉炎。超声典型表现为多发性闭塞性病变，表现为低回声、无斑块（跳跃性病变）。受累节段血管内径可能减小。慢性病变的特征是血管再通及闭塞节段周围有螺旋状侧支（图2.32）。在这一阶段，受累动脉段在B型图像上显得不均匀，而彩色血流图像可见延伸到动脉管径以外的细而曲折的侧支。闭塞段周围的侧支由未受累动脉段或闭塞段的滋养血管供血。

※ 2.2.6.5 雷诺病

雷诺病表现为手指和脚趾血管痉挛。原发性或特发性雷诺病与继发性雷诺病不同，后者通常与结缔组织疾病或其他潜在病因有关。

发作通常由寒冷或压力引起，表现为典型的三色变化，先是白色（苍白），然后是蓝色（发绀），最后是红色（再灌注充血），被称为“三色征”，可根据该典型临床表现诊断雷诺病。超声的主要作用是根据其特定的形态学和血流动力学变化来鉴别雷诺病和其他血管疾病（图2.110）。检查时将手放在温水中（37 ℃）可以缓解血管痉挛，可鉴别雷诺现象与血管闭塞。数字光电体积描记术和脉搏波形分析等补充测试可排除手足形态学和结构性灌注异常（详见2.1.6.4.6部分）。

2.3 肢体动脉图谱

表2.23为肢体动脉图谱列表，包括了肢体动脉正常表现、血管病变及治疗的图像。

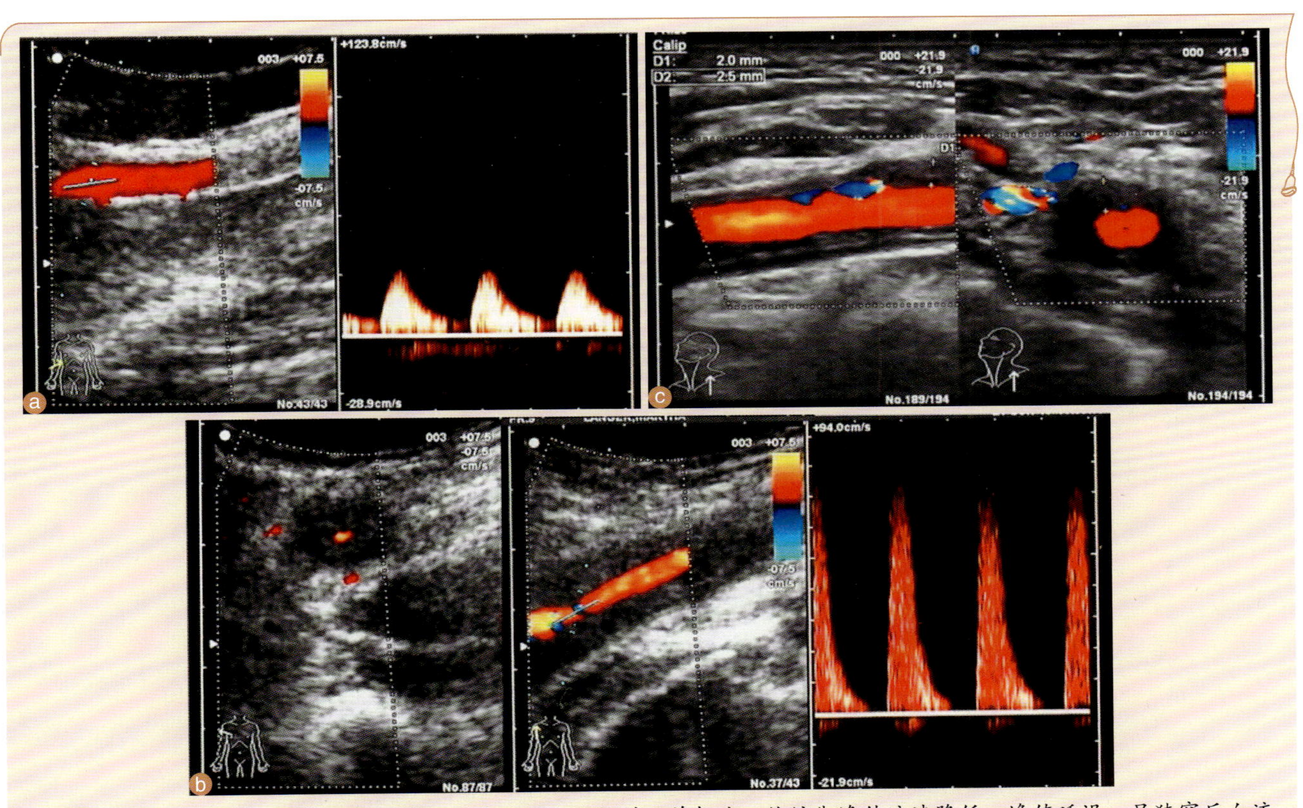

a.65岁老年女性，进行性手部缺血5天。肱动脉的血流频谱呈单相波，收缩期峰值流速降低，峰值延迟，呈狭窄后血流频谱改变。b.肱动脉狭窄后血流是由于腋动脉（包括锁骨下动脉）长段的同心性管壁增厚，导致重度狭窄（短轴和纵切面彩色血流图像）。由于受累节段长度较长，管腔重度狭窄，但狭窄段收缩期峰值流速仅为78 cm/s。c.可的松治疗1个月后，尚有管壁环形增厚，但无狭窄相关血流动力学改变。

图2.49

表2.23　肢体动脉图谱

病变/病理学	图像
血管解剖	图 2.50
股动脉分叉——正常血流	图 2.51
髂动脉狭窄	图 2.52
伴良好侧支循环的髂动脉狭窄——多普勒频谱波形分析	图 2.53
髂动脉狭窄 / 闭塞及侧支循环	图 2.54
髂总动脉狭窄	图 2.55
髂动脉瘤——支架植入	图 2.56
蓝趾综合征患者股总动脉中的漂浮斑块	图 2.57
股总动脉重度狭窄 / 闭塞	图 2.58
股总动脉闭塞——侧支	
股深动脉起始处狭窄（动脉血栓内膜切除术）	图 2.59
股深动脉起始处狭窄（复发）	图 2.60
股深动脉远端狭窄	
股深动脉的起源变异和分支类型	图 2.61
糖尿病患者股深动脉起始处狭窄	图 2.62
股动脉闭塞及腘动脉狭窄	图 2.63
声影产生的伪像	图 2.64
腘动脉斑块栓塞经皮腔内血管成形术前后	图 2.65
偏心性斑块导致狭窄的分级	图 2.66
血管旁路移植术规划——寻找合适的静脉、靶血管	图 2.67
血管旁路移植术远端受体血管的选择	图 2.68
Ⅳ期外周动脉闭塞性疾病伴膝下动脉闭塞	图 2.69
超声造影——腘动脉闭塞旁路受体血管	图 2.70
足部动脉旁路受体血管	图 2.71
旁路并发症：移植物感染、移植物闭塞	图 2.72
旁路移植物内多普勒频谱分析	图 2.73
低流量旁路——失效旁路	图 2.74
低流量旁路及近端吻合口新发狭窄	图 2.75
隐静脉旁路移植物——瓣膜原位狭窄	图 2.76
静脉旁路移植物瘤样扩张	
原位静脉旁路移植物——动静脉瘘和狭窄	图 2.77
旁路移植物——流入道狭窄	图 2.78
假性动脉瘤——注射凝血酶	图 2.79
假性动脉瘤——凝血酶注射治疗的难点	
假性动脉瘤与血肿的鉴别	

续表

病变/病理学	图像
吻合口假性动脉瘤	图 2.80
假性动脉瘤——压迫治疗 / 注射凝血酶	图 2.81
多孔巨大假性动脉瘤——注射凝血酶	
髂内动脉——在假性动脉瘤瘤体内注射凝血酶	图 2.82
动静脉瘘	图 2.83
腘动脉闭塞——动脉粥样硬化与栓塞	图 2.84
栓塞性闭塞	图 2.85
下肢深静脉血栓伴卵圆孔未闭的动脉闭塞	图 2.86
双侧腘动脉瘤	图 2.87
小的腘动脉瘤伴动脉栓塞	图 2.88
关节镜后假性动脉瘤	图 2.89
胫后动脉假性动脉瘤	图 2.90
血管外膜囊性病变	图 2.91
血管外膜囊性病变超声引导下穿刺抽液治疗	图 2.92
血管外膜囊性病变与夹层的鉴别	图 2.93
卡压综合征（一）	图 2.94
卡压综合征（二）	图 2.95
腘窝结构异常但无卡压	图 2.96
夹层	图 2.97
静脉流出道阻塞引起的进行性缺血（广泛静脉血栓形成）	图 2.98
心源性频谱多普勒异常表现	图 2.99
血管炎	图 2.100
血管炎性疾病	图 2.101
动脉粥样硬化致锁骨下动脉狭窄	图 2.102
动脉粥样硬化致腋动脉狭窄	图 2.103
动脉炎致腋动脉远端狭窄	
颈肋综合征	图 2.104
颈肋卡压锁骨下动脉	
锁骨下动脉 / 腋动脉瘤	图 2.105
胸廓出口综合征伴狭窄后扩张	图 2.106
胸小肌综合征	图 2.107
大动脉炎伴锁骨下动脉闭塞	图 2.108
尺动脉瘤（小鱼际锤击综合征）	图 2.109
指间动脉闭塞——雷诺病	图 2.110
桡动脉闭塞伴外周缺血	图 2.111

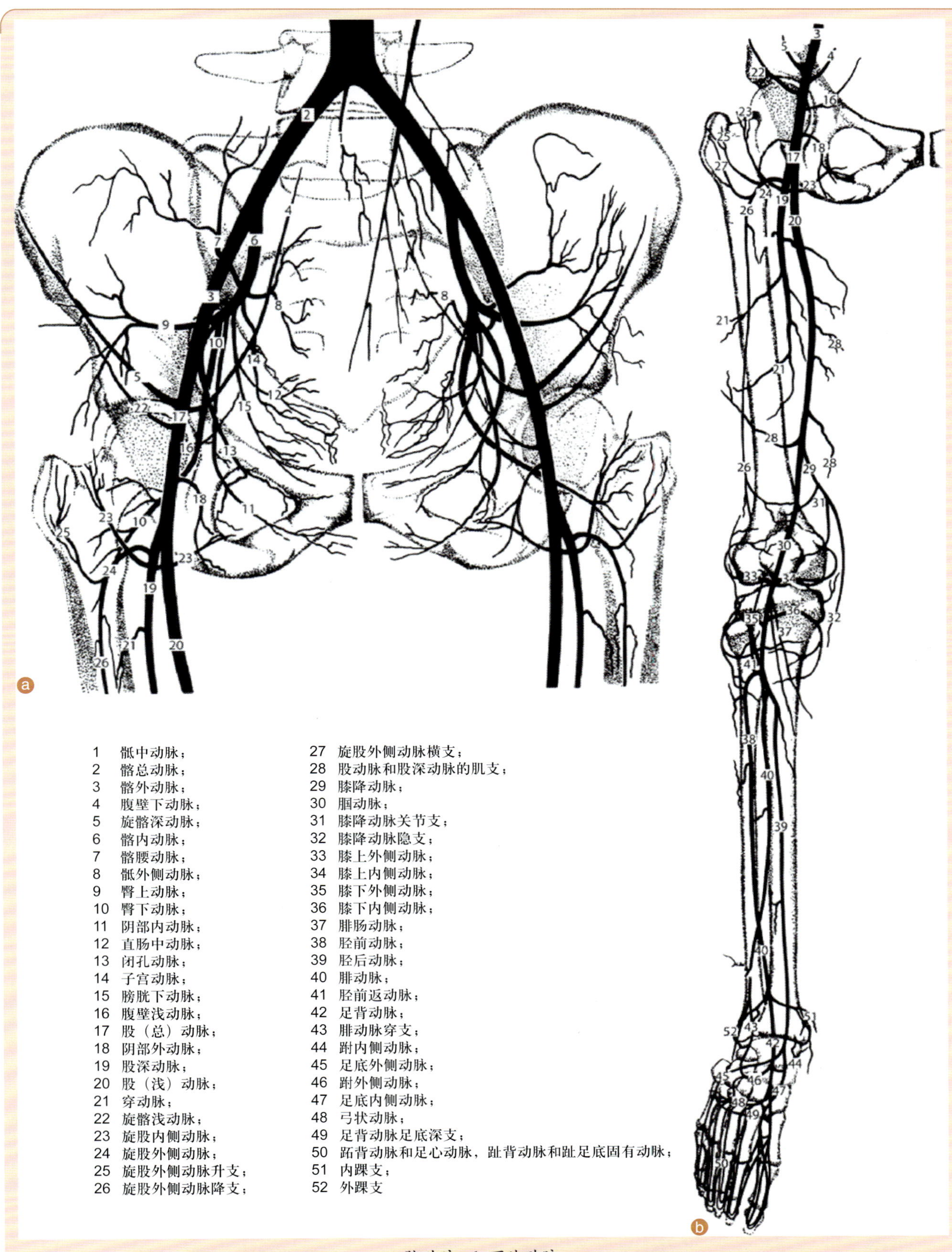

a.髂动脉。b.下肢动脉。

图2.50　血管解剖

（资料来源：Eastman Kodak Company）

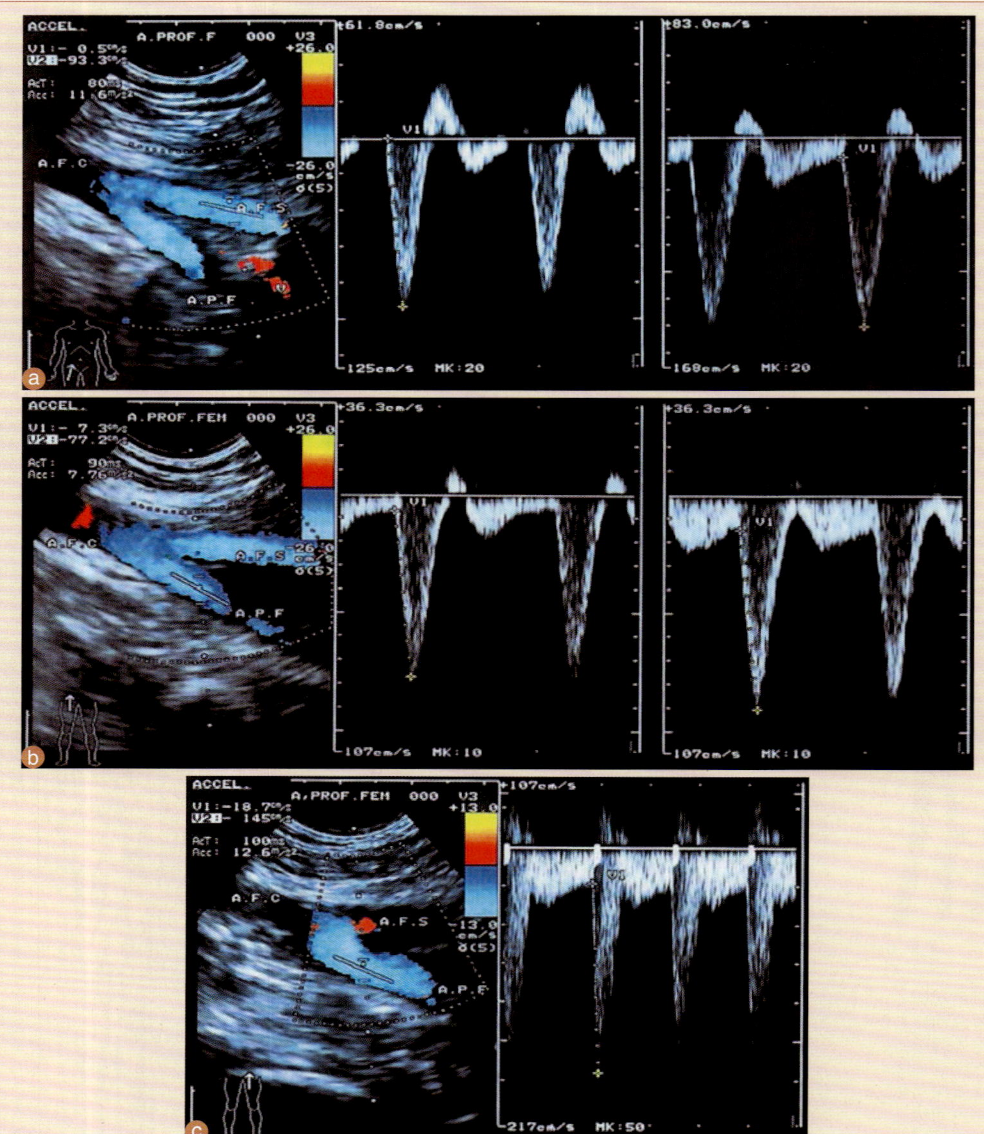

a.灰阶和彩色多普勒血流成像互为补充：沿动脉走行，有些部分的B型超声成像可以更好地识别，有些部分的则彩色血流成像模式可更好地识别。该例中，股浅动脉和股深动脉的入射角较小，改善其彩色血流成像效果，而B型超声成像时管壁结构垂直于超声束更清晰（此处图像左侧为股总动脉），超声束以垂直角度入射血管壁这一强反射器，产生血管壁的精细图像。反之，血流方向与超声束之间的夹角越小，就越能保证多普勒频谱测量的准确性和评估血流的可靠性。所有肢体动脉频谱在正常情况下都呈三相波，这是由静息时外周阻力较大所致，但不同的动脉供血区域，获得的频谱波形不同。如股浅动脉的高阻力血流，主要供应皮肤和皮下组织，仅向某些肌肉组织供血，产生舒张末期血流速度为0的搏动性三相波。该例显示股动脉分叉，将多普勒取样容积放置在股浅动脉中，蓝色表示血流方向背离探头，在股浅静脉中红色血流表示血流方向朝向探头。相应的多普勒波形说明了静息时（左侧波形）和运动后（右侧波形）的血流动力学情况。收缩期峰值流速从静息时的90 cm/s增加到运动后的141 cm/s（10次踮脚尖运动）。运动过程中肌肉血液需求的增加可通过降低外周阻力来满足，反映在多普勒波形中表现为舒张末期流速从0（左侧波形）增加到16 cm/s（右侧波形）。b.股动脉分叉：股深动脉供血更多的肌肉组织，血流搏动性略降低，但仍呈三相波形。静止时（左侧波形）收缩期峰值流速为77 cm/s，舒张末期流速为7 cm/s。运动后（右侧波形）收缩期峰值流速增加到90 cm/s，舒张末期流速加倍达15 cm/s。血流信号从红色到黑色，再到蓝色的颜色变化反映了相对于超声束的血流方向的变化（朝向探头：红色；背离探头：蓝色）。c.股浅动脉闭塞时，股深动脉是桥接闭塞段并供应股浅动脉的主要侧支。当股深动脉作为侧支循环时，股深动脉中血流量较大可能导致血流速度增加40%～60%，但这并不表明起始部位发生狭窄。如图所示，桥接股浅动脉闭塞段的股深动脉内收缩期峰值流速为145 cm/s，舒张末期流速为18 cm/s。闭塞股浅动脉起始处涡流引起的逆向血流显示为红色（“敲击样”波形）。A.F.S：股浅动脉；A.P.F：股深动脉；A.F.C：股总动脉。

图2.51 股动脉分叉——正常血流

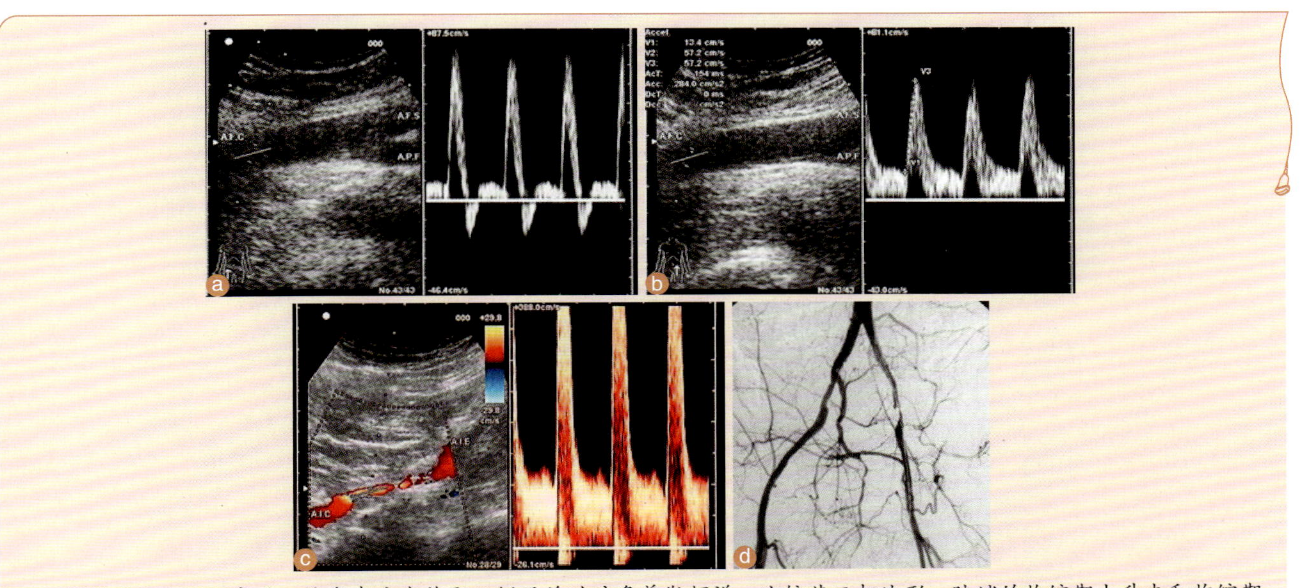

a.可疑髂动脉血流阻塞时，检查者应先获取双侧股总动脉多普勒频谱，比较其三相波形、陡峭的收缩期上升支和收缩期峰值流速。可靠的多普勒频移分析需入射角<60°，该例中，右侧入射角为50°，左侧入射角为54°。右侧腹股沟区血流多普勒频谱呈三相波，收缩期上升陡峭，收缩期峰值流速>80 cm/s。b.左侧股总动脉频谱波形呈闭塞后单相波，收缩期峰值流速降低（57 cm/s），收缩期上升延迟。c.单相血流是由主要位于后壁的斑块引起的髂总动脉重度狭窄所致。该例狭窄的超声征象为彩色多普勒血流图像中的混叠和频谱多普勒测得收缩期峰值流速超过4 m/s。由于混叠，速度峰值被截断，收缩期峰值流速必须插值（约4.5 m/s）。根据简化的伯努利方程$P=4\times$（收缩期峰值流速×收缩期峰值流速），在狭窄处产生的最大压力梯度为81 mmHg，导致狭窄后收缩速度下降。d.血管造影显示髂动脉重度狭窄，管腔内充盈缺损。A.I.C：髂总动脉。

图2.52　髂动脉狭窄

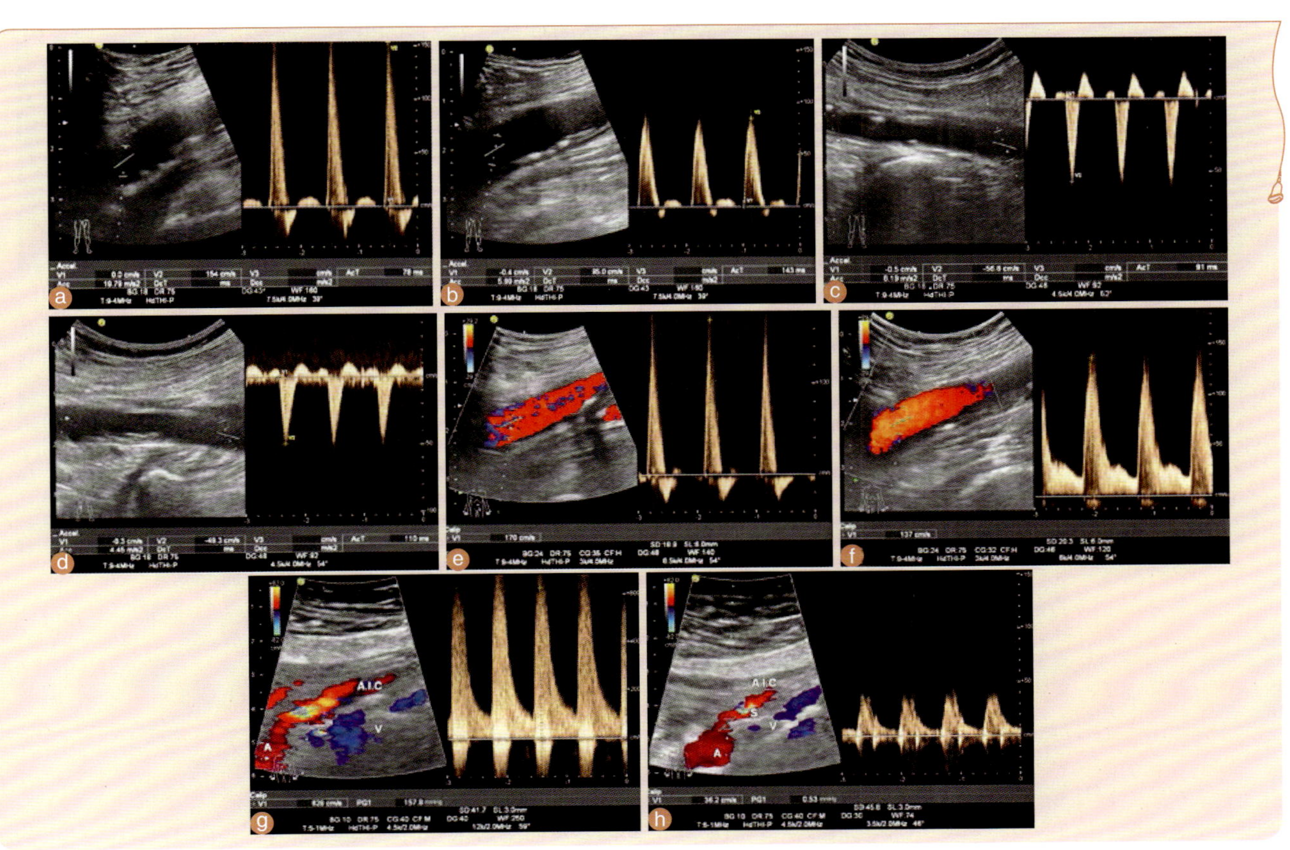

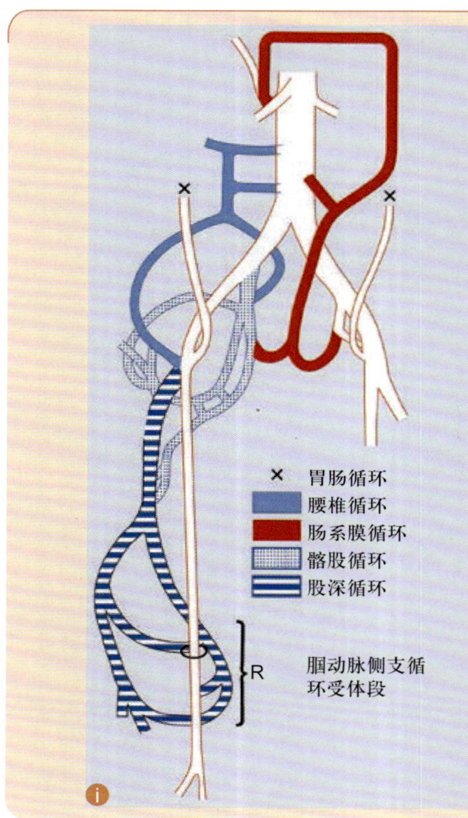

基于节段性频谱多普勒评估的超声检查方案：一例58岁Ⅱa期外周动脉闭塞性疾病患者的示例，该患者的步行距离＞1 km，患者有重度髂总动脉狭窄，但有良好的侧支循环，踝肱指数为0.9（左侧为1.1）。a.右侧腹股沟区动脉多普勒频谱呈三相波，收缩期峰值流速为154 cm/s，加速时间为75毫秒。b.左侧腹股沟区动脉多普勒频谱也呈三相波，但收缩期峰值流速为85 cm/s，收缩期上升延迟，加速时间延长至143毫秒。c.右侧腘动脉频谱呈三相波，收缩期峰值流速为60 cm/s。d.左侧腘动脉频谱也呈三相波，但收缩期峰值流速较低，为50 cm/s。总的来说，与对侧腘动脉波形对比（图c），峰值速度轻微降低。如该例所示，为了确保获得可靠的频谱分析，以较小的入射角（＜50°）进行频谱多普勒成像非常重要。e.活动后1分钟，左侧血流开始恢复正常，显示为三相波。只有收缩期峰值流速（170 cm/s）仍略高于静息时（与图a中活动后5分钟的波形比较）。f.快速行走50 m 1分钟后，右侧股总动脉近端获得的多普勒频谱波形呈单相波且收缩期上升延迟，表明血流尚未恢复正常，在获得三相波形（图b）之前需要更长的休息时间。g.重度髂总动脉狭窄，收缩期峰值流速为6 m/s。通过简化的伯努利方程计算狭窄处的压力梯度为4×（收缩期峰值流速×收缩期峰值流速）=4×（6×6）=144 mmHg。h.狭窄上游髂总动脉测得收缩期峰值流速为40 cm/s，狭窄处收缩期峰值流速增加15倍，符合次全闭塞。i.盆腔和大腿水平阻塞时的侧支循环通路。侧支循环越好，闭塞后节段和多普勒频谱波形变化越不明显。

图2.53 伴良好侧支循环的髂动脉狭窄——多普勒频谱波形分析

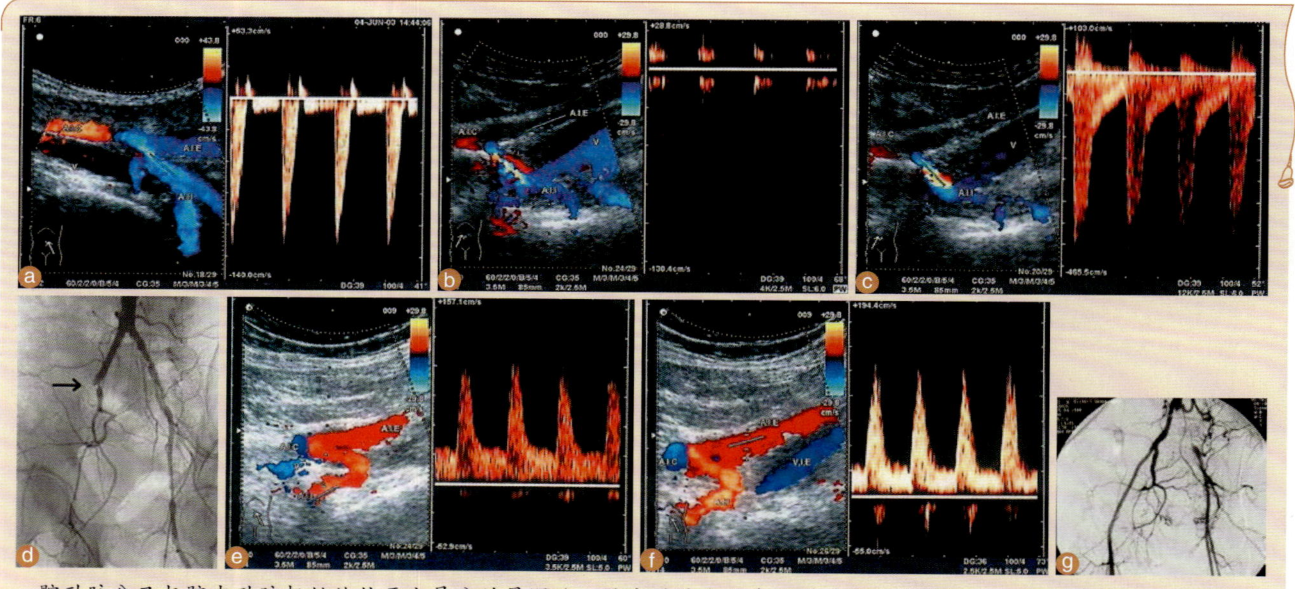

a.髂动脉分叉与髂内动脉起始处位于小骨盆的最深处。髂内动脉向后走行（蓝色，背离探头，朝向外周）。髂内动脉向髂血管供血，呈搏动波形但伴舒张期血流。分叉处血流颜色由红色变为蓝色是由于相对于超声束的血流方向发生变化。由于选择高脉冲重复频率来显示快速的动脉血流，位于动脉后方的髂静脉内没有血流信号显示。b、c.54岁间歇性跛行患者，步行距离短，并伴勃起功能障碍（见第7章）。其原因为髂外动脉闭塞（多普勒频谱波形伴血管壁搏动但无血流信号显示）伴重度髂内动脉狭窄（混叠和收缩期峰值流速为4 m/s）。d.斜位血管造影显示右侧髂外动脉闭塞和髂内动脉狭窄，左侧髂内动脉狭窄被叠加结构遮挡。e.髂总动脉闭塞时，髂内动脉供应髂外动脉，显示逆向血流（红色，朝向探头），髂总动脉无血流信号。f.再灌注的髂外动脉血流方向正常朝向外周（红色）。频谱波形呈单相，为闭塞后血流频谱波形。g.血管造影显示髂总动脉闭塞。A.I.I：髂内动脉；V：静脉；A.I.E：髂外动脉；A.I.C：髂总动脉。

图2.54 髂动脉狭窄/闭塞及侧支循环

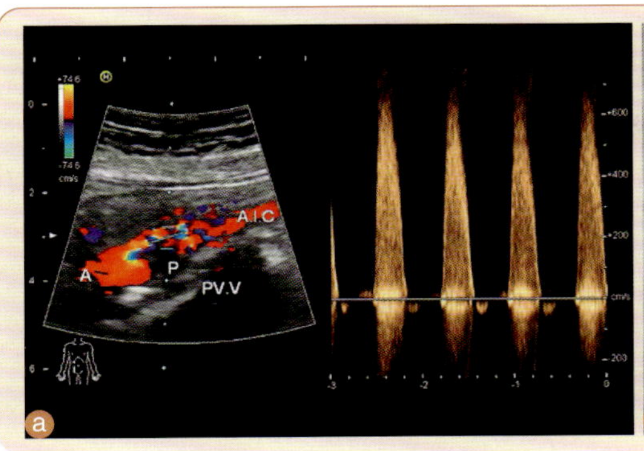

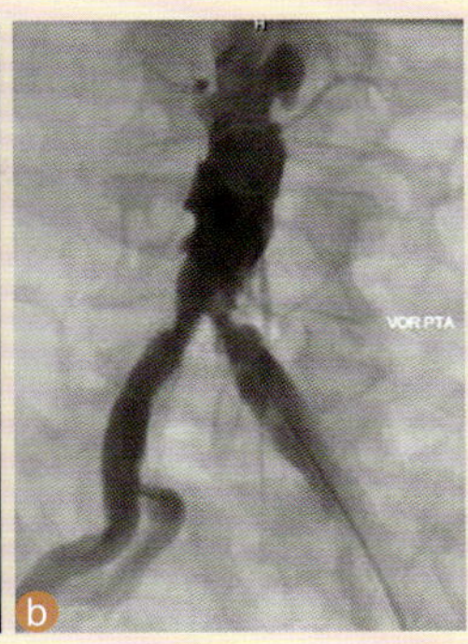

a.髂动脉和股总动脉的狭窄通常由后壁偏心性斑块引起，血管造影仅从前后位观察很难进行分级。在该例中，超声显示髂总动脉起始处重度狭窄伴混叠，多普勒测得收缩期峰值流速为6 m/s。b.血管造影提示髂总动脉起始处直径狭窄率为50%～60%。血管造影易低估该区域的狭窄程度，即使一个节段显示正常或仅轻度至中度狭窄，也应采用不同体位血管造影投影进行充分评估，这对于确保造影和超声的一致性也很重要。

图2.55　髂总动脉狭窄

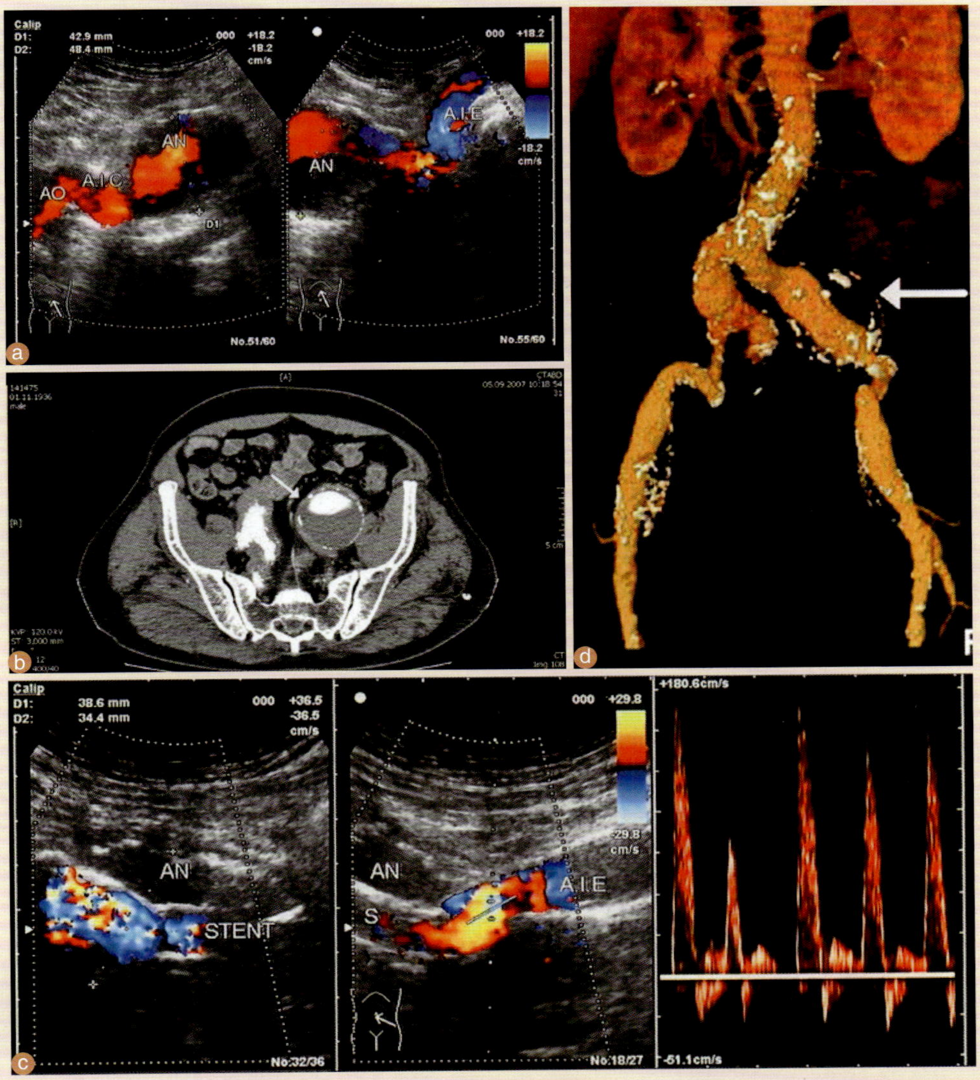

a.髂总动脉瘤内部分血栓形成。左图示髂总动脉起始于腹主动脉和动脉瘤，右图示部分血栓形成的动脉瘤和髂动脉分叉。b.CT扫描显示髂动脉瘤内有部分血栓形成。c.覆膜支架血管内修复术后彩色多普勒超声成像显示支架内血流正常，没有支架内瘘或狭窄的迹象。所示频谱来自支架末端。d.CT血管成像（3D重建）证实支架植入后髂动脉瘤消失（箭头）。AO：腹主动脉；AN：动脉瘤；A.I.E：髂外动脉。

图2.56　髂动脉瘤——支架植入

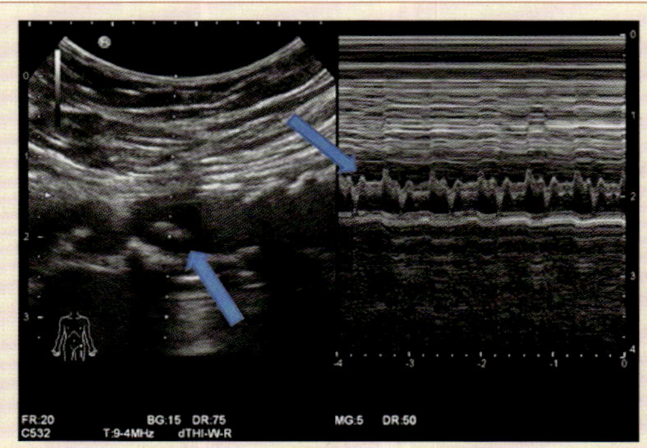

72岁蓝趾综合征患者股总动脉多发斑块。与颈动脉不同的是，外周动脉斑块很少引起血栓栓塞并发症。因此，斑块的存在并不能表明它是栓塞的原因，检查者须寻找其他可能的来源（心脏血栓、动脉瘤内的部分血栓）。如图所示，不能明确时，时间–运动模式可显示斑块运动（箭头）。血流中出现漂浮的斑块是局部行动脉内膜血栓切除术的指征，即使斑块引起的狭窄无明显血流动力学改变。

图2.57 蓝趾综合征患者股总动脉中的漂浮斑块

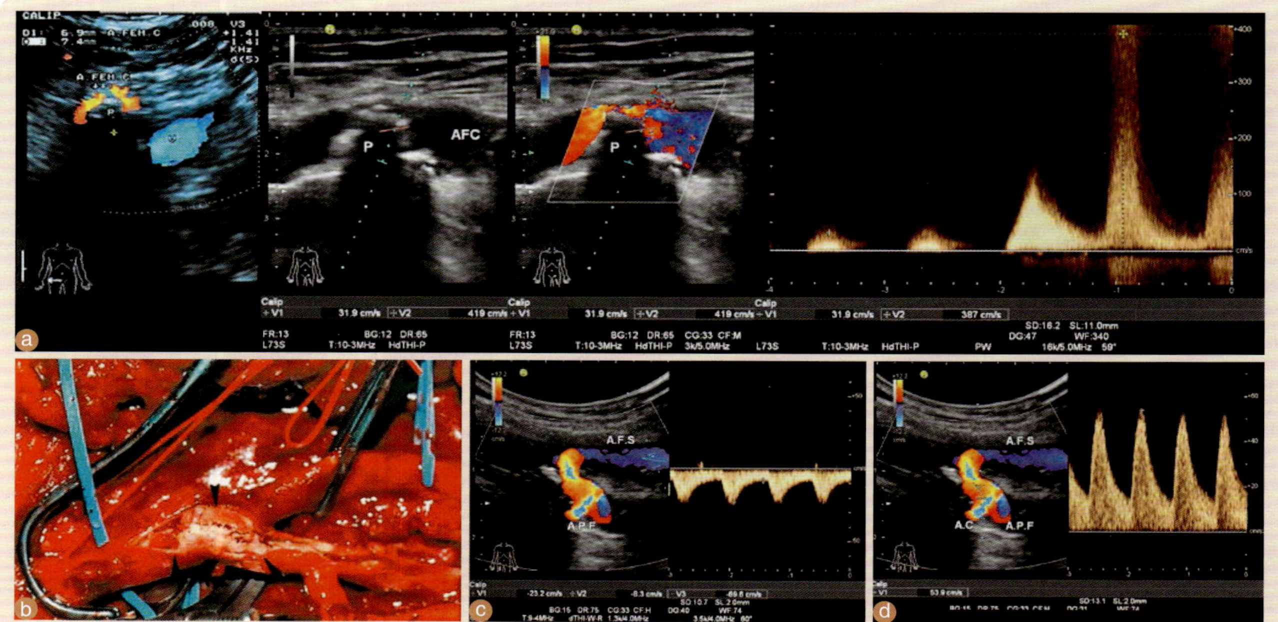

a.股深动脉起始处上游偏心后壁斑块引起的股总动脉重度狭窄。狭窄段与狭窄前段收缩期峰值流速比值为10。b.术中显示偏心的后壁斑块呈特征性的“菜花样”外观。纵向切开从股总动脉到股深动脉的一段。股浅动脉管腔也变窄，夹闭动脉起始处。在股总动脉近端周围有一个弯曲的夹子。偏心的后壁斑块通常发生在股总动脉和髂外动脉，在前后位血管造影上可能难以识别（图2.17）。c、d.股总动脉闭塞——侧支。股总动脉闭塞（无血流信号），股浅动脉通过股深动脉供血（前向血流为蓝色，背向探头），股深动脉起始处显示逆向血流（红色，朝向探头）。这些发现表明有良好的侧支循环（收缩期峰值流速为53 cm/s）。股深动脉由旋股外侧动脉供应。多普勒频谱形态显示为闭塞后血流（单相，收缩期上升延迟）。此外，股总动脉有斑块后方伴声影（图2.11）。A.F.S：股浅动脉；A.P.F：股深动脉；A.C：旋股外侧动脉。

图2.58 股总动脉重度狭窄/闭塞

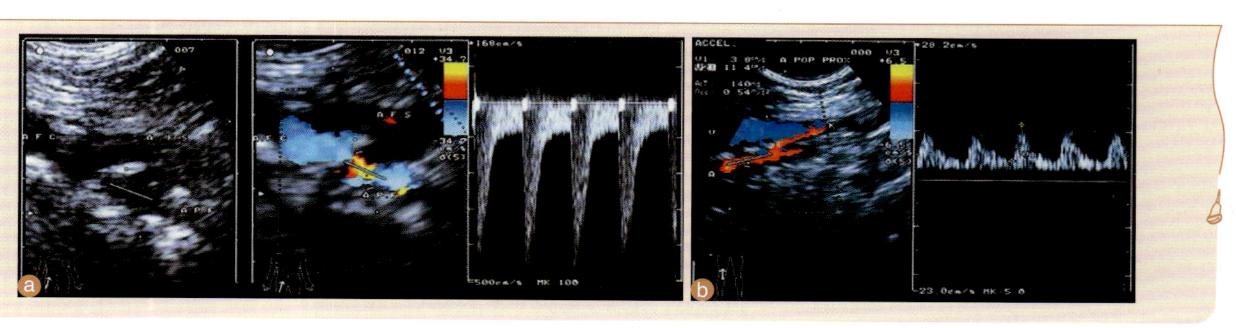

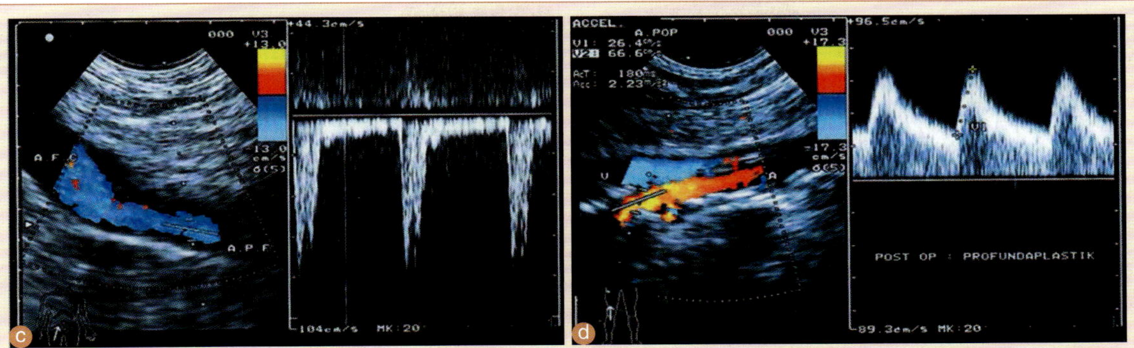

a.股深动脉重度狭窄，频谱呈单相波，收缩期峰值流速为480 cm/s，舒张末期流速为90 cm/s。在彩色多普勒超声成像（中图）中，血流加速产生混叠。股浅动脉闭塞，只有远端（约1 cm）通畅，但使用高脉冲重复频率时，未检测到慢速血流，仅记录到部分逆向血流（红色）。灰阶图像（左图）显示斑块回声不均，管壁明显不规则，部分斑块后伴声影。b.由于股浅动脉近端闭塞和主要侧支（股深动脉）重度狭窄，腘动脉血流明显减少，腘动脉由于近心端长期狭窄管径减小，血流速度明显降低（收缩期峰值流速为11 cm/s，舒张末期流速为3 cm/s）。此图像中（探头置于腘窝获得）后壁可见一侧支。此外，腘静脉在腘动脉后方，更靠近探头（蓝色）。c.患者行股深动脉成形术，并切除同侧病变段股浅动脉。手术切除狭窄后，股深动脉治疗段的收缩期峰值流速为80 cm/s，舒张末期流速为10 cm/s。舒张期血流增加和搏动性减弱是由股深动脉的侧支血流及修补段动脉管壁弹性改变所致。d.股深动脉改善股浅动脉闭塞后节段的血流灌注，反映在与前述术前波形大致相同的股动脉部位频谱形态，术后收缩期峰值流速为66 cm/s，舒张末期流速为26 cm/s。闭塞后血流频谱特性是由于股浅动脉持续闭塞。A.P.F：股深动脉；A.F.C：股总动脉；K：侧支；V：静脉；A：动脉；A.F.S：股浅动脉。

图2.59　股深动脉起始处狭窄（动脉内膜血栓切除术）

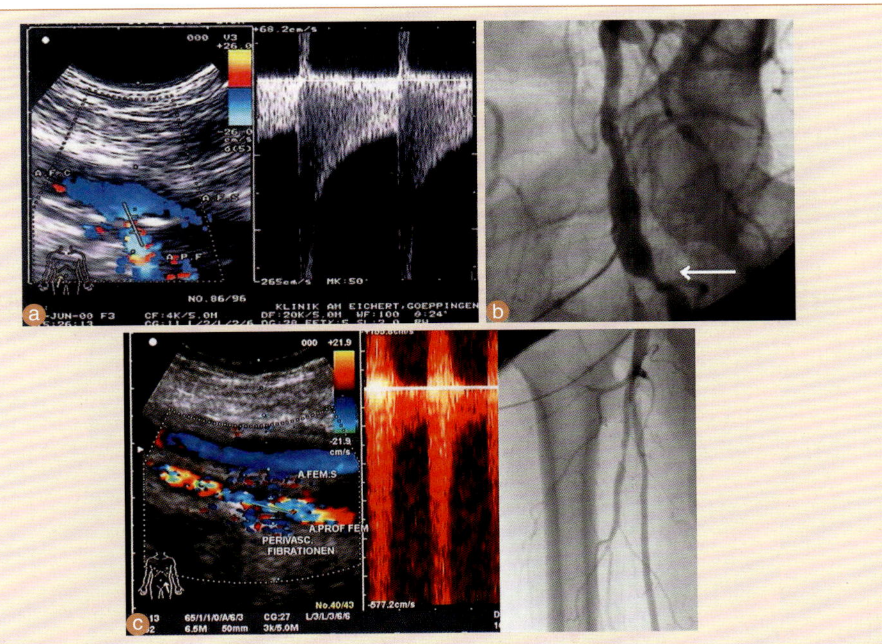

a.超声已成为诊断股深动脉狭窄和评估狭窄分级的首选方法，因为前后位的血管造影由于各种原因而受到限制：股动脉分叉可能被前方的血管遮盖，动脉走行变异可能使其无法评估，后壁斑块引起的狭窄很难分级。该患者既往有股总动脉内膜血栓切除术史，彩色血流图像中的混叠和收缩期峰值流速>3 m/s的单相波均提示重度狭窄复发。b.相应的血管造影显示股深动脉起始处的狭窄斑块。动脉内膜血栓切除术后股总动脉复发性狭窄及近端管腔扩张。c.股深动脉远端狭窄。股深动脉远端狭窄如果累及股浅动脉平行的主要分支则需治疗，因此该分支可作为股浅动脉闭塞时的侧支。彩色血流图像（左）显示股深动脉距其起始约4 cm处重度狭窄，多普勒频谱测得收缩期峰值流速>5 m/s。股浅动脉近段未闭塞。血管造影证实股深动脉远端狭窄，股浅动脉近端未闭塞，大腿下段闭塞。血管造影还可以清楚地区分股深动脉主干（股浅动脉闭塞时作为侧支）及起自其后方的另一分支，后者在股浅动脉闭塞时不起侧支作用，它供应大腿上部肌肉并接收旋股外侧或旋股内侧动脉供血（在股总或髂外动脉闭塞的情况下供血）。对于股浅动脉闭塞者，超声检查不能局限于股深动脉的起始处，须延长7～8 cm，以识别更远端的相关狭窄。

图2.60　股深动脉起始处狭窄（复发）

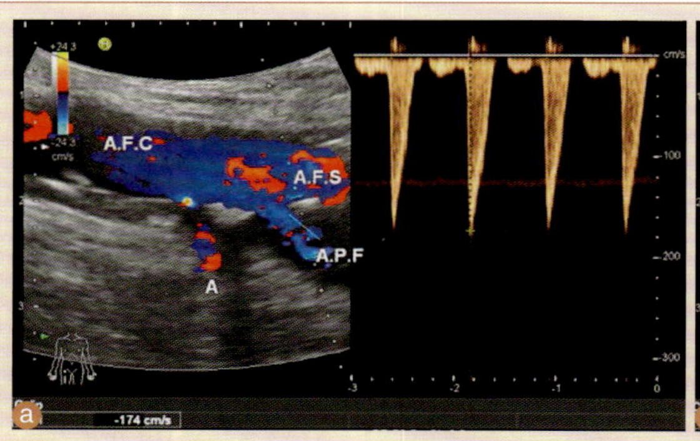

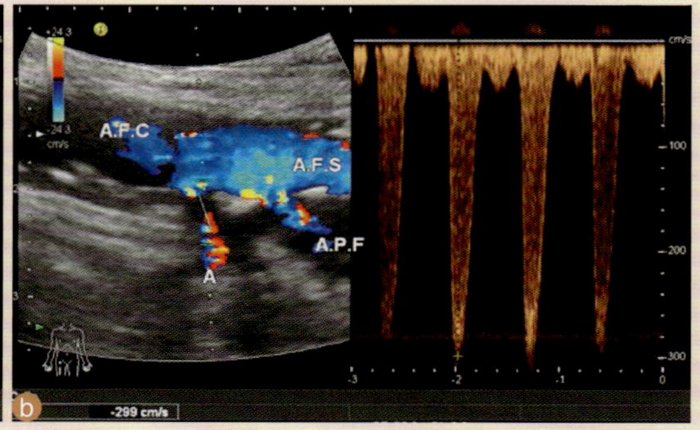

a.两支股深动脉起自股总动脉——近端分支供应大腿上部肌肉，远端分支供应大腿远端肌肉。第二支近端与股浅动脉平行，当股浅动脉闭塞时可作为侧支。因此，对于股浅动脉闭塞的患者，必须排除远端股深动脉狭窄的可能（收缩期峰值流速大于170 cm/s），如果该分支狭窄，则提示应行动脉血栓内膜切除术（有关狭窄部位的进一步情况，参见血管造影，图2.60c）。第二支股深动脉或股深动脉主干的起源多变，可起源于股总动脉的后壁、后外侧壁或外侧壁，很少起源于内侧壁，或者从股总动脉发出一支股深动脉，然后分为两个分支。b.股深动脉分支近端狭窄（收缩期峰值流速为3 m/s）与治疗无关（无侧支功能）。然而，这个分支通常更容易识别，因为它起源于股总动脉的后方。A.P.F：股深动脉；A.F.C：股总动脉；A：动脉分支近端。

图2.61 股深动脉的起源变异和分支类型

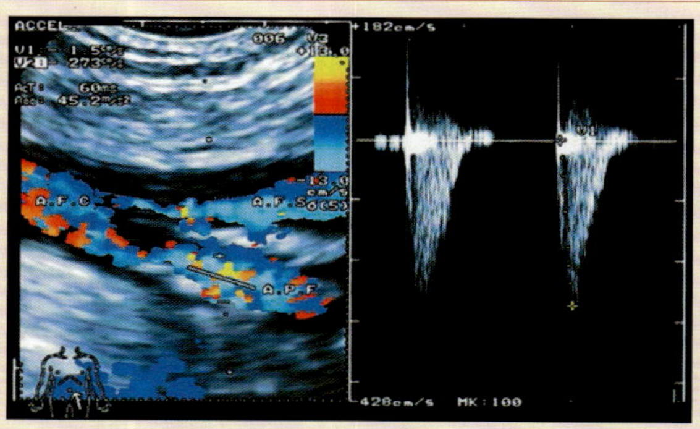

斑块表面高度不规则引起明显湍流，反映在彩色血流图像和多普勒频谱中。糖尿病患者中膜硬化使血管壁弹性降低，导致血流搏动性增加，收缩期峰值流速升高，舒张期血流减少（包括狭窄部位）。因此，仅依赖收缩期峰值流速绝对值进行狭窄分级可能会导致对糖尿病患者狭窄严重程度的高估（轻度）。

图2.62 糖尿病患者股深动脉起始处狭窄

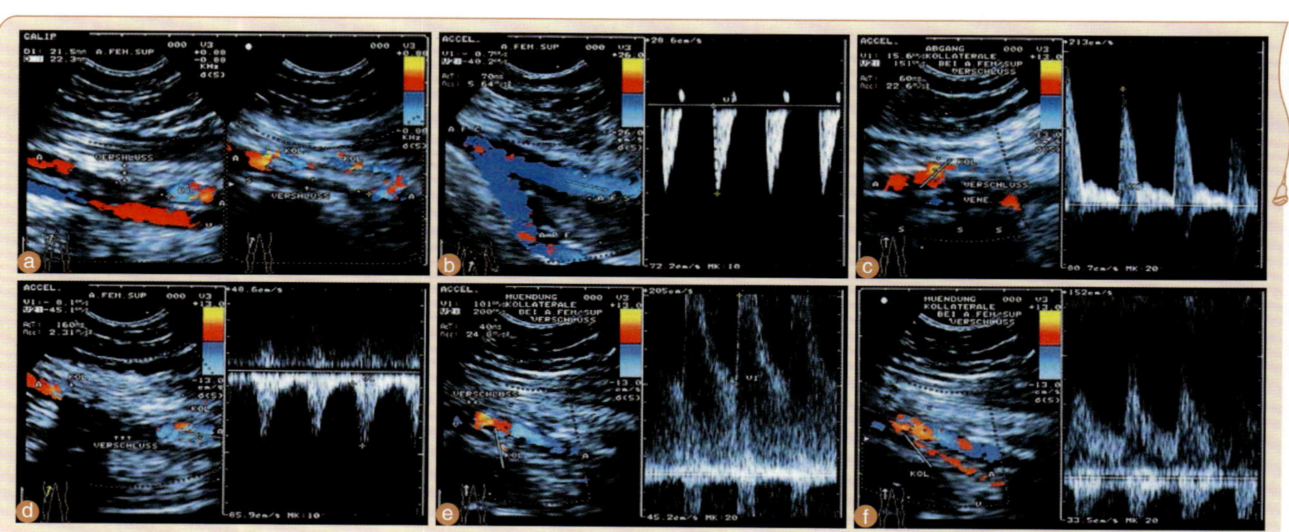

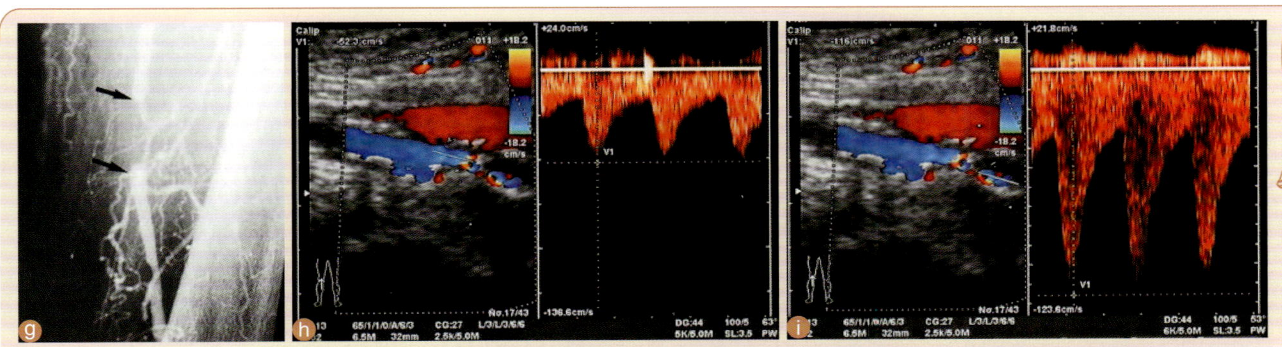

a.彩色多普勒超声成像能够快速识别闭塞，并可相当可靠地估计闭塞节段长度。该例中，股动脉远端内收肌管上方有长度为2 cm的闭塞。左图示闭塞段近端和远端间缺失血流信号，其是由于血流的实际缺失，而不是由于仪器设置不当或钙化斑块，动脉后方股静脉内显示相反方向的血流。平行移动探头使股静脉从扫描平面中消失，而阻塞部位上游股动脉的侧支及下游重新注入股动脉被显示。彩色成像中侧支比闭塞段更靠近探头。在该平面中，闭塞动脉中的斑块后方伴声影。b.股动脉分叉：股浅动脉近端多普勒频谱波形提示取样容积远端存在血流阻塞，血流呈搏动性，但舒张早期短暂逆向血流后的前向血流成分消失，这种情况，不能通过糖尿病中膜硬化来解释。此外，尽管近端无狭窄，但收缩期峰值流速降低到40 cm/s。侧支血流主要通过股深动脉（见血管造影）。c.股浅动脉闭塞：来自闭塞上游股浅动脉侧支起始处的多普勒频谱显示收缩期峰值流速为150 cm/s。血流速度的增快不是由起始处狭窄所致，而是由血管管径不同所致。闭塞的股浅动脉在侧支后方，静脉在动脉后方。动脉和静脉的彩色充盈缺损是由斑块造成的。d.再灌注后的股浅动脉频谱波形显示为单相血流，收缩期峰值流速为45 cm/s。e、f.在再灌注的近端，另外两个侧支血流朝向探头，注入股浅动脉后壁。在图f中，一长段侧支显示为红色，股浅动脉显示为蓝色（背离探头）。收缩期峰值流速为95 cm/s，该侧支无狭窄，而于更近端内侧注入动脉的第二支侧支（图e）开口多普勒频谱波形显示出狭窄的征象（混叠，舒张末期流速为100 cm/s，收缩期峰值流速＞250 cm/s）。图e中箭头示闭塞。股浅动脉的逆向血流显示为红色。g.血管造影：证实股浅动脉2 cm的闭塞。还可以看到前方的侧支通路和进入动脉后壁的两条侧支通路（下箭头），后者由股深动脉侧支供应。h.腘动脉远端连续狭窄（P3段）。多普勒波形显示闭塞远端侧支注入远端处的频谱呈狭窄后单相血流，收缩期上升延迟，收缩期峰值流速为52 cm/s，下游狭窄显示混叠。i.直接频谱多普勒检查可疑狭窄（混叠）显示局部收缩期峰值流速增加到116 cm/s。这种增长本身并不提示狭窄，结合闭塞后股动脉段和腘动脉狭窄之间的动脉血流速度降低到50 cm/s，提示50%～60%的狭窄，收缩期峰值流速比值＞2。KOL：侧支；S：斑块。

图2.63 股动脉闭塞及腘动脉狭窄

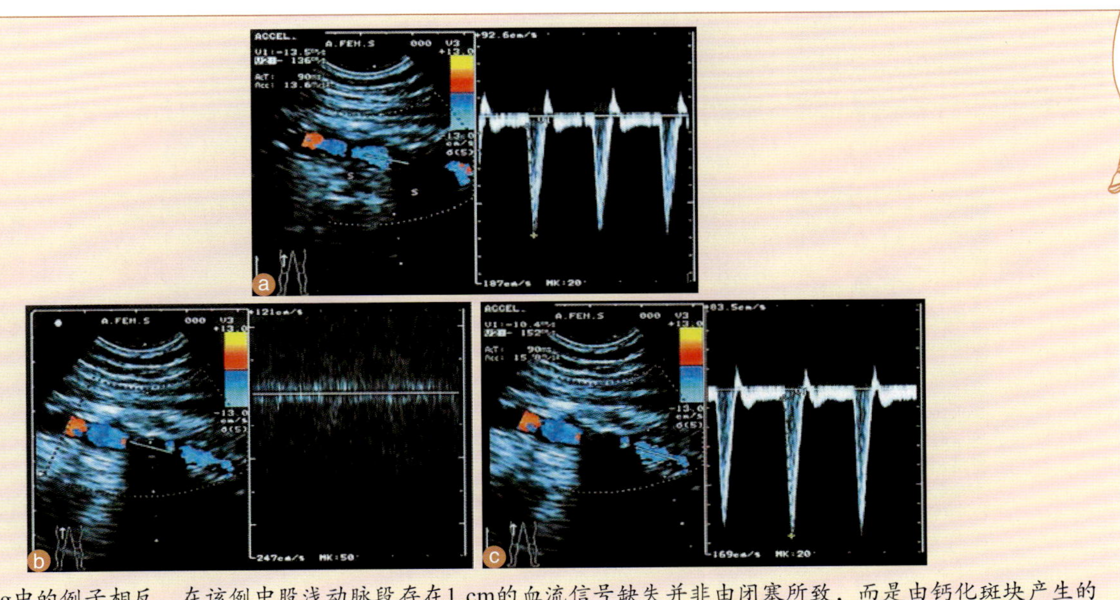

a.与图2.63a～g中的例子相反，在该例中股浅动脉段存在1 cm的血流信号缺失并非由闭塞所致，而是由钙化斑块产生的声影所致。该节段近端呈搏动性的三相波，收缩期峰值流速为136 cm/s。b.无论是彩色多普勒成像还是频谱多普勒成像都不能显示声影遮挡段中的血流。c.被遮挡段远端和近端的多普勒频谱波形相同，可排除不显示段的重度狭窄或闭塞。152 cm/s的较高流速可能是由管腔中度狭窄或多普勒角度相关的测量误差引起的。

图2.64 声影产生的伪像

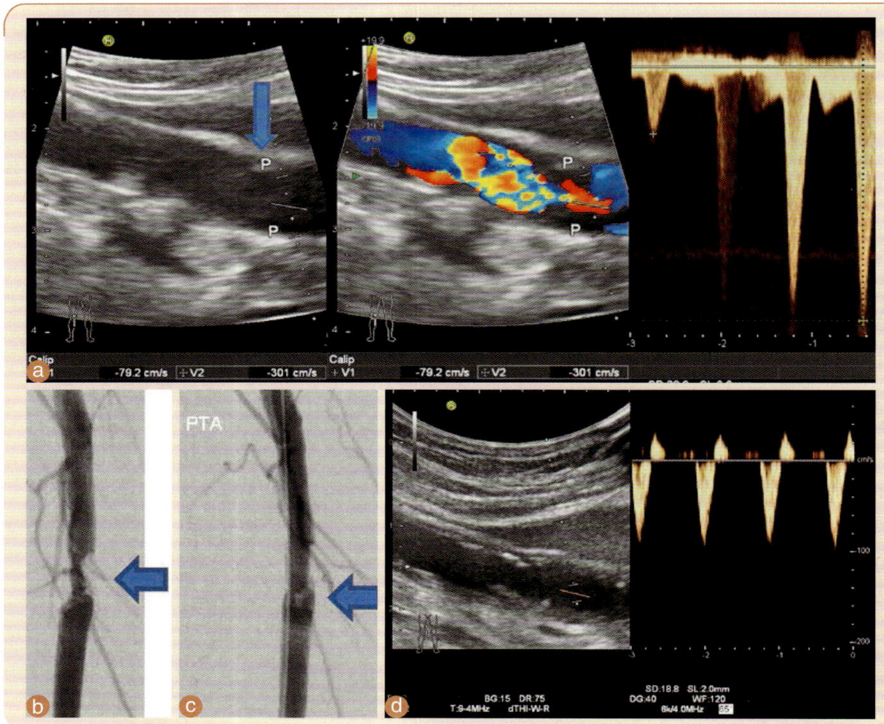

a.腘动脉一极低回声斑块，B型超声图像中不明显（箭头示），它是该例蓝趾综合征患者栓塞的来源。斑块引起75%的狭窄（根据连续性方程计算，狭窄段收缩期峰值流速为301 cm/s，狭窄前段收缩期峰值流速为79 cm/s）。b、c.狭窄段（箭头）经皮腔内血管成形术前（图b）、术后（图c）血管造影。d.经皮腔内血管成形术后6周超声检查显示管壁上残余斑块，无血流动力学相关的狭窄（收缩期峰值流速为95 cm/s）。P：斑块。

图2.65 腘动脉斑块栓塞经皮腔内血管成形术前后

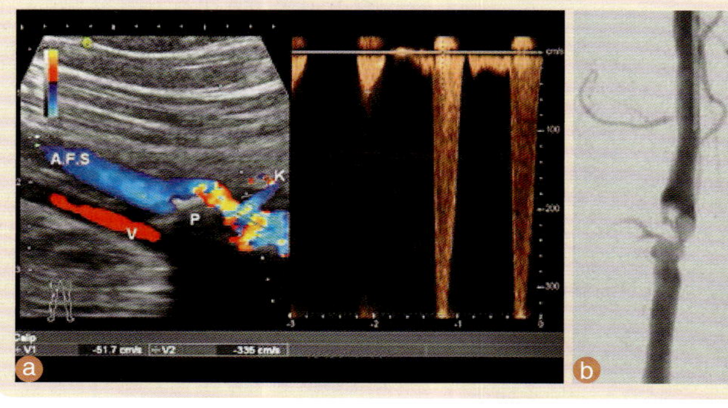

偏心性斑块引起股浅动脉重度狭窄（收缩期峰值流速比值>6）。与图2.6中的斑块不同，该例中的斑块呈高回声且伴钙化。第一个侧支在斑块远端重新进入狭窄动脉。超声检查结果与术前经皮腔内血管成形术血管造影（图b）所见的偏心性狭窄一致。P：斑块；A.F.S：股浅动脉；K：侧支。

图2.66 偏心性斑块导致狭窄的分级

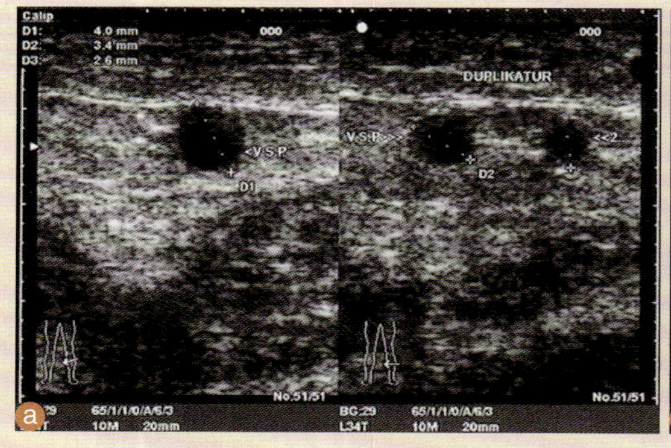

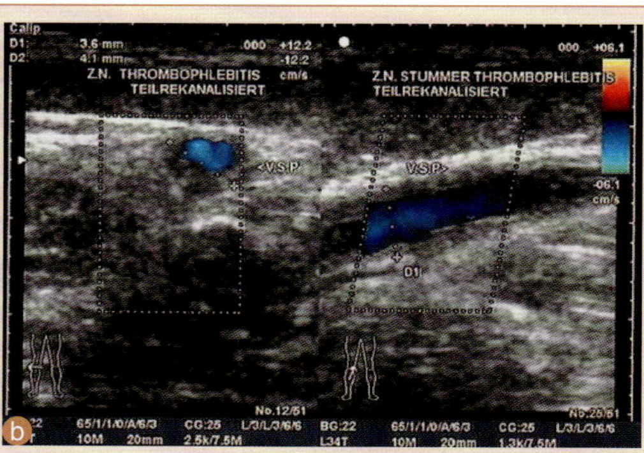

a.超声检查可以在术前确定合适的静脉进行血管旁路移植术，包括直径的测量，对于小腿血管旁路移植手术，管腔直径>2 mm。术前在皮肤上标记所选静脉走行，可缩短切口长度和手术时间。候选静脉双支者，超声可帮助选择直径和走行最合适的静脉。左图横切面示直径为4 mm的合适的小隐静脉，右图示远端两条静脉，一条较宽（3.4 mm），一条较细（2.6 mm）。b.血栓形成后静脉不适合作为移植物，可以通过超声检查来鉴别，超声检查可以显示管腔未闭、管壁硬化增厚，如图所示的小隐静脉。静脉血栓形成后再通与血栓形成后的深静脉具有相同的特征：血管壁硬化增厚、残余血栓和瓣膜功能不全。该例中，横切和纵切面（分别为左图和右图）显示小隐静脉管壁增厚呈低回声，管腔内血流通畅（蓝色）。

图2.67 血管旁路移植术规划——寻找合适的静脉、靶血管

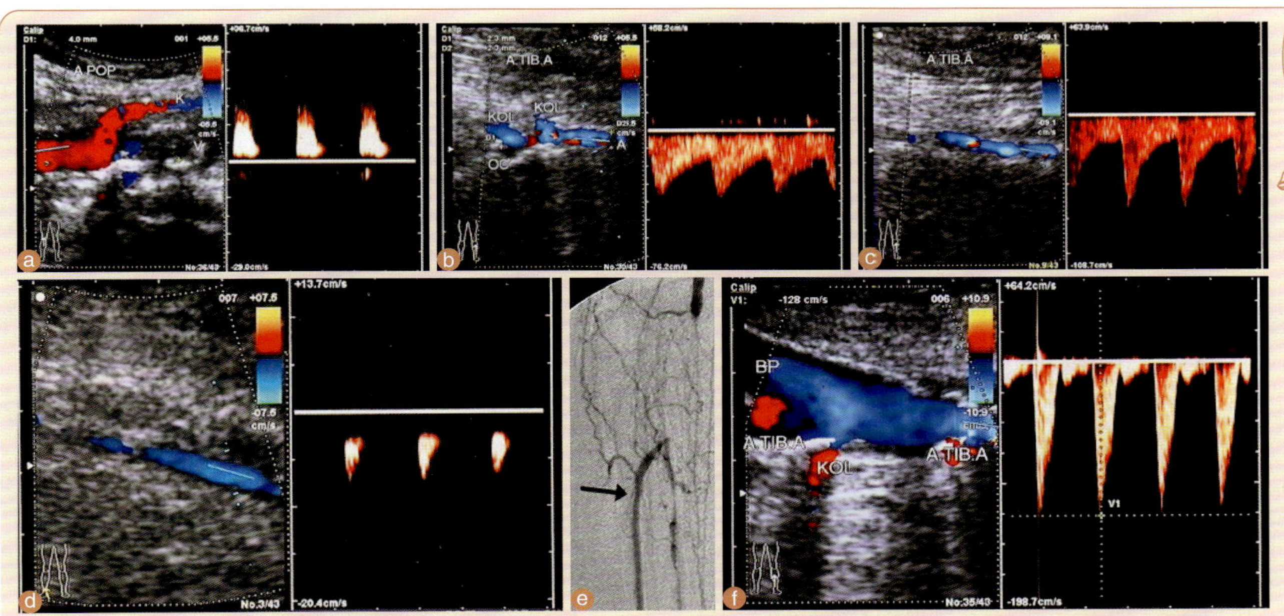

a.彩色多普勒超声成像显示Ⅳ期外周动脉闭塞性疾病女性患者腘动脉P2和P3段闭塞。腓动脉作为侧支供血，多普勒频谱呈闭塞前的“敲击样”波形。b.寻找股小腿动脉血管旁路移植远端吻合口受体血管，发现侧支血管注入近端胫前动脉。c.沿胫前动脉向远端追踪到脚踝，于此处获取多普勒频谱，未见狭窄征象，并且波形显示充足的外周血流量，证实胫前动脉是一条理想的旁路靶血管。d.相比之下，频谱多普勒显示腓动脉和胫后动脉（伴多处狭窄，只有一小段未闭）不适合作为血管旁路移植术的靶血管：搏动性高和收缩期峰值流速低表明外周供血不足。在这种情况下，多普勒检查结果已显示这两条动脉不适合接受旁路手术，不需要进行完整的检查。e.血管造影证实了腘动脉闭塞和胫前动脉适合作为旁路术远端靶血管。f.胫前动脉旁路术后多普勒表现提示外周血流灌注恢复：吻合口远端的胫前动脉多普勒频谱波形呈搏动性血流，收缩期峰值流速为128 cm/s，收缩期上升时间较短。K：侧支；KOL：侧支血管；A：胫前动脉。

图2.68　血管旁路移植术远端受体血管的选择

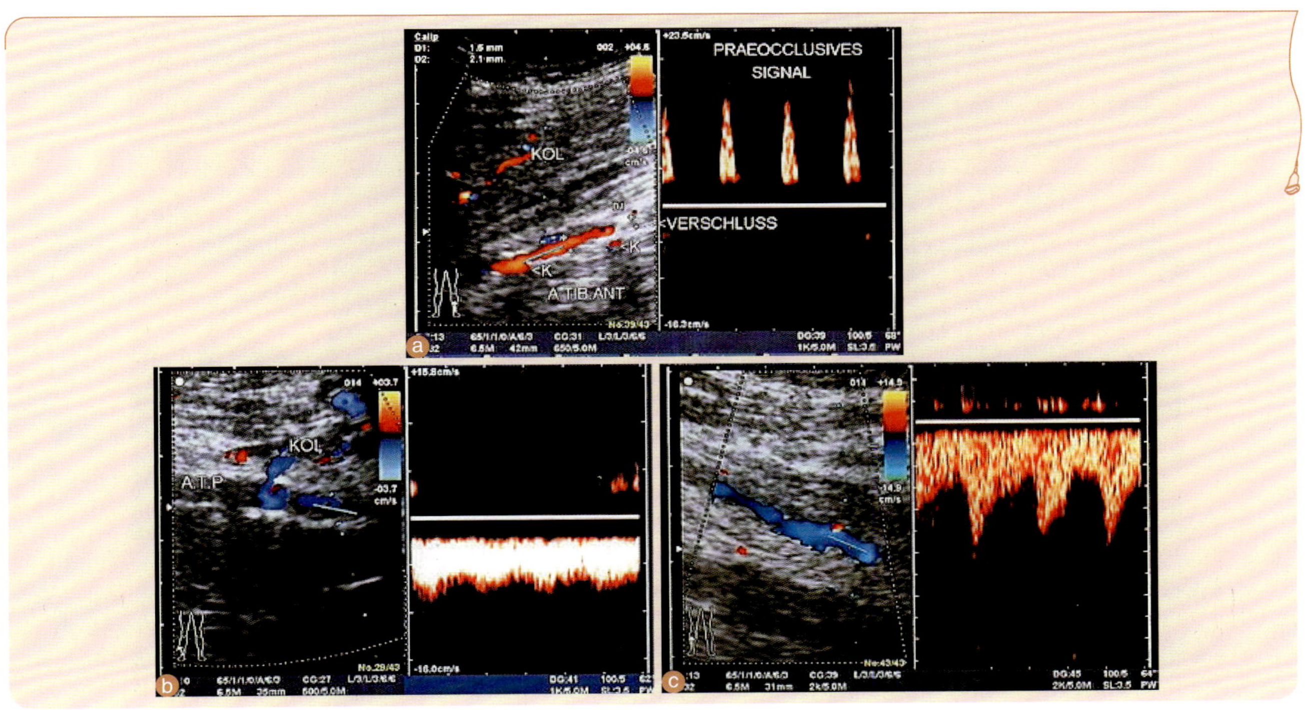

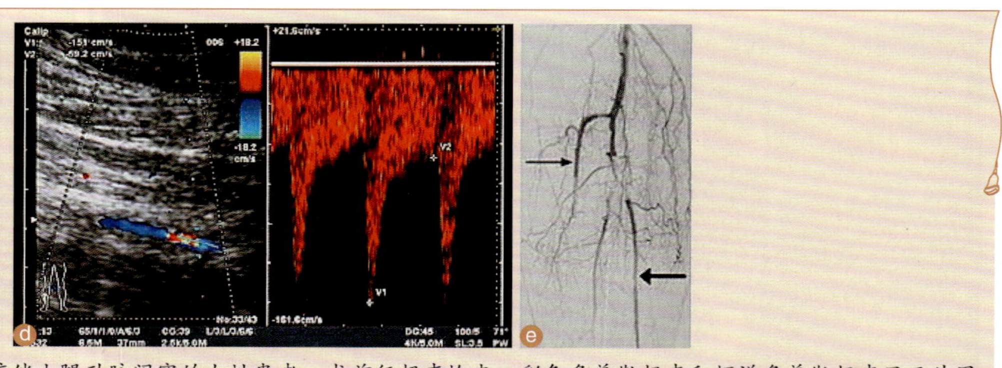

a.Ⅳ期外周动脉闭塞性疾病伴小腿动脉闭塞的女性患者，术前行超声检查。彩色多普勒超声和频谱多普勒超声显示外周动脉至腘动脉仅轻至中度狭窄。在膝下，侧支起始处和彩色多普勒显示闭塞段间的胫前动脉频谱多普勒为闭塞前血流频谱（"敲击样"波形）。卡尺示闭塞动脉直径（2 mm）。闭塞向下延伸到踝关节。b.胫后动脉近端闭塞（长3.5cm），通过侧支向闭塞远端供血。血流减少且非常缓慢，收缩期峰值流速为8 cm/s，血流频谱形态类似静脉，但血流方向背离探头，说明是动脉。主干闭塞但有侧支再灌注时，继续向动脉远端连续扫查4～5 cm很重要，可以通过频谱多普勒测量来评估远端流出血液情况，如果侧支循环有足够的血液再灌注可进行评估。c.更远端由于来自其他侧支的血流，血流量再次增加（收缩期峰值流速为60 cm/s，舒张末期流速为25 cm/s，闭塞后收缩期峰值上升延迟）。d.图c所示以远2 cm处，胫后动脉出现混叠，多普勒检查显示局部收缩期峰值流速倍增（150 cm/s），对应50%～60%的狭窄。e.血管造影证实胫前动脉和胫后动脉近端闭塞，后者通过闭塞段远端侧支供血。粗箭头：胫后动脉轻度狭窄；细箭头：胫前动脉。K：侧支起始处；KOL：侧支。

图2.69 Ⅳ期外周动脉闭塞性疾病伴膝下动脉闭塞

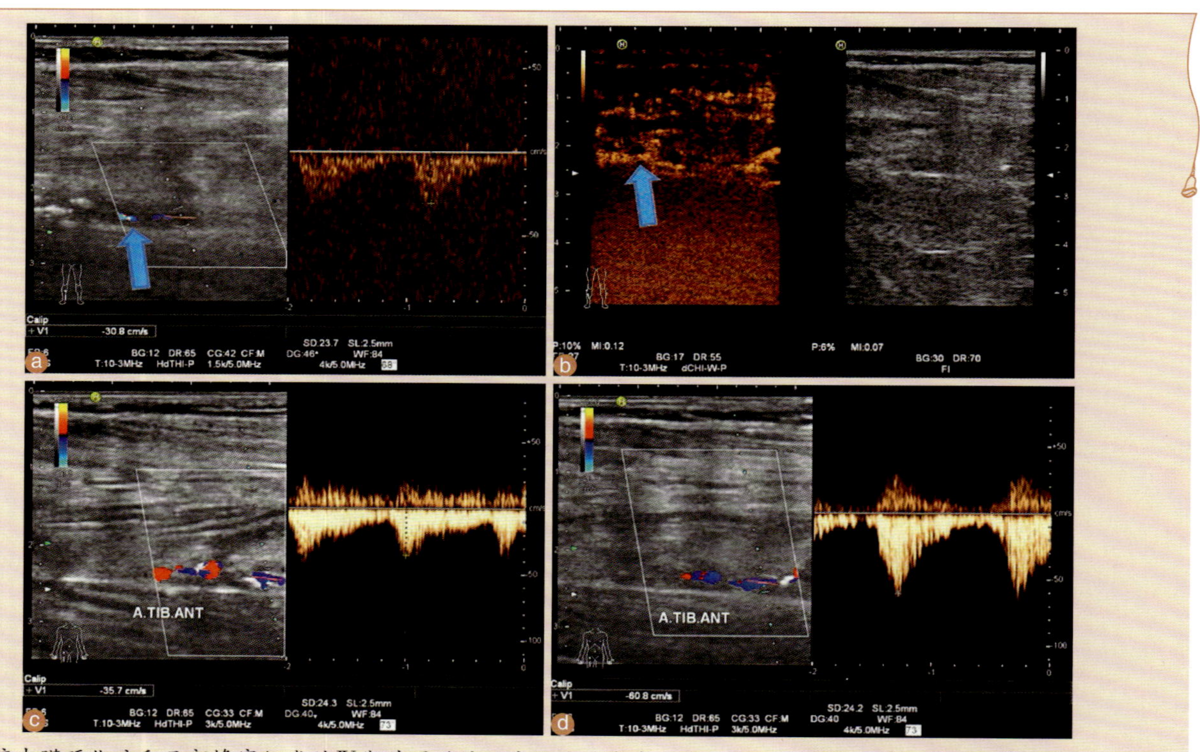

a.糖尿病中膜硬化症和足部蜂窝织炎的Ⅳ期外周动脉闭塞性疾病患者，由于组织液积聚产生散射致超声成像非常差。即使降低脉冲重复频率、调高增益，也仅能获得胫前动脉血流信号。b.低机械指数（详见1.1.5部分、2.1.6.1.11部分和6.1.6.1.3部分）超声造影显示胫前动脉长段微泡反射（箭头）。但需注意，当进行超声造影且目标动脉难以在B型超声图像中显示时（右图），侧支可能会被误认为是动脉主干，从而无法检出或排除狭窄。c、d.正常机械指数彩色多普勒超声造影：显示胫前动脉未闭（图c），收缩期峰值流速陡增（图d），可根据连续性方程进行狭窄检测和分级（该例中，收缩期峰值流速倍增，提示狭窄率为50%）。但是，如果不使用低机械指数技术，微泡被迅速破坏，且诊断窗口期也很短（比较图a和图c、图d中波形彩色多普勒超声图像强度）。

图2.70 超声造影——腘动脉闭塞旁路受体血管

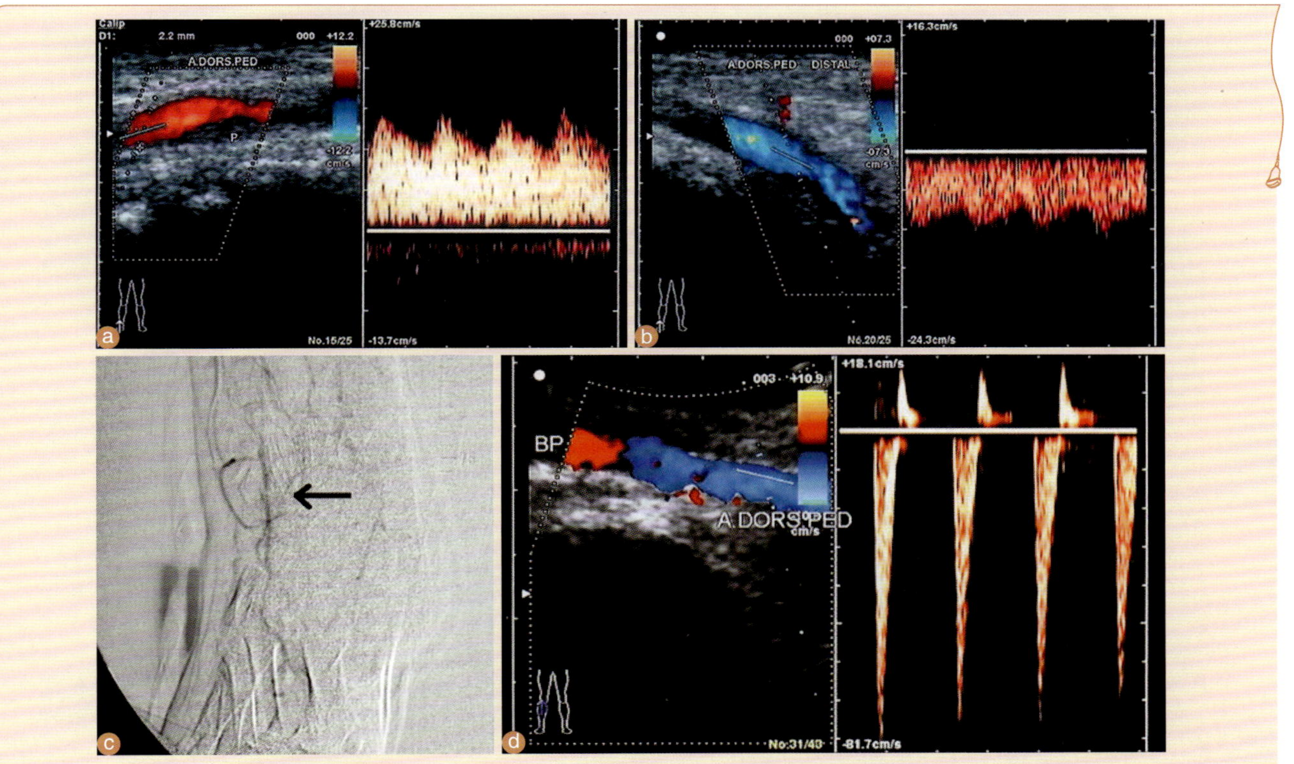

a.使用高频探头和低脉冲重复频率的高分辨力超声成像可以观察到足背动脉中的缓慢血流。可见斑块和狭窄，频谱多普勒呈典型的闭塞后单相波，通常近乎静脉波形，提示上游闭塞。平均流速或收缩期峰值流速和舒张期血流是评估旁路受体动脉能否提供足够流出血液的重要参数。这些信息对于术前预判旁路通畅性很重要。该患者为Ⅳ期外周动脉闭塞性疾病，膝下所有动脉闭塞。足背动脉在踝关节上方显示单相闭塞血流，低回声斑块致管腔狭窄。b.再往下进入足底动脉弓前，足背动脉的单相血流频谱形态不变，灌注良好，提示该动脉是连接足背动脉旁路的合适选择。该患者上游动脉多处闭塞，搏动性较强，提示流出不良。c.足部血管造影显示动脉通畅，但因近端闭塞，导致显影模糊。在预测该动脉是否能保证足部旁路术后充足血流量方面，血管造影不如彩色多普勒超声。d.吻合至足背动脉的静脉旁路移植物血流频谱呈三相波，收缩期峰值流速为80 cm/s，表明足部灌注充足，周围无缺血性血管扩张。P：斑块。

图2.71　足部动脉旁路受体血管

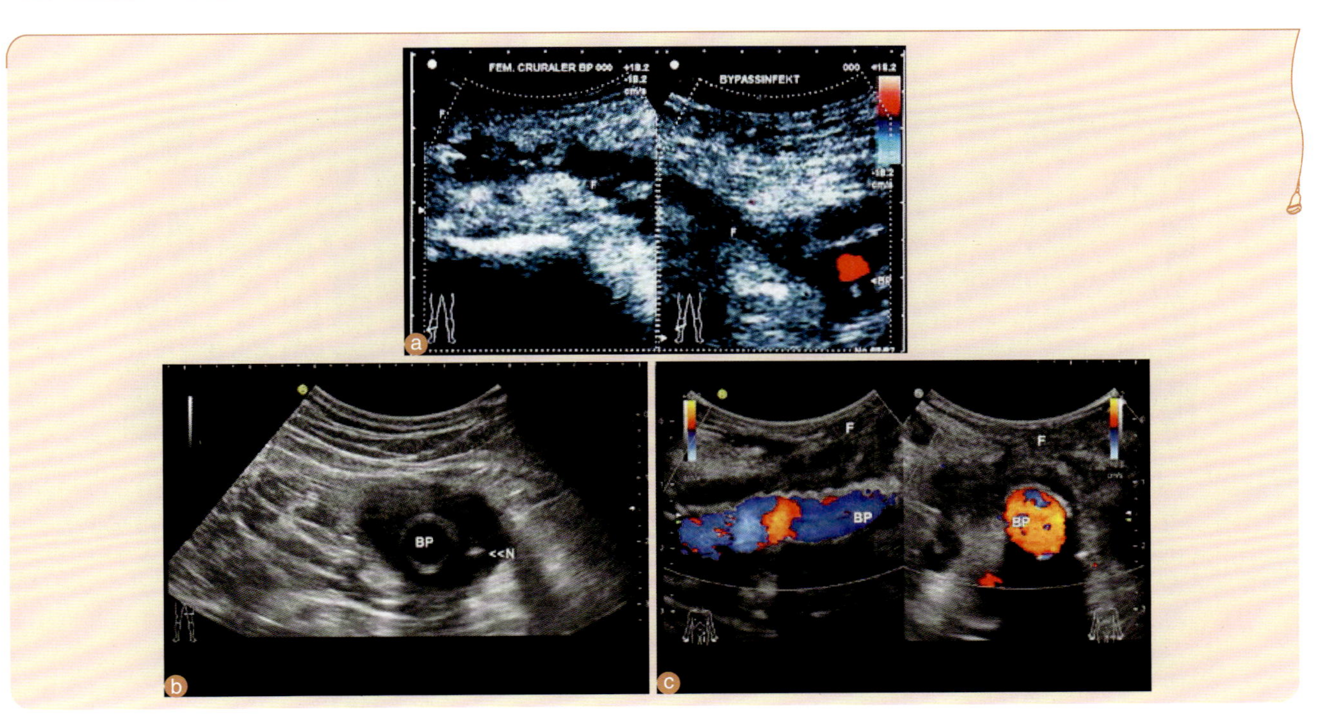

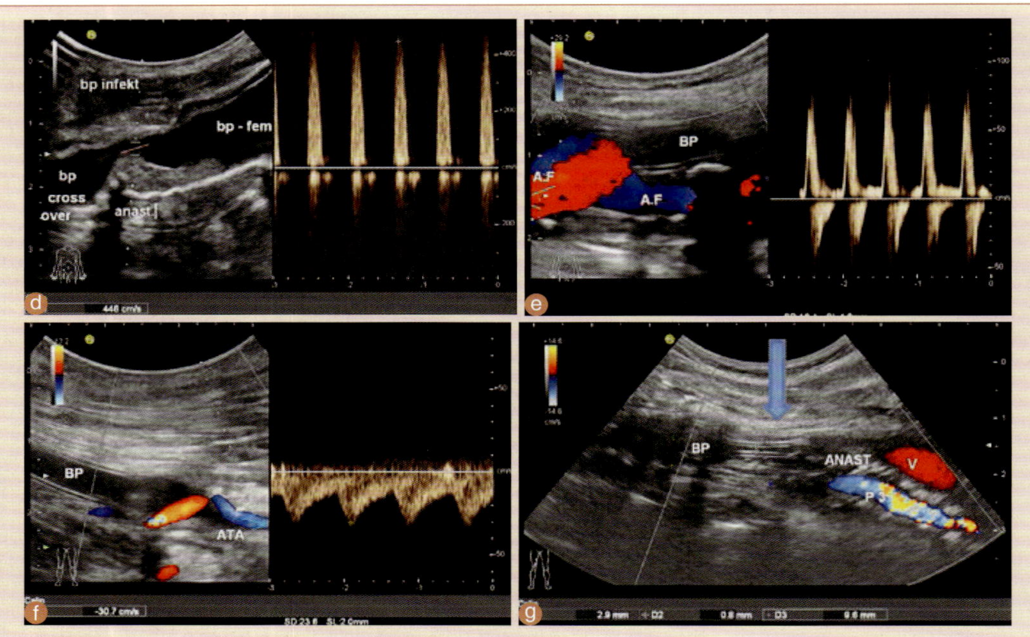

a.一个长约几厘米的低回声瘘管从皮下延伸至P2旁路的远端吻合口处（复合图像），提示移植物感染，尽管伤口处最初的临床表现只是浅表的皮下感染。b.如果灰阶超声显示移植物周围有能被拉长的低至无回声区，则必须排除移植物感染，特别是如果有相应的临床症状存在时。最简单的方法是超声引导下穿刺，将高回声的针头置于移植物附近的低回声区，抽吸液体。c.移植物感染常表现为移植物周围混合回声，主要是低回声，如果形成瘘管，可见到延伸至皮肤的低回声通道。d.感染性血栓形成可引起狭窄或闭塞，尤其是在吻合口处（如转流旁路和股腘动脉移植物延伸）。该例中，收缩期峰值流速为450 cm/s（移植物周围低回声感染区）。临床稍有怀疑移植物感染时，应进行超声检查，以防止并发症并及时进行移植物修复。e～g.移植物闭塞。当计划对人工血管移植物行血栓切除术时，评估流入和流出、受体节段是否闭塞及是否有必要进行旁路延伸尤为重要。该例患者流入道呈三相波及足够的收缩期峰值流速，排除了近端狭窄（图e）。流出道可以通过吻合口远端动脉频谱波形来评估，收缩期峰值流速越高提示流出越好（图f），然而，收缩期峰值流速也取决于受体血管。在足动脉中（如该例股动脉-胫前动脉旁路），血流速度比腘动脉旁路术下游动脉要慢。旁路移植物闭塞可能由外部压迫造成，如该例腘动脉P3段的旁路移植物（箭头：图g中“平行管样”结构）。压迫移植物的外部结构包括肌腱、瘢痕形成或植入过程中过度纵向牵拉。对于这种情况，为成功修复移植物，血栓清除的同时必须消除外部压迫。F：瘘管；BP：旁路移植物；N：针头；ANAST：吻合口（译者注：图d中为anast，图g中为ANAST，此处统一为ANAST）；ATA：胫前动脉。

图2.72 旁路并发症：移植物感染、移植物闭塞

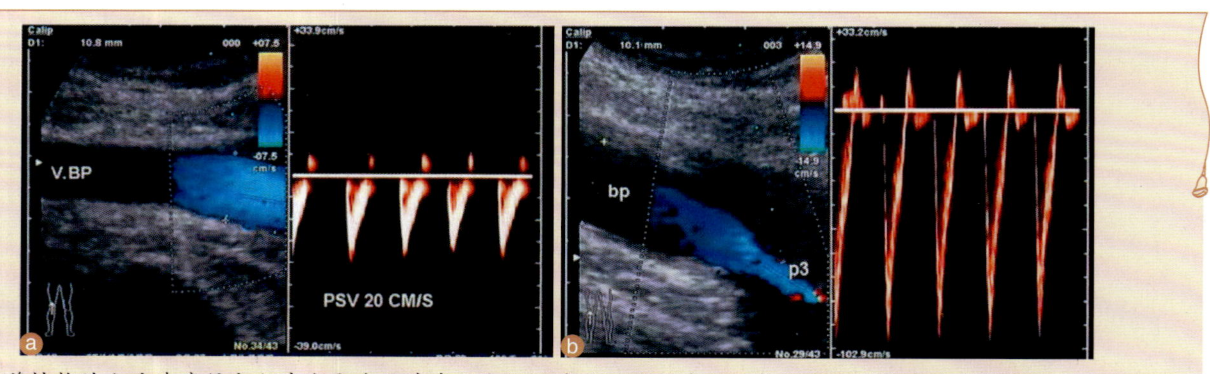

a.旁路移植物的血流速度很大程度上取决于其直径和远端受体动脉的直径。该例中，静脉旁路移植物扩张（直径为11 mm），收缩期峰值流速只有20 cm/s，尽管在采样点近端无狭窄。频谱呈搏动性，收缩期上升支陡峭。b.腘动脉远端（P3段）吻合口无狭窄。扩张的移植物（见图a）和远端管径正常的腘动脉之间内径大小不匹配导致局部收缩期峰值流速增加到102 cm/s。吻合口远端腘动脉频谱呈三相波，波形与正常的外周动脉相同。旁路移植物随访时，检查者应将搏动性和流速与旁路术后3个月内超声检查确定的基线数据值进行比较。V.BP：静脉旁路移植物。

图2.73 旁路移植物内多普勒频谱分析

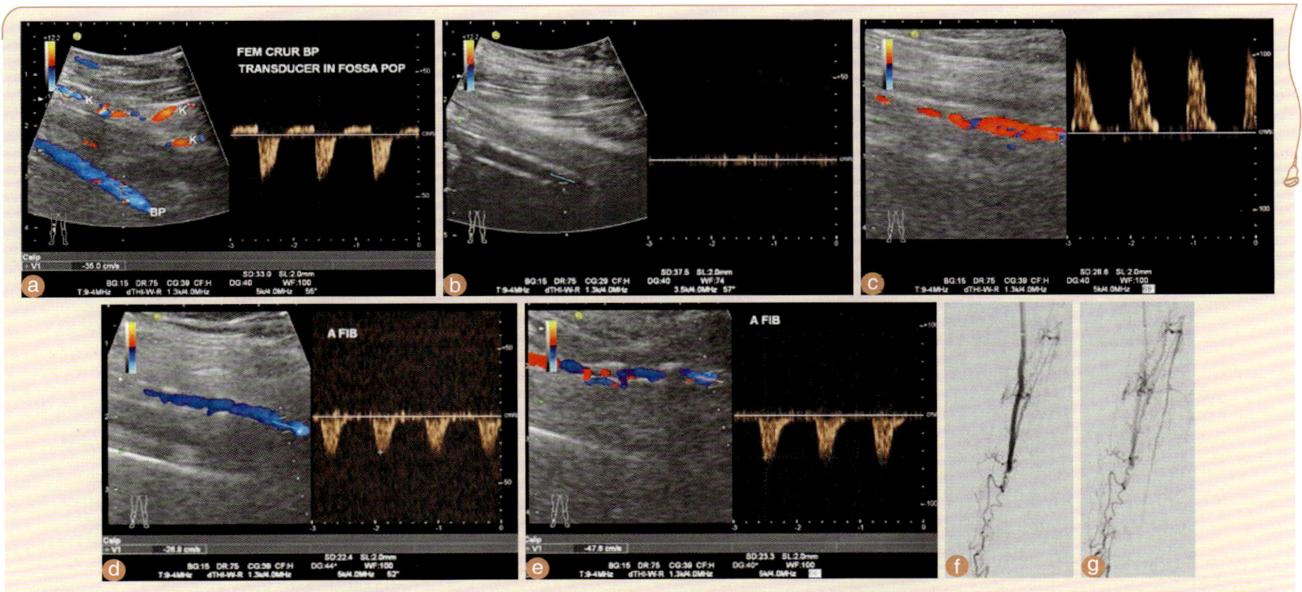

a.静脉旁路移植物搭桥至胫后动脉的股小腿旁路术后2年患者。收缩期峰值流速明显降低（35 cm/s），移植物低流量提示有即将闭塞的风险。然而，在分析移植物内血流速度时，检查者必须考虑移植物和受体动脉之间管径不匹配的情况。该例中，搏动性的往返血流波形提示外周阻力增加，流出受阻。b.该例中，移植物内血流缓慢和搏动性改变是由吻合口远端胫后动脉闭塞所致。c.胫后动脉近端呈逆向血流（红色，同心，收缩期峰值流速为110 cm/s），通过侧支向腓动脉供血。d.腓动脉血流呈正向，收缩期峰值流速为26 cm/s。e.腓动脉远端多普勒频谱特征与之类似，表明长段动脉通畅，无重度狭窄。这些发现表明，腓动脉可能是适合作为低流量移植物修复的流出道。但是，由于患者有良好的侧支循环及有多种疾病，包括脑卒中病史，因此进行抗凝治疗。随访1年未发现移植物闭塞迹象。f.这些超声表现（胫后动脉近端未闭，移植物吻合口下游闭塞，腓动脉经侧支供血）在经皮腔内血管成形术6个月后通过血管造影证实，近端吻合口出现新的狭窄（图2.75）。g.随后的血管造影显示腓动脉长段通畅。

图2.74　低流量旁路——失效旁路

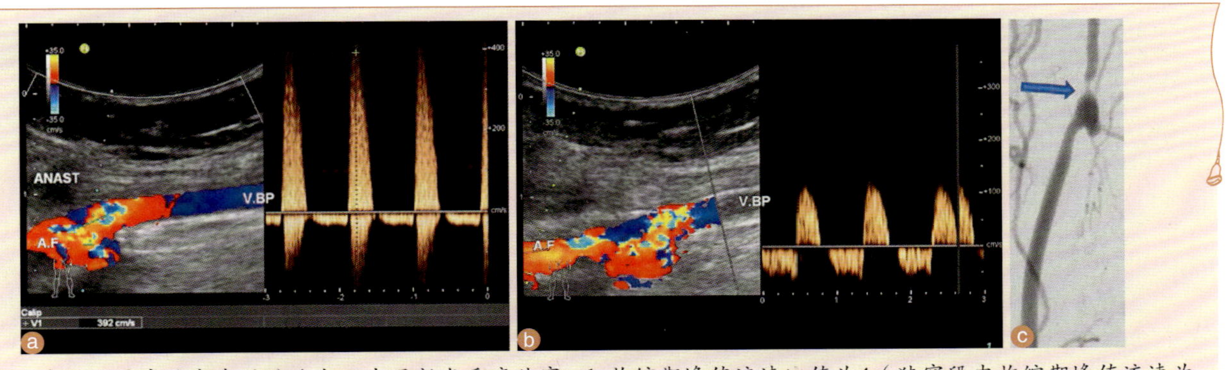

a.图2.74中低流量旁路患者近端吻合口出现新发重度狭窄。b.收缩期峰值流速比值为4（狭窄段内收缩期峰值流速为4 m/s，狭窄前段收缩期峰值流速为1 m/s）。c.高搏动性是由于血液流出梗阻造成的。

图2.75　低流量旁路及近端吻合口新发狭窄

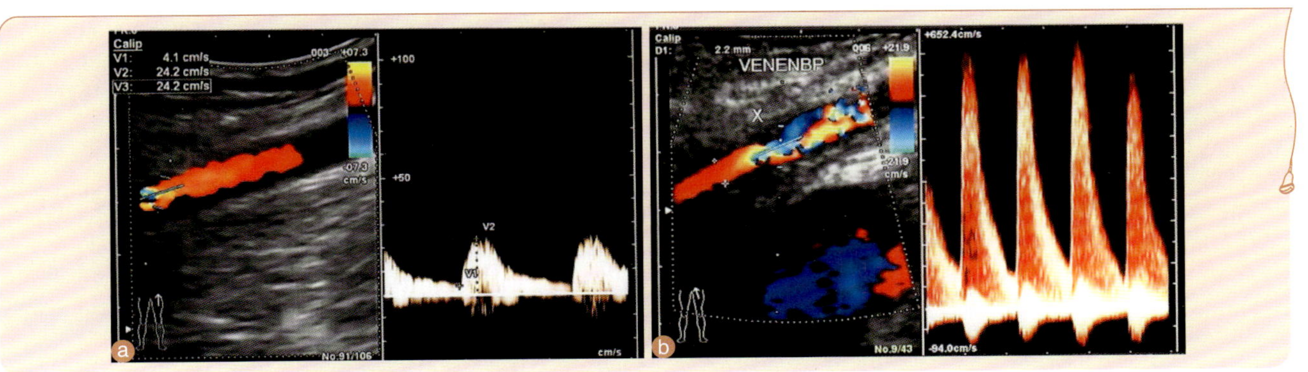

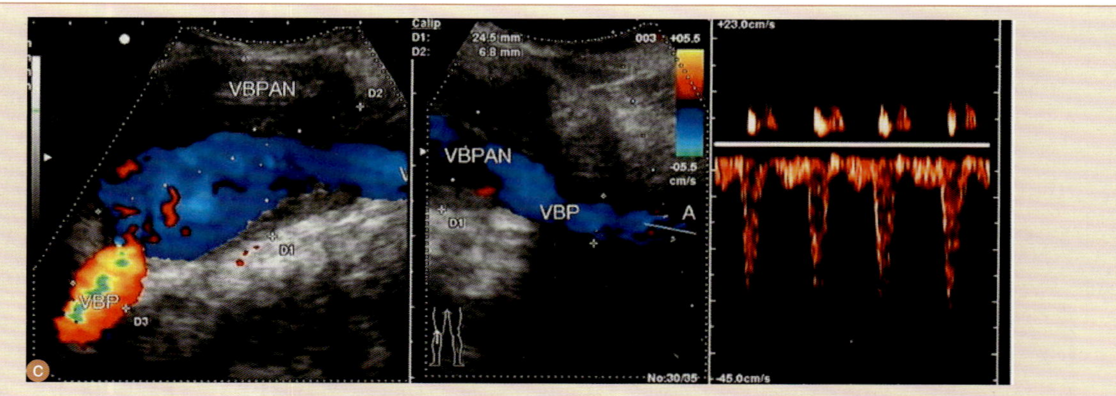

自体移植物（大隐静脉）由于静脉壁薄和解剖变异更加难以识别，尤其是闭塞时。彩色多普勒超声有助于识别移植物，但是频谱多普勒测量对于定量评估是必需的。a.移植物内呈闭塞后波形，收缩期峰值流速为24 cm/s，舒张末期流速为4.1 cm/s，提示近端狭窄。b.虽然人工血管移植物狭窄很少见，但必须仔细检查整个移植物，以确定是否存在狭窄。在自体静脉旁路移植物中，狭窄往往发生在保留的瓣膜部位。该例中，彩色血流图像和频谱多普勒测量显示瓣膜部位短段重度狭窄，收缩期峰值流速为6 m/s，证实了图a中闭塞后波形所提示的近端狭窄。c.静脉旁路移植物瘤样扩张。其是旁路术的晚期并发症，常与移植物的拉伸有关。左侧彩色血流图像显示，腘动脉P3段远端吻合口上方2 cm处静脉旁路移植物节段性扩张伴部分血栓形成（大小为2.5 cm×3.8 cm）。右侧彩色血流图像显示吻合部位，以及该部位的多普勒频谱图像。VBP：静脉旁路移植物；VBPAN：腘动脉P3段；A：吻合部位。

图2.76 隐静脉旁路移植物——瓣膜原位狭窄

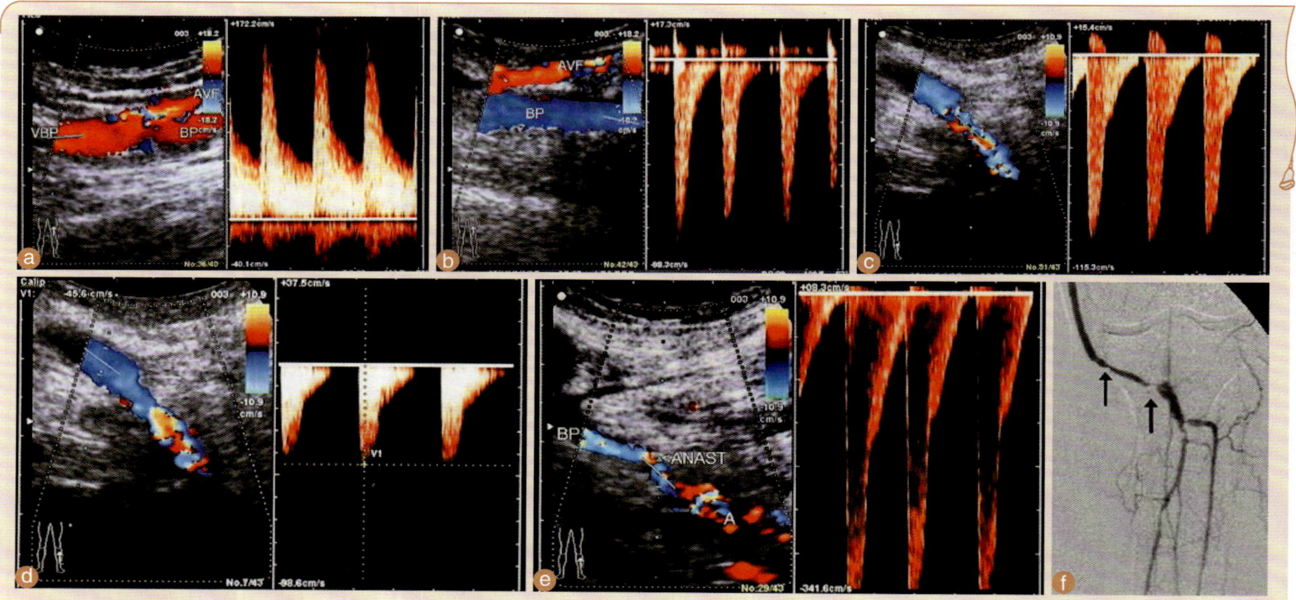

a.原位静脉旁路移植物内的频谱波形，收缩期上升陡峭，呈单相波且舒张期流速较高。移植物血流量高，收缩期峰值流速为150 cm/s，舒张末期流速为50 cm/s，这可归因于远端动静脉瘘。b.在高流量瘘管远端，移植物内的流速低得多。频谱多普勒显示收缩期峰值流速为70 cm/s，呈单相波形，但舒张末期有血流。波形仍有异常，主要受外周血管扩张的影响。c.远端吻合口近端4 cm处保留瓣叶的位置有狭窄。局部收缩期峰值流速为1 m/s，单相波提示狭窄。d.计算收缩期峰值流速比值>2（狭窄前段收缩期峰值流速为45 cm/s），对应狭窄率为50%。彩色多普勒超声成像显示狭窄处有混叠。超声发现的动静脉瘘部位标记在皮肤上进行结扎，50%狭窄未予治疗。e.在接下来的3个月中，患者远端吻合口再次出现重度狭窄，收缩期峰值流速>3.5 m/s。f.血管造影显示吻合口狭窄及吻合口近端约3 cm管腔狭窄，狭窄程度难以估计。AVF：动静脉瘘；BP：旁路移植物；ANAST：吻合口。

图2.77 原位静脉旁路移植物——动静脉瘘和狭窄

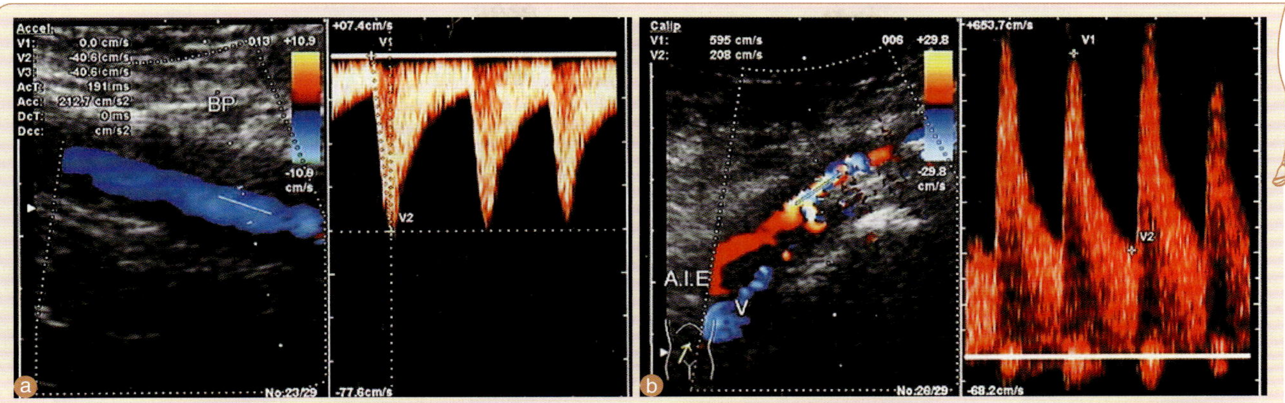

a.在该例中，如果移植物内血流频谱多普勒检查显示狭窄后血流的特征，包括收缩期上升延迟、单相波形、收缩期峰值流速降低和持续的舒张期血流，则提示存在流入道狭窄。当移植物内的波形提示流入道阻塞时，应顺着流入动脉观察以确定狭窄部位。b.后壁斑块引起髂外动脉重度狭窄，可由彩色血流图像中的混叠现象提示，并经频谱多普勒检查证实（单相血流，收缩期峰值流速为550 cm/s，舒张末期流速为220 cm/s）。

图2.78　旁路移植物——流入道狭窄

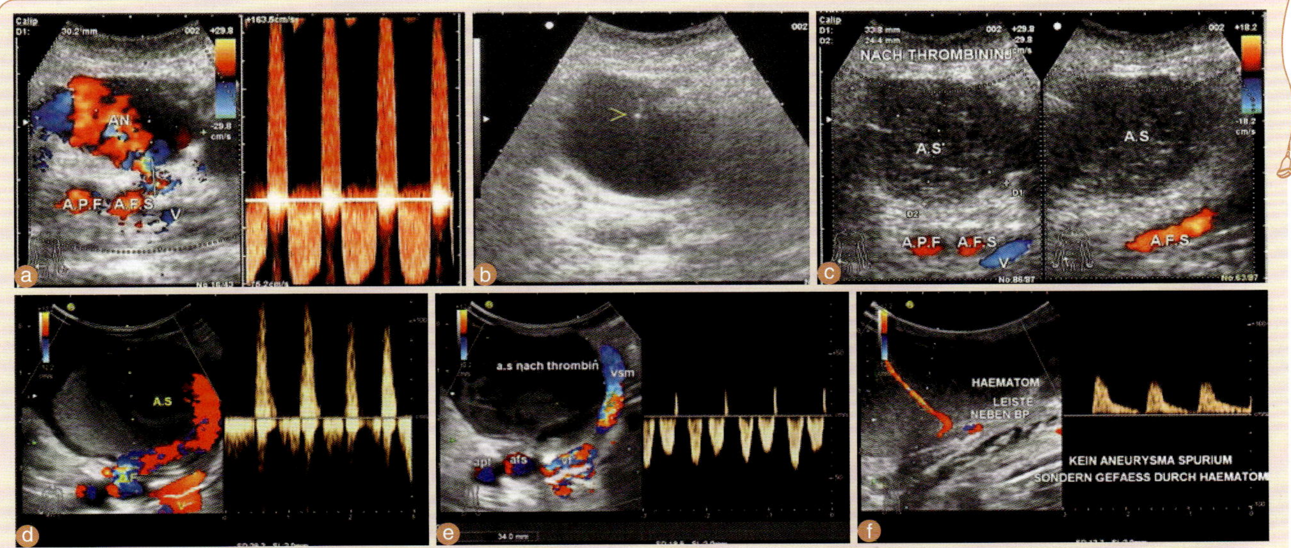

a.大腿段横切面示假动脉瘤源于股浅动脉。将取样容积置于假性动脉瘤颈部，频谱多普勒显示特征性往返血流，即收缩期高频流入瘤体，整个舒张期流入动脉。b.凝血酶注射治疗动脉瘤，超声引导下将针刺入动脉瘤内，其尖端位于腔体中心与近肠壁之间（针尖通过高回声识别）。c.5000 IU凝血酶溶于2 mL生理盐水中，缓慢注入。注入1～2滴后，动脉瘤内完全血栓形成，彩色多普勒超声成像显示腔内无血液流动。左图为横切面，右图为纵切面。d、e.假性动脉瘤——凝血酶注射治疗的难点。在较大的动脉瘤囊腔中，血流循环强且流速快，会将针尖处的凝血酶冲走，使凝血酶在血栓形成之前被稀释。自发显影和彩色血流成像都能显示血流方向，因此可以在超声引导下将针头放置到血流量很少的周边区域（图d中动脉瘤最左侧），在此处血栓开始形成，然后扩大，凝血酶被冲走的风险小（图e）。动脉瘤血栓形成附近的彩色血流及频谱显示的是大隐静脉，而不是动脉瘤的供血动脉。f.假性动脉瘤与血肿的鉴别。频谱多普勒分析可以与介入后内部有小动脉穿过的血肿相鉴别，该例通过假性动脉瘤的往返血流鉴别。AN：动脉瘤；A.F.S：股浅动脉；A.P.F：股深动脉；V：股静脉。

图2.79　假性动脉瘤——注射凝血酶

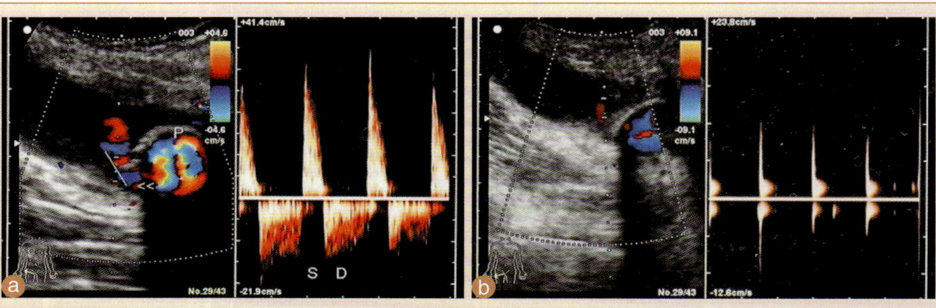

a.髂股动脉旁路术后患者，吻合口触及轻微搏动性突起肿块，提示吻合口假性动脉瘤。该例中，横切面示低回声血液从吻合口侧面流出。彩色多普勒超声成像显示邻近移植物的病变内血流，伴振动伪像。频谱多普勒显示肿块与吻合口之间的往返血流及特征性的蒸汽机声，证实为吻合口假性动脉瘤。这种声音是由收缩期高速血流进入动脉瘤和全舒张期逆向血流产生的。b.主-股动脉旁路术后吻合口血清肿，血清肿的彩色多普勒超声表现类似于吻合口假性动脉瘤（如图a所示）。但是，在血流部位（红色）记录的多普勒频谱波形并不显示往返血流（如在吻合口假性动脉瘤中），而是通过人工血管壁运动产生的信号。该例很好地说明了频谱多普勒分析可以区分假性动脉瘤中的真实血流信号和传导性搏动（这在检查疑似主动脉支架植入术后内瘘的患者同样重要）。

图2.80 吻合口假性动脉瘤

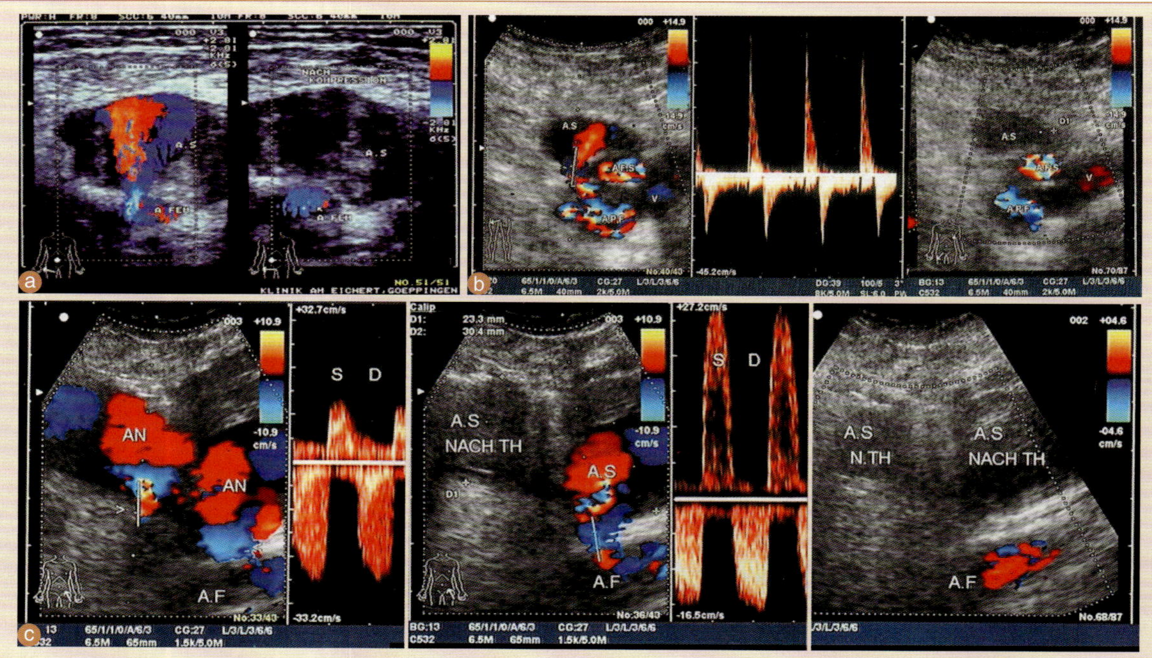

a.在彩色多普勒模式下，检查者识别连接假性动脉瘤与股动脉的颈部，然后通过探头施加压力使其闭塞。这个过程可能需要半个小时，颈部和腔内没有流动血液信号表明压迫充分。在此过程中，彩色多普勒超声成像显示腔内没有血液流动，表明血栓已经完全形成。如果加压后只有部分血栓形成，那么第2次治疗时就更容易诱发完全血栓形成（压迫绷带），或者自发形成完全血栓。另外，假性动脉瘤的血栓形成可以通过注射凝血酶引起，然而，注射凝血酶往往会留下较大的残余血肿，这可能会使症状持续存在。如果存在假性动脉瘤的部位排除压迫、动脉瘤穿孔或吻合口假性动脉瘤（可能感染）的可能，则建议使用凝血酶注射治疗。b.股动脉分叉远端约2 cm处股深动脉存在2 cm大小未自发闭合的假性动脉瘤（左图）。将取样容积置于瘤颈部，记录典型的收缩期-舒张期往返血流。横切面示瘤颈内侧为股浅动脉和股浅静脉。将探头置于较外侧位置压迫颈部，15分钟后动脉瘤完全血栓形成（右图）。c.多发巨大假性动脉瘤——注射凝血酶。1例非常肥胖的患者行股动脉插管造影后出现从左侧腹股沟到下腹部的大血肿。血流成像提示为假性动脉瘤。最左侧的图像显示取样容积置于瘤颈部（箭头），相应频谱波形显示特征性往返血流。第2个动脉瘤与股动脉有单独的交通（可能由于反复穿刺）。两个动脉瘤的总长度超过6 cm。上部动脉瘤（假性动脉瘤注射凝血酶后-中段）经凝血酶治疗后的图像显示残余的第2个动脉瘤起源于股动脉。第2个动脉瘤颈部的多普勒频谱也显示了典型的往返血流。颈部血流非常缓慢（收缩期为30 cm/s，舒张末期为16 cm/s），提示有较大的缺损。诱导闭合两个动脉瘤使用的凝血酶总剂量非常高，共5000 IU。从边缘开始非常缓慢地注射，以最小化凝血酶逸入股动脉的风险。最右侧的图像证实了动脉瘤完全血栓形成和后方的股动脉血流通畅。脉冲重复频率较低，但因血肿散射导致股动脉的血流信号充盈不佳。腿部血流灌注正常，足部脉搏可触及。A.S：假性动脉瘤；A.F.S：股浅动脉；V：静脉；A.F：股动脉；AN：假性动脉瘤。

图2.81 假性动脉瘤——压迫治疗/注射凝血酶

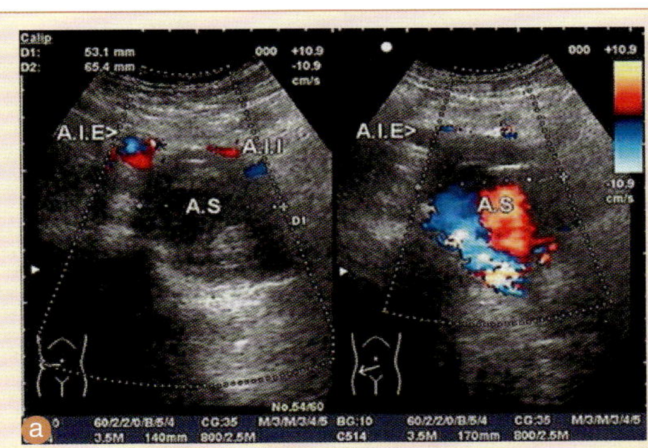

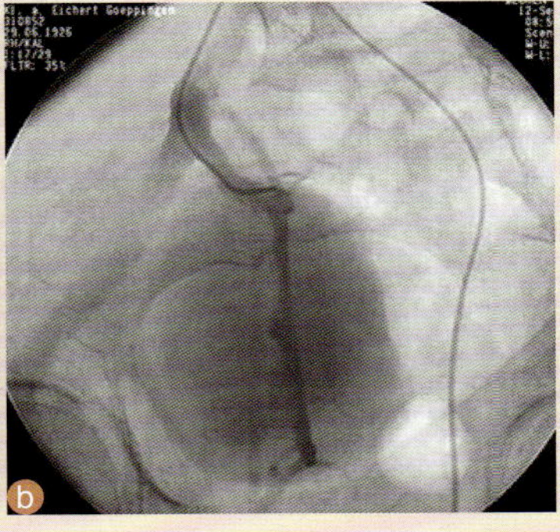

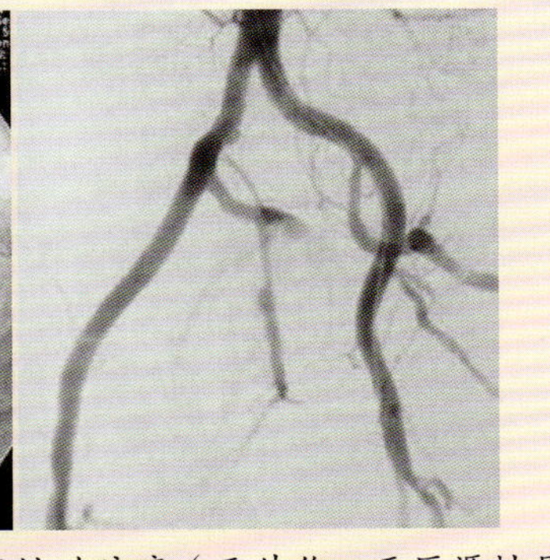

a.78 岁癌症患者，胃切除术前，常规腹部超声检查，发现髂内动脉一巨大自发性假性动脉瘤（无外伤、无医源性原因），大小为6 cm×6 cm。超声引导下，在髂动脉分叉下方髂内动脉与髂外动脉之间穿刺一根细针，穿入假性动脉瘤，注入溶于3 mL生理盐水中的5000 IU凝血酶，只有边缘血栓形成（右图），大部分管腔仍显示涡流（彩色血流成像）。第二剂5000 IU的凝血酶注入假性动脉瘤导致完全血栓形成（左图），即使降低脉冲重复频率，彩色多普勒模式下也检测不到血流信号，但髂外动脉和髂内动脉有血流，且患者无临床症状。b.注射凝血酶前血管造影（左图）显示一巨大的假性动脉瘤源于髂内动脉（斜位显示髂动脉分叉细节）。右图显示超声引导下注射凝血酶后血管造影（与介入前血管造影相似的斜位投射）显示主动脉分叉和盆腔循环（双侧髂动脉分叉）。假性动脉瘤部位无造影剂证实血栓已完全形成。A.S：假性动脉瘤体；A.I.E：髂外动脉；A.I.I：髂内动脉。

图2.82　髂内动脉——在假性动脉瘤瘤体内注射凝血酶

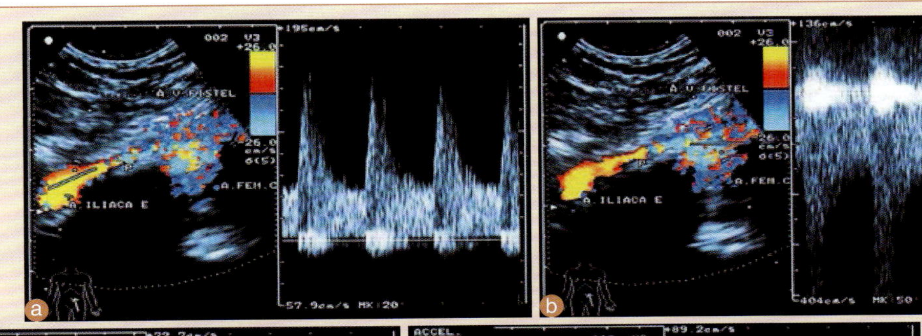

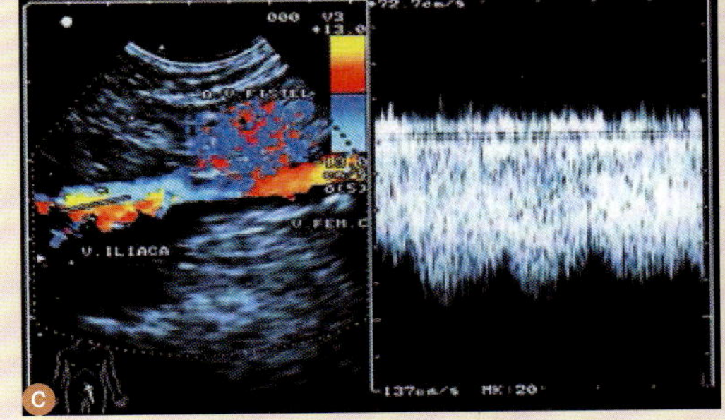

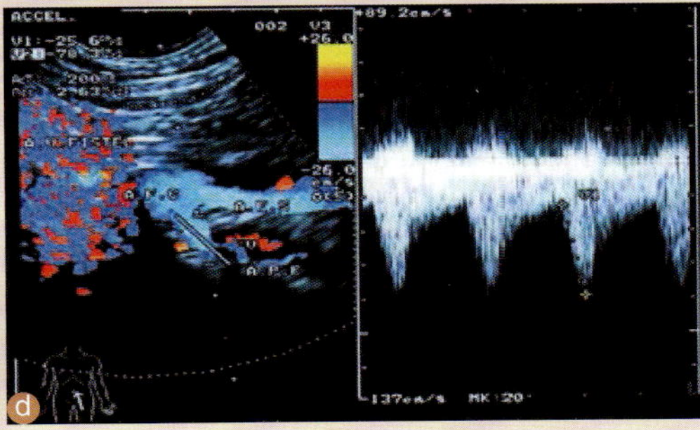

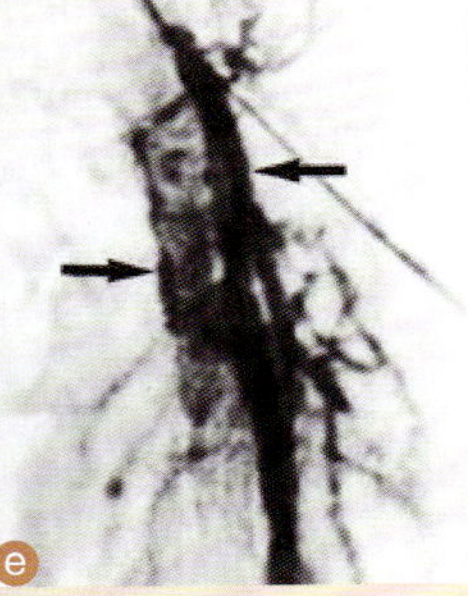

a.Ⅳ期外周动脉闭塞性疾病患者左侧腹股沟穿刺后彩色多普勒超声显示髂外动脉与股总动脉交界处呈“马赛克样”彩色血流信号。髂外动脉远端呈典型的动静脉瘘供血动脉高频血流频谱，收缩期峰值流速为160 cm/s，舒张末期流速为50 cm/s（单相）。b.在马赛克的近端，有后伴声影的钙化斑块和狭窄。此处录及高频血流信号（舒张末期流速为80 cm/s，收缩期峰值流速为400 cm/s）可能与狭窄或瘘管有关，可以通过评估引流静脉和该部位远端股动脉频谱来鉴别。c.髂静脉呈典型动静脉瘘的引流静脉频谱：高频搏动性血流（角度校正后血流速度为90 cm/s）。脉冲重复频率调整到静脉血流出现混叠（彩色血流图像的左侧）。d.动静脉瘘远端股深动脉多普勒频谱波形显示收缩期峰值平缓、舒张期血流相当高的单相波形。这是典型的狭窄后表现，由穿刺引起的动静脉瘘和图a所示斑块引起的重度狭窄造成。为了鉴别血管周围振动伪像，必须评估下游血流（瘘管：静脉；狭窄：动脉）。该例表明，血管穿刺操作不仅可能导致瘘管形成，还可能造成斑块从血管壁剥离引起狭窄。e.血管造影：造影剂在髂静脉流出，呈典型的动静脉瘘表现。血管造影不能精确定位瘘管，也不能提供该节段狭窄的确切证据（叠加）。左侧箭头：股静脉；右侧箭头：股动脉。

图2.83　动静脉瘘

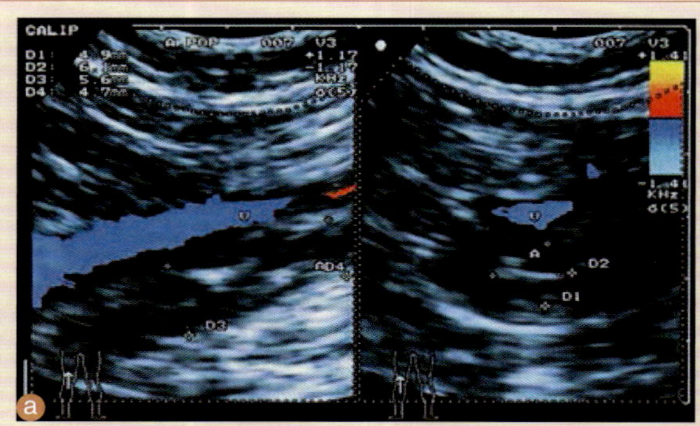
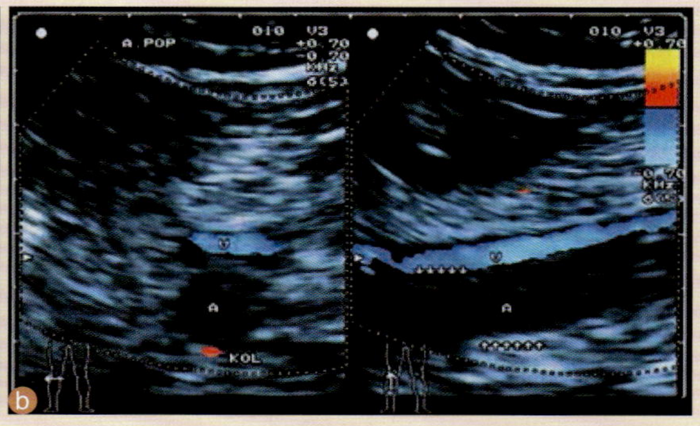

a.腘动脉粥样硬化性闭塞。左侧纵切面和右侧横切面示腘静脉靠近探头呈蓝色。动脉中有广泛的斑块形成，管壁轮廓界限不清，再加上血管腔内回声不均匀且部分呈高回声，提示动脉粥样硬化。基于这些超声发现，不建议进行导管内溶栓和经皮腔内血管成形术。相反，如果临床需要，可行旁路移植术。b.栓塞性闭塞，腘动脉管腔内充满回声均匀的低回声血栓或栓子。血管壁轮廓清晰，无斑块。在腘动脉的前方，腘静脉呈蓝色；在腘动脉后方，可见一红色的动脉侧支。V：腘静脉；A：动脉；KOL：侧支。

图2.84 腘动脉闭塞——动脉粥样硬化与栓塞

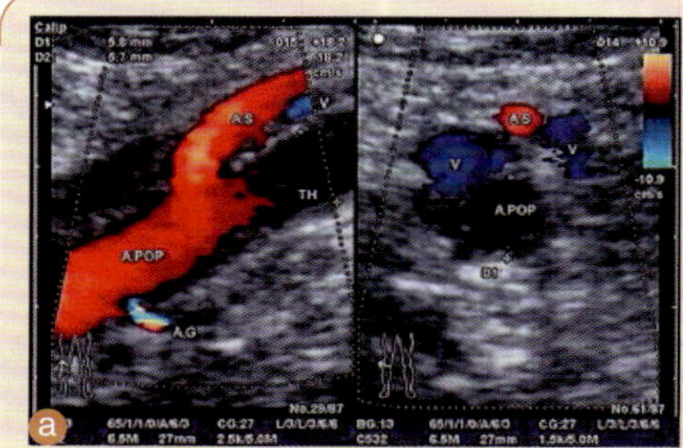
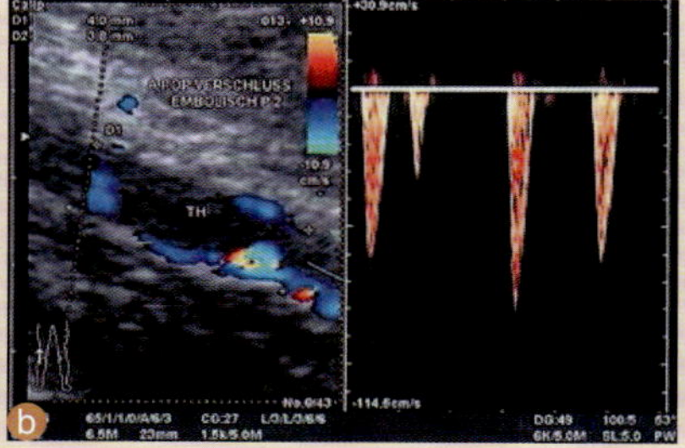
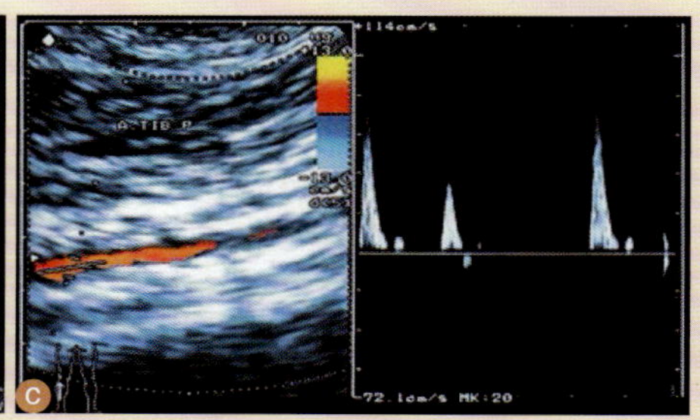

a.栓子通过血栓附着生长，向头侧延伸到具有侧支血流意义的下一分支，或者卡在分叉处。该例所示栓塞性腘动脉闭塞（左图为纵切面，右图为横切面），动脉向下至腓动脉起始处通畅，远端闭塞。血管壁光滑清晰，未见动脉粥样硬化病变。b.当血栓栓塞自发部分或完全再通时，随访时可显示靠近血管壁的血流信号。该例中显示远端腘动脉血流沿着管腔内栓塞血栓边缘（蓝色，背向探头）流动。血栓回声均匀，与血管壁界限清晰，无动脉粥样硬化病变。c.虽然腘动脉血栓阻塞了血流，但从膝下通畅动脉多普勒频谱（心律失常）获得了三相波（图示为胫后动脉远端）。通过侧支灌注补偿，腘动脉血流阻塞对外周灌注影响很小。肝素治疗2天后，腘动脉完全再通。TH：血栓。

图2.85 栓塞性闭塞

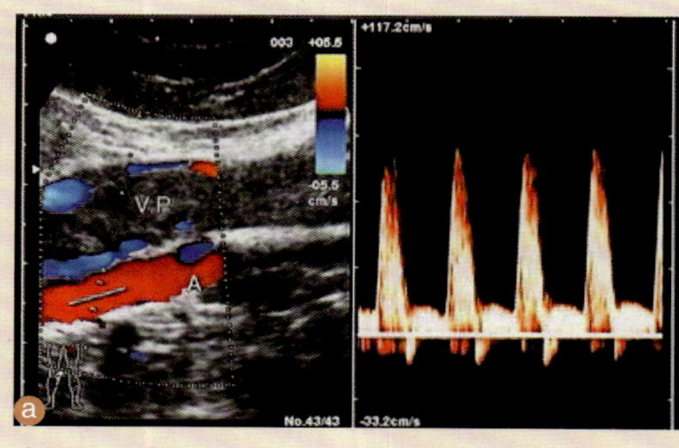
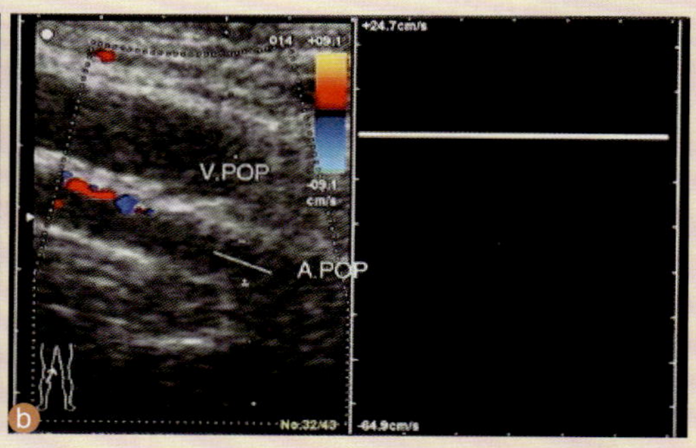

a.下肢深静脉血栓伴卵圆孔未闭的患者同侧动脉栓塞、小腿肿胀及急性足前部缺血1周。下肢小腿静脉血栓形成，腘静脉内有漂浮血栓。腘动脉近端（P1段）由于外周阻力小，舒张期血流量大，心率正常。b.腘动脉闭塞达腓动脉开口，血栓周围有残余血流，未见斑块。超声心动图证实卵圆孔未闭。V.P：漂浮血栓。

图2.86 下肢深静脉血栓伴卵圆孔未闭的动脉闭塞

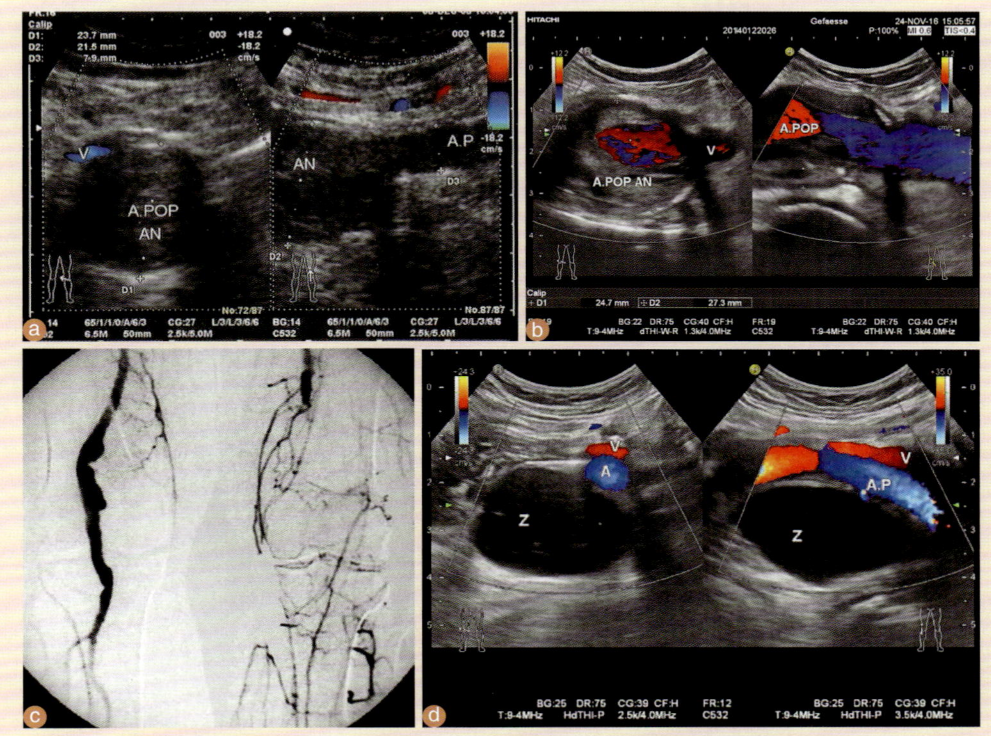

a.动脉瘤并完全血栓引起左侧腘动脉闭塞导致缺血性静息痛。靠近探头可见受压迫的静脉段显示为蓝色。腘动脉瘤腔内未见血流信号（左图为动脉瘤横切面，右图为动脉瘤纵切面）。b.对侧腘动脉瘤部分血栓形成，管腔未闭（红色血流信号），周围环绕的低回声是腘动脉瘤内附壁血栓。动脉瘤直径为2.7 cm（左图为横切面，右图为纵切面）。c.血管造影：左侧腘动脉闭塞，右侧动脉瘤扩张。均无法估计动脉瘤的长度和直径。d.非典型部位的内侧腘窝囊肿必须与腘动脉瘤及血管外膜囊性病变相鉴别。A.POP：动脉瘤横切面；Z：囊肿。

图2.87 双侧腘动脉瘤

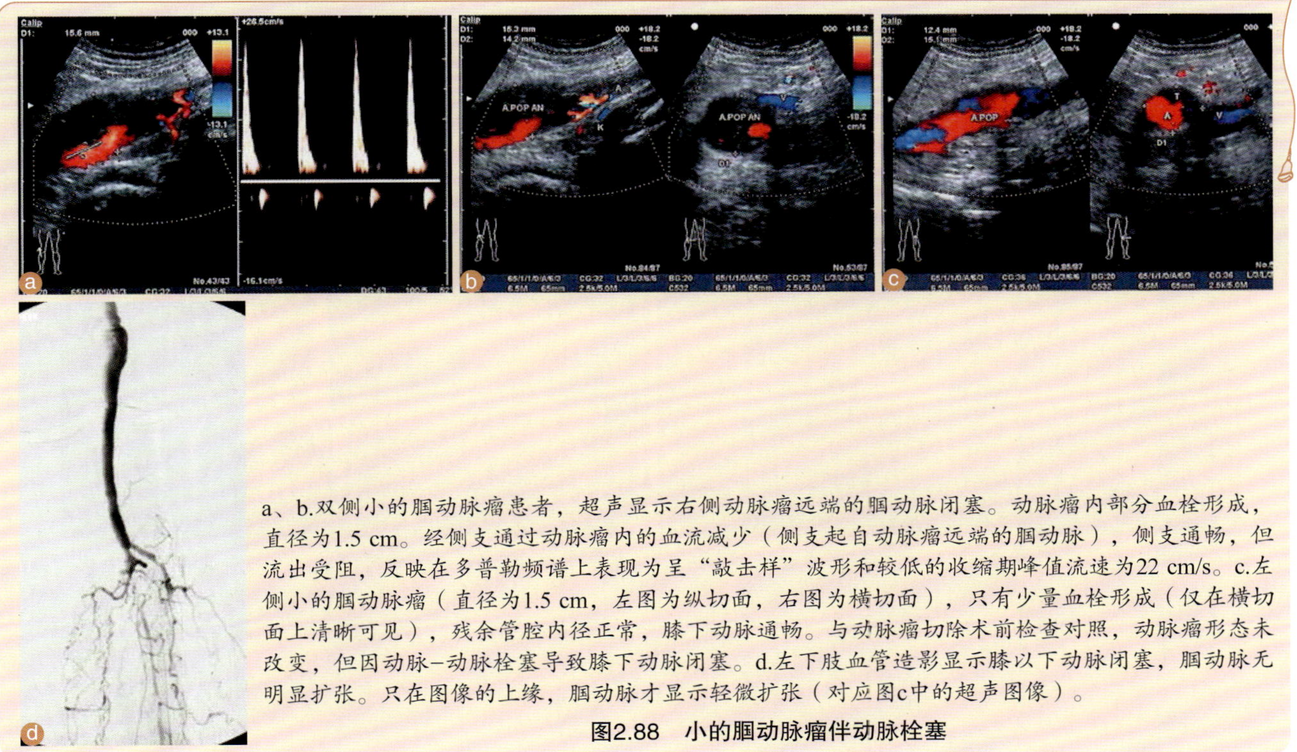

a、b.双侧小的腘动脉瘤患者，超声显示右侧动脉瘤远端的腘动脉闭塞。动脉瘤内部分血栓形成，直径为1.5 cm。经侧支通过动脉瘤内的血流减少（侧支起自动脉瘤远端的腘动脉），侧支通畅，但流出受阻，反映在多普勒频谱上表现为呈“敲击样”波形和较低的收缩期峰值流速为22 cm/s。c.左侧小的腘动脉瘤（直径为1.5 cm，左图为纵切面，右图为横切面），只有少量血栓形成（仅在横切面上清晰可见），残余管腔内径正常，膝下动脉通畅。与动脉瘤切除术前检查对照，动脉瘤形态未改变，但因动脉-动脉栓塞导致膝下动脉闭塞。d.左下肢血管造影显示膝以下动脉闭塞，腘动脉无明显扩张。只在图像的上缘，腘动脉才显示轻微扩张（对应图c中的超声图像）。

图2.88 小的腘动脉瘤伴动脉栓塞

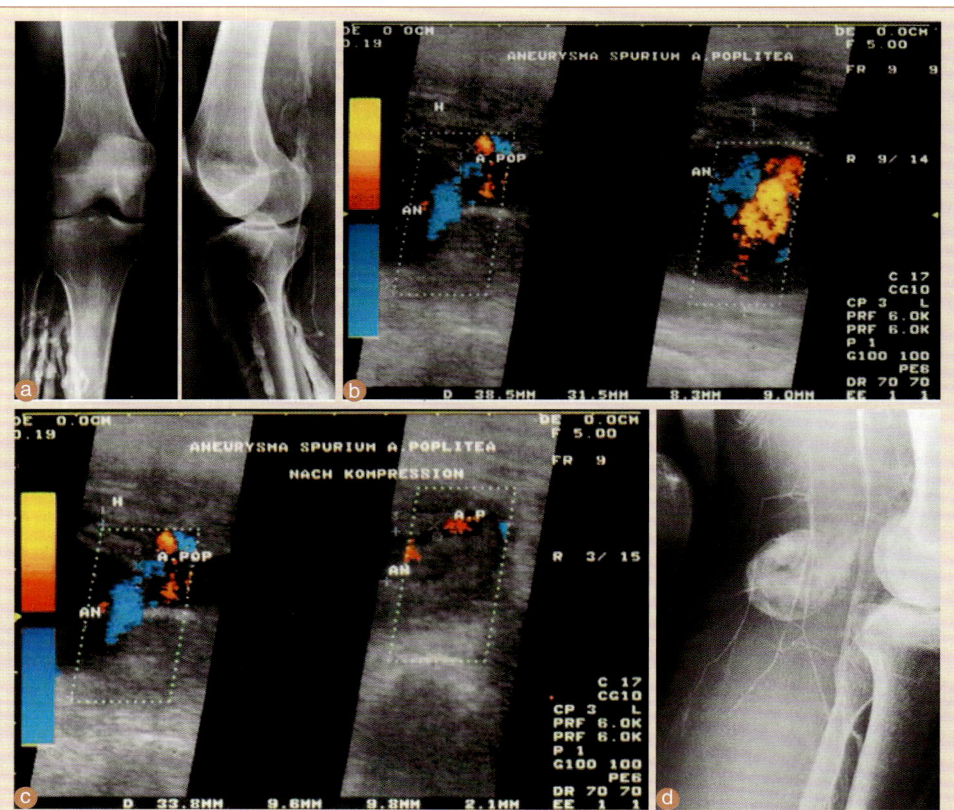

a.医源性腘窝血管损伤是膝关节镜罕见，但严重的并发症。该例中，门诊关节镜下内侧半月板部分切除后形成了较大的假性动脉瘤。对肿胀的小腿行静脉造影显示腘静脉造影剂充盈缺损，被误诊为腘静脉血栓形成。b.开始抗凝治疗后，行超声检查显示假性动脉瘤的血流。瘤体内有朝向探头和背向探头的血流（右图）。没有血流信号的黑色区域要么表明动脉瘤无血液流动，要么是由于入射角呈90°（cos90°=0）未获得血流信号。左图中瘤颈部腘动脉和动脉瘤之间的连接处呈蓝色，表示从动脉流入动脉瘤。动脉瘤周围有血肿。超声显示腘静脉受动脉瘤压迫，而非血栓形成。c.因为瘤颈太宽，且没有充足的结构来支撑压迫，所以通过压迫诱发动脉瘤血栓形成的尝试失败。右图示压迫后仍有血流持续存在，这种情况下，注射凝血酶是另一种治疗选择，但在该患者接受治疗时，这种疗法的经验仍然有限。d.血管造影：腘动脉假性动脉瘤。A.POP：腘动脉；AN：动脉瘤；H：血肿。

图2.89 关节镜后假性动脉瘤

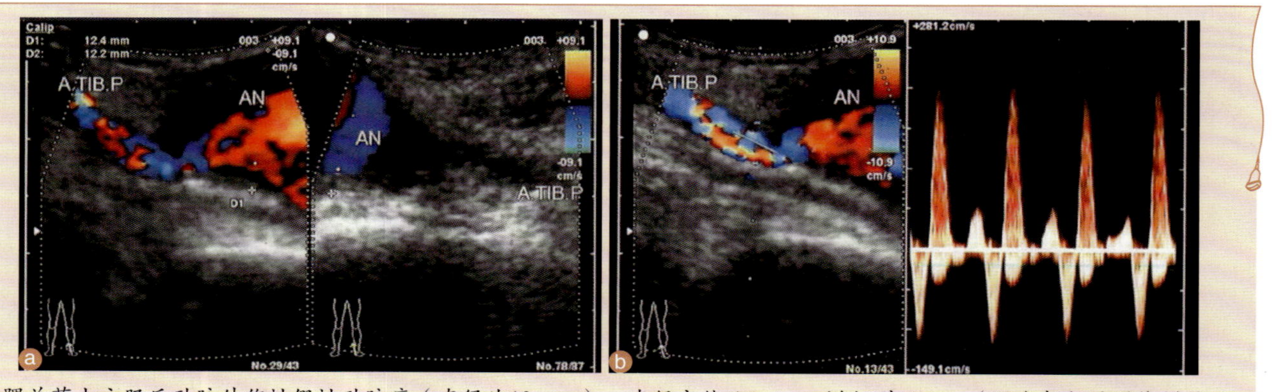

a.踝关节上方胫后动脉外伤性假性动脉瘤（直径为13 mm）。直径突然从2.5 mm增加到13 mm（两个相邻的图像拼接示中间的动脉瘤）。假性动脉瘤近端的胫后动脉通畅，远端闭塞。b.胫后动脉仅在假性动脉瘤近端有三相波形，远端闭塞，由此产生较高的流出阻力导致往返流动模式（正常为舒张中期血流正向，舒张早期和舒张末期血流逆向）。AN：假性动脉瘤。

图2.90 胫后动脉假性动脉瘤

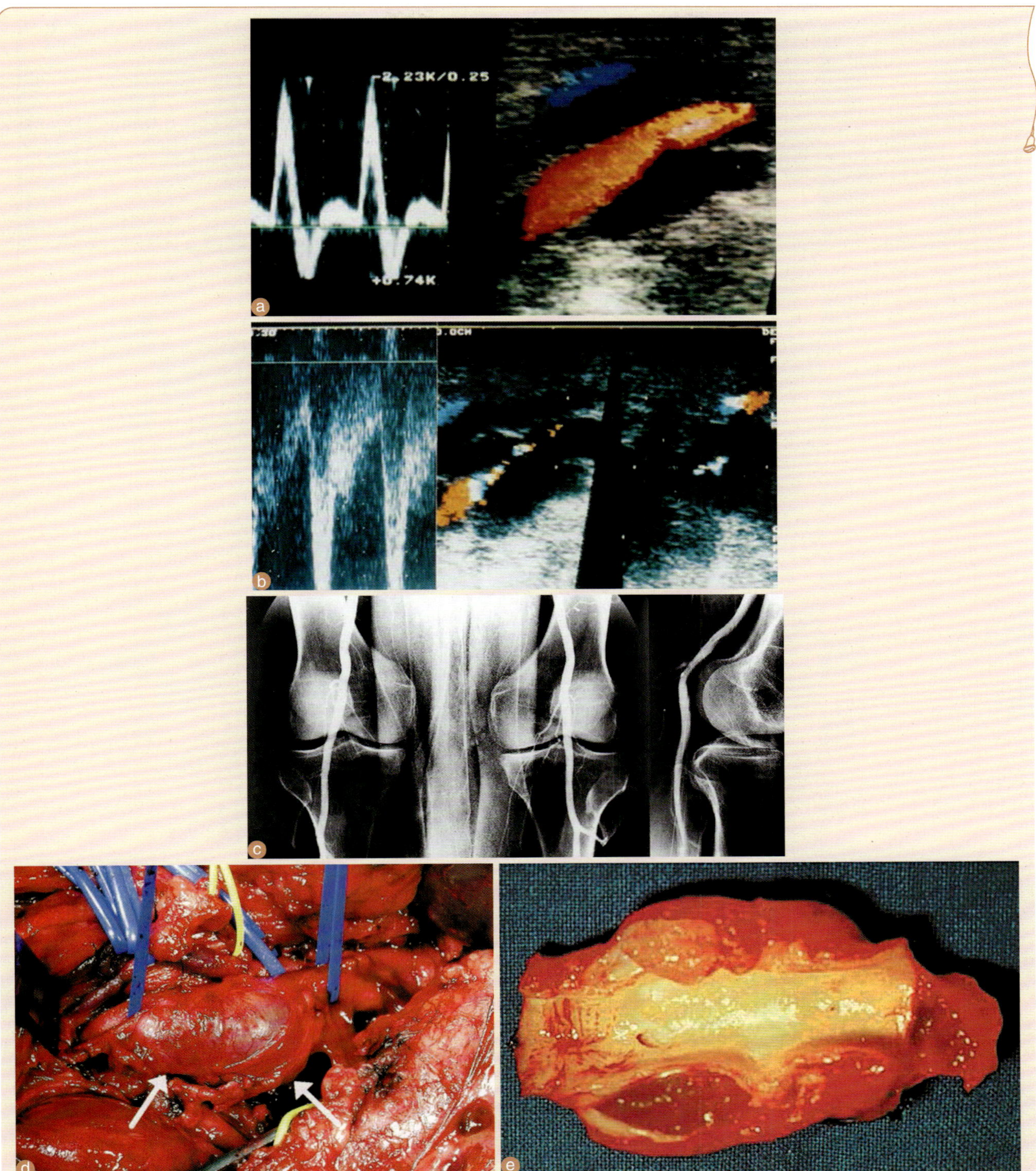

a.腘动脉（红色）被低回声囊性病变包绕，低回声囊性病变对通畅的管腔造成轻微压迫使管腔略凹陷，但在血流动力学上无明显变窄。多普勒频谱波形呈三相波。患者有间歇性跛行，步行距离变化很大。b.第一次检查后7天，患者出现严重跛行，最大步行距离为30 m。超声显示囊肿体积明显增大，腘动脉重度狭窄（中图为纵切面，右图为横切面）。彩色多普勒超声显示囊肿间有一个细小的残余管腔，伴血流加速和混叠。对应的频谱多普勒动脉血流反转显示位于基线以下，流速>3 m/s的单相波提示狭窄。c.2周后行血管造影：腘动脉狭窄不明显，仅侧位可见前部有轻微凹陷。超声检查显示囊肿明显增大（图中未显示），但无明显的血流动力学改变，与图a所示类似。d.血管外膜囊性病变的术中视图（箭头）。腘动脉病变段近端和远端周围放置蓝色吊带。e.治疗方法可以选择手术切除带有囊肿的动脉节段，如果内膜仍完整，则可仅摘除囊肿。该患者大体手术标本显示外膜囊肿内充满胶状物质。

图2.91　血管外膜囊性病变

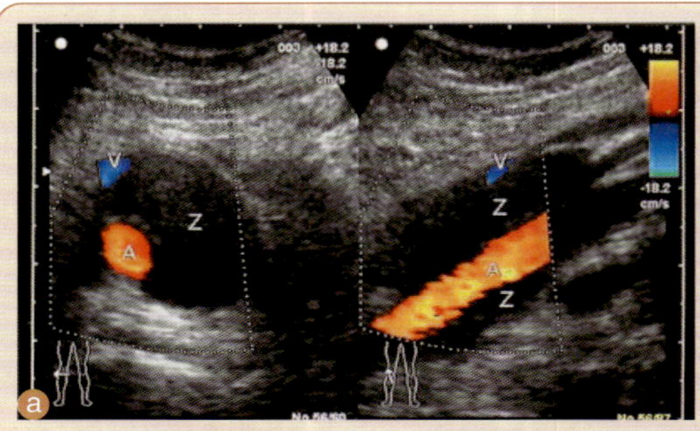

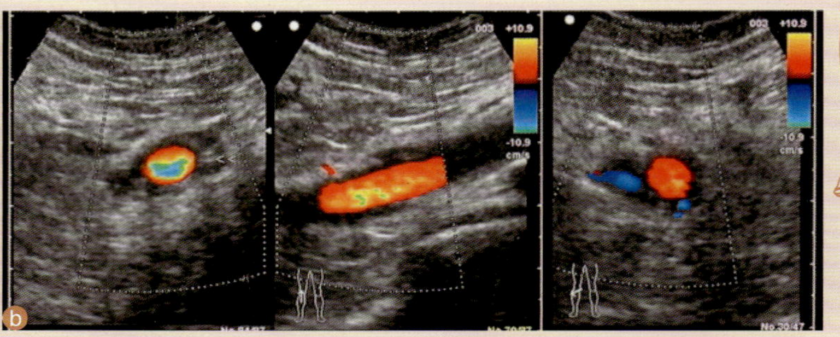

a.40岁患者，间歇性足部疼痛类似多发性神经病变。动脉超声成像显示腘窝巨大囊肿仅引起腘动脉管腔轻度狭窄，没有明显的血流动力学效应。患者无典型的间歇性跛行，但有多变的神经症状和体征。神经检查显示周围神经传导速度略有降低。在外膜囊性病变患者中，症状随腘窝局限范围内囊肿数量、大小和位置的不同而变化。偶有患者可能由于大囊肿压迫神经而引起间歇性疼痛，但腘动脉未受到损害。图示患者有一大囊肿，但彩色多普勒超声图像（左图为横切面，右图为纵切面）和频谱多普勒检查（未显示）均未提示动脉管腔明显狭窄。b.由于患者拒绝手术，所以在超声引导下行囊肿引流硬化治疗（左侧为横切面和纵切面），凝胶状囊液组织学检查证实为血管外膜性囊性病变。在超声引导下使用1.8 mm针头引流后，囊肿用1 mL 95%乙醇硬化以防复发（针尖由高回声识别），治疗后患者症状消失。右图：1个月后随访未见复发或残余囊肿。腘静脉在动脉外侧，呈蓝色。Z：囊肿。

图2.92 血管外膜囊性病变超声引导下穿刺抽液治疗

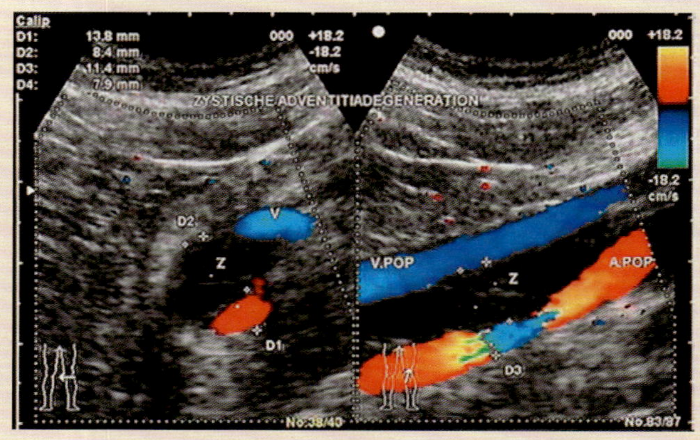

血管外膜囊性病变的患者可能有单个或多个囊肿，累及长段腘动脉。如图所示，当累及长段血管时，与夹层假腔完全血栓形成难以鉴别（图2.97a、图5.74）。左图为横切面，右图为纵切面，显示囊肿致腘动脉长节段狭窄。囊肿致管腔狭窄，显示混叠。腘静脉更靠近探头，呈蓝色血流。术中证实血管外膜囊性病变的诊断。Z：囊肿；A.POP：腘动脉；V.POP：腘静脉。

图2.93 血管外膜囊性病变与夹层的鉴别

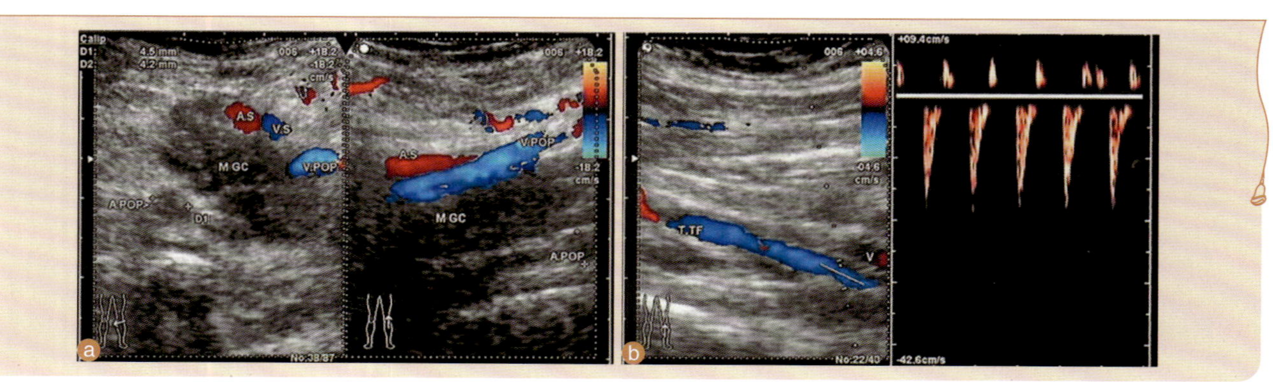

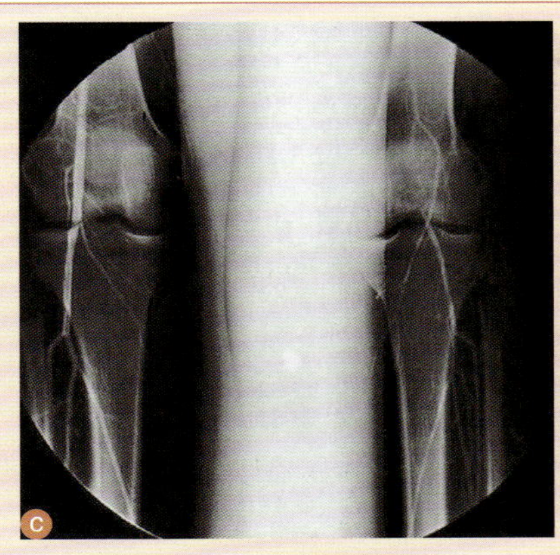
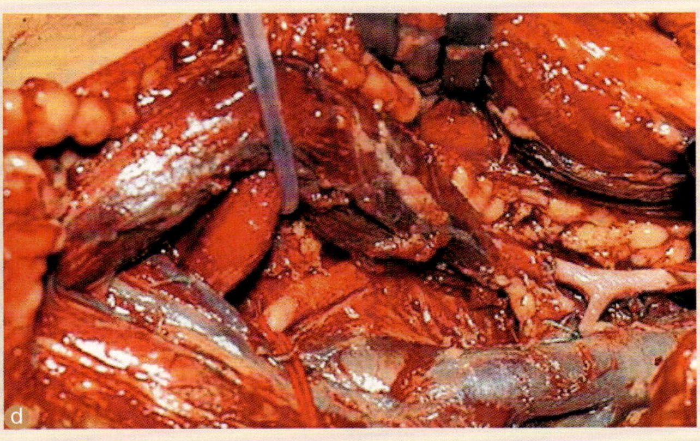

a.腓肠肌内侧头畸形迫使腘动脉绕过内侧头后方，造成孤立性腘动脉闭塞。在这种类型的畸形中，腓肠肌内侧头肌束位于腘动脉和静脉之间，不会一起穿过腘窝，并在每次跖屈时都会将动脉压向股骨。其间歇性地压迫破坏血管壁，使血栓沉积，最终发展为闭塞。在该例中，腘动脉没有彩色血流信号。腓肠肌内侧头后外侧可见通畅的腘静脉，更靠近探头一侧呈蓝色。在其后方，超声图像显示供应比目鱼肌并作为侧支的动脉和静脉。在慢性闭塞过程中，作为侧支的动脉明显扩张，因此可能与腘动脉混淆。超声图像中解剖位置如下（左图为横切面，右图为纵切面）：腘动脉在腘静脉前方，探头置于腘窝扫查时，显示在腘静脉远端。作为侧支的肌肉供血动脉起源于腘动脉后部，在腘静脉后方，在图像中比静脉更靠近探头。b.该例慢性闭塞有良好的侧支循环，再灌注的胫腓干动脉血流频谱不呈典型的闭塞后单相血流，虽然减弱，但仍呈三相血流，收缩期峰值流速略低于20 cm/s。胫腓干远端见侧支汇入。静息状态下，无闭塞后外周血管扩张。c.血管造影：左侧腘动脉短段闭塞，在膝关节间隙水平再充盈（侧支）。d.术中证实了超声检查的结果。由于腓肠肌内侧头（透明吊带）位于动脉（红色吊带置于其远段）和静脉（位于下缘）之间，腘动脉和腘静脉非并行穿过腘窝。腘动脉近端（右侧）发出经超声检查确定的侧支，并与静脉并行。A.POP：腘动脉；V.POP：腘静脉。

图2.94 卡压综合征（一）

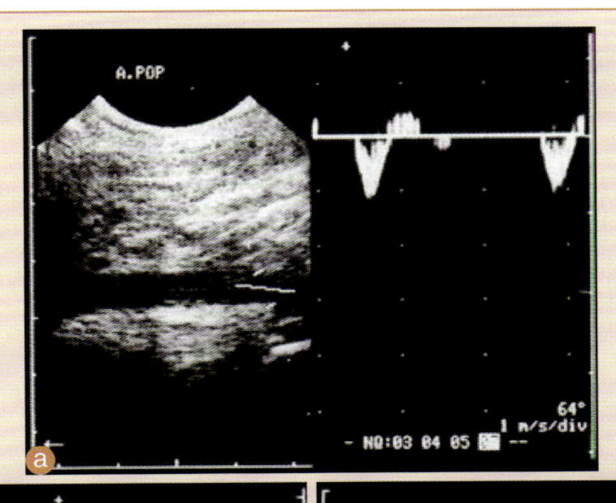

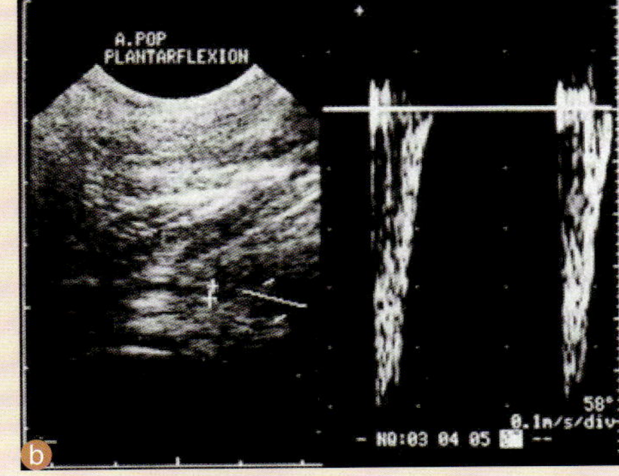

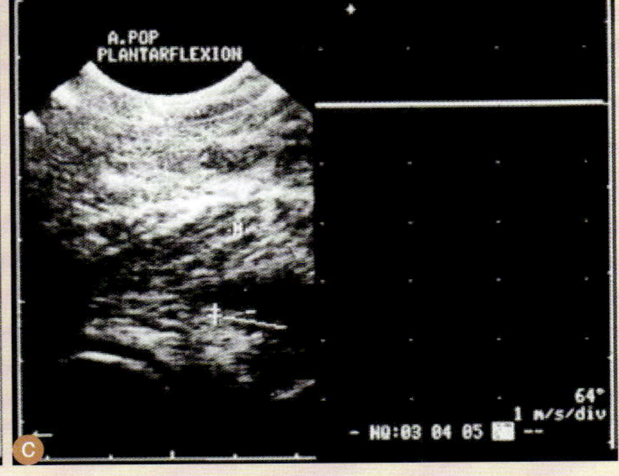

a.年轻患者腓肠肌头附着正常但肥大，致腘窝血管受压，出现小腿肿胀偶有疼痛。腘动脉和腘静脉并行穿过腘窝，肌肉放松时，腘静脉已受压（图3.98b、图3.98c）。腘动脉无狭窄，频谱呈正常的三相波。b.随着跖屈程度增加，腘动脉逐渐受压，多普勒频谱出现狭窄改变，三相波消失，收缩期峰值流速达300 cm/s。c.进一步跖屈，由于肌肉卡压导致腘动脉完全闭塞（图3.98，腘动脉和静脉均受压的腘窝卡压综合征）。这种类型的卡压综合征（Ⅵ型，详见图2.30分类）没有畸形，仅由于腓肠肌发达（可能是摄入促蛋白质合成代谢药物所致）。

图2.95 卡压综合征（二）

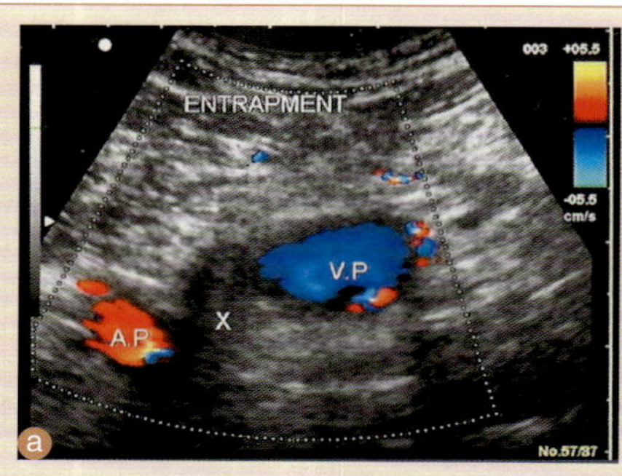

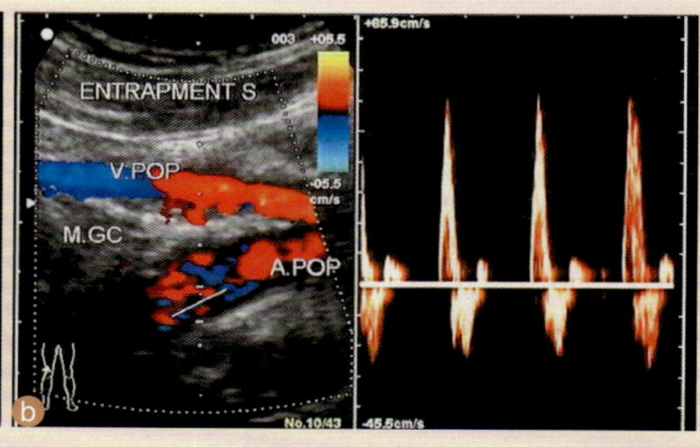

a.图示特征性的腘窝解剖结构异常，易于发生腘窝卡压：位于腘动脉和腘静脉之间的肌肉结构，即使踝关节跖屈不引起血管结构受压，也可能存在这种解剖结构异常。文献中，对无症状个体的这种解剖变异关注甚少，但它解释了为什么尸检比临床更容易发现腘窝卡压。由于其他原因（如疑似静脉血栓形成、慢性静脉功能不全）对腘窝进行仔细超声检查时，检查者可能会发现该解剖结构。识别腘窝动静脉间的肌腱结构（腓肠肌内侧头的附着位置）是该系列的病理特征。b.该例中，诱发动作（踝关节最大跖屈）过程中彩色多普勒超声成像和频谱多普勒超声检查均未显示腘动脉变窄，呈正常三相波，收缩期峰值流速未升高。跖屈时纵切面显示腓肠肌头位于前方的腘动脉和后方的腘静脉之间。A.P：腘动脉；V.P：腘静脉；X：肌肉结构；A.POP：腘动脉；M.GC：腓肠肌头；V.POP：腘静脉。

图2.96 腘窝结构异常但无卡压

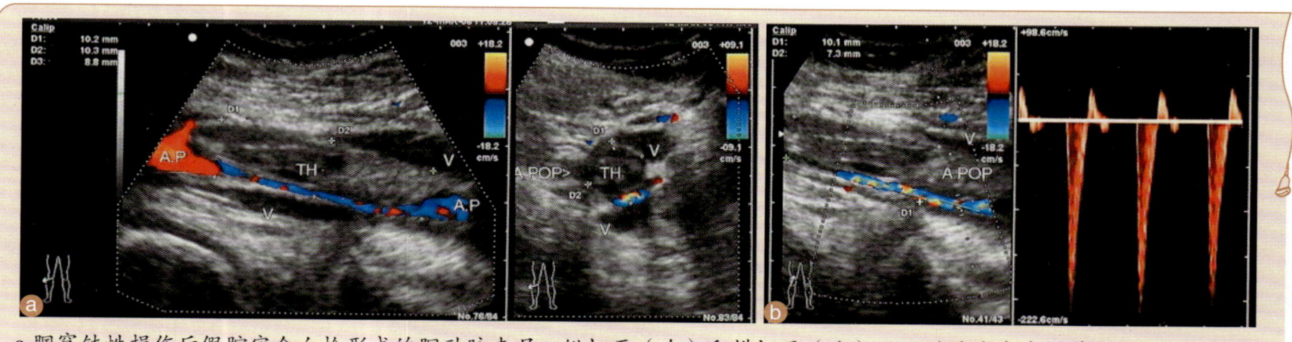

a.腘窝钝性损伤后假腔完全血栓形成的腘动脉夹层。纵切面（左）和横切面（右）显示动脉残余未闭管腔，残腔由于假腔血栓形成而变窄。b.受损腘动脉段收缩期峰值流速增加至220 cm/s。彩色血流图中，卡尺示腘动脉管腔和血栓形成的假腔。当重度管腔狭窄累及长段动脉时，与局限性狭窄相比，摩擦损失更大，收缩期峰值流速的增加没有那么显著。当血栓栓塞性梗阻存在边缘血流时，也会有同样的表现（图2.85）。TH：血栓；A.P：动脉。

图2.97 夹层

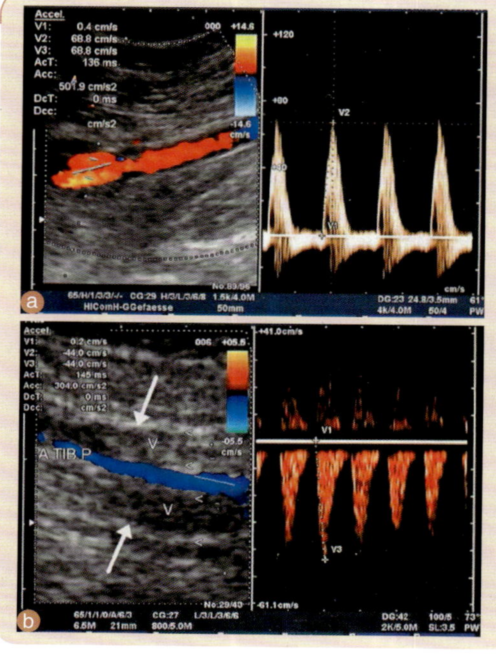

a.患者女性，75岁，有外周动脉闭塞性疾病病史，股浅动脉闭塞，侧支循环良好，频谱多普勒呈三相波，腘动脉收缩期峰值流速为68 cm/s。该例闭塞后血流最显著的特征是收缩期峰值延迟，加速时间为136毫秒。b.患者出现继发性外周静脉血栓形成，延伸至股总静脉（腹股沟韧带水平），表现为前足肿胀和急性缺血性疼痛，缺血及早期缺血性脚趾坏死的典型症状。与血栓形成之前的情况相比，超声显示大血管没有灌注受损改变。膝下胫后动脉和足背动脉直到踝关节下方水平管腔均通畅。胫后动脉（与足背动脉相同）的频谱多普勒显示收缩期峰值流速基本正常（44 cm/s），145毫秒的较长加速时间与闭塞后血流一致。然而，对于足部缺血的患者，多普勒频谱波形也反映外周血管扩张的血流效应。该例所见的搏动性血流形态是由广泛的静脉血栓形成造成静脉流出阻塞所致。图像显示两条血栓形成的静脉分别位于动脉的上方和下方（箭头所示为静脉壁），同时可见胫后动脉。静脉扩张，尽管脉冲重复频率较低，但仍无血流信号。足背静脉也形成血栓（未显示）。多普勒检查结果表明，该患者脚趾坏死持续进展可归因于静脉阻塞，并伴有包括小动脉在内的广泛血栓形成。这种情况不能通过股腘动脉旁路移植术来治疗。患者在紧急情况下进行了旁路移植术，但并没有改善病情。综上所述，该患者Ⅱa期外周动脉闭塞并广泛血栓形成导致股青肿的临床症状和超声表现。V：静脉；A.TIB.P：胫后动脉。

图2.98 静脉流出道阻塞引起的进行性缺血（广泛静脉血栓形成）

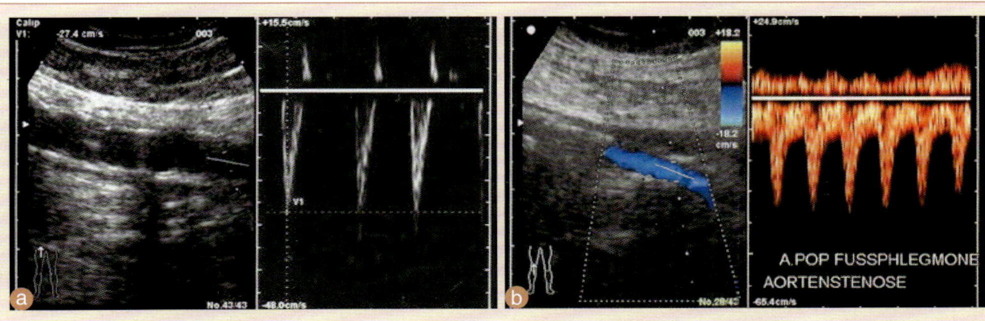

a.下肢多个多普勒频谱取样点收缩期峰值流速降低的患者。由于没有发现狭窄，我们应该考虑心输出量减少的心功能不全可能是一个潜在的原因，如果是这种情况，收缩期峰值流速在所有动脉段都会降低。该例中，股浅动脉近端斑块处测得收缩期峰值流速为25 cm/s，直到踝关节均未检测到狭窄或闭塞。b.对于主动脉重度狭窄者，外周动脉频谱多普勒显示与外周动脉狭窄相同的狭窄后模式：收缩期延迟上升、收缩期峰值流速降低（图中为32 cm/s）和单相血流。该例中，足部的蜂窝织炎进一步促进了腘动脉频谱波形的变化。

图2.99　心源性频谱多普勒异常表现

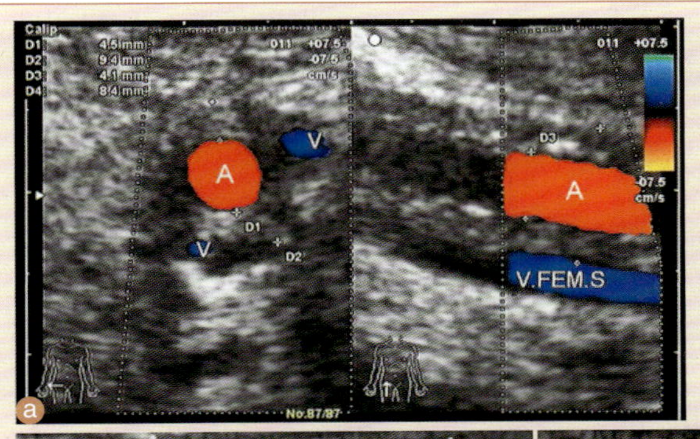

a.伴动脉粥样硬化的股动脉血管炎（左图为横切面，右图为纵切面）患者，管壁中膜呈低回声、同心性、炎性增厚。管腔侧的动脉粥样硬化斑块呈高回声沉积在增厚的管壁上。b.结节性多动脉炎小腿动脉（胫后动脉）管壁环形增厚（常规纵切面、能量多普勒纵切面和横切面）。c.与图b中同一动脉的血管造影。

图2.100　血管炎

（图 b、图 c 来源：K.Amendt）

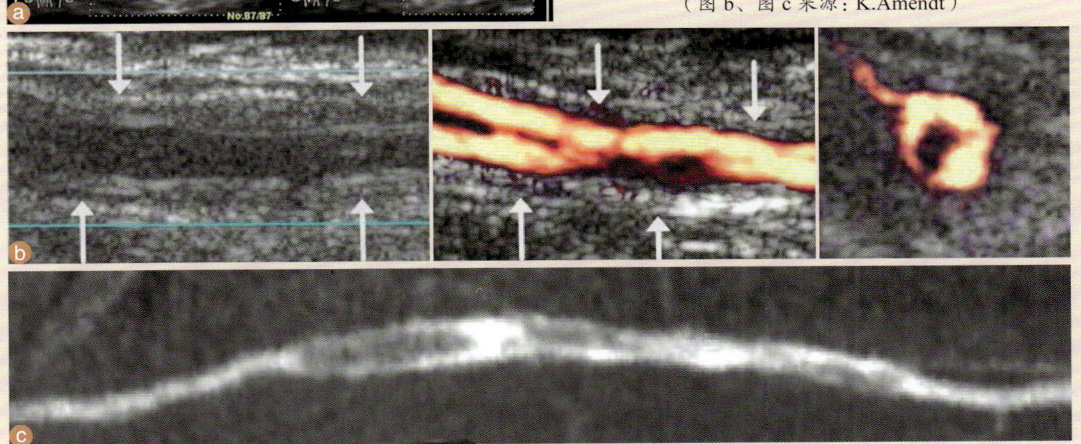

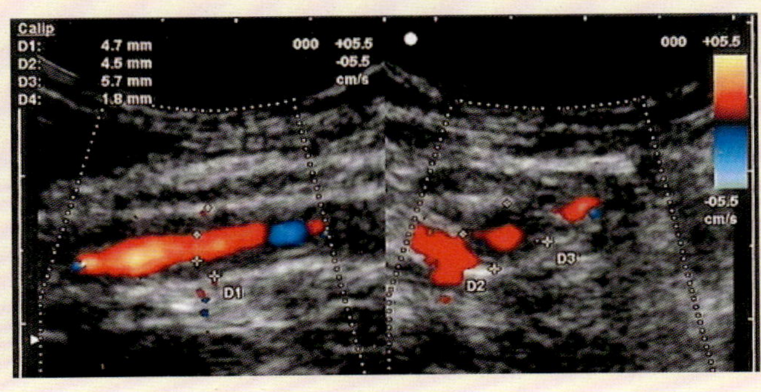

血管炎症——锁骨下动脉和颈总动脉的大动脉炎或肢体动脉的结节性多动脉炎，均导致同心性管壁增厚，可以通过“通心粉征”在超声上进行识别。动脉壁界面反射回声正常，而动脉壁的其余部分呈长节段的同心低回声结构（管壁增厚），没有动脉粥样硬化斑块迹象。进行性管壁炎性增厚可能最终导致受累血管闭塞，也可能发生动脉瘤样改变。左图纵切面和右图横切面显示结节性多动脉炎患者膝下动脉管壁同心性增厚（由于血栓后静脉变化引起反流，动脉左右两侧的静脉同样显示为红色）。

图2.101　血管炎性疾病

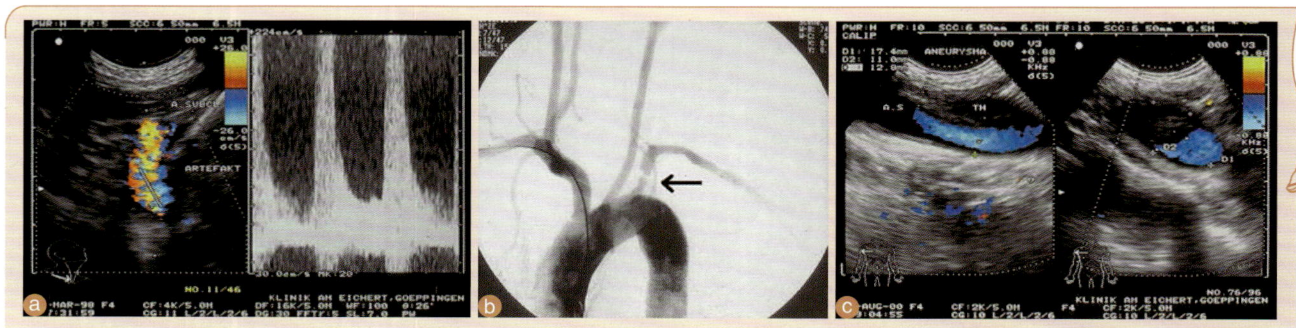

a.从锁骨上位置扫描左锁骨下动脉显示狭窄的直接征象：收缩期峰值流速增加、混叠和血管周围振动伪像。上肢动脉的粥样硬化性狭窄通常发生在锁骨下动脉的起始处，并不能总是被直接识别。相反，诊断必须依靠间接标准，如闭塞后单相血流。b.血管造影显示左锁骨下动脉狭窄。c.由于血栓形成，右侧锁骨下动脉瘤（左图为纵切面，右图为横切面）在血管造影中（图b）无法显示。

图2.102　动脉粥样硬化致锁骨下动脉狭窄

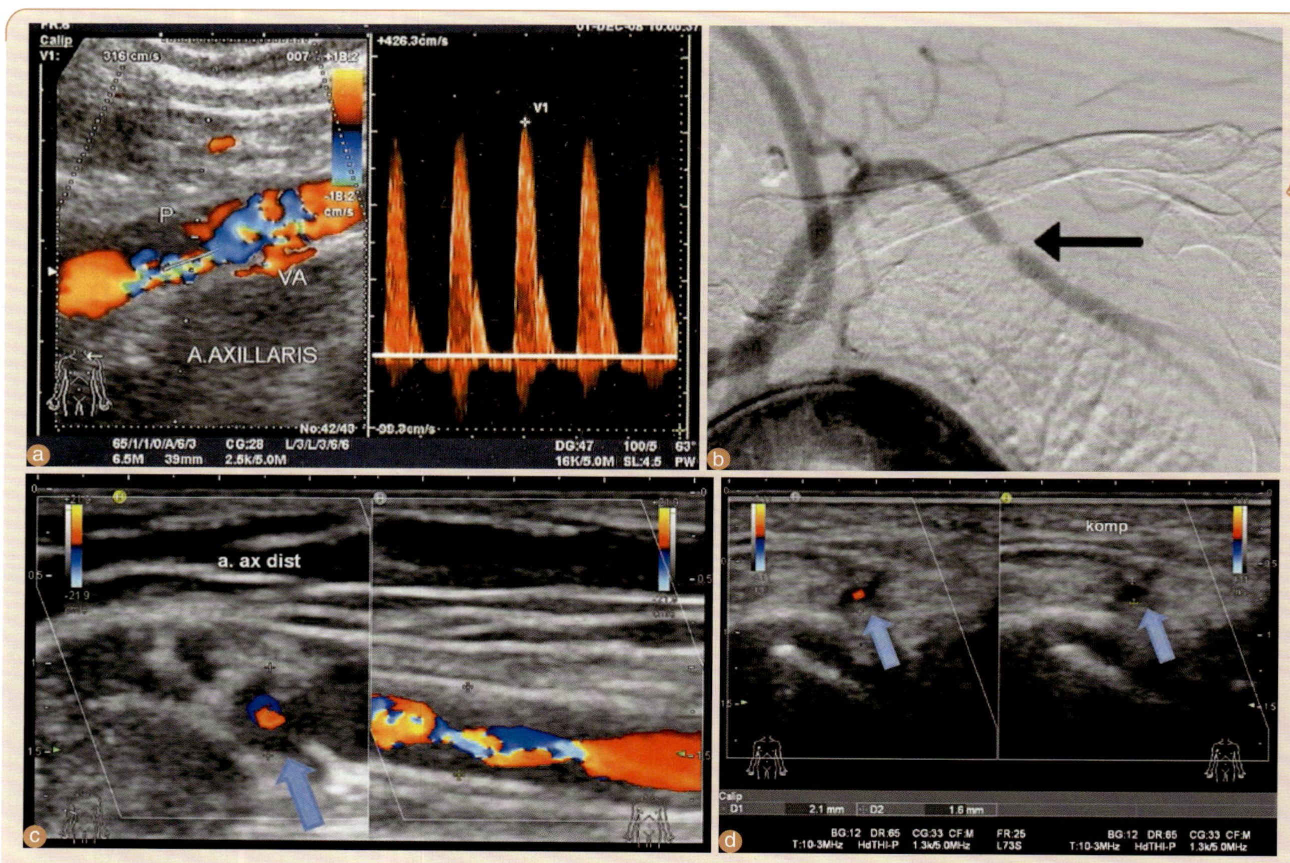

a.将探头置于锁骨下窝，超声检查显示低回声斑块致腋动脉重度狭窄。该例罕见，锁骨下动脉远端粥样硬化斑块致外周动脉栓塞及指间动脉闭塞（第4和第5手指缺血）。b.经皮腔内血管成形术前血管造影示腋动脉狭窄。c.动脉炎致腋动脉远端狭窄。有11年免疫抑制治疗史的69岁患者，组织学证实为巨细胞动脉炎，在长期服用10 mg可的松治疗期间，出现手部缺血症状。彩色多普勒超声显示腋动脉近端仅有轻微的同心性管壁增厚，但有局限性重度狭窄，收缩期峰值流速为4 m/s（不是典型的血管炎急性发作）。d.对颞动脉分支的检查（10年前同侧颞动脉活检）显示血管炎的特征性管壁同心性增厚。探头加压（右图）显示增厚管壁（1.6 mm）不能被完全压缩，该征象对诊断血管炎有很高的价值。

图2.103　动脉粥样硬化致腋动脉狭窄

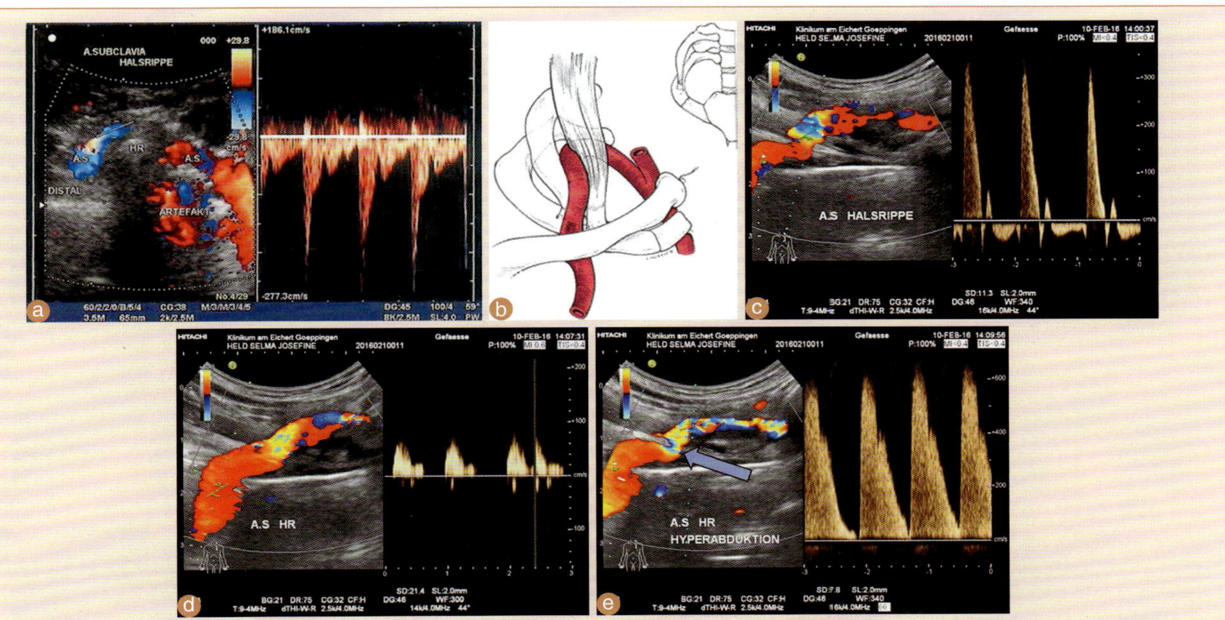

a.颈肋迫使锁骨下动脉（探头放置于锁骨上位置）呈拱形异常走行（“骑在肋骨上的动脉”）。该例患者管腔中度狭窄，收缩期峰值流速为2.5 m/s。由于其异常走行，单个平面不能显示完整动脉。锁骨下动脉近端后方可见镜像伪像（叠加振动伪像）。b.颈肋综合征发病机制示意图：颈肋使锁骨下动脉移位和受压。c～e.颈肋卡压锁骨下动脉。颈肋“链状”延伸压迫锁骨下动脉，导致狭窄，收缩期峰值流速＞3 m/s（取样于受压动脉段）。d.受压段上游锁骨下动脉血流速度降低。e.过度外展导致颈肋“链状”延伸更严重地压迫锁骨下动脉（箭头），收缩期峰值流速为6 m/s，提示次全闭塞。HR：颈肋；A.S：动脉狭窄；A.S.HR：颈肋引起的动脉狭窄。

图2.104　颈肋综合征

（资料来源：Heberer et al.，1993）

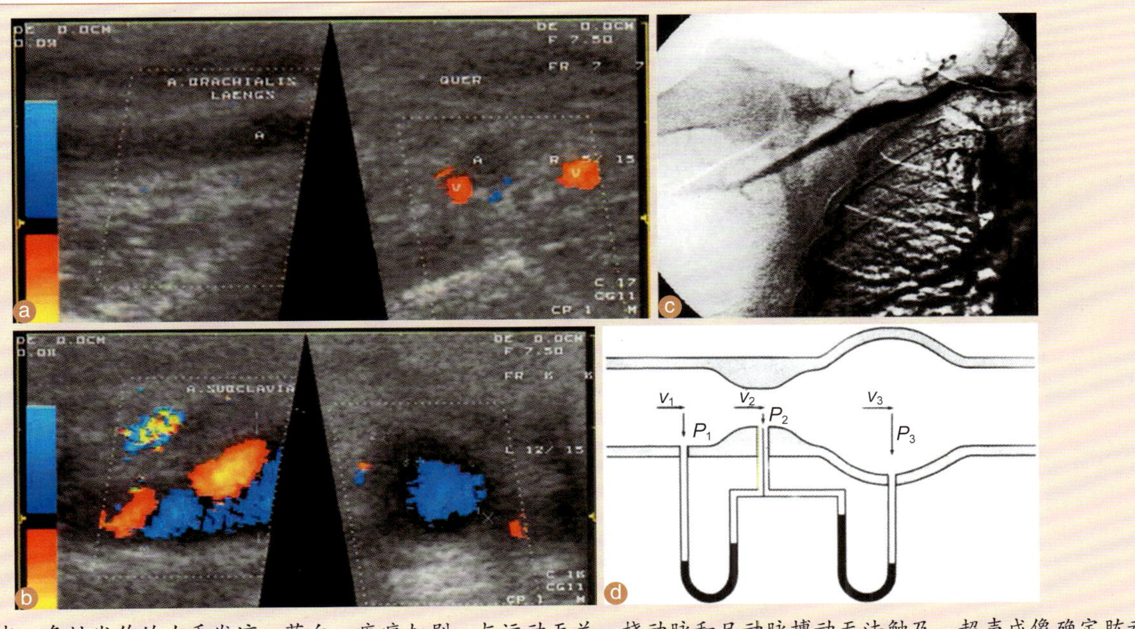

a.62岁患者，急性发作的右手发凉、苍白、疼痛加剧，与运动无关。桡动脉和尺动脉搏动无法触及。超声成像确定肱动脉闭塞是患者主诉的原因，管壁无斑块但管腔内均匀的低回声充填提示栓塞。静脉显示为红色。b.该患者的肱动脉闭塞是由锁骨下动脉与腋动脉交界处14 mm长的动脉瘤内血栓脱落引起的。由于附壁血栓形成，相对于近端正常血管段（蓝色血流周围的低回声，右图横切面示动脉管腔通畅），未闭管腔仅轻微扩张。左侧纵切面示动脉瘤近端有逆向血流成分（涡流）。c.血管造影：由于附壁血栓形成，与腋动脉交界处的锁骨下动脉仅见轻度扩张。该患者动脉瘤是由陈旧性锁骨骨折的外生骨疣引起机械刺激导致的。d.狭窄下游动脉壁血管内压力增加。没有粥样硬化损伤（如血管卡压综合征患者）的动脉中，这种压力增加可能导致狭窄后段扩张（图2.106）。A：动脉；V：静脉。

图2.105　锁骨下动脉/腋动脉瘤

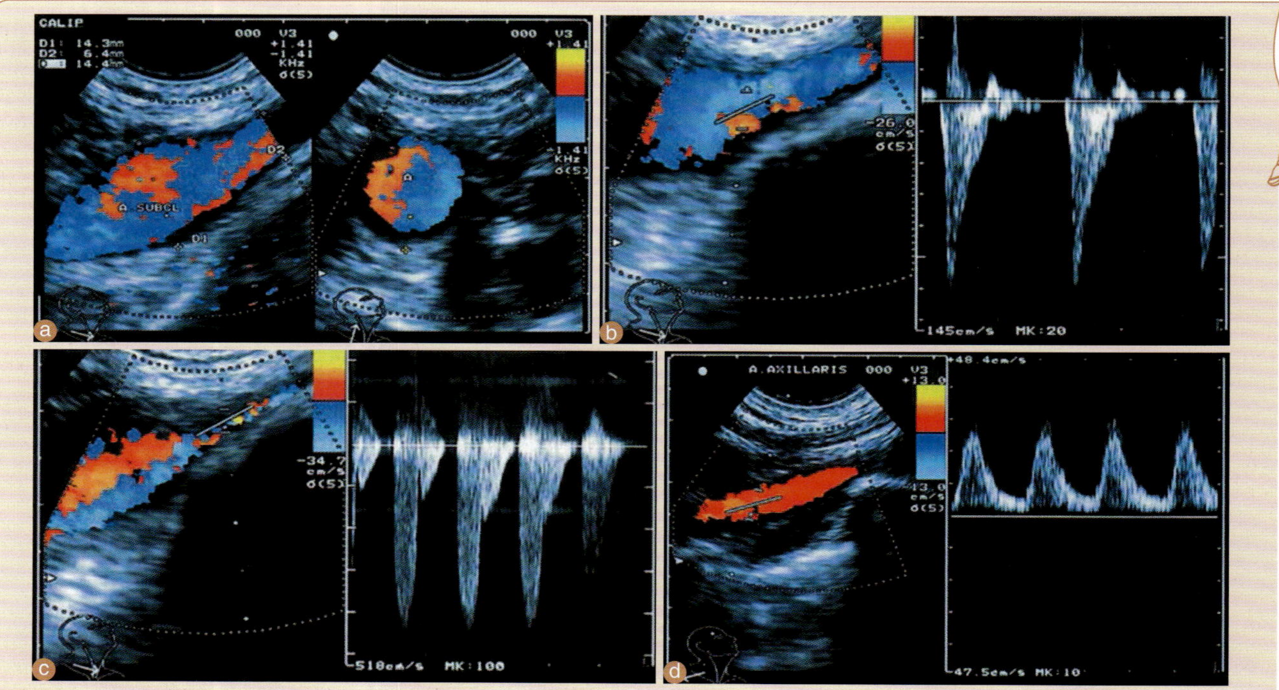

a.45岁，患者工作中右手反复疼痛（油漆工）。探头置于锁骨上，纵切面（左图）和横切面（右图）显示锁骨下动脉瘤样扩张，无附壁血栓。动脉瘤最大直径为14 mm，动脉瘤内涡流产生红蓝色血流信号。b.患者以放松姿势（无激发动作）躺下时记录的频谱多普勒显示血流紊乱，但呈三相波，无明显血流动力学狭窄的迹象。c.斜角肌压迫试验显示锁骨下动脉受压，出现彩色混叠，频谱多普勒收缩期峰值流速>400 cm/s（与狭窄一致）。卡压综合征的试验阳性且伴狭窄后扩张。d.特殊的解剖条件（肥胖和短颈）可能会妨碍斜角肌压迫试验时探头的正确放置。此类患者行激发试验时，将探头置于锁骨下窝检测腋动脉多普勒频谱，可观察到典型的狭窄后波形改变，由此证实压迫存在。

图2.106 胸廓出口综合征伴狭窄后扩张

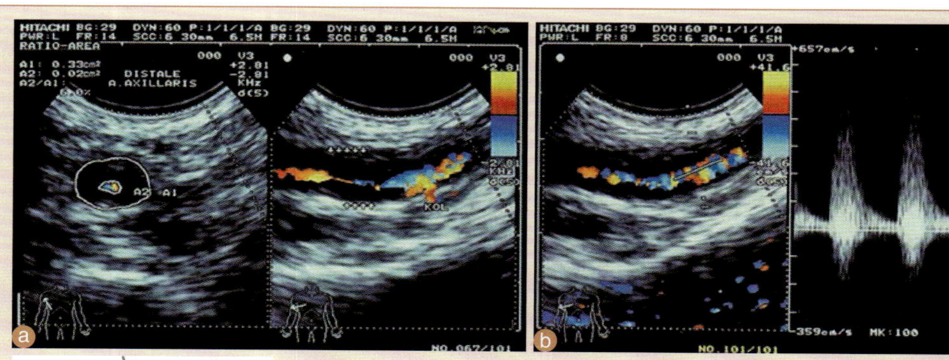

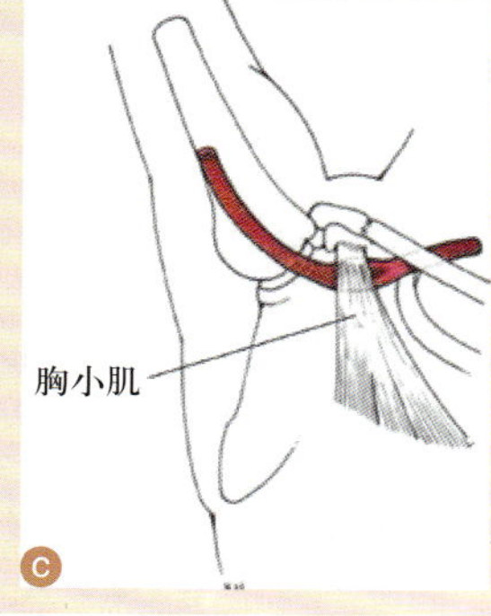

a.探头置于腋窝，在过度外展过程中，超声显示腋动脉卡压引起的狭窄和长期卡压综合征的并发症：管壁损伤伴增厚和局部血栓形成。彩色多普勒超声成像中的混叠可以区分管腔和附壁血栓。横切面外侧白线（左图）表示正常血管直径。低回声和同心性管壁增厚也可能发生在血管炎中（当患者出现炎症标志物升高时，必须考虑血管炎的鉴别诊断）。b.频谱多普勒呈流速>3 m/s的单相湍流为重度狭窄。c.在过度外展过程中，胸小肌和喙突之间的腋动脉受压示意图。

图2.107 胸小肌综合征

（资料来源：Heberer et al.，1993）

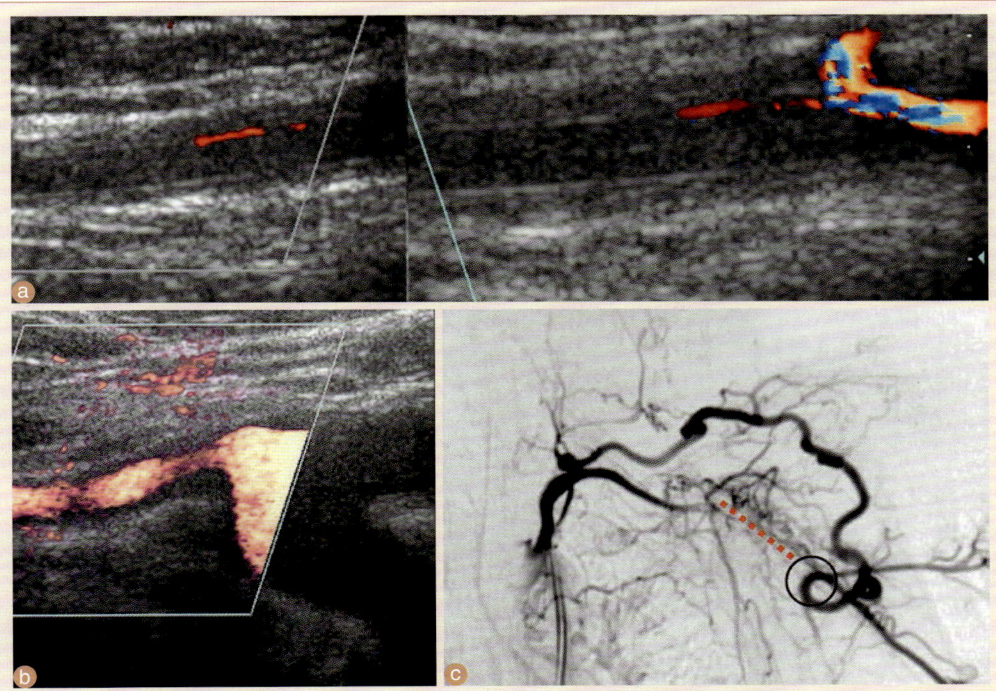

a.腋动脉和锁骨下动脉远端长节段闭塞，明显的环形低回声管壁增厚。腋动脉经扩张侧支再灌注（右），其炎性管壁增厚（左）。b.图C中圆圈处的细节超声图像（译者注：原著中并未对图b进行注解）。c.血管造影显示锁骨下动脉和腋动脉闭塞，有良好的侧支循环（提示慢性过程）。圆圈表示侧支血管进入动脉的位置，对应图b所示的细节。红色虚线对应图a所示的闭塞动脉段。

图2.108　大动脉炎伴锁骨下动脉闭塞

（资料来源：K.Amendt）

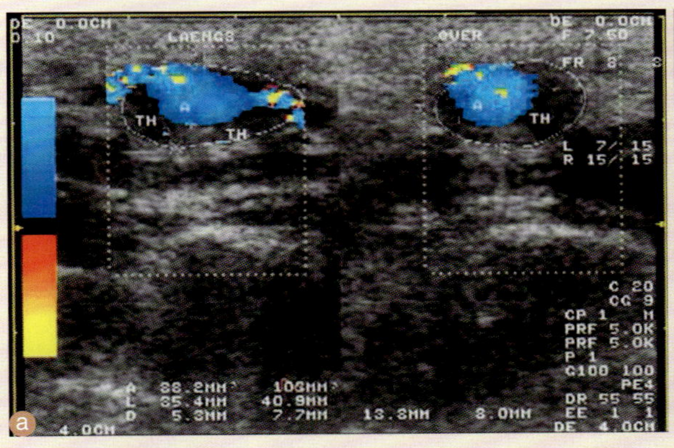

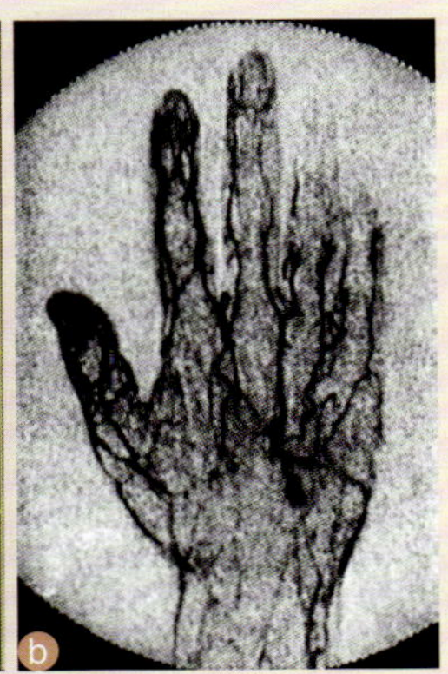

a.尺动脉远端近掌弓动脉瘤内附壁血栓脱落致动脉栓塞引起第4、第5手指缺血。彩色多普勒超声成像（左图为纵切面，右图为横切面）勾勒出动脉瘤的范围，以说明部分血栓形成的动脉瘤总体大小（20 mm × 18 mm）与未闭管腔之间的关系。b.血管造影：尺动脉远端与掌弓交界处动脉瘤样扩张及第4、第5指动脉闭塞。术中证实尺动脉大部分血栓形成的动脉瘤。TH：血栓；A：尺动脉。

图2.109　尺动脉瘤（小鱼际锤击综合征）

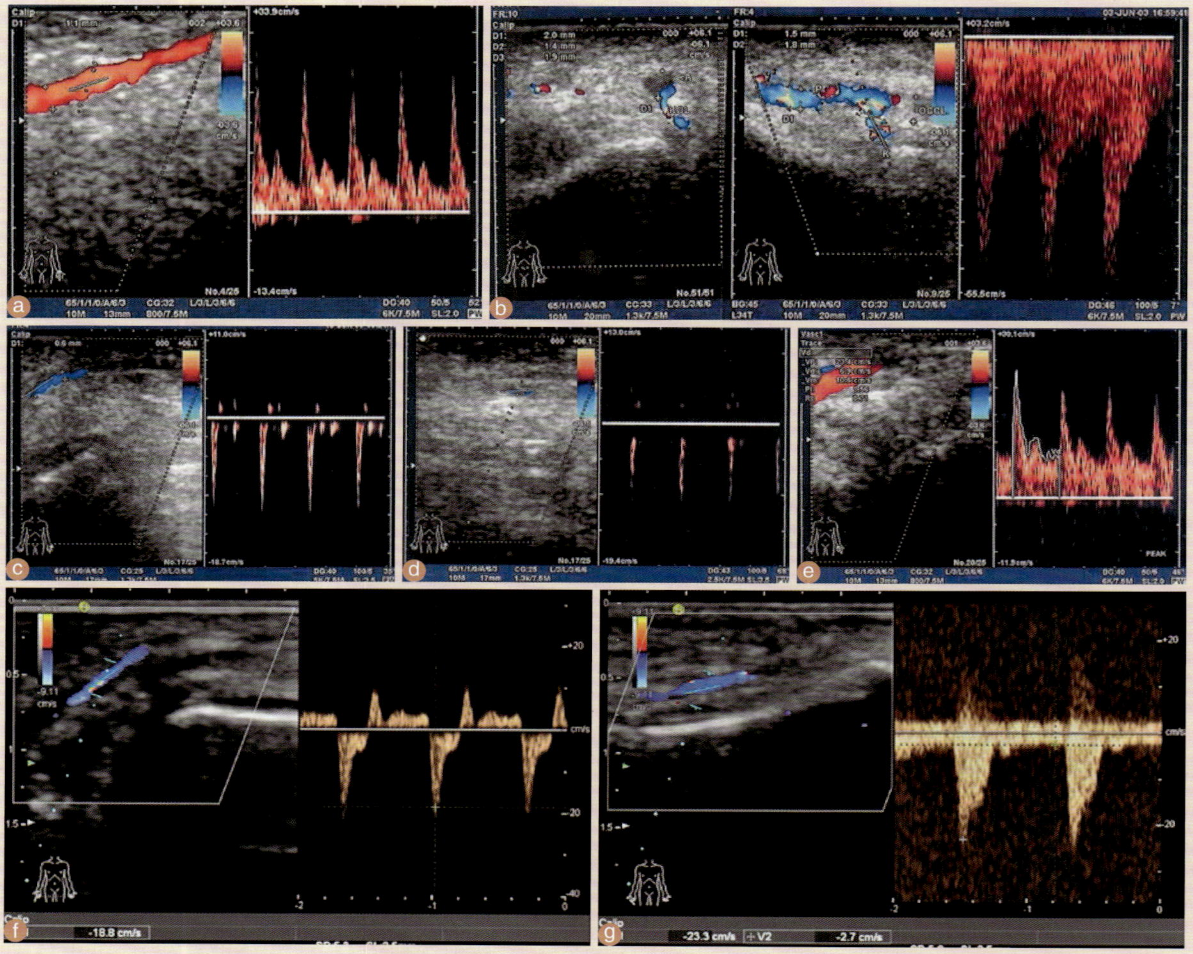

a.从手掌扫描的掌骨左右两侧的指间动脉显示搏动性血流（搏动性随交感神经张力的变化而变化）。b.指间动脉闭塞，由于周围血管扩张，小的侧支血管呈单相血流。左图为横切面，中图为纵切面，图示闭塞的指间动脉及侧支起点。它的直径为2 mm，有一斑块。c.彩色多普勒超声和频谱多普勒超声显示雷诺病患者指总动脉，直径为0.6 mm，由于血管痉挛导致血流搏动性明显（显示为蓝色，因为必须旋转探头才能显示该动脉）。d.由于雷诺病相关的外周血管痉挛，受累的远端指间动脉录及“敲击样”波形。e.手在温水中浸泡引起动脉扩张导致舒张期血流增加而搏动性减弱。f、g.血管痉挛者中，热效应引起血管扩张的效果可能有很大的不同（与图e比较）。P：斑块。

图2.110 指间动脉闭塞——雷诺病

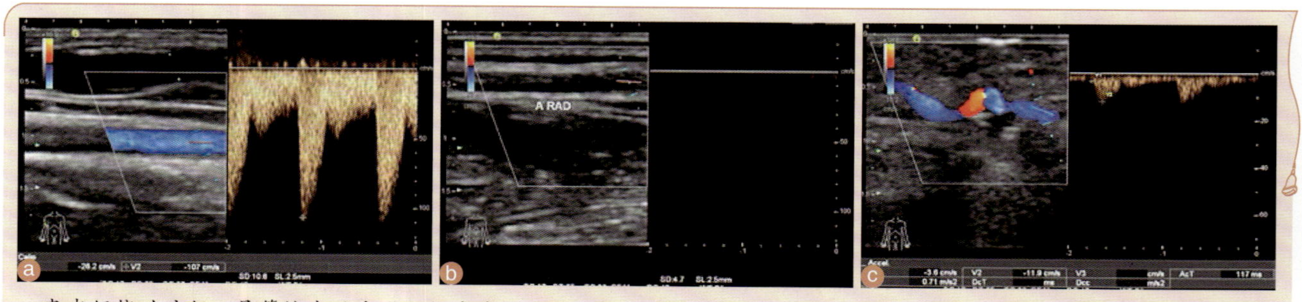

a.患者经桡动脉行心导管检查后出现示指疼痛。肱动脉舒张期血流明显升高，收缩期流速上升陡直（收缩期峰值流速为107 cm/s，舒张末期流速为27 cm/s，外周血管扩张）。b.桡动脉长节段闭塞。c.来自示指指动脉的狭窄后多普勒波形，尽管尺动脉通畅，但经掌弓的侧支循环不足（收缩期峰值流速为12 cm/s，舒张末期流速为4 cm/s）。

图2.111 桡动脉闭塞伴外周缺血

第 3 章

肢体静脉

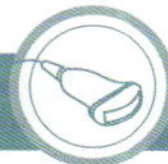

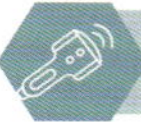

3.1 髂静脉和下肢静脉

3.1.1 血管解剖

下肢静脉分3组：

（1）筋膜上（浅）静脉；

（2）筋膜下（深）静脉；

（3）穿筋膜（穿）静脉。

筋膜上静脉属于下肢浅静脉系统，筋膜下静脉属于下肢深静脉系统，穿筋膜静脉即穿静脉连接深、浅静脉系统。深静脉与同名的动脉伴行（图3.1、图3.2）。

髂静脉位于髂动脉后方通过小骨盆，穿过腹股沟韧带，走行于同名动脉内侧，延续为股总静脉。大隐静脉在腹股沟韧带下方汇入股总静脉前内侧壁。股总动脉分为股深、股浅动脉后，股深静脉汇入股总静脉。股深静脉走行于股总动脉分叉的两分支之间，在远端，股浅静脉沿同名动脉的后方走行。在大多数个体中，股深静脉的第二大分支汇入股浅静脉，依其于何处汇入、如何汇入和多少股深静脉分支汇入股浅静脉的不同而存在变异。

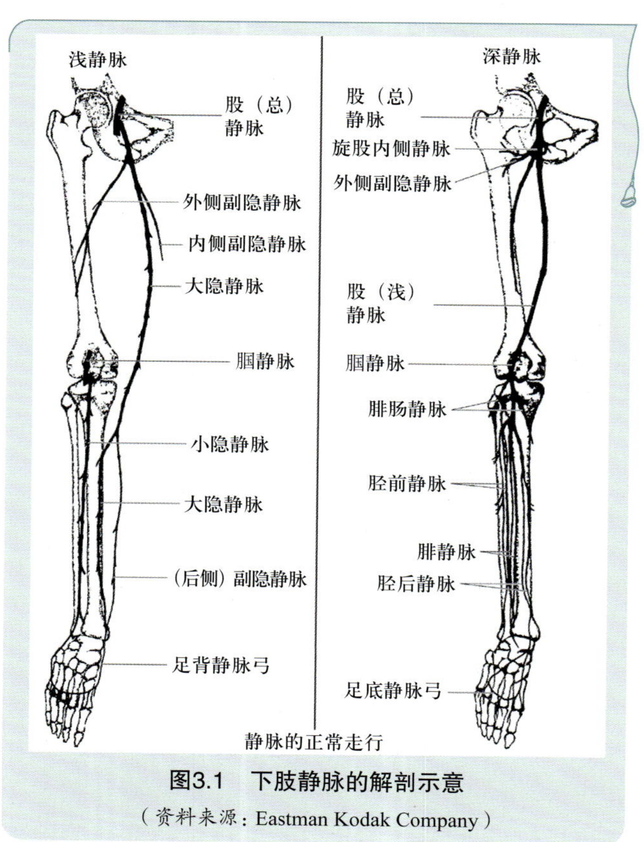

图3.1 下肢静脉的解剖示意

（资料来源：Eastman Kodak Company）

62%的个体存在单支股浅静脉，21%的个体存在两支股浅静脉，还有14%的个体甚至存在三支或更多支股浅静脉。如果存在单支以上的股浅静脉，这些静脉在管径和走行方面存在差异，可走行于股浅动脉外侧或前方，而不是在股浅动脉后方。髂静脉没有瓣膜，股浅静脉有4个或5个瓣膜（Weber et al.，1990）。股浅静脉通过内收肌管延续为腘静脉，走行于同名动脉后方（从腘窝扫描时更靠近探头）。小隐静脉从腘静脉后方汇入腘静脉近端，汇入点位置变异较大（图3.1）。在隐腘交界下方，小隐静脉穿出深筋膜，沿小腿后部向下走行。在膝关节间隙周围不同水平，腘静脉远端接收小腿肌肉静脉（比目鱼肌静脉和腓肠肌静脉）的血流。在汇入腘静脉之前，小隐静脉近端发出一条与大腿深部肌肉静脉相连的属支，即股腘静脉（图3.2）。

腘静脉是单一的或成对的血管，胫后静脉和腓静脉汇合后延续为腘静脉，胫前静脉作为第一支小腿静脉属支汇入腘静脉，其汇入的平面是不固定的。小腿的静脉主干通常与同名动脉伴行。胫前静脉穿骨间膜后沿小腿前侧走行，腓静脉靠近腓骨走行在浅层屈肌和深层屈肌之间的小腿深部筋膜内。胫后静脉与腓静脉类似，但走行于胫骨后内侧。

浅静脉（筋膜上）回流系统由大隐静脉和小隐静脉组成，大隐静脉和小隐静脉接收大的弓形静脉和侧支。大隐静脉起自足背延续至内踝，沿小腿和大腿内侧走行，在腹股沟韧带下方2～3 cm处汇入股总静脉。膝下大隐静脉属支有较多变异，主要有以下几种。

（1）后弓静脉，通过穿静脉（Cockett Ⅰ～Ⅲ组）连接到主要的深静脉，尤其是胫后静脉。

（2）来自足后部的大隐静脉属支。

（3）小腿前方的属支静脉。

在大腿，大隐静脉与深静脉系统的连接通过Dodd穿静脉。在大隐静脉汇入股总静脉之前，大隐静脉接收来自大腿和外侧属支静脉（外侧副大隐静脉和内侧副大隐静脉）的血流，这些属支静脉与腹部（腹壁）静脉建立连接，是髂静脉血栓形成的重要侧支血管（图3.2b）。

小隐静脉引流小腿的静脉血，起源于足背外侧，穿过外踝后方到小腿后部，沿腓肠肌两侧头之间上行，穿过筋膜后，在膝关节间隙上方汇入腘静脉。

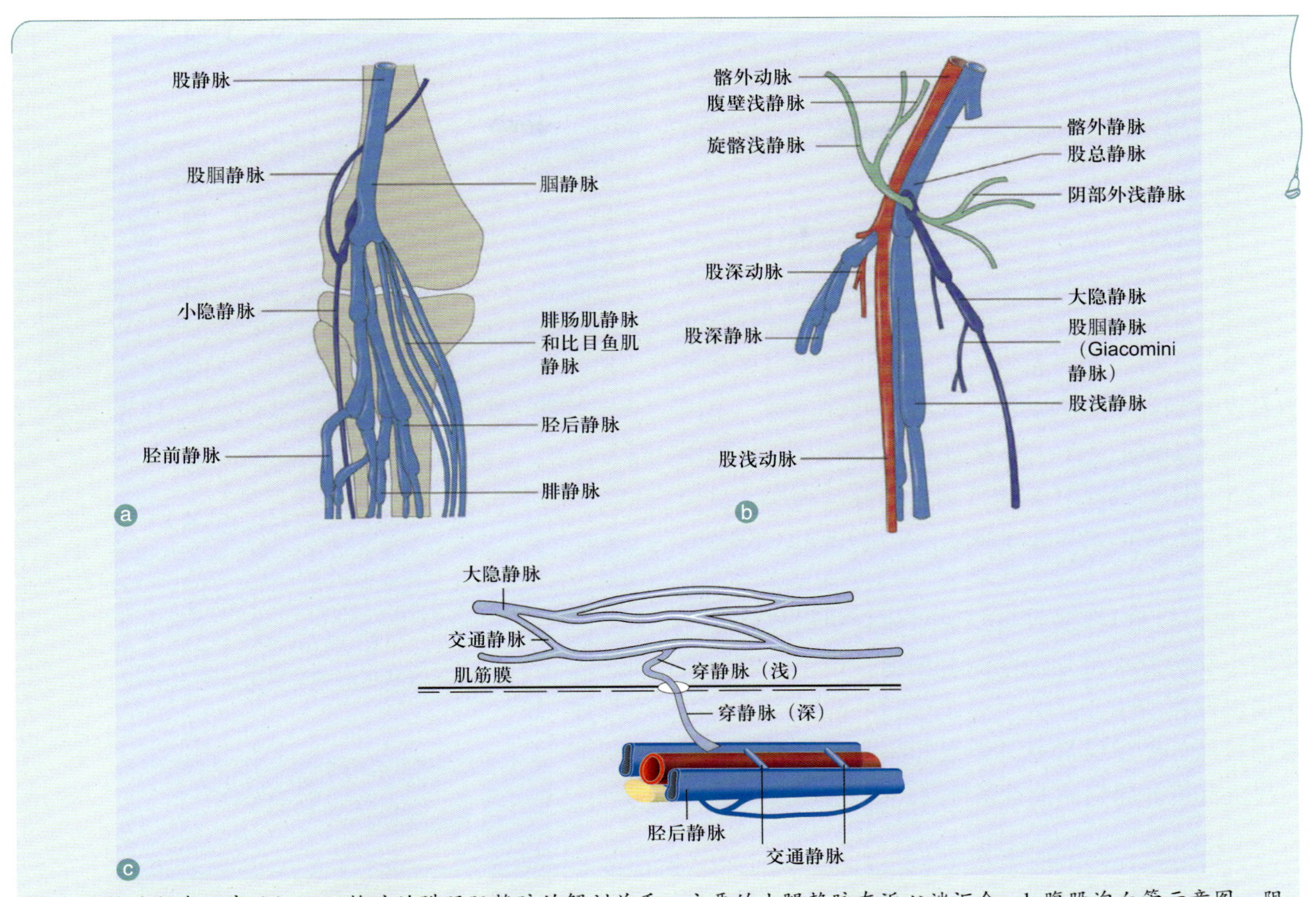

a.小隐静脉与在腘窝处汇入腘静脉的腓肠肌静脉的解剖关系。主要的小腿静脉在近心端汇合。b.腹股沟血管示意图。阴部外浅静脉和腹壁浅静脉刚好在隐股交界处下方汇入大隐静脉。再往下，股深静脉汇入股静脉。同名动脉（红色）伴行于静脉的前外侧。c.穿静脉穿过肌筋膜，将血液从浅静脉系统排至深静脉系统。交通静脉为连接同一系统间的静脉。

图3.2

腓肠肌静脉汇入小隐静脉末端或直接汇入腘静脉。

在超过90%的个体中，小隐静脉（在汇入腘静脉之前）和大腿浅静脉通过皮下的股后静脉相通。少数情况下，小隐静脉不汇入腘静脉时，这条静脉也可以作为小隐静脉的近端延续。股后静脉可走行于深部，也可走行于浅表。走行于深部时，它通过大腿的肌肉静脉与股深静脉相通。许多人股后静脉的侧支向头侧走行，这个侧支也被称为股腘静脉或Giacomini静脉。当这些静脉走行于浅表时，它们通过相互连接的静脉最终汇入大隐静脉；当走行于深部时，它们也可汇入股浅静脉。

大隐静脉和小隐静脉都有瓣膜，与深静脉相比，浅静脉管壁更厚但肌层薄，管径随静脉内压力的变化而变化，可被外部结构压瘪。静脉的走行及其连接在不同的个体中变异很大。

穿静脉是穿过筋膜的静脉，将血液从浅静脉系统引流至主要的深静脉。在浅静脉和深静脉系统之间大约有150支这样的短静脉存在，其中小腿的Cockett Ⅰ～Ⅲ组穿静脉、Sherman穿静脉和Boyd穿静脉，大腿的Dodd穿静脉，小隐静脉和小腿深静脉之间的May穿静脉，具有重要临床意义。与临床最相关的穿静脉是连接大隐静脉后弓静脉属支和胫后静脉之间的穿静脉（Cockett组和24 cm穿静脉）。直接穿静脉连接大隐静脉与主要深静脉（胫后静脉），间接穿静脉则连接比目鱼肌静脉和腓肠肌静脉。Boyd穿静脉在胫骨平台水平连接大隐静脉和胫后静脉，再往头侧，有更多的穿静脉汇入腘静脉。Dodd穿静脉位于内收肌管水平（通常有两条，连接大隐静脉和股浅静脉）。正常情况下，瓣膜确保血液从浅静脉系统流向深静脉系统，并通过肌肉收缩挤压深静脉促进血液向心脏回流，这种机制可以防止血液逆流到浅静脉。

3.1.2 检查方案

※ 3.1.2.1 血栓

3.1.2.1.1 设备

外周静脉的超声检查内容取决于临床目的。如果临床症状提示血栓形成，则需采取患侧大腿和小腿静脉压迫的检查方法。对于疑似慢性下肢静脉功能不全的患者，超声检查则需要通过频谱多普勒及诱发反流来评估瓣膜功能。检查下肢深静脉，采用5～7.5 MHz的探头；检查髂静脉和腔静脉，采用3.5～5 MHz的探头（取决于目标静脉的深度）；检查下肢浅静脉，尤其是穿静脉，采用7.5～10 MHz的探头。

线阵或凸阵探头均可。为了实现肌肉静脉和主要的小腿静脉在横切面的充分压迫，用于压迫的探头接触面不应太小。为了显示缓慢的静脉血流，应采用较低的壁滤波和脉冲重复频率，大多数制造商均提供低速静脉超声检查条件时预设。

3.1.2.1.2 患者体位

下腔静脉和髂静脉检查时患者取仰卧位，如果有气体干扰，则可采用右侧或左侧卧位来改善。若肠道内有气体，则可通过探头加压推开。检查股静脉时取仰卧位，患者膝关节轻微弯曲，腿轻微向外旋转。有经验的检查者可让患者仰卧位或半侧卧位，膝关节稍微弯曲，扫描腘静脉和小腿静脉。也可以采用俯卧位检查腘静脉，为了避免膝关节过度伸展导致静脉塌陷，可在脚踝下面放一个垫子将其稍微抬高一点。当患者取坐位或站立位时，静脉内血流增加，膝关节以下的静脉更容易识别，但同时肌肉张力增加使静脉的压缩性评估变得困难。腘静脉、小腿浅静脉（静脉曲张）和穿静脉的瓣膜功能评估最好取坐位。大隐静脉近端及股静脉的瓣膜功能评价可取仰卧位做Valsalva动作（像股动脉一样，图3.3、图3.69）。

3.1.2.1.3 检查技术

在血栓的诊断评估中，从腹股沟到脚踝连续扫描深静脉，并通过间断压迫的方法确认管腔内是否存在血栓（图3.4、图3.17）。首先，在腹股沟韧带下方股总动脉内侧识别股总静脉，然后横切面向下追踪至股浅静脉汇入处。沿股总静脉走行，同样对大隐静脉末端、大腿部肌肉内的股深静脉进行压迫检查（表3.1、图3.2）。

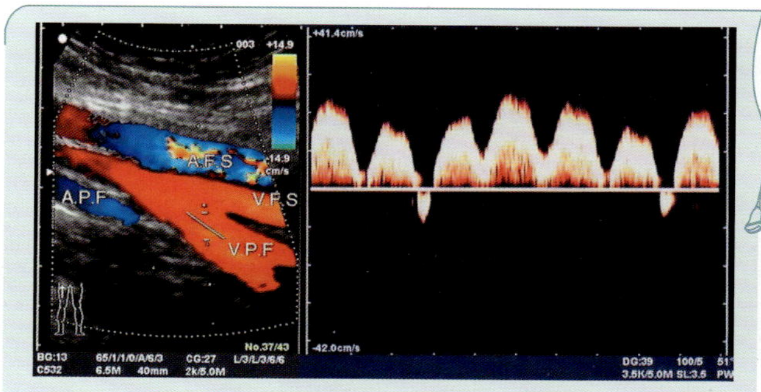

股深静脉通常为双支与股浅静脉汇合形成股总静脉。一支在股总动脉分叉下方从股浅动脉后方走行，另一支（如图所示）从稍远端汇入股静脉。前者静脉血栓形成是罕见的，几乎总是累及远端的另一支。股深静脉的多普勒频谱波形具有呼吸期相性，有时也显示心脏搏动性（如图所示）。V.F.S：股浅静脉；V.P.F：股深静脉；A.F.S：股浅动脉；A.P.F：股深动脉。

图3.3 股浅静脉与股深静脉汇合处超声解剖

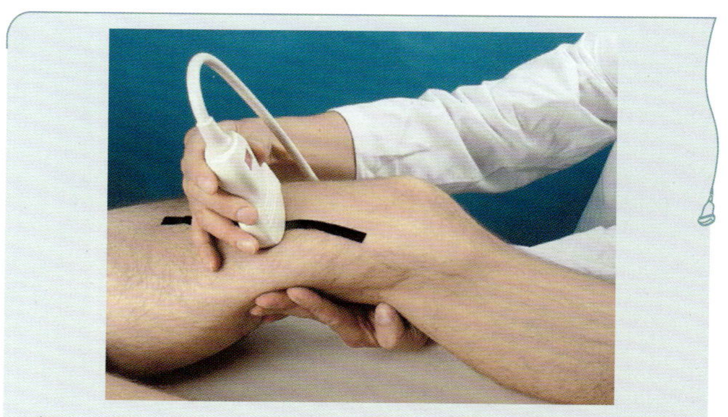
在内收肌管水平仅用探头施加压力不能充分压迫静脉，检查者须用手从下方将静脉向探头平推。

图3.4

由于盆腔内没有连续的结构支撑，故不能进行有效的探头压迫，且腹部器官和脂肪组织可阻碍压迫，特别是在肥胖患者中。探头压迫检查也可以进行，特别是在较瘦的患者中。盆腔内弧形走行的髂静脉采用横切面检查，并根据需要进行纵切扫查。如果不能用这种方法充分评估静脉的可压缩性，则必须通过彩色多普勒超声成像来评估其通畅性。

如果扫描条件较差，则可通过声窗较好的股总静脉和髂外静脉交界处的频谱多普勒成像排除闭塞性髂静脉血栓。与健侧相比，阻塞侧的血流呼吸期相性消失或减弱。髂外静脉（在动脉后方）多普勒检查采用低脉冲重复频率在纵切面略高于腹股沟韧带处进行。当患者于仰卧位伸展时，腹股沟韧带下方的股总静脉段可能受压，尤其是较瘦的患者，遇到这种情况时，髋关节稍外旋可改善。

表3.1　下肢静脉超声检查

超声模式	参数	扫查方位、诊断信息的获取和记录
B 型	扫查方位	横切面（髂内外静脉除外）
	标准	可压缩性
		管径
		管壁形态
		内部结构
	注意	内收肌管水平压迫方法
	记录	双幅图像：未压迫 / 压迫
		如文中所述的正常表现及视情况而定的异常表现
多普勒	扫查方位	纵切面，横切面浏览
	标准	自发显影、增强血流（Valsalva 动作、挤压后）
		管腔彩色充盈情况（有无充盈缺损）
		管壁轮廓异常，血管周围结构
	注意	频谱多普勒检查始终在纵切面
	记录	B 型超声图像及与之相对应的频谱图，彩色血流图像视需要而定

患者取仰卧位，横切面向下扫查股浅静脉，并间歇性进行压迫（1～2 cm/次）。股深静脉末端于纵切面用彩色多普勒超声检查（图3.3）。在股浅静脉的远端内收肌管水平，由于缺乏骨性结构的支撑和结缔组织的干扰，难以进行有效的压迫，须用另一只手从下方将肌肉和血管推向探头，以实现有效的压迫（图3.4）。

在收肌管以下水平，腘静脉经后方扫查，可取仰卧位膝关节略弯曲，或俯卧位脚踝下垫枕。平卧位膝关节伸直或过度拉伸时，腘静脉常受周围结缔组织结构压迫，而膝关节弯曲时静脉充盈更好，可改善成像效果。

横切面评估腘静脉的可压缩性后，向下至腓静脉和胫后静脉汇合处。胫前静脉在稍高位置汇入腘静脉，常仅能通过彩色多普勒超声识别其汇入点。胫前动脉可作为识别伴随的胫前静脉的标志，从前路沿其走行直至踝关节，间歇性压迫以评价其可压缩性。

扫查胫后静脉，将探头置于伸肌上，声束方向大致垂直于胫骨和腓骨之间的骨间膜。除了探头放于腓肠肌后方外，腓静脉和胫后静脉的扫查过程（包括间歇性压迫）与胫前静脉相同（图3.5）。

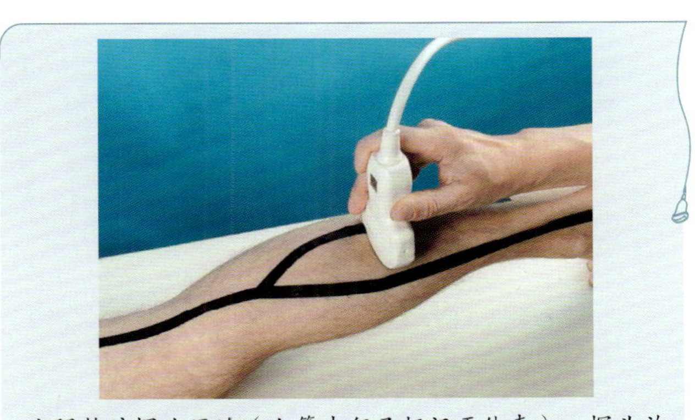

小腿静脉探头压迫（血管走行已标记于体表），探头放置在小腿上，超声束垂直于胫骨和腓骨之间的骨间膜。

图3.5

腘静脉和股静脉可以通过B型超声识别，膝下的静脉可通过彩色多普勒超声显示伴行的同名动脉进行定位。高回声的骨间膜可作为识别走行于其中的胫前动脉、胫前静脉的解剖标志，但小腿深部屈肌和比目鱼肌及腓肠肌之间的小腿深筋膜并不总是可以作为识别走行在其内的胫后静脉和腓静脉的解剖标志（图3.6）。腓静脉更容易从后路扫查，因为它靠近腓骨（而胫前静脉近端则从前路扫查）。血栓的超声评估可以在仰卧或俯卧位进行，但坐位时静脉充盈得更好，有助于显示。

疑似血栓患者除了扫查小腿的主静脉，还应检查肌肉静脉（腓肠肌静脉和比目鱼肌静脉）的可压缩性（同样适用于大腿股深静脉）。肌肉静脉的检查可以从其汇入主静脉的位置向远端追踪，当取坐位时静脉充盈更易显示。

血栓性静脉炎的超声检查需确定血栓的范围，特别是头端的范围，并明确是否累及深静脉系统（所汇入的深静脉系统）。采用与血栓评估相同的检查方法，临床确定炎症节段后，对大隐静脉或小隐静脉进行横切面压迫检查。

在血栓性静脉炎中，必须特别注意小隐静脉和大隐静脉分别汇入腘静脉和股总静脉的位置，且在横切面分别检查其可压缩性。

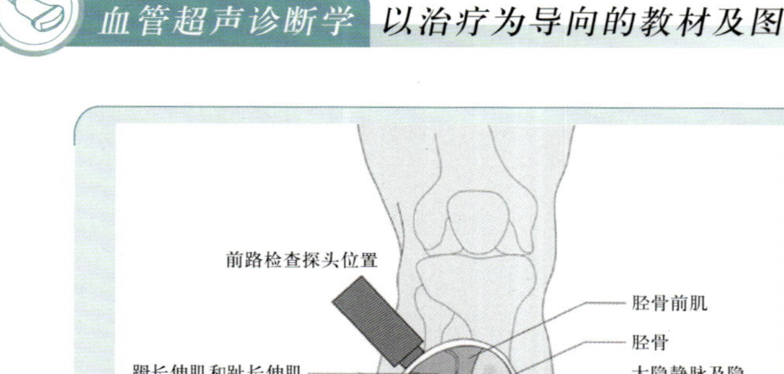

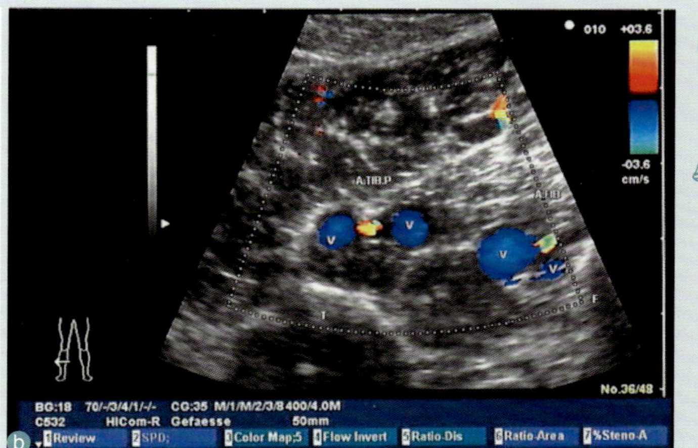

a.小腿横切面解剖图和探头位置示意。b.探头在小腿后方正中位置的小腿静脉超声解剖。横切面显示位于胫骨后方的胫后动脉和胫后静脉（图像的左侧部分）及腓骨后内侧的腓动脉和腓静脉。图中蓝色代表静脉血流，红色代表动脉血流（为了提高低速静脉血流的敏感性选择低脉冲重复频率而产生混叠）。动脉位于小腿深筋膜内，左右两条静脉伴行。T：胫骨；F：腓骨；A.TIB.P：胫后动脉；V：静脉；A：动脉。

图3.6

检查血栓时，探头压迫总是在横切面进行，原因有二：更容易识别静脉并沿其走行追踪，防止在压迫过程中出现假阴性结果；探头压迫在纵切面进行时，不可压缩的静脉可能会从扫查平面上滑出，导致误判为可压缩。

※ 3.1.2.2 慢性静脉功能不全和静脉曲张

慢性深静脉功能不全或浅静脉曲张患者，在诱发动作时沿纵切面采集受累静脉节段多普勒频谱，可录及反流频谱。为了识别功能不全的深静脉瓣膜，需在股总静脉、股浅静脉和腘静脉的典型部位进行评估。

近端瓣膜功能的评价方法可取平卧位增加腹压（Valsalva动作），频谱多普勒记录股总静脉和股浅静脉的频谱变化来评估瓣膜功能。瓣膜功能不全表现为持续向外周的反流，彩色多普勒血流图像表现为相应的颜色翻转。如果近端瓣膜功能不全检查呈阳性，则应继续向下评估腘静脉和膝下静脉来识别远端功能不全的静脉节段。

近端静脉瓣膜（股总静脉和近端股浅静脉）功能正常时，远端的静脉功能不全可在坐位或站立位挤压肢体时于纵切面观察静脉频谱多普勒（图3.7）或彩色多普勒血流方向变化来评估。尽量放松小腿肌肉可获得好的检查效果（图3.7）。

大隐静脉终瓣膜功能不全可在纵切面上行Valsalva动作进行评估（图3.8）。当存在大隐静脉主干曲张时，可间歇行Valsalva动作确定远端功能不全静脉的最低点（根据Hach分级）。如果近段静脉瓣膜功能完整，则大隐静脉远端曲张的程度通过患者坐位或者站立位向头侧方向间歇压迫检测（图3.8b所示拇指对探头远端静脉的压迫）来确定患者近端和远端功能不全的点（压迫后释放，从持续性反流转变为无反流）。该瓣膜功能试验也可用于诊断小隐静脉反流（图3.9）。

为了评估穿静脉的瓣膜功能，首先在其常见位置确定穿静脉（例如，Cockett组位于小腿远端内侧，Boyd组位于小腿近端，Dodd组位于大腿）（图3.10）。

在B型超声图像上，穿静脉为穿过深筋膜从浅静脉到深静脉的低回声管状结构，一旦确认，将按照图3.11描述的方法进行瓣膜功能测试。

如果存在瓣膜功能不全，（彩色）超声取样框放置在B型超声成像中识别出穿静脉，在压迫时取样容积内的小腿静脉将显示反流（从深静脉流向浅静脉系统的逆向血流）。当瓣膜功能正常时，就不会有血流从深静脉反流到浅静脉，对小腿的压迫会导致血流停止，但不会逆流。在评估部位的近端应用止血带可以防止瓣膜功能不全的浅静脉中血流的干扰。

3.1.3 正常声像图表现

下肢静脉壁薄弱，腔内压力低，当探头施加压力时可将其完全压瘪。当受到压迫时，正常的静

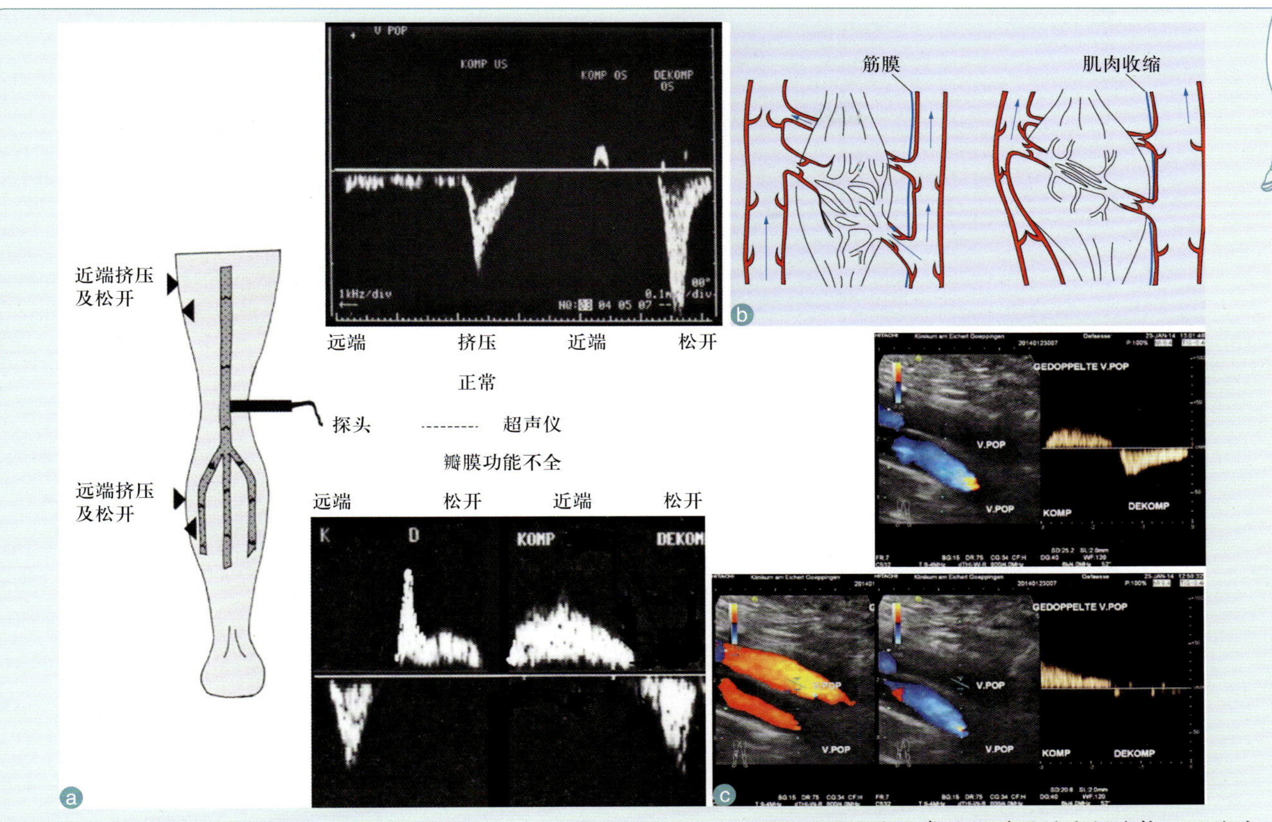

a.频谱多普勒检测腘静脉瓣膜功能（挤压远端和近端肢体）示意图。上图为瓣膜功能正常的频谱图（左侧为挤压远端肢体产生的频谱图；右侧为松开近端肢体产生的频谱图）；下图为瓣膜功能不全的频谱图。在瓣膜功能正常无反流的个体中，挤压检查处远端小腿肌肉时，具有呼吸期相性的回心方向血流频谱增强（上图中“KOMP US”），松开时未录及反流血液信号。挤压检查处近端大腿肌肉和静脉，检查处可录及朝向外周的持续至瓣膜关闭的短暂逆向血流信号（上图中“KOMP OS”）；松开时（上图中“DECOMP OS”）回心血流频谱增强，当静脉回流通畅时，频谱上升支陡直。当检查点和挤压处之间存在血流障碍时，诱发产生的血流增加不明显（图3.24、图3.25）。b.下肢静脉回流。右图显示肌肉收缩时的血流和瓣膜情况，收缩的肌肉挤压周围的静脉，促进引流静脉的血液回心。功能正常的瓣膜阻止血液向外周反流。瓣膜功能评估（挤压和松开）即模拟肌肉收缩在静脉回流（肌肉泵）中的作用。c.双支腘静脉（一支瓣膜功能正常/一支瓣膜功能不全）肢体挤压（KOMP）和松开后（DEKOMP）彩色多普勒血流图和多普勒频谱图确定功能不全的静脉瓣。靠近探头的腘静脉瓣膜功能正常，松开时没有反流频谱（下图中“DEKOMP”），相应的彩色多普勒血流图显示该腘静脉内无反流血液信号（下图中第二幅彩色多普勒血流图）。另一支腘静脉为血栓后瓣膜关闭不全，频谱图及相应的彩色多普勒血流图（上图）显示挤压小腿肌肉后松开时，腘静脉血液流向外周（图中“DEKOMP”）。无论瓣膜功能正常与否，挤压小腿肌肉时腘静脉血液均流回心脏（下图中第一幅彩色多普勒血流图中红色血流）。V.POP：腘静脉。

图3.7

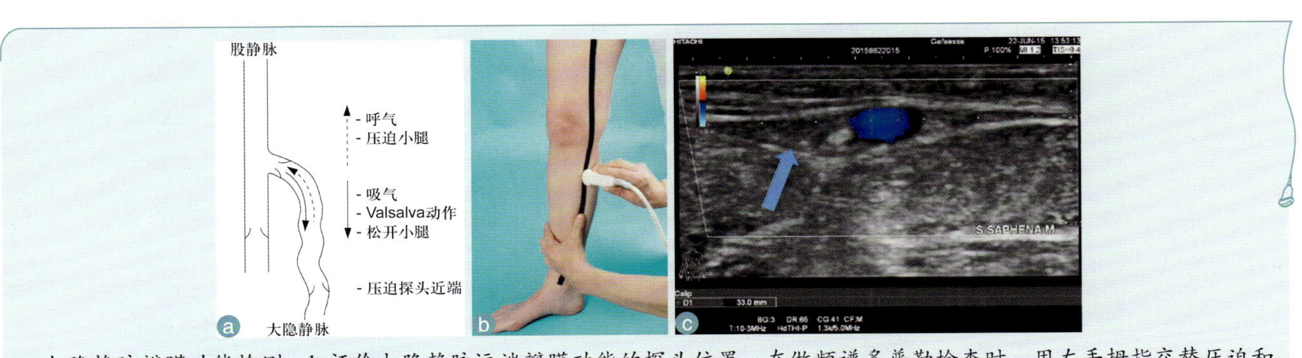

a.大隐静脉瓣膜功能检测。b.评价大隐静脉远端瓣膜功能的探头位置。在做频谱多普勒检查时，用左手拇指交替压迫和松开远端静脉。c.大隐静脉（箭头所指）的超声解剖横切面图像，大隐静脉位于隐静脉腔内，隐静脉腔由前方明亮的隐静脉筋膜和后方的肌筋膜包围而成。这种征象被称为“埃及人眼征”，其可以帮助检查者区分大隐静脉和走行在这个腔室外的属支静脉曲张。大隐静脉从前内侧汇入股总静脉。

图3.8

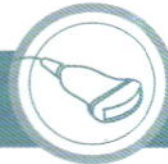

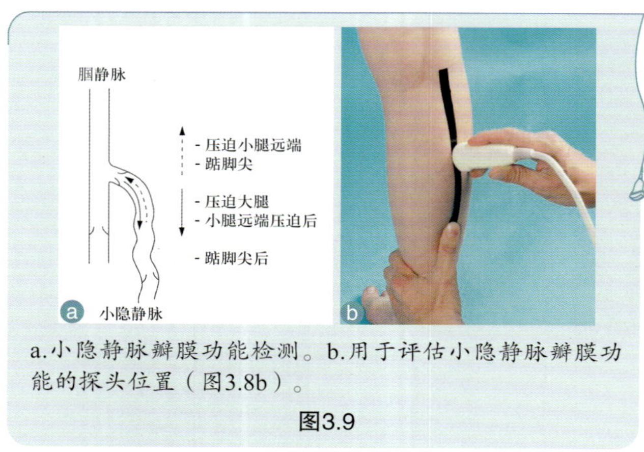

a.小隐静脉瓣膜功能检测。b.用于评估小隐静脉瓣膜功能的探头位置（图3.8b）。

图3.9

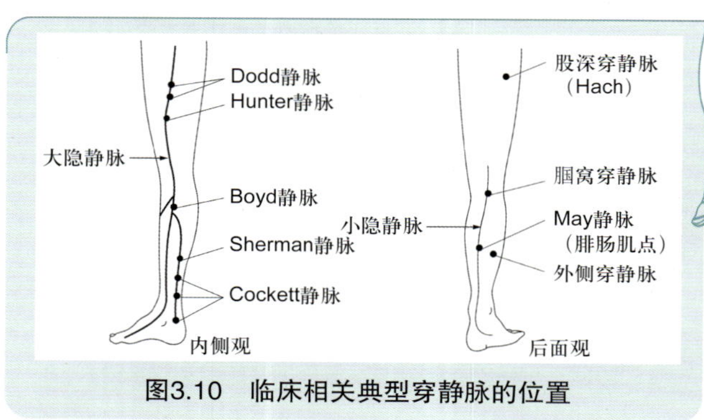

图3.10 临床相关典型穿静脉的位置

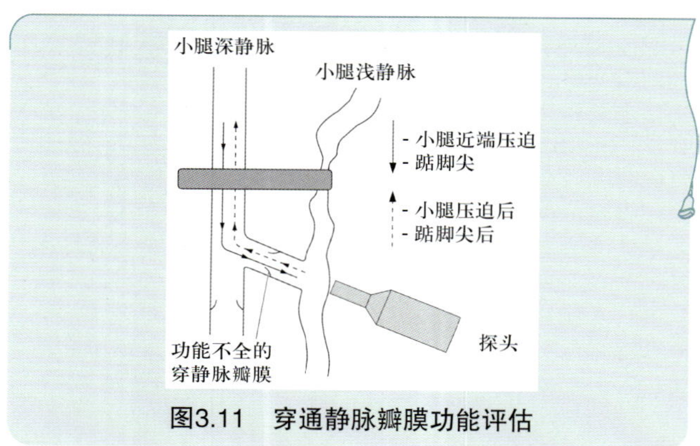

图3.11 穿通静脉瓣膜功能评估

脉在超声检查中几乎看不见，或仅见管壁高回声反射，未见管腔。呼吸相关的腹内压变化导致了呼吸期相性静脉回流，在呼气时由于腹内压较低（横膈向上运动），血流增快；吸气时由于腹内压较高（横膈向下运动），血流减慢。患者卧位时，这种与压力相关的血流模式通过大腿静脉传导至小腿远端主要的深静脉和浅静脉（大隐静脉和小隐静脉）。髂静脉和近端股静脉血流随心脏搏动性的变化（心房压力的变化）可能会掩盖静脉的呼吸期相性，特别是年轻患者。

综上所述，决定静脉血流量的因素如下。

（1）推力。

（2）腹腔内和胸腔内压力的变化（抽吸泵）。

（3）心脏抽吸泵（收缩期、舒张早期）。

（4）肌肉静脉泵（要求有功能正常的瓣膜）：功能正常的穿静脉瓣膜阻止血液流入浅静脉；肌肉收缩时远端功能正常的瓣膜防止血液反流（图3.7b）。

袋状瓣膜确保血流从外周向心回流。瓣膜关闭时，由压力反转引起的生理性逆流停止（平均短暂反流0.3秒后）。手动挤压和放松的瓣膜功能评估模拟了肌肉泵和静脉瓣膜将血液输送回心脏的相互作用。

因此，在正常情况下，在瓣膜关闭之前，行Valsalva动作的过程中应只出现短暂的反流。在频谱多普勒超声模式下，用挤压–放松动作评估腘静脉瓣膜功能时，手动挤压小腿将导致血流速度的快速增加（除非存在静脉回流障碍）。与Valsalva动作类似，压力的释放应该会导致短时间的反流，直到瓣膜关闭。当患者取坐位且双腿悬空做检查时（图3.7），该方法可增加检查者的信心并区分功能正常和异常的瓣膜。

3.1.4 检查结果记录

与检查方案一样，检查结果的记录取决于要回答的临床问题。

※ 3.1.4.1 下肢深静脉血栓

深静脉血栓患者超声瓣膜功能评估的结果应记录无压迫和存在压迫的情况（理想的是并排拼图显示无压迫和存在压迫的静脉血流）。记录以下部位的检查结果，包括大隐静脉末端水平的股总静脉、股深静脉汇入股浅静脉的稍远处、腘静脉和从后路检查的膝下主要静脉。在这些代表性部位的检查结果应辅以显示异常发现的图片，并记录股总静脉和髂外静脉交界处的频谱多普勒来证明髂静脉回流通畅。

当疑似深静脉血栓患者确诊依赖于超声检查结果时，一般建议这项检查应包括股总静脉、股浅静脉、股深静脉末端和腘静脉的纵切面图像与相应的频谱，以证实静脉回流存在呼吸期相性。

此外，如果诊断为深静脉血栓，则应在横切面获得存在压迫和无压迫的异常图像（不可压缩的静脉节段），或在纵切面获得频谱图显示无血流或异常血流频谱。如果存储的彩色多普勒超声图像缺乏血流信号，那么图像必须包含恰当的仪器设置信息，包括低脉冲重复频率和足够的增益。

※ 3.1.4.2　慢性静脉功能不全和静脉曲张

当对静脉曲张或血栓后综合征患者进行超声检查时，应记录来自股总静脉、股浅静脉、股深静脉和腘静脉的纵切面B型超声图像（视需要补充彩色多普勒超声图像），以及相应频谱图。

对于股总静脉、股浅静脉和大隐静脉（接近其末端），需要纵切面扫查正常呼吸和行Valsalva动作时相应的多普勒频谱。对于腘静脉和小隐静脉终瓣膜功能的记录，需在挤压和松开过程中进行纵切面扫查以获得相应的频谱多普勒。单凭彩色多普勒超声扫描不足以记录反流，因为必须对反流持续的时间进行量化，以区分异常反流和瓣膜关闭前正常的短暂的反流。

3.1.5　超声的临床应用

※ 3.1.5.1　血栓及血栓后综合征

3.1.5.1.1　下肢静脉血栓

下肢深静脉血栓形成的发生率为（1‰～2‰）/年，随年龄增长而增加。已开发出多种无创检查用于诊断这种常见疾病，适应证通常包括无临床症状或具有非特异性临床表现，但有严重早期（肺栓塞）和晚期并发症（约50%的病例有慢性静脉功能不全）的患者。这些检查项目包括体积描记、热成像技术、碘-纤维蛋白原实验及多普勒超声检查（Bollinger et al.，1982；Hull et al.，1984；Kakkar，1972；Lepore et al.，1978；Neuerburg-Heusler et al.，1995；Sandler et al.，1984；Strandness，1977）。

这些方法要么非常耗时，要么只在某些静脉节段结果可靠。多普勒超声是首选的诊断评估浅静脉和深静脉瓣膜功能不全的无创方法，而且，作为功能评估方法显示出良好的效果，在盆腔和大腿包括腘静脉血栓的诊断准确性高达90%。但孤立性膝下静脉血栓和被血流围绕的静脉中心血栓难以用多普勒检测。一项对2060例接受静脉造影检查的患者的回顾性研究显示，多普勒超声对静脉血栓的敏感性为84%、特异性为88%（Wheeler，1985）。

结合形态信息（B型超声）和功能信息（频谱多普勒），超声作为一种无创的静脉疾病诊断方法发挥了核心作用。

除了高凝状态和血管壁损伤外，血液淤滞是深静脉血栓发生的重要危险因素。因此，下肢固定术在下肢深静脉血栓形成的发病机制中起着至关重要的作用，下肢深静脉血栓主要发生在卧床患者或腿部石膏固定患者的肌肉静脉中。没有肝素预防的普通手术中血栓风险为10%～30%，而在髋关节手术中高达54%（Lippert et al.，1985）。超过90%的病例静脉血栓发病率呈上升趋势，在德国，每年有160/100 000居民发生血栓，同时每年有60/100 000居民发生肺栓塞。在90%以上的肺栓塞病例中，栓子来源于盆腔和下肢深静脉血栓。膝下静脉孤立性血栓的重要性不应被低估，尽管通常无症状，但在15%～26%的病例中（Kroegel，2003）它可能向近端扩展并导致肺栓塞。相比之下，髂股静脉血栓有56%～85%的肺栓塞发生率。在不同的风险组，肺栓塞的死亡率在0.1%～5%（Polak，1992）。

肿瘤相关血栓发生率的数据随研究人群的不同而不同。对于没有明显原因（如制动）的血栓形成，文献报道的发生率为10%～34%（Silverstein et al.，1998；Goldberg et al.，1987；Aderka et al.，1986；Monreal et al.，1989）。无明显原因的复发性血栓或无静脉曲张的血栓性静脉炎提示应寻找潜在的恶性肿瘤（Prandoni et al.，1992）。肿瘤相关静脉血栓在诊断时往往体积更大、生长更快，并导致更严重的症状（Schulman et al.，2000）。

已知的危险因素包括制动、创伤、妊娠、口服避孕药、缺乏C蛋白和S蛋白、凝血因子Ⅴ障碍、高同型半胱氨酸尿症和狼疮抗凝物。此外，也有学者提出与动脉粥样硬化相关（Prandoni et al.，2003），由于炎症过程在这两种情况中都起作用。

下肢静脉血栓分布的研究结果并不一致。在一项对1084例下肢急性静脉血栓形成的研究中，膝关节以上的静脉血栓占51%，膝关节以下的静脉血栓占32%，浅静脉血栓占17%（Kerr et al.，1990）。一项深静脉血栓静脉造影研究（Schmitt et al.，1977）显示髂总静脉占16%，髂外静脉占33%，股总静脉占46%，股深静脉占45%，股浅静脉占65%，腘静脉占66%，胫前静脉占73%，胫后静脉占82%，腓静脉占77%。

20世纪90年代早期的一项189例静脉造影研究显示（Cogo et al.，1993），在18%的病例中发现了孤立性小腿静脉血栓，在近端静脉血栓患者中，82%的患者累及腘静脉，仅有8%的患者单独累及髂静脉，该研究未见孤立性股浅静脉血栓病例。

临床怀疑深静脉血栓的患者常规使用诊断性超声有助于降低髂静脉和股静脉血栓的发生率。

2008年，作者对血栓发生率为18%的患者群体的深静脉血栓分布进行回顾性分析，结果证实，常规使用超声的情况下，大多数患者确诊时血栓局限于膝关节以下静脉（超声检查指征：腿部肿胀或没有其他原因的小腿明显疼痛）。该分析包括了280例下肢深静脉血栓，孤立性膝下深静脉血栓占63%（包括8%的孤立性小腿肌肉静脉血栓），23%延伸至腘静脉，11%累及股静脉和腘静脉，仅3%的患者有孤立性或合并髂静脉血栓形成，除1例孤立性髂静脉血栓延伸至隐股交界，1例孤立性双支股浅静脉血栓。在1.5%的患者中，肌肉静脉（比目鱼肌静脉或腓肠肌静脉）是腘静脉血栓形成的起源，而其他主要的小腿静脉则没有血栓形成。股深静脉血栓延伸至股总静脉占0.7%。

该人群中孤立性小腿静脉血栓占比较高可能归因于创伤或腿部手术后出现血栓相关症状促使所有病例均进行超声检查，常显示小腿静脉血栓（特别是腓静脉或肌肉静脉）。

作者所在机构超声实验室对下肢深静脉血栓的早期诊断和治疗也促成了这种分布，这有助于减少腘静脉和股浅静脉远端血栓的病例，而这些部位的血栓通常是由小腿血栓向上延伸引起的。因此，我们的观察结果强调了在检查患者静脉血栓时，必须始终包括小腿静脉。

大多数血栓产生于下肢肌肉的静脉窦，或在腘静脉和股静脉的“囊袋状”瓣膜后血流相对停滞的区域（图3.12a、图3.60）。大多数患者下肢深静脉血栓形成于小腿肌肉静脉（比目鱼肌静脉或腓肠肌静脉）瓣膜（>50%）或腓静脉瓣膜。瓣膜尖部引起的再循环诱导血小板活化和促凝物质的释放，这可能导致红色血栓的形成。据估计，20%～30%的血栓通过同时激活纤溶系统进行自发溶栓，50%的血栓机化，从而无临床症状。然而，20%～30%的血栓延伸到深静脉系统，并继续向头侧生长。随着血栓在主要的深静脉进一步延伸，其可能自由漂浮，导致肺栓塞，而不会引起任何严重的局部临床症状，如肿胀或疼痛。因此，可能不会出现提示应采取诊断检查措施的局部临床症状——除非血栓阻塞了主要的静脉或通过从肌肉静脉或浅静脉延伸到主要的深静脉干扰了血液流动（图3.61～图3.63）。

血栓进一步是向上还是向下延伸取决于部分血栓形成的属支静脉血流和主静脉血栓形成造成的血流阻塞（图3.12b）。向下延伸的静脉血栓比较少见，在原发性髂静脉血栓中，左侧的发病率是右侧的两倍，这是由于髂静脉受髂总动脉的搏动性压迫，在慢性管壁损伤伴管腔狭窄情况下产生结缔组织“刺状”突起结构，影像学检查很难发现这种“刺状”突起。

在下肢深静脉血栓完全闭塞的患者中，血液通过浅静脉，主要是大隐静脉回流，从大隐静脉流出

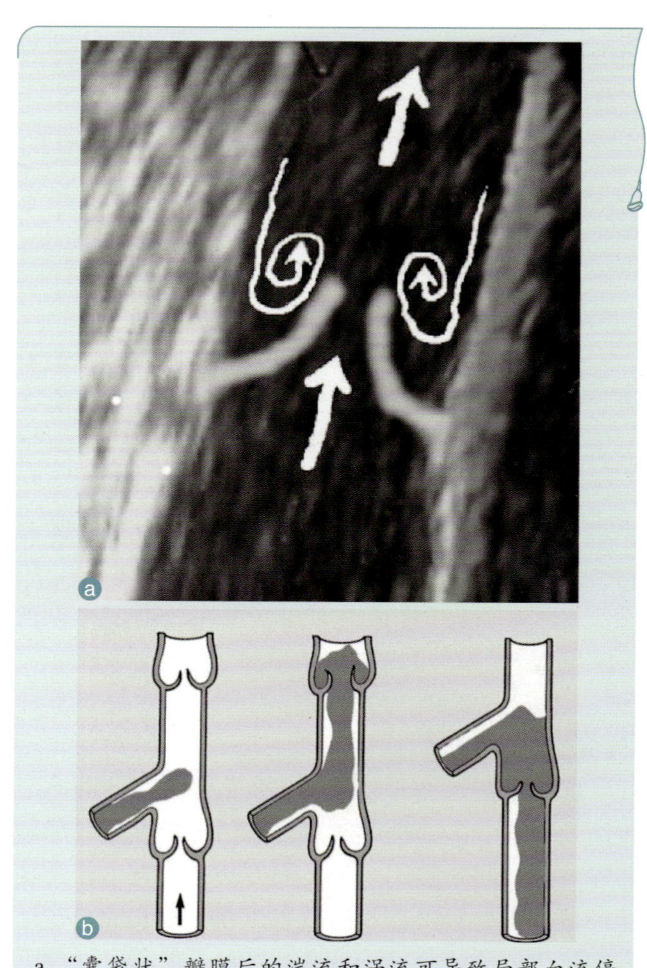

a.“囊袋状”瓣膜后的湍流和涡流可导致局部血流停滞，并释放促凝物质。b.血栓（左）从一条属支（如小腿肌肉静脉）延伸至主静脉简图，血栓可向上（中）或向下（右）延伸。

图3.12

的血流量增加，使向上延伸的血栓局限在隐股静脉交界以下水平。在股浅静脉中，来自股深静脉的血液阻止其内血栓向上延伸或包绕向近端延伸的血栓（图3.13）。

在孤立性向下延伸的髂静脉血栓形成时，血液通过上腹部侧支静脉或耻骨上阴部侧支静脉排出（图3.13b）。从超声上看，这种侧支是通过隐股静脉交界处的反流来识别的（图3.45）。

基于其无症状的病程，早期下肢深静脉血栓的发生率比临床怀疑的要高得多。患者有严重的早期（肺栓塞）和晚期并发症（慢性静脉功能不全和小腿溃疡）。由于这些原因，即使当患者没有出现特异性症状时，也应进行下肢深静脉血栓的诊断检查。应强调，超声是一种廉价、无创、准确的诊断方法，可用来评估这些患者，抗凝治疗可以有效降低肺栓塞的风险，防止血栓的进一步生长。

由于大多数静脉血栓在膝下开始形成并进展，对这些患者小腿静脉主干和该区域肌肉静脉的评估是超声诊断中不可或缺的部分。

超声具有“显示静脉造影盲区”的优点。老年人腓肠肌静脉和比目鱼肌静脉退行性扩张引起的淤血是上行性血栓形成的常见原因。由于技术原因（瓣膜功能），这种小腿肌肉静脉血栓和较少见的股深静脉血栓不能通过静脉造影来识别，这些静脉是不显影的，或仅通过反流才有造影剂显影。超声资料显示，上行血栓性静脉炎伴血栓从肌肉静脉或穿静脉进入深静脉系统是深静脉血栓更常见的原因。

腓静脉是静脉造影中一个典型的误诊来源，因为该静脉不可见可能表明存在血栓，或者可能仅仅是由于该方法本身的局限性。与此同时，腓静脉是小腿孤立性上行性静脉血栓最常见的部位。在分析本组105例孤立性下肢静脉血栓（不累及腘静脉）中，腓静脉单独受累占48例，胫后静脉单独受累占36例，两支静脉均受累占21例。胫前静脉血栓仅1例，是由胫前筋膜腔室大的创伤性血肿导致的，胫前静脉的自发血栓通常是由腘静脉血栓下行形成的。

软组织病变，如脓肿、血肿或腘窝囊肿破裂可引起相似的临床症状，但通常具有明显的超声特征，可与深静脉血栓鉴别，或由超声引导下活检确诊。

■ 血栓的机化与再通

血栓机化始于附壁后第3天或第4天，8～12天后毛细血管向内生长（Leu，1973）。第一个周末，成脂细胞和纤维细胞开始诱导胶原纤维形成，填充液化和吸收后留下的空隙和毛细血管间隙（Rotter，1981）。由于细胞浸润是一个持续的过程，血栓由反映不同形成阶段的细胞层组成。血栓进一步机化

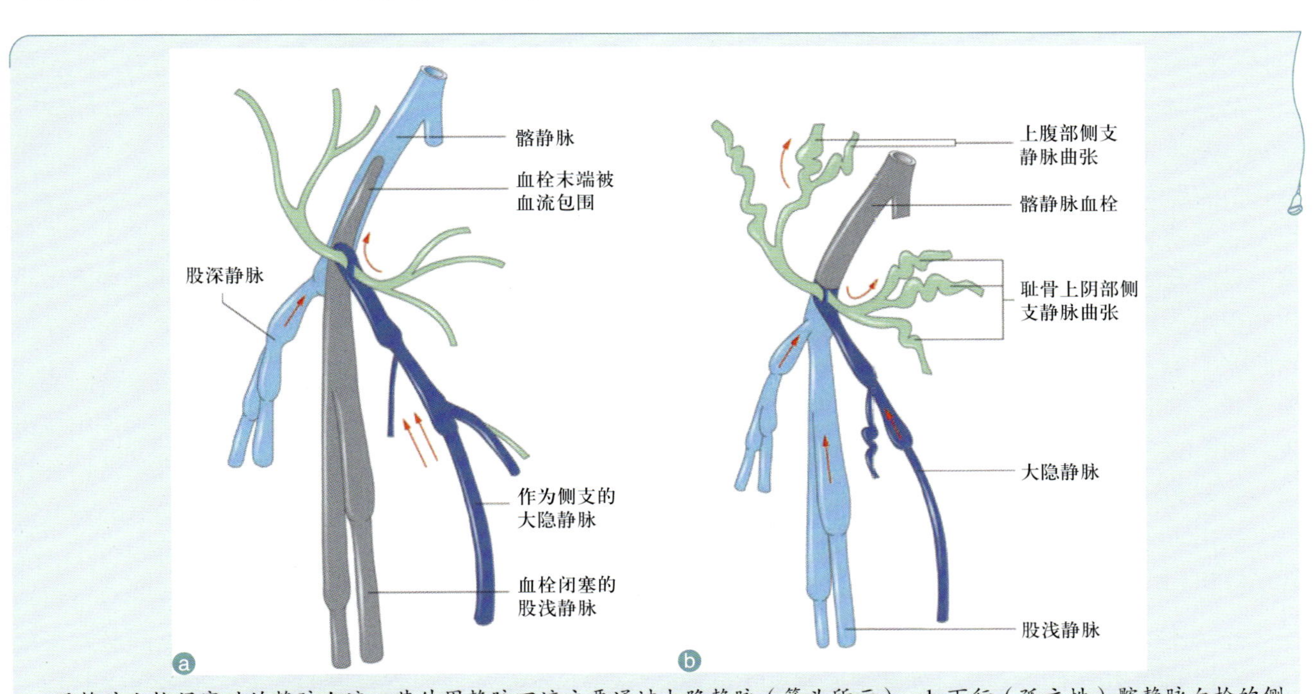

a.股静脉血栓闭塞时的静脉血流，其外周静脉回流主要通过大隐静脉（箭头所示）。b.下行（孤立性）髂静脉血栓的侧支通路：耻骨上阴部浅静脉和上腹部侧支静脉（图3.48、图3.61）。

图3.13

与静脉的回缩有关，这可以通过超声观察到。几天到几周后，开始发生溶血伴纤维蛋白部分降解。

血栓机化的持续时间取决于静脉直径和管腔内压力，还可能受到外部因素的影响，如压迫绷带的应用。血栓通过胶原纤维附壁总是发生在第8 ~ 10天，在此时或以后进行溶栓治疗（如链激酶）可使血管再通，但大多数情况下不能防止静脉瓣膜的破坏。在这一阶段进行手术取栓时，只有中心部分的血栓可以被取出，管壁残留的血栓仍在，并可通过贴壁生长导致术后血栓复发。瓣膜附近残留的血栓物质导致瓣膜功能不全，晚期可发生静脉壁钙化。

血栓完全机化可将浅静脉和小静脉转变为纤维瘢痕组织。大多数情况下，腔内会通过毛细血管的生长而再通，毛细血管扩张融合，从而在几个月后重新通畅。但再通与瓣膜的挛缩、破坏和管壁纤维化增厚有关，静脉血栓再通的主要机制是静脉壁的高纤溶潜能。

急性深静脉血栓形成后的侧支和再通可以或多或少重建静脉回流，大多数情况下，长段闭塞的静脉可再通（内源性溶栓）。血管再通是一个高度可变的过程：在小血管中可能在3 ~ 4周后开始，而在大血管如腘静脉和股静脉中可能需要3 ~ 9个月。在大约一半的病例中，深静脉在血栓形成后3个月重新通畅（Killewich et al.，1989）。

静脉造影研究显示，在1年内静脉血栓患者中有35%发生完全再通，另有55%发生部分再通，只有10%的患者持续闭塞。血栓后综合征的临床严重程度主要取决于瓣膜功能不全的程度，尤其是腘静脉的瓣膜功能不全，而血栓形成后持续的管腔缩小影响很小。由于静脉压力增高和侧支血流（继发静脉曲张）容量超负荷，静脉回流不足进一步受到浅静脉和穿静脉继发性损伤（继发瓣膜功能不全而扩张）的影响。

抗凝和压迫治疗是血栓治疗的主要方法，后者由于流出阻力增加限制侧支静脉扩张的程度，特别是在最初3个月。

3.1.5.1.2 慢性静脉功能不全/血栓后综合征

慢性静脉功能不全（外周静脉回流紊乱）的原因如下。

（1）深静脉阻塞。

（2）深静脉瓣膜功能不全。

（3）浅静脉瓣膜功能不全。

（4）穿静脉瓣膜功能不全。

（5）小腿肌肉泵功能障碍（图3.14）。

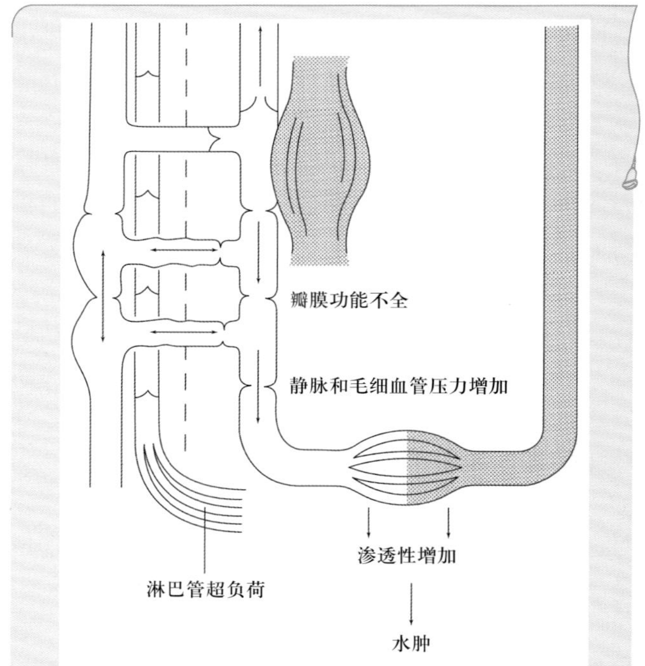

图中左侧为浅静脉系统，右侧为深静脉系统。当主要的深静脉出现瓣膜功能障碍时，小腿肌肉泵（对静脉的压迫）不能将血液推向中心静脉（向心），导致至少部分血流逆向流向外周（离心）。通过功能不全的穿静脉和曲张的浅静脉进行再循环进一步导致回流效率低下。静脉和毛细血管压力增加导致流体渗透压增高和毛细血管壁通透性受损。间质性水肿反过来会导致淋巴系统超负荷，在严重病例中可导致淋巴微血管病变。严重慢性静脉功能不全患者广泛和部分硬化性水肿不仅是由于静脉回流不足，更主要是由于继发性淋巴回流障碍所致。

图3.14 慢性静脉功能不全的病理生理变化示意

（资料来源：Rieger et al.，1998）

浅静脉系统（静脉曲张）和深静脉系统（慢性静脉功能不全）都可能对其他系统的疾病产生继发性改变。这些继发性变化是由压力和容量负荷代偿性增加造成的，并可能使已经受累的静脉回流状态恶化。

与血栓后综合征相关的形态学特征部分可以通过B型超声来显示，但最重要的是通过静脉造影来显示。反映反流严重程度的功能性参数可由超声可靠地确定，并在治疗计划（压迫疗法的类型、范围和持续时间）中起着至关重要的作用。

超声在记录抗凝治疗完成后静脉系统的状态方面也有重要作用，患者以后出现提示血栓复发症状时可作为基线数据。最近的数据显示，患者在抗凝治疗结束后的头几个月复发风险高达8%，5年累计风险为30%。

除急性血栓形成和慢性静脉功能不全外，小腿肿胀的其他原因包括不同病因的水肿（心源性、淋巴水肿、脂肪水肿）。超声成像排除血栓形成和瓣膜功能不全后，超声也可为鉴别淋巴水肿和脂肪水肿提供重要线索。淋巴水肿的特征是增厚的皮下组织中主要存在纵向的、无回声的裂隙（由于积液），而在脂肪水肿皮下组织中没有这种裂隙，显得相当均匀。

※ 3.1.5.2　静脉曲张

大隐静脉或小隐静脉曲张是由瓣膜功能不全引起的。原发性静脉曲张是由体质因素或外部因素共同决定的。另外，继发性静脉曲张时，由深静脉系统疾病（如血栓形成）造成的压力和容量超负荷，导致浅静脉系统瓣膜功能障碍，具体原因如下。

（1）破坏（血栓后）。

（2）扩张伴对合不完全：

1）静脉壁薄弱（后天性、先天性）；

2）压力超负荷；

3）容量超负荷（继发性，静脉曲张）。

（3）畸形。

Hach根据曲张静脉从起点到终点所累及的长度将大隐静脉曲张分为四级（图3.15）。Ⅰ级是终瓣膜功能不全导致的静脉曲张，Ⅱ级瓣膜功能不全延伸至大腿远端，Ⅲ级瓣膜功能不全延伸至小腿近端，Ⅳ级瓣膜功能不全延伸至踝关节。

原发性浅静脉曲张可导致深静脉系统压力和容量超负荷，并因静脉反流通路的形成而造成继发性损害。在这种情况下，从深静脉回流的血液到达浅静脉系统的近端瓣膜功能不全处（通常是大隐静脉的终瓣膜），然后反流到远端瓣膜功能不全处（定义为最近端的功能正常瓣膜或最远端的功能不全瓣膜）。在此处，血液流回深静脉系统，流向心脏（图3.16a）。穿静脉和深静脉的超负荷引发了这些静脉的继发性瓣膜功能不全。当深静脉瓣膜功能正常工作时，被称为代偿性再循环；当深静脉瓣膜功能不全时，被称为失代偿性再循环。

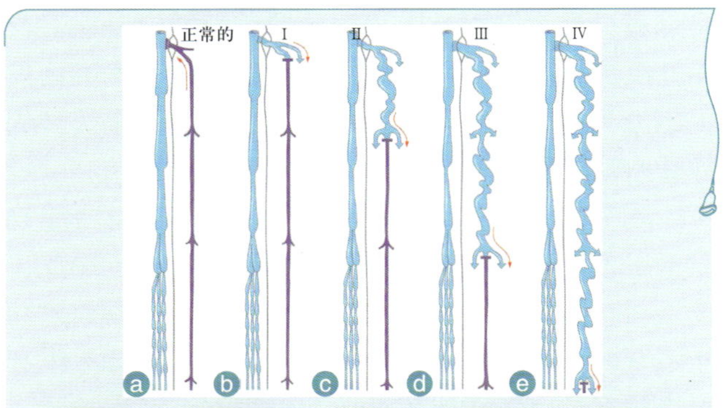

a.大隐静脉向心血流正常。b.Ⅰ级：大隐静脉终瓣膜功能不全，可能伴有副隐静脉属支曲张。c.Ⅱ级：大腿段大隐静脉曲张，可能伴有属支静脉曲张。d.Ⅲ级：大隐静脉曲张延伸至小腿近端，可能伴有小腿前、后属支静脉曲张。e.Ⅳ级：大隐静脉曲张向下延伸至踝部，或多或少伴有严重的属支静脉曲张。

图3.15　根据Hach静脉干功能不全分级

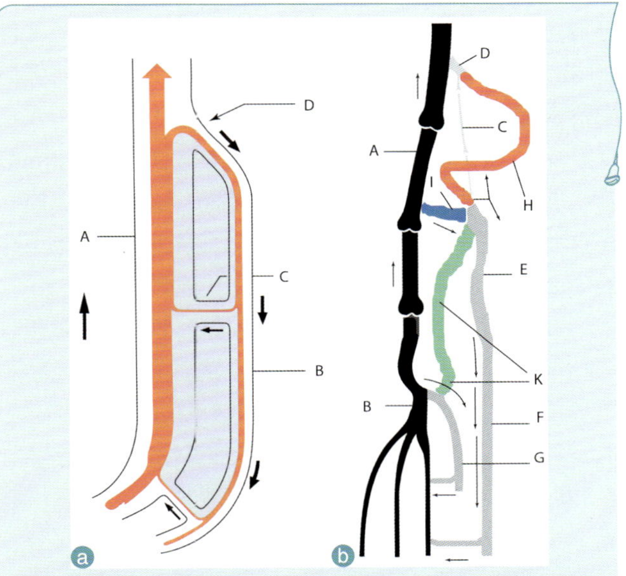

a.浅静脉功能不全再循环通路示意图。在深静脉系统中流向心脏的部分血液通过功能不全的终瓣膜或通过功能不全的浅静脉（大隐静脉或小隐静脉）反流到外周。然后，血液从浅静脉系统再循环到深静脉系统，导致深静脉的容量超负荷（Rieger et al.，1998）。A：深静脉；B：功能不全的浅静脉；C：穿静脉；D：功能不全的终瓣膜。b.大隐静脉瓣膜功能不全静脉曲张的不同形式示意图。功能不全的近端反流点是由功能正常大隐静脉段（箭头）向功能不全大隐静脉段（箭头）的过渡（图3.77、图3.80）。红色：外侧副隐静脉型，前变异；蓝色：穿静脉型；绿色：内侧副隐静脉型，后变异；A：股静脉；B：腘静脉；C：功能正常的大隐静脉近端（未损害的）；D：大隐静脉终瓣膜；E、F：大腿远端及小腿大隐静脉曲张段；G：小隐静脉；H：外侧副隐静脉；I：Dodd穿静脉（功能不全）；K：内侧副隐静脉及Giacomini静脉（通过小隐静脉、股腘静脉、内侧副隐静脉与大隐静脉之间的功能不全的交通静脉反流）。

图3.16

完全性大隐静脉主干静脉曲张的特点是隐股交界处反流（即大隐静脉终瓣膜功能不全），继而发生压力升高导致远端瓣膜的继发性功能不全（外周静脉曲张，根据Hach分级，如图3.15所示）。

不完全性大隐静脉曲张中，近端瓣膜功能趋向于正常，而第一个功能不全的瓣膜（即近端反流点）在较远端。在该点以远，大隐静脉的瓣膜是功能不全的。在不完全性静脉曲张中，浅静脉系统和深静脉系统之间功能不全的连接可能涉及穿静脉、大隐静脉属支或两者兼有，一条或多条穿静脉功能不全是最常见的。在这种情况下，部分血液通过功能不全的穿静脉进入浅静脉系统，流入这个连接点以远的大隐静脉远端，然后通过远端穿静脉重新进入深静脉系统。

在第二种类型中，曲张的静脉属支负责深静脉系统和大隐静脉近端反流点之间的反流（图3.16b）。多数情况下（55%）无功能属支为外侧副隐静脉型（前变异），内侧副隐静脉较少见。在后变异中，内侧副隐静脉通过股腘静脉（Giacomini静脉）与近端小隐静脉建立了功能不全的静脉交通。在这种不完全性的远端大隐静脉曲张中，功能不全的Giacomini静脉连接大隐静脉和小隐静脉。

超声仔细评估静脉曲张程度，识别近端和远端功能不全的反流点，继发累及的深静脉系统和再循环的通路对于选择最合适的治疗方式（闭合、手术、压迫，参见本部分末综合超声评价内容总结，表3.6）是至关重要的。外科手术切除近端、远端功能不全点之间累及深静脉功能不全的浅静脉部分，保留未累及的浅静脉节段，以供以后的动脉重建。如果不及时切除功能不全的浅静脉节段和穿静脉将不可避免地导致静脉曲张复发。这就是为什么准确判断远端静脉功能不全点和识别功能不全的穿静脉是手术成功的关键。超声是该适应证的首选方法和“金标准”。

血栓性静脉炎是静脉曲张的典型并发症，其B型超声诊断与深静脉血栓的诊断标准相同。由于血栓性静脉炎常超出其临床表现的边界，通过影像学识别血栓近端和排除深静脉系统受累与临床相关。

此外，如果血栓性静脉炎进展已接近深静脉，则必须通过高位结扎隐股交界来阻止其进一步发展。另外，也可采取短暂抗凝联合局部对症治疗措施以防其进一步发展。

B型超声是诊断血栓最合适的成像方式，既可以识别血栓的上端，便于开展适当的治疗，也可以随访治疗效果。

回顾性分析363例血栓性静脉炎患者的超声表现，11%的患者在10天的观察期内血栓进入深静脉系统，这些病例中有70%是由于大隐静脉血栓性静脉炎伴血栓长入股总静脉（Foley et al.，1989）。

其他关于血栓性静脉炎的超声研究显示，11%～44%的患者深静脉系统有血栓形成，该比例远高于根据临床表现的预估（Blättler，1993；Blättler et al.，1996；Gaitini，1990；Gaitini et al.，1988；Lutte et al.，1991；Jorgensen et al.，1993；Ascer et al.，1995）。由于治疗方案必须包括这些患者的深静脉，因此应制定更广泛的深静脉超声检查指征。

对于慢性静脉功能不全的患者，需要回答的问题是，这种情况是由大隐静脉曲张还是小隐静脉曲张引起的，或者是否与血栓后综合征有关。由于治疗结果不同，充分的诊断检查通常包括主要深静脉的形态和功能状态的评估。原发性浅静脉瓣膜功能不全（静脉曲张），不累及深静脉，通过手术切除受影响的浅静脉段，以防止由压力和容积超负荷（所谓的Trendelenburg无效循环）（Hach et al.，1994）而引起的皮肤损伤和下肢深静脉的继发受累。另外，深静脉受累（血栓后）继发的浅静脉瓣膜功能不全，切除静脉曲张并不能改善静脉回流，通常这种情况不需要手术，而是采用严格的压迫疗法，包括手术患者术后也必须继续接受压迫治疗。

深静脉不完全再通或血栓后几乎完全闭塞是手术切除功能不全浅静脉段的禁忌证。为患者量身定制个体化的治疗方案依赖于形态学和血流动力学异常的精确定位和范围信息。在提供这些信息方面，超声优于所有其他成像方式。为了获得静脉曲张患者的所有相关诊断信息，超声检查应包括以下方面。

（1）评价主要浅静脉（大隐静脉和小隐静脉）、终末段、再循环途径（主干功能不全）。

（2）不完全性主干静脉曲张患者：

1）确定功能不全的近端点；

2）确定功能不全的远端点。

（3）识别功能不全的穿静脉。

（4）显示继发性深静脉功能不全/深静脉瓣膜功能不全。

（5）识别浅静脉终末段的变异，形态学变异。

（6）浅静脉和深静脉系统残留血栓的检测。

（7）静脉回流不良定量。

如果计划注射硬化剂治疗属支静脉曲张或轻度主干静脉曲张，超声可以引导穿刺注射硬化剂的细插管，特别是对于肥胖患者，并评估效果。

3.1.6 超声：诊断标准、适应证和作用

※ 3.1.6.1 血栓形成

急性深静脉或浅静脉血栓形成最重要的超声诊断标准是横切面探头加压时静脉的不可压缩性（图3.17～图3.19、图3.21）。

支持急性深静脉血栓形成诊断的其他超声表现如下。

（1）管腔增宽（与呼吸相关的直径变化除外）。

（2）低回声的异常腔内结构（但高于流动的血液回声），可能不均匀。

（3）无血管外原因（血管周围结构）导致的静脉引流障碍。

被完全压缩的静脉不可见，只有高分辨力的探头才能将静脉壁显示为肌肉组织内的线样回声。不完全压缩性表明血栓周围有流动的血液（附壁、漂浮）或血栓形成后部分再通、残余血栓或严重的管壁硬化阻止了完全压缩（图3.18、图3.19）。

通常是患者躺在检查床上进行超声检查。坐位或站立位可以增加小腿静脉血液量并改善检查效果。在小腿，新鲜血栓的存在改善了成像效果，因为低回声的扩张静脉比塌陷静脉或有正常血流的小的薄壁的静脉更清楚。对于下肢深静脉血栓，探头压迫阳性的结果对于其诊断特异性几乎是100%。阴性结果以可接受的准确度排除大腿和腘静脉血栓形成。即使额外使用彩色多普勒血流成像，膝下血栓形成的超声诊断仍然存在不确定性。如果超声表现模棱两可，且临床表现高度提示血栓形成（检查前可能性高），则应进行额外的诊断检查，包括静脉造影、D-二聚体检验或5天后超声复查。

不可完全压闭是诊断下肢深静脉血栓的充分必要条件。研究结果表明，彩色多普勒超声成像不能提高诊断深静脉血栓的准确性，单独使用（未结合压迫实验）时，因为膝下静脉血流缓慢或成像条件差可能导致假阳性结果。彩色多普勒超声仅用于诊断罕见的孤立性髂静脉血栓形成。在彩色多普勒模式下血流的评估可提高髂静脉血栓的诊断准确性，特别是对于肥胖患者，压迫操作很难进行。此外，彩色多普勒超声成像可以识别血栓周围或漂浮血栓周围的残余血流，也可以识别再通静脉，这些静脉通常管腔较小（图3.23）。

因此，仅在孤立性髂静脉血栓时，由于静脉后方缺乏足够的组织结构支撑难以进行有效压迫，以及静脉前方上覆结构的干扰，单靠探头压迫进行髂静脉血栓的超声诊断往往是不可靠的。相反，该诊断是基于频谱多普勒无血流或异常血流（与未受影响的一侧相比）或彩色多普勒模式下的彩色充盈缺损。

如果髂外静脉远端出现呼吸期相性减弱、血流速度比对侧慢的异常频谱多普勒，则应仔细检查髂静脉走行区。患者采用仰卧位，大腿稍微外展、外旋，以确保腹股沟韧带下方的静脉流出不受干扰。因为静脉走行在腹股沟韧带下方，平卧位大腿拉伸将压迫静脉，在这个部位获得的频谱多普勒呼吸期相性可减弱甚至消失。然而，即使是孤立性髂静脉血栓通常也累及整个髂外静脉（包括通过隐股交界和腹壁引流的静脉），血栓形成可以通过B型超声和腹股沟韧带上方探头加压超声来显示。这种腹股沟区间接血流动力学分析方法只会漏掉无血流阻塞性血栓（即从髂外延伸至髂总静脉的血栓或部分通畅髂静脉的附壁血栓）。

膝下的小管径血管与周围回声不均匀的肌肉组织结构间的界限不太清楚。不过，这一区域孤立性静脉血栓的诊断标准与大腿相同。

如果患者采用坐位或站立位进行检查，静脉会充盈得更好。急性血栓使得静脉管腔扩张比正常静脉更容易识别，不显影可解释为无急性血栓形成。请注意，这只适用于急性静脉血栓，而陈旧性血栓缩小，回声往往变得更高和不均匀，静脉管径回到其正常直径，因此，静脉和周围的肌肉组织难以区分（图3.20、图3.50～图3.52），这使得该方法在识别膝下陈旧性血栓方面的准确性较低。

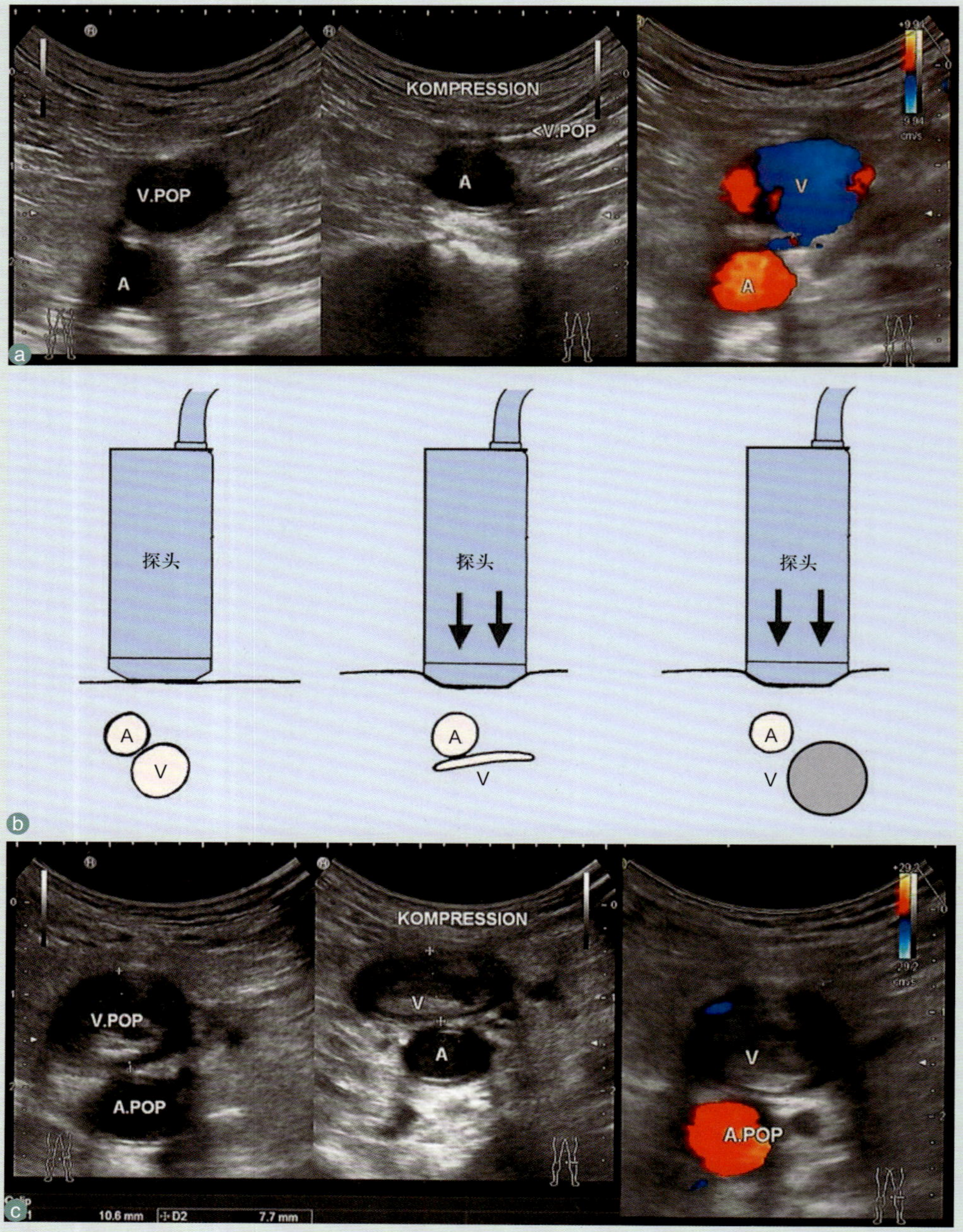

a.正常的腘静脉探头压迫超声图（探头放在腘窝）：静脉和动脉的直径相似，血管壁与周围的脂肪结缔组织边界清晰可见（左侧灰阶图像）。用探头压迫（右侧灰阶图像）导致腘静脉完全受压——管腔不可见，纤细的管壁与周围组织几乎没有区别。在彩色血流图像（右图）中，腘动脉血流以红色编码。在腘静脉中，主要血流方向以蓝色编码。在这些部位，汇入腘静脉的静脉属支也有部分血流逆向（红色代码）。b.探头压迫超声示意图。通畅的静脉是完全可以被压瘪的，探头加压时几乎消失（中图）。血栓形成的静脉受压时不被压瘪（右图），而部分血栓形成或部分再通的静脉可以被一定程度压瘪。存在新鲜血栓的大静脉在一定程度上也可以被压瘪，管腔通常比未受累的静脉或伴行的动脉宽，可以看到或多或少的高回声腔内结构（图3.25）。c.急性腘静脉血栓形成。新鲜血栓使静脉管腔明显扩张（最大为邻近动脉的2倍）。管腔的低回声清晰地区分了静脉和周围的脂肪结缔组织，探头压迫（右侧灰阶图像）导致血栓变扁。彩色血流图像（右图：低脉冲重复频率检测低速血流）显示除了一些残留的边缘血流（蓝色）外，腘静脉没有血流，这一发现对应于静脉造影中的“橡皮擦征”（Schäberle，2014）。V.POP：腘静脉；A：动脉；V：静脉；A.POP：腘动脉；＜V.POP：腘静脉受压。

图3.17

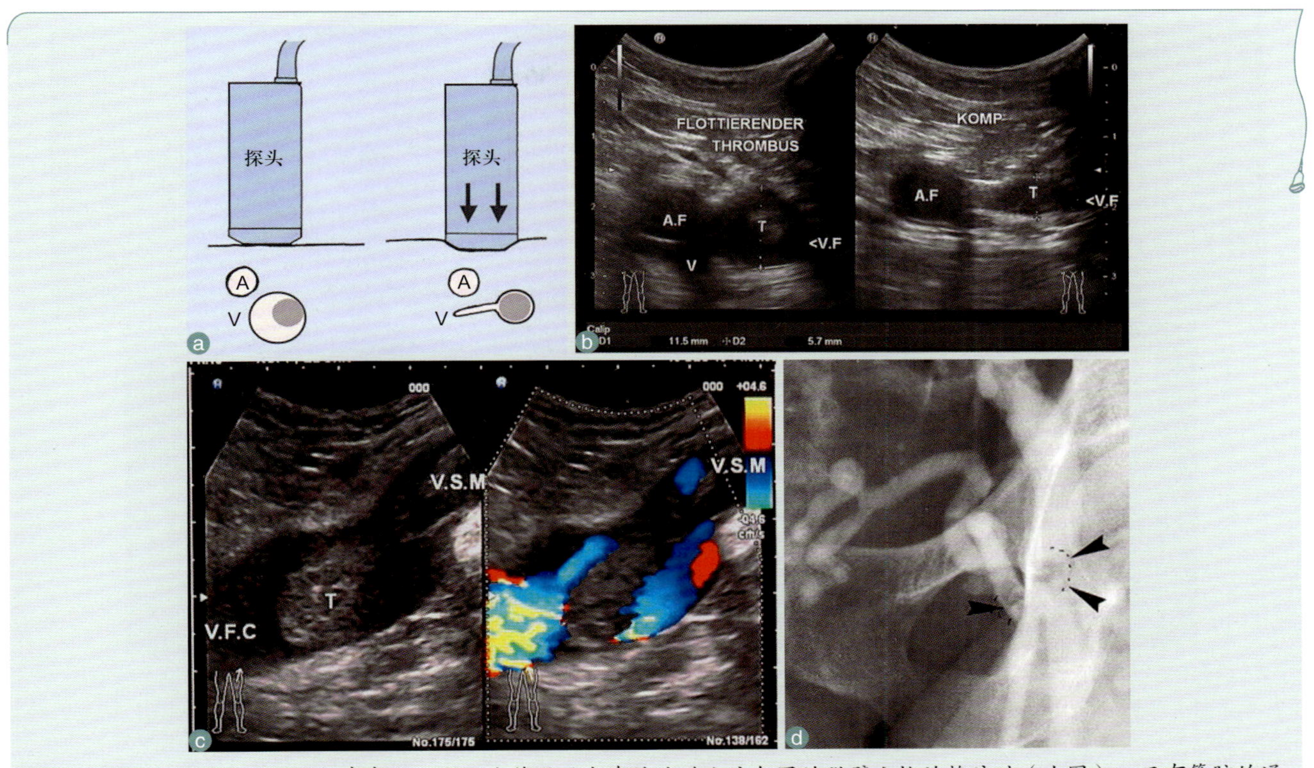

a.部分静脉血栓的探头压迫超声表现。当压力作用于含有被流动血液包围的附壁血栓的静脉时（右图），只有管腔的通畅部分是可压缩的。管腔内血栓的轮廓取决于其回声，而回声又取决于其成分。b.无压迫（左）和压迫（右）的股静脉B型超声图像。静脉的不完全可压缩性（是由管腔中的血栓引起的，与流动的血液相比，血栓具有更高的回声）。c.灰阶和彩色血流图显示漂浮血栓从大隐静脉延伸到股静脉，血栓阻碍了静脉的完全压缩。d.静脉造影证实血栓。V.F、V：静脉；T：血栓；V.S.M：大隐静脉；V.F.C：股静脉。

图3.18

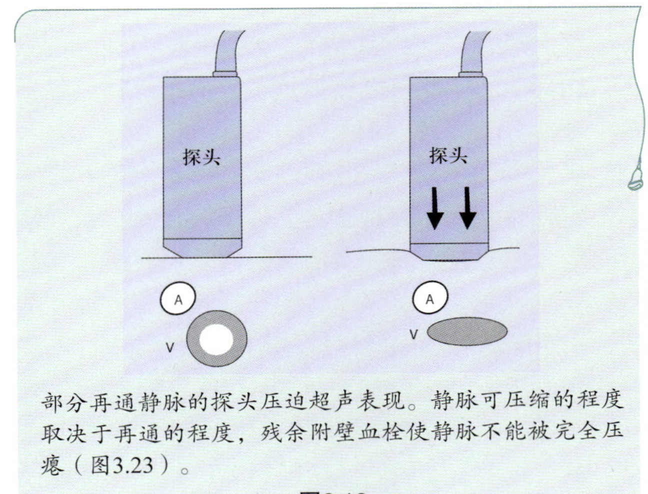

部分再通静脉的探头压迫超声表现。静脉可压缩的程度取决于再通的程度，残余附壁血栓使静脉不能被完全压瘪（图3.23）。

图3.19

20世纪80年代和90年代进行的许多不同设计的研究其结果也不同，与当时的“金标准”静脉造影相比，探头加压超声诊断的敏感性为88%～100%，特异性大于95%（表3.2）。荟萃分析（按血栓形成部位进行亚组分析）发现，股腘段的敏感性大于95%，膝下静脉的敏感性为85%～90%（Elias et al.，1987；Lensing et al.，1989；Krings et al.，1990；Atri et al.，1996；Habscheid，1990，1998；Schäberle，2010）。值得注意的是Habscheid和Elias等的研究，因为他们分别确定了诊断膝下和膝上静脉血栓的敏感性和特异性。Habscheid（1990）发现诊断膝下静脉血栓的敏感性为88%，而诊断膝上静脉血栓的敏感性为96%，两个区域的特异性均为99%。Elias等（1987）发现诊断膝下和膝上静脉血栓的敏感性分别为91%和98%。这些研究还揭示，静脉造影是一种很差的“金标准”，特别是在膝下静脉，该区域的静脉如腓静脉不显示时，是不能做出明确诊断的，要么提示血栓形成，要么是该方法的技术限制（不显影，图3.55、图3.56）。

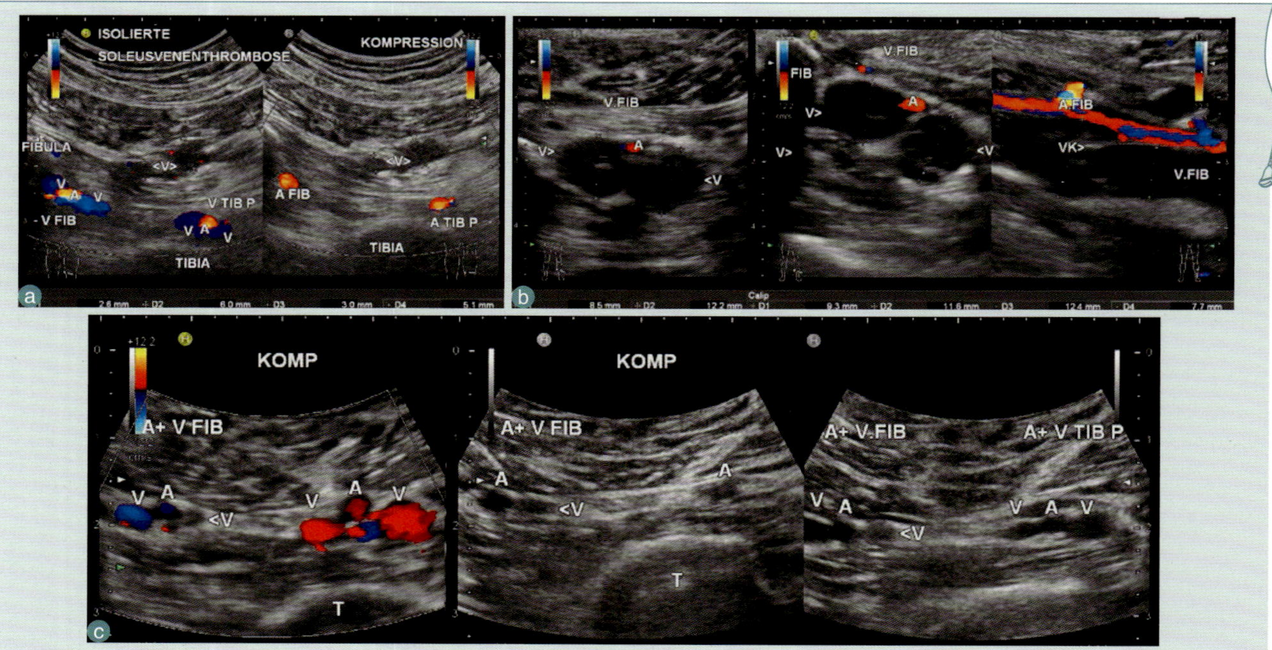

a.孤立性比目鱼肌静脉血栓，病变节段管径扩大，管腔内见低回声且不可压缩（右图）。胫后静脉和腓静脉通畅（左图）且可压闭（右图）。彩色多普勒超声成像可以帮助检查者通过伴行的动脉来识别小腿主要的静脉，血流的评估可以证实探头加压的超声诊断（图像示检查者在常规临床情况下所见）。b.本病例中，走行于同名动脉左右两侧的成对腓静脉的两个属支广泛扩张且不能被压瘪（中图，探头加压获得）。直径是动脉直径的2倍以上，与新鲜血栓形成相一致，腔内血栓性物质回声低且均匀。纵切面彩色血流图像（右）显示静脉中没有血流（图3.56），瓣尖有血栓形成。c.成对的腓静脉中一支孤立性血栓形成。探头（中图）加压时，血栓形成的属支不会被压瘪，彩色多普勒超声图像（左图）中该属支没有自发血流。管腔缩小，与周围肌肉组织分界不清（右图）是陈旧性血栓形成的征象。胫后静脉（中图）是可压瘪的，在探头远端（左图中的右侧部分）的小腿用手轻微挤压后有良好的彩色充盈（图3.51）。<V>：孤立性比目鱼肌静脉血栓；V TIB P：胫后静脉；V FIB：腓静脉；KOMP：探头压迫；V：静脉；A：动脉；VK>：瓣尖血栓。

图3.20　不同小腿静脉的探头加压超声表现

除了膝下的静脉主干（可以用同名动脉做标识来识别），腓肠肌和比目鱼肌的肌肉静脉也值得特别注意，它们是深静脉血栓的常见来源，尤其是在制动的患者中。随着年龄的增长，肌肉静脉扩张，血流淤滞很常见。其诊断标准与静脉主干血栓形成相同（扩张的、不可压缩的静脉，在肌肉内典型的部位被确定为管状结构），膝下肌肉静脉和股深静脉血栓很少通过静脉造影被发现。

静脉造影（见3.1.9部分）不仅在评估膝下静脉（如腓静脉和肌肉静脉）方面有局限性，而且在评估小腿浅静脉方面也有局限性，导致一些研究者放弃将静脉造影作为“金标准”。相反，他们确定未经治疗的患者（通常在3个月的随访中）血栓栓塞并发症的发生率，以此作为超声诊断性能的衡量标准。换言之，他们评估的是超声漏诊血栓的发生率，而不是与静脉造影结果相比较。对7项研究的荟萃分析发现，在全下肢探头加压超声检查阴性后，未接受抗凝治疗的4731例患者中，静脉血栓栓塞事件发生率为0.57%（0.25%～0.89%）（Johnson et al.，2010）。这些研究还揭示了门诊患者和住院患者（患病率较高）之间的差异。

在大多数患者中，股腘静脉血栓是由膝下静脉主干或肌肉静脉中的血栓向上延伸引起的。令人惊讶的是，一项包括3500多例疑似血栓形成患者在内的治疗性研究综述中，仅对髂外静脉远端（腹股沟韧带）至腘静脉远端的区域使用压迫超声进行连续评估，发现未经治疗的患者3个月血栓栓塞率仅为0.4%～2.6%。尽管该方案可能漏诊孤立性膝下血栓，但只要血栓无向心性蔓延趋势，其临床进程往往不复杂，多无需临床干预。因为只要血栓没有向上延伸，临床过程往往很简单。然而，各种推荐的诊断方法（图3.21）均为将漏诊的膝下静脉血栓向上延伸导致血栓栓塞并发症的风险降至最低（表3.3）（Bernardi et al.，1998；Cogo et al.，1998；Perrier et al.，1999；Wells et al.，1997）。具体而言，研究人员对超声检查阴性，但临床怀疑有血栓形成的患

表3.2　小腿深静脉血栓形成患者（以静脉造影为“金标准”）探头加压超声检查、超声和彩色多普勒超声诊断性能的研究

作者/年份	患者（n）	血栓（n）	敏感性（%）	特异性（%）
探头加压超声检查				
Appelman 等（1987）	112	52	96	97
Dauzat 等（1986）[a]	145	100	94	100
Elias 等（1987）[a]	430	303	98	95
Habscheid 等（1990）[b]	238	153	96	99
Hobson（1990）	209	–	99	100
Krings 等（1990）	182	–	95	97
Lensing 等（1989）[b]	220	66	99	100
Pederson（1991）	215	113	89	97
Herzog 等（1991）[b]	113	57	88	98
Langholz（1991）	64	25	76	88
探头加压超声检查：仅膝下静脉分析（血栓）[b]				
Habscheid（1990）	37	–	89	99
Elias 等（1987）	92	–	91	96
彩色多普勒超声				
De Valois 等（1990）	180	61	92	90
Comerota 等（1990）	103	44	96	93
Killewich 等（1989）[b]	47	38	92	92
Van Ramshorst 等（1991）	117	64	91	95
Schäberle（1991）[b、c]	125	56	97	98
Betzl（1990）	66	–	97	72
彩色多普勒超声				
Schindler 等（1990）	97	54	98	100
Grosser 等（1990）[b]	180	154	94	99
Van Ramshorst 等（1991）	117	64	91	95
Schönhofer（1992）	100	63	97	98
Miller 等（1996）	216	98	99	100
Fürst 等（1990）	102	39	95	99
Persson 等（1989）[b]	264	16	100	100
Rose 等（1990）[b]	69	32	79	88
Van Gemmeren 等（1991）	114	74	96	97
Langholz（1991）	116	65	100	94
Fobbe 等（1989）	103	58	96	97
Lensing 等（1989）	220	–	91	99
Krings 等（1990）	235	–	93	96
Schweizer 等（1993）使用超声造影剂	78	70	96	100

注：注意在所有病例检查中，膝下静脉均未包括在内。

[a] 探头加压超声检查，部分是多普勒超声辅助。

[b] 检查和分析包括膝下静脉。

[c] 探头加压超声检查作为一线超声诊断试验，可选超声作为辅助检查（主要用于评估髂静脉和解决膝下静脉检查结果不确定的问题）。

第3章

者进行以下补充诊断检查。

（1）1周后重复进行探头加压超声检查（Cogo et al.，1998）。

（2）再次超声检查前做D-二聚体检测进行危险分层（Bernardi et al.，1998）。

（3）有血栓相关风险但探头加压超声检查阴性的患者补充静脉造影（Perrier et al.，1999）。

（4）在最初探头加压超声检查结果为阴性的患者中重复进行探头加压超声检查，仅在根据临床标准血栓形成可能性高的患者中进行静脉造影（Wells et al.，1997）。

所有这些方法都是为了改善小腿探头加压超声诊断的不确定性（85%～90%敏感性）而提出的补充措施。最常用的包括敏感性高但特异性低的D-二聚体检测、1周后重复超声检查和高危患者静脉造影（表3.3）。基于试验和临床经验，可根据其危险因素、临床症状的严重程度及可能解释其症状的其他情况，将疑似静脉血栓形成的患者分为高概率组或低概率组。如果超声检查结果不确定，这种风险分层则将指导实施进一步的诊断检查。例如，高风险患者将接受静脉造影或D-二聚体检测，而低风险患者不再行进一步的诊断检查（图3.21）。

文献中提出的一些诊断方法相当复杂，对于一位经验丰富的检查者，尽管压迫超声在膝下静脉中存在局限性，但它仍能得出临床可接受的结果。在一项1265例患者的研究中，其治疗决策均基于下肢静脉完整的探头加压超声检查结果，有0.3%的检查结果阴性患者在3个月的随访中发生了血栓栓塞事件（Schellong et al.，2003）。另一项研究证实，超声检查阴性的患者（包括小腿静脉）发生深静脉血栓的风险较低，其中0.5%的患者出现血栓栓塞并发症（Elias et al.，2003）（详见3.1.9.1部分，图3.38）。

包括膝下静脉在内的超声诊断的准确性也被最近进行的大型队列研究所证实（Stevens et al.，2004；Subramaniam et al.，2005；Sevestre et al.，2009；Stevens et al.，2013），剩余失败率小于1%，处于95% *CI*的上限。然而，要注意的是，队列研究通常包括许多疾病预测可能性较低的患者。唯一一项有选择性地对具有高预测概率（n=167）患者的研究（Stevens et al.，2013）发现，在膝上和膝下静脉先前超声检查结果为阴性的患者中，3个月时血栓栓塞率较低，为0.6%（详见3.1.9.1部分）。

前述引用的Johnson等（2010）的荟萃分析数据量最大。该荟萃分析共包括7项研究，以单次探头加压超声检查阴性为诊断标准来排除深静脉血栓，共计纳入4731例下肢静脉探头加压超声检查阴性未接受抗凝治疗的患者，在3个月的随访中，该人群中临床出现明显静脉血栓栓塞的发生率仅为0.57%。

关于血栓结局的研究数据表明，静脉完全再通的患者比仅部分再通的患者复发的风险更低（1.3% *vs*. 23.3%）。在一组接受3个月抗凝治疗后仍有残

表3.3 根据图3.21a（Bounameaux，2002）中的方法，对临床怀疑下肢深静脉血栓形成的患者进行包括腘静脉在内的小腿近端静脉探头加压超声检查，并进行前瞻性治疗研究

研究	Cogo，1998	Bernardi，1998	Wells，1997	Perrier，1999
诊断性检查	rCUS	rCUS+DD	rCUS+PP	rCUS+DD+PP
诊断性方法（种）（图 3.21a）	1	2	4	3
病例数（例）	1702	946	593	474
血栓发生率（%）	24	28	16	24
PP	–	–	评分	经验
DD	–	是	–	是
CUS（%）	100	100	100	73
rCUS（%）	76	9	28	0
异常 rCUS（%）	0.9	5.7	1.8	–
静脉造影（%）	0	0	6	0.4
未治疗组 3 个月的血栓栓塞风险（%）	0.7	0.4	0.6	2.6

注：CUS：探头加压超声检查；rCUS：再次探头加压超声检查；DD：D-二聚体检测；PP：检查前的预测概率。

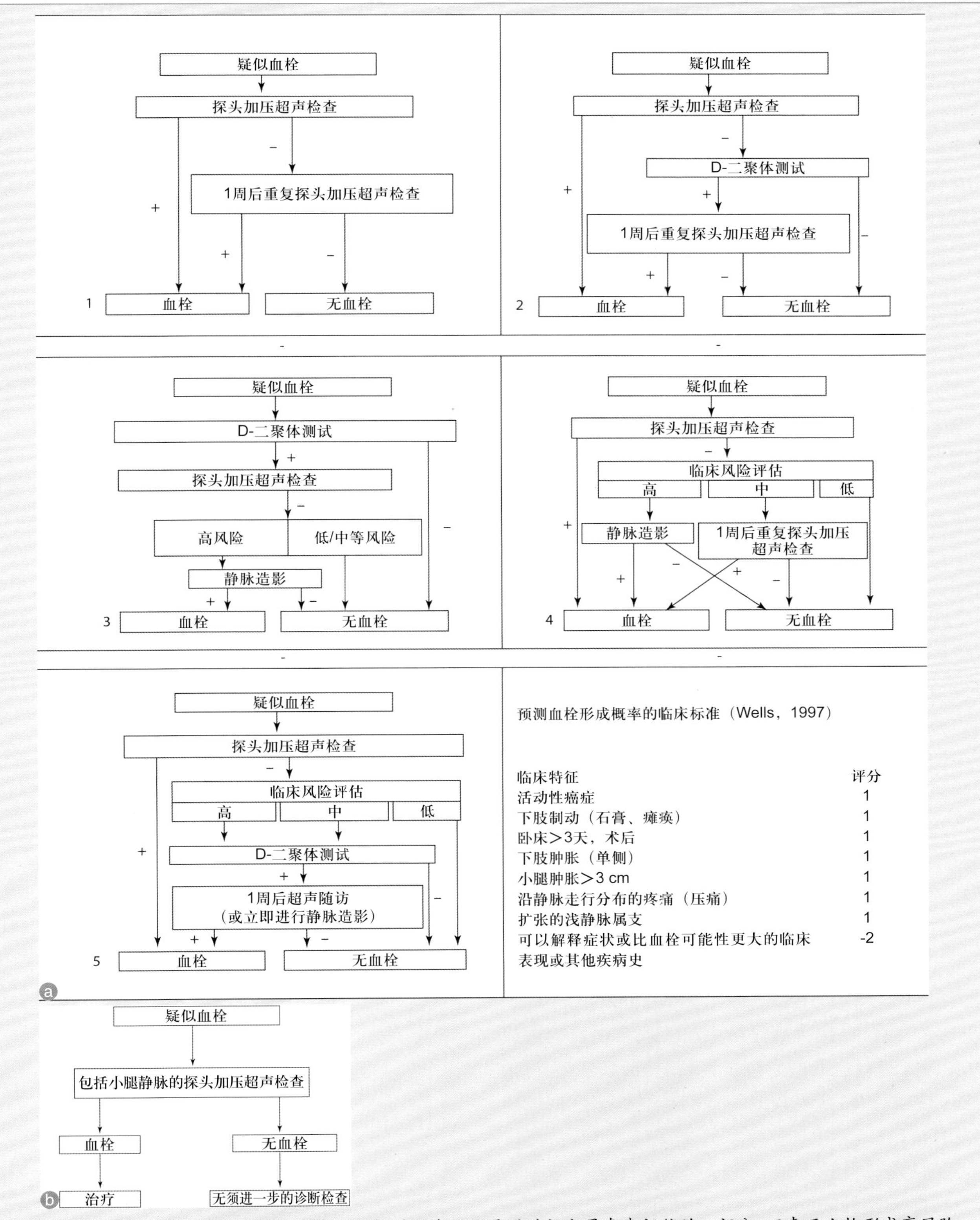

a.下肢深静脉血栓形成的诊断流程。深静脉血栓的临床风险是通过评分量表来评估的，评分＞2表示血栓形成高风险，评分为1或2表示中等风险。1～4：前瞻性研究中使用的方法，仅限于包括腘静脉在内的膝上静脉使用探头加压超声检查方法。5：膝上和膝下静脉探头加压超声检查方法和膝下静脉不能明确诊断患者的检查流程（W.Habscheid）。由经验丰富的检查者对小腿中等风险患者进行检查且检查结果阴性者，无须进行进一步的诊断检查（图3.38）。b.下肢深静脉血栓形成的诊断方法：以全下肢探头加压超声检查为唯一的诊断试验；超声检查阴性组3个月血栓形成率为0.3%（Schellong et al.，2003）。

图3.21

余血栓的180例患者（占总研究人数的69%）中，继续抗凝治疗的患者有19.3%发生了复发性血栓，而停止治疗的患者中有27.2%发生了复发性血栓（Siragusa et al.，2008）。在78例（31%）无残余血栓超声证据（完全再通）的患者中，只有1例发生了复发性血栓。这些结果表明，随访3个月和6个月的超声检查结果有助于确定哪些患者可能会从延长抗凝治疗中获益。

另一项采用连续超声随访的研究发现，无严重残余血栓者在6个月时，出现复发性血栓的累积发病率为38.8%，12个月时为58.1%，24个月时为69.3%，36个月时为73.8%（Prandoni et al.，2002，2009）。在该研究最初的313例患者中，58例复发性血栓形成患者中有41例出现严重的残余血栓（风险比为2.4，95% *CI*：1.3～4.4，*P*＝0.004；残余血栓形成患者与早期再通患者）。

这些发现表明，在有严重残余血栓超声证据的患者中，延长抗凝治疗可以降低复发性血栓的风险。

深静脉血栓后的再通具有个体差异，血栓后静脉可能不可压缩，因此探头加压超声检查在诊断复发性血栓方面特异性较低（假阳性结果）。有一些超声检查结果可提示血栓复发，一是部分再通静脉节段的近端（通过彩色多普勒超声显示血流）出现了明显扩张的、不可压缩的静脉节段（图3.26c）；另一超声诊断征象是中心血流缺损，提示血栓被血流包围（与静脉造影中的“橡皮擦征”类似），相反，原来血栓节段的血流恢复往往集中在中心，并且走行迂曲（图3.23），以前正常静脉段出现不可压缩几乎可以100%诊断复发性血栓，但需要仔细记录系列超声检查结果进行比较（Prandoni et al.，1993）。建议在抗凝治疗结束时（通常在血栓形成后6个月）进行全面的彩色多普勒超声评估，为将来的检查提供新的基线数据，特别是当临床证据怀疑复发时。

急性静脉血栓形成后完全再通的患者，至少有部分功能完整的瓣膜（基于超声检测反流），可以停止弹力袜压迫疗法（Ten Cate-Hoek et al.，2010）。

3.1.6.1.1 关于疑似深静脉血栓超声检查策略的争议

在临床怀疑下肢深静脉血栓形成患者的诊断评估中，北美主要使用不包括膝下静脉的简化检查方案。仅检查从腹股沟韧带到胫腓交界处的静脉区域的理论依据是低于此水平的静脉血栓发生肺栓塞的风险非常低（<3%），而且小腿静脉血栓后的改变几乎与临床无关。如果不包括小腿静脉，那么可以在两个具有代表性的部位进行探头加压超声检查评估（两点法），而不丢失相关信息，这两个点分别是：

（1）股静脉分叉（即从腹股沟韧带到股浅静脉和股深静脉汇合处的节段）；

（2）腘静脉（即从内收肌管到胫腓交界处，如图3.22所示）。

采用两点法的理由是，孤立性股静脉血栓形成极其罕见（Frederick et al.，1996；Pezzullo et al.，1996）。髂外静脉和股总静脉的交界处几乎总是参与下行血栓形成，而腘静脉则参与小腿静脉上行血栓形成。孤立性股浅静脉血栓形成实际上仅限于有重复静脉的个体（图3.58），在重复的股浅静脉，一支可能存在血栓形成，而另一支可能通畅（Cogo et al.，1998）。血栓性静脉炎是个例外，血栓通过Dodd穿静脉进入股静脉。

两点法的支持者主张在疑似下肢静脉血栓形成的超声检查中，如果不包括股浅静脉，则可减少30%～50%的检查时间。两项大型前瞻性随机研究（每项研究包括约1000名患者）证实，使用两点法（图3.22）超声检查加上D-二聚体检测的患者与接受全下肢静脉超声检查的患者相比，血栓栓塞的发生率并没有增高（Bernardi et al.，2008；Gibson et al.，2009）。在Bernardi等的研究中，全下肢静脉超声检查组的血栓并发症发生率为1.2%，两点法超声检查组为0.9%，在后一组中，如果初次超声检查为阴性，但D-二聚体检查为阳性，则在1周后超声复查。

在Gibson等（2009）的前瞻性研究中，连续入组的1002例疑似深静脉血栓患者接受了临床风险评估和D-二聚体检测。用这种方法排除了481例（48%）临床风险低、D-二聚体正常的患者（血栓栓塞并发症发生率为0.4%），其余患者随机接受完全探头加压超声检查或腹股沟和膝关节静脉的两点法快速超声检查。在257例接受两点法超声检查的患者中，23%的患者被证实存在深静脉血栓；在264例接受全面超声检查的患者中，38%的患者被证实存在深静脉血栓。随访期间血栓栓塞发生率前者为

2%，后者为1.2%。

虽然检测孤立性小腿静脉血栓仍然是两点法的一个问题，但由于遗漏的小腿静脉血栓而导致血栓栓塞并发症的风险似乎远低于预期。在上面引用的Gibson等（2009）的研究中，漏诊血栓的发生率为65%。然而，与包括小腿静脉在内的整个腿部探头加压超声检查的患者相比，仅观察到少量增加的血栓栓塞并发症（4例 *vs*. 2例或2% *vs*. 1.2%）。CALTHRO研究发现，未经治疗的孤立性小腿静脉血栓患者栓塞发生率较高（Palarti et al.，2010）。在这项研究中，431例接受超声检查者中，有15.3%小腿静脉血栓阳性。尽管未经治疗的小腿静脉血栓仅有3.1%进展到近端静脉主干（腘静脉），但小腿静脉血栓形成组3个月血栓栓塞并发症的发生率明显高于无小腿静脉血栓组（7.8% *vs*. 0.8%，$P=0.003$）。如果不包括2例1周后超声复查检测到上行性血栓的患者，两组间几乎没有显著性差异（4.7% *vs*. 0.8%，$P=0.049$）。

荟萃分析的作者（Righini et al.，2005）发现完整的近端和远端超声检查与仅限于近端静脉的检查相比具有良好的安全性，3个月血栓栓塞率（0.6% *vs*. 0.4%）的综合评估结果相似。然而，他们还发现在接受全腿静脉超声检查的患者中小腿静脉血栓占50%，结论是寻找远端深静脉血栓可能使抗凝治疗的患者数量增加一倍，并可能导致过度治疗。

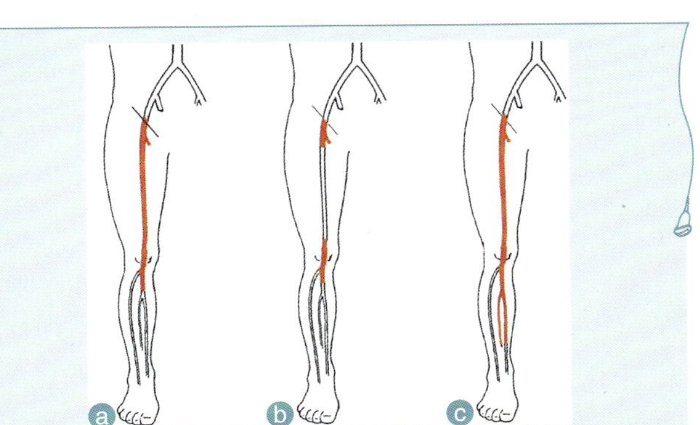

a.使用标准方法从腹股沟韧带到腘静脉远端的探头加压超声检查（图3.21），该方法的理论基础是认为小腿静脉血栓很少导致血栓栓塞并发症。b.对股静脉（从腹股沟韧带到股深静脉入口正下方）和腘静脉简化的超声检查法（两点法）。这种方法的理论基础认为股浅静脉的孤立性血栓罕见，因此不被包括在检查中。c.从腹股沟韧带到小腿静脉远端的探头加压超声检查法（全腿法）。初步检查不需要纳入胫前静脉（除了有小腿前室损伤的患者），因为还没有孤立性胫前静脉血栓形成的病例报告。

图3.22 应用探头加压超声检查对疑似下肢深静脉血栓形成患者的诊断评估。关于检查应该包括的静脉段尚没有一致意见

关于孤立性小腿静脉血栓的临床诊断及治疗的争议一直存在。其血栓栓塞并发症和晚期瓣膜损害的风险很低（Moser et al.，1981）。此外，有经验的医师表明，许多小腿静脉血栓患者永远不会出现症状。仅一项患者样本量较小的研究显示，未经长期抗凝治疗的小腿静脉血栓患者其血栓栓塞并发症的发生率显著增加（Lagerstedt et al.，1985）。其他学者的研究也已证明，在大约20%的未经治疗的患者中，孤立性小腿静脉血栓将进展到腘静脉近端，并进一步向近端发展（Kakkar et al.，1969；Langerstedt，1985；Cornus et al.，1999；Gottlieb et al.，2003）。

关于肌肉静脉血栓的意义，目前还缺乏科学依据，但在临床上，我们经常遇到由孤立性比目鱼肌静脉血栓形成引起的腘静脉血栓。这在老年人中尤其常见，他们的静脉往往扩张。比目鱼肌静脉引流至胫后静脉及腓静脉，约16%的患者可见血栓延伸至小腿静脉主干。腓肠肌静脉引流至腘静脉，仅3%的病例在2周内延伸至腘静脉。因此，短期抗凝治疗是合理的。由于扩张的充满血栓的静脉会有压痛，患者可以在探头加压超声检查过程中引导检查者到病灶处。扩张的小腿静脉比正常或塌陷的静脉更容易识别（图3.17、图3.19）。

总之，虽然孤立性小腿静脉血栓很少导致血栓栓塞并发症，但及时抗凝治疗可预防其向近端进展。在德国，疑似深静脉血栓患者的探头加压超声检查通常包含小腿静脉。评估小腿静脉额外需要的时间很少，虽然超声检查膝下静脉不太可靠，但也被提倡。尽管检查前血栓的可能性很高，但由于该区域超声成像条件很差，超声检查结果可能为阴性。在这种情况下，根据前述流程之一继续，可以将未检测到的小腿静脉血栓向近端延伸导致血栓栓塞并发症的风险降到最低（图3.21），对于超声检查结果不确定者按照没有对小腿静脉进行事先检查一样处理。最实用的方法是在1周后进行D-二聚体检测或重复超声检查。

在检查中包括小腿静脉的另一个优点是超声还可以评估软组织和识别腘窝囊肿破裂（图3.90），其临床表现与深静脉血栓有惊人的相似之处。其他可以通过超声识别的情况包括血肿、创伤后肌筋膜室积液和脓肿。

3.1.6.1.2 无症状下肢的额外检查

在一条腿诊断为下肢深静脉血栓形成时，对另一条无症状下肢静脉的检查也存在分歧。过去，血栓的诊断主要依靠静脉造影，由于其为暴露于射线且使用造影剂的侵入性检查，所以对无症状下肢不再进行额外检查。即使探头加压超声代替静脉造影术后，这一方案仍继续采用。关于是否检查对侧下肢的争论是由无症状下肢血栓发生率相互矛盾的证据引起的（Scheiman et al.，1995；Strotham et al.，1995）。发表的文献报道的发病率范围从<1%（Cronan，1996，1997；Naidich et al.，1996；Sheiman et al.，1995）到>20%，但这种高发病率多见于肿瘤性血栓患者或完全制动患者。大多数对侧病变累及小腿静脉，血栓栓塞的风险较低。由于系统性抗凝是针对有症状的下肢静脉血栓而启动的，因此对侧下肢出现的任何血栓也将同时得到治疗。如果超声排除了有症状的下肢血栓，那么在另一侧下肢发现血栓的可能性<0.5%。这些患者应进行静脉造影，因为探头加压超声检查诊断小腿静脉血栓的高准确性仅限于有症状者，当无症状时，敏感性下降到60%以下。

总之，虽然无症状下肢静脉血栓的低发生率似乎不足以证明对其进行常规检查是合理的，但应对肿瘤性血栓患者和长时间完全制动患者的无症状侧下肢进行检查。

对于临床怀疑为双侧深静脉血栓的患者，仔细评估其临床症状对于排除其他更常见的引起双下肢疾病（淋巴源性或心源性）的病因至关重要。对于有深静脉血栓危险因素（副肿瘤、制动、凝血障碍）的患者，应进行双侧检查。

3.1.6.1.3 肺栓塞

肺栓塞有时是CT扫描偶然发现的（特别是ICU的制动患者），或者先前没有任何深静脉血栓迹象，出现严重的或非常突然的症状。以往通过双侧下肢静脉造影检查以确定肺栓塞患者潜在的病因，但以往的研究结果表明，即使是双侧下肢静脉造影也有1/3的患者无法检测到血栓（Cronan，1993；Smith et al.，1994；Stein et al.，1993）。由于这些疑似下肢静脉血栓的患者是无症状的，因此目前尚不清楚探头加压超声检查在这种情况下，是否会提供帮助，因为在没有临床症状的情况下其诊断的敏感性很低（<60%～70%）。假如存在髂静脉血栓，肺栓塞的抗凝治疗对髂静脉血栓也有治疗作用。虽然需要进行大量的超声检查来检测肺栓塞患者群体中的髂静脉或下肢静脉血栓（尽管这是最有可能导致肺栓塞的原因），但作者仍然建议使用探头加压超声检查双侧下肢静脉来确定这些患者血栓的部位。根据检查所见，可能需要进行额外的压迫治疗，原因之一是防止发生血栓后综合征。彩色多普勒超声成像检测到漂浮血栓可能会影响治疗方案，尽管这种情况下是否采取制动是有争议的。

在临床怀疑肺栓塞时，超声或下肢静脉造影检测深静脉血栓的不良表现也表明这种情况下，超声或下肢静脉造影不能代替CT排除肺栓塞（Killewich et al.，1993；Sheiman et al.，1999）。螺旋CT增强扫描是排除肺栓塞的首选方法。然而，对于有肺栓塞和下肢深静脉血栓形成临床症状和体征的患者，以及已经通过探头加压超声检查证实有下肢静脉血栓和已经启动抗凝治疗的患者，是否有必要进行CT扫描以确认和评估，仍是一个悬而未决的问题，其必要性取决于肺栓塞的临床严重程度（Rosen et al.，1996；Goodman et al.，1996）。

在对深静脉血栓患者进行探头加压超声检查时，必须认真考虑意外诱发肺栓塞的风险，检查者需在血栓近端轻轻地进行压迫，尤其在检查漂浮血栓时。许多在评估静脉血栓方面具长期经验的检查者（Perlin et al.，1992；Schroeder et al.，1992）可能在进行探头加压超声检查时见证了（幸运的是非常罕见）肺栓塞的发生。甚至还有一些个案报道的确记录了血栓从其近端迁移（图3.80）。在所有已发表的报道中，探头加压超声检查诱发的肺栓塞是无症状的。探头加压后（小）肺栓塞的真实发生率很难估计，在超过50%的病例中，血栓延伸至膝关节以上与自发性、临床上无关紧要和无症状肺栓塞有关（Cronan et al.，1993）。

胸部超声诊断肺栓塞，包括周围小病变的准确性>90%（Mathis et al.，2005）。超声检查通过识别胸膜附近的病变来检测周围型肺栓塞，但对于无临床症状的深静脉血栓患者来说，对复发性栓塞或死亡并无预测价值，因此常规胸部超声（Egbring et al.，2007）或其他诊断肺栓塞的检查在这种情况下是不必要的。

3.1.6.1.4　探头加压超声检查的补充诊断试验

对于超声检查结果不确定的患者，D-二聚体检测的价值有限。该检测的特异性非常低（约50%），在其他凝血功能被激活的情况下，如手术、出血、败血症、创伤、妊娠和炎症，D-二聚体水平也会升高。D-二聚体检测在广泛的血栓形成中的敏感性非常高（约95%），但在孤立小腿静脉血栓形成中敏感性可能低至65%（取决于所用的检验方法），这种情况也较难通过超声检测（Jennersjo et al.，2005）。

静脉造影仍然被用作“金标准”，但其在小腿的表现较差，有几个原因：腓静脉不显影可能是由于血栓或技术限制，在10%～20%的病例中，所有感兴趣静脉段显影失败。评估肌肉静脉血栓耗时且不一定可行。

由于这些原因，静脉造影不能充分评价小腿所有相关静脉段的患者应进行超声检查（图3.55、图3.56）。重复静脉中的血栓也可能无法通过静脉造影检测到（图3.57、图3.58）。

虽然研究表明彩色多普勒超声在诊断下肢急性深静脉血栓方面不如探头加压超声检查，但它有助于评估血管再通和识别被血流包围的血栓（图3.23）或漂浮血栓。如果新鲜血栓部分被流动的血液包围，彩色多普勒超声成像可检测到沿静脉壁（血栓和静脉壁之间）的血流信号。这与早期再通不同，早期再通的特征是局限于静脉中心或走行迂曲的血流（图3.23）。

彩色多普勒超声对下肢急性深静脉血栓的辅助

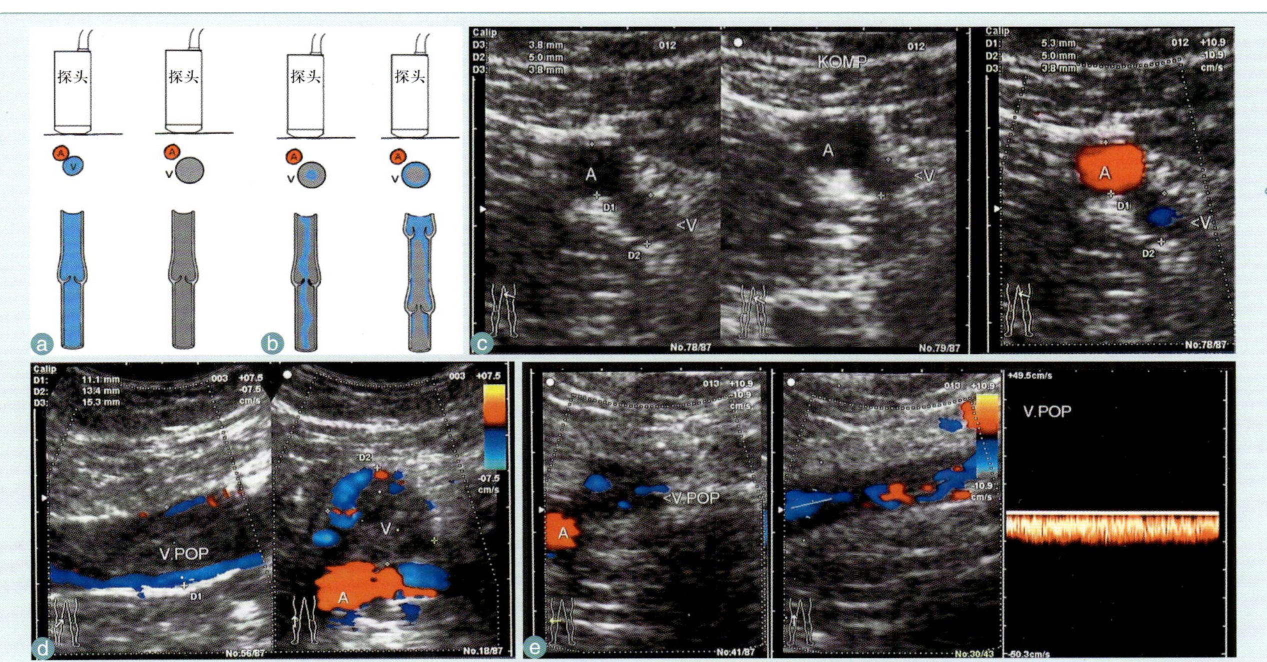

a.与探头加压超声相比，彩色多普勒超声成像并不能显著提高诊断准确性，也不能提供排除血栓形成（左图）或检测血栓闭塞（右图）的额外信息（图3.17）。b.彩色多普勒超声显像在检测再通和估计其程度（左图）方面具优势，因为可显示自发性的或增强的血流（如Valsalva动作）；通过探测血栓周围血流（同样可能需要一个诱发动作），在识别非阻塞性附壁血栓或漂浮血栓方面具有优势，必须调整参数设置以检测低速血流（低脉冲重复频率）。c.急性下肢深静脉血栓6个月后行超声检查：左侧图像（未加压），与周围肌肉及结缔组织相比，股静脉萎缩的管腔轮廓不如动脉管腔清晰。第二幅图像为探头加压时，显示静脉不能被完全压闭（图3.19），直径从5 mm减少到3.8 mm（标尺）。彩色多普勒超声图像（右）显示该患者静脉可压缩性差的原因（图b）：股浅静脉中心仅有一细束状蓝色血流。较细的再通通道表明残余血栓负荷较高，残余血栓负荷可根据在有或无加压下测量的静脉直径计算得出：残余静脉血栓负荷＝3.8 mm/5 mm×100%＝76%（更多详细信息见图3.24b）。d.部分被血流包绕的腘静脉血栓纵切面（左图）和横切面（右图）。急性血栓形成的所有特征是低回声、静脉明显扩张、血管与周围结缔组织界限清楚及边缘血流。这些特征将该例与部分再通的陈旧性血栓（对应于静脉造影中的“橡皮擦征”）相鉴别。e.开始再通的腘静脉血栓（发病6周后）横切面（左图）和纵切面（中图）视图：静脉管腔中心有血流信号（也出现迂曲的血流和多个再通通道）。该段的多普勒频谱波形反映由于大量残余血栓而导致的血流阻塞：血流缓慢，呼吸期相性消失。A：股动脉；V：股浅静脉；V.POP：腘静脉；<V：静脉；RVT：残余静脉血栓。

图3.23　彩色多普勒超声成像对深静脉血栓的诊断作用

诊断信息总结如下。

（1）检测靠近管壁的残余血流。

（2）识别侧支血管。

（3）评估髂静脉。

（4）显示再通。

（5）直接显示通畅的小腿静脉。

髂静脉可压缩性的检测并不总是可靠的（后方无有效支撑、肥胖），可以使用彩色多普勒超声来评估血流：无血流信号（彩色多普勒血流成像和频谱多普勒分析）表明髂静脉血栓形成，相反，彩色多普勒超声显示血流信号且多普勒频谱波形具有正常呼吸期相性，尽管其不可压缩，但血流通畅。

如果彩色多普勒超声成像难以区分小腿静脉主干和周围肌肉组织，检查者可以尝试沿伴行动脉检测自发或增强的静脉血流。通过按压检查点以下的腿部来增加静脉血流量，在血栓长期存在的患者中（深静脉和浅静脉扩张，有自发血流信号）可检测到侧支循环。侧支循环的存在是鉴别陈旧、新鲜及复发血栓的另一个标准（图3.51、图3.53）。

用超声检测所有相关静脉的通畅性很耗时，且不利于作者所提倡的超声检查的广泛应用。因此所有的超声检查室均应建立标准化、高效的急性深静脉血栓（DVT）疑似患者诊断管理流程。对疑似急性深静脉血栓患者进行诊断。采用探头加压超声检查可以在10～15分钟内完成双下肢静脉检查。

总之，探头加压超声检查和彩色多普勒超声（补充）在可疑下肢深静脉血栓患者诊断检查中的适应证可总结如下。

（1）灰阶超声/探头加压超声检查的适应证。

1）血栓评估（排除、确诊、范围、栓龄）的定位和鉴别（静脉主干、肌肉静脉）。

2）血栓性静脉炎（程度，血栓是否延伸至主要深静脉）。

3）随访（自发溶栓、溶栓治疗、取栓）。

4）鉴别诊断：血管周围结构压迫静脉的鉴别（腘窝囊肿、软组织肿瘤、血肿、脓肿、管壁肿瘤）。

（2）彩色多普勒超声检查适应证。

1）血栓形成后的随访（自发或溶栓治疗再通）。

2）髂静脉血栓。

3）漂浮血栓。

4）慢性静脉功能不全/血栓后综合征（下肢深静脉瓣膜功能不全：反流严重程度、范围、再通程度）。

5）静脉曲张（范围、反流严重程度、静脉主干继发功能不全；术前评估：确定功能不全静脉节段的上下点，确定功能不全的穿静脉）。

6）旁路术前的静脉检测（隐静脉是否适合做静脉旁路移植物）。

7）静脉瘤（大小；形态：“梭形”“囊状”；腔内血栓形成）。

■ 频谱波形表现

静脉回流受阻（血栓，外部压迫）导致梗阻远端血管内压力升高，超声显示血流减慢（图3.24a）。

与闭塞、压迫或持续血栓后梗阻相关的静脉血流阻力增加消除了引流静脉的呼吸相性（由腹内压变化引起）。这种损失反映在多普勒频谱波形中，表现为阻塞段远端静脉流速恒定且降低，与另一条腿比较是最好的评价方法（图3.24a）。以下多普勒频谱波形表现提示静脉阻塞（图3.24a、图3.44、图3.46和图3.49）。

（1）静脉血栓闭塞，无血流。

（2）由于近端血栓或周围结构压迫导致静脉呼吸期相性降低或消失，流速降低。

（3）在部分血栓形成或受压的血管段，或包绕血栓的流动血流信号，不随呼吸波动，可能是高频的（鉴别诊断：来自侧支静脉的血流信号不受呼吸的影响）。

（4）当取样点近端或远端血栓形成或血流阻塞时，血流增加幅度（挤压和松开）降低。

3.1.6.1.5 *血栓栓龄*

最初希望通过超声形态学标准确定血栓栓龄，并利用这些信息做出更好的治疗决策（手术、溶栓、抗凝）的希望落空。不过，有可能将新近形成的血栓与非常陈旧的血栓区分开来（图3.25、表3.4），可根据血栓的不均匀性和回声的增加，以及静脉直径的缩小（图3.26、图3.50）做出鉴别。总的来说，血栓形成过程存在着广泛的个体差异，并且这些标准对于治疗决策来说不够可靠。这一点尤其适用于临床相关的血栓识别，这些血栓仍然可以采取再通措施，即血栓不超过1周。尽管如此，超声形态学标准有助于个别病例的治疗决策。例如，在明

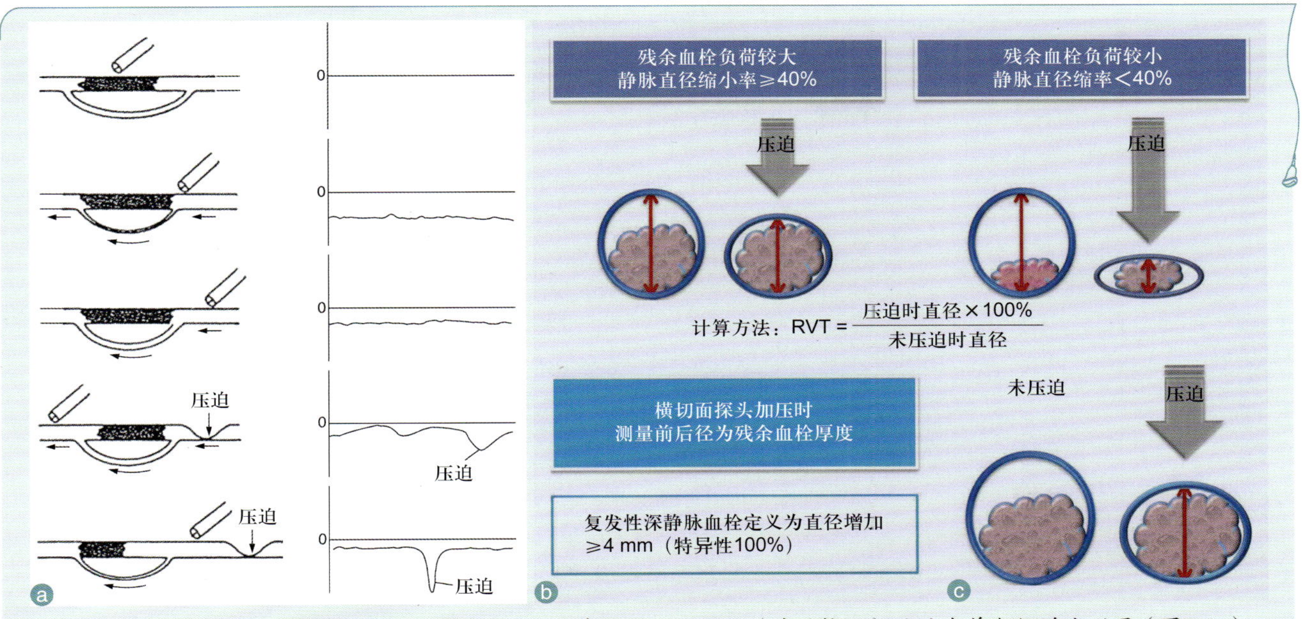

a.相对于静脉血栓血流阻塞部位不同取样位点获得的有或无血流增强（手动挤压）时的多普勒频谱波形图（图3.44）。b、c.深静脉血栓后残余血栓负荷的量化评价。b.计算RVT百分比（Siragusa et al.，2011）。左图示残余血栓负荷较大（静脉直径压缩≥40%；图3.23c），右图示残余血栓负荷较小（静脉直径压缩小于40%）。c.探头加压前后测量静脉前后径，计算残余血栓厚度（Prandoni et al.，2002，2004），复发性深静脉血栓定义为直径增加≥4 mm。

图3.24

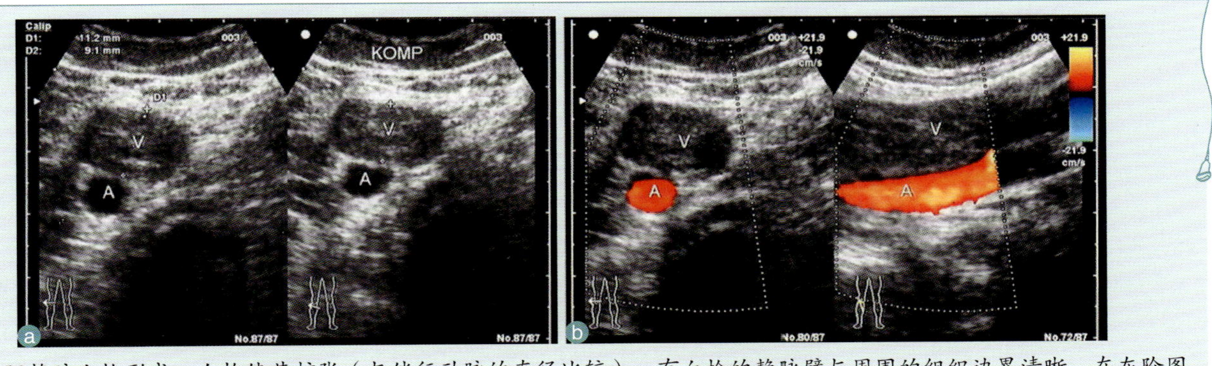

a.急性腘静脉血栓形成，血栓使其扩张（与伴行动脉的直径比较）。有血栓的静脉壁与周围的组织边界清晰，在灰阶图像中，血栓显示为腔内均匀的低回声。右图示探头加压软血凝块仍具一定的可压缩性（直径从11 mm减小到9 mm）。b.彩色多普勒超声成像（左图横切面，右图纵切面）静脉未见自发或增强血流，提示血栓闭塞。A：动脉；V：静脉。

图3.25

显扩张静脉中的均匀低回声血栓，与血管壁间边界清晰，部分被血流包绕，更有可能对溶栓治疗产生反应，并迅速再通。

陈旧性血栓的特征是静脉管腔进行性狭窄且与管壁分界不清（图3.26a、表3.4）。与周围肌肉组织分界不清和血栓回声增加，导致超声诊断陈旧性血栓的准确性较低，特别是在小腿。在急性期之后，早期再通可以通过彩色多普勒血流成像来证实。当再通的管腔很小时，即使将检查参数设置为检测低速血流的条件也无法检测到自发血流，在血流增强（挤压小腿、Valsalva动作）后可检测出稀疏而缓慢的静脉血流。无论是灰阶超声还是彩色多普勒超声成像（评估反流的严重程度）都可以评估静脉回流，而静脉回流可能会因再通不佳或血栓后改变而受损。检查结果可能从静脉完全再通超声表现正常，到持续性血栓闭塞、管腔狭窄，大小不等的残余血栓、管壁硬化和粘连。

如果超声检查不仅显示了血栓后变化，还显示了新近阻塞的静脉段（低回声血栓和相对于伴行动脉的静脉扩张），这是血栓复发的迹象（图

表3.4 超声诊断深静脉血栓形成和判断血栓栓龄的表现

血栓出现/血栓栓龄	超声发现
正常静脉（无血栓）	静脉可被完全压闭； 壁薄； 呼吸、Valsalva 动作和远端挤压引起双侧相同的血流变化； 瓣膜功能试验无反流引出（说明瓣膜充分闭合）
急性血栓（＜8天）	静脉不可被压闭； 静脉直径至少为伴行动脉直径的两倍； 血栓被血流包绕或存在自由漂浮血栓，血流信号靠近管壁； 血栓趋于均匀的低回声； 血管壁轮廓清晰，部分呈低回声晕； 彩色多普勒超声成像未探及侧支
陈旧性血栓（＞2 ~ 3周）	完全阻塞： – 静脉不可被压闭； – 直径小于伴行动脉的两倍； – 没有血流信号，血栓回声往往变高不均匀； – 血管壁轮廓不清晰，可能存在高回声晕。 部分阻塞： – 静脉可被部分压缩； – 直径与伴行动脉内径相当； – 边缘和中心再通的迹象； – 侧支开始形成
血栓后病变	持续阻塞： – 静脉管腔缩小（相同或小于伴行动脉内径）； – 血管壁与周围软组织界限不清； – 侧支血管充分。 部分性再通： – 静脉中心迂曲血流； – 血流呼吸期相性减弱或消失； – 短的残余闭塞； – 血管壁硬化、增厚、僵硬；不被完全压闭。 再通： – 血流信号充满管腔； – 管壁硬化节段与正常节段交替； – 使用 Valsalva 动作或瓣膜功能测试识别功能不全的瓣膜（挤压和松开）； – 管径可变，节段性增宽和变窄

3.26c），特别是当血栓近端被血流包围时。相反，彩色多普勒超声显示血栓中心出现血流信号意味着较陈旧血栓开始再通。血栓被血流包绕或者管腔狭窄的再通静脉内残余血栓，导致静脉回流受损，这可通过多普勒频谱波形中呼吸期相性消失来确定（图3.23、图3.28）。

3.1.6.1.6 *复发血栓*

在未经选择的患者群体中，首次发生深静脉血栓完成治疗后，1年后复发风险为13%，5年后复发风险为23%，10年后复发风险为30%（White，2012）。在另一项研究中，50%的患者在1年后有残余血栓（Piovella et al.，2002）。

尽管静脉血栓形成后有一些特征性表现，包括受累静脉管腔持续闭塞和缩小、部分再通不规则和迂曲走行的血流，或残余血栓与血管周围组织的界限模糊，但并不能总是有把握地与急性复发性深静脉血栓鉴别。为了提高鉴别诊断准确性，最好是在抗凝治疗结束后，获得残余血栓的详细情况，以便在未来血栓复发时作为基线资料。探头加压超声检查显示血栓复发的标准包括先前正常节段不可压缩和血栓负荷显著增加（Piovella et al.，2002；Prandoni et al.，2002；Siragusa et al.，2011）。

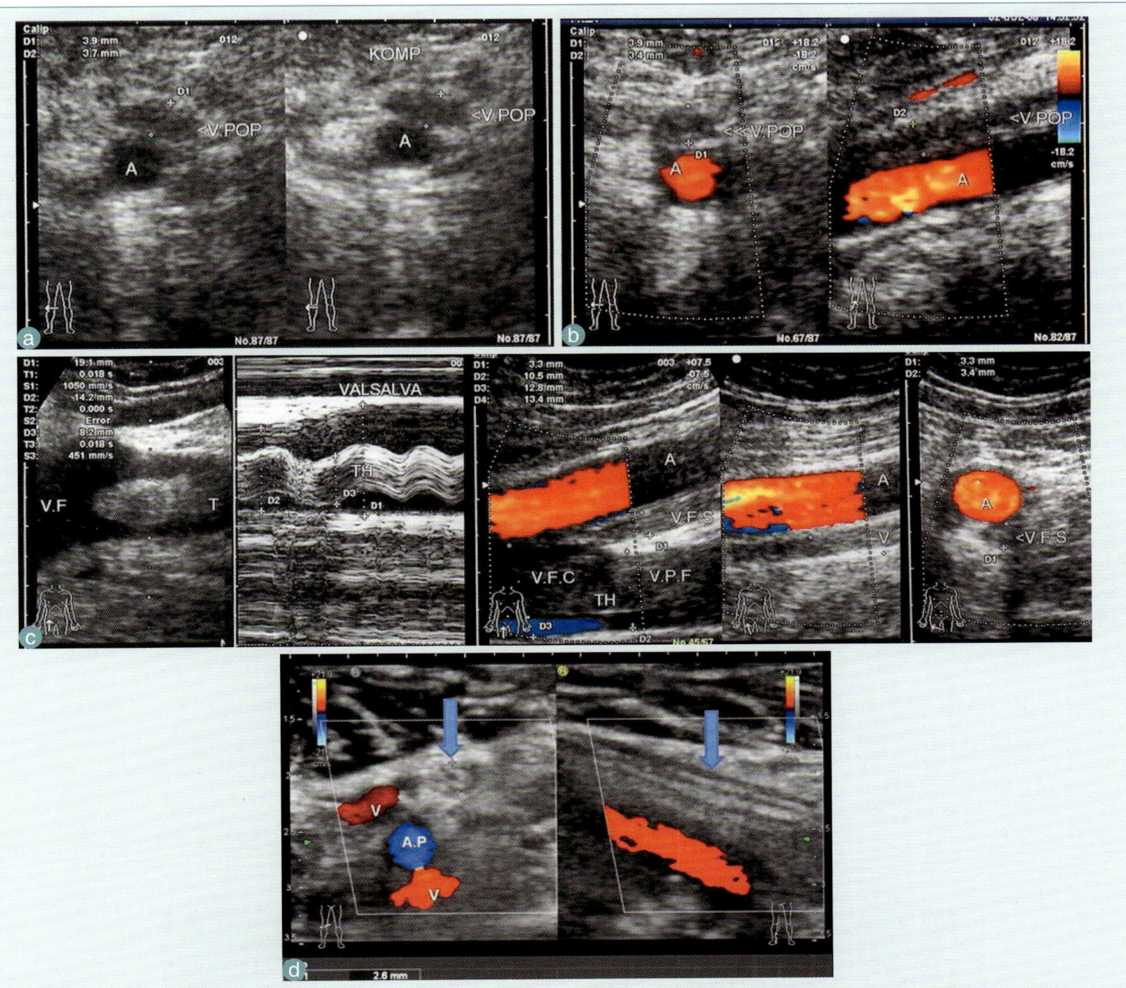

a.陈旧性腘静脉血栓（>3个月）。无压迫（左）和有压迫（右）时的静脉横切面。形成血栓的腘静脉管壁模糊不清，很难与周围组织相区分。静脉直径变小（小于伴行动脉）。在这一阶段（成纤维细胞浸润后），血栓不能被探头压闭（无压迫和压迫时管径分别为3.9 mm和3.7 mm）。b.横切面（左）和纵切面（右）彩色多普勒超声成像无法显示腘静脉血流，证实血栓闭塞。纵切面上管壁模糊、与周围组织界限不清显示得更明显。红色血流指伴随腘动脉的血流。c.深静脉血栓形成1年后，腿部出现复发性轻度肿胀。彩色血流图像显示股浅静脉持续完全闭塞（彩色多普勒血流成像显示静脉纤细、管壁回声增高且分界不清）。第一幅彩色血流图像显示一新鲜的附壁血栓从原陈旧性血栓延伸到股总静脉和股深静脉。附壁血栓部分回声低，附着于前壁，血流在其后方（蓝色）。它与管壁间界限清楚，并引起静脉明显扩张，灰阶图像（最左边图像）显示漂浮的部分（长度为3 cm），其旁边的时间–运动扫描图像显示漂浮血栓在扩张的静脉内活动度大（Valsalva动作时）。有发生肺栓塞的风险，应及时恢复抗凝治疗。d.有陈旧性血栓的静脉必须与平行于血管的神经束（如沿腘静脉的胫神经）相鉴别。用高分辨力探头获得的纵向图像通常可识别索状的神经纤维束（箭头），从而将神经与具有陈旧性血栓的静脉区分开来。V.POP：腘静脉；V：静脉；A：动脉；V.F.C：股总静脉；V.P.F：股深静脉；V.F.S：股浅静脉；TH：血栓；A.P：腘动脉。

图3.26

Prandoni等（2002）报道了近端深静脉复发性血栓诊断的敏感性可达99%。

尽管如此，在30%的病例中，探头加压超声可能不能可靠地诊断复发性深静脉血栓（Tan et al.，2010），血栓事件后的残余血栓负荷有时很难定义和量化。此外，研究人员在如何定义复发性深静脉血栓或测量残余血栓方面存在差异。一些研究人员将残余血栓厚度作为静脉前后径（mm）（Prandoni et al.，2002），另一些研究人员分别在探头加压和不加压时测量静脉直径并计算血栓负荷百分比（Siragusa et al.，2011；图3.23c、图3.24b）。如果超声检查结果不确定，可以采用与诊断初发深静脉血栓相同的策略——补充D-二聚体检测并根据Wells量表进行临床风险评估（图3.21）或重复超声检查和D-二聚体检测。

鉴别陈旧性残余深静脉血栓和急性复发的另一

种方法是磁共振直接血栓成像（Westerbeek et al., 2008）。

※ 3.1.6.2 慢性静脉功能不全

虽然血栓可以单独通过B型超声成像来评估，但多普勒超声对于慢性静脉功能不全患者静脉回流障碍严重程度的血流动力学评估是必要的。高分辨力探头通过未闭管腔管壁回声增加和增厚来提示静脉壁硬化，并检出被硬化损坏和固定的瓣膜。然而，单独B型超声成像不足以评估血栓形成后的患者，因为在约30%的病例中，再通的静脉具有正常的超声形态学表现（图3.27）；另外70%的病例，血管壁不规则增厚，管腔呈较小的“线样”，或因瓣膜功能不全造成压力和容量超负荷而使血管再通后扩张（图3.69、图3.73、图3.74）。如果再通延迟，连续超声扫查显示残余附壁血栓或管壁增厚，无法与残余血栓相鉴别。受累静脉不能被完全压闭，彩色多普勒血流成像显示狭窄管腔的血流信号被不均匀的高、低回声包围，并延伸至血管周围结缔组织（图3.28）。

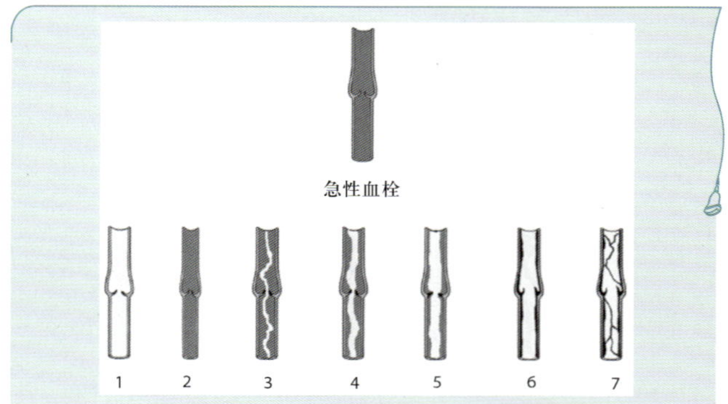

1：完全再通，仅瓣膜损坏。呈正常静脉灰阶和探头加压超声表现。2：持续血栓闭塞。在声像图上，静脉管径缩小（不大于相应的动脉直径），内有高回声充填，不能被压缩。3：狭窄的再通管腔。再通静脉常被B型超声或探头加压超声检查漏诊，需要彩色多普勒超声成像显示静脉内血流（可能需采用Valsalva动作或挤压来增加血流）。4：再通伴附壁残余血栓。灰阶图像难以显示再通静脉，静脉不能被完全压闭。5：再通伴管壁持续增厚。大多数情况下，声像图显示管腔通畅、管壁增厚，静脉可被压缩，但由于管壁增厚不能被完全压闭。6：再通伴管壁硬化。在B型超声成像上静脉管壁呈高回声，可伴局灶性后方声影，由于管壁增厚、硬化不能被完全压闭。7：管腔内粘连带和膜状物，呈高回声，当静脉受压时轻度活动。通常伴管壁硬化，阻碍静脉被完全压闭。

图3.27 深静脉血栓形成后的静脉持续变化

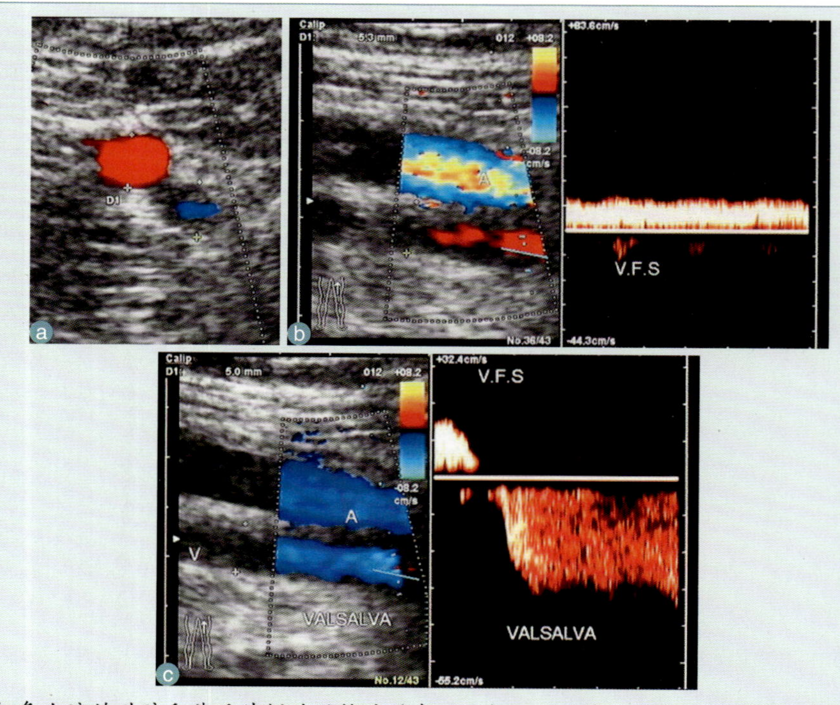

a.横切面图像显示红色血流的动脉和其后外侧的股静脉（卡尺示）。静脉中心再通（蓝色血流），周围管壁不均匀增厚，呈高回声和低回声。残余的附壁血栓与管壁分界不清，管壁与周围结缔组织的界限模糊。b.纵切面彩色血流图像显示再通静脉管腔中心血流（红色，朝向探头）和广泛的残余附壁血栓。选择低脉冲重复频率来显示缓慢的静脉血流，导致伴行的腘动脉出现混叠（蓝色，血流背离探头）。c.由Valsalva动作诱发的静脉反流（蓝色，背离探头）提示瓣膜功能不全。在相应的频谱图（右图）中，反流为基线下方的持续血流（背离探头）。

图3.28

血栓形成后静脉的可压缩性随再通程度的增加而增加，相对于周围的结缔组织，残余的腔内结构（图3.29a）大多呈不均匀低回声，阻碍静脉被完全压闭。特别是血栓形成后的股静脉可能很难识别，因为在B型超声上仅显示为条索状结构，所以可采用伴行动脉作为识别的标志。股静脉再通伴瓣膜功能不全，在Valsalva动作时，股静脉会扩张（表3.5、图3.73）。

单独B型超声不能可靠地评价再通过程，因为它不能显示硬化节段的血流，而管壁硬化可能会影响静脉被压闭（表3.5、图3.73）。

血栓后综合征的临床严重程度主要受静脉回流受损程度的影响，而静脉回流受损程度因血栓形成和再通程度，以及侧支通路的存在而变化。静脉主干瓣膜功能不全决定了反流的严重程度，与初始血栓形成的范围密切相关。超声检查显示深静脉血栓段再通后出现异常反流，45%～70%的病例在1～3年后出现该现象；12%～30%的病例表现正常，呈完全再通且瓣膜功能正常（Johnson et al.，1995；Markel et al.，1992）；10%～20%的病例仍完全闭塞（Johnson et al.，1995）。

用Valsalva动作测量静脉反流以评估近端静脉瓣膜功能，用挤压试验评估远端静脉功能。由Valsalva动作引起的腹腔内压力增加产生一个短暂的、

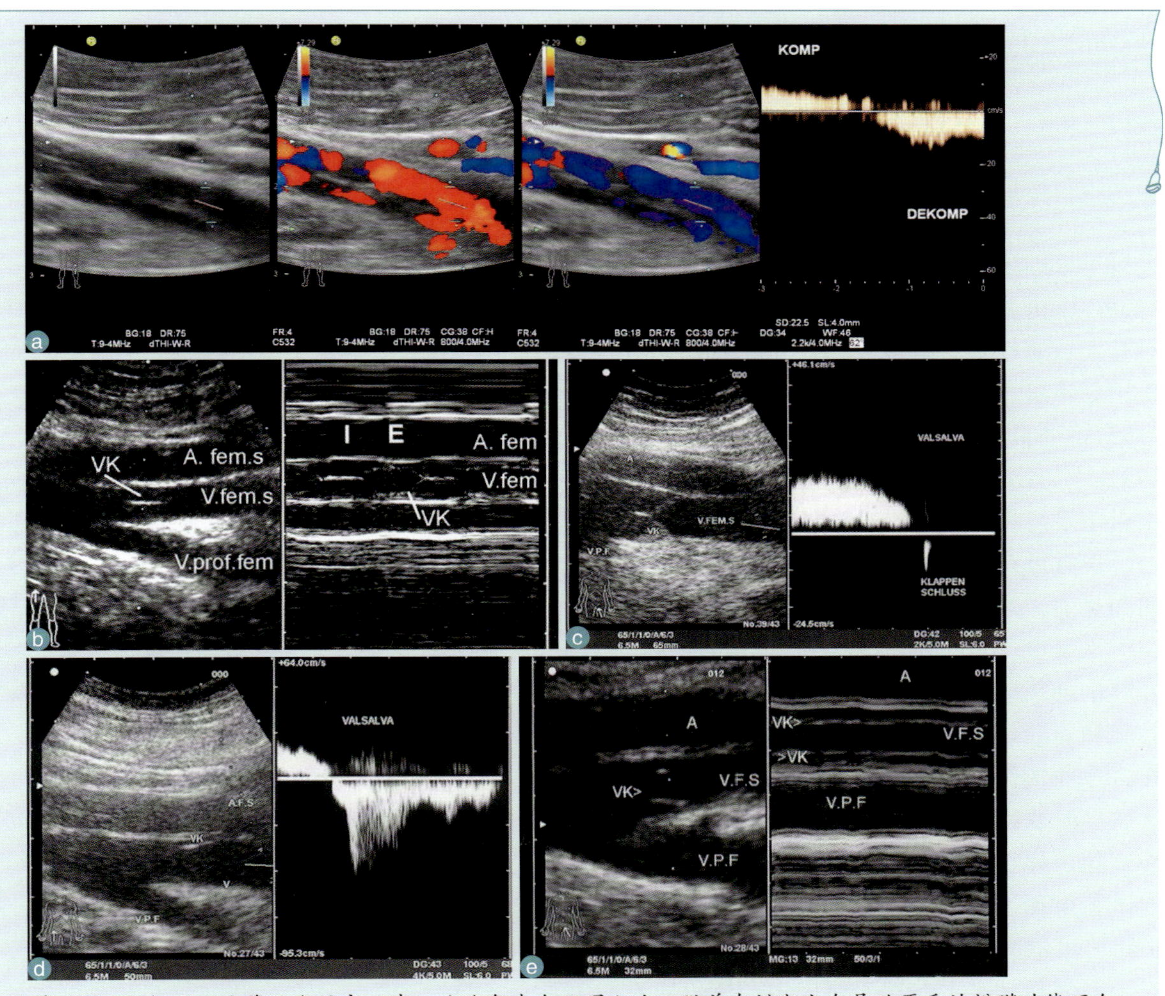

a.管腔内粘连带（图3.73）显示为管腔内的高回声。这些条索会阻碍血流，附着在瓣尖上会导致严重的瓣膜功能不全。b.超声束通过瓣膜获得的时间–运动曲线可以很好地评估瓣膜运动：瓣膜在呼气时是打开的，并靠近管壁；在吸气时是关闭的，这是由于腹腔内压力增加，防止静脉血反流（管腔中央可见闭合的瓣膜）。c.Valsalva动作时的超声成像显示股浅静脉瓣膜完全闭合，在瓣膜关闭前有短暂的逆向血流（流向外周），瓣膜完全关闭时逆向血流停止。d.血栓后损伤，由于瓣膜硬化固定在管壁上，导致瓣膜不能关闭，Valsalva动作时出现持续反流（背离探头，流向外周）。e.在该例患者中，相应的时间–运动曲线显示，由于血栓后受损瓣膜粘连于管壁、硬化僵硬，导致无法关闭（与b中正常瓣膜关闭相比）。VK：瓣膜；E：呼气；I：吸气；V.FEM.S：股浅静脉。

图3.29

表3.5 血栓后综合征患者的超声表现
（图3.23、图3.27）

超声技术	超声诊断标准及表现
B型超声成像（30% ~ 40%的患者正常）	血管腔变窄
	管壁结构模糊
	管壁增厚
	管壁硬化、壁内钙化
	腔内结缔组织束、粘连带
	血管腔内有异常回声
	不能被完全压闭
彩色多普勒超声成像	再通的程度
	静脉主干功能不全
	更好地显示管壁硬化和血栓后管壁病变
	识别侧支
	浅静脉功能不全（继发）
	穿静脉功能不全

生理性的逆向流动，平均持续时间为0.3秒（图3.29b ~ 图3.29e）。反流持续超过1秒是不正常的。对Ⅱ期或Ⅲ期慢性静脉功能不全患者的研究发现，使用超声评估反流的敏感性为77% ~ 91%、特异性为85% ~ 100%（Araki et al.，1993；Neglen et al.，1992）。此外，与下肢静脉顺行造影术相比，超声检查结果与临床分期的相关性更好。

患者可在卧位采用Valsalva动作进行超声检查，而当患者采取坐位或站立位时，肢体挤压–释放试验的诊断准确性可提高10%。可对超声探头远端的静脉手动挤压或采用袖带进行标准化的挤压以评估静脉功能。评估腘静脉反流的标准化频谱多普勒是在将小腿周围的血压计袖带充气到100 mmHg并突然放气时获得的。为确保科学研究中个体间的可比性，超声评价应采用标准化的诱发方法。挤压—释放试验重现了由肌肉收缩导致血管受压（肌肉泵）引起的流量变化。

因为静脉主干包埋于肌肉中，所以肌肉收缩不仅推动血液向心脏回流，而且还会使血流逆向，但逆向血流可被功能正常的瓣膜阻止。在穿静脉功能不全的患者中，肌肉泵也会引起从深静脉到浅表静脉的异常反流（图3.7b、图3.14）。因此，瓣膜功能不全导致肌肉泵效率降低，通常随肌肉活动而降低的静脉压保持不变或只下降一点。在选择放置多普勒取样容积的位置和解释所获得的血流数据时，必须考虑这些复杂的相互作用。

严重的瓣膜功能不全，如血栓后综合征，不仅Valsalva动作可以诱发反流，甚至平卧位时正常吸气或深吸气即可诱发反流（图3.75）。在正常情况下，人体头尾向的压力梯度确保在吸气时瓣膜迅速关闭，从而防止反流。在瓣膜功能不全的患者中，压力梯度导致反流持续存在，直至患者开始呼气（压力逆转）。

形成血栓的静脉远端压力和容量超负荷，使先前正常血管段的瓣环过度扩张导致继发性损伤（Killewich et al.，1989）。同样的病理机制导致长期浅静脉主干曲张患者发生深静脉继发性非血栓后瓣膜功能不全（Trendelenburg无效循环，图3.30）。在这种继发情况下，如为原发性慢性下肢深静脉功能不全，B型超声图像显示受累静脉扩张，但没有血管壁增厚或管腔里没有不均匀回声物质，而且，静脉可以被完全压闭，超声成像条件良好时可显示瓣膜的活动性，可与血栓后综合征相鉴别，后者由于瓣膜纤维化增厚导致不活动（图3.29、图3.43）。

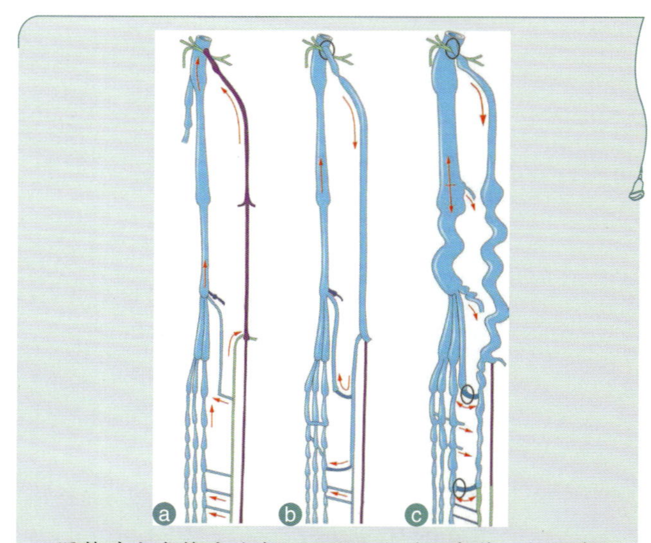

a.深静脉和浅静脉的生理血流方向（红色箭头），穿静脉将血液从浅静脉系统引流到深静脉系统。b.大隐静脉主干曲张与穿静脉反流到浅静脉系统有关。只要深静脉瓣膜功能仍然正常，这种高循环（Trendelenburg无效循环）就可以得到代偿，但它会导致浅静脉属支和穿静脉扩张，以及深静脉的容积超负荷。c.高循环最终由于容积超负荷而失代偿，导致深静脉扩张和随后的瓣膜功能障碍。这种瓣膜失效反过来导致压力增高引起扩张和进一步穿静脉（Cockett、Boyd和Dodd穿静脉）继发瓣膜功能不全。最后，肌肉泵失效，导致完全回流不足。

图3.30 继发于大隐静脉主干曲张的慢性静脉功能不全伴深静脉瓣膜功能不全的进展

根据瓣膜功能不全的潜在机制，可以观察到不同的反流模式（Evers et al.，1995，1997）。血栓后瓣膜功能不全的反流随诱发动作（无瓣膜运动迹象）立即开始，迅速增加，在最初几秒达到峰值，然后下降（B型）。当不完全再通及残余血栓造成血流阻塞导致总流量减少时，反流的严重程度将低于预期（图3.31）。与生理性反流相比，原发性慢性静脉功能不全和原发性静脉曲张的反流轻微延迟、连续（图3.74）且较慢（A型）。

然而，静脉严重扩张导致瓣膜功能完全丧失时，即使是浅静脉或深静脉系统的原发性慢性功能不全也会随诱发动作即刻出现高速反流。

反流速度可作为血栓后瓣膜损伤的半定量测量指标，它在第一年增加，然后达到一个平台期。此外，压力和容量超负荷的血栓后继发性改变也会影响反流的速度和持续时间。

※ 3.1.6.3 静脉曲张

因为静脉反流模式的多样性，所以有必要创建以下数据，以确定适用于静脉曲张手术的患者，并选择最合适的手术方法和范围（详见3.1.5.2部分）。

（1）大隐静脉和小隐静脉的末端功能正常/功能不全。

（2）静脉主干功能不全患者的近端和远端功能不全点（为将来的血管旁路移植术留出足够的静脉段）。

（3）识别功能不全的穿静脉（以减少复发风险）和深静脉系统的情况（Wong et al.，2003）。

（4）排除继发性血栓后静脉曲张（是否存在残余血栓阻塞血流）。

（5）排除动脉阻塞（有影响术后伤口愈合的风险）。

浅静脉瓣膜功能的评估方法与深静脉系统相同，即在诱发动作时进行频谱多普勒成像。在彩色多普勒血流成像中也可观察到血流方向逆转，但只有频谱多普勒可以精确测量反流持续时间。临床上，确定功能不全的静脉范围是很重要的（图3.16a）。大隐静脉完全曲张时，从隐股静脉交界处开始，采用Valsalva动作，通过多普勒采样来确定近端反流点。然后沿腿部静脉，重复该检查，直到确定远端功能不全点（从反流到正常血流的过渡点）。根据Hach这一点决定了大隐静脉曲张的分级（图3.15、图3.16、图3.32），在Hach分级的Ⅰ至Ⅲ级时，曲张静脉属支常在远端功能不全点进入静脉。

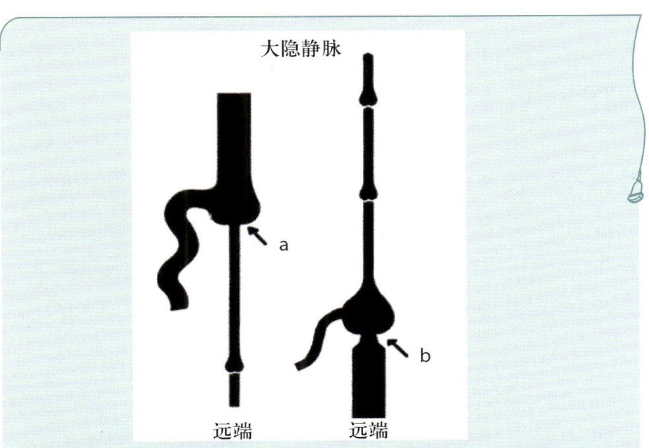

左图：功能不全的远端点（a），伴压力引起的属支或穿静脉扩张（静脉曲张变化），在该水平汇入静脉，在这一点远端的静脉节段瓣膜功能正常。右图：近端功能不全点（b），该点的近端静脉瓣膜功能正常，其远端静脉瓣膜功能不全。

图3.32 主要浅静脉瓣膜功能不全

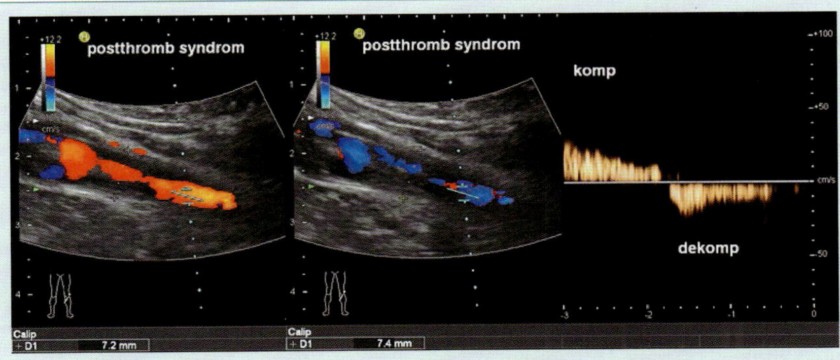

残余血栓使管腔狭窄，导致血流阻塞，腘静脉血流减慢。严重瓣膜功能不全时，在手动挤压和松开小腿的瓣膜功能测试中，挤压时出现低速血流（左侧彩色血流图像中的红色血流），松开时出现不明显（持续时间和波幅）的反流（中图的蓝色血流），均低于预期的程度。

图3.31 急性三级血栓后发生血栓后综合征和广泛残余血栓的患者

根据国际静脉病学联合会（Union Internationale de Phlébologie，UIP）的标准，静脉主干瓣膜关闭前出现短暂反流（<0.3秒）是正常的，而反流持续时间>0.5秒则不正常。同时，研究者主张不同静脉段的截断值不同，有些静脉段反流时间正常值可高达1秒（Coleridge-Smith et al.，2006）。

临床上大隐静脉曲张的明显表现往往局限于小腿。然而，超声成像也经常显示膝上大隐静脉功能不全，但因为较低的血管内压力使膝上大隐静脉扩张并不明显。我们组的一项研究包括103例累及隐股交界的大隐静脉曲张患者，其中66%的患者大腿临床表现正常。即使仅在膝下可见静脉曲张的临床症状，也必须对隐股交界处进行评估。

在接受大隐静脉切除术的患者中，残端可以用Valsalva动作识别，但在手术后几年，不能总是可靠地与新出现的反流或新形成的血管区分开来（Turton et al.，1999）。

在不完全性大隐静脉曲张中，只有远端瓣膜功能不全，而终瓣膜和次终瓣膜功能正常。这在不完全性大隐静脉曲张时尤其重要，要确定功能不全的上、下点，保留功能完整的静脉段，以备将来进行旁路移植手术之需。

不完全性大隐静脉曲张主要有以下4种类型。

（1）穿静脉型不完全性静脉曲张，隐股交界功能正常，远端大隐静脉功能不全源于穿静脉功能不全，如大腿的Dodd静脉（图3.80）。

（2）属支型不完全性静脉曲张，近端静脉功能正常，远端大隐静脉曲张由属支静脉曲张所致，如大腿外侧副隐静脉功能不全（图3.77）。

（3）后型不完全性静脉功能不全，小隐静脉和股腘静脉功能不全通过大隐静脉的属支（Giacomini静脉）累及大隐静脉（图3.16b、图3.65）。

（4）远端属支静脉曲张，如沟通大隐静脉和小隐静脉的静脉，可以导致继发性远端隐静脉曲张。

术前通过超声成像确定静脉曲张功能不全的近端点和远端点，对于确保手术完全切除功能不全的静脉段、防止复发和保留功能正常的静脉段用于以后的血管旁路移植术是非常重要的。患者站立位时可识别出扩张的静脉曲张节段，追踪功能不全的点，并在皮肤上标记。如果外科医师自己做超声检查，那么他们将从静脉形态和功能的实时超声评价中获益最多。

对于不完全性远端大隐静脉功能不全，Valsalva动作无效，因为近端瓣膜功能仍然正常，此时应采用站立位挤压和松开试验。用B型超声显示功能不全的大隐静脉，并向上确定近端瓣膜功能不全点，以调整手术方案。超声成像也可以识别后弓静脉的属支，并评估功能不全的瓣膜。因此，超声检查能够在术前准确识别所有功能不全的静脉段。

检查应包括穿静脉，可在其典型位置（Cockett、Boyd和Dodd穿静脉）确认。患者取站立位，使用超声进行挤压和松开试验来评估穿静脉功能。当用止血带来阻断浅静脉的血流时，评估可能会更容易。识别功能不全的穿静脉是重要的，以消除它们作为复发性静脉曲张的潜在来源（图3.10、图3.33）。

在挤压–松开试验中，穿静脉血流从深静脉反流至浅静脉提示功能不全（图3.11）。源于膝下大隐静脉功能不全的穿静脉，B型超声成像显示为略弯曲的管状结构，穿筋膜向胫后静脉区域走行（图3.79）。正常穿静脉很细小，除非站立位使用高分辨力探头进行彻底地扫查，否则无法检测到。

在一项对照研究中，252例经彩色多普勒超声诊断为穿静脉功能不全的患者中，术中确诊率为95.5%。相比之下，静脉造影只能识别出65%功能不全的穿静脉（Stiegler et al.，1994），单用触诊的准确性为49%，连续波多普勒的准确性为75%。

超声检查小隐静脉功能不全也在站立位进行。如果深静脉功能仍正常，则只能通过挤压–松开试验来评估小隐静脉功能不全，而不能通过Valsalva动作，除非同时存在股静脉和腘静脉瓣膜功能不全（图3.33）。在识别出变异度高的隐腘交界后，使用另一只手或袖带挤压探头远端静脉进行挤压–松开试验时，记录多普勒频谱，然后沿小隐静脉走行，通过反复挤压–松开向下追踪，确定远端功能不全点。主要在腘窝出现的静脉扩张和延长扭曲提示小隐静脉瓣膜功能不全。

术前检查深静脉系统是非常重要的，以排除主要静脉继发性血栓后功能不全。后者是手术的禁忌证，因为侧支通路（包括大隐静脉）的中断会导致因残余血栓造成血流阻塞，患者病情进一步恶化。

治疗方案

在静脉内介入治疗中，如射频消融术或血管内激光治疗，超声用于监测管腔内探针的正确定位。

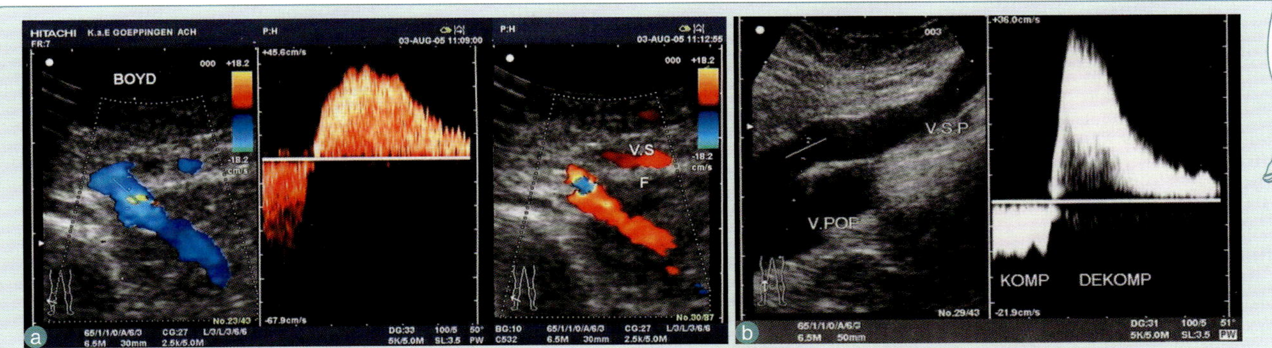

a.小腿Boyd穿静脉瓣膜功能不全。瓣膜功能测试显示从浅静脉到深静脉系统的正常血流（最左边图像，蓝色血流）和挤压解除后血流逆转（最右边图像，红色血流）。多普勒频谱显示从深静脉到浅静脉系统的持续反流（基线上方的血流，朝向探头）。b.来自隐腘交界的多普勒频谱（探头置于腘窝，纵切面获得，取样容积如图所示）。手动挤压小腿时有流向心脏的血流（远离探头，基线下方），松开时出现持续反流（基线上方），表明存在严重的瓣膜功能不全。F：筋膜；V.S：大隐静脉；V.S.P：小隐静脉；V.POP：腘静脉。

图3.33

在泡沫硬化治疗中，超声可以实时监测硬化剂的扩散，可以通过压迫被治疗静脉的末端来阻止泡沫向深静脉系统的迁移。

在腔内射频消融术中，在超声引导下将引导鞘从远端送入，置于腹壁浅静脉入口下方的大隐静脉内（图3.82），以防治疗过程中腹壁浅静脉阻塞。超声能很好地显示这个区域的腹壁浅静脉，因为它从隐股交界处向头侧延伸。在射频消融术中，由于热能的作用，起源于隐静脉更远端的属支，特别是外侧副隐静脉和内侧副隐静脉，将被破坏。射频消融介入治疗是在超声引导的肿胀麻醉下进行的，不仅可起到压迫靶静脉的作用，使能量良好地传递到静脉壁，而且可保护周围结构免受热损伤。

当导管就位后，在超声引导下在静脉周围注射肿胀液（改良的Klein溶液）完成肿胀麻醉，目的是在静脉周围形成4～5 mm的环形液体层，并将其压缩（大隐静脉的目标直径为4～6 mm）（图3.82）。这已经证明可以确保血管内激光治疗过程中患者几乎没有疼痛感。尽管肿胀液可在隐静脉腔内扩散，但有必要从近端开始在超声引导下每隔几厘米沿静脉注入肿胀液。

超声在确定静脉内消融治疗（激光或射频）的禁忌证或需要改进治疗方法方面具有重要作用。

（1）慢性或急性静脉炎，可能阻碍消融探针的进入（图3.65、图3.80）。

（2）阻止消融探针通过的解剖变异。Venefit术中使用的导管（以前称为VNUS ClosureFast）有一个腔，允许超声引导下通过远端导管鞘插入导丝，以将射频探针推进到隐股连接处。

（3）离皮肤表面太近的曲张静脉的识别（为防止皮肤灼伤，注射肿胀溶液后距离皮肤至少1 cm）。

（4）大隐静脉瘤样扩张（>2.5 cm）。

隐静脉激光或射频消融术后的超声评估旨在排除股总静脉或腘静脉的热损伤和血栓形成，管壁增厚和血栓形成无血流为静脉曲张成功封闭（图3.83）。

治疗后约3天，所有患者均应接受超声检查以评估血栓和热损伤情况，以及有无股总静脉和腘静脉血栓生长的迹象（Lawrence et al.，2010）。

所谓的CHIVA手术是一种替代方法，旨在通过阻断再循环回路的压力来纠正血流动力学，同时保留隐静脉用于静脉回流。超声成像可确定再循环回路中从深静脉到浅静脉的部位，并为开放性外科手术结扎做标记。术后通过超声评估，可确保所有再循环路径都已被消除，且所有通畅静脉中的血流都是从浅静脉流入深静脉系统。

复发性静脉曲张是指在新的部位或以前用硬化剂或静脉内消融术治疗的静脉曲张节段新发生的静脉曲张。严格来说，静脉曲张切除术或大隐静脉切除术后不会发生复发性静脉曲张。如果残留的隐静脉残端太长，而静脉末端与该残端或隐静脉属支相连，就会发生静脉曲张。因此，当患者出现疑似复发时，第一个诊断步骤是采用超声成像在Valsalva动作下评估隐股交界，识别任何进入大隐静脉残端并连接到远端浅静脉功能不全的属支，并确定是否存在持续曲张的外侧或内侧副隐静脉（表3.6）。超声的局限性在于它并不总是能可靠地鉴别残余隐静脉干与新发生的反流或新生血管（图3.84）。

※ 3.1.6.4 曲张静脉炎

曲张静脉炎为曲张浅静脉的血栓性静脉炎，是静脉曲张的典型并发症。血栓性静脉炎是以往健康静脉的炎症，通常作为副肿瘤并发症发生。曲张静脉炎的临床相关性一直被低估，其最严重的并发症是血栓延伸到深静脉系统，典型的是通过大隐静脉（图3.34）或小隐静脉连接处，较少通过穿静脉。

浅静脉血栓性静脉炎发展进入深静脉系统的风险为16%，其中70%的病例血栓是通过隐股交界处延伸的，20%的病例是通过穿静脉进展的（Chengelis et al., 1996）。深静脉血栓的可能并发症和较高的肺栓塞风险（由游离部分引起）（Bergquist, 1986）导致需要采用更积极的治疗策略来治疗接近隐静脉交界处的浅静脉曲张静脉炎。曲张静脉炎治疗的首要目标是预防深静脉血栓形成和随之而来的栓塞并发症的风险，因此以治疗为导向的分类系统更合理（表3.7）。

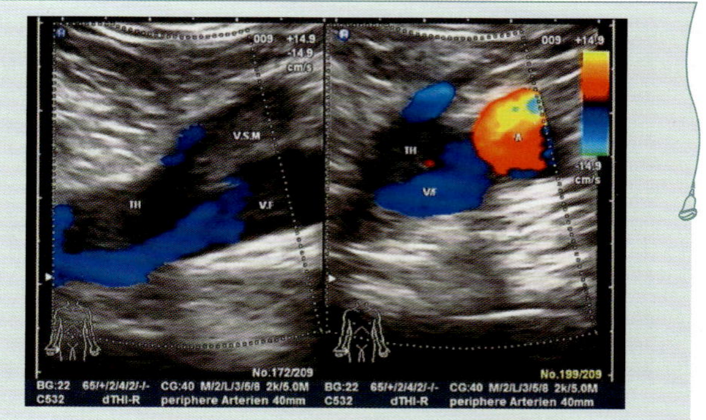

大隐静脉血栓性静脉炎的纵切面和横切面图像，血栓附于壁上并延伸入股总静脉1.5 cm。V.S.M：大隐静脉；TH：血栓；V.F：股静脉。

图3.34

所有有临床症状的患者都需要进行超声检查，这是因为有小腿静脉曲张静脉炎临床症状（典型的炎症症状，如红肿、疼痛、肿块等）的患者，即使大腿看起来正常，也常常有病变延伸到膝关节以上。超声检查可确定血栓性静脉炎的近端范围，作为制订治疗方案的依据。一项研究报道称，有10%～25%的病例血栓会蔓延到深静脉系统（Uthoff

表3.6 静脉曲张治疗前超声检查：为充分规划治疗策略需要获得的相关诊断信息

超声发现	相关治疗
功能不全的大隐静脉 / 隐股交界 *vs.* 外周 / 属支静脉曲张	剥离 / 结扎 / 静脉内介入治疗
下肢深静脉功能不全致继发性静脉曲张（血栓后）	压迫治疗，仅在特殊情况下手术；溃疡：穿支剥离，筋膜切除
不完全性大隐静脉曲张功能不全的近、远端点	保留功能正常的相关静脉段，以便日后进行旁路移植手术
功能不全的穿静脉	结扎超声检查确认的功能不全的穿静脉，预防复发性静脉曲张
血栓后综合征伴残余陈旧性血栓部分或完全性闭塞	静脉曲张手术的禁忌证（静脉回流受损会进一步恶化）
排除外周动脉闭塞性疾病 / 动脉闭塞（使用省时方案）	防止干扰术后伤口愈合

表3. 7 根据探头加压超声检查确定的曲张静脉炎分类和推荐治疗

静脉炎范围	推荐治疗
属支或膝下大隐静脉曲张静脉炎	局部抗炎治疗，抗炎药物治疗，有血栓形成风险时短期抗凝治疗
大腿段大隐静脉曲张静脉炎，但远低于隐股交界或小隐静脉上行性血栓延伸至 May 穿静脉以上水平	低剂量肝素抗凝 2 ～ 4 周
血栓性静脉炎上升到大隐静脉或小隐静脉汇入深静脉的连接处或接近连接处（邻近 5 ～ 10 cm）	大隐静脉或小隐静脉切断；仅在特殊情况下进行单独抗凝治疗
血栓超过隐股或隐腘交界，伴有不同程度的深静脉血栓	低分子肝素抗凝，部分改为或叠加使用苯丙香豆素（6 个月）
曲张静脉炎伴通过功能不全的穿静脉延伸导致的继发性深静脉血栓	低分子肝素抗凝，部分改为或叠加使用苯丙香豆素（6 个月）

et al.，2010），分别有4%和33%的病例出现症状性和无症状性肺栓塞。

在前瞻性浅静脉血栓性静脉炎观察研究中（Quéré et al.，2012），对800多例血栓性静脉炎患者的深静脉系统进行了全面的超声检查，发现近1/4的患者存在深静脉血栓。在这个亚组中，有42%的患者深静脉血栓与浅静脉血栓相连，另有42%的患者深静脉血栓与浅静脉血栓不相连，在5例患者中发现对侧肢体孤立性深静脉血栓。

因此，这些患者应进行包括深静脉系统的探头加压超声检查，特别注意血栓可能通过功能不全的穿静脉延伸。多达20%的患者伴有小腿深静脉血栓形成，在副肿瘤性血栓性静脉炎患者中尤其常见。

3.1.7　罕见静脉疾病

※ 3.1.7.1　静脉瘤

长期以来，动脉瘤一词仅用于指动脉局部扩张，而静脉瘤则被描述为静脉扩张或静脉瘤样扩张。静脉瘤现在通常指静脉段明显的、局部“囊状”或“纺锤状”的扩张（至少是正常管腔直径的2.5～3倍）。关于静脉瘤发病率的资料很少，而且大多数病例报告没有提及阈值大小。

组织学上，静脉瘤是一种真性的静脉瘤，它的壁由所有的静脉层组成，但肌层变薄，中膜硬化偶尔出现。其病因尚不清楚，但已提出多种机制，包括胚胎发育缺陷、狭窄解剖空间内局部压力过大和创伤（Fischer et al.，1996；Smets et al.，1997；Aldridge et al.，1993）。静脉瘤是非常罕见的（文献有120个病例报告或系列病例），主要发生在下肢，尤其是腘静脉。下肢静脉瘤约占所有静脉瘤的65%，其余17%发生在颈静脉，14%发生在上肢（Ritter，1993）。下肢静脉瘤主要累及深静脉，但也可能发生于浅静脉，必须与静脉曲张和局部或弥漫性静脉扩张区分开来，后者发生于小腿静脉时，可能呈长管状扩张（图3.89）。

多数静脉瘤未被发现，除非局部血栓形成或继发肺栓塞，患者需进行检查以确定栓塞的潜在原因。其他并发症是由于周围结构的压迫，通常表现为异常，很少发生破裂和出血。腘静脉是下肢最常见的静脉瘤发生部位，机械因素被认为是该部位静脉瘤形成的主要因素。

有些静脉瘤伴有小腿肿胀，或在计划治疗静脉曲张的患者中偶然发现。

如动脉瘤一样，“梭状”或“纺锤状”（图3.35）和“囊状”静脉瘤是有区别的。超声上，孤立的静脉瘤必须与静脉扩张相鉴别，后者涉及的节段更长。虽然有些研究者将静脉瘤定义为深部静脉永久性的、不可逆的局部扩张（McDevitt et al.，1993）或其为正常直径的2～3倍（Maleti et al.，1997），但许多病例报告并没有给出大小的定义。当浅静脉系统受累时，必须将孤立的静脉瘤与静脉曲张病变和血栓性静脉炎的血栓栓塞并发症相鉴别。文献中只有2例浅静脉瘤血栓栓塞的报道（Gillespie et al.，1997；Siani et al.，2010）。

文献中一致认为，当发生血栓栓塞并发症时，应切除“囊状”静脉瘤，但对于偶发的静脉瘤，特别是“梭状”静脉瘤的处理，尚无一致的方案。超声偶然发现的深静脉瘤几乎遍布全身，包括颈部静脉（图3.100）、上肢静脉和门静脉系统，但很少引起血栓栓塞并发症。血栓栓塞在腘静脉瘤中最常见，而腘静脉是最易受累的下肢静脉。在膝关节运动过程中，腘动脉和腘静脉都受到剪切应力和机械应力的影响，从而促进腘静脉瘤血栓性物质的剥离。对模型的实验研究表明，“梭状”静脉瘤中以类层流为主，而“囊状”动脉瘤中则为湍流伴血流分离（Brunner et al.，1997；Haaverstad et al.，1995）。瘤腔内死水区血液淤滞会导致血栓形成（图3.35、图3.85a）。由静脉瘤引起的肺栓塞只有少数的病例报道（Biesseaux et al.，1994；Seino et al.，1994）。

3.1.7.1.1　超声检查

超声是诊断血栓栓塞的首选方法。可以评估静脉瘤的整体大小，包括血栓形成部分。特别是彩色多普勒超声，其优于静脉造影，因为它是一种间接的体层摄影技术。超声的灵活性可评估不同平面的静脉瘤形状，并可将“梭形”静脉瘤与“囊状”静脉瘤区分开（图3.85～图3.88）。腘静脉和其他静脉的真性静脉瘤必须与汇入较大静脉的小静脉末端扩张区分开。再次强调，超声优于其他所有成像方式。但是，在不同的平面上进行仔细的评估是必要的，特别是小隐静脉末端和肌肉静脉的末端。挤压远端静脉使血流增加是充分评估的必要条件。“梭形”静脉瘤的发生率取决于所用的阈值大小，当定义为至少是正常静脉直径两倍的持续性局灶性扩张时，静脉瘤并非罕见的偶然发现，只有当其直径定义为正常静脉直径的2.5～3倍时才有意义。许多大的静脉瘤（>正常直径的3倍）呈“囊状”。

静脉瘤的两个因素对治疗方案的选择至关重要——形状和瘤腔内血栓。在位置较浅的腘静脉，可通过彩色多普勒血流成像和探头加压超声检查进行准确的诊断。非血栓性静脉瘤的血流可以通过灰阶或彩色多普勒超声横切面评估，但最好是纵切方向。有时，可能会出现自发性显影（即“香烟烟雾征”），表明血流非常缓慢（图3.35a）。与上述实验模型研究（Brunner et al.，1997）一致，超声可以显示“梭形”静脉瘤以类层流为主，而“囊状”静脉瘤以湍流和血流分离为特征。静脉瘤腔内死水区血流淤滞促进血栓形成。彩色多普勒超声不能可靠地鉴别死水区血流淤滞和血栓形成，探头加压超声检查是必要的，以可靠地区分停滞的血液及静脉瘤内血栓形成。

静脉瘤中停滞的血液也需要与缓慢流动的血液进行鉴别，在挤压和松开小腿时，施加温和的压力以增加血流量，是两者最可靠的鉴别方法。另一种区分血流停滞和血流缓慢的补充方法是超声造影（Schäberle，2014）。在微泡流入静脉的阶段，超声造影可以清楚显示“囊状”静脉瘤中的湍流和血液停滞区域（没有血流信号）（图3.35）。

3.1.7.1.2 *超声研究中静脉瘤的患病率*

未经选择的人群中静脉瘤的发生率尚不清楚，也没有关于有症状和无症状静脉瘤比例的数据。两项针对不同静脉症状患者（主要为静脉曲张）的大型超声研究发现，3500例患者（Franco et al.，1997）存在0.1%的下肢深静脉无症状静脉瘤，3880例患者（Labropoulos et al.，1996）存在0.2%的无症状静脉瘤。一项研究报道了令人惊讶的1.5%的高患病率（所有身体区域），其中下肢深静脉的静脉瘤占2/3（Gillespie et al.，1997）。我们小组在对11 500个怀疑血栓和静脉曲张患者做下肢深静脉超声检查时，确诊了4个“囊状”和4个“纺锤状”腘静脉瘤（病灶直径至少是正常静脉直径的2.5倍），相应的患病率为0.07%（Schäberle et al.，2001）。两个“囊状”静脉瘤部分形成血栓，并被诊断为肺栓塞。另外两个“囊状”静脉瘤是偶然发现的，其中一个患者同时患有小腿深静脉血栓。因此，在该人群中需要治疗的“囊状”静脉瘤的患病率为0.035%（其中一半伴有血栓和血栓栓塞并发症）。在静脉曲张手术前进行超声检查的患者中患病率较高，提示静脉瘤与浅静脉系统退行性变有关，这进而表明，静脉壁退行性变可能是一种潜在的机制，这已被组织学研究证实（Sigg et al.，2003；Lev et al.，1952；Friedmann et al.，1990）。

3.1.7.1.3 *超声检查发现静脉瘤的治疗*

无论血栓形成或血栓栓塞并发症，超声检查发现的“囊状”静脉瘤都应被切除。首选的手术方法是静脉管壁外侧折叠纵向切除或静脉瘤管壁切除加移植物植入或直接缝合。然而，需要重新考虑什么时候治疗的问题，因为更多的静脉瘤通常是“纺锤形”的，常累及腘静脉，且往往在对可疑血栓的患者广泛进行超声检查时，被偶然发现。由于单节段静脉局部静脉瘤样扩张不会导致小腿肿胀（超声可充分评估近端和远端瓣膜功能），因此手术切除的唯一理由是存在血栓栓塞并发症的风险。为了防止这种预防性手术的过度治疗，基于超声发现的风险分层策略是必要的。超声造影可用于识别血栓形成前血流停滞的区域（图3.35）。

在对上述分析的后续研究中（Schäberle，2001，2014），作者所在的研究小组在13例“梭形”静脉瘤（>正常静脉直径2.5倍）中没有发现血栓成分，也没有患者出现肺栓塞的临床症状。彩色多普勒超声或超声造影对这些静脉瘤的血流评估显示，大多数为层流，无局部血流停滞。这些患者都是通过监测进行管理的（作者所在机构放弃了以前的抗凝治疗方案），没有观察到血栓栓塞并发症。超声检查发现的8例腘静脉“囊状”静脉瘤，其中1例为腘静脉瘤伴腘静脉和小腿主要静脉完全血栓，其中2例出现了静脉瘤部分血栓和肺栓塞，5例静脉瘤是偶然发现的（在肢体肿胀的患者中）。所有的“囊状”静脉瘤都被切除了，因为血流分析显示了血流停滞区域涡流或血栓。

虽然研究人员同意应该切除“囊状”静脉瘤（Gabrielli et al.，2010，2011；Sessa et al.，2000；Coffman et al.，2000；Uematsu et al.，1999；Gosselin et al.，1997；Labropoulos et al.，1996），

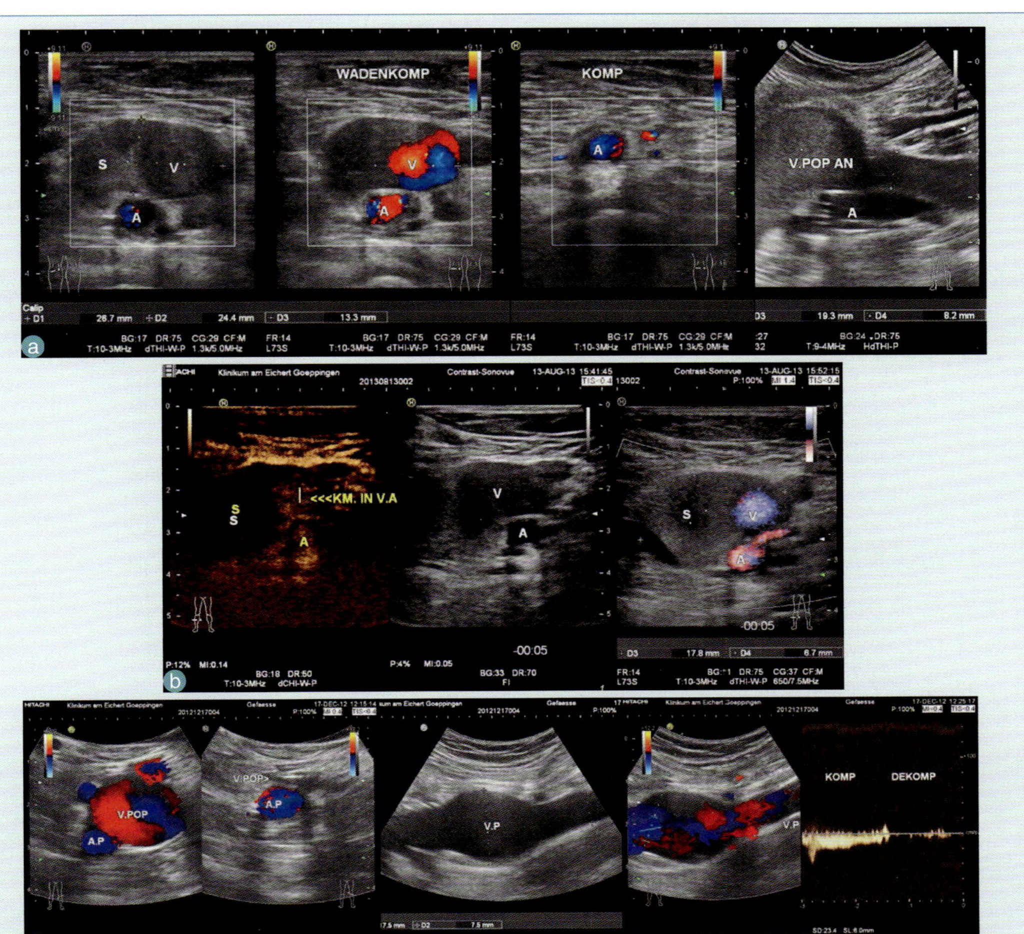

a.腘静脉巨大“囊状”静脉瘤（26 mm）的横切面和纵切面图像（最左边和最右边）。横切面显示静脉瘤腔内血栓形成（由于血流停滞没有血流信号）。第二张图像（通过挤压小腿来增强血流）仍然显示血液停滞区没有血流。即使挤压小腿使血流增加也没有血流信号，也与部分血栓形成表现一致，但当用探头施加压力时，这一段静脉可被完全压闭，排除了血栓（KOMP，第三张图像）。b.超声造影在这种情况下不能提供额外的诊断信息。彩色多普勒超声造影（右图）显示，已被常规超声所证实的“囊状”腘静脉瘤内血液停滞区域缺乏血流（即使轻微的小腿挤压）。在降低机械指数后得到的超声造影图像（左图）和相应的B型超声图像（中图）中，在腘动脉上方血液停滞区域没有微泡，微泡只分布在血液流动的区域。虽然超声造影的结果也与部分血栓形成的静脉瘤一致，但可被完全压闭，排除了这一可能（见图a）。然而，瘤腔内严重的血液淤积导致血栓形成的风险较高。c.腘静脉“纺锤状”静脉瘤（左侧横切面，右侧纵切面）直径突然增大，从7 mm增至20 mm（横切面），正好位于隐腘交界处下方。因其可被完全压闭，可靠地排除了腘静脉瘤样扩张段的血栓（第二张横切面）。在挤压松开试验（KOMP/DEKOMP）中，多普勒频谱显示无反流，说明静脉瘤近端和远端瓣膜功能正常。A：腘动脉；V：腘静脉；V.POP：腘静脉；WADENKOMP：挤压小腿；S：血液停滞区域；KM.IN V.A：血液流动的区域；V.POP>：腘静脉瘤样扩张段。

图3.35

但是对“梭形”静脉瘤的治疗存在争议。大多数研究人员主张遵循上述路线的保守策略（Labropoulos et al.，1996；Rubin et al.，1995；Gobin et al.，1997；Sessa et al.，2000），也有人建议对“纺锤状”静脉瘤进行手术切除（Tumko et al.，2013；Gabrielli et al.，2012）。抗凝治疗是静脉瘤治疗中另一个有争议的问题。

也有1例反常栓塞的报道（Manthey et al.，1994）。大多数静脉瘤是在接受超声检查以排除下肢深静脉血栓的患者中偶然发现的，患者通常有疼痛和肿胀。

在静脉造影中，造影剂从肌肉静脉进入腘窝的腘静脉和小隐静脉的过程中，所引起的血流现象可能与血栓相似，从而影响对腘静脉瘤中血栓的识别和程度的评价。

另外，超声检查结果为治疗罕见的腘静脉瘤提供了鉴别诊断的依据（在我们的研究中，所有疑似下肢深静脉血栓患者的发病率为0.07%）。术中发现及随访结果证实了超声是静脉瘤首选检查方法的有效性。

总之，如果超声显示“囊状”静脉瘤的直径不超过其近端和远端静脉直径的2～3倍，则保守治疗是合理的。对于较大的“梭形”静脉瘤，可以考虑手术切除，特别是当手动挤压增强血流时，超声造影或彩色多普勒超声显示静脉瘤内存在血液停滞区时。相反，当“囊状”静脉瘤的直径大小超过正常静脉的两倍时，就应该切除（Gabrielli et al.，2012）。强调这些静脉瘤有必要进行手术修复，因为报道的（“囊状”）静脉瘤的栓塞并发症发生率为24%～32%（Sessa et al.，2000）。

※ 3.1.7.2 静脉壁肿瘤

单侧静脉淤滞或引流不畅伴不明原因下肢水肿，可考虑静脉壁良性或恶性肿瘤的可能。随着静脉壁的受压或浸润，这种肿瘤可引起附壁血栓的生长。超声（可能辅以MRI或CT）可直接显示肿瘤为局限性管壁增厚，与静脉血栓形成相鉴别，从而为确定手术切除指征提供依据。静脉壁良性肿瘤包括乳头状内皮增生、血管瘤、平滑肌瘤和纤维瘤。恶性肿瘤有血管肉瘤、平滑肌肉瘤和恶性血管内皮瘤（图3.36、图3.97）。

声像图上，良性肿瘤比恶性肿瘤界限更清晰，恶性肿瘤往往易于浸润血管周围结缔组织（Reix et al.，1998；Kutzner et al.，2010）。起源于下肢静脉壁的恶性肿瘤罕见，无论灰阶超声、探头加压超声检查还是其他成像方法都很难与血栓相鉴别。误诊是一个常见的问题，尤其是继发于肿瘤的外周静脉血栓患者中，可能启动抗凝血治疗。在一项由7例恶性静脉肿瘤组成的小系列病例研究中，从最初出现症状到确诊的平均持续时间为7个月（最长达2年）（Reix et al.，1998）。

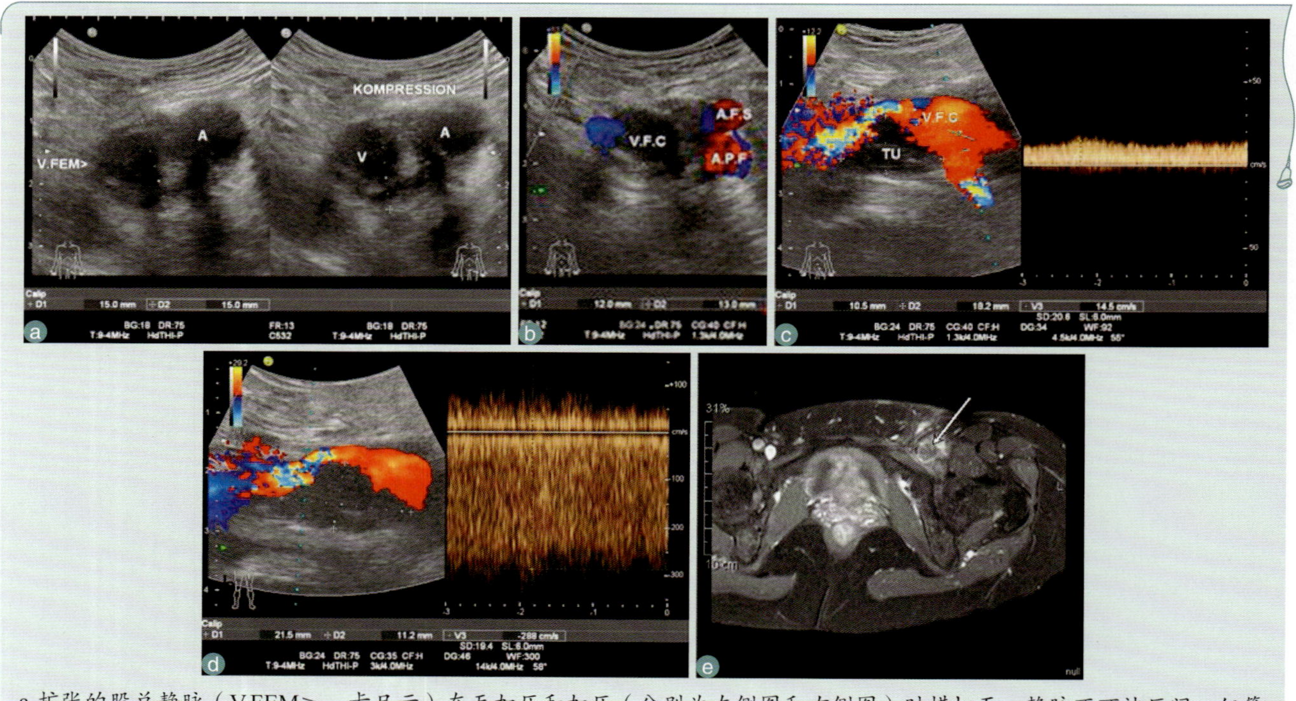

a.扩张的股总静脉（V.FEM>，卡尺示）在无加压和加压（分别为左侧图和右侧图）时横切面。静脉不可被压闭，但管壁与周围组织界限不清，这是肿瘤与血栓的区别。b.彩色多普勒超声图像显示了沿前内侧血管壁的残余血流，其外观与漂浮血栓的边缘血流相似。c.纵向彩色血流图显示股静脉内短的低回声，无血流（长1.8 cm，卡尺示），静脉远端血流通畅，远端未闭静脉段多普勒频谱显示血流信号明显降低，呼吸期相性消失，与静脉回流受阻频谱表现一致。静脉壁肿瘤使管腔明显变窄，临床上肿瘤仅导致静脉回流功能障碍，小腿出现轻度肿胀。肿瘤引起的管腔狭窄进展缓慢，导致通过大隐静脉形成侧支通路，并通过股深静脉流向髂静脉。d.肿瘤边缘血流与狭窄程度一致。然而，2 m/s的流速对于血栓性狭窄来说太高，只能在管壁肿瘤或静脉被外部结构压迫时才能观察到（图3.49）。针对治疗计划的检查包括超声引导下肿瘤内侧淋巴结的活检（组织学：上皮样血管内皮瘤）。总的来说，B型超声表现、空间关系、血流动力学信息等超声检查结果可以在淋巴结活检前对静脉壁肿瘤做出诊断。e.对胸部、腹部和盆腔进行肿瘤分期的磁共振成像显示腹股沟的静脉壁肿瘤（箭头）。V.F.C：股静脉；A.P.S：股深动脉；A.F.S：股浅动脉；TU：肿瘤。

图3.36 静脉壁肿瘤

组织学上，起源于静脉壁的恶性肿瘤分为两组：恶性平滑肌肉瘤和较少见的血管内皮瘤。后者通常在完全手术切除后预后较好，因为其转移倾向较低（Enzinger et al.，1993；Sebenik et al.，2005）。平滑肌肉瘤比其他肿瘤更常见，起源于较大的静脉（van Gulik et al.，1991；Gonzales et al.，1965；Dzsinich et al.，1993；Kutzner et al.，2010）。1项软组织肿瘤记录的回顾性研究发现了90例静脉系统上皮样血管内皮瘤（Enzinger et al.，1995；Sebenik，2005），但仅有少数大静脉上皮样血管内皮瘤的病例报告（Reix et al.，1998；Weiss et al.，1982；Harris et al.，1989；Schröder et al.，2001；Charlette et al.，2001）。它们通常发生在软组织的小静脉中（Fischer et al.，1982；Kutzner et al.，2010）或发生在肝脏等实质性器官的静脉内，较少见于主要的大静脉（Ferretti et al.，1998；Lau et al.，1998；Delin et al.，1990；Schröder et al.，2001）。

上皮样血管内皮瘤可表现为局限性或侵袭性生长，通常起源于小静脉，很少来源于动脉（Traverse et al.，1999）或厚壁静脉（Charette et al.，2001；Enzinger et al.，1995；Kutzner et al.，2010）。肿瘤倾向于在不破坏血管壁的情况下横向生长（Kutzner et al.，2010），导致管腔扩张和闭塞。

虽然这些肿瘤很少见，但在怀疑下肢血栓患者的血管超声检查中可能会遇到（见图中的鉴别诊断特征，图3.36）。超声分辨力高，优于其他成像方式，静脉造影甚至可能将其误诊为血栓，因为它仅显示造影剂的充盈与缺损，不能提供潜在原因的线索（Schröder et al.，2001；Reix et al.，1998）。

血管壁肿瘤必须与血管旁肿瘤（如神经源性肿瘤）相鉴别，后者往往呈“梭形”，沿血管走行（图3.37a）。

※ 3.1.7.3　静脉受压

静脉壁只有一层薄薄的肌层，因此容易被淋巴瘤（主要发生在真骨盆和腹股沟）、血管周围肿瘤、血肿、脓肿和动脉瘤（主要累及腘动脉）压迫，导致血流阻塞和血栓形成（图3.37b）。由于超声能同时看到静脉本身和周围的结构（图2.87、图2.92、图3.49和图3.93），超声要么直接显示引流不畅的原因，要么提供线索，可进一步指导更具体的诊断程序，如超声引导下的抽吸或活检。

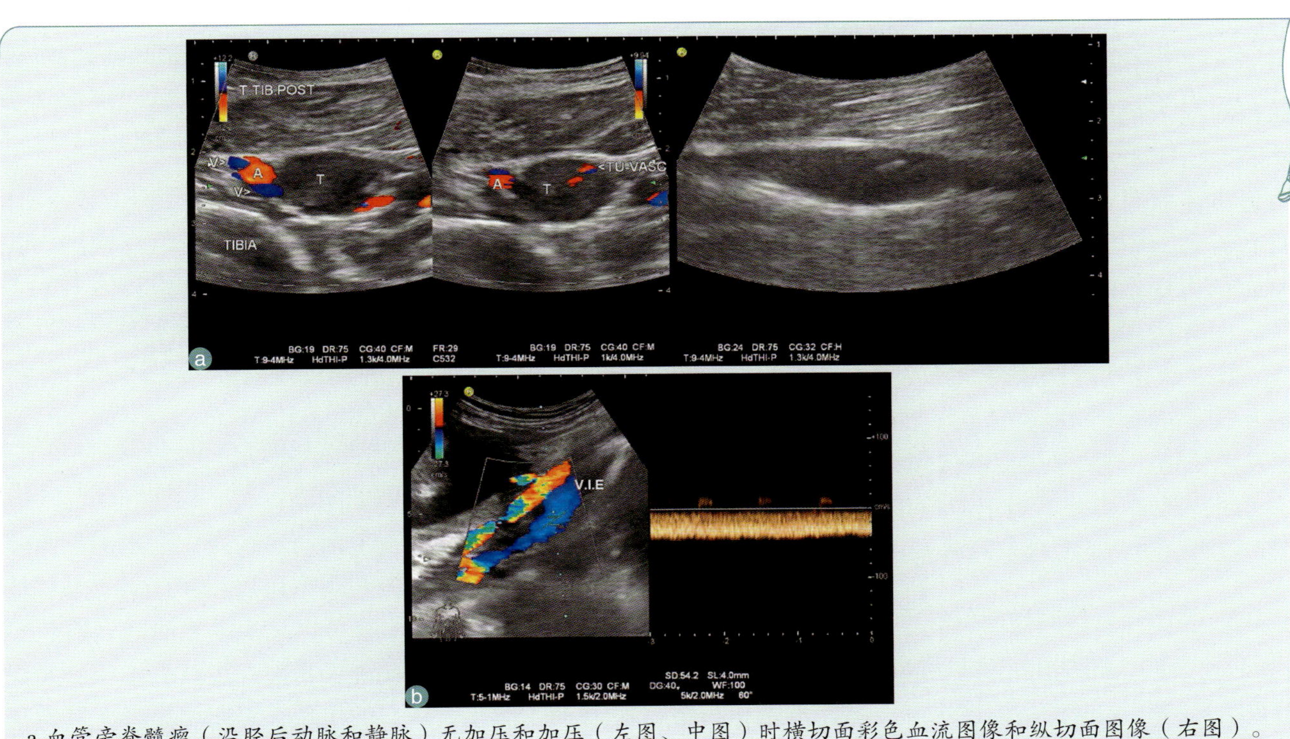

a.血管旁脊髓瘤（沿胫后动脉和静脉）无加压和加压（左图、中图）时横切面彩色血流图像和纵切面图像（右图）。b.典型的多普勒频谱显示髂外静脉呼吸期相性消失，与中央流出道阻塞一致。这个患者的梗阻是由妊娠晚期引起的。V.I.E：髂外静脉；T.TIB.POST：胫骨后肿瘤；<TU-VASC：肿瘤血管；TIBIA：胫骨；A：胫后动脉；V>：胫后静脉；T：肿瘤。

图3.37

在罕见的病例中，腘窝卡压综合征累及动脉和静脉。例如，腘肌异位或腓肠肌头明显肥大的个体，在这种情况下，主动跖屈动作可引起流出道阻塞（图3.98、图2.31）。

当静脉被外部结构压迫时，只能检测到挤压远端肢体引出的血流增强，正常的呼吸期相性在血流阻塞的远端消失。当小的残余管腔中有血流时，频谱多普勒可检测到类似狭窄的高频血流信号（图3.95）。

※ 3.1.7.4 静脉外膜囊性病变

静脉外膜囊性病变非常罕见，发生率为对应动脉病变的1/80～1/50。与动脉一样，在组织学上病灶是病变静脉外膜层的真正神经节（就囊肿内容物和壁的成分而言）。囊肿可归因于异位的滑膜细胞并损害静脉腔（Paty，1992；Schraverus，1997；Chakfe，1997；Hach-Wunderle，2003）。

与动脉外膜病变一样，受压的静脉和相关的临床症状随着囊肿的充盈而变化，且病变总是在关节附近发生。有时，外科医师会发现血管外膜囊肿与关节囊存在交通。静脉外膜囊性病变最常累及股总静脉和腘静脉。根据管腔受压的程度，腿部可能会肿胀，并在病变的远端有充血的感觉，这种感觉在体力活动中会加剧，水肿通常在夜间消退。与动脉相对应，静脉管壁会出现囊性病变（可能是多发的），在B型超声上可看到管腔狭窄。彩色多普勒超声显像可评价阻塞静脉的管腔狭窄程度和相关血流动力学改变。多普勒频谱中，静脉阻塞表现为在病变远端获得呼吸期相性消失和血流速度降低。

管腔狭窄程度随囊肿大小变化（图3.96），反映为病变静脉段的血流速度（多普勒频谱）增加程度发生变化，与狭窄的血流信号类似。

超声检查结果不确定时应采用CT或磁共振成像，顺行静脉造影只能显示外部压迫。

※ 3.1.7.5 鉴别诊断：淋巴水肿、脂肪水肿

一旦超声成像排除了慢性静脉功能不全是水肿的根本原因，必须将心源性水肿、淋巴水肿和脂肪水肿区分开来。

淋巴水肿具有特征性的声像图特征，包括增厚的皮下层回声增强伴无回声裂隙。与心源性水肿的裂隙不同，这些裂隙倾向于纵向，它们代表皮下积液并与水肿程度相关。严重水肿时，可在超声引导下从这些裂隙中用细针吸取淋巴液。在慢性近端淋巴流出道阻塞患者中，超声可显示2～3 mm宽的管道，其高回声管壁平行于皮肤表面（图3.94）。彩色多普勒超声成像可以与血管相鉴别，这些通道很可能是扩张的硬化性淋巴管，这与淋巴管硬化改变的组织学表现（Altdorfer，1976）和淋巴管硬化中扩张性淋巴管（2～3 mm）的淋巴造影特征一致。这些管道不同于周围淋巴阻塞患者远端的无回声或低回声裂隙，后者排列更加不规则，显得更加模糊，它们含有游离淋巴液，或是淋巴水肿中的组织间隙。外周淋巴水肿的超声表现不特异，皮下积液也可能出现在其他类型的水肿中。因此，心源性水肿的诊断更难。淋巴水肿的特征是纵向裂隙，但在心源性水肿中可以看到“网格状”结构。

脂肪水肿（图3.94e）中过多的脂肪在超声上表现为皮下层增厚，回声相对均匀，部分回声增强（紊乱），可能有明显的高回声皮下间隔，但没有含液体的裂隙。

使用高分辨力超声探头（7.5～13 MHz）可以将静脉性水肿（皮下层没有特殊的声像图表现，但可以识别出功能不全的静脉瓣）与其他病因的水肿（具有特征性的皮下表现）相鉴别，还可以对这些疾病进行花费不多的随访（Marshall，2008）。

3.1.8 静脉标记

自体大隐静脉移植物在所有用于外周旁路手术材料中的通畅率最高，但由于以下几个原因，大隐静脉可能不适合旁路移植（图2.67）。

（1）管径细小。

（2）血栓性静脉炎后改变。

（3）扩张，静脉曲张。

这些标准可以在术前超声检查中通过测量管腔宽度、评估瓣膜功能和观察血栓后管壁病变来评估（图3.81）。超声检查可以缩短手术时间，避免不必要的静脉暴露。此外，术前在皮肤上标记静脉走行有助于防止大切口的出现，对肥胖患者尤其有帮助。通过术中对超声检查结果的确认，在98%的病例（Krishnabhakdi et al.，2001）中，超声成像在识别合适的静脉段进行移植方面具有很高的可靠性。

3.1.9 超声的诊断作用

※ 3.1.9.1 深静脉血栓

诊断方法的作用还取决于其他检测方法的有效性和诊断性能的优势。除了传统的静脉造影，其他用于疑似深静脉血栓诊断评估的方法包括热成像、闪烁成像、容积描记术和连续波多普勒。所有这些方法都依赖于间接标准的论证，特异性低。此外，每种方法都局限于一个特定的血管区域，没有一种方法能够评估整个静脉系统，闪烁成像对诊断小腿血栓是高度敏感的，而连续波多普勒超声仅对识别膝上深静脉血栓可靠。

德国关于深静脉血栓的指南（Hach-Wunderle et al.，2010）是在3.1.6.1部分（图3.21）提出方法的基础上得出的，建议对疑似深静脉血栓患者进行逐步评估（图3.38），这对于常规的临床实践来说比较烦琐。即使是临床怀疑为深静脉血栓的患者，也使用探头加压超声检查作为一线检查，与先前根据D-二聚体检测和深静脉血栓临床可能性（使用Wells评分评估）分层来识别需进行探头加压超声检查的患者亚群相比，无须太多的流程就可以进行更省时的检查（<5分钟/腿）。同时，B型超声还可以确定其他可能解释患者临床症状的原因。

在指南的实施方面，作者对326个德国中心进行了一项调查，在3个月内对连续4976例疑似深静脉血栓的患者进行了检查（门诊血栓和肺栓塞患者的TULIPA注册研究）（Gerlach等，2009），得到了相似的结论。共有1388例患者在没有事先进行D-二聚体检测或临床概率评估的情况下，通过影像学检查（95.9%的超声和5.8%的静脉造影，然而，后者仅在1.6%的病例中用作一线影像学检查）诊断为深静脉血栓。在一组最初深静脉血栓检查呈阴性的有代表性的患者中，随访发现0.4%的患者出现深静脉血栓。尽管多数中心采用常规诊断流程（首选影像学作为一线诊断检查），而非遵循推荐的诊断流程，但仍取得了较好的诊断效果。

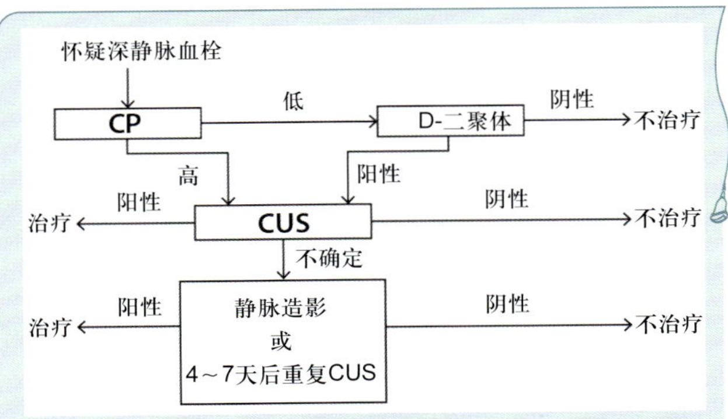

CP：临床可能性；CUS：下肢静脉探头加压超声检查。

图3.38 基于指南的疑似深静脉血栓患者诊断流程

（资料来源：Hach-Wunderle et al.，2010）

因此，对于临床怀疑为下肢深静脉血栓的患者，探头加压超声检查应作为首选的影像学检查方式。它有几个优点，但也有一些缺点。

（1）优点：

1）膝关节上下区域的高效治疗方法；

2）直接评价深静脉血栓的范围；

3）直接显示血栓（肌肉静脉血栓，血栓性静脉炎）；

4）无须特殊设备（5 MHz探头）；

5）同时评估软组织；

6）操作简便快捷。

（2）缺点：

1）检查者依赖性；

2）检查结果的记录较差；

3）髂静脉近端节段可显示性和可压缩性差。

探头加压超声检查对膝上静脉、腘静脉和小腿静脉近段的诊断准确性高，敏感性和特异性接近100%，只要扫描条件适当，就可确保诊断可靠。对于小腿静脉血栓，研究报告的敏感性较低，为85%～90%。如果超声检查结果不确定，且患者血栓形成的风险高，或超声显示不充分，则应进行额外的静脉造影，或者可以使用D-二聚体测试，其敏感度高但特异性较低。由于特异性较低，D-二聚体检测阳性结果几乎没有用处，特别是在术后怀疑有血栓的患者中。然而，结合探头加压超声检查，D-二聚体检测阴性结果可排除深静脉血栓。

探头加压超声检查股静脉和腘静脉通畅的患者不需要行静脉造影检查。相反，这些患者可以定期行超声检查密切监测，以早期发现由于初次检查时扫描条件差而漏诊的小腿血栓向腘窝延伸。探头加压超声检查的高特异性使其具有较高的阳性预测值。例如，静脉不可压缩这一异常发现是诊断下肢深静脉血栓的依据。

尽管超声成像在疑似深静脉血栓的患者中具有很高的准确性，但在检测疑似有症状的复发性血栓和筛查无症状高危患者血栓（接受骨科、泌尿外科或普外科手术的患者）方面的准确性较低。

因为17%～20%的患者在髋关节或膝关节置换术后出现下肢深静脉血栓，所以进行抗血栓预防，高危患者的这种筛查在临床上是合理的（Hamulyak et al.，1995）。回顾11项髋关节和膝关节术后无症状患者的研究发现，探头加压超声检查的敏感性仅为62%，但识别股静脉和腘静脉血栓的特异性为97%（Wells et al.，1995），膝下深静脉血栓的诊断准确性甚至更低（Lensing et al.，1997）。

在神经外科患者中，与静脉造影相比，超声对无症状近端血栓的敏感性仅为56%，对远端血栓的敏感性仅为50%（Jongbloets et al.，1994；Lausen et al.，1995）。

在无症状患者中，大多数静脉血栓不会或只会造成短时间的阻塞，在术后水肿的情况下，很容易被忽略。静脉造影具有优势，特别是在显示股静脉和腘静脉袋状瓣膜的微小血栓方面。无症状高危患者的检查结果不理想也是由患者缺乏依从性和检查不彻底造成的。利用超声的灵活性，对可视化程度差的血管段进行不同方向的探头加压试验，可以提高检出率。

动脉没有动脉粥样硬化时，可以作为一个良好的透声窗，通过动脉识别部分可压缩静脉中的附壁血栓。这种血栓的临床意义尚有争议，但它们可能是血栓进一步生长的来源。尽管有上述局限性，术后患者应在活动前进行下肢深静脉的探头加压超声检查评估。

术语“游离漂浮血栓”是基于血栓成分被流动的血液包围的静脉造影表现：卷曲的尾巴提示游动，这是由于血栓在血流中生长，让血栓看起来像漂浮的。漂浮血栓被认为有很高的栓塞风险，因此过去常采用手术治疗。超声和CT研究表明，漂浮血栓的实际运动由于其形态结构而被高估。一个真正的漂浮血栓可以通过实时超声识别，并用时间–运动模式记录。漂浮血栓在静脉造影中的检出率是超声的三倍，但CT检出率更低。（Gartenschlager et al.，1996）。作者的临床经验也证实了漂浮血栓的高估现象。由于这些原因，只有灰阶超声发现未附着的血栓节段时，才诊断为漂浮血栓，彩色多普勒超声显示几厘米长的血栓尾巴，或血栓被包围在血流中（没有附壁），似乎随呼吸或轻微的Valsalva动作漂浮在血管中心（图3.26c、图3.59和图3.61）。

使用最先进的设备探头加压超声检查可以实现高诊断准确性，这既是福也是祸。虽然早期抗凝治疗可防止小腿静脉血栓向上延伸，但对于那些即使不治疗血栓也不会向上延伸，也不会导致血栓栓塞并发症或其他晚期后遗症的患者来说，采用抗凝治疗意味着过度治疗并使患者暴露于不必要的风险中。

超声同时显示血管周围结构，可鉴别可能引起血栓样临床症状的异常软组织病变。外伤后或与凝血障碍相关的血肿显示为与周围肌肉大致边界清楚的大小不等的低回声区。如果超声检查结果不确定或怀疑有脓肿，可在超声引导下穿刺确诊。

腘窝囊肿是由滑液溢出引起的。它们位于腘窝，通常起源于膝关节内侧关节间隙。它们会引起肿胀和紧张，具体取决于它们的大小。囊肿破裂可导致小腿的急性疼痛，超声上表现为筋膜下的无回声、液体聚集。超声引导下穿刺抽吸可证实诊断，并可迅速改善或完全消除不适。

对于诊断为软组织肿瘤的患者，超声还可提供关于肿瘤压迫静脉的直接信息，并可对流出道梗阻进行血流动力学评估。因此，超声检查可以在术前准确地确定回流不畅的程度和部位，并确定可能的血管浸润，这对手术切除肿瘤非常重要。血栓的超声检查还包括寻找肿瘤以排除副肿瘤来源，特别是在老年患者中。超声可以确定淋巴瘤压迫静脉的部位，流出道梗阻的严重程度可以通过受压静脉远端的频谱多普勒（自发和增强血流）进行评估。

上、下肢静脉卡压综合征可以通过评估激发试验引起的血流模式变化进行超声诊断。

3.1.9.1.1 超声与静脉造影

探头加压超声检查和超声在被广泛接受之前，都必须证明其与传统“金标准”静脉造影相关的诊断性能，而后者与其他方法相比，从未得到验证。虽然造影剂使静脉显影可以直接评估管腔，但静脉造影并不能提供血管周围异常的信息。此外，充盈缺陷可能会导致误诊，因为它们可能是由于遮挡或方法上的局限性造成的，特别是膝关节以下（图3.55～图3.57）。膝下静脉在15%的病例中，显示不完全；在4%的病例中，显示不充分（Schmitt，

1974，1977）。下肢静脉血管造影的可评估性取决于静脉节段，范围为61%～96%。对于有下肢静脉血栓临床症状进展的患者，在最初静脉造影显示阴性结果的5天内再次进行静脉造影，1.3%的患者可明确诊断血栓（Hull et al.，1981）。

这些结果对静脉造影作为血栓诊断“金标准”的适用性提出了质疑。作者团队对159例临床疑诊深静脉血栓者采用超声检查和静脉造影（Schäberle et al.，1991）进行研究，静脉造影结果不确定或错误，或由于方法学的限制，共存在21例患者未能确定下肢肿胀的原因。在这些病例中，超声检查可显示动静脉瘘、血栓性静脉炎、肌肉静脉血栓，以及盆腔肿瘤、腘窝囊肿或动脉瘤压迫静脉。其中5例静脉造影结果与超声相比呈假阴性（股深静脉血栓、重复股浅静脉中的一支完全血栓、膝下静脉血栓、成对主干静脉的一支发生血栓及静脉瘤附壁血栓）。静脉造影呈假阳性有3例（腘窝囊肿破裂、巨大假性动脉瘤压迫腘静脉及膝下近端静脉对充盈缺损的误判）。超声检查结果在术中或通过其他检查得到证实。在这项研究中，静脉造影与超声（进一步诊断试验的结果）相比准确性为95%。

在一项对430例连续检查患者进行的大型研究中，静脉造影和超声检查结果（包括膝下静脉）之间5%的差异归因于静脉造影的假阴性结果。本研究显示超声结果为假阳性（Elias et al.，1987）。一些静脉造影假阴性的病例经回顾性分析，认为是超声识别膝下静脉血栓和对充盈缺损的误判造成的。

静脉造影通常无法完全评估膝下所有深静脉，因为小静脉血栓完全闭塞时，不表现出明显的充盈缺损，容易被漏诊。超声可以作为静脉造影的补充，提供额外的有用信息。

（1）股深静脉的评估。

（2）肌肉静脉血栓的识别。

（3）静脉血栓进入隐股交界处。

（4）显示静脉造影未显影的小腿静脉血栓。

（5）血栓末端的显示（在造影剂流量减少的节段/长段血栓）。

（6）周围软组织的评估。

由于静脉造影的局限性，一些研究者放弃将静脉造影作为评价超声诊断性能的“金标准”。取而代之，他们以初次超声检查阴性后新血栓栓塞的并发症发生率作为衡量指标。

早期的研究仍然使用静脉造影作为“金标准”，发现探头加压超声检查的敏感性和特异性为87%～100%（表3.2）。我们组进行的一项研究中，包括125例患者［72例女性，53例男性；平均年龄（55±18.5）岁］的131条下肢，临床怀疑下肢深静脉血栓（73条下肢经静脉造影证实），超声的敏感性为97%，特异性为98%（Schäberle et al.，1991）。超声与静脉造影的差异主要与膝下区域的静脉有关。

3.1.9.1.2　*超声在随访及治疗决策中的价值*

超声检查使研究者们首次真正认识到浅静脉血栓性静脉炎的原位血栓延伸至主要深静脉的高风险。如果血栓延伸到隐静脉的末端，或者血栓从浅静脉突出到深静脉，则需要高位结扎隐股交界处以防止血栓进一步生长和肺栓塞。局限于更多外周静脉节段的血栓患者采用短期抗凝治疗。不像静脉造影，超声可非常可靠地评估静脉炎的程度（Barrelier，1993；Schuler et al.，1995；Schönhofer et al.，1992）。由于血栓性静脉炎偶尔与膝下隐匿性深静脉血栓形成相关，特别是在副肿瘤综合征中，需通过超声检查来证实或排除（Jorgensen et al.，1993）。

精确确定栓龄（血栓发生的时间）对选择最有效的治疗方法（溶栓、手术或保守治疗）至关重要。如果仅根据临床表现和病史，栓龄往往被低估。静脉造影主要依靠间接标准（侧支循环）来估计栓龄，其形态特征在静脉造影确定栓龄中的价值有限。尽管与血栓起源和部位有关回声特性变化及静脉扩张程度不同（Fobbe et al.，1991），超声评价血栓形态仍为评估栓龄提供了最可靠的数据。

早期再通（自发发生或由溶栓治疗引起）是指静脉腔内出现自发血流或血流增多。血栓再通的静脉瓣膜功能不全可通过功能试验（Valsalva动作、挤压和松开试验）来确定。灰阶图像显示管壁不规则高回声沉积及压迫试验中血管壁僵硬均提示血栓后综合征。无创的彩色多普勒显像可随时重复做，是监测溶栓反应和决定何时停止治疗的良好方法。此外，彩色多普勒超声可用于评估血栓切除术的效果，并定量估计分流术后的流量，这是通过测定分流术近侧股总动脉的血流量并与对侧比较来完成的。

自然病程（或接受肝素化治疗的患者与接受溶栓或取栓治疗的患者之间的对比）的密切超声随访为这些治疗方法的批判性评价提供了数据，并可能导致既定治疗策略的改变。接受溶栓治疗超过5天的患者出现瓣膜功能不全，这一事实使人们对这种治疗方法产生了怀疑，尽管它会导致再通，但相对较晚。此外，还必须考虑到较长时间溶栓治疗所增加的出血风险。随着血栓机化的增加，瓣膜损伤也随之发生。如果扫查条件良好，可以显示再通静脉中被残余血栓组织固定的瓣膜。将溶栓治疗的晚期结果通过栓龄、治疗时间和血栓部位进行亚组分层并与自然病程比较是可取的，但需要复杂的研究设计。

超声检查可获得血栓范围和部位非常详细的信息，它提供了直接的证据，说明血栓是否局限于小腿肌肉静脉或静脉主干，或者起源于大隐静脉或股深静脉的血栓是否突入股静脉。肺栓塞可能由股深静脉近端血栓引起，尤其是当延伸入股总静脉的原位血栓发生脱落时。静脉造影方面，通常不会显示股深静脉，或者仅在逆行造影剂充填后才会显影，这在大多数瓣膜功能正常的患者中并不发生。与此相反，超声可以很好地显示股深静脉近端（4 cm）及其远端。

另一种少见的栓塞来源是髂内静脉末端的血栓，这个部位应通过彩色多普勒超声成像来评估是否存在漂浮血栓，特别是没有其他部位血栓形成证据的肺栓塞患者。然而，对于肥胖患者或者当由于前方肠道气体干扰出现散射和声影时，超声对这段静脉的评价是有限的。如果髂静脉显示受限，可通过股总静脉频谱多普勒检查并与对侧波形比较，间接排除髂静脉血栓闭塞。

盆腔下行性静脉血栓形成但未伸入股静脉的患者（自然病程或由于肝素和压迫治疗阻止了下降）在再通后不会出现血栓后综合征，因为髂静脉没有瓣膜。

超声评估血栓形态最初期望有助于识别短时间内制动以预防肺栓塞的患者，但这一期望并未实现。有研究表明，当非制动患者发生血栓时，即使存在漂浮血栓或血栓延伸至盆腔水平（以前被归类为高危血栓），也不需要预防性制动。相比之下，制动患者发生急性血栓形成（如ICU患者）在活动时，有较高的肺栓塞风险。

超声检查是孕妇、儿童和青少年及对造影剂过敏患者的首选检查方法，无辐射，也不需要使用造影剂。这种无创检查方法的另一个优点是，在诊断可疑深静脉血栓时，每条腿的检查时间短于5分钟。评估血栓后综合征和静脉曲张患者的瓣膜功能需要一些额外的时间。

虽然超声对血栓的检测和评估是高度依赖于检查者的，但学习曲线陡峭，技能可迅速提高。在一项以静脉造影为参考标准的99例患者的研究中，超声在大腿和小腿的初始敏感性分别为67%和57%，在前50次检查后分别增加到100%和79%。研究开始时，特异性已经超过95%，表明血栓形成的症状标准诊断非常准确（Leutz et al.，1994）。

与动脉瘤一样，使用超声可以更可靠地评估静脉瘤的范围、部位和是否存在附壁血栓，而非依赖于通畅管腔（血管造影、静脉造影）显影的放射技术。保守治疗还是手术切除主要取决于是否存在部分血栓、静脉瘤的形状和范围。

※ 3.1.9.2 慢性静脉功能不全

对于血栓后综合征患者，超声是一种非常有效的方法，既能显示静脉壁形态变化（B超）又能识别主要静脉功能不全（多普勒超声）。其可高度准确显示再通情况，通过测量流速和反流持续时间和强度，对反流程度进行半定量评价。反流与持续闭塞的鉴别具有重要的预后意义，仔细记录这些发现对随访时复发血栓的比较和诊断至关重要。只有个别患者，需要静脉造影来确认管壁形态的改变和复发血栓的情况。在提供专家意见时，也需要进行静脉造影作为记录。

无创超声成像也将适用于监测功能性参数对药物治疗的反应。为建立定义异常功能参数的基础对照，对30例血管正常的受试者［男18例，女12例，平均年龄（34.7±7.3）岁］进行了各种超声参数的测定。每条腿测量5次，取平均值。受试者取平卧位，休息15分钟后双脚下降10° 的情况下，进行测量。在隐股交界上方的股总静脉（n=60条腿）测量以下数值。

（1）直径：呼气时（11.7±2.1）mm，吸气时（12.4±2.2）mm。

（2）平面测定横截面积：呼气时（1.07±0.28）cm^2，吸气时（1.16±0.31）cm^2。

（3）峰值流速：呼气时（23.5±8.3）cm/s；保持正常吸气深度和腹式呼吸时，3个呼吸周期平均流速为（7.7±1.9）cm/s。

在Valsalva动作中，股静脉横截面积增加到（1.82 ± 0.6）cm^2。呼气期和吸气期个体内横截面积的平均日变化率从早上到晚上分别为19.2%和17.7%。呼气期峰值流速变化率为18.9%，平均流速变化率为17.3%。不同天数的测量结果显示，呼气时的横截面积变化率为24.6%，吸气时的横截面积变化率为27.8%，呼气峰值流速变化率为24.7%，平均流速变化率为21.4%。30例患者的其他直径分别为：股深静脉起源后股浅静脉的直径为（8.9 ± 1.8）mm和膝关节间隙水平腘静脉的直径为（8.7 ± 1.6）mm，受试者站立位大隐静脉终点以下的平均直径为（5.6 ± 1.9）mm。

在同一天或每天的重复测量中，这些参数显示出较大的个体内和个体间的差异。大静脉的血流速度及直径和横截面积随呼吸的变化而变化。我们的研究结果得到了Marshall（1990）、Hirschl等（1990）及Ludwig（1991）的证实，他们报道了下肢静脉的直径和横截面积均具有相似的变化。即使将静脉横截面积的呼吸变化［平均横截面积=1/3 ×（2 × 呼气时面积+吸气时面积）］纳入方程中，在隐股交界上方股总静脉的平均血流量（以平均横截面积乘以平均流速v_{mean}计算）相当高，为（503 ± 137）mL/min。

静脉血流量的测量与动脉血流量的测量相比是非常不准确的（详见1.1.2.4部分和6.1.3.2部分），因为静脉直径的测量存在难以控制的误差。大静脉的直径随呼吸而变化，随心脏搏动变化，这些变化很难量化，呼吸动作也不容易标准化。大静脉通常不是圆形的，而是椭圆形的。

另一个误差来源是使用高通滤波，从多普勒频谱中消除了慢的静脉血流成分，导致平均血流速度被高估。在上述30例血管正常受试者的系列测量中，比较隐股交界附近股总动脉和股总静脉的血流量，令人惊讶地发现平均静脉血流量比动脉血流量高21%。在Ludwig（1991）的系列报道中，股总静脉的血流量比动脉高出大约32%。

潜在的误差及静脉直径和横截面积的广泛生理变化，似乎排除了使用这些参数来监测药物治疗反应的可能性。然而，其他研究表明，当对这些参数（Jäger et al.，1986；Eichlisberger et al.，1989）进行连续测量时，确实可以用来鉴别生理变化或客观地监测旨在改变静脉张力的药物治疗的有效性。

与灰阶超声所显示的血管壁改变相比，静脉造影所显示的形态学标准可以更可靠地评估慢性静脉功能不全中回流功能不足的严重程度。虽然原发性慢性静脉功能不全的静脉扩张或血栓后综合征管腔缩小伴管壁增厚、硬化、残余血栓或持续闭塞是重要的描述性诊断标准，但是使用血流动力学参数，如反流的速度、类型和持续时间，可以更可靠地评估回流不足的严重程度。此外，20% ~ 30%的血栓后患者灰阶超声显示静脉形态正常。

在20% ~ 30%的病例中，深静脉血栓后不会出现持续性的主要静脉功能不全（可能是因为一些瓣膜保留了功能），因此通过超声成像评估反流可识别出那些需要弹力袜治疗的持续性静脉功能不全的病例。穿弹力袜可减少血栓后营养性皮肤损伤，但不影响血栓复发率。

超声的缺点是无法对检查的发现进行完整的记录和对检查者的依赖性。当有明显的水肿、血管和软组织钙化，以及由于手术创伤、皮肤缺损或肠内气体覆盖导致扫描窗口小或不充分时，超声检查是有局限性的。患者不能配合和胸式呼吸可能导致多普勒波形的曲解，探头加压超声检查不需要患者配合。

与血栓形成后再通有关的血管壁改变，使血管更耐压迫，如果施加的压力太小，它们可能会出现与急性血栓相似的不可压缩。用静脉造影和超声的标准可能很难解决以下问题，即在先前血栓合并或不合并部分再通的基础上，是否存在复发性血栓或原位生长。通过寻找其他残余变化，如管壁增厚或近端瓣膜功能不全，这些变化可以在做Valsalva动作过程中被识别出来，将新鲜的、非闭塞性血栓沉积物与陈旧性、残余附壁血栓相鉴别。血管壁附近的血流信号提示新鲜血栓被流动的血液包围，而血管中心的迂曲血流则是早期再通的标志（图3.23、图3.28）。

CT和MRI可以评估上肢和下肢的静脉，但它们主要用于评估髂静脉系统。虽然超声检查是一种非常准确的方法，其提供了大量关于静脉异常的信息，但检查人员必须始终保持一种批判性的立场，并意识到其局限性，这可能需要在个别患者中安排其他辅助诊断检查。

※ 3.1.9.3　静脉曲张

彩色多普勒超声是术前判断静脉曲张范围（上、下界限）和识别功能不全的穿静脉的有效诊断工具。在鉴别功能不全的穿静脉方面，尽管分析中只包括静脉造影显像质量良好者，但超声比静脉造影具有更高的敏感性（96% *vs.* 65%）（Stiegler et al.，1994）。超声识别出的功能不全的穿静脉，静脉造影显像质量低的只显示了16%。

超声检查能区分原发性和继发性血栓后静脉曲张。因此，超声在确定手术指征和规划手术范围方面优于所有其他成像方式。静脉曲张的治疗除美容原因外，主要目的是预防主要静脉发生继发性功能不全。超声是最可靠的影像学检查方法，用于确定近端和远端的功能不全点和识别功能不全的穿静脉，必须消除这些功能不全的穿静脉以阻断穿筋膜的再循环通路。此外，对疾病范围的精确测定使保留非曲张的静脉段成为可能，从而为以后的动脉重建提供了可能。超声确定的准确疾病范围，特别是涉及隐静脉，对于选择硬化治疗或手术剥离非常重要，而超声是唯一能充分确定血管内介入治疗适应证的检查方法。同时，超声是指导此类介入手术的有用工具。

对于静脉曲张合并血栓性静脉炎的患者，超声是确定血栓近端的首选方法，该方法可确定是否需要抗凝治疗或高位结扎隐股交界。此外，它有助于排除累及深静脉系统的并发症。通过在血管旁路移植术前标识显示静脉曲张和血栓性静脉炎后变化，超声可以帮助确定适合作为移植物的静脉节段，术前可以标记在皮肤上。

3.2 上肢静脉和颈静脉

3.2.1 血管解剖

和下肢一样，上肢的静脉可分为浅静脉和深静脉。最重要的浅静脉是头静脉，它在建立血液透析通路中起着至关重要的作用。它从腕部沿手臂桡侧到肘关节的弯曲处，在这一侧继续延伸到肩部，从那里向前延伸到锁骨下区。深静脉与同名动脉伴行，与浅静脉有多处连接。前臂的深静脉在肘部的弯曲处汇合，延续为肱静脉。后者常沿肱骨内侧至腋窝走行，有多个属支。腋静脉从大圆肌的下缘开始，作为贵要静脉的延续，从那里穿过锁骨，它接受锁骨下区水平的头静脉，在锁骨的近端，腋静脉延续为锁骨下静脉一直延伸到上腔静脉。沿着锁骨下静脉的走行，锁骨下静脉前方与锁骨、锁骨下肌关系密切，向上与锁骨下动脉紧贴。在下方，锁骨下静脉位于第一肋上方。锁骨下静脉穿过斜角肌三角（在前斜角肌前方），与颈内静脉汇合形成头臂静脉（图3.39）。

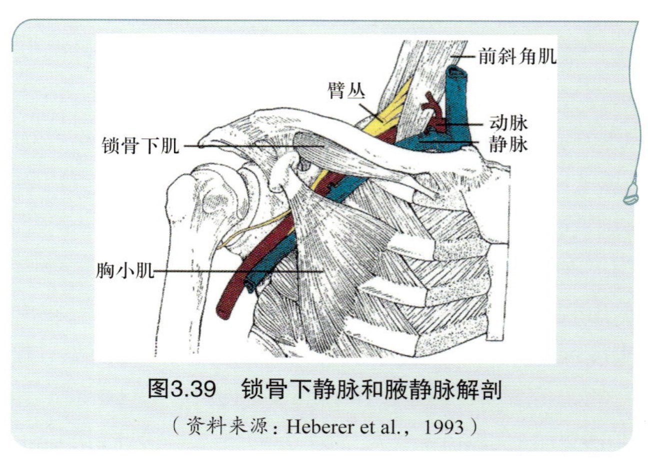

图3.39 锁骨下静脉和腋静脉解剖

（资料来源：Heberer et al.，1993）

3.2.2 检查方法及技巧

用7.5 MHz探头检查锁骨下静脉、腋静脉和肱静脉。检查者位于患者头部方向对这些静脉进行扫描，与下肢深静脉的检查一样，进行形态学评估和探头加压试验。注意，当从锁骨上入路检查时，探头加压试验仅对腋静脉和肱静脉可靠，而对锁骨下静脉不可靠。首先，将探头放置在锁骨下窝，对腋动脉下方的腋静脉进行横向加压检测，接下来，在纵切面上获得频谱多普勒，以排除血栓或压迫导致的中心流出道阻塞。沿静脉走行进一步追踪，并从内侧将静脉压向肱骨，在上臂测试肱静脉的可压缩性。

从锁骨上纵向扫描锁骨下静脉，记录多普勒频谱波形并评估颈静脉的末端。由于颈内静脉平行于颈动脉走行，因此可在横切面追踪到。进行间断加压以排除血栓形成。彩色多普勒模式纵切面可评估再通情况、识别被流动血液包围的中心血栓，以及检测门静脉置管、中心静脉置管或起搏器电极导线植入后的部分性血栓。

3.2.3 正常声像图表现

与髂静脉和下肢静脉一样，上肢静脉正常血流显示出呼吸期相性。此外，锁骨下静脉和腋静脉的血流在心动周期内也会发生变化（“W”形曲线，

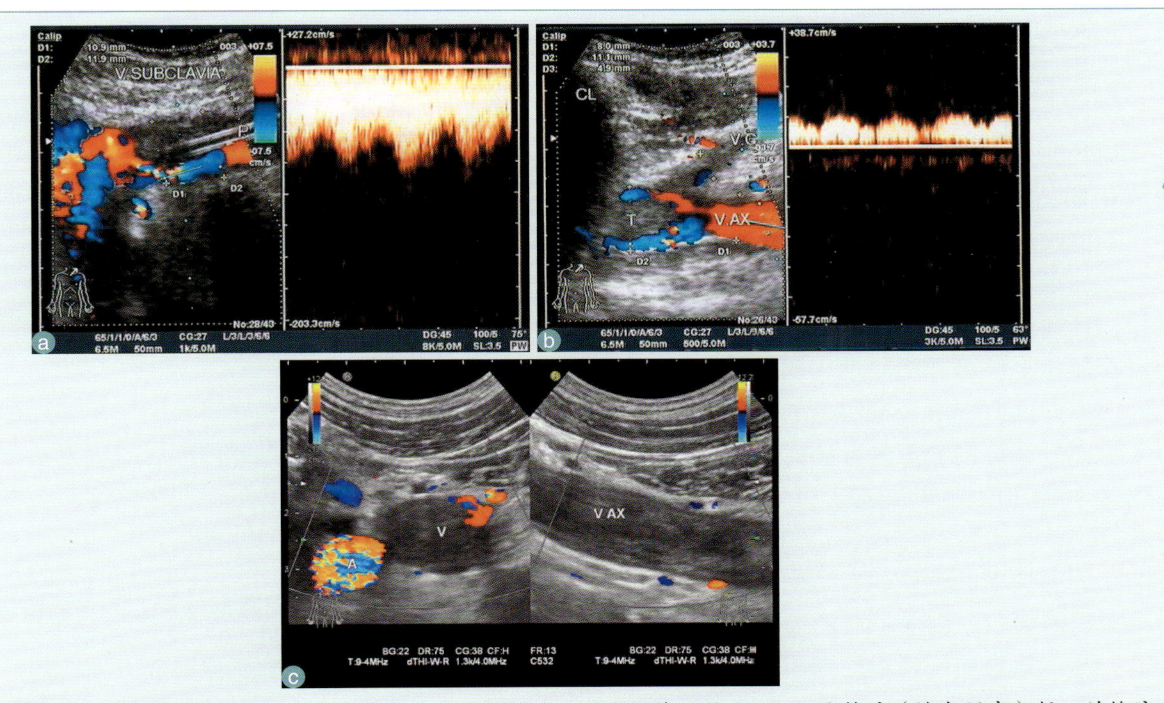

a.锁骨下静脉内血流环绕的血栓；该患者的血栓是植入静脉港的促血栓作用所致。b.经头静脉（缝合闭塞）插入的输液港导管伸至血栓部位，血栓周围有流动的血液，并延伸至腋静脉。血栓远端的血流方向正常（红色，朝向探头），但血流明显受到血栓的干扰：流速降低到10 cm/s，心脏搏动性和呼吸期相性均消失。c.彩色多普勒超声显示腋静脉副肿瘤性血栓（左侧为横切面，右侧为纵切面）。在这个区域，探头加压超声检查也可以用来证实血栓形成（将静脉压向肋骨）。腋静脉在腋动脉的下方走行。T：血栓；CL：锁骨；卡尺：头、腋静脉；V.AX：腋静脉；V.C：头静脉；V：静脉；A：动脉；P：静脉输液港。

图3.40

有两个峰值，一个在收缩期；另一个在房室瓣打开时。在心房收缩期，血流明显减少，出现短暂的反流）。锁骨下静脉和腋静脉的典型椭圆形管腔在纵切面和横切面上，显示随呼吸直径发生变化（图3.99）。

3.2.4　检查记录

通过存储纵切面图像和相应的角度校正频谱，记录锁骨下静脉、腋静脉和肱静脉的检查所见。如果已证实静脉血栓形成，则需额外记录探头加压前后病变血管段的横切面图像。

3.2.5　临床作用

上肢静脉血栓较下肢静脉血栓少见，最常见的原因如下。

（1）副肿瘤（图3.40c）。

（2）肋锁间隙狭窄引流受阻（图3.105）。

（3）胸廓出口肿瘤压迫。

（4）门静脉置管、中心静脉置管或腋静脉和锁骨下静脉中的起搏器电极导线（图3.40a、图3.40b）。

（5）继发于静脉炎（医源性）的深静脉血栓形成（罕见）。

静脉必须通过由第一肋骨、锁骨和锁骨下肌形成的狭窄肋锁间隙。当已经狭窄的通道因肩部肌肉无力、肋骨骨痂或外生骨疣而进一步狭窄时，静脉引流可能会受阻。在检查过程中，手臂过度外展可以再现梗阻。如果溶栓治疗再通后，过度外展试验显示肋锁间隙有流出道阻塞，可考虑切除第一肋骨。

植入起搏器电极导线或中心静脉置管之前，超声可评估上腔静脉的通畅性，特别是在有临床症状或有上肢静脉血栓形成病史的患者中。在颈静脉中心静脉置管之前，超声还可识别正确的血管，以防静脉走行变异出现置管异位或并发症。

上肢静脉血栓形成的肺栓塞风险很低。不太可能出现临床相关的血栓后静脉损害，因为有良好的侧支循环。然而，对于有血栓临床症状的患者，可以通过无创超声进行早期检查，以启动全剂量肝素治疗，从而阻止血栓进一步进展。血栓性静脉炎通常是医源性的，血栓很少延伸到主要的深静脉。

3.2.6 超声表现及其诊断意义

血栓形成的超声诊断标准与下肢深静脉血栓形成相同：静脉明显扩张，内有均匀或不均匀回声，不能被压缩，彩色多普勒超声成像显示无血流信号，如果存在中心血栓，仅在管壁附近可见血流信号。任何腔内或外部原因引起静脉管腔阻塞影响回流都能使上肢静脉随心动周期的波动性和呼吸期相性消失，因此，由于方法上的局限性使经锁骨上窝无法充分评价锁骨下静脉的情况下，腋静脉（锁骨下区）的多普勒频谱波形可以排除明显的血流阻塞。

除了锁骨下静脉外，容易检测的腋静脉可能会受到血栓的影响，因为上肢的血液通过胸壁侧支流入该静脉。探头加压超声检查用于排除腋静脉（将探头放在锁骨下区）和周围静脉的血栓形成。如前所述，锁骨下静脉的探头加压试验是不可靠的，必须通过获得多普勒频谱波形来直接显示血流。从超声上看，血栓性静脉炎可根据受累血管的走行及其与解剖标志（与同名动脉伴行）的关系与深静脉血栓相鉴别。

在作者先前分析的610例手臂肿胀患者中（1994—1998年），超声检查显示96例上肢静脉血栓形成。在61例患者中，血栓形成可归因于副肿瘤、中心静脉置管或起搏器电极导线。其余35例患者中，9例（特别是年轻患者）接受了溶栓治疗，其中7例再通。随后，7例患者中的5例通过激发动作的超声成像显示肋锁间隙存在血流阻塞（图3.105、图3.106）。

在上肢过度外展试验中，将受累侧的手臂举过头部，探头置于锁骨下区，在腋静脉记录频谱多普勒。请注意，在过度外展时可能会有一些生理性的血流阻塞，特别是较瘦的患者。证明锁骨和第一肋骨之间的通道在临床上显著变窄的一种更可靠的方法是使用改良的“系围裙”试验，将手臂转至背后向侧边旋转的同时向下拉，同时在腋静脉记录频谱多普勒，如果血流减少伴随心脏和呼吸运动的波动消失，则为异常情况（图3.105、图3.106）。

其潜在的机制很复杂。然而，典型的临床症状是由肩部肌肉无力引起的。正常的肌肉张力使锁骨高于神经血管束。如果肌肉太弱，在外展旋转过程中，锁骨在第一根肋骨上的运动会压迫神经血管束。

肋锁间隙阻塞主要影响静脉，而斜角肌综合征和颈肋综合征不影响静脉引流，因为锁骨下静脉在前斜角肌前方穿过。肋锁间隙卡压综合征的主要物理疗法是加强肩部的肌肉力量。治疗效果可通过多普勒超声成像随访。如果症状在物理治疗或压迫引起的血栓经溶栓治疗再通后仍然存在，可以考虑切除第一肋骨。

彩色多普勒超声成像可以可靠地评估上肢静脉血栓形成后的自发再通和溶栓后再通，并识别血栓形成后持续存在的异常，如管腔变化、残余附壁血栓或管壁硬化（图3.107）。

3.2.7 超声与其他检查方法诊断价值的比较

在评估上肢静脉血栓形成方面，超声可与传统的“金标准”静脉造影相媲美，因为上肢静脉位置表浅，提供了良好的成像条件，对腋静脉血栓再通后持续存在的血栓后病变的显示优于静脉造影。此外，频谱多普勒检查可获得关于肿瘤压迫静脉或肋锁间隙卡压综合征引起的血流动力学变化的高度准确信息，特别是在评估激发动作（呼吸期相性、随心脏搏动的波动性）期间流出道梗阻远端的静脉血流时。超声对胸廓出口的评价有局限性，CT在评估肿瘤相关的流入道梗阻方面具有优势。和下肢一样，静脉造影在评估侧支循环的程度上更为优越。在以静脉造影为参考方法的对照研究中，超声在检测上肢静脉血栓形成方面的敏感性为94%，特异性为96%（Koksoy et al.，1995；Haire et al.，1991）。

3.3 肢体静脉图谱

表3.8为肢体静脉图谱。图中显示了肢体静脉的正常发现、检查方法和血管疾病。

表3.8 肢体静脉图谱

病变/病理学	图像
髂静脉——正常超声表现	图 3.41
股静脉多普勒频谱波形	图 3.42
正常瓣膜功能——灰阶成像	图 3.43
髂静脉血栓	图 3.44

续表

病变/病理学	图像
髂静脉血栓——开始再通	图 3.45
髂静脉血栓周围有流动的血液	图 3.46
静脉回流受阻导致呼吸期相性消失	图 3.47
髂静脉血栓形成的侧支循环	图 3.48
淋巴瘤压迫髂外静脉	图 3.49
血栓栓龄的评估标准	图 3.50
股静脉陈旧性血栓	图 3.51
小腿静脉血栓形成	图 3.52
小腿静脉陈旧性血栓	图 3.53
再通后复发血栓 部分再通后复发的小腿静脉血栓	图 3.54
小腿静脉血栓的诊断——超声与静脉造影	图 3.55
孤立性腓静脉血栓形成——静脉造影	图 3.56
血栓诊断——超声与静脉造影	图 3.57
股静脉双支	图 3.58
股静脉漂浮血栓	图 3.59
瓣膜袋无症状静脉血栓	图 3.60
继发于股深静脉上行性血栓的髂静脉血栓	图 3.61
小腿肌肉静脉血栓延伸至腘静脉	图 3.62
大隐静脉血栓性静脉炎伴血栓延伸入股静脉（自然病程）	图 3.63
小隐静脉血栓性静脉炎	图 3.64
股腘静脉	图 3.65
血栓性静脉炎的血栓经穿静脉延伸	图 3.66
溶栓治疗检测	图 3.67
血栓后综合征——瓣膜功能	图 3.68
血栓后综合征——再通的管腔 血栓后综合征——行 Valsalva 动作时的逆向血流	图 3.69
血栓后再通伴动静脉瘘	图 3.70
慢性静脉功能不全 小腿静脉瓣膜功能不全	图 3.71
扩张的肌肉静脉	图 3.72
血栓后综合征——残余血栓 / 粘连 残余血栓——管壁硬化	图 3.73
静脉瓣膜功能不全的程度	图 3.74
严重瓣膜功能不全患者反流的呼吸期相性和随心搏的波动性	图 3.75

续表

病变/病理学	图像
大隐静脉主干静脉曲张（远端）	图 3.76
大隐静脉主干不完全性静脉曲张	图 3.77
小隐静脉主干静脉曲张	图 3.78
穿静脉瓣膜功能不全	图 3.79
大隐静脉血栓栓塞与 Dodd 穿静脉功能不全	图 3.80
大隐静脉血栓性静脉炎后再通	图 3.81
大隐静脉 VNUS 闭合术	图 3.82
VNUS 闭合术后随访 静脉曲张治疗后随访	图 3.83
复发性静脉曲张	图 3.84
静脉瘤	图 3.85
静脉瘤伴血栓	图 3.86
下肢静脉瘤和深静脉血栓形成	图 3.87
“囊状”腘静脉瘤	图 3.88
小腿静脉扩张	图 3.89
静脉血栓形成的鉴别诊断——腘窝囊肿	图 3.90
小腿静脉血栓——血肿的鉴别诊断 肌肉撕裂引起的小腿肿胀	图 3.91
腘窝肿瘤引起的小腿肿胀	图 3.92
筋膜下脓肿引起的小腿肿胀	图 3.93
各种病因的水肿，淋巴瘤、淋巴水肿、脂肪水肿 水肿引起的小腿肿胀	图 3.94
腘窝囊肿压迫静脉	图 3.95
腘静脉外膜囊性病变	图 3.96
静脉壁肿瘤	图 3.97
腘动脉卡压综合征	图 3.98
腋静脉——正常表现	图 3.99
胸廓出口梗阻	图 3.100
颈静脉瘤	图 3.101
颈静脉血栓形成——中心静脉导管	图 3.102
腋静脉血栓——溶栓治疗	图 3.103
再通	图 3.104
肋锁间隙卡压综合征伴血栓	图 3.105
肋锁间隙卡压综合征	图 3.106
起搏器植入术后锁骨下静脉血栓的随访	图 3.107
上肢静脉血栓性静脉炎	图 3.108

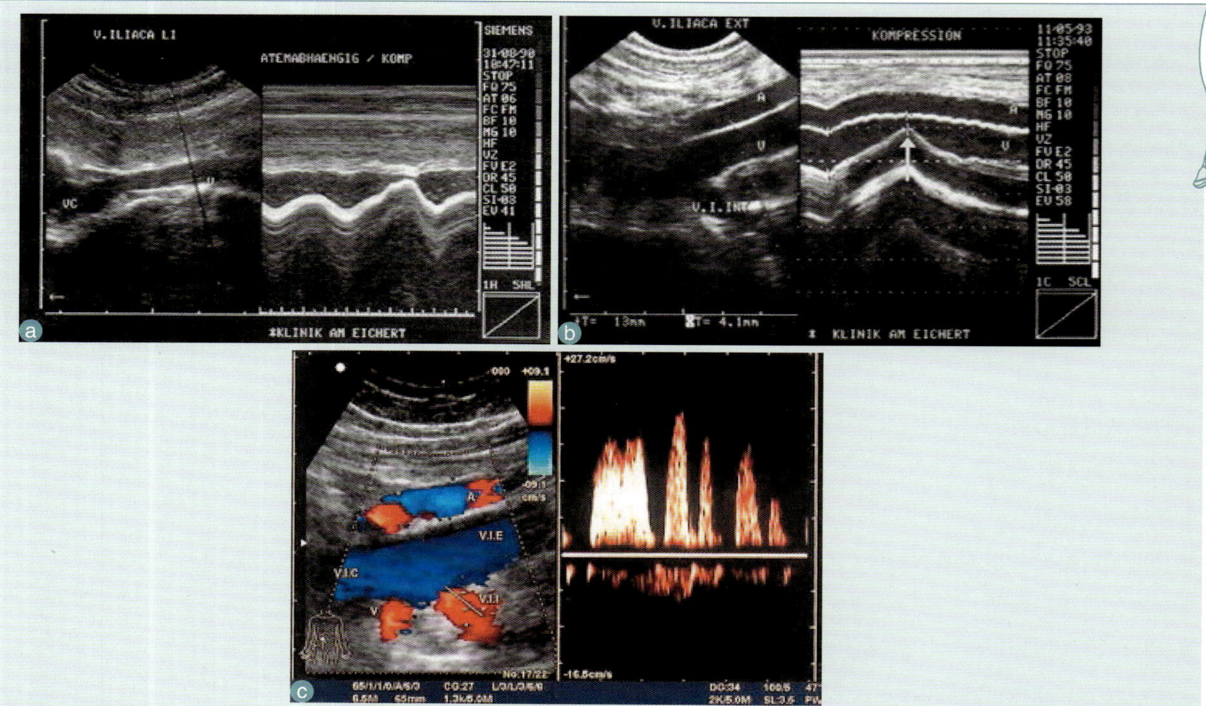

a.和腔静脉一样，髂静脉的血流也受呼吸运动的影响。由此产生的直径变化在时间-运动模式（右图）中很明显。在较瘦的个体中，髂静脉也是可被压缩的（KOMP）。b.髂静脉的探头加压仅对较瘦的患者有效果。因此，不可压缩性并不是该区域血栓形成的可靠指标，而可压缩性排除了血栓的可能性。该例示时间-运动模式（箭头）下的可压缩性。c.髂静脉（髂总静脉和髂外静脉）呈弯曲走行，通过真骨盆走行于同名动脉后方，髂内静脉在髂总静脉后部的最低点处汇入（血流朝向探头，红色）。静脉血流具有呼吸期相性，年轻人偶尔也显示心脏搏动性（如该例）。此外，另一条髂静脉（红色）略高于髂内静脉汇入髂总静脉（蓝色）处。VC：腔静脉；V.I.C：髂总静脉；V.I.E：髂外静脉；A：动脉；V.I.I：髂内静脉。

图3.41 髂静脉——正常超声表现（图2.2）

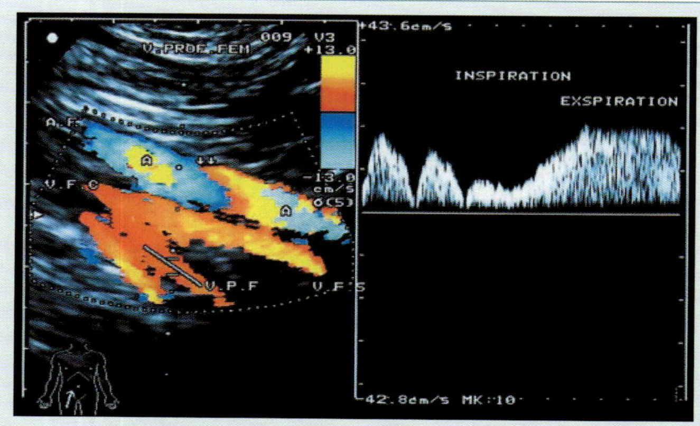

在腹股沟韧带的下方，股总静脉分为股深静脉和股浅静脉。当没有近端阻塞（血栓、压迫）时，静脉内的血流出现随呼吸运动波动的特征。多普勒频谱波形显示股深静脉血流速度随呼吸的变化，吸气时静脉流速随腹内压的增加而减慢。在该例年轻女性中，还有心脏搏动对静脉血流的额外影响，甚至在呼气时也会出现该情况。当脉冲重复频率调整为适合静脉血流时，靠近探头的股动脉显示混叠和舒张期的逆向血流（箭头）。V.F.C：股总静脉；V.P.F：股深静脉；V.F.S：股浅静脉；A：股动脉。

图3.42 股静脉多普勒频谱波形

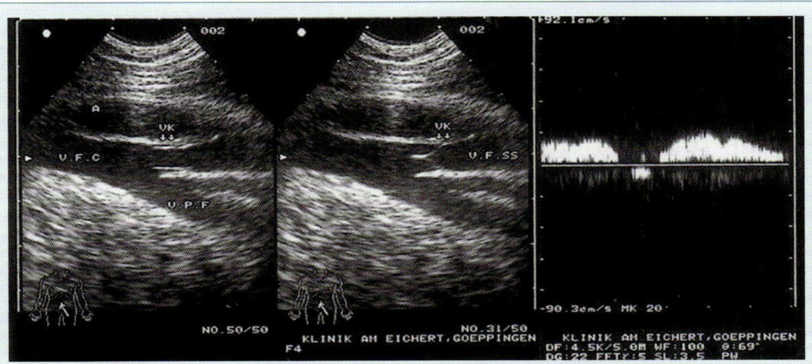

在良好的透声条件下，灰阶成像可清楚显示正常瓣膜的功能。图示股深静脉汇入前的股浅静脉内的瓣膜，左侧灰阶图像显示呼气相（瓣膜打开），右侧灰阶图像显示吸气相（瓣膜关闭）。吸气引起腹内压升高，瓣膜尖部阻止血液向周围反流。血流的呼吸变化记录在多普勒频谱波形中，朝向探头的血流在呼气时增加，在吸气时减少。血流甚至可能降到0，如果取样容积放在瓣膜附近，则可能没有瓣膜关闭前的瞬时反流。V.P.F：股深静脉；V.F.S：股浅静脉；VK：瓣膜。

图3.43　正常瓣膜功能——灰阶成像

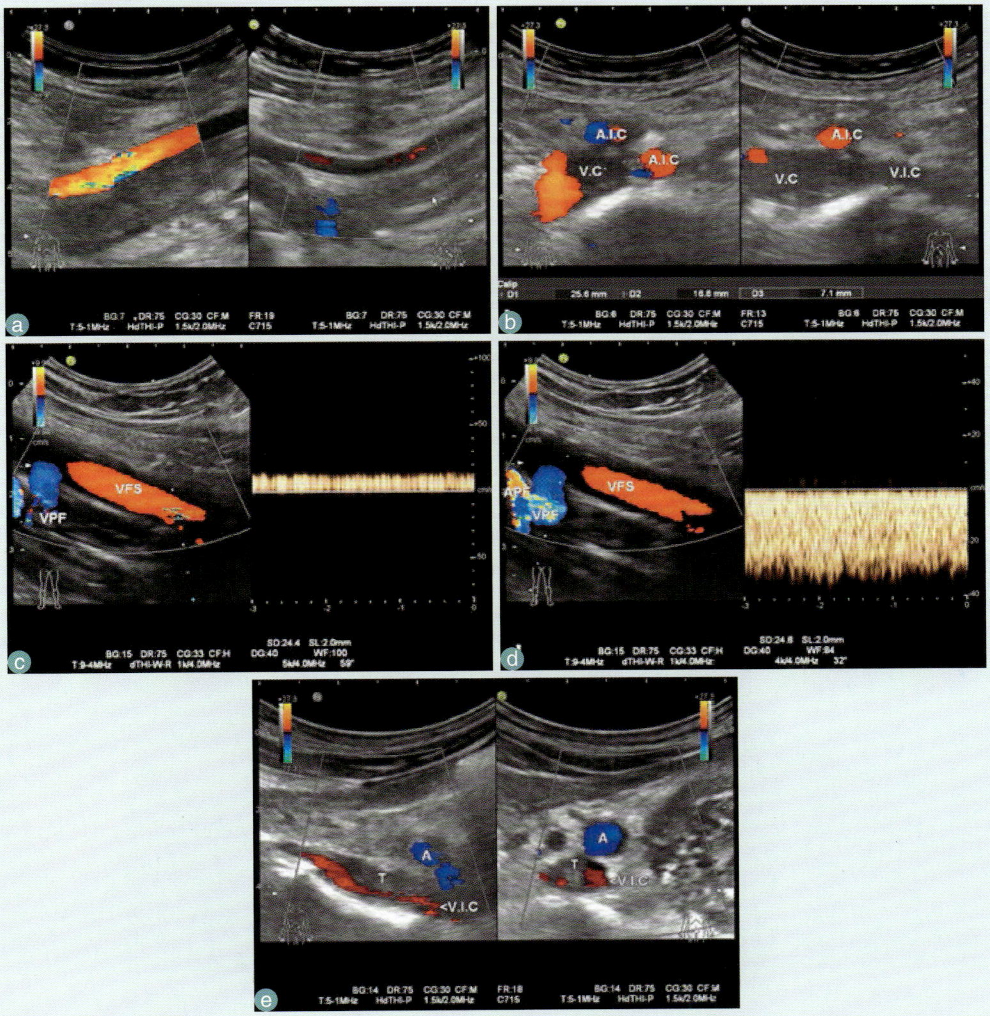

a.左髂静脉走行于髂动脉后方（红色），回声低，明显扩张。这些发现加上无血流信号，提示急性血栓形成。b.血栓伸入腔静脉，沿血栓边缘有从右髂静脉延续而来的血流。c.近端静脉狭窄导致左股浅静脉血流减少和呼吸期相性消失（图3.24）。d.当血栓延伸到股总静脉时，股深静脉作为侧支，血流逆向（蓝色，背离探头），通过髂静脉形成侧支循环。e.血栓开始再通，血液沿髂总静脉血栓向心流动（红色）。V.C：腔静脉；A.I.C：髂总动脉；VFS：股浅静脉；VPF：股深静脉；V.I.C：髂总静脉；T：血栓。

图3.44　髂静脉血栓

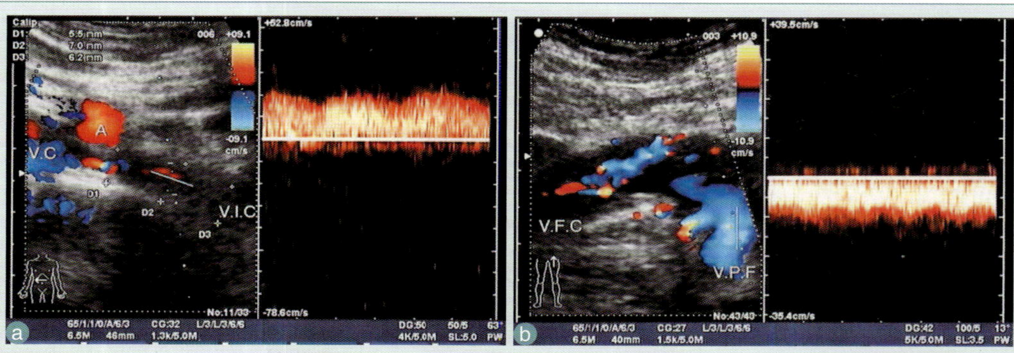

a.急性血栓形成后超声随访显示髂总静脉管腔缩小，并出现血流信号，表明开始再通（与近期血栓相比直径更小）。腔静脉血流显示为蓝色（由于探头位置）。b.股深静脉逆向血流（蓝色，背离探头；位于频谱多普勒基线下方）表明髂静脉引流不足或无引流，这是由该例中髂静脉血栓下行导致的。V.P.F：股深静脉；A：主动脉；V.C：腔静脉。

图3.45　髂静脉血栓——开始再通

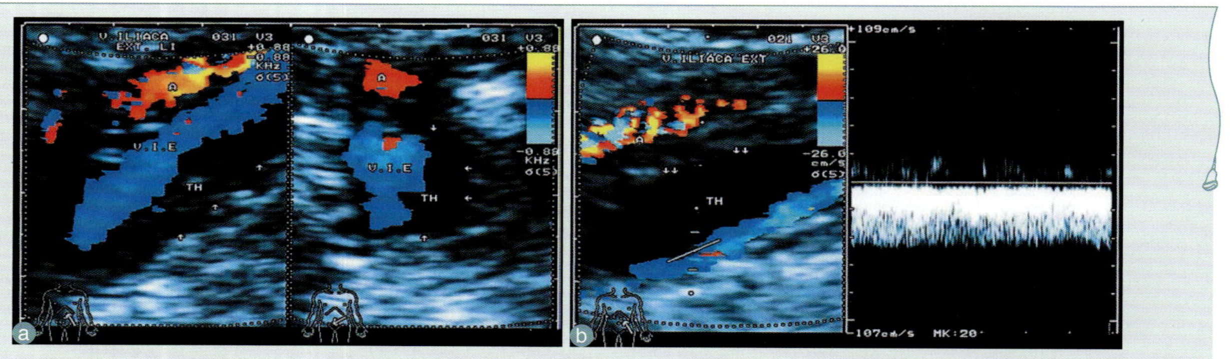

a.该例年轻女性患者经闪烁扫描成像证实为肺栓塞，超声显示下肢深静脉通畅，而髂静脉有血栓。与中心血流信号的再通不同（图3.45），髂外静脉的新鲜血栓附于壁上并被流动的血液包围。b.更近端，靠近与髂内静脉交汇处，髂外静脉血栓后方被流动的血液包围。血流阻塞产生典型的高频、连续（失去呼吸期相性）的静脉狭窄频谱，峰值流速为50 cm/s，将脉冲重复频率调整为适合静脉血流时，静脉前方的动脉血流出现混叠，未显示血栓远端未受累股总静脉的频谱多普勒。通畅的股总静脉管腔较宽，呼吸期相性稍降低，如果只分析股总静脉频谱波形，即使与对侧波形进行比较且评估其瓣膜功能，也可能忽略未闭管腔中的血栓。常规静脉造影也可能无法识别髂静脉未闭时的附壁血栓，或无法将其与流动现象区分。V.I.E：髂外静脉；TH：血栓；A：动脉；箭头：血栓。

图3.46　髂静脉血栓周围有流动的血液

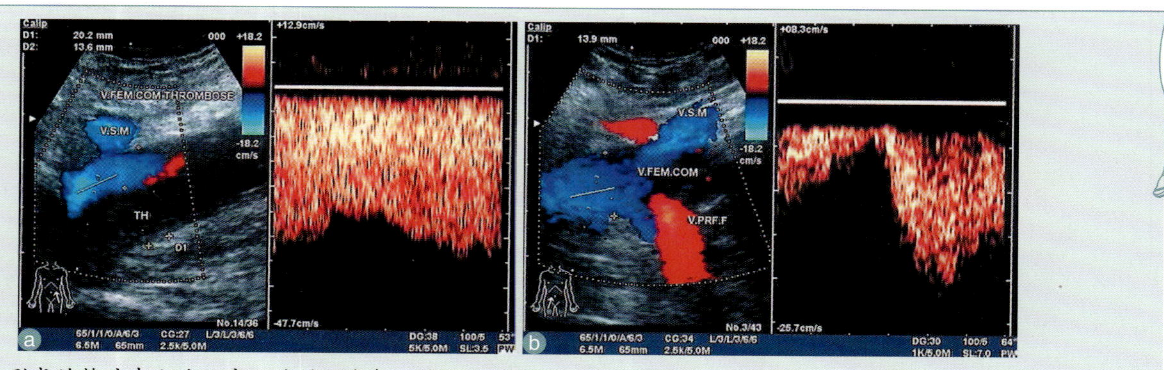

a.部分血栓形成的静脉中血流阻塞可使呼吸期相性消失或降低，并在频谱多普勒中产生更高频率的血流信号，除非血液通过侧支循环流出（类似于动脉狭窄的情况）。b.由于可能仍然存在一些随呼吸的波动，应与另一侧频谱波形进行比较。该例中，与对侧相比，受累侧的呼吸期相性显著降低。股总静脉（蓝色）接受大隐静脉（蓝色）和股深静脉（红色，血流朝向探头）的血流。V.FEM.COM：股总静脉；V.S.M：大隐静脉；V.PRF.F：股深静脉。

图3.47　静脉回流受阻导致呼吸期相性消失

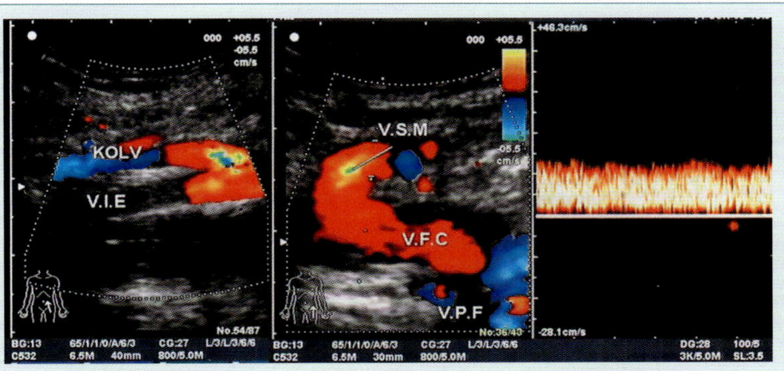

在陈旧性髂外静脉血栓中，再通程度并不总是容易被估计的。管径缩小的静脉走行于真骨盆内的节段更难评估，必须与腹壁静脉等侧支相鉴别，腹壁静脉起源于腹股沟韧带水平，扩张时可能与缩小的髂外静脉管径大小相似（左侧彩色血流图）。隐股交界血流逆向（右图）显示髂静脉流出道阻塞，彩色多普勒超声可追踪腹壁侧支的走行。多普勒频谱波形（右图）也显示大隐静脉中流向探头的逆向血流。V.S.M：大隐静脉。

图3.48　髂静脉血栓形成的侧支循环

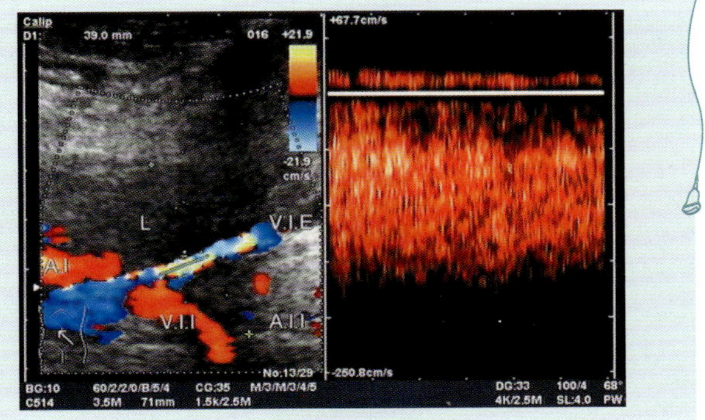

淋巴瘤压迫髂外静脉导致静脉回流受阻从而引起腿部肿胀和静脉主干扩张。多普勒频谱波形示髂外静脉血流速度高达170 cm/s，呼吸期相性消失。L：淋巴瘤；V.I.E：髂外静脉；V.I.I：髂内静脉。

图3.49　淋巴瘤压迫髂外静脉

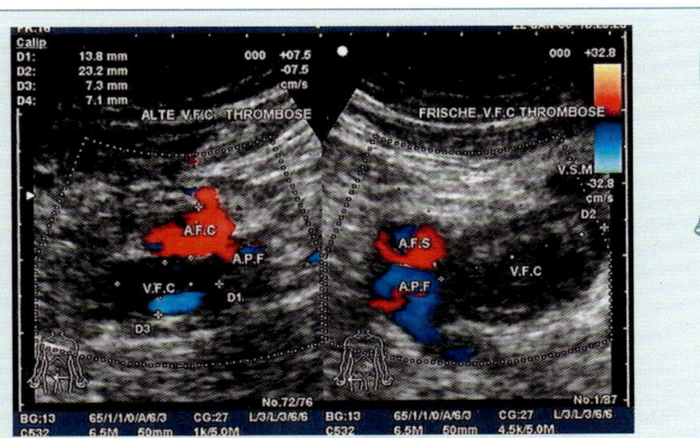

下肢急性深静脉血栓的主要征象是静脉明显扩张，与周围结缔组织的边界清楚，静脉管腔内通常充填均匀低回声血栓。同一患者的两张图像分别显示急性下肢深静脉血栓形成和陈旧性血栓部分再通，急性深静脉血栓形成静脉管腔扩张至右下肢伴行动脉的2倍以上（右图），左侧同一水平的分叉区域股总静脉内的陈旧性血栓部分再通（血流显示为蓝色）。A.F.C：股总动脉；A.P.F：股深动脉；A.F.S：股浅动脉；V.F.C：股总静脉；THROMBOSE：血栓。

图3.50　血栓栓龄的评估标准

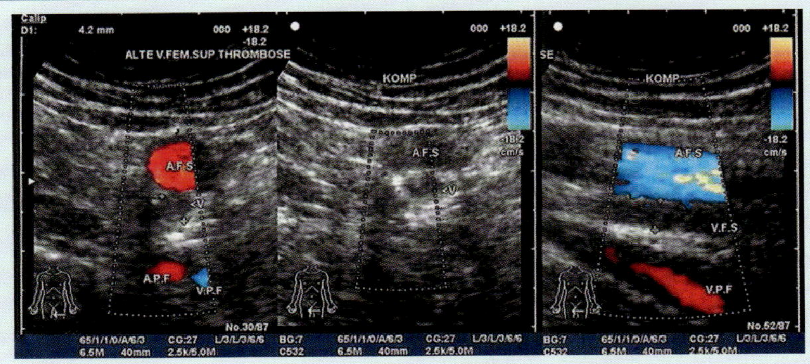

陈旧性血栓与管腔缩小（相对于伴行的动脉）有关。左图示股浅动脉（红色）后方血栓闭塞的股浅静脉。边界比急性血栓模糊得多。探头加压获得的图像（中图）示动脉后方静脉不可压缩。纵切面（右图）显示闭塞的股浅静脉，在股深静脉汇入前，动脉后方的股浅静脉没有血流信号。股深静脉再通，血流朝向探头呈红色。在开放的静脉管腔边缘仍可见低回声血栓残留。A.F.S：股浅动脉；V：静脉；V.P.F：股深静脉。

图3.51　股静脉陈旧性血栓

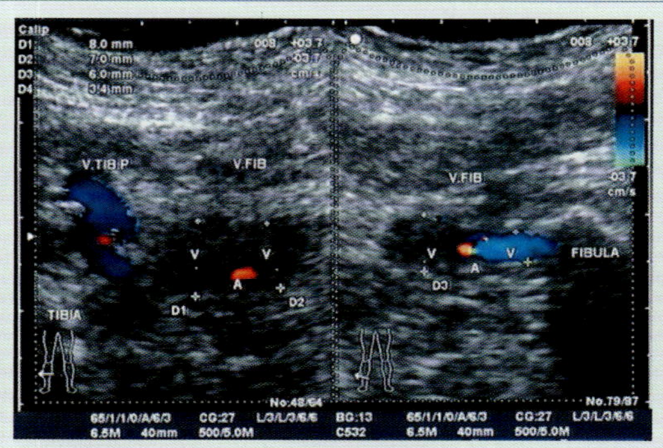

声窗良好时，新鲜静脉血栓很容易被超声识别，显示为典型静脉低回声管状结构内的软组织结构，管腔比相应动脉宽。腓动脉和腓静脉沿腓骨内侧走行。探头加压超声和彩色多普勒超声成像在鉴别血栓段和通畅段方面具有很高的准确性。右图显示一条静脉通畅，另一条静脉血栓形成。左图显示两条腓静脉血栓形成，而相邻的两条胫后静脉均通畅（蓝色血流）。V.FIB：腓静脉；FIBULA：腓骨；TIBIA：胫骨；V.TIB P：胫后静脉。

图3.52　小腿静脉血栓形成

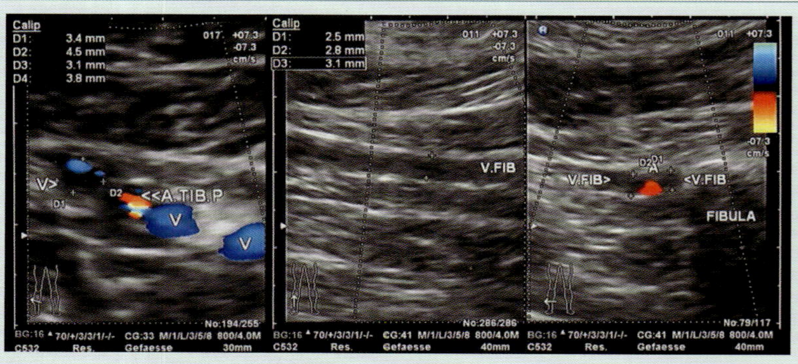

急性血栓形成后可早期再通，如该例所示，左胫后静脉部分再通（蓝色）。再通可能发生较晚或根本不发生，表现为管腔缩小没有血流信号，如图所示，纵切面和横切面腓静脉均无血流信号（中图和右图）。陈旧性血栓的特征是血栓回声更高和静脉管腔缩小，与周围的肌肉和脂肪结缔组织更难区分。这些例子说明了在诊断部分再通和血栓后静脉完全闭塞伴管腔缩小的陈旧性血栓时遇到的困难。V.FIB：腓静脉；卡尺：静脉直径。

图3.53　小腿静脉陈旧性血栓

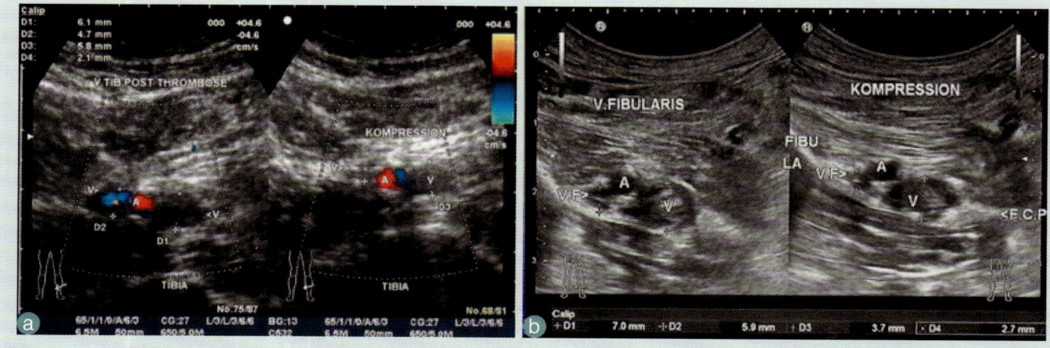

a.胫后动脉（红色）右侧的胫后静脉明显扩张（6.1 mm），无血流信号，提示急性血栓形成。左侧静脉为蓝色血流，周围低回声边缘对应血管壁增厚，是血栓再通的标志。探头加压超声（右图）显示血栓形成的静脉可压缩性很小，在加压过程中，动脉左侧无静脉血流信号。然而，静脉并没有被完全压闭，结缔组织中有一个低回声区，与血栓形成后管壁增厚相一致。静脉周围是小腿深筋膜的高回声结缔组织，胫骨离探头较远。A：胫后动脉。b、c.部分再通后复发的小腿静脉血栓的患者。b.部分再通和反复血栓形成的成对静脉走行于同名动脉左右。无加压（左图）和加压（右图）超声成像显示腓动脉左侧的腓静脉残余血栓伴部分再通，靠近腓骨，而腓动脉右侧的腓静脉有急性复发血栓。残余血栓导致管腔与壁的分界不清和不完全可压缩性［加压图像中管腔从3.7 mm减少到2.7 mm（卡尺示）］。急性血栓形成的腓静脉虽然被血栓阻塞，管腔增宽，但仍显示出一定的变形能力。F.C.P：小腿深筋膜；V.F>：腓静脉残余血栓伴部分再通；V：腓静脉。

图3.54　再通后复发血栓

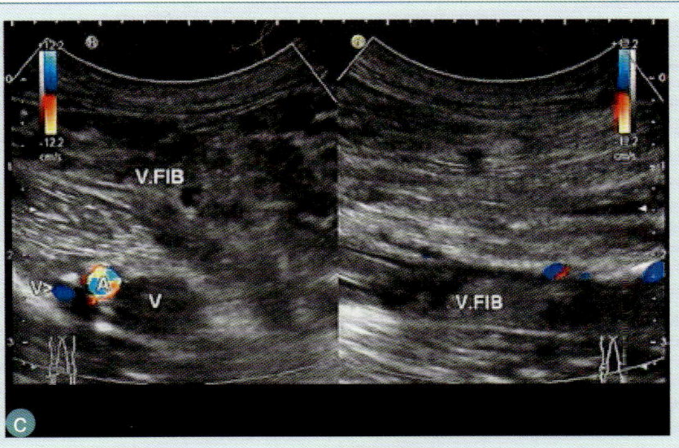

c.彩色多普勒超声成像示血流（蓝色）充盈了陈旧性血栓部分再通的腓静脉约一半的管腔，而在另一个管腔明显扩张、急性血栓形成的腓静脉中则没有血流［横切面图像（左图），纵切面图像（右图）］。动脉中的混叠是由于选择低脉冲重复频率来显示缓慢的静脉血流造成的。V：腓静脉；V>：陈旧性血栓部分再通的腓静脉；V.FIB：腓静脉（译者注：原著中误为V.FIV）。

图3.54　再通后复发血栓（续）

（图3.54b、图3.54c的资料来源：Schäberle，2014）

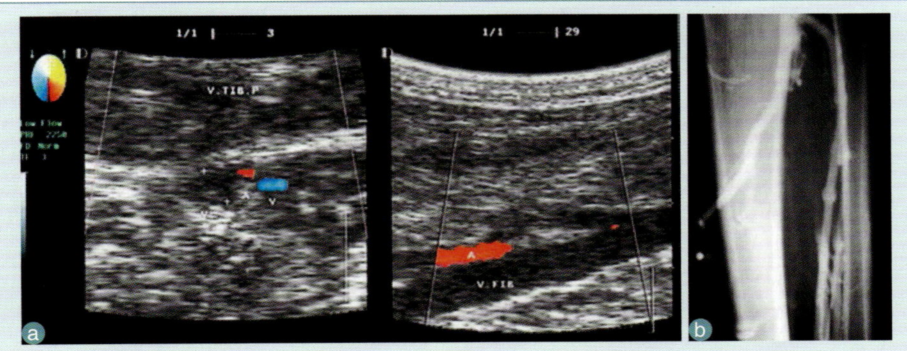

a.单条静脉的孤立小腿静脉血栓在静脉造影上可能被漏诊或误诊。此外，小的充盈缺损可能很难在肌肉静脉或主要静脉中显示。小腿静脉急性血栓B型超声显示为沿同名动脉的低回声管状结构，动脉可以作为一个标志。彩色多普勒超声成像证实了该诊断，采用低脉冲重复频率时无静脉血流显示。当只有少量的残余血流存在时，可能需要手动挤压探头远端使血流信号增强。左图显示位于红色胫后动脉右侧的蓝色胫后静脉通畅，而胫后动脉左侧的另一条胫后静脉血栓形成。静脉明显扩张（超过动脉管腔宽度的两倍）和血栓呈低回声提示急性血栓形成。右图（纵切面图像）显示腓静脉也有血栓，管腔比相应红色血流的动脉管腔宽得多，血栓形成的静脉内呈均匀低回声，与周围软组织界限清楚。b.静脉造影：胫后静脉充盈缺损，腓静脉未显影。A：胫后动脉；V：胫后静脉。

图3.55　小腿静脉血栓的诊断——超声与静脉造影

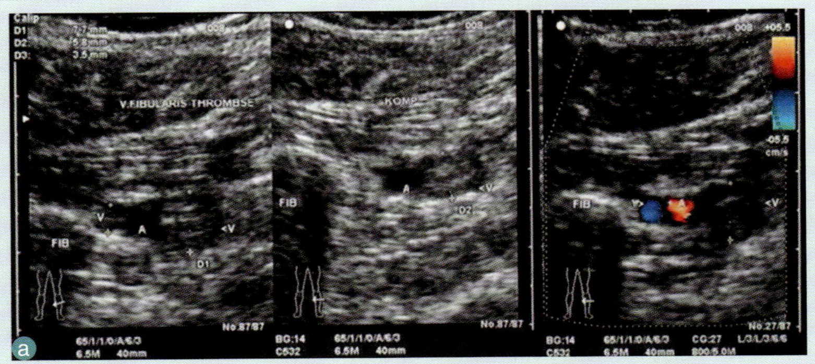

静脉造影对腓静脉的评价具有局限性，腓静脉充盈缺损可能是由于技术的局限性或血栓形成。a.超声检查发现一条腓静脉血栓形成，而另一条腓静脉通畅。横切面（左图）显示动脉左右两侧的圆形管状结构和左侧的腓骨。卡尺：血栓形成的静脉（右）与通畅的腓静脉相比明显扩张（7.7 mm *vs.* 3.5 mm）。加压时获得的图像（中图）不再显示动脉左侧的腓静脉，表明可被完全压闭；右边的静脉显示只有很小的可压缩性（直径从7.7 mm减少到5.8 mm），与急性血栓一致。彩色多普勒超声成像（右图）显示动脉（红色）左侧通畅的静脉呈蓝色，右侧为血栓形成的静脉（卡尺示），血栓形成的静脉呈低回声、明显扩张且无血流。

图3.56　孤立性腓静脉血栓形成——静脉造影

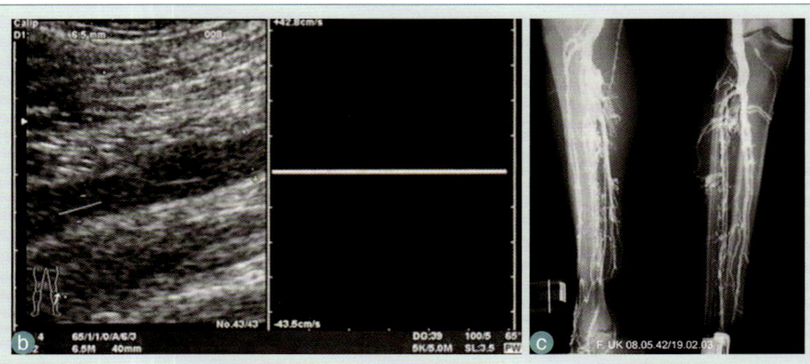

b.超声纵切面显示明显扩张的静脉，频谱多普勒证实无血流。凝血块固定了图像中心的一个瓣膜。c.静脉造影未能显示腓静脉。多普勒超声显示腓静脉一支血流通畅，而另一支血栓形成，这个例子很好地说明了静脉造影时腓静脉缺乏造影剂填充可能是由于血栓或该方法的技术限制。FIBULARIS：腓骨短肌；THROMBOSE：血栓；FIB：腓骨；A：动脉；V：静脉。

图3.56 孤立性腓静脉血栓形成——静脉造影（续）

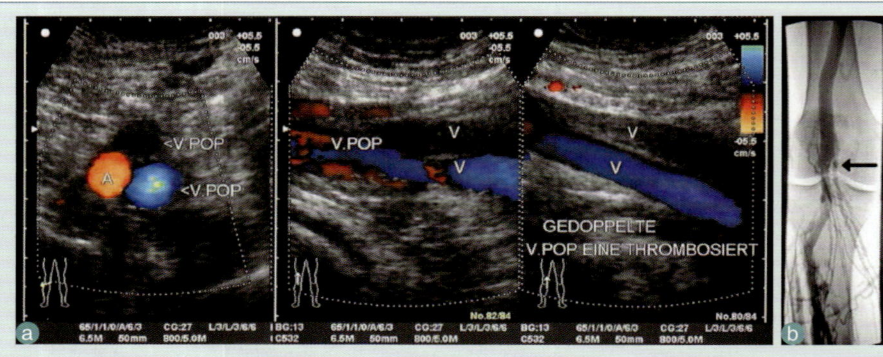

a.腘静脉双支，一支血流通畅，而另一支血栓形成的横切面图像（左图）和纵切面图像（中图和右图），血流通畅者中的血流呈蓝色，两个纵切面图像中的第一个图显示两支腘静脉合并形成单支的汇合处。b.静脉造影显示正常的腘总静脉段和成对的通畅支。由于从双支腘静脉段到过渡单支走行平滑，静脉造影无法识别另一支血栓形成的腘静脉。V.POP：腘静脉；V：静脉。

图3.57 血栓诊断——超声与静脉造影

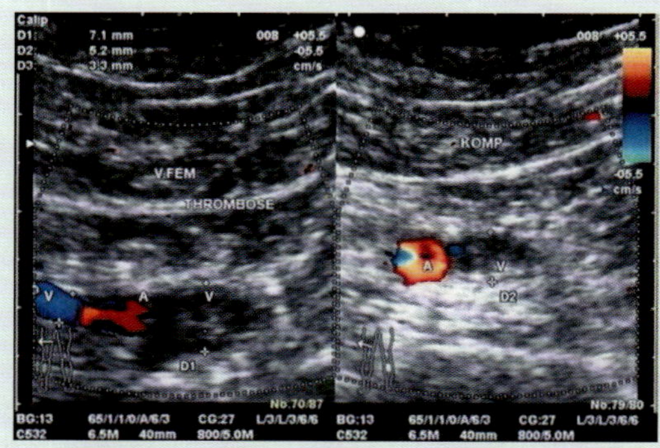

在静脉造影诊断中，双支股静脉的一支完全闭塞，而另一支通畅是该过程中存在的一个陷阱。彩色多普勒超声成像显示动脉左侧血流充盈的静脉和右侧明显扩张但无血流的静脉。通过加压获得的图像（右图）显示，动脉左侧的静脉可被完全压闭，而右侧的静脉几乎没有被压缩，仍然是一个低回声的管状结构。A：动脉；V：静脉。

图3.58 股静脉双支

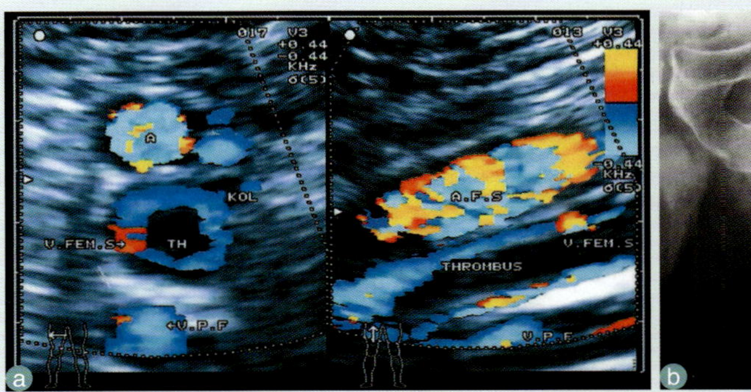

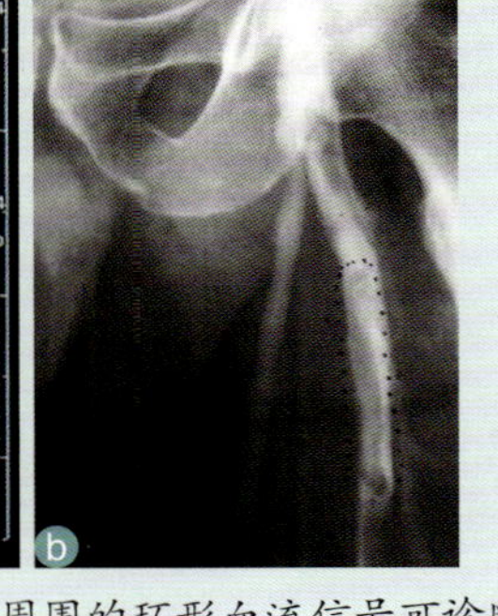

a.股浅静脉的漂浮血栓，左图为横切面，右图为纵切面。彩色血流图中血栓周围的环形血流信号可诊断漂浮血栓，并可确定漂浮部分的范围。尽管仪器设置恰当（高增益、低脉冲重复频率），但在靠近漂浮血栓尾部周围的缓慢血流可能难以显示。这个问题可以通过让患者做Valsalva动作，增加血流来解决。仪器调整为检查缓慢静脉血流的条件导致股浅动脉（静脉前方）出现混叠。蓝色血流的侧支静脉在前外侧，股深静脉在后外侧。b.静脉造影：股静脉血栓形成；需要通过另外的平面来估计漂浮血栓尾部的长度。V.FEM.S：股浅静脉；V.P.F：股深静脉；TH：血栓；KOL：侧支静脉；A：动脉。

图3.59　股静脉漂浮血栓

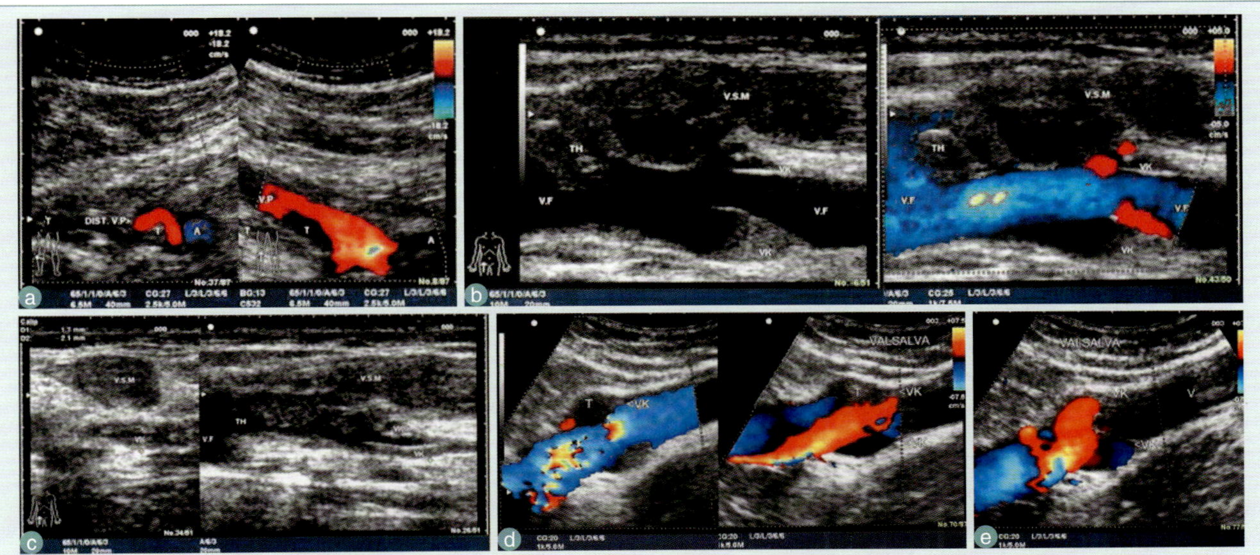

a.超声对无症状血栓的敏感性远低于有症状血栓。众所周知，这是因为小腿段静脉难以扫描，由流动的血液包围的血栓可能会被忽略，尤其是只有轻微扩张和仅部分可被压缩，或者血栓局限于瓣膜袋时。横切面（左图）和纵切面（右图）显示腘静脉远端管腔血流通畅（红色，血流朝向探头），但瓣膜处没有彩色血流信号。彩色多普勒超声扫描有助于在有问题的区域发现这种细微异常。为了排除血管充盈缺损可能是由流动现象造成的，必须对该段静脉进行探头加压超声检查来确认血栓。b.临床无症状患者在静脉曲张剥脱前进行的超声扫描显示大隐静脉血栓性静脉炎，血栓伸入股总静脉。灰阶超声（左图）显示隐股交界远端瓣膜的高回声结构。在彩色多普勒超声图（右图）中，没有彩色信号意味着血栓形成并累及瓣膜，阻碍瓣膜的正常开放（通过对大腿的手动挤压增加了血流）。瓣膜区域的红色表示涡流（图3.12a），尤其是在靠近探头的瓣膜袋中。为了排除血流相关的彩色信号变化，必须通过探头加压超声检查来确认血栓。c.通过探头加压超声检查获得的图像（左图为横切面，右图为纵切面）显示大隐静脉的不可压缩性和血栓瓣膜处股静脉的不完全压缩性（残余不可压缩直径为2 mm，见标记）。该例说明了深静脉主干血栓的两个主要来源：瓣膜袋内血栓形成（其发病机制见图3.12a）和浅静脉或肌肉静脉血栓的延伸。d.静脉瓣膜袋内血栓（图示大腿段大隐静脉）可导致血流停滞，从而成为静脉血栓或血栓性静脉炎病灶的来源。Valsalva动作或远端肢体挤压过程中，使用探头加压超声检查或使用极低脉冲重复频率（左图静脉中的混叠）的彩色多普勒超声成像，可以鉴别由血流停滞与真正的血栓导致的血流信号缺失。当发生血栓时，瓣膜小叶不会移动，Valsalva动作也诱导不出静脉壁与功能不全瓣膜小叶（右图）之间的血流。e.瓣膜完全关闭。该例显示一个功能不全的隐股交界和一个功能不全的弓状静脉，而膝上的大隐静脉瓣膜功能是正常的。近端瓣膜功能不全，图像显示第一个功能正常的瓣膜，Valsalva动作可以使其完全闭合。反流导致血流信号在瓣膜关闭时，流至瓣膜袋（远端功能不全点）。除了红色细小血流说明瓣膜存在极小的瘘外，远端没有血流，也没有瓣膜功能不全的相关证据。VK：瓣膜；V.S.M：大隐静脉；TH：血栓；V.F：股总静脉。

图3.60　瓣膜袋无症状静脉血栓

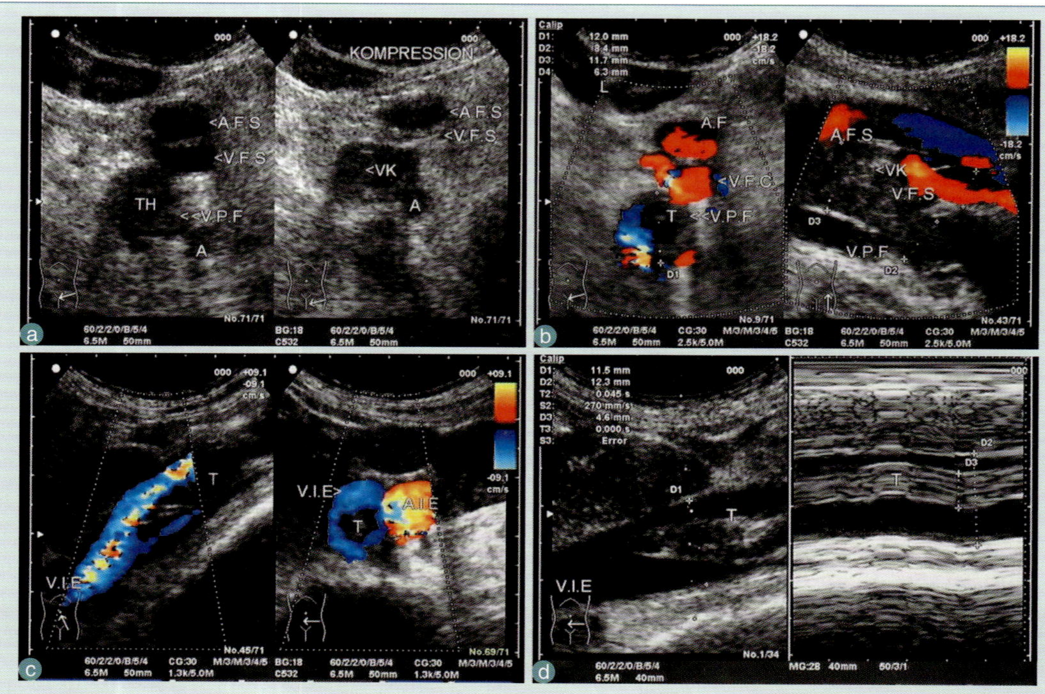

a.探头加压超声检查（右侧横切面图像）显示股浅静脉可被压缩，而股深静脉不可被压缩。b.彩色多普勒血流成像（左侧横切面，右侧纵切面）显示股浅静脉血流（红色），无血栓形成；股深静脉在股浅静脉后方汇入。股浅动脉位于静脉前方，股深动脉位于静脉后方。c.血栓延伸入髂外静脉，并被流动的血液包绕。d.时间–运动曲线显示记录髂外静脉漂浮的长血栓尾（图3.13）。V.F.S：股浅静脉；V.P.F：股深静脉；V.I.E：髂外静脉；A.F.S：股浅动脉；T：血栓。

图3.61 继发于股深静脉上行性血栓的髂静脉血栓

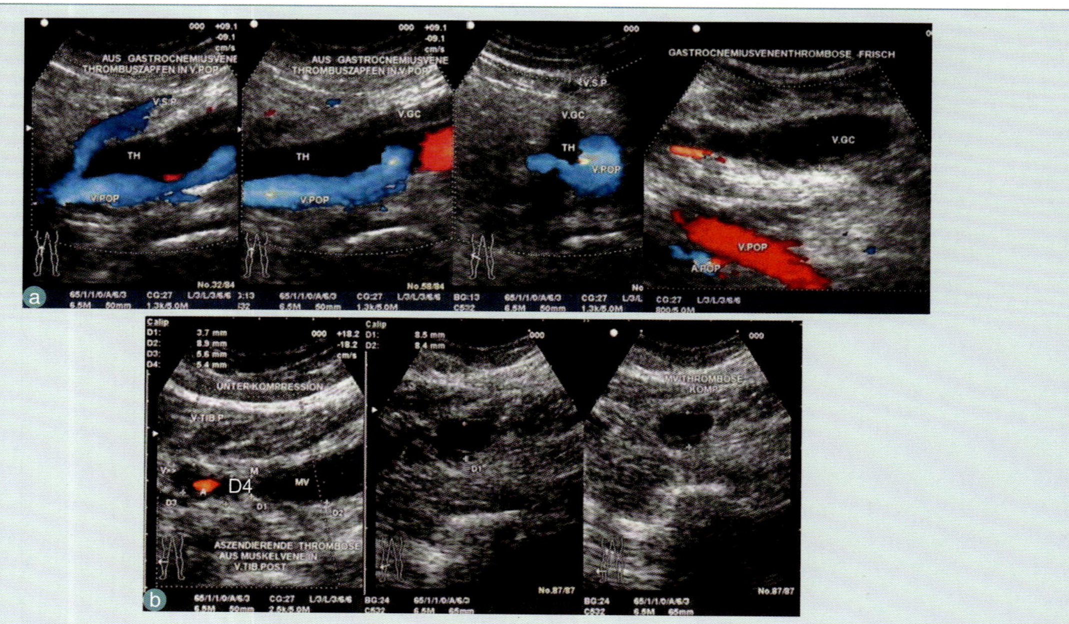

a.两个纵切面图（最左侧图和左中图）和横切面图（右中图）显示腘静脉中彩色血流缺损。从腓肠肌静脉上行的血栓伸入腘静脉。小隐静脉更靠头侧，血流显示为蓝色。附壁血栓从腓肠肌静脉上升至腘静脉，直到隐股交界处（最左侧图和左中图）。向远端进一步追踪至腓肠肌静脉血栓末端（最右侧图）。b.比目鱼肌或腓肠肌内无法压缩的低回声管状结构意味着膝下肌肉静脉血栓，静脉明显扩张，比正常的肌肉静脉更容易识别。肌肉静脉血栓和小腿主要静脉血栓可以根据超声解剖进行区分。主要静脉与同名的小腿动脉伴行，横切面（中图）显示比目鱼肌的低回声结构，静脉的不可压缩性证实了肌肉静脉血栓形成（右图）。左侧的斜切面彩色多普勒超声图像显示从小腿中部到膝关节的比目鱼肌静脉血栓形成（D2），并汇入胫后静脉（D1）。胫后静脉有附壁血栓，血栓一直延伸到胫腓交界处，而在肌肉静脉汇入口远端是可压缩的。左侧图像是在探头加压过程中获得的，显示胫后动脉（红色）左右两侧的胫后静脉（分别为D3和D4）呈低回声、不可压闭。V.POP：腘静脉；TH：血栓。V.GC：腓肠肌静脉；V.S.P：小隐静脉；MV：比目鱼肌静脉。

图3.62 小腿肌肉静脉血栓延伸至腘静脉

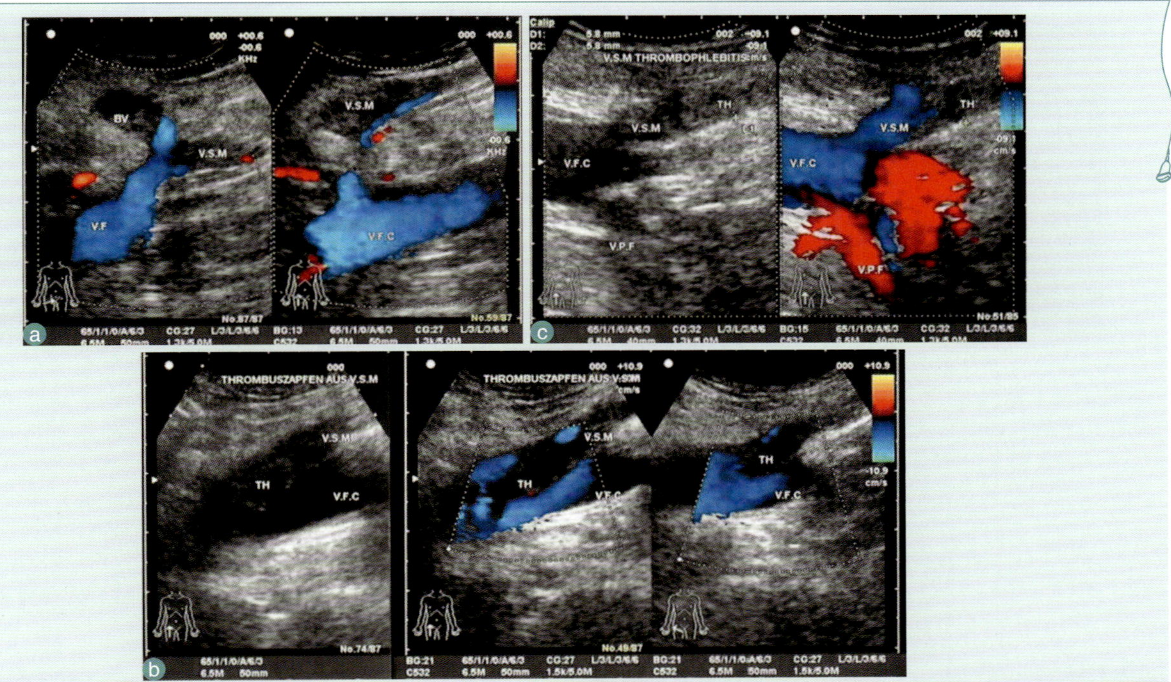

a.血栓性静脉炎的近端范围可能比临床表现的更大。患者表现为大隐静脉走行区呈红色，近端达大腿中部，而彩色多普勒超声成像（左图横切面和右图纵切面）显示彩色充盈缺损延伸至隐股静脉交界下方1.5 cm处。纵切面图像显示沿着血栓的蓝色血流。超声检查显示临床上正常的胫前静脉存在血栓性静脉炎。在这种情况下，手术结扎可以防止血栓进一步生长到深静脉。b.上行性血栓性静脉炎中血栓会以锥形延伸到深静脉。灰阶图像（左图）显示一稍高回声的血栓从大隐静脉伸入无回声的股总静脉管腔。在彩色血流图（右图，译者注：右图为双幅显像）中，突入股总静脉的血栓是通过蓝色血流信号的充盈缺损识别的。c.根据超声检查结果，具有大隐静脉高位结扎指征，但患者拒绝。这种情况下，可以继续进行肝素治疗内源性溶栓，3周后，大隐静脉血栓已消退至交界以下1 cm处。左侧图像显示大隐静脉管腔内有血栓。右侧的彩色血流图像显示大隐静脉呈蓝色血流（远离探头，朝向中心）和股深静脉后方的一个属支呈朝向探头的红色血流。BV：胫前静脉；TH：血栓；V.S.M：大隐静脉；V.F.C：股总静脉；V.P.F：股深静脉。

图3.63　大隐静脉血栓性静脉炎伴血栓延伸入股静脉（自然病程）

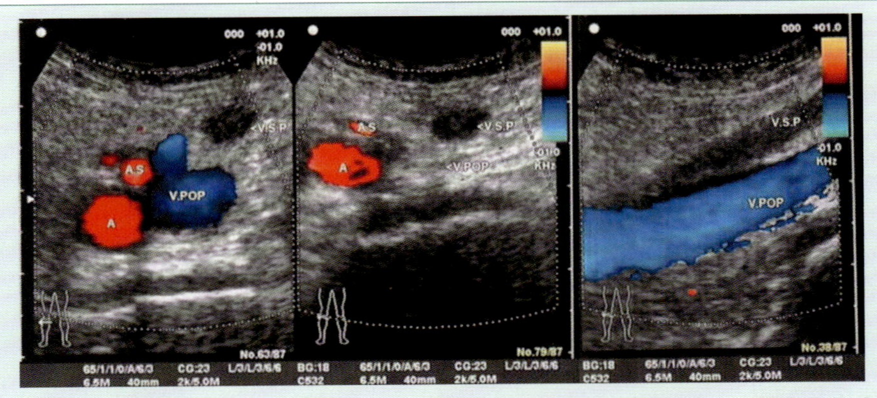

小隐静脉血栓性静脉炎患者常表现出与深静脉血栓形成相似的非特异性临床症状。因此，排除深静脉血栓的诊断评估也必须包括小隐静脉。左侧的横切面图显示小隐静脉在腘静脉后方呈无血流灌注的低回声管状结构。探头加压图像（中图）显示小隐静脉不能被完全压闭。纵切面（右图）显示小隐静脉没有血流流到隐腘静脉交界处。没有血栓伸入腘静脉，腘静脉完全充盈呈蓝色。V.S.P：小隐静脉；V.POP：腘静脉。

图3.64　小隐静脉血栓性静脉炎

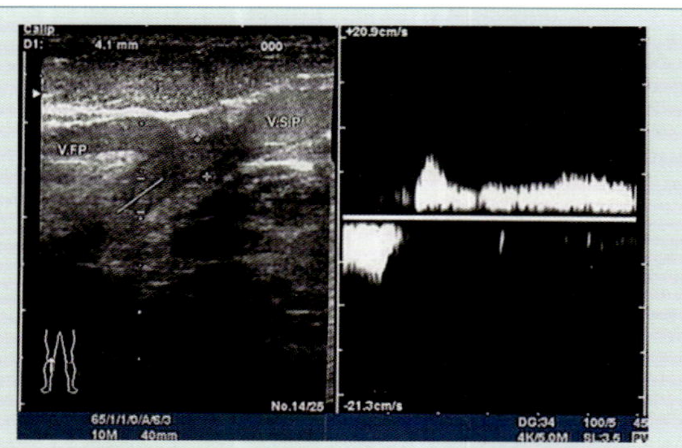

股腘静脉正好在隐腘交界下方从小隐静脉（新鲜血栓使管腔扩张）后方穿过。尽管股腘静脉汇入口远端的小隐静脉有血栓性静脉炎，但由于股腘静脉瓣膜功能不全（直立行走时静脉经股腘静脉回流），近端挤压和松开可导致隐腘静脉反流。V.FP：股腘静脉；V.S.P：小隐静脉。

图3.65 股腘静脉

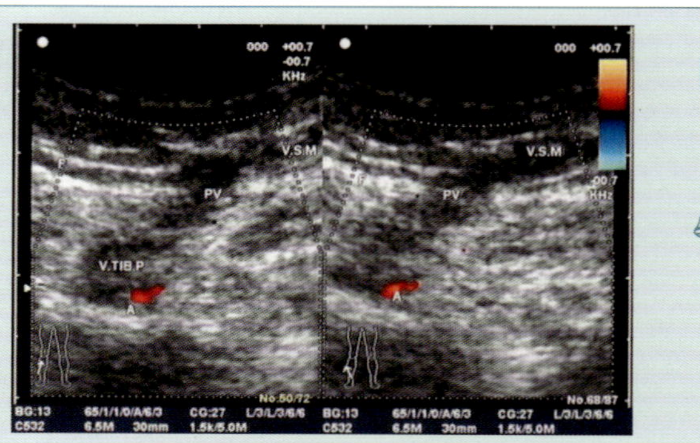

血栓性静脉炎也可以通过穿静脉延伸进入深静脉系统。该例中，广泛的大隐静脉血栓性静脉炎导致血栓通过穿静脉延伸至胫后静脉，在那里形成一个3 cm长的局限性血栓。静脉旁边的动脉显示为红色血流。血栓使大隐静脉、穿静脉和胫后静脉明显扩张，不可被压闭（右图）。高回声为静脉穿过筋膜的部位。V.S.M：大隐静脉；PV：穿静脉；V.TIB.P：胫后静脉；F：筋膜。

图3.66 血栓性静脉炎的血栓经穿静脉延伸

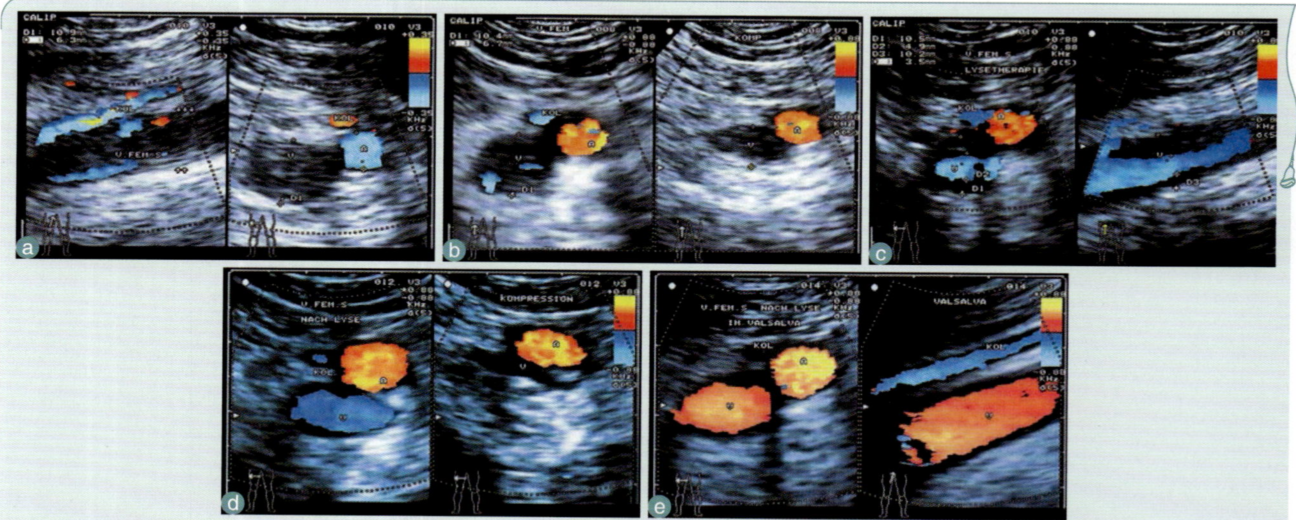

a.股浅静脉明显扩张（与伴行的动脉相比）和低回声、均匀的血栓及几乎不可见的低回声晕提示急性血栓形成。横切面显示股浅动脉前方有红色的侧支血管。左侧的纵切面显示股浅静脉近段。在侧支静脉入口的近端，股浅静脉中的血栓被靠近管壁的残余血流（蓝色）包围。b.经链激酶溶栓治疗3个周期后，股浅静脉管腔中心和周围有血流，表明开始再通。图像与（图a）中的横切面图像在同一平面上获得，但探头角度更向上。右侧图像显示压迫后侧支静脉和部分再通的股静脉血流信号消失。通畅的管腔塌陷，只有血栓部分仍然可见。c.继续溶栓治疗3个周期后静脉完全再通。横切面（左图）和纵切面（右图）仅显示通畅的管腔周围一些低回声的附壁血栓。股浅静脉（蓝色）前方的侧支（蓝色）仍然存在。d.继续溶栓治疗1个周期后，残留的附壁血栓几乎消失。静脉受压（右图）时，动脉后方仅可见一条薄的低回声带，表明管壁反应性炎性增厚和内膜水肿。e.尽管链激酶治疗后完全再通，但在行Valsalva动作时，引出持续性反流。该患者的瓣膜损伤是由于血栓形成和完全再通之间延迟超过10天造成的。左图显示（红色）静脉血流和相应的动脉血流方向相同。右图显示，行Valsalva动作时，功能正常的侧支静脉中的向心血流（蓝色）。这种功能正常的侧支静脉的前向血流是由小腿肌肉泵引起的，因为有些患者做Valsalva动作时也在无意中收缩了小腿肌肉。A：动脉；KOL：侧支；V：静脉。

图3.67 溶栓治疗监测

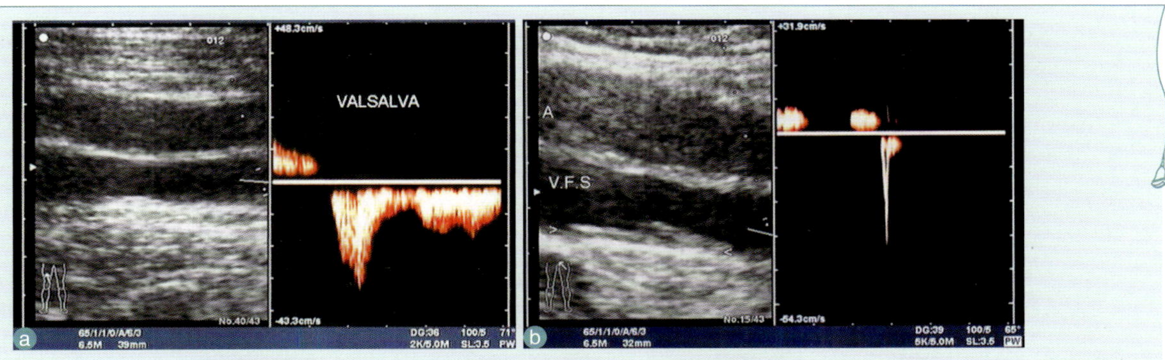

a.静脉回流不足的严重程度取决于再通的程度和主要静脉血栓后瓣膜功能不全的进展情况。如果完全再通，B型超声成像显示静脉可完全正常，瓣膜功能障碍是唯一的血栓后遗症。b.相反，即使B型超声成像显示血管壁改变（硬化、增厚），而个别静脉段的功能可能正常，也可以防止反流。该例中，尽管B型超声成像显示血栓后管壁增厚，但Valsalva动作在瓣膜闭合前只引起短暂的反流（多普勒波形图）。

图3.68　血栓后综合征——瓣膜功能

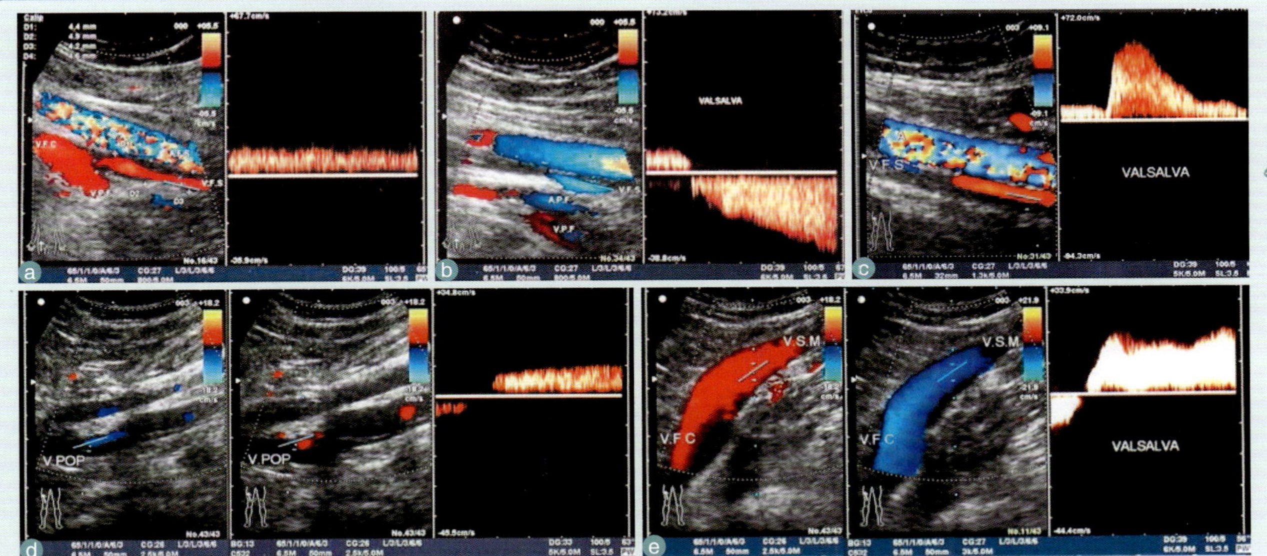

a.在大约10%的病例中，血栓导致静脉永久性损伤（图3.51），超声显示静脉呈低回声的“管条状”，与动脉相邻且管径纤细。然而，大多数病例存在血栓后再通，但管腔往往较细。该例中，股浅静脉血栓形成4个月后通畅，但仅存在涓细血流。低回声血栓附着于管壁和管壁硬化仍存在。靠近探头的股浅动脉出现混叠血流信号证实脉冲重复频率降低到足以检测静脉内缓慢的血流。由于呼吸期相性消失，出现持续的静脉血流，表明再通的静脉持续性血流阻塞。b.行Valsalva动作时股浅静脉血流呈蓝色（血流方向背离探头），多普勒频谱显示反流。c～e.血栓后综合征——行Valsalva动作时的逆向血流。c.当行Valsalva动作时，导致再通静脉（该例是股浅静脉）的血流增加而不是反流时，意味着血流来自扩张的侧支静脉。该例中，Valsalva动作诱导血流从功能不全的大隐静脉通过功能不全的穿静脉流入股静脉。股浅静脉的血流增加（多普勒频谱波形）表明股静脉再通不佳，尤其是腘静脉的再通不佳（图d），且周围静脉回流持续严重阻塞。虽然反常的血流模式显示该例发生病变，但检查者必须意识到这种模式也可能发生，因为一些患者在行Valsalva动作时，也会无意中收缩腿部肌肉，特别是小腿肌肉。d.在更远端、部分再通的静脉段，如腘静脉（Dodd穿静脉的远端，血液通过该穿静脉进入深静脉系统），行Valsalva动作会引起典型的往复血流和反流（左图为自发性血流，右图为增强的血流。译者注：右图为双幅成像）。e.行Valsalva动作显示大隐静脉终瓣膜严重功能不全（多普勒频谱波形中的反流）。V.F.S：股浅静脉。

图3.69　血栓后综合征——再通的管腔

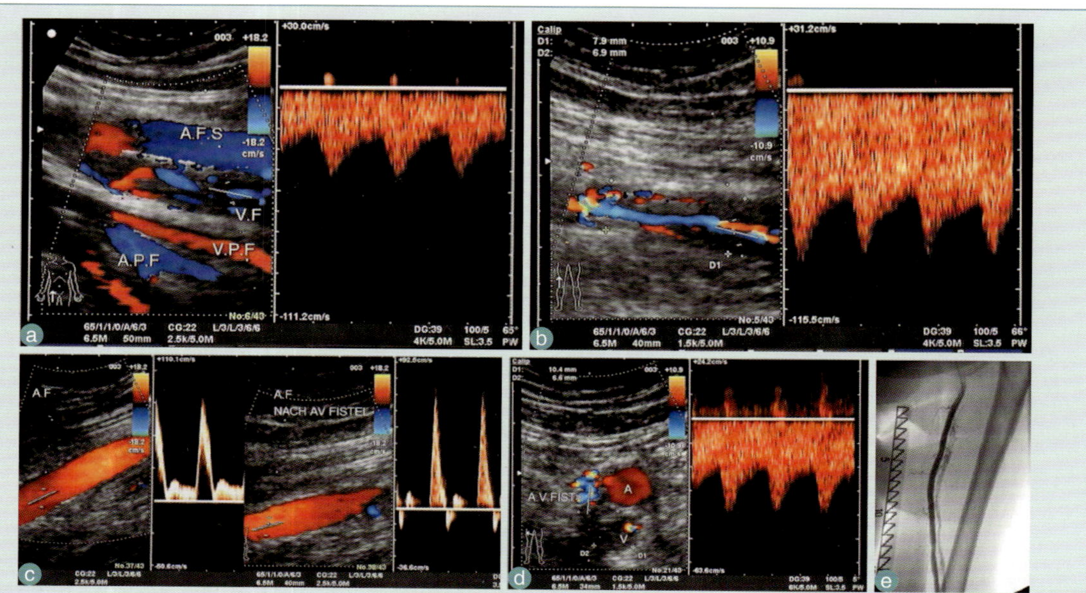

a.大腿静脉血栓患者在4个月后出现早期再通（彩色多普勒超声）的典型征象：大多局限于静脉中心的迂曲血流信号。从部分再通静脉获得的多普勒频谱波形显示逆向搏动性血流，可能的原因是动静脉瘘；该例中，逆向血流是由近端血栓阻塞导致的。b.在股静脉远端，彩色多普勒超声也显示有残余附壁血栓伴再通的迹象，多普勒频谱波形显示流向外周的高频血流。c.为了寻找动静脉瘘口，从股动脉近端到远端用多普勒连续扫描全程，血流搏动性突然变得更明显，提示在这里寻找动静脉瘘口。左图为瘘口上游的股动脉多普勒频谱，右图为瘘口下游的股动脉多普勒频谱。d.股浅动脉和股静脉之间动静脉瘘的横切面图像。取样容积置于瘘管内，多普勒频谱波形呈动静脉瘘的典型搏动性频谱，但频率低于预期。股静脉仍有大量血栓，但仍有一些血流，提示再通（靠近“V”）。动静脉瘘与再通静脉管腔之间的交通未显示，因为它们不在同一扫描平面上。e.同时血管造影显示动脉和静脉中的一条细小的血流，并直接流向外周。前面的彩色多普勒超声成像解释了该现象。A：股浅动脉；V：股静脉。

图3.70 血栓后再通伴动静脉瘘

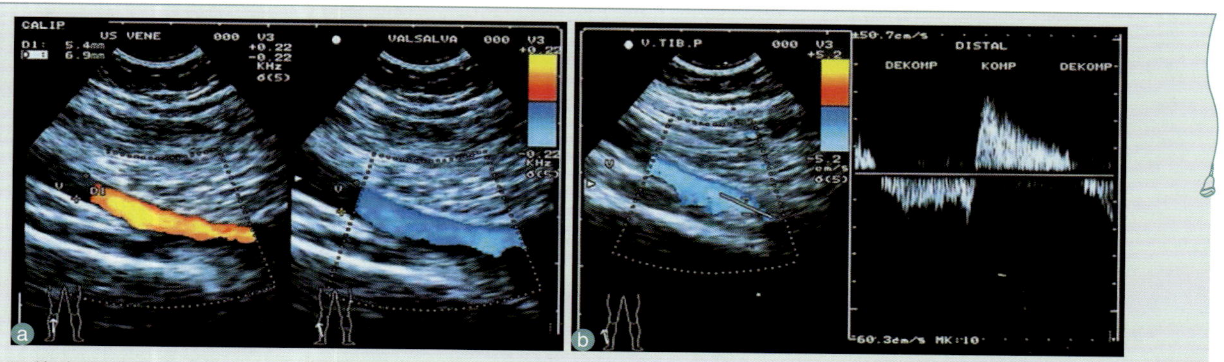

a.下肢深静脉原发性慢性静脉功能不全不同于血栓后综合征，其瓣膜功能不全是静脉扩张所致，纤弱的静脉壁没有沉积物，因此容易被压缩。该例中，在行Valsalva动作期间引起的持续反流与胫后静脉近端瓣膜功能不全有关，表现为血流颜色从红色变为蓝色。探头近端所有静脉瓣膜功能严重受损的患者中，即使是腹式深吸气也会引起反流，而正常的呼吸节律也会引起往返血流。b.小腿静脉瓣膜功能不全。根据多普勒频谱波形确定反流持续时间可以区分瓣膜关闭前的短暂生理性反流和瓣膜功能不全引起的持续性反流。蓝色表示胫后静脉反流，血流方向背离探头。反复和持续时间稍长的手动挤压和松开小腿远端，导致血流方向呈交替流动，挤压时朝向探头，松开时远离探头。KOMP：挤压；DEKOMP：松开。

图3.71 慢性静脉功能不全

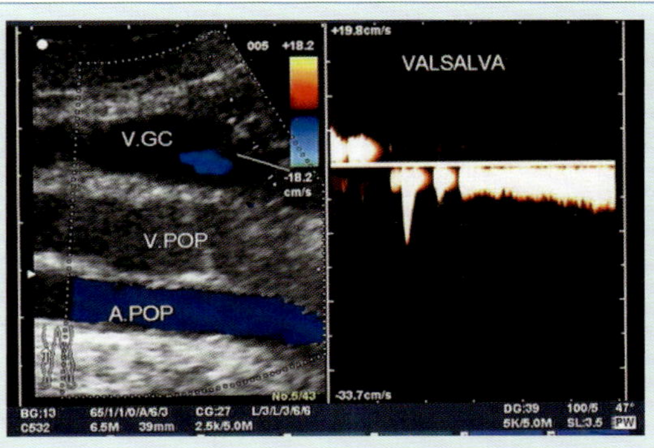

患者有足部溃疡但无大腿段大隐静脉功能不全表现，股浅静脉和近段腘静脉瓣膜功能不全，远端主要静脉瓣膜关闭良好，行Valsalva动作时，显示扩张的腓肠肌静脉瓣膜功能不全伴持续反流（多普勒频谱图）。彩色多普勒超声图像（左图）显示，在行Valsalva动作时，腘静脉没有血流，表明瓣膜功能正常。该患者的足部溃疡是由功能不全的穿静脉（未显示）间接引起的，在消除超声检出的功能不全的穿静脉后愈合（之前几周的压迫治疗无效）。这种扩张的腓肠肌和比目鱼肌静脉会引起血流停滞，导致小腿血栓形成，并延伸至腘静脉。V.GC：腓肠肌静脉；V.POP：腘静脉；A.POP：腘动脉。

图3.72　扩张的肌肉静脉

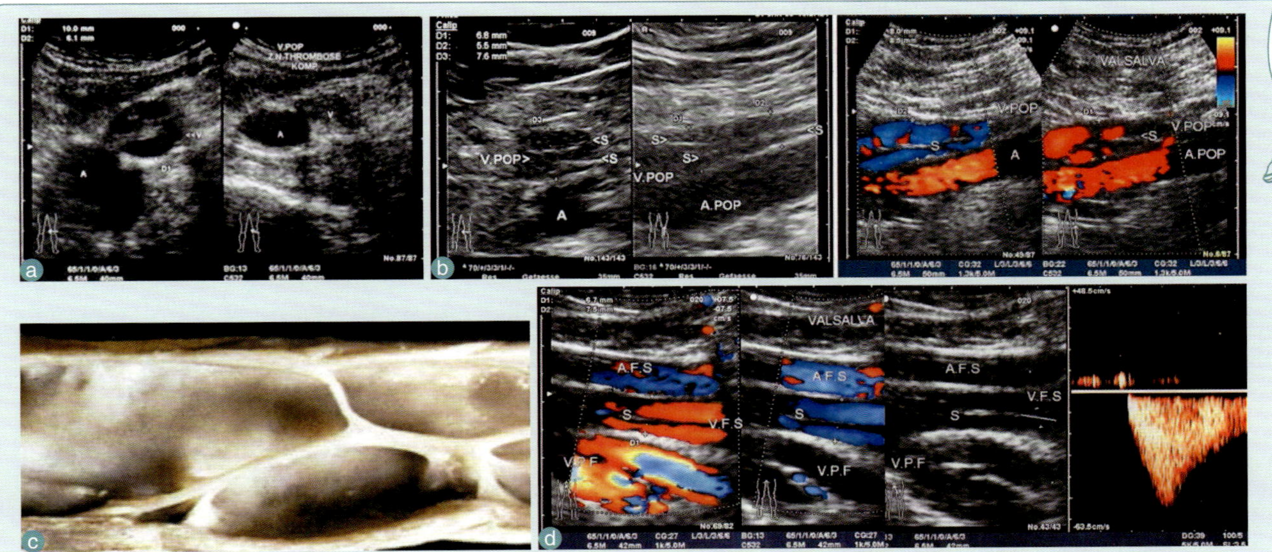

a.严重血栓后综合征的患者。血栓后静脉不能被完全压闭（右图）可能是残余血栓或粘连所致。未加压（左图）获得的图像显示部分再通（较低回声）管腔中的高回声“线状”结构，这些结构偶呈“蜂窝状”，是血栓形成后持续存在的硬化条索状结构。右侧的纵切图显示了这些结构。b.横切面和纵切面灰阶图像（左图，译者注：此图为双幅成像）显示再通的腘静脉，伴有血栓后管壁硬化和粘连。彩色血流图纵切面（右图，译者注：此图为双幅成像）显示再通的腘静脉血栓后反流。第一幅彩色血流图（未做Valsalva动作）显示腘静脉（蓝色）的血液在条索间回流。它们在管腔内表现为膜样结构，无彩色血流信号，可得以识别。在Valsalva动作中（第二幅彩色血流图像），静脉的血流方向与相邻的腘动脉的血流方向相同（从中心流向外周，显示为红色）。c.血栓后静脉再通伴严重管壁硬化和血栓后条索状结构。d.管腔内粘连带延伸至股浅静脉近端。左侧彩色血流图像显示股浅静脉再通伴血液向心流动（红色）。右侧彩色血流图像显示随Valsalva动作沿条索状结构流向外周的反流（蓝色）。股深静脉瓣关闭正常，无反流。灰阶图像显示再通的管腔内粘连带，多普勒频谱图显示由条索状结构阻塞导致的低速血流和行Valsalva动作引起的明显反流（血流方向背离探头，流向外周）。S：粘连。

图3.73　血栓后综合征——残余血栓/粘连

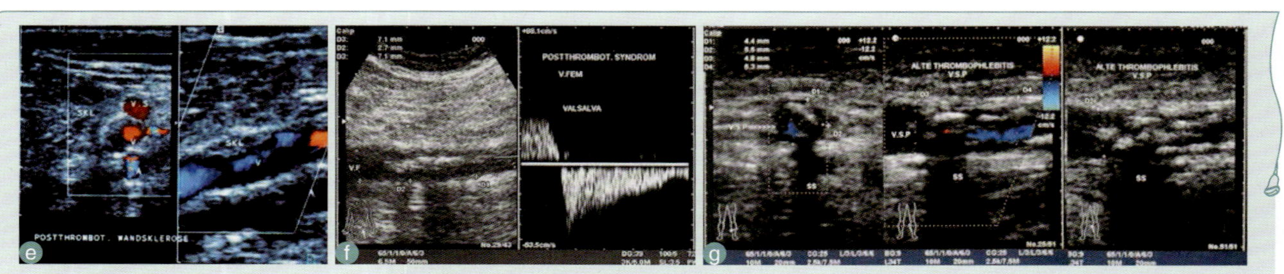

e～g.残余血栓——管壁硬化。e.腘静脉完全通畅，但有血栓后管壁硬化，表现为管壁增厚，回声增强（右纵切面图）。左侧的横切面图像也显示了管腔内较低回声区域，对应管壁残余血栓沉积或管壁增厚。这些异常出现在再通管腔的左侧（血流为红色），血流方向背离探头。汇入腘静脉前较浅的小隐静脉呈正常表现。f.血栓后管壁病变可导致管壁硬化和伴声影的钙化。多普勒频谱波形显示瓣膜功能不全引起的反流。g.血栓性静脉炎后也可能发生伴有管壁增厚和钙化的血管硬化性改变。该例中，右侧纵切面图像显示小隐静脉高回声管壁硬化伴管腔内沉积物，部分钙化可导致后方声影。中间的纵切面图像和左侧的横切面图像显示小隐静脉血栓性静脉炎后纤细的再通管腔中的血流（蓝色）。V.POP：腘静脉；A.FS：股浅动脉；V.PF：股深静脉；SS：声影；SKL：硬化。

图3.73 血栓后综合征——残余血栓/粘连（续）

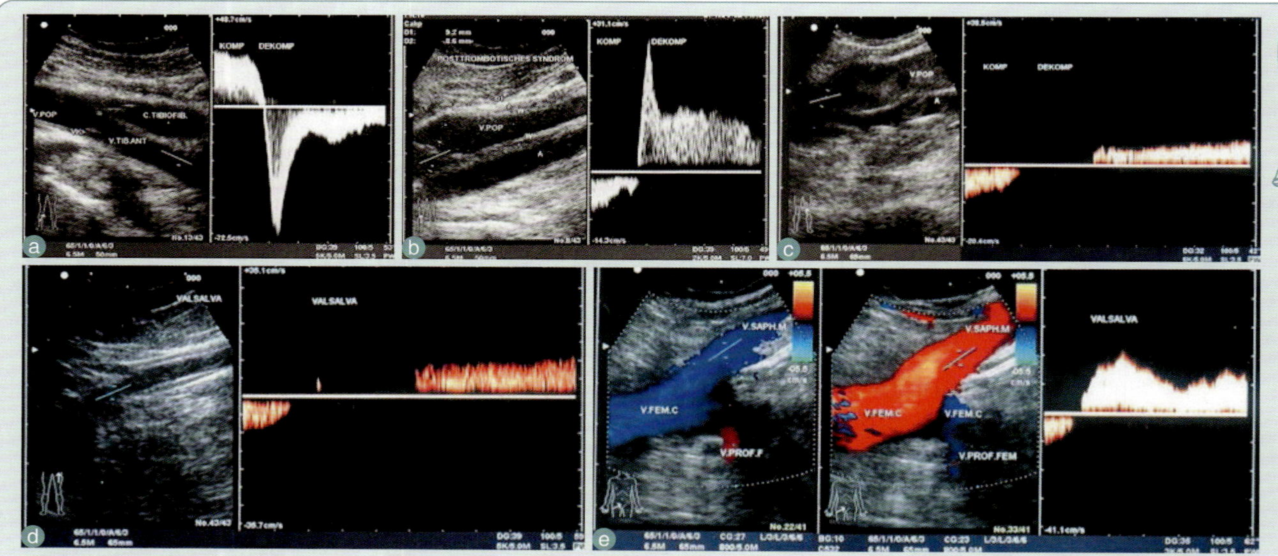

a.血栓后静脉瓣膜增厚并黏附在血管壁上可阻碍瓣膜关闭，这可通过Valsalva动作或瓣膜功能测试（手动挤压和松开）时的反流来显示。血栓后管壁硬化和腘静脉及小腿静脉瓣膜功能不全导致挤压小腿随后松开立即出现反流，是完全性瓣膜功能不全的标志。一旦从小腿排出的血流逆向，注意挤压松开引起的反流信号会减少。该例显示胫前静脉汇入腘静脉之前的瓣膜功能不全。b.腘静脉血栓后瓣膜粘连和管壁硬化，超声表现为高回声的管壁增厚（管壁靠近探头）。来自腘静脉的多普勒频谱波形显示松开时迅速而明显的反流（朝向探头），这是完全性瓣膜功能不全的标志。c.原发性慢性静脉功能不全，由于静脉扩张而保留了一些残存的瓣膜功能，表现为Valsalva动作或压迫解除后延迟反流。该例显示腘静脉内较低但恒定的延迟反流（朝向探头）。d.在该例大隐静脉曲张合并早期轻度瓣膜功能不全的病例中，也可见类似的反流模式。行Valsalva动作时，有延迟且持续的反流通过功能不全的瓣膜。e.静脉曲张明显扩张可导致严重的瓣膜功能不全，无残余功能，如血栓后综合征，在行Valsalva动作过程中，立即出现明显流向外周的高速反流。

图3.74 静脉瓣膜功能不全的程度

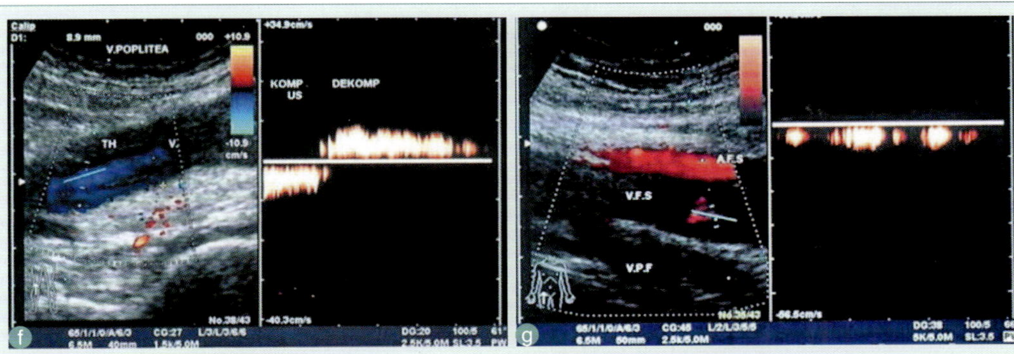

f.血栓后瓣膜功能不全引起的反流还受残余血栓导致的血流阻塞的影响。该例中，腘静脉仍有部分血栓，仅有缓慢的自发性血流。挤压小腿引起从外周到心脏的持续血流，而松开时产生的反流比广泛血栓再通时不明显且持续时间短。反流减少是由于残余血栓阻塞血流。g.当使用高分辨力探头和低脉冲重复频率或在能量模式下（用于检测低速血流）进行超声检查时，延长Valsalva动作时间甚至可以检测到通过瓣膜的轻微反流。左侧的能量模式图显示股浅静脉近端瓣膜正后方的少量血流（红色）。这种情况下，取样容积必须放在瓣膜附近，以显示Valsalva动作期间的轻微反流（血流朝向外周，远离探头）。由于只有很少的血液反流，在静脉的其他部位没有检测到血流信号。这种情况下，这种轻微的反流不应被过度解读为瓣膜功能不全，只是说明高分辨力超声对低速血流的高敏感性。为了明确排除临床相关的反流，有必要沿静脉走行在诱发动作下反复多普勒取样。股浅静脉前方是股浅动脉（红色）；其后方是股深静脉（在Valsalva动作中没有血流信号）。VK：静脉瓣膜；V.P.F：股深静脉；A.F.S：股浅动脉；TH：血栓；V.TIB.ANT：胫前静脉；V.POP：腘静脉；W：硬化；KOMP：挤压；DEKOMP：松开。

图3.74 瓣膜功能不全的程度（续）

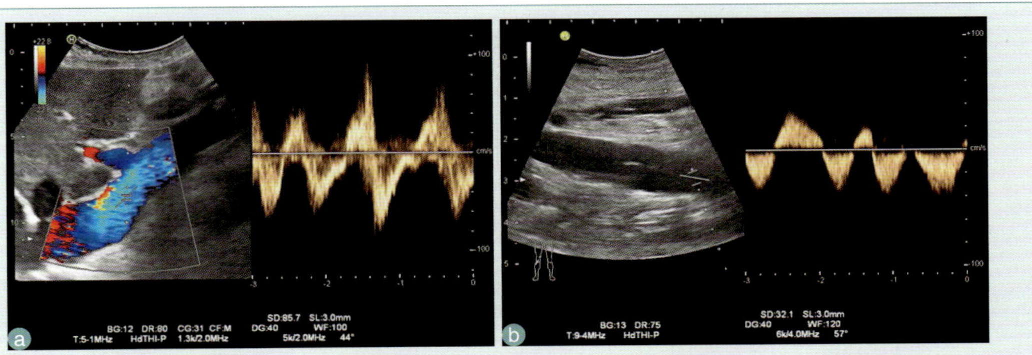

a.腔静脉回流严重受阻时由心脏搏动所调节的往复模式血流。b.血栓后腘静脉（粘连）的多普勒频谱图，该患者整个下肢深静脉系统严重瓣膜功能不全，同时伴有心脏流入道阻塞和三尖瓣关闭不全。这种情况下，存在往复模式的血流伴反流（绝对心律失常），且具呼吸期相性和随心搏的波动性。

图3.75 严重瓣膜功能不全患者反流的呼吸期相性和随心搏的波动性

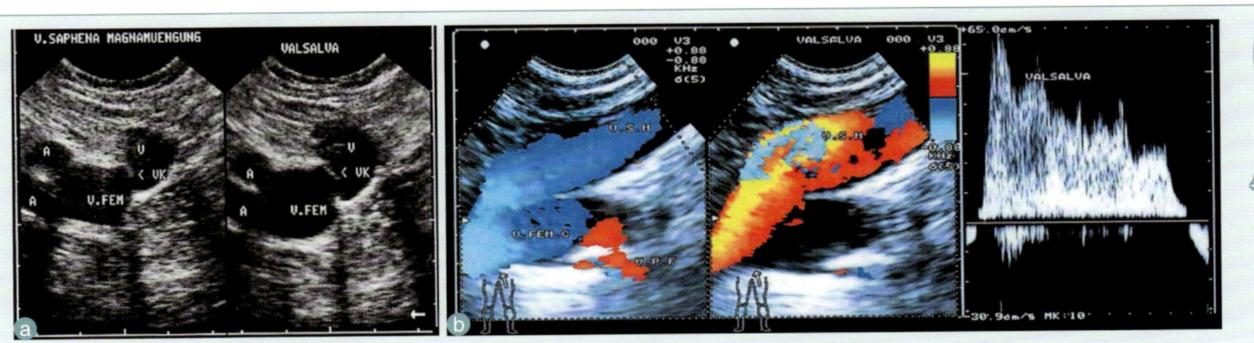

a.横切面B型超声图像显示，在行Valsalva动作时大隐静脉近端扩张，功能不全的瓣膜小叶转向远端，因此清晰可见。b.大隐静脉终瓣膜功能不全。左边的图像显示流向心脏的血流（蓝色）。大隐静脉靠近探头走行，股深静脉血流呈红色在后方进入股总静脉。Valsalva动作（第二幅彩色血流图像）诱发反流（红色）伴有混叠，是为显示低速静脉血流而调整为低脉冲重复频率而导致的。股总静脉瓣膜完全闭合可防止血液反流到深静脉系统。行Valsalva动作时，隐股交界处记录的多普勒频谱波形显示血流流向外周（朝向探头）。

图3.76 大隐静脉主干静脉曲张（远端）

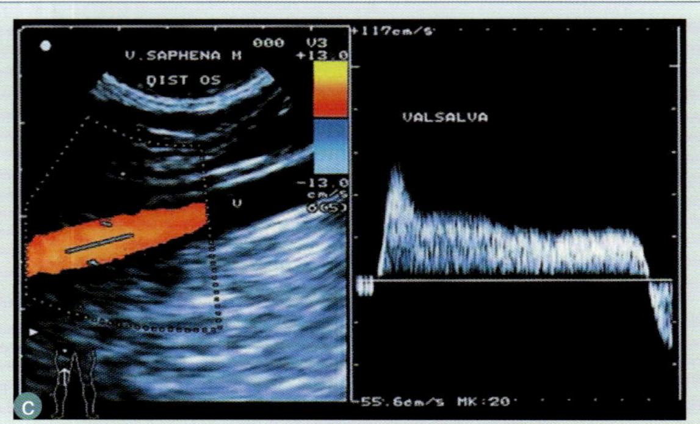

c.根据Hach分级，大隐静脉功能不全的远端点通过彩色多普勒超声或频谱多普勒识别沿大腿到小腿的静脉走行区，做Valsalva动作时出现延迟反流（朝向探头）来确定。VK：瓣膜小叶；V.S.M：大隐静脉；V.P.F：股深静脉；V.FEM.C：股总静脉；V：静脉。

图3.76 大隐静脉主干静脉曲张（远端）（续）

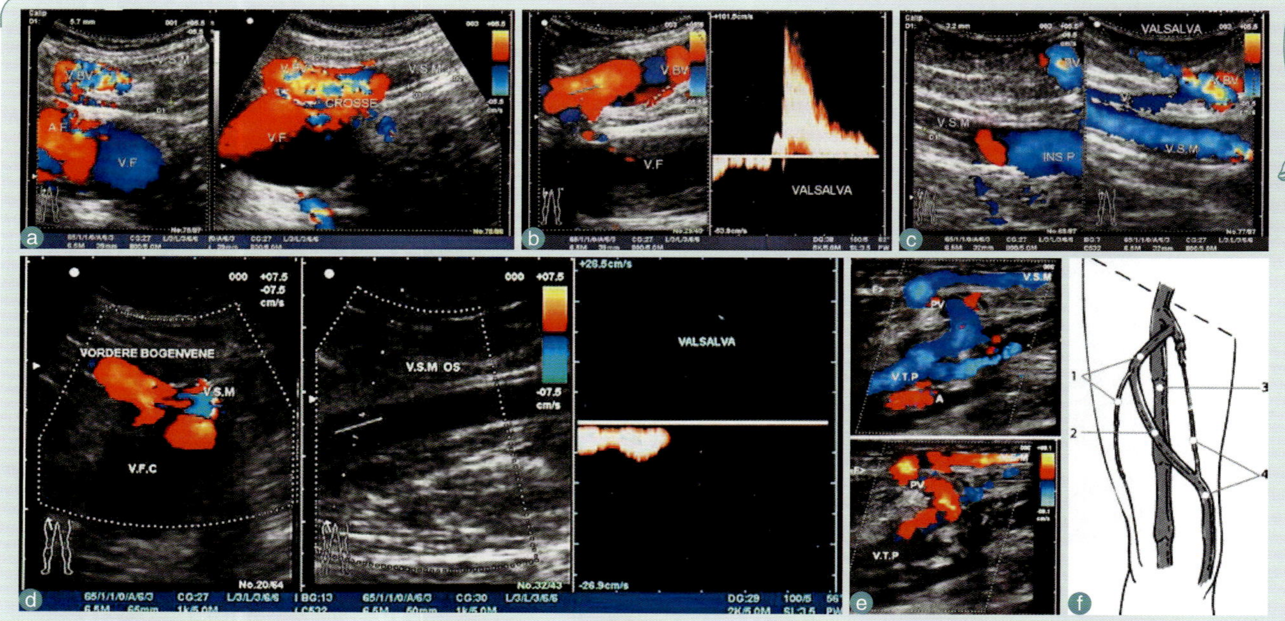

a.左侧横切面和右侧纵切面（或斜切面）显示Valsalva动作诱发右侧腹股沟区外侧副隐静脉反流。行Valsalva动作时，大隐静脉近端（卡尺示）没有血流，表明该段瓣膜功能正常。瓣膜功能不全的副隐静脉在隐股交界和功能不全的终瓣膜下方汇入功能正常的大隐静脉。b.在彩色多普勒血流成像（红色）和多普勒频谱图（图3.16）中，外侧副隐静脉中可看到由Valsalva动作引起的流向外周（朝向探头）的血流。c.纵切面图像显示副隐静脉和大隐静脉，包括在一个平面上连接两条静脉的交通静脉。右图显示行Valsalva动作时静脉系统的反流：副隐静脉、交通静脉和大隐静脉中流向外周的蓝色血流（背离探头）。大隐静脉瓣膜功能不全近端起自该水平（近端功能不全点）。左图（近段）再次显示大隐静脉功能不全的近端点（卡尺示）；功能正常的大隐静脉近段无血流。在功能不全的近端，交通静脉从侧方汇入。d.无论是彩色多普勒超声还是多普勒频谱图，都没有显示行Valsalva动作时隐股交界下方的逆向血流，这证实了大隐静脉近端功能正常。e.小腿功能不全的Cockett Ⅰ组穿静脉。穿静脉在大隐静脉和胫后静脉之间建立穿过筋膜的连接。当挤压小腿时（上图），大隐静脉、胫后静脉和穿静脉有流向中心（从浅静脉流入深静脉系统）的血流（蓝色）。下图显示松开后的逆向血流（从深静脉进入浅静脉系统，红色），提示穿静脉功能不全。功能不全的穿静脉远端大隐静脉也功能不全（反流，红色），而胫后静脉功能正常，表现为松开后没有反流。f.属支型不完全大隐静脉主干曲张示意图：1：外侧副大隐静脉；2：交通静脉；3：股浅静脉；4：大隐静脉。大隐静脉近端（外侧副隐静脉汇入口上方）功能正常，远端功能不全。V.BV：副隐静脉；V.S.M：大隐静脉；V.F：股静脉；INS P：功能不全的近端点；V.T.P：胫后静脉；V：静脉；F：筋膜。

图3.77 大隐静脉主干不完全性静脉曲张

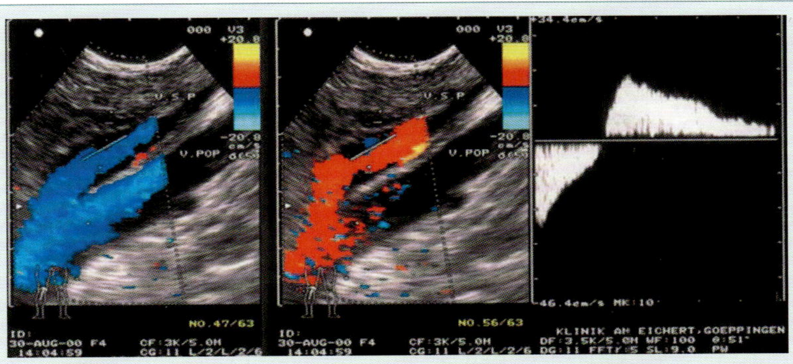

隐腘静脉交界处多普勒频谱图示挤压小腿时流向心脏的正常血流，松开时出现高速反向血流。在彩色血流图像中，小隐静脉的血流逆向呈红色（流向外周，如右图所示。译者注：右图为双幅成像），而腘静脉中的血流缺失则表明此处瓣膜功能正常。V.S.P：小隐静脉，V.POP：腘静脉。

图3.78　小隐静脉主干静脉曲张

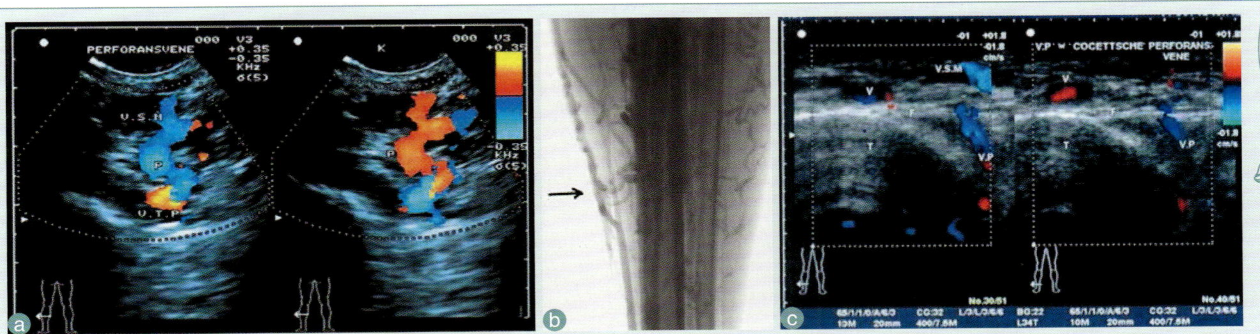

a.采用高频探头，在横切面寻找来源于大隐静脉或小隐静脉属支的跨筋膜管状结构，来识别功能不全的穿静脉。该例用止血带压迫探头近端的小腿，以阻止浅静脉中的血流，引起从胫后静脉到大隐静脉的反向血流（显示为红色），在压迫解除时变为正向血流（蓝色，背离探头）。该检测中，从深静脉系统回流到浅静脉系统证实了穿静脉功能不全（图3.77e）。b.静脉造影显示大隐静脉和胫后静脉之间的穿静脉功能不全。c.瓣膜功能不全导致静脉变宽，使异常穿静脉比正常穿静脉更容易识别。图示小腿上一条非常细的穿静脉穿过筋膜。挤压时，穿静脉中有蓝色血流，从浅静脉进入深静脉系统，松开后无反流。左图：穿静脉，右图：稍远处Cockett穿静脉。在筋膜和皮肤之间，可见大隐静脉和属支静脉。F：筋膜；V.T.P：胫后静脉；V.S.M：大隐静脉；V.P：穿静脉；V：静脉。

图3.79　穿静脉瓣膜功能不全

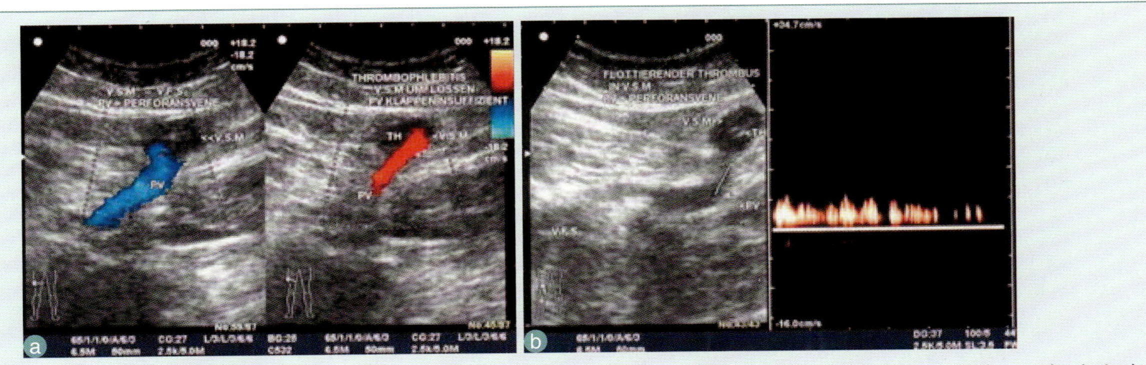

a.血栓性静脉炎患者的临床表现延伸到膝关节，超声显示大隐静脉有血栓，近端延伸至大腿中段，近端（3 cm）被流动的血液包围。在该层面，横切面显示Dodd穿静脉正常流入深静脉系统，挤压血栓性静脉炎节段近端的大隐静脉时，流速增加。压迫解除时血液反流到浅静脉系统（红色，右图），表明穿静脉瓣膜功能不全。彩色充盈缺损表示大隐静脉血栓。b.大隐静脉血栓的B型超声图。穿静脉的多普勒频谱图显示挤压解除后来自股浅静脉的反流。

图3.80　大隐静脉血栓栓塞和Dodd穿静脉功能不全

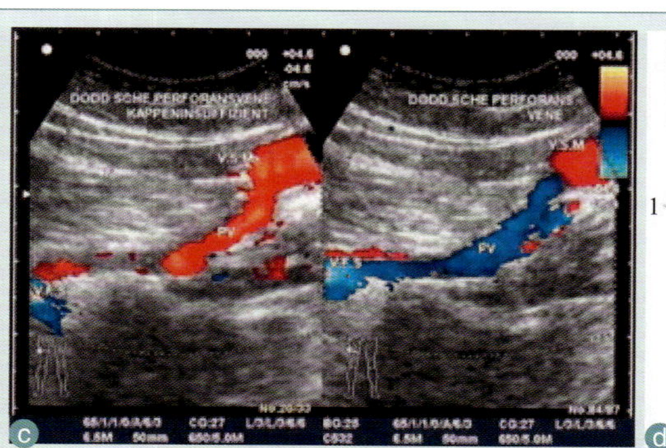

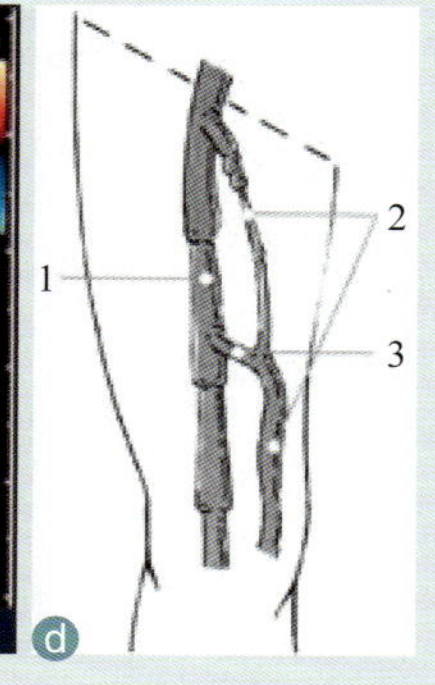

c.行Valsalva动作的过程中使大隐静脉血栓意外脱落，导致无症状的肺栓塞。闪烁扫描显示右肺下叶有一个小的灌注缺损。在此事件之后，大隐静脉在Dodd穿静脉区域是通畅的，血流从大隐静脉顺行流入股浅静脉，诱发动作后持续反流，是穿静脉功能不全的明确证据（红色，朝向探头）。d.穿静脉型不完全性大隐静脉主干曲张示意图：1：股浅静脉；2：大隐静脉（穿静脉以上功能正常，穿静脉以下功能不全）；3：Dodd穿静脉。PV：Dodd穿静脉；TH：血栓；V.S.M：大隐静脉；V.F.S：股浅静脉。

图3.80　大隐静脉血栓栓塞和Dodd穿静脉功能不全（续）

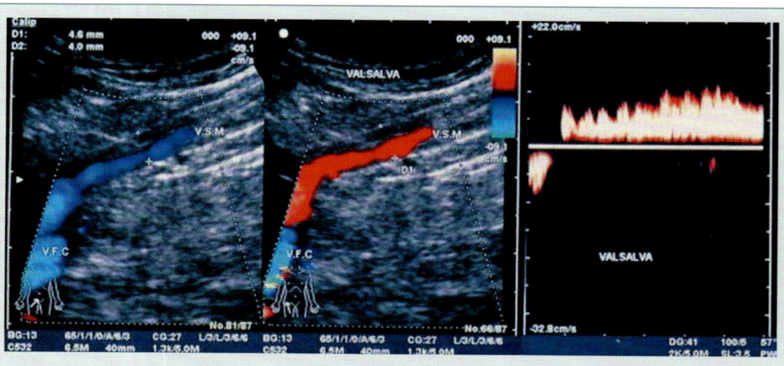

在与股总静脉连接处下方的大隐静脉只有大约一半的管腔是通畅的，显示正常的蓝色血流；在行Valsalva动作时，大隐静脉有反流（红色）。此外，显示沿通畅管腔的低回声区。多普勒频谱图显示行Valsalva动作时出现反流。术前识别有血栓后静脉炎改变的静脉段很重要，因为它们不能用于旁路移植。V.F.C：股总静脉；V.S.M：大隐静脉；卡尺：管腔。

图3.81　大隐静脉血栓性静脉炎后再通

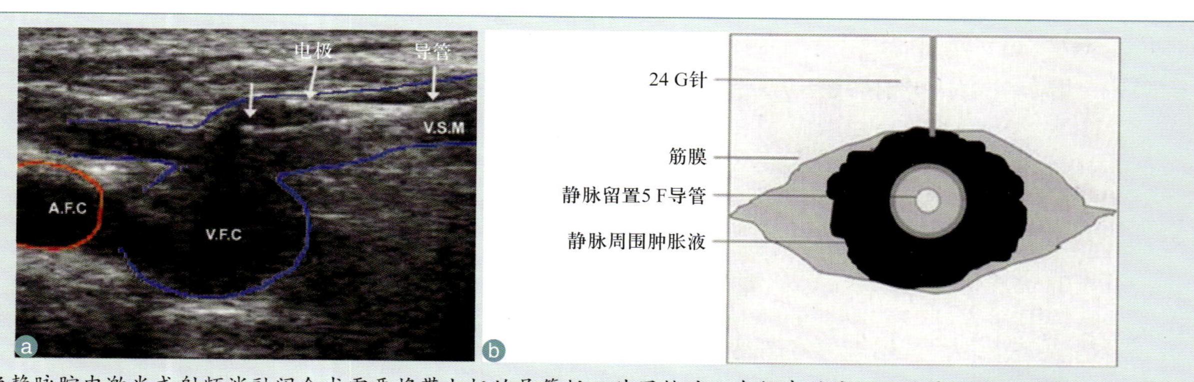

a.大隐静脉腔内激光或射频消融闭合术需要将带电极的导管插入外周静脉。在超声引导下，导管被推进到隐股交界部，将尖端放在腹壁浅静脉汇入口的正下方，蓝线勾勒出股静脉、大隐静脉和腹壁浅静脉；箭头示导管和开放式电极推进到大隐静脉的靶部位。b.在血管内插入激光治疗探头后，在大隐静脉旁放入24 G针进行肿胀麻醉。超声引导下注射肿胀液，旨在将大隐静脉压缩至最终直径4～5 mm，并在静脉周围形成至少5 mm的液体层，以防止静脉周围组织的热损伤。A.F.C：股总动脉；V.F.C：股总静脉；V.S.M：大隐静脉。

图3.82　大隐静脉VNUS闭合术

（图 a 的资料来源：D. Tsantilas）

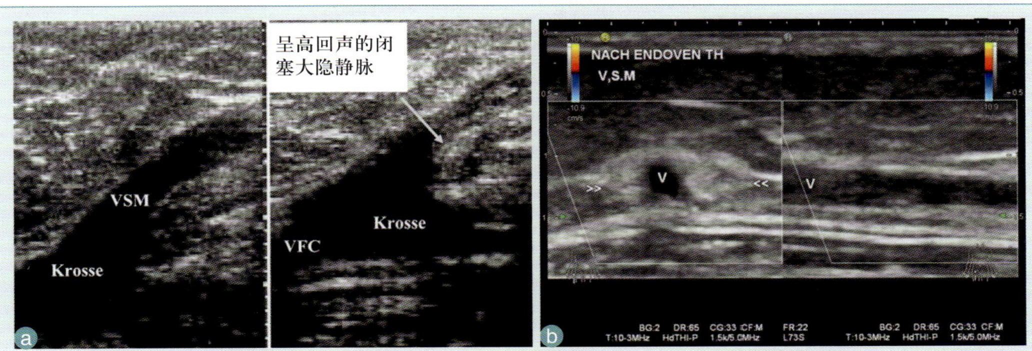

a.左图示闭合术前隐股交界的水平上大隐静脉管腔通畅；右图示交界处以下的大隐静脉管径缩小和管腔高回声（箭头），其不可被压缩，证实交界处成功闭塞。b.静脉曲张治疗后随访。1例8天前接受血管内射频治疗的患者出现沿着远端隐神经走行的感觉紊乱，超声检查发现沿阻塞的大隐静脉周围有高回声结缔组织，原因是射频治疗的热暴露损伤。静脉看上去缩小了（区别于血栓性静脉炎的治疗效果），血管壁模糊不清。VSM：大隐静脉；Krosse：隐股交界处。

图3.83　VNUS闭合术后随访

（图 a 的资料来源：D. Tsantilas）

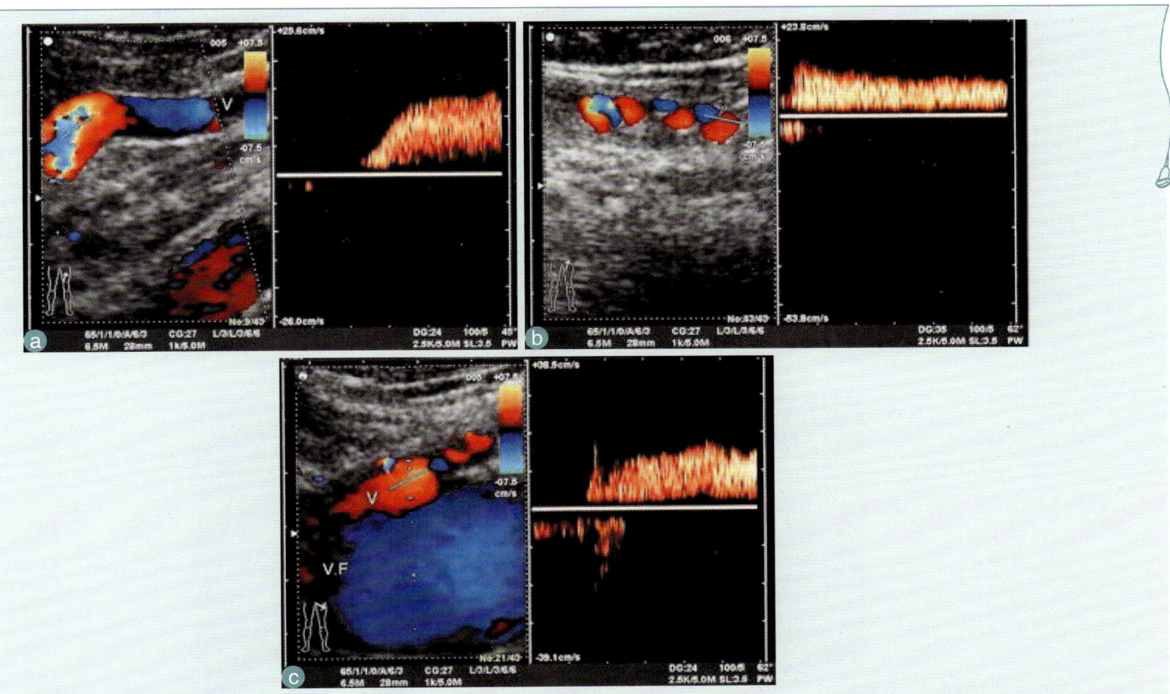

a.如果有明显的复发性静脉曲张，必须评估受累静脉全程是否存在瓣膜功能不全。这是用彩色多普勒超声完成的，检查从远端开始。该图显示了一接受大隐静脉剥离术的患者，在行Valsalva动作时大腿内侧出现扩张和冗长的静脉，血流向外周（朝向探头）。b.与治疗相关的诊断任务是确定复发性静脉曲张是由属支还是穿静脉引起的，以及它是否与隐股交界相交通。与先前的隐股交界（结扎后切除）交通的曲张静脉内径很细，短距离内走行非常扭曲（在彩色血流图像上与血栓闭塞性脉管炎的动脉螺旋状侧支相似）。然而，这种静脉曲张是与临床表现相关的，在行Valsalva动作时会显示反流；其扭曲的走行在彩色多普勒血流成像上显示为由于相对于超声束的血流方向改变而出现的反复彩色反转（为新生血管）。c.在先前的隐股交界区可见一条起源于股静脉的纤细的静脉，该静脉在行Valsalva动作时显示逆向血流（朝向探头的血流显示为红色；在多普勒频谱图中血流位于基线上方）。V.F：股静脉；V：静脉。

图3.84　复发性静脉曲张

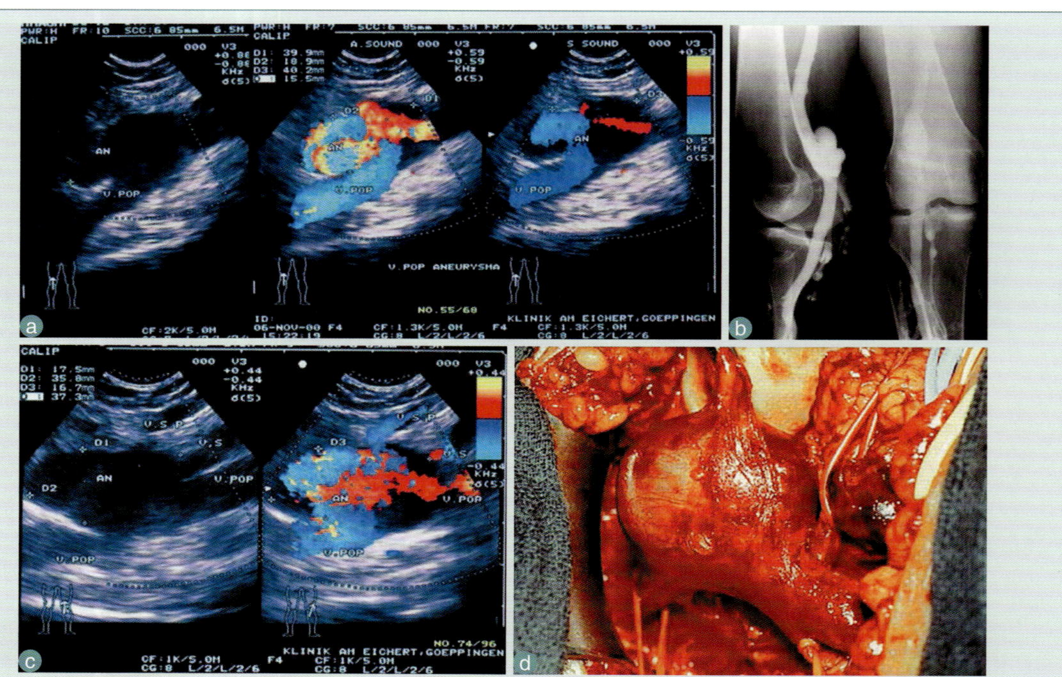

a.灰阶超声显示“囊状”静脉瘤，好发于腘静脉，为一扩张的囊腔。右侧彩色多普勒血流成像（未经血流增强）显示腘静脉瘤中血流几乎完全停滞的区域。血流增强（挤压小腿）在静脉瘤中引起明显的涡流（左侧彩色血流图像）。b.静脉造影显示腘静脉“囊状”静脉瘤。在非血栓静脉瘤中，如图所示，造影剂显影与静脉瘤的声像图形状相对应（见图a中的灰阶图像）。c.转动探头后显示小隐静脉和腓肠肌静脉汇入静脉瘤，静脉瘤的最大横径为2.5 cm。d.术中证实了“囊状”静脉瘤的声像图表现。左侧为“囊状”静脉瘤的头端，中央可见两条静脉（腓肠肌静脉和小隐静脉）汇入静脉瘤囊腔。血管吊带放置在腘静脉周围（左缘），一条静脉汇入腘静脉远端（右）。AN：“囊状”静脉瘤；V.POP：腘静脉；V.S.P：小隐静脉；V.S：腓肠肌静脉。

图3.85 静脉瘤

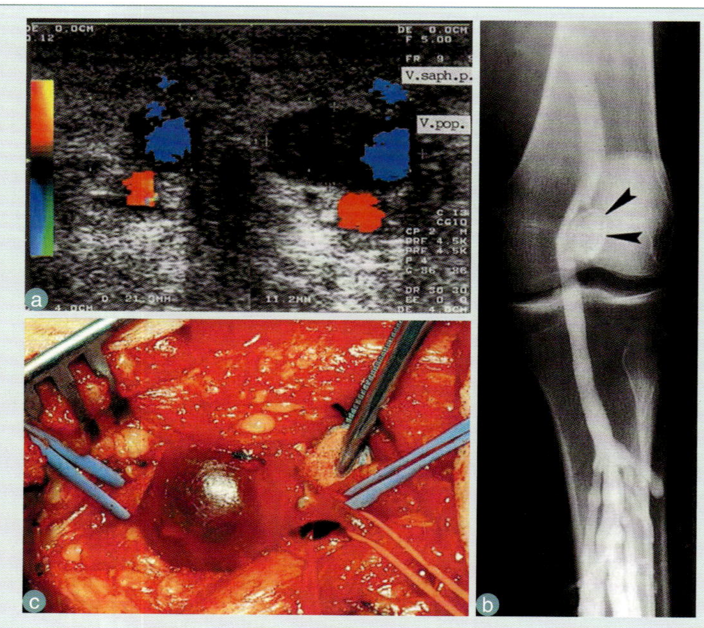

58岁的患者经闪烁扫描成像证实为肺栓塞，“囊状”腘静脉瘤延伸至腓肠静脉末端，除了正常的腘静脉管腔外，其余部分为完全性血栓形成。a.左图示静脉瘤近端腘静脉内有蓝色血流；右图示扩张的腘静脉段有附壁血栓形成。b.静脉造影：附壁血栓妨碍了腘静脉瘤的显示，仅显示了属支静脉汇入口处的瘤样扩张（膝关节间隙上方）。c.术中证实了超声所见的腘静脉瘤（中心）伴“囊状”部分附壁血栓和腓肠静脉末端静脉瘤样扩张。蓝色的血管吊带放置于腘静脉的近端、远端，红色的血管吊带位于腓肠静脉周围。V.POP：腘静脉段。

图3.86 静脉瘤伴血栓

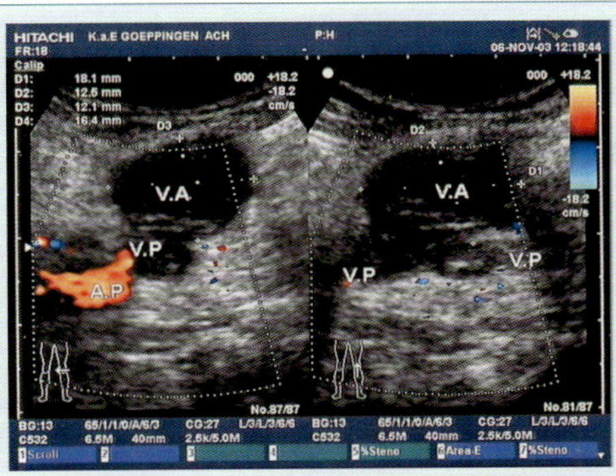

腘静脉完全性血栓形成，横切面图像（左图）和纵切面图像（右图）均显示直径近2 cm的“囊状”静脉瘤，静脉瘤内也有血栓形成。这名年轻患者没有其他静脉血栓形成的危险因素，因此很可能是静脉瘤血栓形成导致继发性腘静脉血栓形成。静脉瘤必须与静脉曲张的小隐静脉末端或扩张的腓肠肌静脉相鉴别。V.P：腘静脉；VA：静脉瘤。

图3.87　下肢静脉瘤和深静脉血栓形成

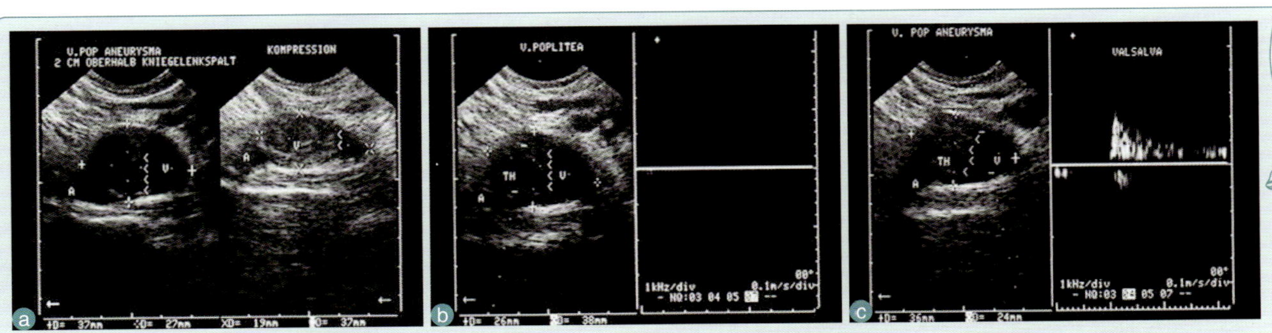

a.1例45岁的患者，反复肺栓塞；超声和静脉造影显示“囊状”腘静脉瘤，几乎完全血栓形成，只留一小的残腔。b、c.静脉瘤横切面最大直径为38 mm。超声可以鉴别有无血栓（图b）。通畅的管腔显示血流信号，在行Valsalva动作时有反流，表明瓣膜功能不全（图c）。患者同时有股静脉功能不全，因此应进行股浅静脉结扎以防止进一步的肺栓塞。

图3.88　“囊状”腘静脉瘤

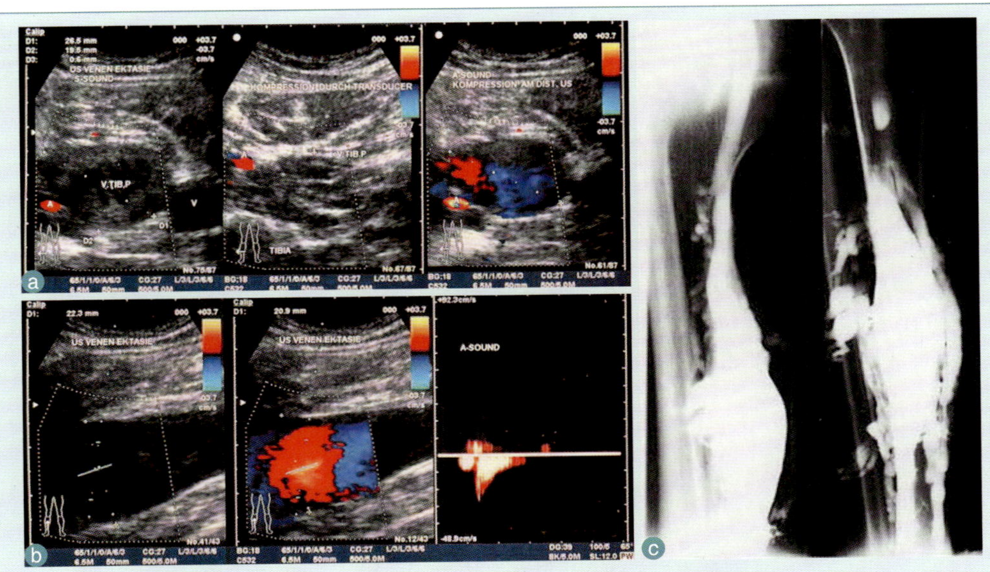

a.退行性扩张主要累及腓肠肌群的肌肉静脉，而小腿主要静脉的严重扩张少见。该例50岁患者，经闪烁扫描成像证实胫后静脉“梭形”扩张是肺栓塞的来源。B型超声表现提示血栓形成，扩张静脉直径可达2.5 cm，可完全压缩（中图）。胫后静脉管腔不易分辨（标记），在静脉的左侧，胫后动脉血流呈红色，静脉（左图）无自发血流，但挤压小腿（右图）远端可获得增强的血流信号。b.纵切面图像同样无法显示“梭形”扩张的胫后静脉（左图）的自发血流。挤压探头远端小腿，彩色多普勒超声扫描和多普勒频谱图显示增强血流。c.静脉造影：小腿肌肉静脉和主要静脉呈“梭形”扩张。V.TIB.P：胫后静脉；A-SOUND：多普勒频谱图。

图3.89　小腿静脉扩张

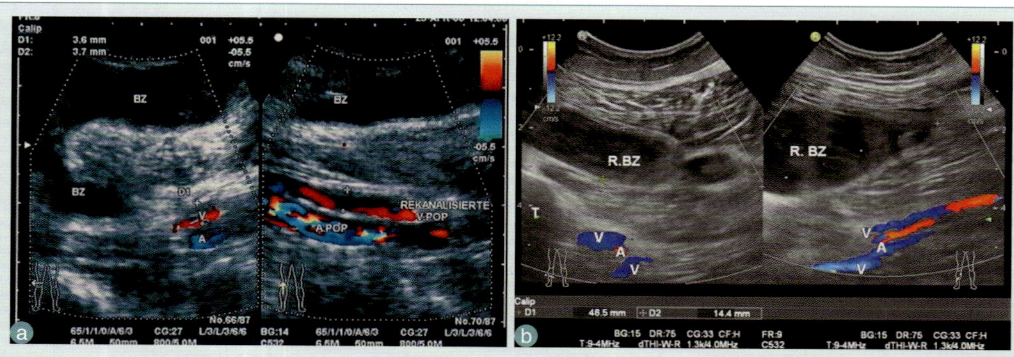

a.该患者腿部疼痛伴急性肿胀不是由腘静脉血栓后改变或复发性血栓引起的，而是由大的腘窝囊肿引起的。左侧的横切面和右侧的纵切面显示再通的静脉，但血管壁仍明显增厚。低脉冲重复频率调节为显示缓慢的静脉血流，腘动脉产生混叠。b.破裂的腘窝囊肿出现小腿静脉血栓的典型症状，它们通常呈筋膜下的低回声或无回声渗漏（部分甚至在肌筋膜之间）。该例中，漏出的液体延伸至小腿中部，在腘窝内有囊性残留物。腘窝囊肿可以通过超声引导抽吸治疗，从而迅速改善或完全消除症状。同时，超声可证实小腿静脉的通畅性。V：腘静脉；BZ：腘窝囊肿；A.POP：腘动脉。

图3.90 静脉血栓形成的鉴别诊断——腘窝囊肿

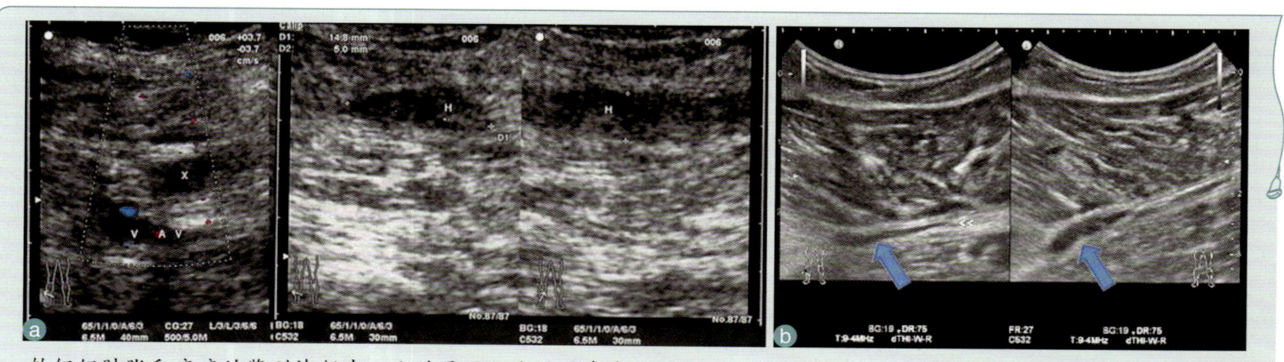

a.软组织肿胀和疼痛的鉴别诊断中，血肿是另一个需要考虑的原因，如由肌肉撕裂引起的血肿。两个切面均显示在胫后静脉后方有一低回声结构，是局部压痛的原因。右图中显示另一血肿，它位于腓肠肌的更远处，且更接近体表。b.肌肉撕裂引起的小腿肿胀。在出现小腿静脉血栓症状的患者中，肌肉损伤引起的游离液体（血液）可能非常难以察觉。检查者必须在肌筋膜处，特别是腓肠肌和比目鱼肌之间寻找低回声带。该例示腓肠肌和比目鱼肌之间继发于肌肉撕裂的血肿，少量游离液体。X：低回声结构；箭头：血肿。

图3.91 小腿静脉血栓——血肿的鉴别诊断

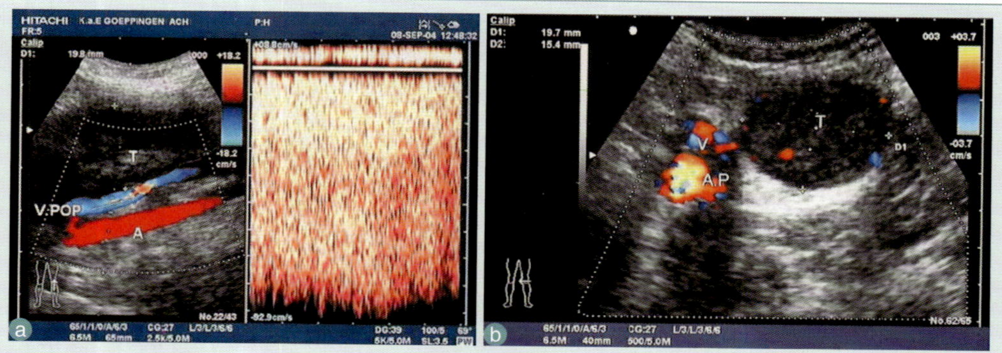

a.腘窝肿瘤压迫腘静脉，多普勒频谱流速增高（流速为90cm/s，呼吸期相性消失）；b.45岁女性小腿肿胀，鉴别诊断：血栓。低PRF血流检测可区分低回声肿瘤性病变与囊肿内出血致囊内透声差。

图3.92 腘窝肿瘤引起的小腿肿胀

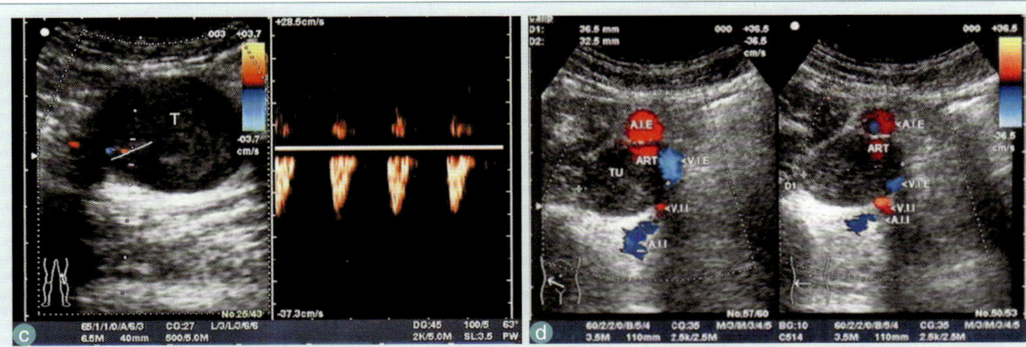

c.频谱多普勒探测到动脉血流是实性肿瘤的证据（取样容积放在彩色多普勒超声图像中有血流信号的区域）。肿瘤切除后诊断为神经鞘瘤。d.髂血管分叉部肿瘤引起的腿部肿胀疼痛。下腹横切面显示肿瘤前的髂外静脉（蓝色，背离探头）和动脉（红色，朝向探头），以及肿瘤后的髂内静脉（红色，朝向探头）和动脉（蓝色，背离探头）。低回声的肿瘤位于分叉处，主要压迫髂外静脉（右边的图像比左边的图像稍微靠头侧）。由于较大的声阻抗不匹配，髂外动脉后面有镜像伪像。V.POP：腘静脉；T：腘窝肿瘤；ART：镜像伪像。

图3.92　腘窝肿瘤引起的小腿肿胀（续）

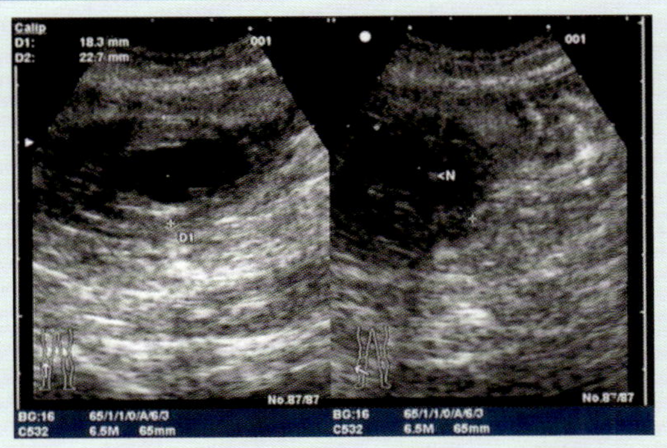

肌内脓肿并不总是与皮肤炎症有关。怀疑静脉血栓形成的患者接受超声检查时可能会被偶然确诊。灰阶图像表现为低回声、不均匀的结构，可通过超声引导抽吸证实。N：针尖。

图3.93　筋膜下脓肿引起的小腿肿胀

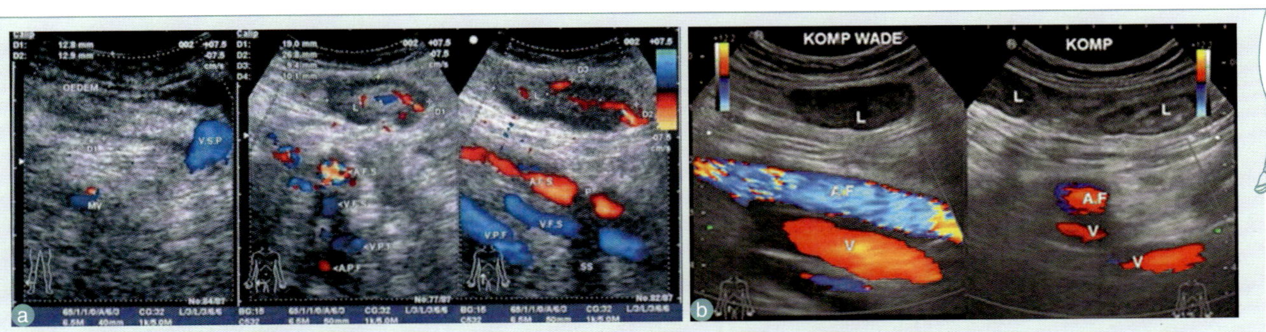

a.除血栓外，腿部肿胀可由心脏、炎症或淋巴水肿引起，伴脂肪或结缔组织间隙中的筋膜外积液。水肿会导致散射，从而影响对更深的筋膜下区域的评估和膝下静脉血栓的检测。如图所示，皮下水肿增厚（卡尺示，12 mm）。横切面可见小隐静脉和腓肠肌静脉。炎症性水肿与腹股沟淋巴结反应性肿大有关。它们显示为低回声、不均匀的结构，可以通过灰阶超声两个切面（圆形）与血栓性静脉炎鉴别。低脉冲重复频率的彩色多普勒超声显像显示淋巴结的血液供应和灌注情况。动脉粥样硬化管壁不规则和钙化斑块伴声影是意外发现。b.患者表现为小腿和大腿肿胀，如4级血栓形成。彩色多普勒超声成像显示小腿深静脉通畅。图像显示通畅的股静脉血流呈红色。该例患者腿部肿胀是前列腺癌转移到骨盆和腹股沟淋巴结造成淋巴回流阻塞所致。这里显示腹股沟转移性淋巴结，其特征是内部结构消失，轮廓不规则及回声低。

图3.94　各种病因的水肿，淋巴瘤、淋巴水肿、脂肪水肿

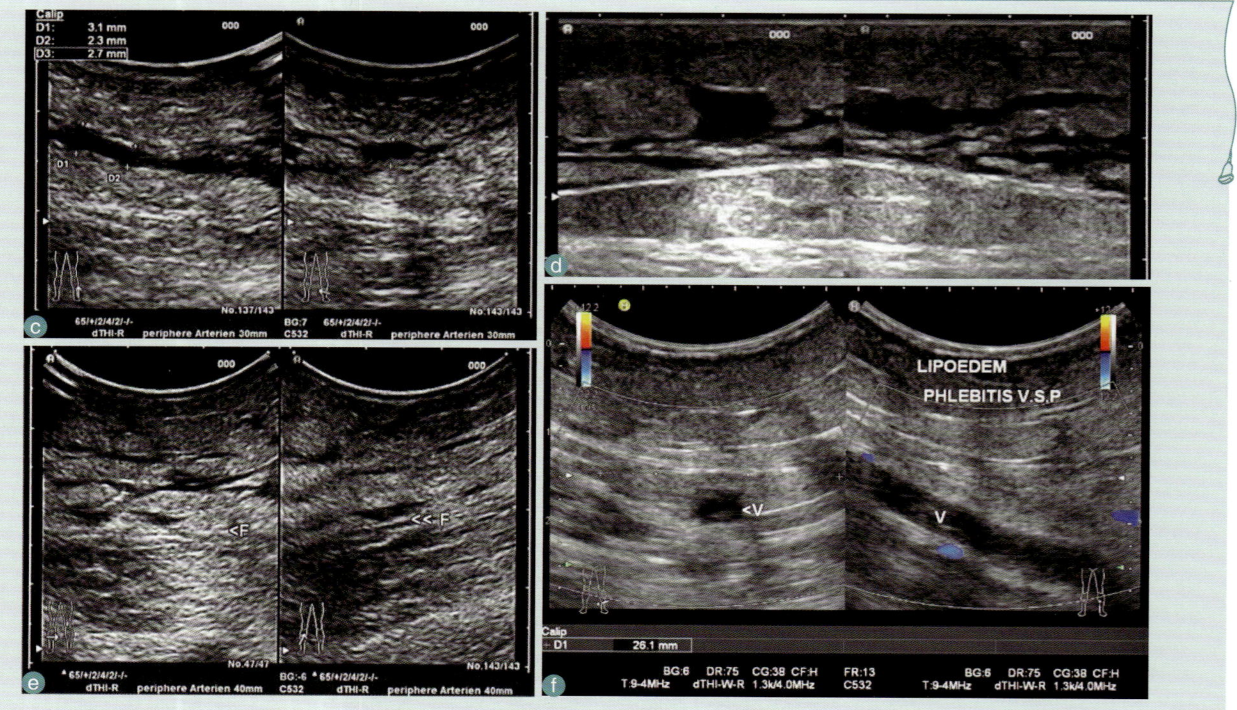

c～f.水肿引起的小腿肿胀。c.在灰阶图像上皮下脂肪结缔组织内（往往靠近筋膜）的通道样结构是淋巴水肿的特征性表现。为了与其他原因引起的水肿进行可靠的鉴别，须在纵切面（左图）和横切面（右图）两个切面显示扩张的淋巴管呈管状结构。薄壁样结构偶尔可通过管腔和结缔组织之间的较高回声来识别（左图，靠近卡尺），直径2～3 mm。d.淋巴水肿的横切面和纵切面图像，伴有淋巴管明显的扩张。e.其他原因引起的水肿（心源性水肿、继发于慢性静脉功能不全的水肿）在纵切面和横切面图像上均呈“蜂窝状”，表明皮下脂肪组织的结缔组织裂隙中有积液（F：筋膜，下面的肌肉组织无积液）。f.小隐静脉炎患者的横切面图像（左图）和纵切面图像（右图）显示脂肪水肿（有回声的），像大隐静脉一样，小隐静脉在筋膜室中走行（“克丽奥佩特拉之眼”）。V.S.P：小隐静脉；MV：腓肠肌静脉；P：斑块；SS：声影；V：股静脉；L：淋巴结；F：筋膜。

图3.94 各种病因的水肿，淋巴瘤、淋巴水肿、脂肪水肿（续）

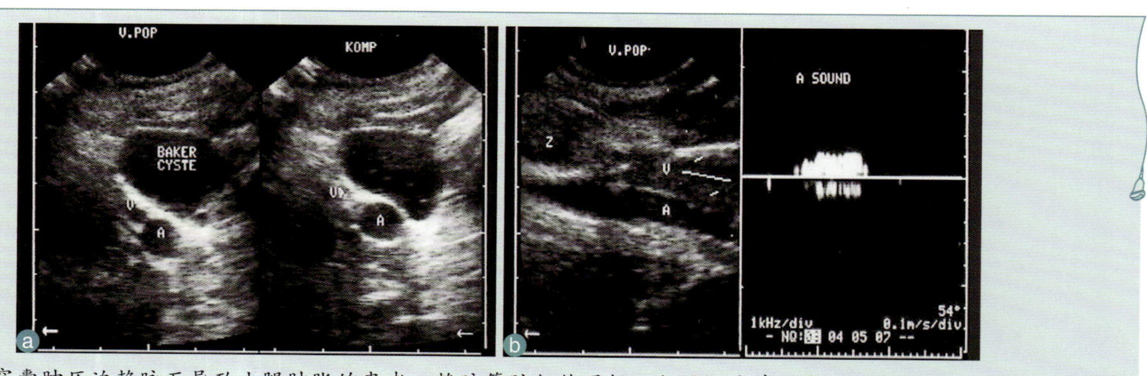

a.因大的腘窝囊肿压迫静脉而导致小腿肿胀的患者。静脉管腔仍然通畅，但已经变窄。应用探头加压导致静脉完全塌陷，如横切面图像所示（右图）。b.1个月后，囊肿增大，压迫静脉，推挤动脉。多普勒频谱图显示没有自发血流，在小腿肌肉受到强烈挤压时，血流中等增强，取样容积放置在静脉中（纵切面图像）。Z：囊肿。

图3.95 腘窝囊肿压迫静脉

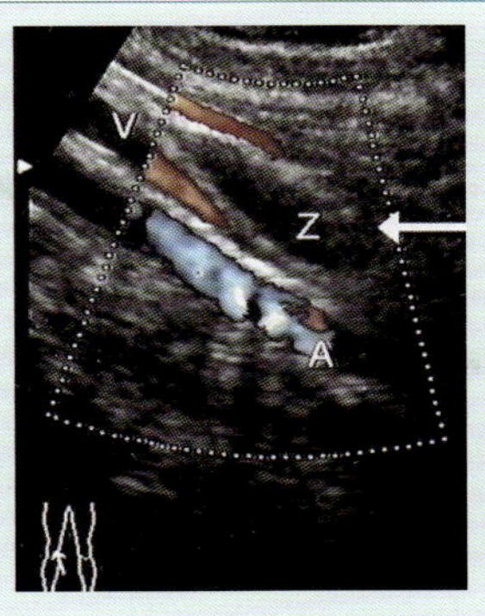

腘静脉壁上的囊肿使管腔远端变窄。囊肿的可变充盈导致间歇性小腿肿胀及间隔无症状。术中证实为腘静脉外膜囊性病变。Z：囊肿。

图3.96　腘静脉外膜囊性病变

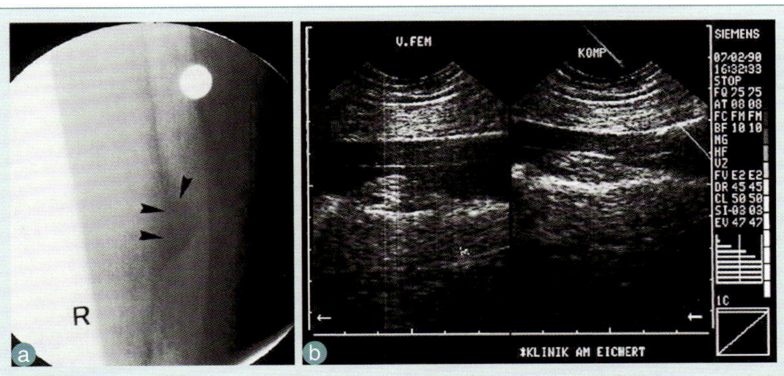

静脉造影（图a）中的造影剂充盈缺损是由超声（图b）所示的静脉壁肿瘤性病变引起的。纵切面声像图显示管壁没有破坏。从前内侧入路扫描显示，靠近探头和静脉的动脉呈受压状态。手术标本的组织学检查诊断为静脉壁纤维瘤。KOMP：挤压。

图3.97　静脉壁肿瘤

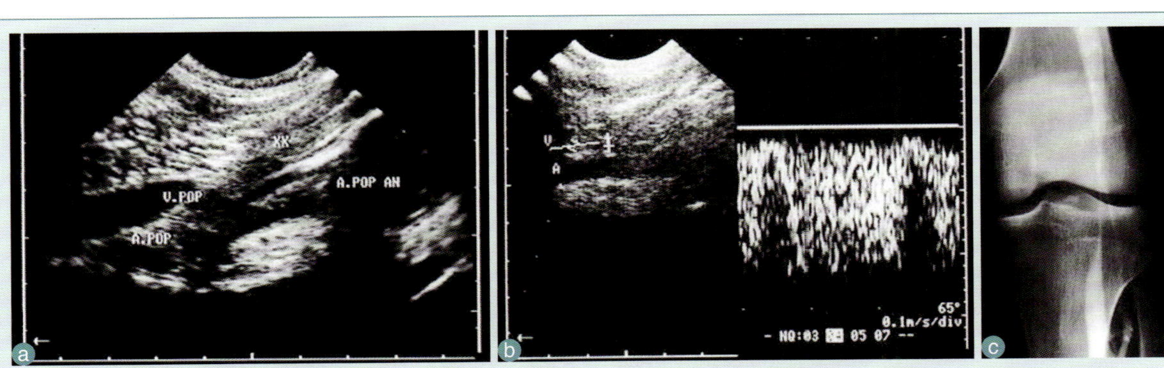

a.腘动脉卡压综合征很少同时累及腘静脉（见2.1.6.4.2部分）。该例患者45岁，腓肠肌内侧头畸形伴股骨外侧髁侧伸（Insua Ⅱ型），导致腘动脉狭窄伴狭窄后扩张、血栓形成。该病例中，不典型的腓肠肌向外侧延伸也影响腘静脉的血流，该静脉被卡压在扩张的动脉和向外侧延伸的肌肉之间。b.另一例是35岁的运动员，小腿肌肉发达，伴小腿肿胀和运动性疼痛。超声显示腘静脉受到肥大的腓肠肌压迫，腓肠肌有两个肥大的头，但在腘窝内走行正常。当患者平卧放松时，从受压迫的腘静脉获得的多普勒波形图显示狭窄的血流信号被动脉搏动性干扰，静脉内径为2 mm，角度校正流速超过100 cm/s，呼吸期相性消失（与图2.95为同一患者）。在这例罕见的动静脉均受压的患者中，小腿肿胀是由静止时的腘静脉压迫导致的，运动性疼痛是跖屈时动脉受压迫引起的。c.静脉造影：静脉呈受压状态。大的腘动脉瘤或大的腘窝囊肿可能有类似的静脉造影表现。A.POP AN：腘动脉瘤；V.POP：腘静脉；XX：腓肠肌内侧头。

图3.98　腘动脉卡压综合征

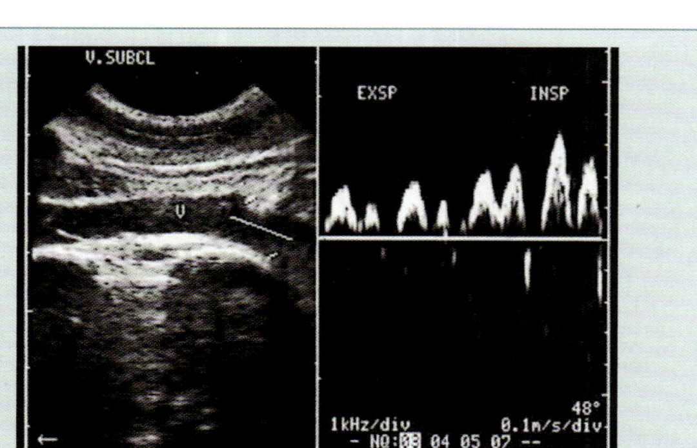

腋静脉和锁骨下静脉交界处呼吸期相性和典型的随心脏搏动的波动性血流。左边的B型超声图像显示静脉瓣。

图3.99 腋静脉——正常表现

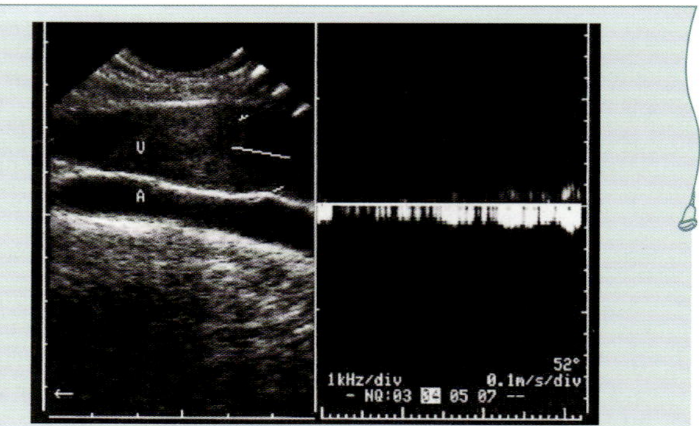

纵隔肿瘤导致胸腔出口静脉流入受阻，B型超声显示静脉扩张（如图所示为颈静脉）。血流减慢，随心脏搏动的波动性消失。

图3.100 胸廓出口梗阻

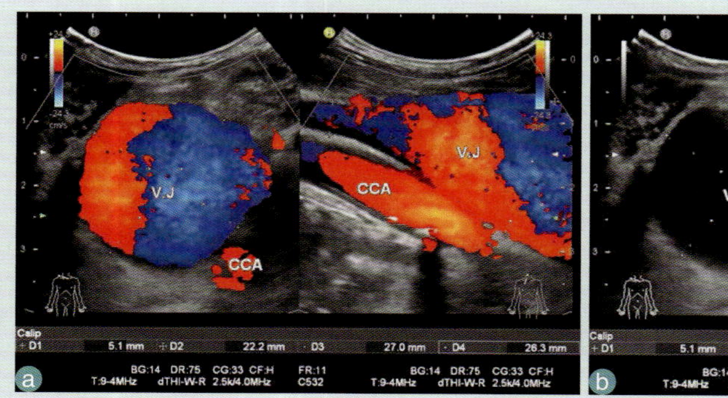

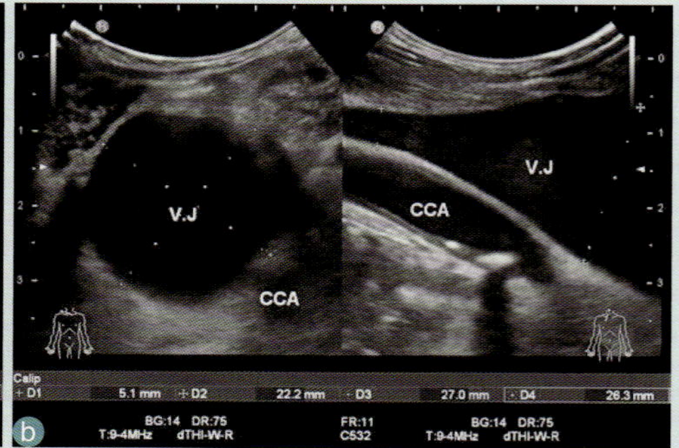

颈静脉瘤直径27 mm。颈静脉瘤可以变得很大，但血栓形成非常罕见，很少需要特殊治疗。V.J：颈静脉；CCA：颈总动脉。

图3.101 颈静脉瘤

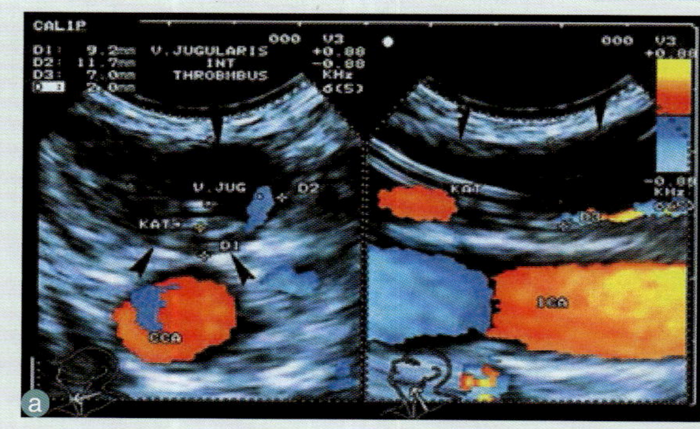

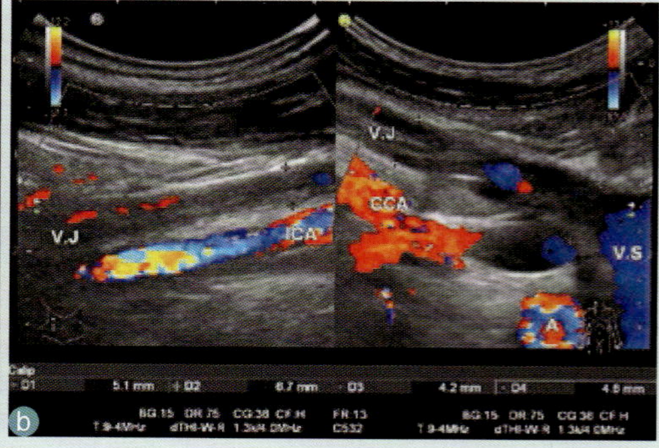

a.静脉中的异物（如起搏器、中心静脉导管）具有促进血栓形成的作用。该例中，双线表示血栓形成的颈静脉（箭头）中的中心静脉导管，横切面以蓝色显示管壁附近有残余血流（左图）。颈总动脉位于血栓形成的颈静脉内侧（左侧为横切面，右侧为纵切面）。动脉中的血流方向相反，动脉的血流颜色从红色到黑色，再到蓝色都是由血流方向相对于超声束的改变引起的。b.颈静脉开始再通，颈静脉沿颈动脉（颈内动脉和颈总动脉）外侧走行（左图），其近端与锁骨下静脉（右图）汇合。

图3.102 颈静脉血栓形成——中心静脉导管

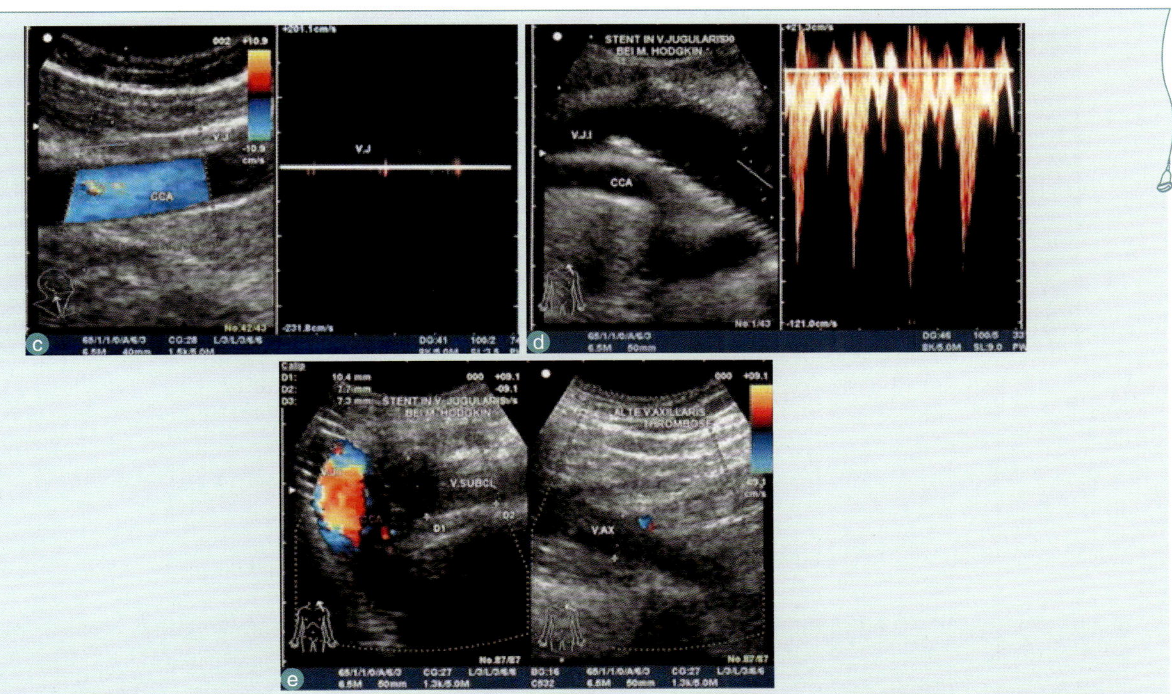

c.在陈旧性颈静脉血栓中，可能有部分再通或持续性阻塞，静脉显示为结缔组织带伴相当细的管腔，与颈动脉毗邻。在中心静脉导管置入前，通过超声检查发现这种情况的患者可以避免不必要的穿刺。d.在该例霍奇金淋巴瘤患者中，网状结构是一支架，用于维持胸廓出口被淋巴瘤阻塞的颈静脉的通畅。e.颈静脉受压支架置入术后（左图），患者出现锁骨下静脉和腋静脉（右图）血栓。KAT：中心静脉导管；V.J：颈静脉；V.S、V.SUBCL：锁骨下静脉；V.AX：腋静脉。

图3.102　颈静脉血栓形成——中心静脉导管（续）

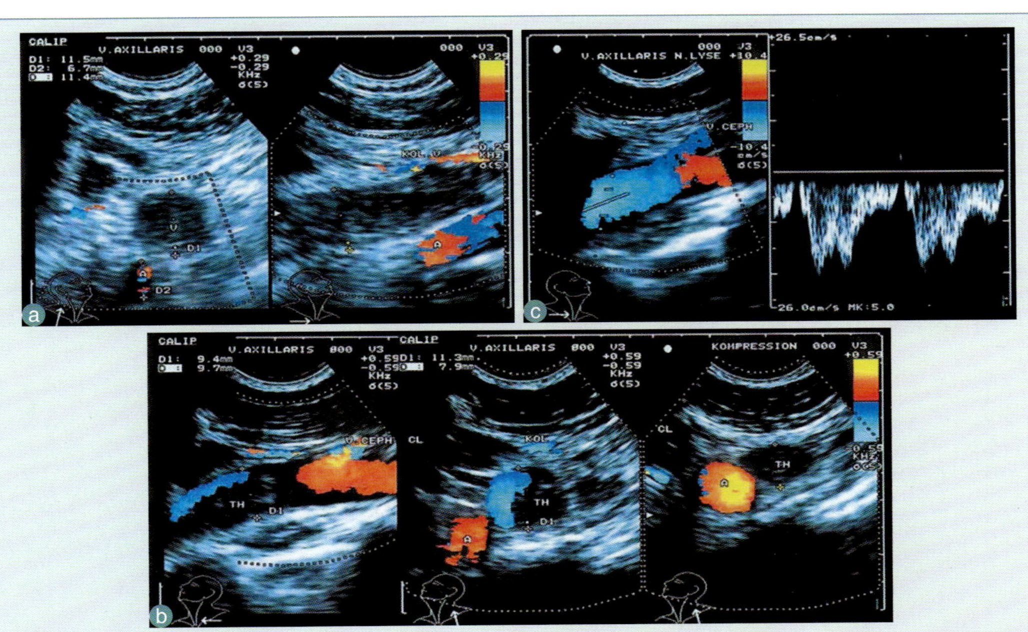

a.腋静脉和锁骨下静脉的低回声均质血栓，与管壁界限清晰，提示急性血栓形成。静脉较其后方的动脉明显扩张，侧支静脉在其前方。b.在超高剂量链激酶溶栓治疗两个周期后，彩色多普勒超声成像显示腋静脉远端开始再通至完全再通（血流呈红色，流向探头）。在腋静脉近端（左图），血栓的一侧有血流（蓝色，由于相对于探头血流方向的改变）。胸壁侧支静脉在前方。横切面（中图）显示原本通畅的腋静脉有较大的低回声附壁血栓，血流呈蓝色。探头加压试验确认血栓，排除了由仪器设置不恰当导致的血流现象（右图）。管腔通畅的部分塌陷，只有不可压缩的血栓部分仍然显示为低回声结构。横切面扫描显示腋动脉位于其后方头侧。c.另一溶栓治疗周期后，静脉完全再通。多普勒频谱图显示静脉血流的呼吸期相性和随心脏搏动的波动性（“M”形），随心脏搏动的波动性恢复表明溶栓治疗是在早期开始的，较陈旧的血栓会引起炎性改变和静脉壁僵硬。A：腋动脉；CL：锁骨。

图3.103　腋静脉血栓——溶栓治疗

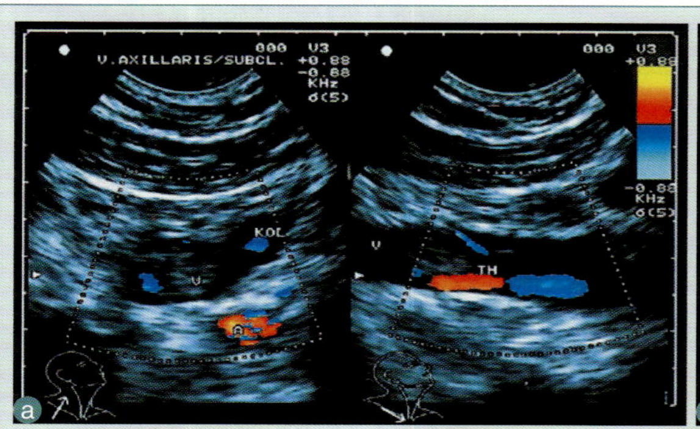
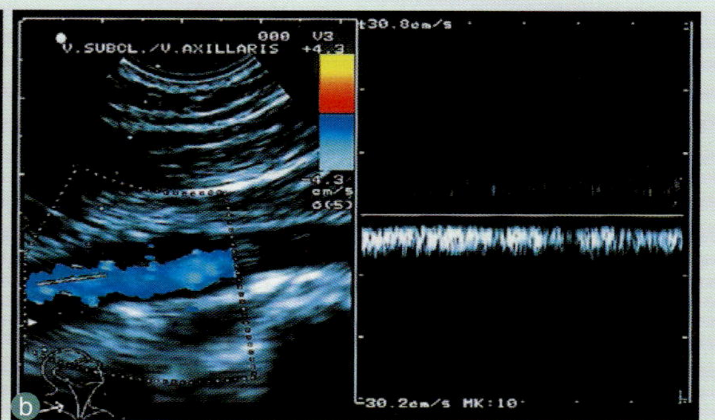

a.腋静脉血栓形成，如图3.103中的病例表现一样；然而，在出现再通征象（左侧为横切面图像，右侧为纵切面图像）之前，需要进行5个周期的溶栓治疗。b.继续治疗3个周期后腋静脉完全再通，但管壁仍明显增厚，如图所示通畅的管腔（蓝色）周围的低回声结构。由于血栓后炎性的改变和可能形成血栓物质的沉积而导致管壁僵硬，使多普勒频谱图未见随心脏搏动的波动性。形成血栓的病变管壁有很高的早期复发风险，该患者尽管经过了充分的肝素化处理，但2天后仍发现腋静脉血栓形成并阻塞。

图3.104 再通

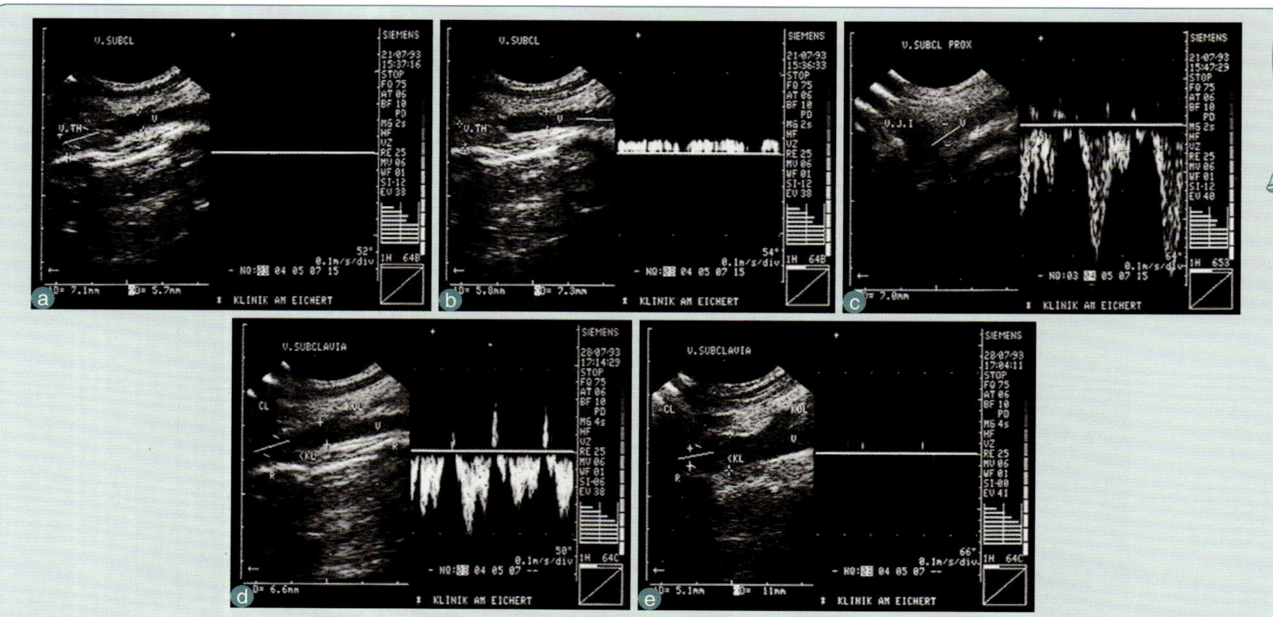

a.患者17岁，右臂肿胀和手及前臂发绀5天。她主诉手臂反复出现短暂且非常轻微的肿胀。超声发现锁骨下静脉与腋静脉交界处肋锁间隙远端有一短的血栓。b.在血栓上游，腋静脉通畅，多普勒频谱波形显示引流不畅，呼吸期相性和随心脏搏动的波动性消失。c.锁骨近端的锁骨下静脉通畅，血流正常伴有呼吸期相性和随心脏搏动的波动。d.超高剂量链激酶治疗3个周期后，观察到静脉再通，超声证实可疑的肋锁卡压综合征是血栓形成的根本原因。仰卧位手臂放松时的多普勒频谱波形显示正常的血流频谱形态。e.在将手臂用力向后下方向拉伸时，肋锁间隙远端血管因充血而扩张，探头放于锁骨下窝，可见锁骨下静脉、腋静脉及侧支静脉扩张。肋锁间隙远端未发现血流信号，提示锁骨下静脉压迫性闭塞。扩张的管腔内可见瓣膜。应获得多普勒频谱图以记录肋锁间隙卡压综合征，因为彩色多普勒超声成像难以量化，更容易因诱发动作而产生伪像。KOL：侧支静脉；KL：瓣膜；CL：锁骨。

图3.105 肋锁间隙卡压综合征伴血栓

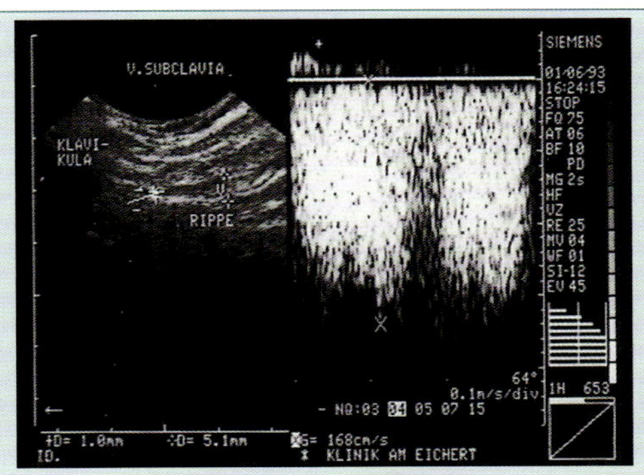

由于存在声影，静脉穿过锁骨和第一肋骨之间的肋锁间隙是很难显示的，在这个区域，只有较瘦的患者应用切向声束检查时才能评估。这种情况下，增加手臂的诱发动作，该静脉段将获得连续的高频狭窄信号。这种动作甚至可能导致锁骨下静脉完全闭塞。该图来自1例29岁的肋锁间隙卡压综合征患者（与图3.105中同一患者，血栓形成前）。与大多数病例一样，锁骨下动脉没有受压，在多普勒超声检查中呈三相血流。该患者向外旋转手臂并拉向后下方时，多普勒超声也会引出同样的表现。在没有卡压综合征临床症状的受试者中，极度的外展可导致锁骨下静脉在肋锁间隙受到压迫，多普勒频谱波形显示锁骨下静脉回流紊乱。因此，必须谨慎地解释超外展试验结果，当向外旋转的手臂向后下方拉动时，采集到的异常多普勒频谱波形是肋锁间隙卡压综合征的一个更特异的征象。

图3.106　肋锁间隙卡压综合征

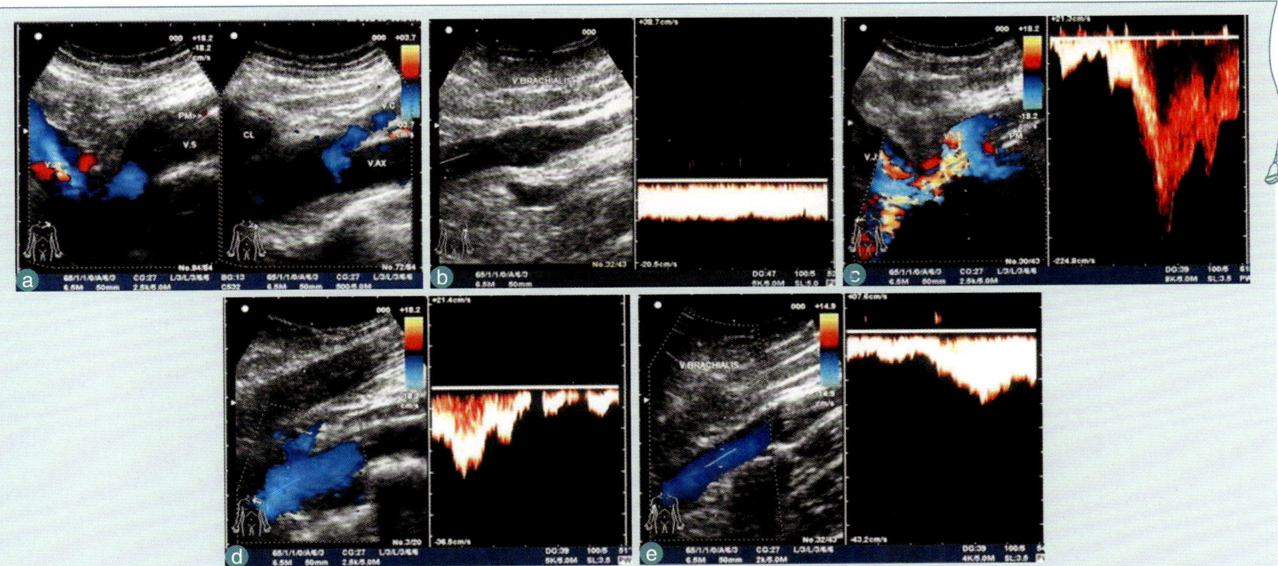

a.起搏器植入1周后，超声显示锁骨下静脉（左图）和腋静脉（右图）血栓形成。只有部分性血栓形成的腋静脉在低脉冲重复频率扫描时显示血流信号。锁骨下静脉完全性血栓形成至颈静脉汇入口水平。起搏器电极是通过腔内“双线状”高回声来识别的。b.来自肱静脉的多普勒波形显示“带状”血流轮廓，缺乏典型的呼吸期相性，是上游血流阻塞（血栓形成）的表现。c.低分子肝素（根据体重调整治疗剂量）治疗仅2天后，患者表现出令人惊讶的早期自发性再通，残余血栓仅见于起搏器电极周围。此外，锁骨下静脉在进入汇合处时变窄（混叠，但多普勒频谱波形未显示血流阻塞）。d.腋静脉完全再通，呼吸期相性和随心脏搏动的波动性恢复（证实没有中央血流阻塞）。e.肱静脉现在表现出呼吸期相性伴有轻微的心脏搏动性，与血流阻塞消除一致（与图b中取样部位相同）。V.S：锁骨下静脉；V.J：颈静脉；PM：起搏器电极。

图3.107　起搏器植入术后锁骨下静脉血栓的随访

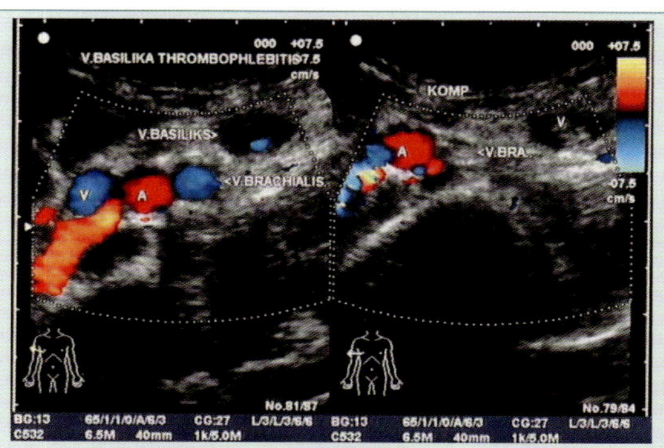

以动脉为定位标志，检查者可以区分深静脉和浅静脉，从而鉴别血栓和血栓性静脉炎。该例中，排除了静脉血栓形成（肱静脉血流呈蓝色，其压缩性如右图所示）并确诊为血栓性静脉炎（贵要静脉不可压缩，在浅表走行，无伴行动脉）。

图3.108 上肢静脉血栓性静脉炎

第 4 章

动静脉瘘

4.1 评估动静脉瘘的临床作用

4.1.1 背景

在德国的50 000例终末期肾衰竭患者中，每年约有15 000人需要建立血液透析通路。自体动静脉瘘血流通畅时间长，感染等并发症少，不仅具有更好的预后，而且优于人工血管，因此被优先推荐使用（Tordoir et al.，2007）。采用人工血管建立透析通路的优势是它可以更早应用于患者，而自体瘘管在用于血液透析前需要一定的时间才能成熟。对于因静脉管腔较小或由于频繁穿刺而导致血栓形成或纤维化变性的情况，自体静脉（通常为头静脉）是不适合做透析通路的，这些患者的另一选择就是采用人工血管建立透析通路。为了确保透析治疗充分，必须保证透析通路有一定的血流量。美国的方案要求血流量至少为350 mL/min，而包括德国在内的某些欧洲国家，认为200 ~ 300 mL/min的血流量是合适的。这一要求有助于术前寻找合适的静脉来建立动静脉瘘，并可确定哪些患者需要建立人工血管通路。术前血管造影为每个患者选择最适合的血液透析通路提供了重要的信息。

4.1.2 异常动静脉瘘及手术建立的动静脉瘘的诊断评估

动静脉瘘是动脉和静脉之间绕过毛细血管床直接交通。临床上，通过可触及的震颤和持续整个心动周期随瘘管血流量变化而变化的高低不等的高频杂音来识别瘘管。

※ 4.1.2.1 动静脉瘘的类型

动静脉瘘分为3类：先天性、后天性和治疗性动静脉瘘。

先天性动静脉瘘是动脉和静脉系统之间直接的解剖连接（畸形），也可以是动脉和静脉之间存在血液交通的结构（如动脉瘤），或软组织、骨内的多个短路。先天性动静脉瘘可能是复杂血管发育不良综合征的一部分。在大多数患有血管发育不良综合征的患者中，通常可以结合临床症状进行诊断。

（1）Klippel-Trenaunay综合征的特征是单侧肢体肥大，患肢表现为鲜红斑痣和静脉异常（非典型静脉曲张和静脉扩张）。在超声检查时可见发育不良的静脉表现为静脉曲张。存在动静脉瘘时，通常瘘口较微小，这种瘘对血流动力学没有影响，而且彩色多普勒超声显示也不明显。

（2）Parkes Weber综合征存在较大的动静脉瘘（可能是导致患肢过度生长的原因），彩色多普勒超声可以检测到这种较大动静脉瘘的供血动脉和引流静脉，因此可以区分Parkes Weber综合征与Klippel-Trenaunay综合征（图4.2）。

（3）Servelle-Martorell综合征的特征是患肢（通常是手臂）相对生长不良。主要的血管异常表现为多发血管瘤和静脉曲张。彩色多普勒超声显示静脉曲张，可能需要鉴别诊断。

后天性动静脉瘘通常发生于外伤或介入性操作（如导管介入性检查）造成的医源性血管损伤后（表4.1）。

治疗性动静脉瘘主要是为了进行血液透析而建立的。治疗性动静脉瘘可以是暂时性的，也可以是永久性的，包括以下几种。

（1）髂静脉血栓切除术后的暂时性动静脉瘘。

（2）用于改善股胫血管旁路移植术通畅性和流出不畅的动静脉瘘（有争议）。

（3）血液透析通路的动静脉瘘。

表4.1　动静脉瘘的类型

类型	描述
先天性动静脉瘘	动脉和静脉系统之间的直接解剖连接或软组织中的短路形成的间接连接
后天性动静脉瘘	医源性：动脉导管检查或移植肾活检的并发症
	外伤性
	自发性
治疗性动静脉瘘	暂时性：髂静脉血栓切除术后
	永久性：用于肾衰竭的血液透析通路

※ 4.1.2.2 血液透析通路的建立

为进行血液透析而建立的动静脉瘘必须满足以下条件。

（1）具有合适的大小以保证充分透析所需的最低血流量，不会引起动脉盗血或心功能不全。

（2）具有足够长的可穿刺段。

（3）应建立在对患者影响最小的部位。

无论是从手术可行性还是从操作的方便性来看，手腕或臂肘弯曲处都是建立血液透析通路的最佳部位。透析需要至少300 mL/min的分流量，而超过心输出量15%～20%的分流量可能会导致心功能不全。

对于没有足够的静脉来建立直接动、静脉连接的患者，可以使用人工移植材料［聚四氟乙烯（polytetrafluoroethylene，PTFE）或Gore-Tex］。

血液透析的经典动静脉连接是Brescia-Cimino瘘，是头静脉和桡动脉在腕部水平的端–侧吻合（图4.1a），或头静脉和肱动脉在肘弯处的端–侧吻合。人工通路是在肘部肱动脉和贵要静脉或肱静脉之间建立环状交通，以在前臂皮下植入“U”形环最为常见。或者，可以在肱动脉和头静脉、腋静脉或颈静脉间插入直的人工血管来建立血管通路（图4.1b）。

PTFE人工血管的标准直径为5 mm或6 mm，植入后可立即用于血液透析。而自体动静脉瘘需要3～4周才能成熟，静脉才能有足够的血液进行穿刺。

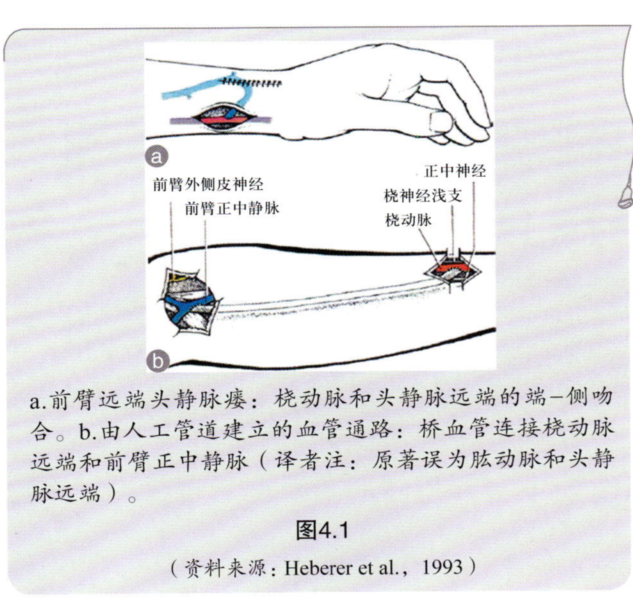

a.前臂远端头静脉瘘：桡动脉和头静脉远端的端–侧吻合。b.由人工管道建立的血管通路：桥血管连接桡动脉远端和前臂正中静脉（译者注：原著误为肱动脉和头静脉远端）。

图4.1

（资料来源：Heberer et al.，1993）

自体动静脉瘘预后优于人工血管通路，后者可能会受各种功能问题的影响而需多次修复。

非生理性的高流量和通路静脉的反复穿刺都会引起内膜增生，从而导致血管狭窄和闭塞。已公布的血管通路通畅率的范围较广，具体取决于患者人群、纳入标准和所研究通路的类型。据报道，Brescia-Cimino瘘通畅率在1年后是80%～90%，2年后为63%～87%，4年后约为65%（Ahmad et al.，1998；Brittinger et al.，1966；Harnoss et al.，1991；Keller et al.，1991，1988）。相比之下，人工血管通畅率在1年后是62%～90%，2年后为50%～79%，4年后约为40%（Haimov et al.，1979；Munda et al.，1983；Tellis et al.，1979）。良好的血管通路功能对慢性血液透析患者的生活质量至关重要。为了保持血管通路通畅，及时发现和正确解释与血管通路相关的问题是非常重要的。彩色多普勒超声检查等无创性检查方法是最适合的诊断方法，可以及早发现瘘管流量降低或其他并发症的潜在原因，从而及时采取适当的治疗措施。

※ 4.1.2.3　彩色多普勒超声检查的适应证

彩色多普勒超声可用于先天性和后天性动静脉瘘及血液透析通路的检查，其适应证如下。

（1）先天性或后天性非治疗性动静脉瘘，如下。

1）检查。

2）定位。

3）识别供血动脉和引流静脉。

4）估算瘘管流量。

（2）治疗性动静脉瘘，如下。

1）估算瘘管流量。

2）评估血管通路并发症并寻找潜在原因：①血液透析瘘管流量过低；②外周缺血（手部）/透析通路盗血综合征；③手臂肿胀；④瘘管闭塞；⑤狭窄（吻合口或瘘管内）；⑥供血动脉或引流静脉狭窄，瘘管流量过高引起的外周缺血（动脉盗血），以及束扎后的效果观察；⑦穿刺动脉瘤；⑧血管周围并发症：脓肿、血肿。

彩色多普勒超声检查时，先天性或后天性（非治疗性）动静脉瘘的特征是由瘘管中的高速湍流和血管周围的震颤引起的混杂彩色多普勒信号（“五彩镶嵌状”血流）。此外，如果使用正常静脉血流的检查参数设置，动静脉瘘较高的流速将导致混叠。

供血动脉的多普勒波形显示为含有较多舒张期血流成分的单相频谱，这是外周阻力较低所致。而引流静脉则表现为明显紊乱血流信号的动脉化频谱。

彩色多普勒超声检查可以识别和评估供血动脉和引流静脉的情况。

对于具有血液透析通路动静脉瘘的患者，超声可以无创地评估通路并发症及瘘管流量。测量供血动脉的血流速度被认为是评估瘘管流量最可靠的方法，但如果在瘘管或引流静脉处测量，其准确性会因湍流和瘘管直径的变化而降低。通过时间平均速度和血管横截面积计算流量，比较静脉吻合口上游供血动脉与对侧动脉或瘘管远端动脉的流量，可以计算瘘管的血流量。

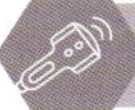 4.2 检查流程、方法和诊断作用

4.2.1 先天性和后天性动静脉瘘

术前获得供血动脉和引流静脉的准确信息有助于制订手术方案。

临床怀疑动静脉瘘时，可采用超声检查（彩色多普勒超声）确定是否存在异常动静脉交通、供血动脉及引流静脉。探头频率根据探查的深度进行调整。由于瘘管中较高的血流速度和血管周围组织的震颤伪像，所以有必要使用高脉冲重复频率。

探头的选择、患者体位及具体的操作步骤均取决于临床怀疑有动静脉瘘所在的身体部位（如可触及的震颤或由静脉引流不畅引起的肢体肿胀）。血流速度过快或湍流造成的血管周围组织的震颤或混杂的彩色血流信号是彩色多普勒中有用的伪像，可以引导检查者准确找到动静脉异常交通的部位。

在频谱多普勒评估中，由于供血动脉为低阻力血流，可以通过其具有较多舒张期血流成分的异常单相频谱特征来识别。在瘘管远端，可以见到具有外周动脉高阻力血流特征的正常三相波血流频谱（图4.2d）。

考虑到这一点，检查者可以通过对可疑动静脉交通部位上方和下方的动脉进行多点频谱多普勒检查，来确定具有血流动力学相关改变的较大动静脉瘘。从单相波血流向三相波血流的过渡点是瘘管所在的位置。同时，该点近端的回流静脉显示搏动性改变。除了对动静脉瘘进行精确的定位之外，还必须计算瘘的血流量，这对考虑进行手术修复是有价值的。可通过2D超声图像测量供血动脉直径及多普勒超声测量（需调整角度）时间平均流速获得供血动脉流量，减去该供血动脉的正常血流量（通过对侧同名动脉获得）。动静脉瘘引流静脉的特点是具动脉化的血流波形，但通常搏动性较小。

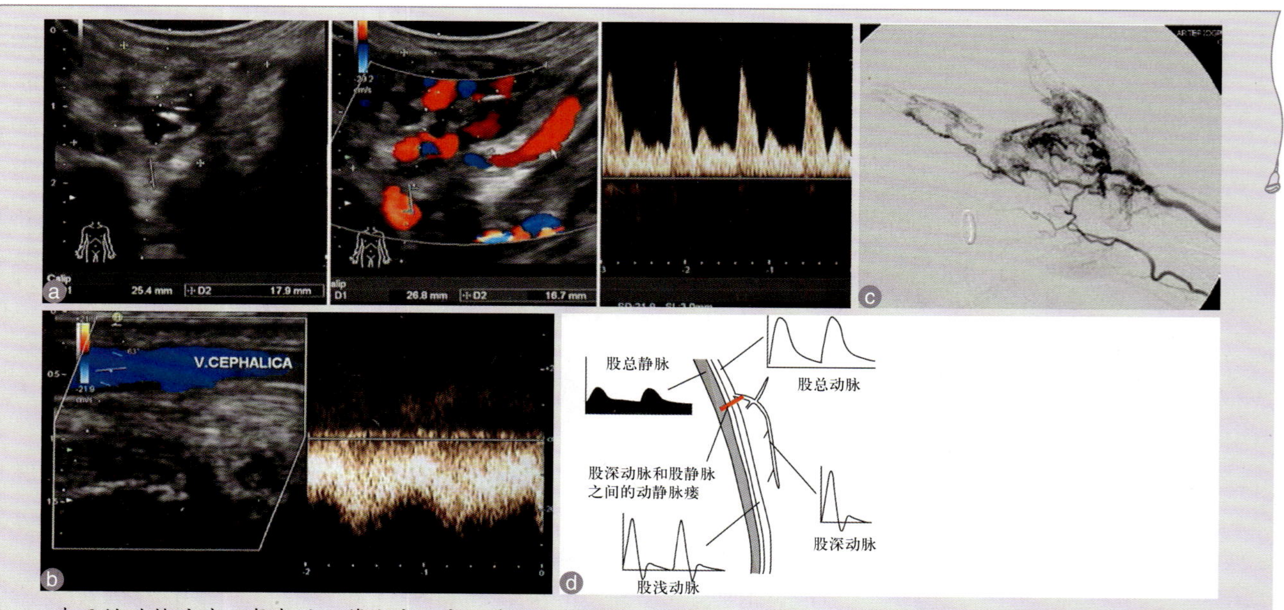

a～c.先天性动静脉瘘，复杂的血管发育不良，在腕部远端有一簇缠绕的血管。a.灰阶图像（左图）中血管表现为不规则的低回声区域，彩色多普勒血流成像（右图为双幅成像）显示大的动静脉瘘血流信号，血流速度足够快，可被检测到。源于桡动脉的供血动脉多普勒频谱波形表现为具有较多舒张期血流的单相波，这是动静脉瘘供血动脉的特征。箭头示指间动脉。b.动静脉瘘的引流静脉为头静脉，多普勒频谱波形表现为搏动性血流信号。c.血管造影显示动静脉瘘处成簇的血管团。d.医源性动静脉瘘通常在股深动脉近端和股静脉之间，尤其是穿刺点选择太靠近外周时。该图显示多普勒频谱波形在动静脉瘘近端（股总动脉为单相波）和远端（股浅动脉和股深动脉均为三相波）的变化。动静脉瘘近端引流静脉的多普勒频谱波形呈搏动性血流信号（股总静脉）。动静脉瘘近端的舒张期血流的多少反映了瘘的血流量（图4.8）。

图4.2

4.2.2　血液透析动静脉瘘

超声评估治疗性动静脉瘘及其临床并发症时，决定治疗效果的不是形态学或血流动力学变化，而是它们产生的临床表现。治疗的指征主要建立在临床问题上，而治疗方法的选择基于超声或其他影像学检查结果（现有动静脉瘘的经皮腔内血管成形术、建立新的透析通路、动静脉瘘修复、结扎侧支静脉、动脉瘤切除术、束扎、瘘管闭合）。

关于是否常规对血液透析通路瘘管进行超声随访尚存在争议（见4.8.2部分）。一般来说，不需要进行常规超声监测，而出现临床并发症和瘘管流量低时，应及时进行超声检查以确定潜在的原因。临床问题决定了超声检查的范围。例如，存在外周缺血或心功能不全的患者，有必要测量瘘管的流量；如果透析流量不足，检查者必须寻找供血动脉或引流静脉是否存在狭窄。

检查前臂瘘管，患者宜取坐位，使其肘部略弯曲并将前臂放于支撑物上放松。手臂血管走行位置表浅，可以使用高频探头（7.5 ~ 10 MHz）检查。线阵探头的优点是它可以与手臂更好地接触。检查上臂瘘管，患者宜取仰卧位，将上臂舒适地放在支撑物上，使瘘管部位充分暴露以便于探头扫查。为了获得通过瘘管的高速血流信号，须使用较高的脉冲重复频率，且需降低增益以消除震颤伪像。显示闭塞后的缓慢血流须使用较低的脉冲重复频率。检查者先在横切面上评估瘘管，然后在纵切面上通过频谱多普勒进行血流动力学评估，检测供血动脉、通路静脉、人工血管及引流静脉。必要时，可在吻合口进行频谱多普勒检测。

把这些部位的频谱多普勒检查结果与患者的临床症状相结合，指导进一步检查以发现潜在的病理改变。在供血动脉，可对通路瘘管进行加压诱导出像外周动脉一样的高阻力血流，此时获得的多普勒频谱可以采用狭窄的间接标准（图4.12）进行诊断。在不能确定供血动脉的情况下，须纵轴切面连续扫查锁骨下动脉到肱动脉或桡动脉，包括频谱多普勒取样。

对于有Brescia-Cimino瘘的患者，应评估通路静脉和引流静脉的扩张或狭窄情况（图4.3）。

检查静脉时必须用非常轻的压力，以免对静脉产生压迫，这可能被误诊为狭窄。检查时，可以将持探头的手指或手的边缘支撑在非瘘管走行区的手臂上。这样，探头可以在非常小的压力下移动。此外，还可以将探头放置在静脉壁略侧向的位置上，然后将探头倾斜以检查静脉，从而避免施加不适当的压力。人工血管一般不易受压。

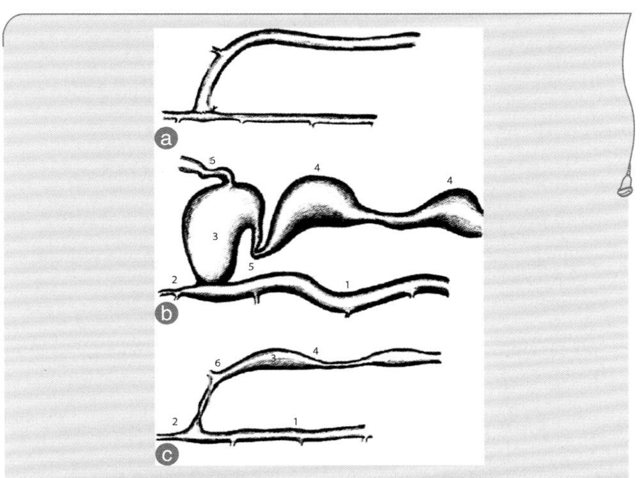

a.动静脉瘘建立后不久；b.扩张；c.狭窄。1：供血动脉；2：通路静脉远端供应手部的动脉；3：通路静脉；4：频繁静脉穿刺部位瘢痕形成引起扩张和狭窄；5：因扭结而引起的狭窄；6：源于通路静脉的静脉属支。

图4.3　血液透析通路中可能发生的形态变化示意

（资料来源：Scholz，1998）

除触诊外，超声最容易在横切面上追踪动静脉瘘走行，频谱多普勒测量则在可疑狭窄部位的纵切面上进行。血液快速流动引起的血管周围震颤伪像可以通过用手掌轻轻平压探头旁的区域来消除，同时应避免过度按压静脉。通过轻微改变探头施加的压力，可以在2D图像模式下验证定位是否正确。迂曲的静脉最好在横切面上观察。对于有复杂瘘管的患者，彩色多普勒模式可获得不同静脉属支血流方向的概况。

当灰阶超声发现狭窄，或者彩色多普勒超声成像出现混叠或血管周围组织震颤（“五彩镶嵌状”血流信号）时，可从该位置在纵切面上获得多普勒频谱波形以确定狭窄并对其严重程度进行分级。

虽然动静脉瘘检查的重点是评估血管，但也要在纵切面和横切面注意观察血管周围结构（根据需要进行彩色多普勒超声检查），以区分血肿、脓肿和动静脉瘘的动脉瘤。

※ 血液透析通路的高效超声检查

彩色多普勒超声结合了两种超声检查技术，可以根据患者的临床表现有效地诊断血液透析通路问题。通过灰阶超声检查，检查者可以判断瘘管的走行，发现动脉瘤或由瘢痕形成引起的管腔狭窄等形态异常，并识别从静脉通路分流血液的静脉属支。

超声检查主要是利用频谱多普勒来评估瘘管流量、动脉灌注和狭窄分级。为了利用这种独特的检查方法对透析通路问题进行血流动力学评估，作者提出了一种基于频谱多普勒检查的3个有代表性部位的高效程序（表4.2），称为三点法，用于识别常见的、可治疗的通路相关问题。

首先，检查者在横切面识别上臂的肱动脉，在纵切面获得其多普勒频谱波形。具有较多舒张期血流成分的单相波频谱说明取样部位下游通过瘘管的血流无干扰。频谱多普勒表现为搏动性血流频谱或三相波（正常高阻动脉血流特征），说明瘘管血流受阻（闭塞或重度狭窄）或引流静脉血流受阻（腋静脉血栓形成）。然后用手按压动静脉瘘，重复该部位的频谱多普勒测量，产生收缩期上升陡峭（加速时间短）的三相波。压迫瘘管时未获得高阻力的三相波形及鞭笞声，说明取样部位上游的供血动脉（通常是锁骨下动脉）存在阻塞性病变。检查者应沿手臂向上连续扫查动脉，以发现狭窄部位并进行分级。

其次，频谱多普勒评估的第二个部位是静脉吻合口远端的动脉主干。同样，分别于压迫和不压迫瘘管的情况下获得多普勒频谱，以评估因血液透析通路引起的盗血现象（缺血患者可能需要进行指动脉的检查）。

最后，频谱多普勒评估的第三个部位是距吻合口1 ~ 3 cm的引流静脉，此处可评估瘘管流量并判断吻合口是否存在狭窄。

是否需要超声检查其他部位，取决于这三个关键部位的频谱多普勒检查结果，以及患者的临床症状或血液透析通路情况，如血液透析流量不足、周围缺血（手指、手掌）或手臂肿胀。

4.3 动静脉瘘的多普勒波形变化特征

与动静脉短路相关的较低外周阻力会导致出现持续的收缩期和舒张期血流信号，供血动脉具有较多的舒张期血流成分。这种血流状况的改变引起了动静脉瘘患者的一些特定的超声声像图表现。

（1）供血动脉由于持续的收缩期和舒张期血流呈较大舒张期血流成分的单相血流频谱。

（2）存在搏动性血流信号的动脉化引流静脉。

（3）通过瘘管的明显湍流信号（沿引流静脉的纵切面方向）。

（4）瘘管周围的血管周围组织震颤。

（5）具有血流动力学意义的动静脉瘘存在时间较长时，供血动脉和引流静脉扩张。

治疗性动静脉瘘的供血动脉恢复搏动性血流表明静脉引流受阻，瘘管狭窄或闭塞而导致瘘管血流量降低（图4.15、图4.18）。

动静脉瘘周围的血管周围组织震颤，特别是在心脏收缩期，是一种组织运动伪像，彩色多普勒显示为血管外彩色（伪像）。瘘口口径越小，流速越快，血管周围的震颤伪像越明显。瘘管中的湍流可通过颜色的混杂及多普勒频谱波形频带增宽来判断，甚至在收缩期存在逆向血流信号。

引流静脉的动脉化导致管腔扩张，血流呈搏动

表4.2 血液透析通路异常患者的结构化超声检查（三点法）

频谱多普勒取样位置	诊断信息	多普勒频谱检查结果（直接/间接标准）
手动加压或不加压瘘管时吻合口近端的供血动脉	（中央）动脉狭窄，静脉吻合近端	上升延迟，搏动减少（压迫瘘管时）
	瘘管狭窄	搏动性增加（与狭窄程度成比例）；外周阻力增加
手动加压或不加压瘘管时吻合口远端的供血动脉	透析通路盗血综合征（有症状/无症状）	收缩期峰值流速下降、往返血流，可能出现逆向血流，与动脉盗血的严重程度成比例
	外周灌注储备	收缩期峰值流速随瘘管受压而增加（定量）
距吻合口2 ~ 4 cm处的引流静脉	吻合口狭窄	狭窄处收缩期峰值流速增加（狭窄分级）
	引流静脉狭窄/部分血栓形成	搏动性增加（与狭窄程度成比例）

性湍流（导致靠近瘘管处的频带增宽）。可以通过人为轻微地控制动脉血流来最小化彩色多普勒扫查中血管壁和软组织的震颤伪像，这在进行频谱多普勒测量以比较可疑狭窄处上游和下游的流速时尤为重要。

所有引流静脉均有动脉化血流，因此，可以识别并结扎将血液从通路静脉分流出去但不适合血液透析的静脉属支。

使用时间较久的血液透析通路中血流量变化可能会导致复杂的动脉血流模式，这些动脉仅间接通过侧支循环连接到供血动脉（如手掌弓和尺动脉供应桡动脉瘘的盗血现象）。在这种复杂的血流情况下，评估彩色血流方向还可以正确解释和识别血液分流问题（如手指缺血和血流减少）。

频谱多普勒测得的瘘管流速随着瘘管使用时间及管腔扩张而变化。供血动脉的收缩期峰值流速可以是对侧相应动脉的收缩期峰值流速的2倍，具有较大的舒张期血流成分，因此搏动指数范围为0.4 ~ 0.7。动脉化的引流静脉因其直径不同，流速的变化范围更大，为50 ~ 150 cm/s。人工血管动静脉通路中的流速随着流入动脉和流出静脉的阻力变化而变化，根据人工血管的管径不同，收缩期速度范围为100 ~ 400 cm/s，舒张末期速度范围为60 ~ 200 cm/s（Lockhart et al.，2001）。

4.4　瘘管成熟度和流量的测量

瘘管狭窄等并发症可以导致流经瘘管的血流量减少，进而影响血液透析功能。据Kathrein等（1988，1991）的研究，只有重度狭窄的瘘管才会影响瘘管功能，定义为血流量降低到250 mL/min以下。但多数不直接在相关的通路静脉中进行测量，这是由于通路静脉的管径变化显著（尤其是使用年限较长的瘘管）及管腔形状（椭圆形）的变化，这些均会引起误差。此外，瘘管内（频谱增宽）平均流速的测定也会受湍流的影响。基于这些原因，动静脉血液透析通路的血流量可以通过测定供血动脉（通常为肱动脉）的时间–平均流速（time-averaged velocity，TAV）来可靠地估算。不同的超声仪测量的血流量可能相差高达30%，一个原因是横截面积的测量方法不同（直接平面测量或通过直径计算，前缘法）；另一个原因是流速的测量方法不同，通过流经血管管腔的平均速度或中值速度来计算。但接收增益调节不恰当会产生测量误差，测量血流量之前不进行测量校准也会产生误差，如果使用同一设备进行连续测量，这种差异就无关紧要了。

Grosser等（1991）比较肱动脉、桡动脉及瘘管静脉的血流量测值，结果显示肱动脉测量的可重复性最佳。但由于彩色外溢，横截面积的计算容易出现误差，桡动脉等小血管的误差更大（图1.28）。这是因为血管直径测量的误差会令血流量测值的误差更大（横截面积是利用半径的平方计算得出的）。

由于Brescia-Cimino瘘的管腔变化较大、横切面呈椭圆形、存在湍流，难以有效测定平均流速，所以利用通路静脉直接测量血流量往往不可靠。

因此，在手臂无明显灌注异常的患者中，测量双侧血流量是更为有效的方法。测量最好在上臂中段的肱动脉，此处透声窗良好，宜于测量。对于流量充足的高流量瘘管患者，肱动脉主要为瘘管供血，而对其余手臂的灌注可忽略不计。

作者提出了一种更加可靠的测量方法，需要对动静脉吻合上游肱动脉的血流速度进行两次测量，一次是常规测量（不加压），而另一次是在短时间用手压迫瘘管时测量。瘘管流量为不加压测得的流量减去加压测得的流量（图4.10e ~ 图4.10g）。根据作者的经验，这种方法简单可靠。但在长期使用旧型人工血管及手臂肿胀的患者中受限。

通过横截面积（2D模式测定）× TAV（频谱多普勒测定，声束与血流方向夹角＜50°）可以计算血容量（见1.1.2.4部分）。当测量软件包中包含此功能时，该计算可由软件自动完成。通过使用前缘法测量直径，可确保准确计算肱动脉的横截面积（以最大限度地减少由灰阶超声在血管壁等高声阻抗界面上发生的彩色外溢所引起的误差，图1.28）。此外，还要考虑到整个心动周期中动脉直径的变化，在计算横截面积的公式中，收缩期和舒张期的管径以1∶2的比例加权。

不建议直接测量通路静脉的血流量，尤其是已经长期使用的血液透析通路。但是，当存在复杂的静脉属支时，可以尝试测量流经通路静脉的血流量所占的比例。为此，多普勒取样容积需要放置于走行平直、湍流不明显且管径变化不大的静脉段。

新建的血液透析通路成熟度一般于通路首次使用之前，或当怀疑通路成熟度延迟时（如低流量），可通过测定血流量来评估。血流量为500～1200 mL/min的动静脉瘘均适用于血液透析。

在一项包括69例患者的回顾性研究中，分析了多种超声指标，如静脉最小直径对血液透析通路动静脉瘘成熟度的预测价值（Robbin et al.，2002）。静脉最小直径≥4 mm的患者中，有89%的瘘管适于血液透析，而最小静脉直径＜4 mm的患者，仅有44%的瘘管适于血液透析。血流量≥500 mL/min的患者，有84%的瘘管可以用于血液透析；血流量＜500 mL/min时，仅有43%的瘘管适于血液透析治疗。瘘管成熟失败时应进行彩色多普勒超声检查寻找狭窄部位，重点是供血动脉和吻合口处。引流静脉阻塞可能引起通路静脉周围侧支形成，这可能导致手臂肿胀。如果过多的血液从通路静脉主干分流，主干静脉将不适合进行血液透析。动脉或静脉狭窄可通过经皮腔内血管成形术进行治疗，然后进行超声随访，但长期通畅性较差（Clark et al.，2007）。吻合口狭窄需要手术修复。瘘管血流量降低会增加阻塞的风险，当血流量降至300 mL/min以下时，阻塞的风险＞50%（Lockhart et al.，2001；Bay et al.，1998）。

4.5 记录

超声检查结果的记录取决于检查的临床指征及血液透析通路并发症的病因。工作中可能会遇到错综复杂的血流模式，特别是在那些透析通路经过多次修复的血液透析患者中，而个别的图像往往难以代表这些复杂的情况，为了便于进行血液透析通路瘘管的系列检查，应常规记录以下部位的图像和频谱波形。

（1）供血动脉的纵切面图和多普勒频谱波形。

（2）吻合口的纵切面图和多普勒频谱波形。

（3）通路静脉的纵切面图和多普勒频谱波形。

（4）吻合口远端动脉的多普勒频谱波形。

病理改变的记录取决于检查发现（如狭窄，包括分级）和临床表现。在进行外科手术修复之前，必须对所有涉及的血管进行评估，并记录检查结果。例如，计划建立腋静脉或颈静脉的人工血管通路。绘制血液透析通路瘘管周围的血管解剖图有助于记录复杂的血管毗邻关系，以便进行后续随访、向同事报告检查结果及记录测量部位（如无/有瘘管加压时的血流速度）。

4.6 动静脉造瘘术前血管检测

建立自体直接的动静脉瘘用于血液透析优于使用人工血管。造瘘部位应尽可能选取远端血管，以最大限度地减少缺血并发症并避免流量过高。值得注意的是，连接前臂桡动脉和头静脉的Brescia-Cimino瘘的早期失败率为15.3%，一年通畅率仅为62.5%（Rooijens et al.，2004）。通过术前血管评估可以降低手术失败率和早期闭塞的风险，特别是计划建立前臂瘘管的患者。

大多数情况下，详细的术前临床评估能够为患者确定最合适的血液透析途径（表4.3），术前彩色多普勒超声检查有助于做决定及提高瘘管的通畅率（Silva et al.，1998；Huber et al.，2002）。桡动脉直径应至少为2～2.5 mm（Korten et al.，2007），有研究发现桡动脉直径＜1.5 mm与瘘管低流量有关，瘘管早期闭塞率高达45%（Parmar et al.，2007）。硬化的静脉可能不适用于动静脉瘘通路，也无法充分扩张。为确保充分的静脉引流，头静脉直径应＞2.5 mm。据报道，瘘管成熟不足的病例中，有24%为头静脉直径＜2 mm所致（Mendes et al.，2002）。可以通过扎止血带来估测充盈程度最大时的静脉直

表4.3 术前彩色多普勒和频谱多普勒检测的动静脉瘘管流量和血液透析通路功能良好的预测指标

术前彩色多普勒超声	最小值	多普勒波形
供血动脉血流	＞50 cm/s	三相波形
动脉直径	＞2.0 mm	–
引流静脉	–	具呼吸期相性和搏动性的向心性静脉血流
静脉直径（可使用止血带）	＞2.5 mm	–

径（Lockhart et al.，2004）。术前直径测量可有效预测动静脉瘘成熟度，且观察者内和观察者间的一致性高（Planken et al.，2006）。术前彩色多普勒超声检测应排除头静脉的管腔阻塞或管壁硬化，上述改变可能是先前反复插管引起的血栓形成所致。此外，还应进行频谱多普勒检查，以确定经腋静脉至中心静脉均通畅，具有正常的呼吸期相性及从心脏传导的搏动性。

为了便于插管，首选浅静脉作为血液透析瘘管的血管。理想情况下，候选静脉距皮肤的距离不超过0.5 cm。如果没有这样的静脉，如在手臂较粗的患者中，血液透析通路的建立可能选择浅静脉隧道或置入人工环路。

4.7 血液透析通路并发症

维持动静脉瘘功能良好并且避免发生并发症（手臂肿胀、外周缺血）对血液透析患者至关重要。如果临床评估发现问题或瘘管流量不足，则应及时行彩色多普勒超声检查。静脉引流受阻的征象包括水肿、手臂肿胀、皮肤青紫、拔出透析针后出血时间延长及透析过程中静脉压升高。如果瘘管侧的手出现局部缺血伴疼痛或出现坏死（动脉盗血），以及透析过程中出现流量不足的情况，均提示存在动脉问题。

瘘管流量不足且透析不充分有许多原因，超声是检查和寻找潜在问题的极佳方法。常见问题如下。

（1）供血动脉狭窄或闭塞导致流入血流量减少。

（2）引流静脉阻塞（血栓、狭窄）导致的流出血流量减少。

（3）心功能不全。

（4）部分血液分流至静脉属支导致通路静脉血流量不足。

（5）动静脉瘘血栓形成导致有效管径减小。

（6）吻合口狭窄。

此外，透析通路的功能和预后还受以下条件和问题的影响。

（1）动脉瘤（真性或假性）。

（2）局部感染、血肿。

（3）血管较深或较细导致插管困难。

血液透析通路的其他并发症包括外周局部缺血（手部、手指）和手臂肿胀。

4.7.1 血液透析通路狭窄

※ 4.7.1.1 血液透析通路狭窄的原因

血液透析通路狭窄最常见的原因是新生内膜增生、穿刺部位瘢痕形成和夹层。内膜增生始于动静脉造瘘后4～8周，且个体间的进展差异很大。促进动静脉瘘内膜增生的因素包括吻合处的湍流、插管过程中的内膜损伤及由高速血流导致的静脉压力升高，其产生的高剪切应力导致慢性损伤，并通过刺激血管平滑肌细胞引发修复过程。内膜增生引起的环缩往往发生在瓣膜部位。此外，通过血液透析通路的大量静脉回流可能会在狭窄的肋锁间隙受阻，而在正常情况下此处不会引起血液回流障碍。

※ 4.7.1.2 狭窄的检测及分级

临床表现和触诊结果及血液透析期间遇到的问题（针头贴壁——流入不足；静脉压升高——流出阻塞）可引导进行超声检查。根据这些线索，使用彩色多普勒超声和频谱多普勒技术评估可疑梗阻部位，诊断标准参照无动静脉瘘患者的外周动脉狭窄诊断标准。直接标准包括局部流速加快、湍流和血管周围震颤伪像。血流频谱形态的变化（狭窄前与狭窄后）对诊断狭窄的价值有限，因为静脉短路导致阻力降低使血流频谱呈单相。尽管如此，严重的阻塞仍会引起上游血流搏动性增强和下游血流搏动性降低。使用高分辨力探头可以在B型超声图像上发现阻塞部位。然后，通过频谱多普勒测量评估其血流动力学意义。此外，B型超声可以区分管腔狭窄的管腔内和管腔外的原因。内膜增生是管腔内原因导致狭窄的一个例子，其他狭窄闭塞性病变的原因有局部血栓沉积。这些可以与管腔外原因（如血肿）相区别。早期内膜增生表现为管壁的低回声或局部彩色充盈缺损，随增生进展，增生的内膜回声变得不均匀并出现钙化。

由于动静脉瘘管和供血动脉流速较高，因此应使用较高的收缩期峰值流速2.5 m/s作为确定血流动力学上显著狭窄的截断值。需要注意的是，除非患者出现血液透析通路功能障碍或其他并发症，否则大多数依据此截断值诊断的中度狭窄患者都不需要进行治疗。此外，与狭窄前比，收缩期峰值流速倍增可作为新近建立的瘘管中度狭窄的诊断标准，但使用较久的扩张瘘管，由于血管口径形态不规则，该诊断标准不可靠。血液透析通路狭窄的间接征象包括供血动脉频谱形态恢复至三相波，以及瘘管的血流量下降至250 mL/min以下（表4.4）。

当前临床实践指南建议使用超声来量化与血流动力学相关的狭窄（National Kidney Foundation，2006）。与“金标准”数字减影血管造影相比，在血液透析通路瘘管失效的患者中，超声检出狭窄的敏感性为91%，特异性为97%（Doelman et al.，2005）。

动静脉瘘狭窄（如Brescia-Cimino瘘）最常发生于吻合口处（55%～75%）（Kathrein，1991；Pietura et al.，2005），其次为通路静脉［25%；图4.4；（Turmel-Rodrigues et al.，2000）］。在使用时间较长的动静脉瘘中，扩张血管节段的上游或下游可发生狭窄，或者是由频繁穿刺形成的瘢痕而导致狭窄。B型超声图像上残留管腔＜2 mm可作为即将发生通路失效的预测指标。此外，血流动力学狭窄分级更为可靠，当流速＞300 cm/s时，提示存在血流动力学相关狭窄。

正常的外周动脉频谱呈高阻的三相波，动静脉瘘通路的供血动脉则呈低阻的单相波，不能以波形从三相波变为单相波这一间接标准来检测狭窄，除非人为短暂压迫动静脉瘘时呈现此种波形变化，加压后血流频谱应变为近似正常外周动脉的三相波，而持续的单相波则提示狭窄。

由于血液透析通路内部及其周围血流动力学状况发生变化，需要对血流速度截断值（绝对值和比值）进行一些调整，因为这些截断值适用于无造瘘动脉狭窄的分级。使用收缩期峰值流速绝对值作为截断值时要格外注意，因为它不仅受已知的系统性因素（如血压）的影响，还受其他因素（尤其是瘘管流量）的影响。众所周知，瘘管流量对收缩期峰值流速的影响很难量化。判断狭窄严重程度的更可靠标准是狭窄部位与狭窄处以外（如其上游2 cm处）的血流速度参数的比值。通常认为，当流速增加1倍或横截面积减少50%时为血流动力学相关狭窄，此时收缩期峰值流速比值为2（狭窄处收缩期峰值流速除以狭窄前收缩期峰值流速）。在血液透析通路中，收缩期峰值流速比值也可用于静脉吻合口狭窄的分级。

如前所述，仅使用收缩期峰值流速绝对值而忽略人造瘘管中可能遇到的相当大的血流动力学变异性会导致假阳性结果的出现。尽管如此，科学研究中仍使用2.5 m/s作为收缩期峰值流速的截断值（Kathrein，1991；Grosser et al.，1991；Tordoir et al.，1989）。只要能够确保足够的血液透析血流量，吻合处的流速超过2.5 m/s也是可以接受的，为了避免瘘管流量过高导致的手部缺血，甚至可能需要瘘管相对狭窄。

尽管收缩期峰值流速比值的截断值为2，提示供血动脉的狭窄率为50%，但大多数研究者使用更高的收缩期峰值流速比值截断值为3来判定瘘管内血流动力学上的狭窄（图4.4e、图4.4f）。即使这样，单独血流动力学分级也不能反映需治疗的狭窄。通常，除非测得收缩期峰值流速比值为4～8，否则不需要治疗。是否进行治疗应考虑其他参数，如供血动脉的血流搏动性和瘘管流量。通常仅依据收缩期峰值流速比值判定通路静脉狭窄是不可靠的，除非通路静脉段的直径相对恒定。当狭窄前段的管腔明显增宽时，应使用管径作为狭窄的诊断指标。

表4.4　鉴别血液透析通路相关狭窄的标准

直接标准	间接标准
管腔狭窄（B型超声）：直径＜2 mm表示需要治疗的高度狭窄	瘘管血流量减少（＜300 mL）
收缩期峰值流速度比值 截断值： - 流入动脉：＞2.0 mm； - 通路静脉：＞3.0 mm（＞4～8 mm时需要治疗）； - 动静脉吻合口：＞3.0 mm	狭窄前波形：恢复为高阻血流（三相波） 狭窄后波形：收缩期上升延迟

资料来源：Tordoir et al.，1989；Kathrein，1991；Grosser et al.，1991。

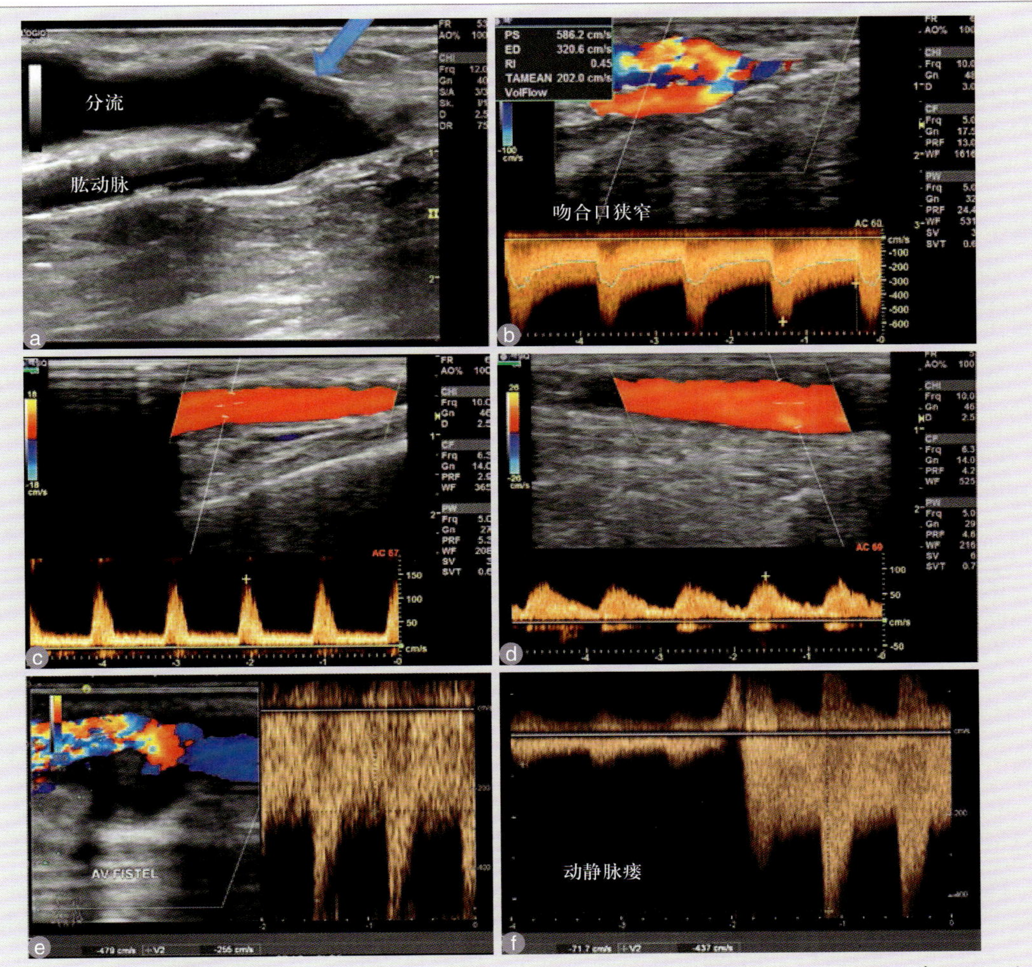

a、b.B型超声图像（图a）显示Brescia-Cimino瘘静脉吻合口狭窄，该狭窄由通路静脉（较肱动脉更靠近探头）内的膜片（箭头）引起。收缩期峰值流速为6 m/s（图b），符合重度狭窄的诊断标准。自动计算的TAV为202.0 cm/s（图b中左上角的TAMEAN）。频谱图中，随时间变化的平均速度用绿线表示。该患者的膜片很难通过血管造影评估，因此需治疗的通路静脉狭窄的超声检查直径标准（横切面<2 mm）不适用于此处。c.在疑似狭窄检查中应用间接狭窄标准：肱动脉频谱波形没有呈现动静脉瘘时供血动脉搏动性消失的特征，而出现轻微的血流搏动性，舒张期流速较低，表明通过瘘管的血流阻力异常增加。d.吻合口远端的通路静脉的波形显示狭窄后血流，收缩期上升延迟，收缩期峰值流速轻度增加，这些发现与吻合口狭窄相一致。e、f.另一例动静脉瘘重度狭窄患者，收缩期峰值流速比值为6［根据狭窄处收缩期峰值流速为437 cm/s（图f）和狭窄前收缩期峰值流速为71 cm/s计算所得］。在皮肤上连续移动探头获得频谱波形（包括狭窄前和狭窄处收缩期峰值流速的测量值）。狭窄是由内膜片和穿刺所致大量血栓形成的假性动脉瘤压迫瘘管造成的（在动脉瘤内血栓的部分内，残余的少许蓝色血流提示血管壁血液外漏）。基于这些超声检查结果，治疗方案应选择外科修复术，而非经皮腔内血管成形术。

图4.4　血液透析通路狭窄

供血动脉的搏动性增加间接提示动静脉瘘血流阻塞。动静脉瘘重度狭窄或闭塞时，甚至可以恢复到外周动脉高阻的三相波。因此，在供血动脉或靠近静脉吻合口的静脉内获得三相波可做出取样点下游血流阻塞的诊断（图4.18）。

※ 4.7.1.3　近端供血动脉狭窄

当在吻合口及通路静脉均未发现狭窄，无法解释血流量减少的原因时，必须沿流入动脉向近心端继续扫查（锁骨下动脉和腋动脉）。经过多年的血液透析后，供血动脉容易发生动脉粥样硬化。因为与瘘管相通的所有血管都是单相血流，所以不能用单相血流作为狭窄的判定标准。如前所述，检查者可以通过压迫瘘管来消除瘘管对供血动脉血流的影响。在压迫过程中，供血动脉与原有的外周动脉一样，只供血给手臂和手，判定狭窄的直接和间接标准均适用（图4.12）。

4.7.2 特定血液透析通路问题的诊断评估

下面介绍血液透析通路患者常见并发症的诊断检查，并根据超声检查结果确定这些并发症是否需要治疗。

※ 4.7.2.1 外周缺血

手臂上的动静脉瘘可能导致严重的手部灌注不足，尤其是患外周动脉闭塞性疾病或伴大血管、微血管中膜硬化和狭窄性病变的糖尿病患者。低阻力瘘管除了回流供血动脉的血液外，还可能分流供应前臂和手的动脉血液。严重的透析通路盗血综合征可引起手部供血动脉的血流逆行，如果瘘管由掌弓动脉供血则尺动脉的血流量会增加，可能会导致手指甚至整个手的灌注不足，手指或手部缺血的风险随着外周动脉闭塞性疾病的严重程度和瘘管血流量的增加而增大。

外周灌注压下降至截断值以下，并伴有手指区域疼痛，其严重程度取决于以下几个因素（图4.5）。

（1）体循环血压。

（2）外周动脉粥样硬化（微血管和大血管病变）伴静脉吻合口远端血流阻力增加。

（3）静脉吻合口远端的外周阻力。

（4）瘘周围侧支形成。

（5）吻合口的大小。

（6）盗血现象（透析通路盗血综合征）。

（7）流出静脉阻力。

（8）供血动脉近端狭窄。

超声可以诊断大血管病变引起的造瘘侧手臂的缺血和瘘管内血流量过多。彩色多普勒超声检查外周缺血时主要识别动静脉吻合口近心端和远心端的上臂动脉硬化狭窄病变（行经皮腔内血管成形术或放置人工血管），或确认伴动脉盗血（透析通路盗血综合征）的高血流量瘘。一旦确定瘘管血流量过高是局部缺血的原因，就需要通过手动加压瘘管实时测量外周血流速度，以估计不同手术修复方法［剪裁、环缩、远端血运重建和间断结扎（distal revascularization and interval ligation，DRIL）］的预期效果。超声也可用于术中监测袖带放置或折叠对血流量减少的影响（Aschwanden et al.，2003；Zanow et al.，2006）。如果静脉流出量大于供血动脉的流量则会发生动脉盗血（如管腔扩张）。此时瘘管会从吻合口周围区域虹吸血液，其特点是静脉吻合口远端的供血动脉内出现逆向血流。

接受血液透析的患者中有2%～8%的人会发生外周缺血。找出潜在的原因可能是很困难的。潜在的原因包括由瘘管血流量过多引起的透析通路盗血综合征及供血动脉近端狭窄导致的血液透析血流量不足。供血动脉近心端狭窄可以通过压迫瘘管时以频谱多普勒检测静脉吻合口上游供血动脉来确诊。压迫瘘管时，供血动脉近心端无狭窄时频谱应变成三相波，而频谱呈单相波及上升延迟则均提示供血动脉狭窄（图4.12b、图4.12c）。然后，可以用频谱多普勒测定上游供血动脉来定位狭窄部位。

接下来是对静脉吻合口远端的供血动脉行频谱

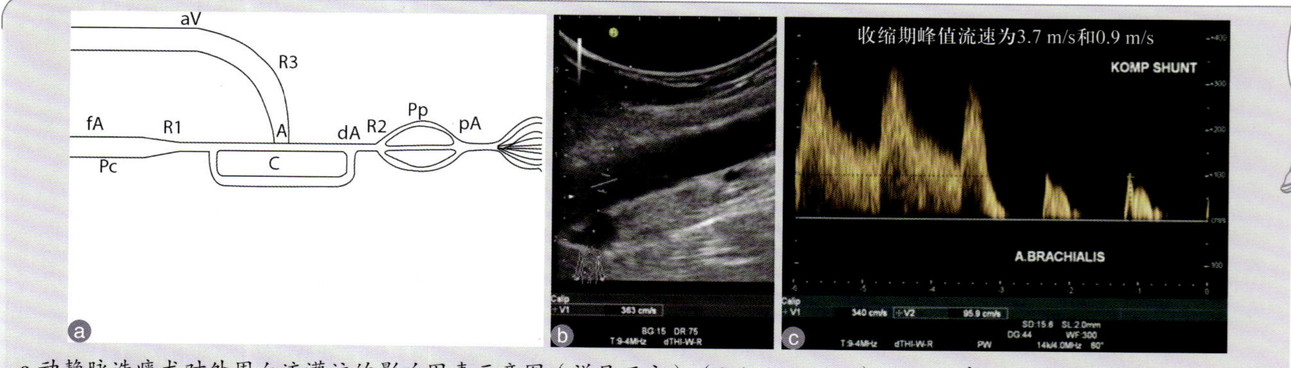

a.动静脉造瘘术对外周血流灌注的影响因素示意图（详见正文）（Scholz，1998）。b、c.高流量动静脉瘘，向瘘管供血较长的一段肱动脉收缩期峰值流速明显增加，超过350 cm/s。由于这种血流速度的增加非局限性，可以排除狭窄。未压迫（左）和压迫（右）动静脉瘘管时的肱动脉（图c）多普勒频谱波形。压迫时，肱动脉的血流搏动增强，收缩期峰值流速正常为100 cm/s。fA：供血动脉；Pc：中心动脉压；dA：引流动脉；Pp：外周动脉灌注压；pA：外周动脉；R1：供血动脉阻力；R2：外周血管阻力；R3：吻合血管总阻力；A：吻合口；aV：吻合血管；C：侧支。

图4.5

多普勒检查，比较压迫瘘管及解除压迫时该段动脉的血流情况（图4.17、图4.19）。血流动力学状况的综合评估对于决定最佳治疗措施（DRIL、环缩法）至关重要。如果瘘管未受压时的波形表现为往返血流（收缩期前向血流、舒张期逆向血流），甚至持续性逆向血流，则可诊断为动脉盗血。在外周缺血的患者中，上述超声检查结果可作为采取限制血管通路血流量的治疗指征，如环缩法或DRIL（Anaya-Ayala et al.，2012；Scali et al.，2013），无须其他诊断检查。手臂动脉内的逆向血流是由于掌弓向供血动脉远端逆向供血，患者无缺血症状时无须治疗。

静脉吻合口远端动脉没有出现盗血的血流变化时，用手压迫瘘管基本都会使局部血流速度（收缩期峰值流速）增快，有助于评估限制通道内血流量对周围灌注的潜在有益影响，并有助于决定哪种治疗方案能够恢复手部足够的血流灌注（环缩法或放入人工血管以减小管腔内径，后者通常仅在瘘管中测得收缩期峰值流速高于2 m/s时才使用）。血流限制措施的效果可以通过术前和术中测量远端供血动脉和瘘管中的血流量来评估，同时行瘘管分级加压。如果患者的外周缺血并非瘘管血流量过高所致，则可接受DRIL手术。在进行DRIL之前，尤其对患有糖尿病的患者，需要重点评估手指动脉供血的远端动脉是否存在其他需要治疗的狭窄性病变（经皮腔内血管成形术）。最佳的扫查方式是对桡动脉远端和手指动脉进行间断的频谱多普勒测量。应用超声在这一区域检查狭窄是一项耗时的工作，对于血管壁中膜严重钙化的糖尿病患者可能会受到限制，而血管造影有助于发现该区域的狭窄。这是唯一可能需要行血管造影检查的情况。另外，彩色多普勒成像获得的独特的血流动力学信息在诊断伴有缺血症状患者的潜在血管通路问题时往往更有优势。

当怀疑存在瘘管流量过大而导致的透析通路盗血综合征时，可以使用多普勒超声来定量瘘管血流量（见4.4部分）。血流量大于1200 mL/min会增加外周缺血和高输出量性心衰的风险（Bay et al.，1998）。然而，大多数情况下不需要对瘘管血流量进行定量，可以根据手动压迫瘘管前后静脉吻合口远端供血动脉（包括手指动脉）的频谱多普勒信息做出治疗决策（图4.17）。

外周缺血的另一原因是通路静脉的竞争静脉对血液的分流作用。因此，伴有症状的外周缺血患者一旦排除了瘘管血流量过多和供血动脉流入道阻塞，就应检查通路静脉。标记副静脉，随后行手术结扎以恢复足够的外周血流。

※ 4.7.2.2　血液透析通路动脉瘤

由于血液透析通路位置浅表，临床即可诊断通路闭塞或动脉瘤。超声检查可用于证实临床诊断并确定动脉瘤（吻合口动脉瘤、穿刺动脉瘤）的起源和范围，从而确定治疗方案。

假性动脉瘤是一种典型的穿刺并发症，血液从缺损的动脉壁流出，皮下血肿与动脉之间形成持续的交通。彩色多普勒超声显示假性动脉瘤为血管周围充满搏动性血流的空隙。动脉化通路静脉的假性静脉瘤通常与静脉回流受阻有关（通路静脉或腋静脉狭窄或部分血栓形成）。超声检查通过显示往返血流来识别假性动脉瘤的颈部。有时，凝血酶注射是一种治疗选择，但需要比在自体动脉注射治疗更谨慎，以免凝血酶外溢进入血流并向心脏回流。注意事项包括在凝血酶注射过程中用手压闭瘘管，并使用止血带以限制动脉血流流入。在采取上述预防措施后，行超声引导下瘤体近边缘凝血酶（5 mL 0.9%氯化钠溶液中加入5000 IU凝血酶）滴注，并通过彩色多普勒超声监测凝血块的形成（图4.11a、图4.11b）。吻合口动脉瘤是缝合失败导致的假性动脉瘤，通常与感染有关（图4.11d）。

真正的血管通路相关静脉瘤呈局灶性膨出，是动脉化静脉壁的退行性变导致的。其定义为局部管腔直径超过15 mm或者扩张段直径达近端非扩张段直径的2倍。以瘘管扩张较为常见，这是由湍流（特别是狭窄段远端）及通路静脉动脉化引起的管壁压增加所致。当血液透析通路已经使用多年时，引流静脉的这种扩张可以延伸很长（图4.3）。

※ 4.7.2.3　瘘管流量不足或过多

血液透析瘘管的血流量范围在500～1200 mL/min均认为是可以接受的。血流量超过1600 mL/min（Grosser et al.，1991）或超过心输出量的20%将导致并发症，如心功能不全或血管通路远端缺血。临床上诸多情况均需预估通过瘘管的血流量，包括评估瘘管环缩或采取其他限制瘘管血流量措施的效果。如上所述，存在多种量化瘘管流量的方法（见4.4部分）。理论上最准确的方法是计算供血动静脉吻合口近端和远端血流量之差。从实用和技术上讲，计算瘘管血流量方便、准确的方法有两种，一种是通过测量同侧和对侧肱动脉的血流量计算得出，而另一种是压迫瘘管前后进行测量（图4.10e～图4.10g），后者是最准确的测量方法。普遍认为血流量低于300 mL/min不足以进行有效的血液透析，低流量或瘘管流量随时间逐渐减少预示着血液透析通路可能失效。

瘘管血流量不足应该及时进行狭窄的检查，首先检查供血动脉（见4.7.1部分）。肱动脉搏动性增加提示瘘管或静脉流出道阻塞，下一步是检查静脉吻合口（特别是Brescia-Cimino瘘患者）。如果这个部位没有阻塞，则扫查较长段的通路静脉，重点检查有无狭窄或部分血栓形成。如果瘘管中的血流搏动性较预期增强，检查者应继续探查引流静脉有无阻塞，特别是腋静脉和锁骨下静脉。

中心静脉阻塞时静脉回流障碍可导致淤血和水肿，患者可能会出现手臂肿胀，尤其是当侧支循环不良或瘘管流量过高时。对于这些患者，需要仔细检查腋静脉和锁骨下静脉以寻找静脉狭窄的部位。可使用频谱多普勒于锁骨下窝对腋静脉进行评估。该区域正常静脉的血流频谱具呼吸周期性和心房搏动性（频谱波形呈“W”形）。与对侧手臂比较，压迫瘘管时这种血流变化消失或明显减弱，提示中心静脉阻塞。瘘管压迫试验是为了避免误诊，因为在瘘管流量过高的患者中，静脉血流的期相性和搏动性也可被高瘘管流量影响。同样在锁骨下窝可评估头静脉末端有无狭窄及腋静脉有无血栓沉积。

高达40%的血液透析患者可发生引流静脉管腔狭窄，但存在侧支循环时可无症状（Hecking et al.，2006；Neville et al.，2004）。静脉阻塞通常继发于中心静脉介入或中心静脉置管，彩色多普勒超声在诊断静脉引流梗阻方面具有93%的敏感性和94%的特异性，已取代静脉造影（Grogan et al.，2005）。此外，彩色多普勒超声成像也是介入术后评估通路静脉和中心静脉血流情况的首选方法。单独使用经皮腔内血管成形术后的初级通畅率仅为7%～43%，而经皮腔内血管成形术联合支架植入的通畅率为11%～70%（Mickley，2006）。使用人工血管的透析通路患者，由于内膜增生所致的狭窄主要发生在静脉（远端）吻合口处（Gaanterman et al.，1995；Roy-Chaudhury et al.，2001）。Robbin等（1998）对38例临床疑似血液透析通路人工血管狭窄的患者进行多普勒超声和血管造影检查的对照研究，发现超声能够准确地显示通路人工血管和引流静脉的狭窄，采用收缩期峰值流速标准，局部收缩期峰值流速增加2～3倍，提示存在75%及以上的狭窄。

血管通路血栓形成可进展为管腔的部分甚至完全闭塞，其原因很多，包括原有狭窄、穿刺并发症（夹层、壁间血肿）、瘘管感染和局部压迫，而血容量不足或低血压的患者风险更高。

瘘管低血流量的另一个原因（已排除狭窄）是血液通过与通路静脉平行的侧支静脉分流，扩张的副静脉因血流量很高导致手臂肿胀。如果这些属支在静脉吻合口附近，患者可能会出现动脉盗血的症状。当透析血流量不足、新发盗血相关症状（特别是在动静脉造瘘术后一段时间出现）（图4.19a～图4.19d）及手臂肿胀时应进行彩色多普勒超声检查，需沿通路静脉走行方向（横切面）寻找属支静脉。测量属支静脉的流速和直径，以确定从血液透析通路静脉分流的血流量。此外，可以压迫属支静脉来估测其结扎后通路静脉中血流量可能增加的程度，标记出超声检查发现的相关属支静脉以备结扎（图4.6）。属支静脉的存在也可能是动静脉瘘不能成熟的原因，在此情况下，结扎属支静脉会在短期内促使动静脉瘘成熟。

如果头静脉扩张且吻合口过宽，血液透析通路较近端（肘弯处）的血流量可能超过1500～2000 mL/min。如此高的血流量可能导致患者出现高输出量心功能不全，特别是代偿性心功能不全或先前已有心脏损伤的患者。通过超声（这方面最可靠的方法）定量瘘管血流量可以帮助避免这种并发症，筛选符合环缩治疗适应证的患者及评估治疗后血流量减少的幅度。

※ 4.7.2.4 手臂肿胀

血液透析患者的静脉流出道阻塞可能是由于中心静脉（部分）血栓形成或头静脉末端狭窄（图4.15、图4.18），并可出现手臂肿胀。当通路静脉内靠近吻合口处的血流搏动性增加时提示中心静脉回流受阻，于锁骨下窝探头加压或超声检查可证实诊断（静脉管腔不完全压闭，血块周围有血流绕行）。在使用人工血管的患者中，静脉流出道梗阻

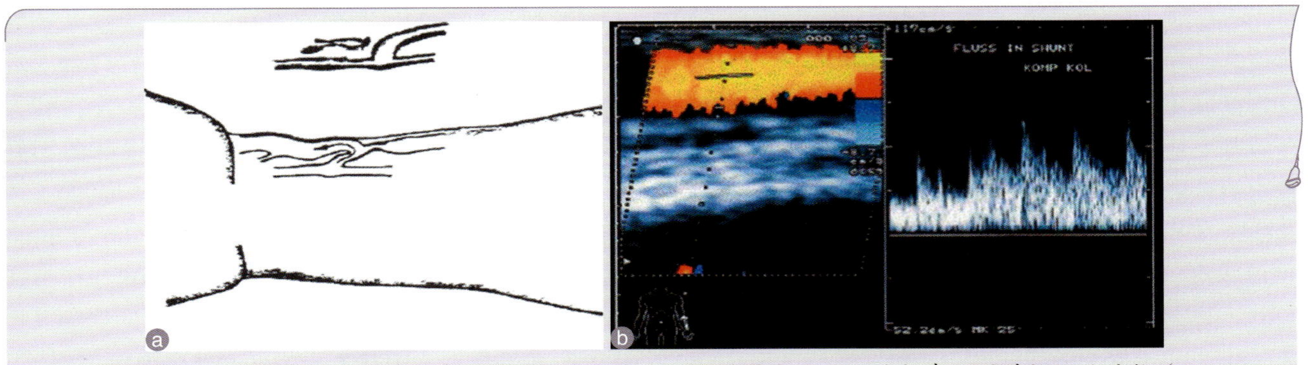

a.逆向动脉化，瘘管向属支静脉逆向供血导致血流量减少：这种属支可以通过超声识别并标记后结扎（Scholz，1998）。b.腕部Brescia-Cimino瘘，血液透析瘘管血流量不足。一旦排除了狭窄，检查者须认真寻找从静脉主干分流血液的属支，需要结扎这些属支以保证通路静脉内有足够的血流量。该例患者，超声检查发现存在一条分流的属支静脉，频谱显示手动按压属支静脉后，通路静脉的收缩期峰值流速从50 cm/s增至75 cm/s。

图4.6

可能是由静脉吻合口上游的狭窄所致。如果未发现血流梗阻，则应继续从静脉吻合口开始横切扫查瘘管的全程，寻找从通路静脉发出的粗大副静脉（图4.16、图4.19）。当副静脉的压力很高时，它不仅会将血液回流至心脏，还会将血液分流到前臂和手部的静脉。超声检查能够确定静脉血流逆向，然后标记这些静脉以便外科结扎。

其他的并发症也会引起局限性肿胀。穿刺部位出现假性动脉瘤就是一个例子，彩色血流成像显示与载瘤血管间持续存在的特征性往返血流信号。就像股动脉穿刺引起的假性动脉瘤一样，血液透析形成的假性动脉瘤也可以通过超声引导下注入凝血酶进行治疗。然而，为了防止凝血酶向心回流，应采取严格的预防措施，包括在注入过程中对动脉瘤下游的通路静脉节段进行短暂的手动压迫（图4.11a、图4.11b）。

4.8　超声与其他检查的诊断作用比较

灰阶超声可观察血液透析通路的形态学变化（扩张、动脉瘤、狭窄、血栓形成）和血管周围病变（血肿、脓肿）。彩色多普勒超声成像可提供瘘管的血流量信息，并识别通路静脉和流入动脉的狭窄。因此，与血管造影仅观察血管形态相比，超声检查可以更全面地评估血液透析通路的可疑并发症并作出鉴别诊断。血管造影检查的优点是能够显示动静脉瘘周围血管解剖结构的整体概况，但评估复杂的血管模式时，可能受血管显像重叠的影响。此外，通过超声检查发现的病变，如狭窄、扩张节段的长度及静脉短路等可以直接标记在皮肤上，便于进行外科手术处理。超声在识别动脉和静脉狭窄方面具有91%～98%的敏感性和特异性，并可提供有关动静脉血液透析通路周围的复杂血流动力学信息及其病理改变的独特信息。与血管造影提供的形态学信息相比，这些信息对于伴有血液透析通路问题或并发症（如低流量、外周缺血、手臂肿胀）的患者制定最佳治疗策略更有意义。

4.8.1　治疗决策

超声是对Brescia-Cimino瘘闭塞的患者进行治疗前评估的极好检查方法，能够为选择外科手术还是介入治疗提供有价值的信息。血液透析通路随着使用时间的延长可能会出现扩张或变窄交替的退行性改变，即使在手臂粗大的患者中，超声也可以检测出这些变化。穿刺部位瘢痕形成导致的管腔狭窄有其超声特征性改变，管腔狭窄、管壁增厚，还可出现回声增强。超声检查结果可以指导临床治疗决策，能够识别哪些血管通路问题可以通过血管内取栓解决，哪些患者需要通过植入人工血管进行手术修复（瘢痕形成的狭窄）。对于血管扩张或瘤样扩张伴附壁血栓及血栓栓塞闭塞的患者也需行人工血管手术修复。当患者出现外周缺血时，最佳治疗策略的选择应基于瘘管流量的血流动力学评估，应注意区分瘘管流量过多与流量正常（见4.7.2.1部分）。

确定何时治疗狭窄可能很困难，特别是对于那些已经多年使用用Brescia-Cimino瘘的患者。由于这种瘘管的狭窄节段和扩张节段相互交替的特征性退行性改变，确定需治疗的狭窄要采用比无造瘘自体动脉更高的截断值（收缩期峰值流速绝对值或收缩期峰值流速比值）。在自体瘘管中，单独以血流速度判定狭窄不可靠，还应结合瘘管流量状况进行综合判断。相反，在直径恒定的人工血管中，收缩期峰值流速比值是可靠的狭窄分级指标。

在自体瘘管和人工血管吻合口中，收缩期峰值流速比值均不是可靠的参数。当收缩期峰值流速绝对值为2.5 m/s时，提示存在血流动力学相关的狭窄。再次强调，这种狭窄不需要治疗。相反，只要有足够的血流量进行血液透析，甚至相对狭窄是可取的，可能预防出现具外周缺血症状的透析通路盗血综合征。在这些患者中，解除狭窄甚至是禁忌证，因为狭窄解除后，可能会无意间引起缺血，特别是如果介入治疗前频谱多普勒检查已经显示动静脉吻合口远端的供血动脉出现往返血流时。因此，为了做出正确的治疗决策，关键是将超声检查结果与患者的临床表现或血液透析通路问题相结合。

最近一项对51例具常见血液透析通路问题患者（37%为外周缺血，53%为瘘管血流量不足，10%为手臂肿胀）的研究（Schäberle et al.，2014），证实了前述三点法超声检查方案（见4.2.2.1部分）可在治疗前准确识别潜在原因并采取适当的治疗措施。其中47例（92%）患者，根据此检查方法的结果充分解决了潜在原因，而不需要修改治疗方法。这项研究还表明这种结构化的超声检查方案很高效，平均每例患者仅需要8分钟，即可诊断血液透析通路问题。

4.8.2 监测方案

常规超声监测在预防血液透析患者血栓形成和延长血管通路使用年限方面的作用一直存在争议（Vachharajani，2012）。然而，超声在检测血管通路狭窄方面的高度准确性是毋庸置疑的（Finlay et al.，1993；Older et al.，1998；Doelman et al.，2005）。文献表明，对于依据超声测量流量（Bay et al.，1998）或检测狭窄和分级（Old et al.，1998）诊断即将发生的动静脉通路失效，并进行早期修复是有益的。最近的一项研究结果证实了该观点，虽然超声监测使瘘管的介入治疗比率提高了2.6%，但瘘管血栓发生率降低了8.4%（Jiang et al.，2013）。尽管超声在识别血管通路问题的病因（动脉瘤、狭窄、部分血栓形成）方面具有很高的诊断准确性（Pietura et al.，2005；Doelman et al.，2005），但一项大样本荟萃分析（Tonelli et al.，2008）和一篇综述（Paulson et al.，2013）得出的结论是，超声监测方案并不合理，因其不会降低通路失效的风险。

尽管如此，也有人支持对自体瘘管进行超声监测，而人工血管定期监测并不能显著改善预后。这一结论不是基于科学研究，而是基于对下肢外周动脉狭窄闭塞性病变采取人工血管旁路术治疗获得的经验和随访数据。

另一个问题是，对于常规监测发现存在血液透析通路相关狭窄的患者，积极的再干预策略是否合理？如上所述，只要有足够的瘘管流量进行血液透析，治疗狭窄并非总是必要的，甚至有时是不可取的。在某些情况下，狭窄的消除甚至可引起伴有外周缺血症状的盗血现象。虽然关于常规监测的争议尚待解决，但诸如血液透析通路的血流量减少的问题，应根据临床情况及时进行超声检查评估。

及时的超声检查是充分个体化管理的基础，下面总结了血液透析通路的问题和潜在原因，可行超声检查和鉴别诊断（括号中有附图参考）。

（1）瘘管流量不足，如下。

1）供血动脉狭窄导致的流入减少（图4.12）。

2）吻合口或通路静脉狭窄（图4.13、图4.15、图4.4）。

3）近心端静脉流出道梗阻（狭窄或部分血栓形成）导致的引流减少（图4.15、图4.18）。

4）通路静脉部分血栓形成伴管腔狭窄。

5）瘘管是否成熟（图4.21）。

6）血液向副静脉（平行）分流致瘘管流量不足（图4.6、图4.16）。

（2）外周缺血，如下。

1）高功能性瘘管（透析通路盗血综合征）（图4.5、图4.10、图4.14、图4.17、图4.20）。

2）动脉狭窄（图4.12）。

3）粗大的副静脉（图4.6、图4.16、图4.20）。

（3）手臂肿胀，如下。

1）引流静脉狭窄/血栓（图4.15、图4.18、

图4.19、图4.20）。

2）粗大的副静脉血流（逆向）与瘘管血流平行（图4.16、图4.19、图4.20）。

（4）退行性扩张（图4.11）、假性动脉瘤（图4.11）、感染。

血液透析患者可能会出现复杂的临床问题，因为随着时间的推移，血管通路内部和周围可发生复杂的血流动力学变化。此类病例需要个体化的超声检查来全面评估血管状况，包括可能的鉴别诊断，这对于确定最佳治疗策略至关重要。

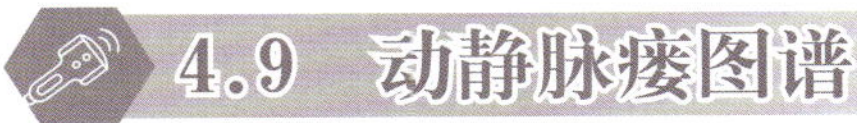

4.9 动静脉瘘图谱

表4.5为动静脉瘘图谱，这些图像显示了动静脉瘘患者的正常表现、检查方法和血管异常。

表4.5　动静脉瘘图谱

病变/病理	图像
自发性动静脉瘘	图 4.7
医源性动静脉瘘	图 4.8
血液透析通路——正常表现和血流量测量	图 4.9
血液透析通路并发症（瘘管高流量、外周缺血）的血流量测量 压迫瘘管前、后测量供血动脉（肱动脉）血流量计算瘘管流量	图 4.10
血液透析通路动脉瘤——穿刺引起的假性动脉瘤、吻合口假性动脉瘤、退行性扩张	图 4.11
供血动脉近心端狭窄	图 4.12
吻合口狭窄	图 4.13
血液透析通路并发症——外周缺血、动脉盗血	图 4.14
血液透析通路并发症——瘘管流量减少、头静脉末端狭窄	图 4.15
血液透析通路并发症——外周缺血 血液透析通路建立后外周缺血——副静脉结扎	图 4.16
外周动脉缺血——动脉盗血伴掌弓逆向血流	图 4.17
流出道阻塞——血液透析通路下游的中心静脉血栓形成	图 4.18
外周缺血——往返血流、吻合口狭窄、副静脉	图 4.19
血液透析通路并发症——前臂和手的进行性肿胀	图 4.20
靠近吻合口的狭窄导致瘘管成熟失败	图 4.21

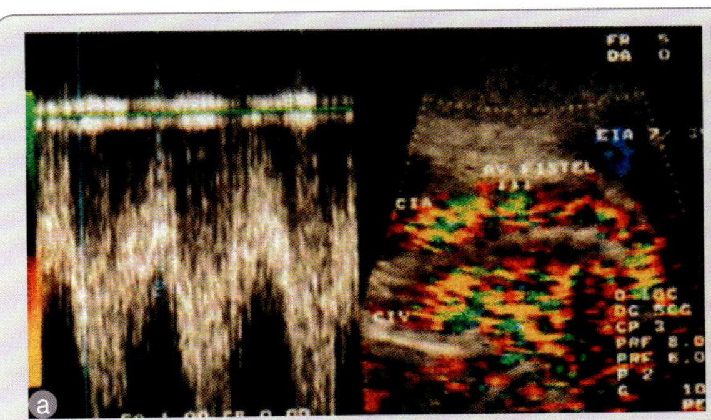

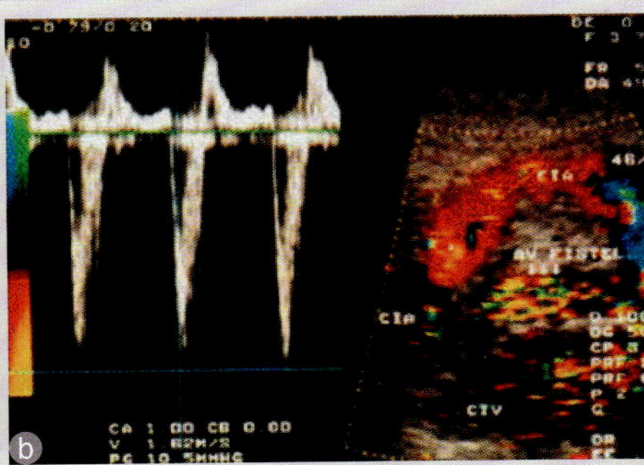

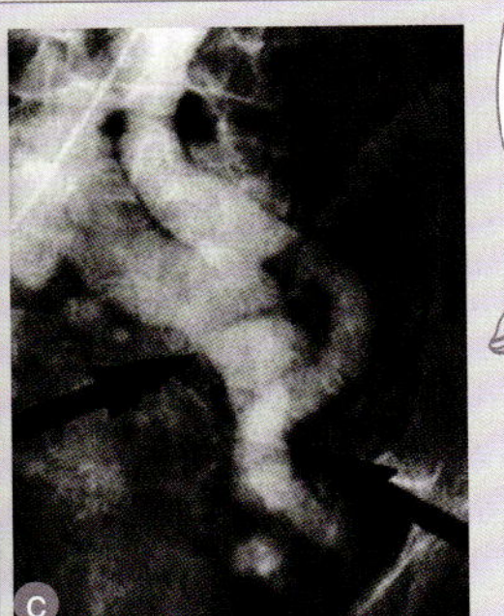

a.1例下肢肿胀患者超声检查排除有无血栓形成。在盆腔水平扫查时，彩色血流图像显示周围组织杂乱彩色信号，与动静脉瘘引起的周围组织震颤一致。在供血的髂总动脉和髂内动脉中存在湍流信号。髂内动脉近瘘口处的多普勒频谱波形呈典型的动静脉系统间短路的高舒张期血流。弓形的髂内动脉显示为靠近瘘管水平的湍流信号（"五彩镶嵌状"的血流信号）。在其后方的髂总静脉也可见湍流信号。前方可见延长的髂外动脉。b.与供应瘘管的髂内动脉不同，髂外动脉在多普勒频谱上表现为血流搏动性的三相波。沿髂内动脉和静脉走行逐点行频谱多普勒扫查可以确定瘘管的位置，表现为该处收缩期峰值流速突然增快，特别是舒张期血流速度。c.血管造影显示盆腔内动静脉短路。超声检查在精确定位瘘管方面优于血管造影。箭头：髂动静脉；CIA：髂总动脉；CIV：髂总静脉；AV FISTEL：动静脉瘘。

图4.7　自发性动静脉瘘

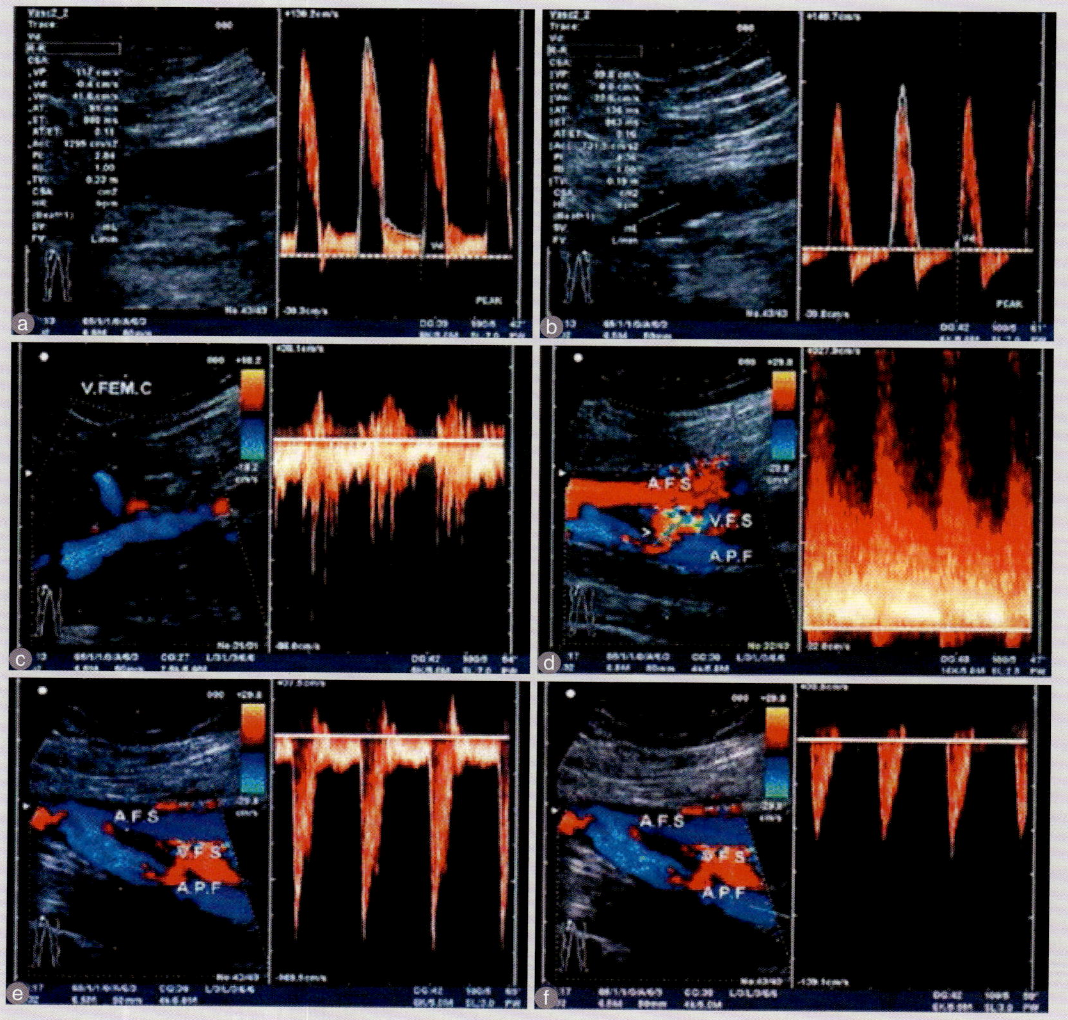

a.与对侧比较，右侧股总动脉血流频谱显示持续的舒张期血流信号。TAV为47.6 cm/s，收缩期峰值流速为117 cm/s，舒张末期流速为10 cm/s。b.健侧的左股总动脉血流频谱呈三相波，收缩期峰值流速为99.8 cm/s，TAV为22.9 cm/s，两侧股总动脉管径相同。c.右侧股总静脉（回心静脉呈蓝色）的血流频谱呈搏动性，此频谱特征为动静脉瘘中动脉化的引流静脉表现（图4.2d）。d.该例为典型的医源性动静脉瘘，为心导管术的并发症。此类医源性瘘几乎总是发生在股浅静脉和股深动脉之间，通常发生在腹股沟处穿刺点位置太低时。探查瘘管显示股深动脉（背离探头的蓝色血流）与股浅静脉之间的血流相交通，瘘管处可见高频血流信号（混叠，红色），流速超过3.5 m/s。前方为股浅动脉（朝向探头的红色血流）。e.动静脉瘘近端的股深动脉多普勒频谱波形显示较大的舒张期血流成分，流速较高，与同侧股总动脉血流频谱形态相同。f.动静脉瘘远端（图4.8d）的股深动脉（蓝色）呈无舒张末期血流的三相波形。这种血流频谱波形的变化说明动静脉瘘位于两个取样点（图4.8e、图4.8f）之间。V.FEM.C：股总静脉；A.F.S：股浅动脉；V.F.S：股浅静脉；A.P.F：股深动脉。

图4.8 医源性动静脉瘘

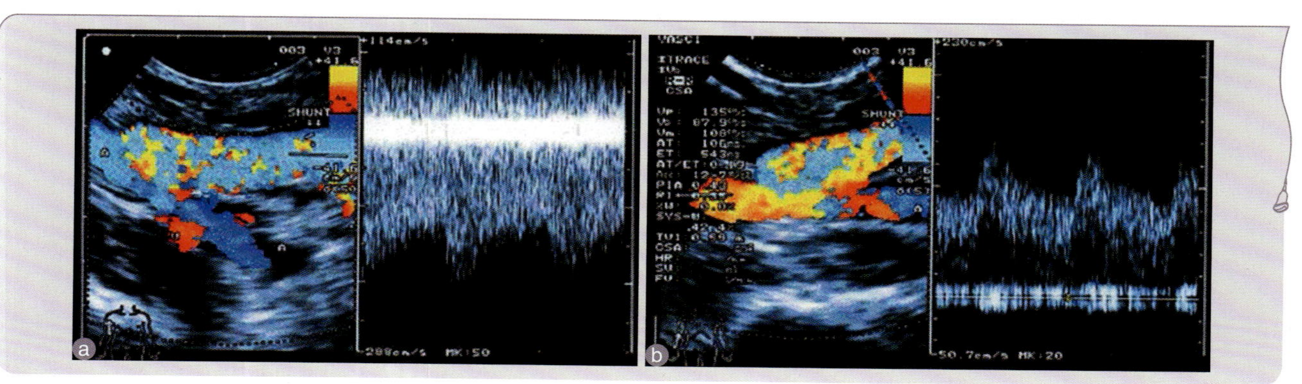

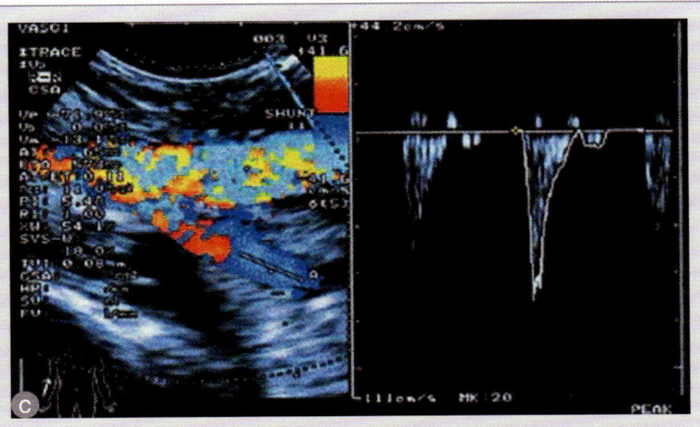

a.肘弯部Brescia-Cimino瘘（静脉末端与动脉侧壁的端–侧吻合）的斜切面，吻合口处见明显的湍流。受牵拉的肱动脉位于吻合口的后方。b.彩色血流图（左）显示图像左侧肱动脉近端血流为红色轻度混叠，图像右侧肱动脉远端为蓝色。从红色到蓝色的急剧血流方向反转是由于相对于探头的血流方向发生了变化。在彩色血流图像中，较亮的颜色表示供血动脉的血流速度较快。供血动脉的多普勒频谱波形（右）显示舒张期血流成分较多（舒张末期血流速度为95 cm/s）。计算得到平均流速为108 cm/s，测量肱动脉直径为4.8 mm，故供血动脉的血流量为1170 mL/min。c.动静脉瘘远端的肱动脉呈典型的上臂动脉血流特征：无舒张末期成分的三相波。计算得出静脉吻合口远端的肱动脉血流量为124.8 mL/min（$0.16\ cm^2 \times 60 \times 13$ cm/s，译者注：原文为129 mL/min）。以静脉吻合口上下游肱动脉血流量之差计算得到瘘管流量为1040 mL/min。

图4.9　血液透析通路——正常表现和血流量测量

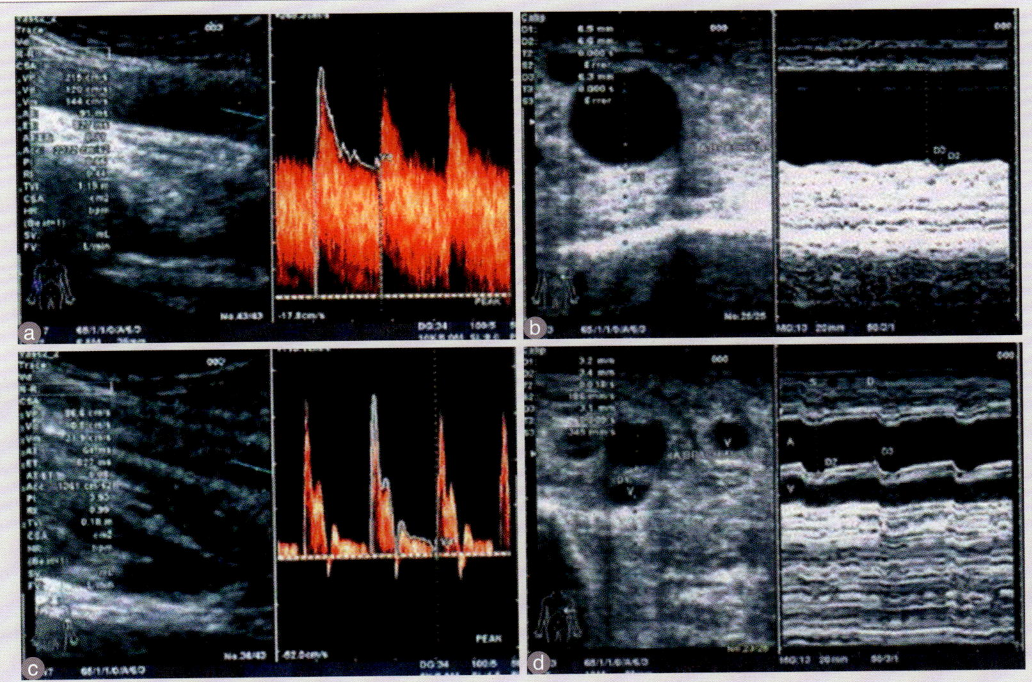

瘘管流量过多可导致透析通路盗血综合征，伴手部缺血或心功能不全。由于血液透析患者通常伴有很多的并发症，因此对于新出现的心功能不全，作为一种可能的原因必须检查瘘管。超声是评估动静脉瘘血流量最简单、最可靠的方法。测定瘘管流量更可靠的一种方法（与图4.9b、图4.9c所示的方法相比）是测量双侧肱动脉的流量，瘘管流量以造瘘侧和未造瘘侧肱动脉流量之差来计算。a.系统软件会根据多普勒频谱自动计算TAV（该例患者为144 cm/s），采集频谱多普勒时声束与血流方向之间的夹角需小于60°。b.在同一部位，用2D超声测量血管直径（6.5 mm）。为了准确计算血管横截面积，收缩期和舒张期直径均需要测量（采用前缘法，如图1.28所示），并按1∶2的比例加权。血管直径在声束与血管垂直的角度（即尽可能接近90°）时以M型超声获取。该例根据TAV和横截面积计算血流量为2778 mL/min。c.未造瘘侧肱动脉进行同样的测量，其血流频谱为三相波，平均TAV为21.9 cm/s。d.根据收缩期和舒张期直径计算平均横截面积后，计算出平均流量为108 mL/min。该例还说明在长期动静脉瘘的患者中，血流诱导的动脉扩张是血流量增加的原因（图4.10a、图4.10c），与M型超声（图4.10b、图4.10d）所反映的血管直径差异是由于使用的深度不同。

图4.10　血液透析通路并发症（瘘管高流量、外周缺血）的血流量测量

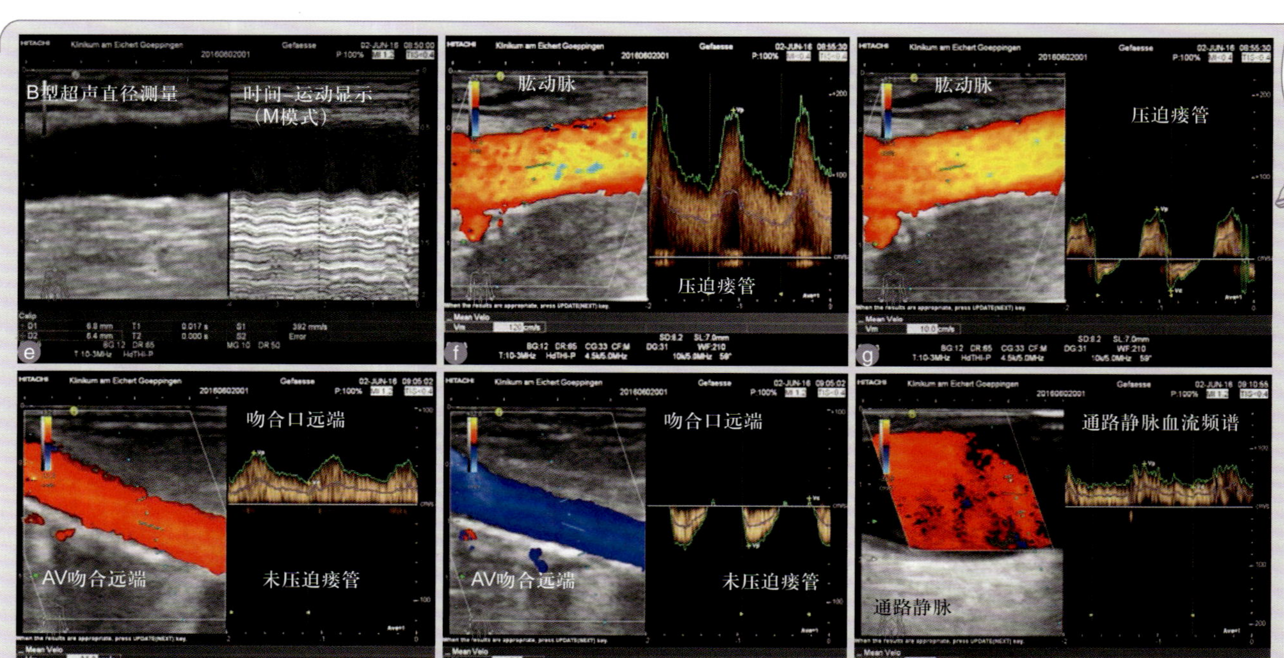

e～j.压迫瘘管前、后测量供血动脉（肱动脉）血流量计算瘘管流量。e.肘弯部动静脉瘘术后11年，患者出现外周缺血和通路静脉扩张。超声检查显示供血肱动脉扩张，收缩期内径为6.8 mm，舒张期内径为6.4 mm，由此计算出血管横截面积为0.34 cm^2（收缩期和舒张期内径的权重为1∶2）。f.在未压迫瘘管的情况下，动静脉吻合口上游的肱动脉的TAV为120 cm/s，其血流频谱呈动静脉瘘供血动脉的频谱特征。g.手动压迫瘘管时，在肱动脉的同一部位测得TAV为10 cm/s，呈三相波形（呈外周动脉的高阻血流特征）。根据上述结果计算得出瘘管流量很高，诊断为高功能动静脉瘘：0.34×（120－10）＝37.4 cm^3/s或2.24 L/min［横截面积×（未压迫瘘管时的TAV－压迫瘘管时的TAV）］。h.动静脉吻合口远端的肱动脉血流频谱呈逆向的单相波，与动脉盗血频谱一致。i.手动压迫动静脉瘘时，肱动脉远端的血流频谱为正常外周动脉的三相波形。j.扩张的通路静脉管径变化较大（血管横切面部分为椭圆形）并呈湍流，因此无法可靠地直接测量通路静脉中的血流量。

图4.10 血液透析通路并发症（瘘管高流量、外周缺血）的血流量测量（续）

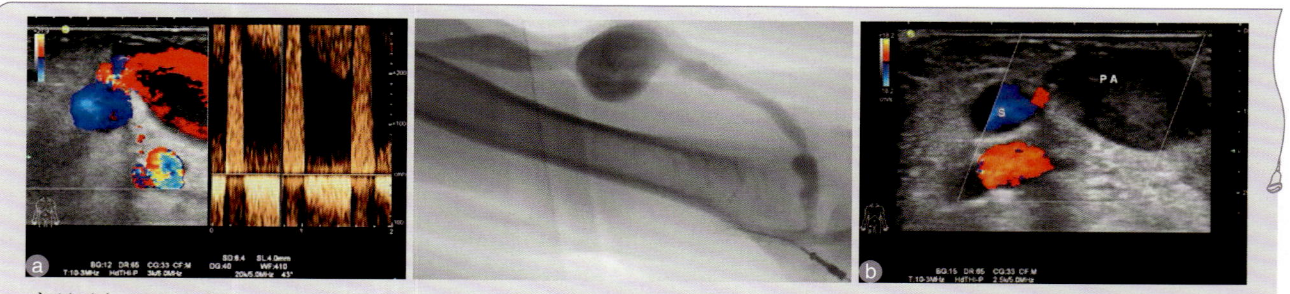

a.穿刺引起的动脉瘤是一种假性动脉瘤，不易自发形成血栓，通常是由于静脉流出受阻（图4.15、图4.20）。该例患者是肘弯处动静脉瘘术后6年，穿刺后形成动脉瘤。彩色多普勒超声和频谱多普勒表现为假性动脉瘤的典型特征：收缩期血流经瘤颈流入，而舒张期血流从囊内流出，假性动脉瘤标准的治疗方法是进行手术修复。在极少数情况下，可以通过注入凝血酶来治疗与瘘管相关的假性动脉瘤。这需要准确识别瘤颈的部位，并采取非常严格的预防措施以降低凝血酶外溢的风险。需要采取的措施包括手动暂时彻底压闭动脉瘤（红色）下游的瘘管（蓝色）（经超声证实），以防止血液流至流出静脉中，此外在动脉瘤上游放置止血带来限制血液流入。通过这些预防措施，在超声监测下将针头置于远离假性动脉瘤颈的部位，贴近瘤壁注入凝血酶。为了避免血栓形成，必须在动脉瘤囊发生凝血后立即解除对瘘管的压迫。b.注入凝血酶后，超声检查证实穿刺引起的动脉瘤（puncture aneurysm，PA）完全血栓形成，仅于动脉瘤颈部（红色）有残余搏动，且血液透析通路（蓝色）通畅。

图4.11 血液透析通路动脉瘤——穿刺引起的假性动脉瘤、吻合口假性动脉瘤、退行性扩张

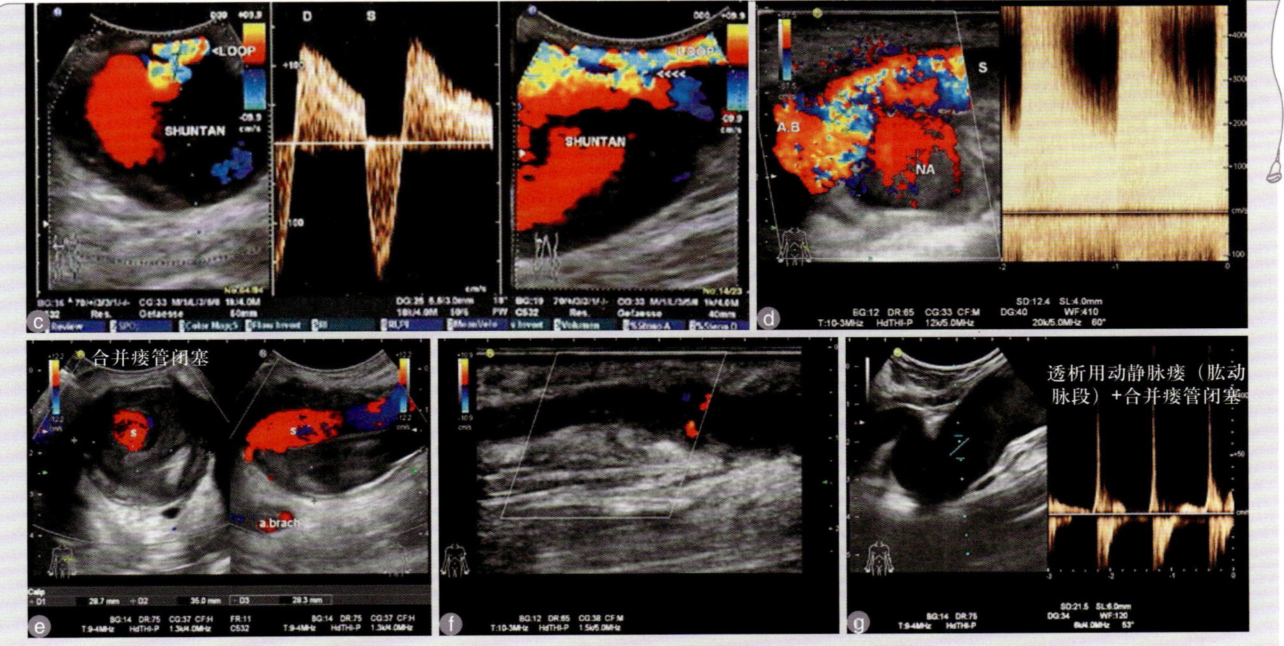

c.长期血液透析的女性患者，因多种并发症导致双侧手臂血液透析瘘管失效后，在大腿处又构建一血液透析通路。通路局部后壁出现医源性穿孔，怀疑穿刺导致后壁动脉瘤形成。将多普勒频谱取样容积置于通路与动脉瘤之间的交通处，得到的频谱波形呈假性动脉瘤的特征改变：收缩期血液流入动脉瘤（基线下方，背离探头），舒张期由于压力变化，血液回流入血流通路（基线上方，朝向探头）。因此，在不能明确诊断的患者中，频谱多普勒测量有助于鉴别严重的瘘管扩张（仅在没有插入导管的直接动静脉瘘中）和穿刺引起的动脉瘤（假性动脉瘤）。d. 1 例肘弯处动静脉瘘患者出现吻合口动脉瘤及吻合口狭窄。超声检查结果显示收缩期峰值流速＞500 cm/s、频谱混叠和湍流。e～g.Brescia-Cimino瘘（＞10年）伴动脉瘤样扩张和部分血栓形成（图e）。纵切图像（图f）显示，由于血栓形成，扩张部分的未闭管腔与相邻正常节段的直径相同（是该动脉瘤未能通过血管造影检测出的原因），可见一支通畅的属支血管，在该属支发出位置的下游，通路静脉闭塞。在频繁穿刺的部位，由于瘢痕形成（图f左侧部分），通路静脉出现狭窄。由于长期使用瘘管进行血液透析，供血的肱动脉出现扩张（图g）。此外，由于通路静脉部分阻塞，肱动脉频谱表现为三相波。基于这些发现，无须进行额外的诊断试验或尝试修复现有瘘管，而应该建立一个新的血液透析通路。S：瘘管静脉；PA：穿刺动脉瘤；SHUNTAN：通路局部；A.B.：肱动脉；NA：吻合口动脉瘤；a brach：分支。

图4.11　血液透析通路动脉瘤——穿刺引起的假性动脉瘤、吻合口假性动脉瘤、退行性扩张（续）

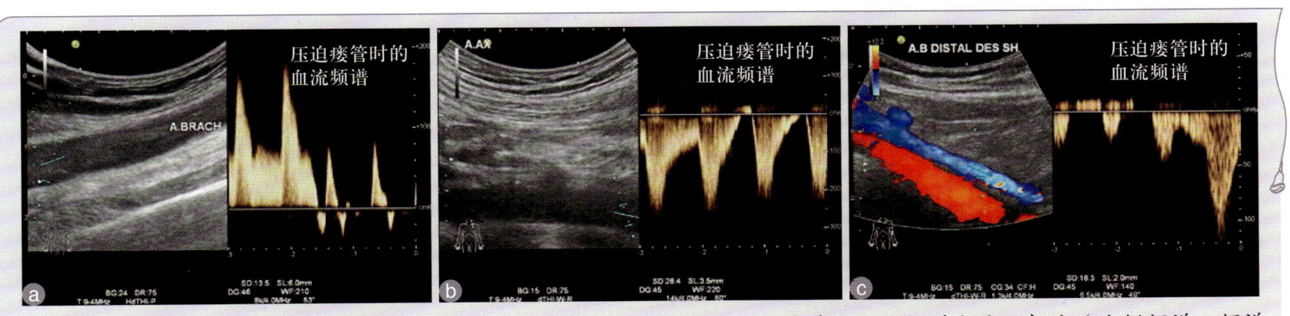

a.肱动脉血流频谱波形呈典型的供血动脉单相波（左侧频谱），手动压迫瘘管时血流频谱变为三相波（右侧频谱，频谱波形与无动静脉瘘的外周动脉频谱相同）。此间接标准可用来排除上游（近心端）狭窄（如未压迫瘘管，血液透析通路的供血动脉中出现三相波形，则表明通路静脉闭塞或静脉流出道严重阻塞）。b.指端缺血性坏死伴锁骨下动脉重度狭窄患者。手动压迫瘘管可见腋动脉血流速度下降，频谱多普勒（右侧波形）表现为上游狭窄的间接征象：收缩期上升延迟（上升时间延长）及血流频谱呈单相波。c.吻合口远端的肱动脉因盗血，多普勒波形呈双向血流。手动压迫瘘管可引起血流增加（右侧波形）及狭窄后的血流特征（收缩期上升时间延长的单相波）。

图4.12　供血动脉近心端狭窄

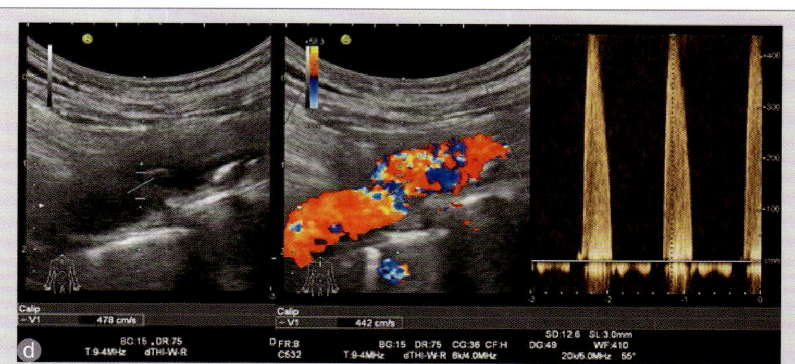

d.该例患者缺血的根本原因是锁骨下动脉狭窄，狭窄的分级需要对瘘管进行压迫。在压迫瘘管时测得收缩期峰值流速为450 cm/s，提示狭窄率＞75%（压迫瘘管后，检查者可以在动静脉瘘的患者中，使用外周动脉狭窄分级的直接标准和间接标准）。

图4.12 供血动脉近心端狭窄（续）

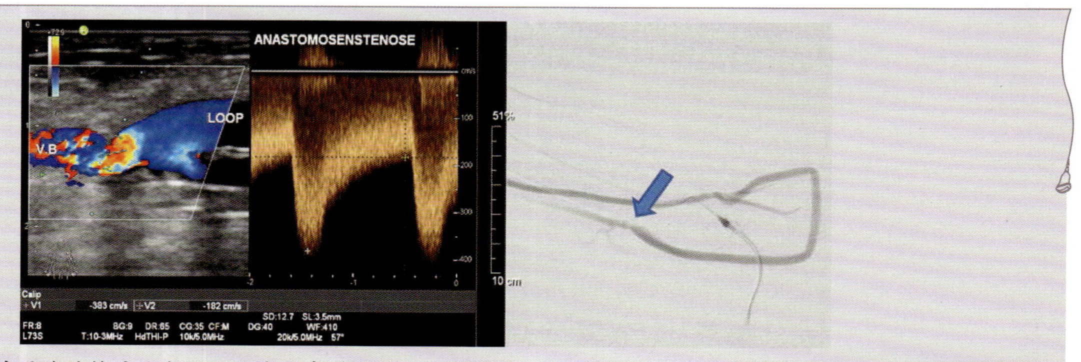

前臂人工血管动静脉通路的静脉吻合口处重度狭窄（收缩期峰值流速为5 m/s）。仅以血管造影检查很难对狭窄（血管造影中箭头所示）进行评估或分级。

图4.13 吻合口狭窄

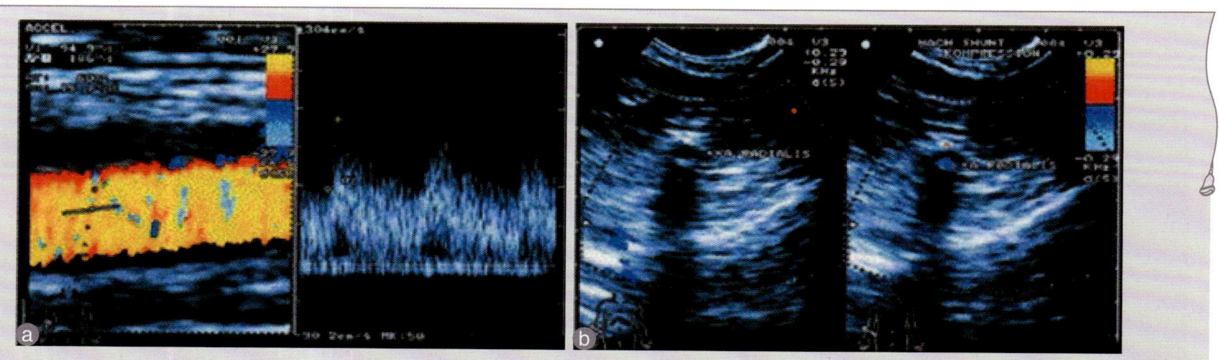

a.肘窝处动静脉造瘘的血液透析患者，血液透析通路使用多年后出现指端缺血性坏死。动静脉瘘通畅但流速高，收缩期峰值流速为186 cm/s，舒张末期流速为94 cm/s。b.未压迫瘘管时，彩色多普勒超声或频谱多普勒成像均未检测到桡动脉内血流信号。桡动脉横切面（左图）见明显的中膜硬化伴后方声影，血流显示不清。压迫瘘管后桡动脉内见蓝色血流信号（右图）。血管造影检查也需要压迫瘘管方可显示远端的桡动脉（译者注：原书未展示图片）。

图4.14 血液透析通路并发症——外周缺血、动脉盗血

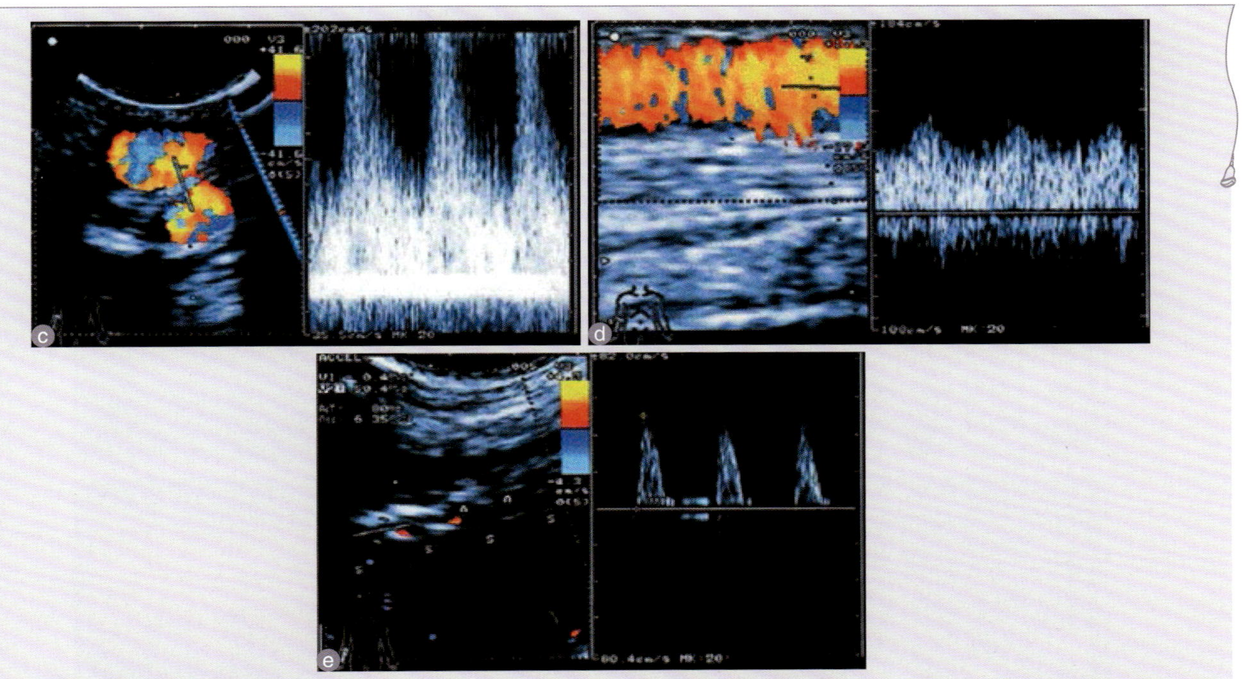

c.瘘管的环缩导致局部区域狭窄，收缩期峰值流速为280 cm/s，舒张末期流速为100 cm/s。d.由于环缩瘘管内血流减少（收缩期峰值流速为95 cm/s，舒张末期流速为60 cm/s）。e.虽然血管中膜硬化影响显像，但环缩后桡动脉可检测到收缩期峰值流速为50 cm/s的血流频谱。然而，尽管调高增益（表现为过调制后引起的后方伪像）和降低脉冲重复频率，桡动脉内仅显示孤立的“星点样”血流信号。钙化斑块和中膜硬化导致声波散射和声影。A：桡动脉；S：声影。

图4.14　血液透析通路并发症——外周缺血、动脉盗血（续）

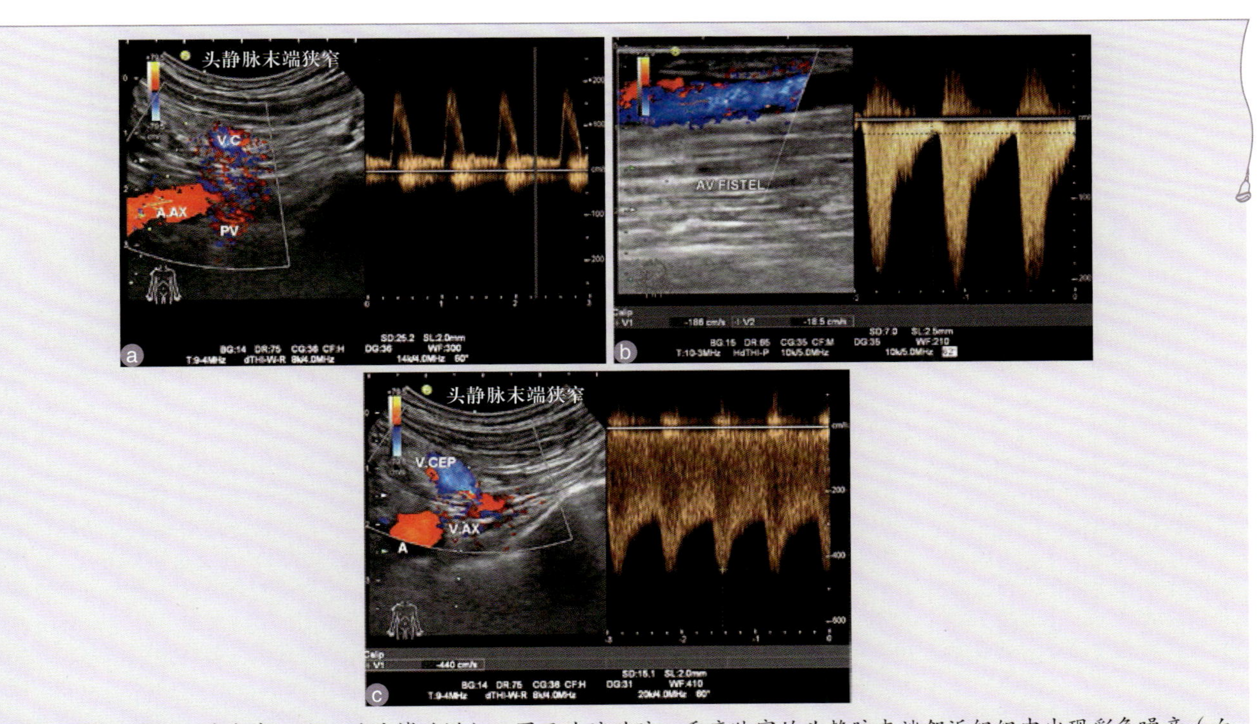

a.长期Brescia-Cimino瘘患者，流入动脉搏动增加，图示为腋动脉。重度狭窄的头静脉末端邻近组织中出现彩色噪音（血管周围震颤）（图c）。b.血液透析通路通畅，血流正常，但搏动指数有所增加（舒张期流速降低），这与更靠近中心静脉引流阻力增加一致。c.该例患者瘘管内血流量减少且搏动性增强是由末端头静脉重度狭窄所致，收缩期峰值流速超过420 cm/s（末端头静脉呈拱形，难以在单个平面全部显示）。这种血液透析通路问题可表现为手臂肿胀。VC：头静脉；PV：血管周围震颤；A.AX：腋动脉；V.CEP：头静脉；V.AX：腋静脉。

图4.15　血液透析通路并发症——瘘管流量减少、头静脉末端狭窄

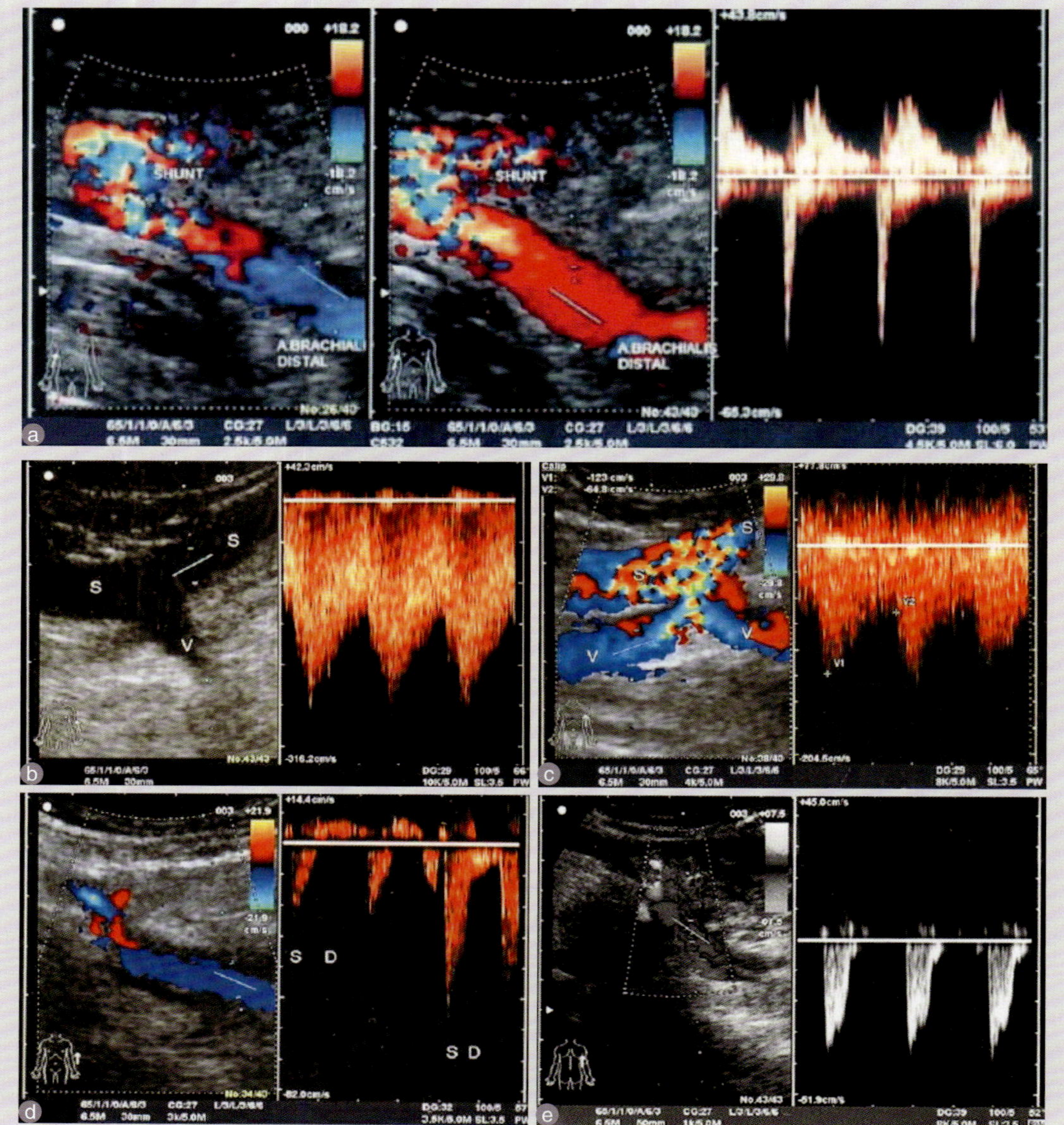

a.肘弯处建立血液透析通路的患者出现外周缺血和手部疼痛。瘘管的高流量导致静脉吻合口远端的肱动脉呈往返血流。血流方向的前后交替流动通过彩色多普勒超声成像（收缩期血液背离探头流动呈蓝色，舒张期血液朝向探头和瘘管流动呈红色）和频谱多普勒均可显示。如果存在侧支循环维持血流灌注，即使高流量瘘管远端的供血动脉呈往返血流，也不引起周围缺血。b～e.血液透析通路建立后外周缺血——副静脉结扎。b.当考虑进行环缩或其他任何类型的瘘管修补术，包括闭合术时，应评估瘘管静脉的走行，寻找副静脉或与较深静脉的交通支。如果副静脉的血流量很高，会分流通路静脉内的血流。如图所示，头静脉作为通路静脉仅轻度扩张，直径为1.2 cm，但流量较大，收缩期峰值流速约为2.5 m/s（副静脉起点的上游）。c.有两条扩张的副静脉，直径分别为8 mm和7 mm。其中一条静脉的多普勒波形显示收缩期峰值流速为123 cm/s，舒张末期流速为60 cm/s，另一条静脉血流速度相似（波形未显示）。d.桡动脉近心端近肱动脉分叉处管腔内出现往返血流：收缩期缓慢上升，收缩期峰值流速为20 cm/s；舒张期血流逆向，舒张末期流速为8 cm/s。压迫瘘管后（频谱图右侧）导致收缩期和舒张期血流均呈前向（背离探头流向外周动脉），缺血后舒张期流速增加（收缩期峰值流速为40 cm/s，舒张末期流速为10 cm/s）。e.对图c所示的副静脉进行超声检查并标记，暴露后结扎，以改善手部灌注并挽救透析通路。修复后，在与图d相同的位置进行频谱多普勒检查，结果证实血流动力学得到改善：正向血流恢复（无逆向血流），收缩期峰值流速为35 cm/s（与图d中的波形相比）。干预后患者症状得到缓解。V：副静脉；D：舒张期血流。

图4.16 血液透析通路并发症——外周缺血

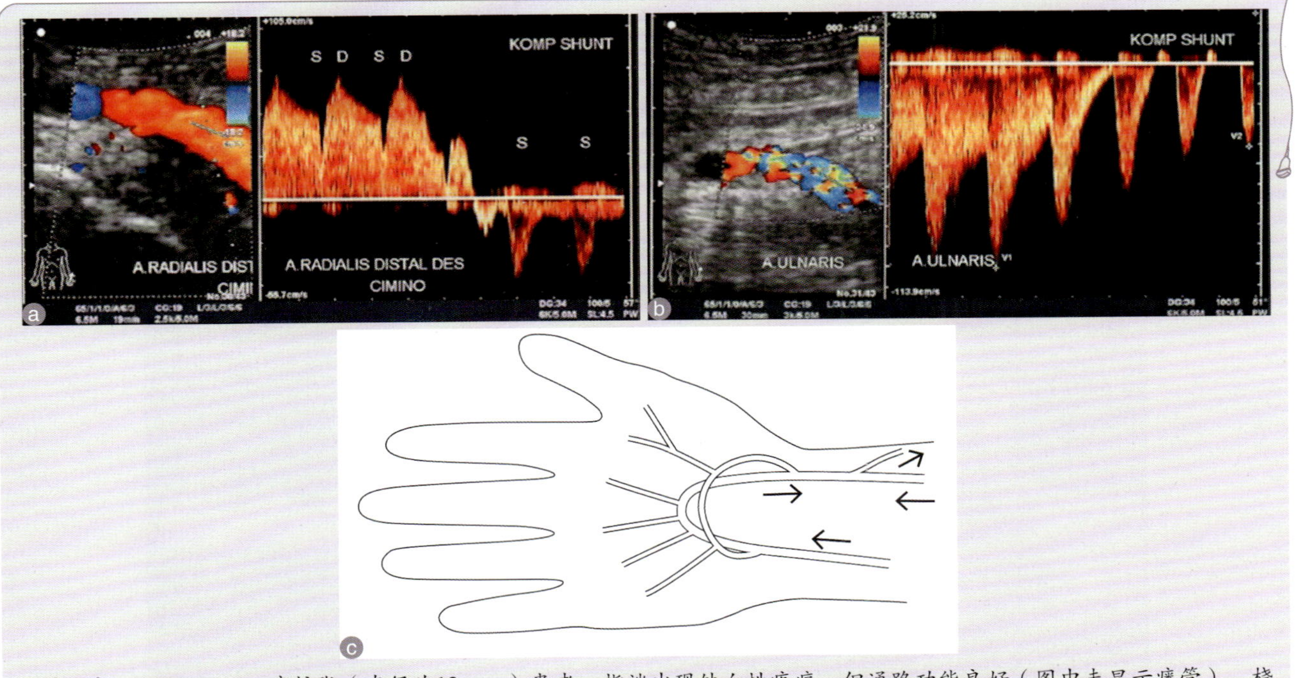

a.手腕部Brescia-Cimino瘘扩张（直径为12 mm）患者，指端出现缺血性疼痛，但通路功能良好（图中未显示瘘管）。桡动脉近心端呈高流量（图中未显示），远心端血流逆向（朝向探头呈红色）。多普勒频谱波形证实为逆向血流，收缩期血流速度降低，而舒张末期血流速度增高，为75 cm/s。压迫瘘管导致桡动脉血流方向逆转，表现为桡动脉内血液沿正常方向流动（背离探头），此外舒张期血流成分增多（缺血后）。b.尺动脉为朝向外周的（背离探头呈蓝色，波形在基线下方）、高速的前向血流（彩色血流图出现混叠）。多普勒频谱波形呈向动静脉瘘供血的特征：舒张期流速较高（舒张末期流速为44 cm/s），收缩期峰值流速亦较高（收缩期峰值流速为100 cm/s）。当压迫瘘管时，血流频谱恢复正常（外周动脉特征性的三相波），收缩期峰值流速为45 cm/s。这些表现与高流量瘘管导致动脉盗血相一致；动脉血流量不足，尺动脉通过掌弓为瘘管供血，这解释了瘘管远端的桡动脉血液逆向的原因。根据这些超声检查结果，结扎了该患者瘘管远端的桡动脉。这一措施消除了动脉盗血，并通过尺动脉恢复了手部的充分血液供应。c.上述情况的血流示意图（箭头表示血流方向）。KOMP SHUNT：压迫瘘管；S：收缩期；D：舒张末期。

图4.17　外周动脉缺血——动脉盗血伴掌弓逆向血流

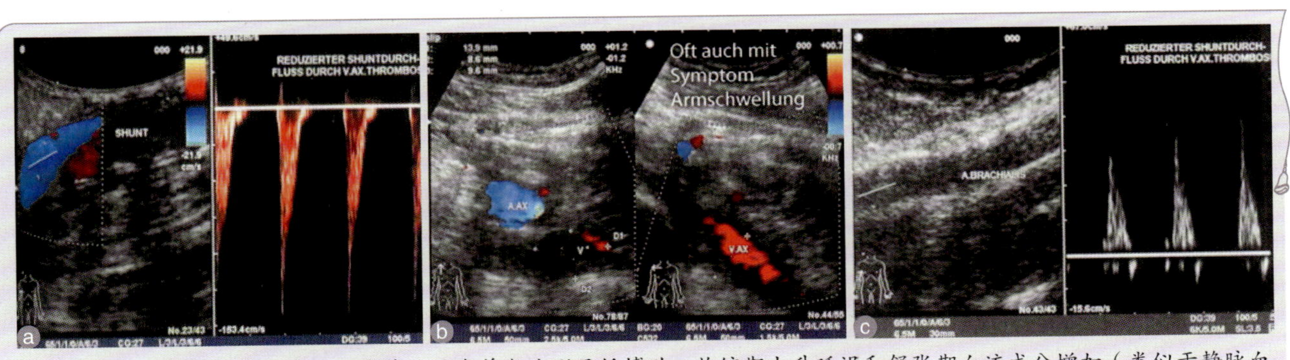

血液透析通路上游存在狭窄时，瘘管处的多普勒波形呈低搏动：收缩期上升延迟和舒张期血流成分增加（类似于静脉血流）。相反，引流静脉功能受损时（血栓形成、狭窄、受到压迫）会导致血流搏动增强。a.血液透析通路的多普勒波形舒张期成分消失，表明取样点下游的血流阻力增加（血流受阻）。b.彩色多普勒超声成像显示腋静脉血栓形成，近血管壁处可见部分残余血流呈红色。静脉管腔几乎完全被血栓充满。c.流出道阻塞导致为血液透析瘘管供血的肱动脉血流阻力增高，呈三相波（即正常外周动脉频谱波形特征）。引流静脉功能受损导致血液透析过程中的血流量不足，可对供血动脉或通路静脉进行频谱多普勒检查，通过对流出静脉连续评估来确认梗阻部位。该患者为腋静脉血栓形成。对于人工血管通路患者，三相波的鉴别诊断还应包括静脉吻合口狭窄。V：静脉管腔。

图4.18　流出道阻塞——血液透析通路下游的中心静脉血栓形成

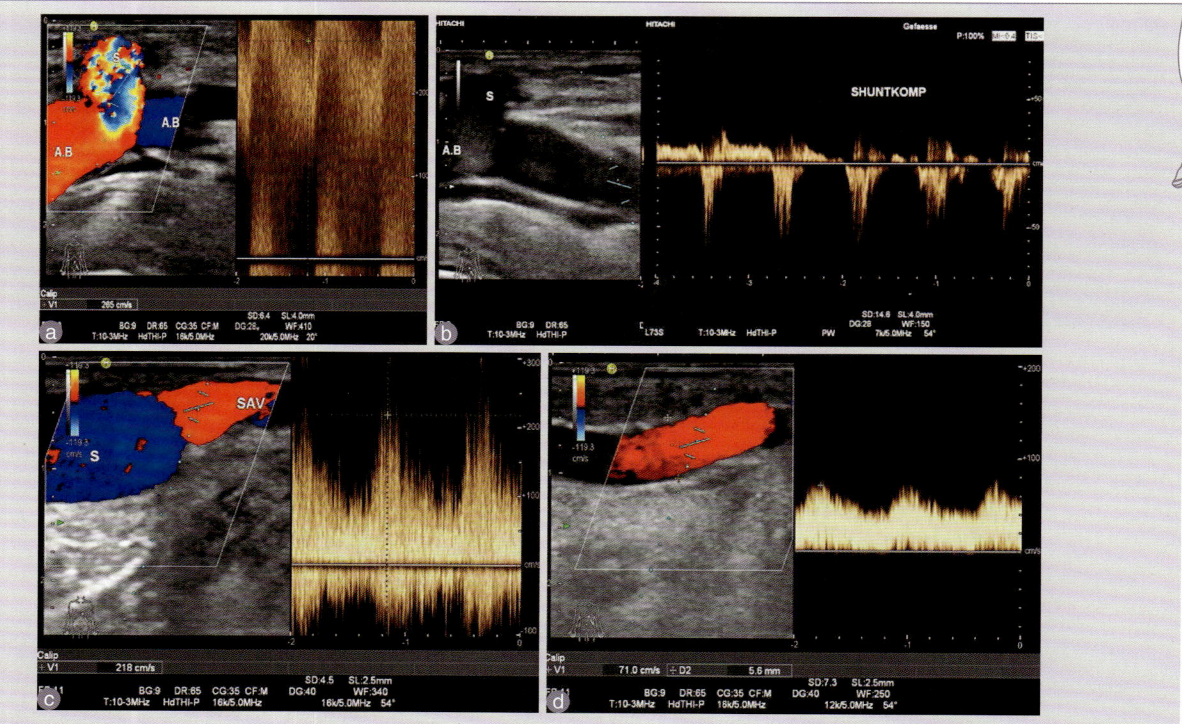

a.肘弯处动静脉瘘患者出现外周缺血和手轻度肿胀。超声检查发现吻合口重度狭窄（混叠，收缩期峰值流速>6 m/s，舒张末期峰值流速为2.5 m/s）。b.尽管吻合口处存在重度狭窄，但静脉吻合远端的肱动脉仍存在往返血流。手动压迫瘘管，该节段血流恢复正向。c.仔细评估瘘管静脉（蓝色）发现一条粗大的副静脉（红色），其血液流向手部。d.彩色血流成像和频谱多普勒超声显示副静脉的血流量较大（收缩期峰值流速为80 cm/s，直径为1 cm）并流向外周（红色）。标记该副静脉并结扎，外周疼痛和手肿胀随之缓解。吻合口狭窄未做处理。SAV：副静脉；A.B：肱动脉；S：瘘管静脉。

图4.19 外周缺血——往返血流、吻合口狭窄、副静脉

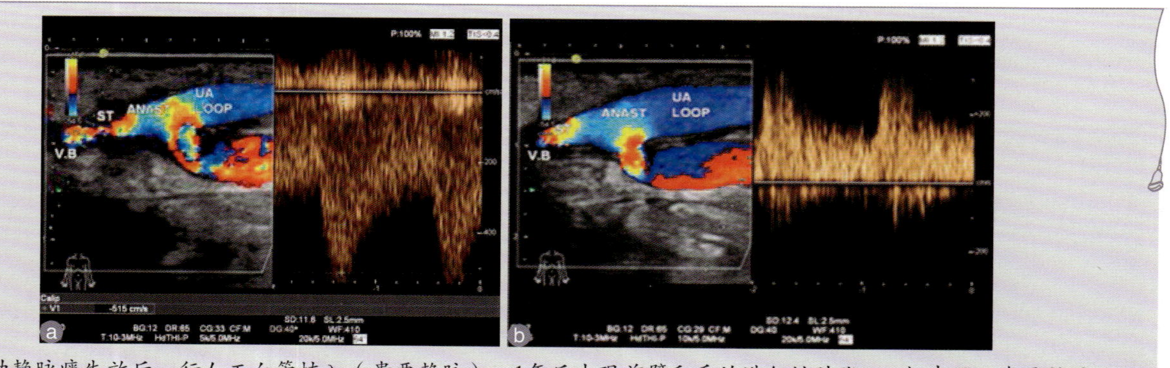

患者自体动静脉瘘失效后，行人工血管植入（贵要静脉）。1年后出现前臂和手的进行性肿胀。a.超声显示贵要静脉收缩期峰值流速高达5.5 m/s，表明存在重度狭窄，狭窄靠近静脉吻合口中心。b.狭窄导致吻合口远端扩张的贵要静脉血液流向手部（红色，朝向探头），静脉血液流向手部是该患者手部肿胀的原因。这种逆向静脉引流的结果是越靠近中心的狭窄（图4.15），既不会导致通路静脉节段的血流搏动性增加，也不会导致血流量过低，低于血液透析功能需求的下限。然而，狭窄可引起窄后扩张、血液透析后出血时间延长及穿刺部位动脉瘤。

图4.20 血液透析通路并发症——前臂和手的进行性肿胀

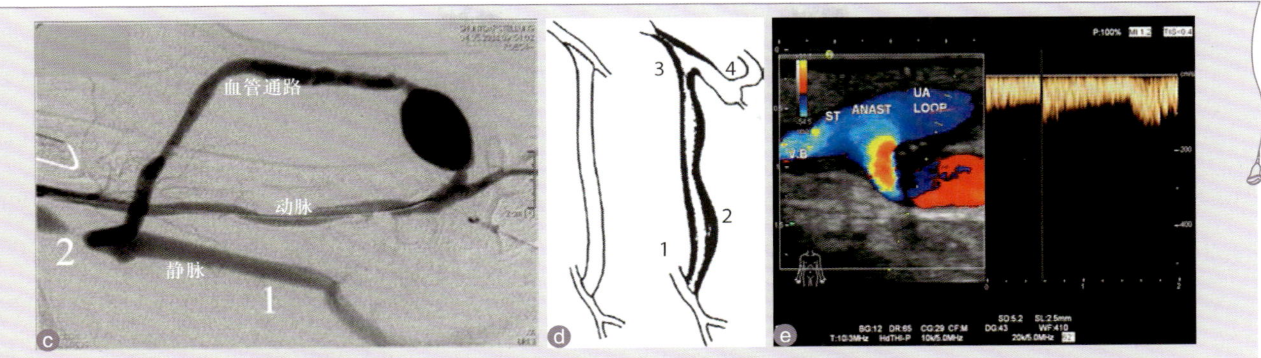

c.在超声检查的基础上获得经皮腔内血管成形术血管造影有助于整体理解复杂的血流状况，包括靠近引流静脉中心的狭窄和吻合口（右侧）周围静脉的扩张。d.血液透析动静脉瘘晚期形态变化示意图（右图）：1：进行性动脉粥样硬化导致的供血动脉狭窄（引自Scholz，1998）；2：通路静脉扩张及频繁穿刺导致的瘢痕形成；3：静脉吻合口狭窄；4：远端引流静脉扩张。e.尽管靠近吻合口中心的通路静脉重度狭窄，但血液透析流量仍正常（图a）。前臂静脉的逆向血流使通过瘘口的血流量保持正常。图像中心的混叠（引流静脉起始处的黄色和红色，引流静脉为红色的逆向血流）是由于此处的多普勒角度很小（声束与血流方向平行）（图1.18b、图1.50b）。V.B：贵要静脉；ANAST：吻合口；ST：狭窄。

图4.20　血液透析通路并发症——前臂和手的进行性肿胀（续）

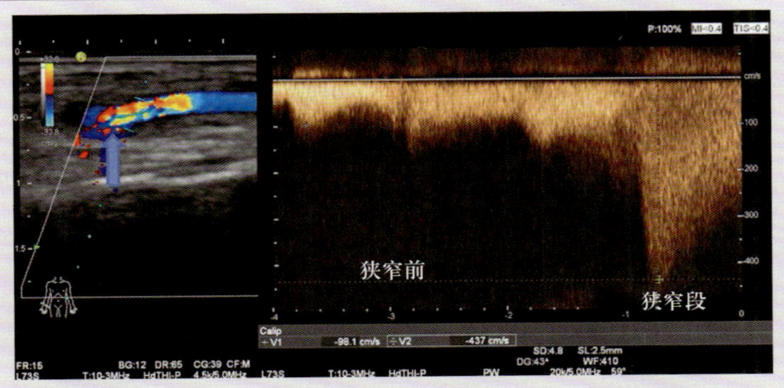

该患者在建立动静脉血液透析通路5周后，通路静脉持续纤细（2 mm）。超声检查发现其根本原因是存在重度狭窄（狭窄处与狭窄前的收缩期峰值流速比值>4，由狭窄处收缩期峰值流速为437 cm/s和狭窄前收缩期峰值流速为98 cm/s计算得到）。狭窄在形态学上不明显（灰阶图像），仅在频谱波形上可显示，可能是内膜片或术中损伤所致（内膜片见图4.4）。箭头：重度狭窄。

图4.21　靠近吻合口的狭窄导致瘘管成熟失败

第 5 章

颅外段脑动脉

心脑血管疾病是西方国家人群中最常见的死亡原因，最严重的脑血管疾病表现为脑卒中及其并发症，致死率可达1/3。脑梗死常导致不可逆的损伤和瘫痪，患者需要长期照护。随着年龄增长，颈动脉粥样硬化的发病率越来越高，脑梗死的发生率也随之增加（Fabres et al.，1994；Mannami et al.，2000；Roederer et al.，1984），＞60%～70%的缺血性脑梗死由动脉栓塞引起，且栓子多来源于颈动脉（Bock et al.，1993；Evans，1999；Roederer et al.，1984）。

1953年，DeBakey完成首例颈动脉内膜切除术，作为降低颈动脉粥样硬化患者卒中风险的有效方法，其有效性在欧美的几项大型试验中均得到了证实。这些试验包括在症状性颈动脉狭窄患者中进行的欧洲颈动脉外科试验（European carotid surgery trial，ECST）和北美症状性颈动脉内膜切除术试验及在无症状人群中进行的无症状颈动脉粥样硬化研究（asymptomatic carotid atherosclerosis study，ACAS）（表5.1）。上述研究将颈动脉狭窄患者按照临床分期和颈动脉狭窄程度进行分层分析，对比自然病程与颈动脉手术后的发病率和死亡率，研究结果均表明，对症状性颈动脉重度狭窄（＞70%）的患者和部分症状性颈动脉狭窄（60%～70%）患者行颈动脉重建是有益的。而在无症状性颈动脉重度狭窄患者中，手术治疗仅对围手术期事件发生风险低、斑块形态预示栓塞风险高的患者有利。

为了明确哪些患者能从颈动脉内膜切除术中获益，需要进行适当的诊断检查，即明确哪些颈动脉狭窄患者具有高栓塞风险且将受益于颈动脉内膜切除术。超声检查是一种可实时重复操作的无创检查方法，能够精确地定量评估颈动脉狭窄程度（栓塞风险随狭窄程度的增加而增高）。超声检查还能提供斑块的形态学信息，这是影响栓塞风险的第二个主要因素。超声造影可以评估与栓塞风险和炎症活动相关的另一特征——斑块内新生血管。

由于颈动脉解剖位置表浅且无其他结构干扰，超声技术可以对其大部分节段进行详细的评估，以确定脑梗死的病因。鉴于上述理想的扫查条件，且多数颈动脉狭窄位于颈内动脉起始处，仅连续多普勒超声就可以准确地检测出重度颈动脉狭窄。

超声检查可以提供斑块的形态学信息和狭窄处的血流动力学信息，凭此可以准确评估动脉病变及其位置，通过角度校正的频谱多普勒超声成像，可以明确斑块的血流动力学意义。超声对斑块形态的评估可以进一步预测栓塞风险。综上所述，仅通过超声检查即可确定哪些颈动脉狭窄患者适宜采取外科治疗，哪些患者适宜药物治疗，而不需要进一步的有创检查。

表5.1 外科治疗及药物治疗症状性颈动脉狭窄与无症状性颈动脉狭窄（相应的症状与无症状代表）的随机多中心试验结果比较

参数	北美症状性颈动脉内膜切除术试验	欧洲颈动脉外科试验	无症状颈动脉粥样硬化研究
病例数	659	778	1659
- 手术治疗	328	455	825
- 药物治疗	331	323	834
围术期卒中发生率	2.1%	6.6%	1.4%
发病率/死亡率（自然病程）	5.8%	7.5%	2.3%
风险降低（相对）			53%
- 男性	65%	43%	66%
- 女性			17%

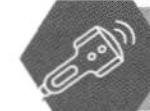

5.1 正常血管解剖和重要变异

5.1.1 颈动脉

大脑的血供来自两侧颈动脉和椎动脉，后者在脑桥下缘汇合形成基底动脉。超过70%的个体，左侧颈总动脉在左锁骨下动脉发出之前直接起源于主动脉弓（图5.1a）。右侧颈总动脉起源于头臂干（或称头臂动脉/无名动脉），头臂干起源于主动脉弓，然后发出右侧锁骨下动脉。主动脉弓上动脉的重要变异源于鳃弓发育异常，如下。

（1）头臂干和左侧颈总动脉共同起源于主动脉弓（13%）。

（2）共同动脉干起自主动脉弓，然后发出左颈总动脉和头臂干（9%）。

（3）存在两条头臂干，颈总动脉和锁骨下动脉分别起自同侧头臂干（1%）。

（4）内脏转位（非常罕见）。

正常右侧头臂干长4～5 cm，它穿过头臂静脉下方，在右侧胸锁关节后方分为右侧锁骨下动脉和右侧颈总动脉。

双侧颈总动脉与迷走神经和前外侧的颈内静脉伴行向颅内走行。颈动脉分叉部常位于第4～5颈椎水平，大致相当于甲状软骨水平，但个体间存在较大差异（图5.2）。通常情况下，管径较粗的颈内动脉起源于颈动脉分叉后外侧，其起源处的膨大部分称为颈动脉球部。与颈外动脉不同，颈内动脉在颅外段多无分支。

颈内动脉的冗长与扭曲（相邻节段之间呈90°）或螺旋（360°环）有关（图5.1b～图5.1d），且会随年龄而进展，高血压是其诱因。扭曲和螺旋是由于颈内动脉两端固定，即分叉部和颅底之间的空间有限所致，但即使出现严重的扭曲也很少引起显著的血流动力学狭窄（图5.51）。

颈外动脉通常起源于颈内动脉的前内侧，但在约10%的个体中其起源点位于外侧或后外侧。颈外动脉的第一分支为甲状腺上动脉，然后发出供应皮肤和颅外器官的分支（面动脉及颞动脉）。

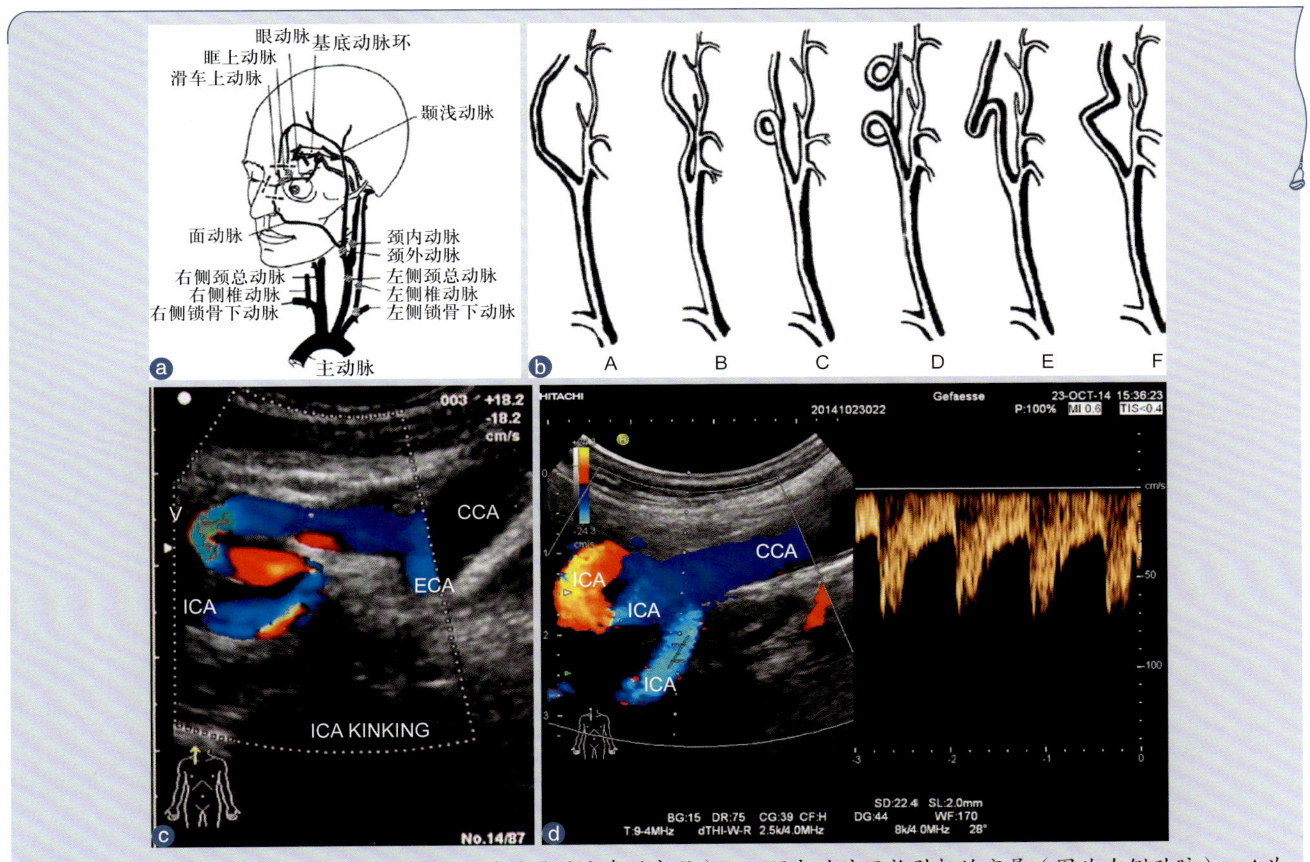

a.大脑供血动脉解剖图（标记处是测量和记录结果的代表性部位）。b.颈内动脉冗长引起的变异（图为左侧动脉）：A为C型，B为S型，C为螺旋，D为双螺旋，E为扭曲，F为双扭曲。c.颈内动脉严重扭曲的彩色血流图（对应图b中的E型），由于血流相对于探头的方向发生变化，彩色血流发生相应变化（由蓝色变为红色）。d.颈内动脉螺旋的彩色血流图像（对应图b中的C型），由于血流相对于探头的方向发生变化，彩色血流发生相应变化（蓝色：背离探头；红色：朝向探头）。CCA：颈总动脉；ICA：颈内动脉；ECA：颈外动脉；ICA KINKING：颈内动脉扭曲；V：颈内静脉。

图5.1

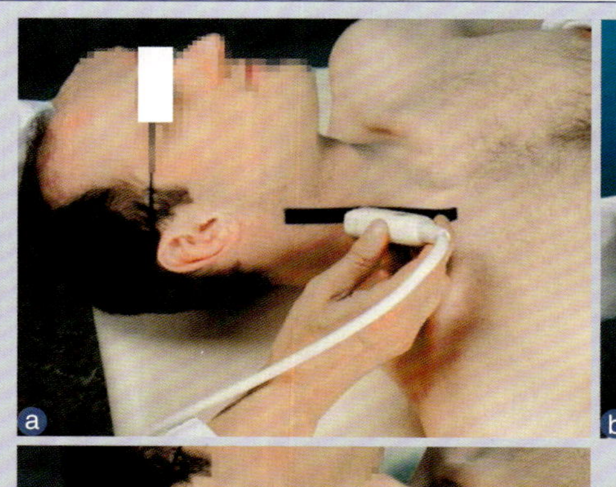
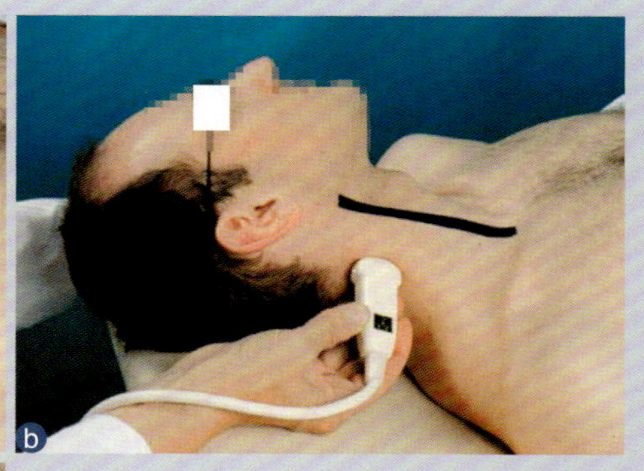
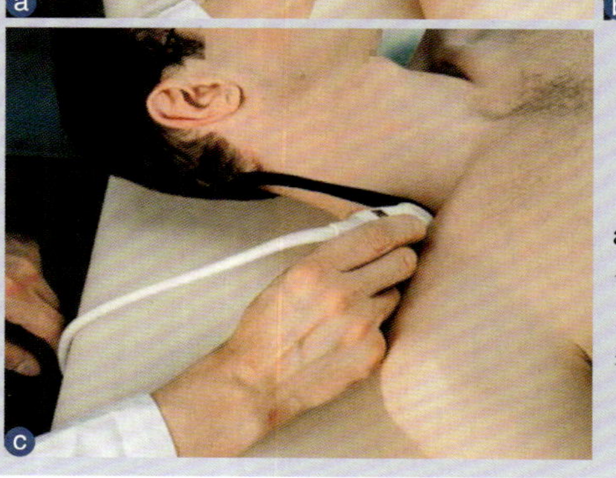

a.探头位于前外侧位（胸锁乳突肌前方）扫查颈动脉。b.探头位于后外侧位（胸锁乳突肌后方）扫查颈动脉。c.扫查椎动脉起始处的探头位置。粗黑线：探头位置。

图5.2 颅外段颈动脉和椎动脉检查的探头位置

5.1.2 椎动脉

椎动脉起始于其同侧锁骨下动脉，于第6颈椎水平穿过椎体横突孔，在其间走行直至颅底。椎动脉内径变异较大，可能表现为单侧发育不良或缺如，对侧内径可代偿性增宽。左侧椎动脉通常较宽，在约4%的个体中，其直接起源于主动脉弓。

甲状颈干在椎动脉起始稍远处起源于锁骨下动脉。在超声检查中，两者的鉴别很重要。准确描述椎动脉变异非常重要。为了精确描述病变部位，通常将椎动脉分为5个节段（图5.3）。

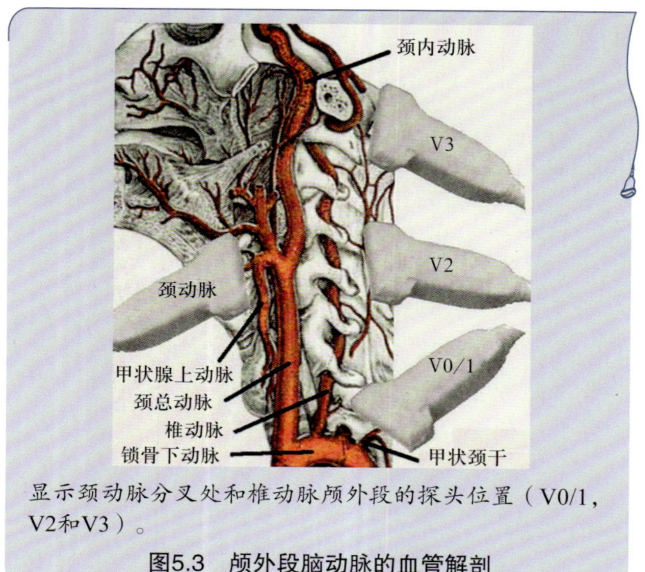

显示颈动脉分叉处和椎动脉颅外段的探头位置（V0/1，V2和V3）。

图5.3 颅外段脑动脉的血管解剖

（1）V0段为发自锁骨下动脉的起始处。

（2）V1段为自起始处至第6颈椎横突水平。

（3）V2段为走行在第2～6颈椎横突孔的部分。

（4）V3段在寰椎周围呈拱形走行，因此也被称为寰椎环。

（5）V4段为颅内段。

椎动脉V2段与甲状颈干的分支相交通，V3段与枕动脉（颈外动脉分支）相交通。

椎动脉的解剖变异增加了椎动脉疾病诊断的困难，这些变异包括单侧发育不良、起源异常（4%的左侧椎动脉直接起源于主动脉弓，故无锁骨下动脉盗血综合征的风险）和走行异常（存在10%的个体的椎动脉会在低于或高于第6颈椎水平进入颈椎横突孔）。

5.2 检查技术和流程

鉴于颅外段脑动脉的位置较为表浅，使用高频探头（5～7.5 MHz，甚至10 MHz）可以获得较高空间分辨力的灰阶图像。行超声检查时，患者常取仰卧位，头部略后仰。尽管部分检查者倾向于坐在患者右侧进行检查，但推荐检查者坐在患者头侧。此时检查者的肘部可支撑于检查床边缘，在不施加过度压力的情况下通过较小的运动幅度就可调整探头的位置［前外侧、后外侧（图5.2）］，这种体位便于连续扫查颈动脉及通过颞浅动脉敲击试验以区分颈外动脉、颈内动脉（图5.6）。在横切面上确定颈动脉的走行和颈动脉分叉，在纵切面上取样获得多普勒频谱。同其他部位的超声检查一样，屏幕左侧对应头侧，右侧对应足侧。

5.2.1　颈动脉

以横切面扫查颈动脉分叉以确定颈内动脉、颈外动脉的位置和走行，以及相互位置关系。在检查中，可能会观察到以下变异情况。

（1）约90%的个体，颈内动脉位于颈外动脉的后外侧。

（2）约10%的个体，颈内动脉位于颈外动脉的内侧且处于同一水平。

（3）极少数个体，颈内动脉走行于颈外动脉前方。

为了便于多普勒角度校正和狭窄或斑块的精准识别，检查者须适当移动探头以清晰显示颈动脉分叉。纵切面图像可以通过以下3种标准方法来获得。

（1）将探头置于喉部和胸锁乳突肌之间进行矢状面的前后位扫查（图5.2a）。

（2）通过胸锁乳突肌的外侧入路进行扫查。

（3）采用后外侧入路，将探头置于胸锁乳突肌后方进行扫查（图5.2b）。

对于颈内动脉走行正常的大多数受检者，探头从后外侧扫查时，颈内动脉位于近场并可以很好地显示颈动脉分叉部。

使用灰阶超声可对颈动脉解剖结构进行初步探查，从横切面和纵切面获得血管壁的信息（图5.4）。

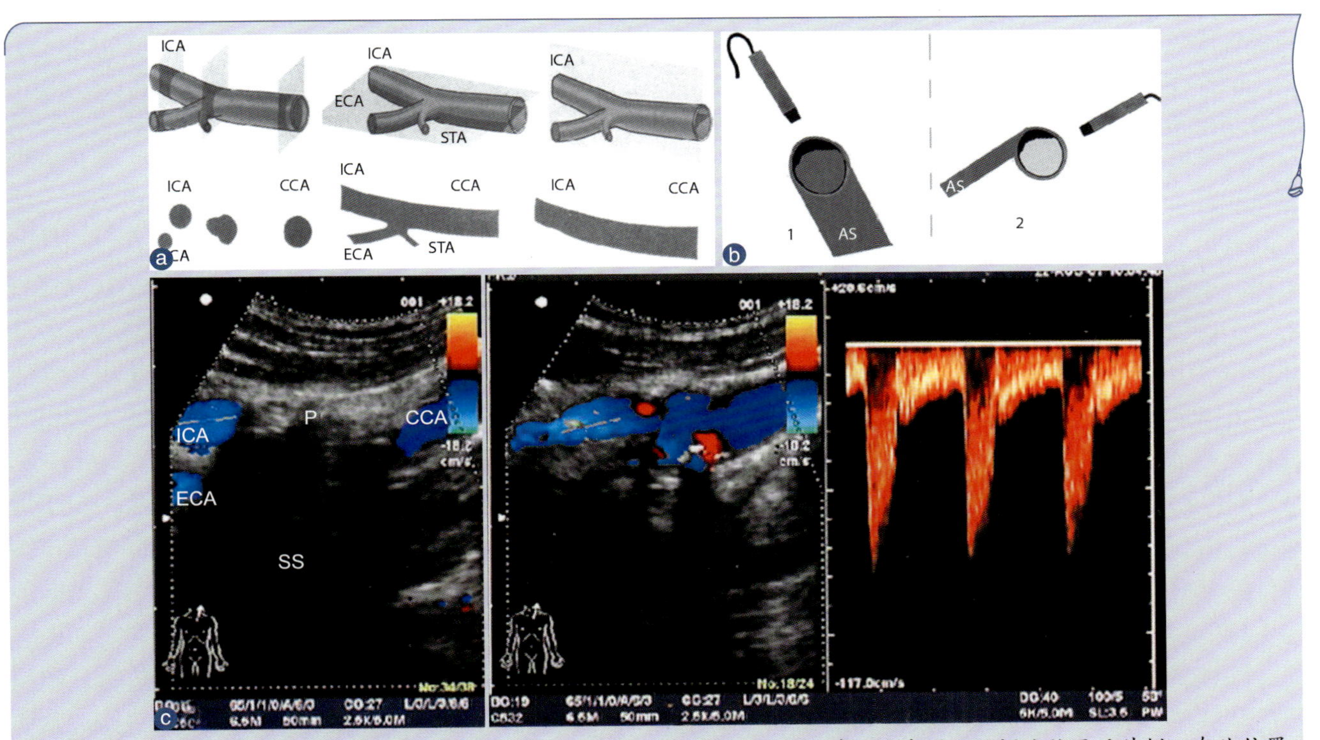

a.图示超声检查颈动脉分叉部。左图显示横切面，以识别和观察颈动脉整体情况。中图显示探头位于后外侧，在此位置扫查，颈动脉呈音叉状，颈内动脉在后方走行，位于图像近场，颈外动脉则位于远场。在该位置可以通过膨大的颈动脉球部来识别颈内动脉，通过辨认发出的甲状腺上动脉来识别颈外动脉；该探头位置也可以用于评估斑块形态。右图显示当钙化斑块声影影响后外侧入路成像时，将探头置于前方以便于斑块评估或频谱多普勒检查。b.图示当斑块后方声影遮挡管腔时，可通过从位置1（如后外侧）旋转探头至位置2（如前方）来避开声影，以评估斑块形态/表面，并评估钙化斑块所致的狭窄程度。与位置1不同，位置2可以进行频谱多普勒成像。这些图像说明，如果仅在一个切面上扫查，即使是较小的钙化斑块也会影响对血管腔的评估。c.左图示（探头位于后外侧）位于颈动脉球部的钙化斑块声影完全遮挡颈内动脉和颈外动脉的血流信号，且灰阶成像血管结构显示模糊。中图示通过改变探头位置绕过镰刀状钙化斑块，可以评估颈动脉球部和颈内动脉。彩色多普勒和频谱多普勒显示无血流加速，排除了斑块导致的有血流动力学意义的管腔狭窄。ICA：颈内动脉；ECA：颈外动脉；STA：甲状腺上动脉；AS：声影；SS：声影；P：斑块。

图5.4

正常动脉管壁在声像图上显示为3层结构：内层为紧邻管腔的线样高回声；中层为较宽的低回声；外层为稍高回声，与血管周围脂肪组织分界不清。由于超声图像显示的是不同声阻抗之间的界面反射回声，而非直接显示组织或组织层，所以超声所见血管壁的3层结构并不与真实血管壁的3层解剖结构（内膜、中膜、外膜）完全对应。内膜和中膜在超声图像中较难区分，因此不能单独测量内膜厚度，而通常用内膜-中膜的厚度来替代。

超声测量的内膜-中膜厚度被认为是亚临床动脉粥样硬化的早期诊断指标，也是监测治疗结果的干预性研究中常用的指标（如监测他汀类药物治疗）。因此，需要通过标准的颈动脉内膜-中膜厚度测量方法来减少观察者之间的差异。如果扫查的血管与皮肤平行，则垂直的入射角度可以保证对血管壁的最佳评估。如果角度偏小，检查者需通过前后移动或轻微旋转探头，保证在管径最大的切面进行评估。推荐在颈总动脉远场管壁测量内膜-中膜厚度，因为以充满血液的管腔作为透声窗可以清晰显示内膜和中膜的两条线样回声。若采用前缘法（见1.1.2.4部分和图5.5）可以减少混响伪像（出现在声阻抗差异较大的界面）。系列的内膜-中膜厚度测量必须在同一位置；多数研究者倾向于在距分叉2～3 cm的远场管壁对内膜-中膜进行测量。建议使用＞10 MHz的高频探头，其轴向分辨力和测量精度会随探头频率增加而提高（表1.2）。对于＜0.01 mm结构的区分，尽管技术层面可行，但已超出肉眼的分辨能力（可能带来测量误差、混响伪像等）。最后，建议在舒张末期进行内膜-中膜厚度的测量，以尽量减少心动周期变化的影响（Meyer et al.，2008）。

目前对于在常规临床检查中进行斑块形态学特征详细评估的必要性尚无一致意见。虽然对于多数颈动脉狭窄＞70%的患者（根据欧洲颈动脉外科试验标准，对应北美症状性颈动脉内膜切除术试验标准中50%的狭窄），仅根据狭窄等级就可以建议进行手术，但是斑块形态学特征对于狭窄程度为60%～70%的患者和无症状重度狭窄患者的治疗决策具有重要意义。

在完成对血管壁和斑块的形态学评估后，于纵切面进行频谱多普勒评估。彩色多普勒图像能够提供关于狭窄-闭塞性病变的线索。彩色混叠提示狭窄，而闭塞则为管腔内无彩色血流信号。此外，彩色多普勒模式有助于识别颈内动脉的扭曲或螺旋走行特征。

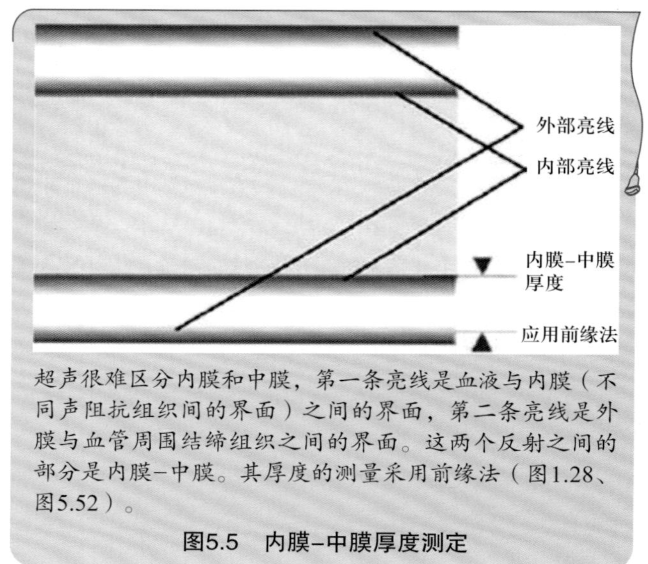

超声很难区分内膜和中膜，第一条亮线是血液与内膜（不同声阻抗组织间的界面）之间的界面，第二条亮线是外膜与血管周围结缔组织之间的界面。这两个反射之间的部分是内膜-中膜。其厚度的测量采用前缘法（图1.28、图5.52）。

图5.5 内膜-中膜厚度测定

彩色多普勒图像可以用于初步的定位分析，颈总动脉、颈内动脉、颈外动脉的血流速度定量分析需要基于纵切面获得经角度校正的多普勒频谱（表5.2）。颈内动脉的频谱多普勒取样应在短时间内完成。使用较大的取样容积可以实现对颈总动脉和颈内动脉的连续检查，尤其从后外侧入路扫查时。通过这种方法，可以连续获得颈总动脉和颈内动脉的多普勒频谱，与连续多普勒超声检查相似。对于颈外动脉的扫查，通常只需要检查其起始处以区别于颈内动脉，并识别可能的狭窄。

在进行颈动脉频谱多普勒检查时，探头位于后外侧扫查优于前方。此时，颈动脉分叉部的超声图像如同音叉状且颈内动脉更靠近探头，颈总动脉、颈动脉球部及颈内、外动脉可以显示在同一切面。这有助于进行多普勒角度校正，且声束透过软组织可以提高图像质量。然而，当颈内动脉扭曲或螺旋时，需要多切面扫查以识别足够长的动脉走行平直段以进行角度校正。

为减小颈内动脉流速测量误差，应尽量使多普勒角度＜60°（见1.1.4.6部分，图1.23），这需要选择合适的超声探头。当使用具有声束偏转功能的线阵探头时，即便是进行最大限度地头侧偏转（技术限制为20°），对于与皮肤表面平行的动脉而言，其多普勒角度也难以＜70°（90°－20°=70°）。尽管线阵探头在灰阶成像上能为血管壁的形态学评

表5.2　颈动脉的超声检查（检查步骤）

成像方式	检查目的
灰阶超声：横切面	明确血管走行，尽可能区分颈内动脉 / 颈外动脉（甲状腺上动脉起源、血管内径）
灰阶超声：纵切面（探头前位、后外侧位）	寻找斑块、斑块特征，与非动脉粥样硬化性血管疾病相鉴别
彩色多普勒（可选择）：根据需要可选择探头置于后外侧或前方	明确血管走行（扭曲、螺旋），提示存在狭窄的初步线索（混叠）。作为当颈内动脉、颈外动脉难以区分时的补充信息（甲状腺上动脉起源）
频谱多普勒（脉冲多普勒）：纵切面（无须横切面）；探头置于后外侧或前方（角度< 60°）。使用微凸探头可能更易于获得合适的多普勒角度（可倾斜）	确定狭窄、狭窄分级，区分颈内动脉、颈外动脉（颞浅动脉敲击试验），确定手术指征（颈动脉内膜切除术）
利用高频线阵探头进行灰阶超声检查以评估斑块形态：欧洲颈动脉外科试验标准的颈内动脉 60% ~ 70% 狭窄 / 局部狭窄程度（相当于北美症状性颈动脉内膜切除术试验标准的 40% ~ 50% 狭窄）/ Ⅱ期或 60% ~ 80% 狭窄 / Ⅰ期	斑块形态：低回声 / 高回声，均质 / 不均质，表面光滑 / 不规则；标准化的回声分析，如可使用灰阶中位数（确定手术指征和手术类型）
能量模式，B-flow 模式，或特定患者进行超声造影	斑块溃疡，详细评估斑块表面

估提供最佳分辨力，但接触面小的凸阵探头对走行迂曲的颈内动脉进行频谱多普勒检查时，在获取足够的多普勒角度方面具有更大的灵活性。凸阵探头在颈部较短的患者及靠近颅底的血管节段检查中，较线阵探头有优势。当动脉近、远场管壁在整个屏幕中呈平行显示时为最佳视图。在10%的颈内动脉起源于颈外动脉内侧的个体中，探头置于前方扫查时，偶尔可获得分叉处的“音叉状”图像；若无法显示，则先倾斜探头选择性地显示颈外动脉起始处，然后侧向倾斜探头再显示颈内动脉起始处。

在纵切面，颈内动脉可以连续追踪至颅底水平，探头置于后外侧可以更好地显示大多数患者的颈内动脉。在追踪扭曲或螺旋走行的颈内动脉并识别伴发的狭窄时，需要进行多角度扫查，当彩色多普勒检查不能明确时，应使用频谱多普勒检查协助诊断。

对于超声检查条件不佳者或评价颅底附近位置较深的颅外段颈内动脉时，推荐使用低频（5 MHz）微凸探头（接触面小）。

当使用彩色多普勒超声时，必须选择适当的增益和脉冲重复频率，以确保血管腔内彩色充盈良好，且无混叠（颜色反转由红色变蓝色或由蓝色变红色）。显示横切面图像时，探头稍微倾斜，以获得足够的多普勒角度。在适当的仪器设置下，彩色血流模式的变化可以提示相关疾病，但必须通过频谱多普勒分析来确诊。

钙化斑块完全反射超声波形成声影，影响彩色多普勒图像和灰阶图像的显示，而彩色多普勒受声影影响最严重。在此情况下使用能够聚焦的脉冲多普勒，获得更高强度和增益的声束，通常能够得到振幅信号微弱的多普勒频谱波形，但仍可用于血流动力学的评估。如果钙化没有累及整个管周，可以尝试从不同方向检查管腔，使图像上的钙化斑块位于远场，进而改善残余管腔的血流评估（图5.4）。

正常情况下，超声很容易区分颈内动脉和颈外动脉，颈外动脉有分支而颈内动脉没有，且膨大的颈动脉球部位于颈内动脉起始处。与颈内动脉相比，颈外动脉的血流搏动性更强，且多普勒频谱中舒张期血流更少。然而，在颈动脉分叉重度狭窄的患者中，声散射和声影可能影响灰阶超声的评估，且与狭窄相关的血流动力学改变也会影响颈外动脉的血流情况，使其舒张期血流增加，与颈内动脉的波形差异减小。当颈外动脉作为颈内动脉闭塞后的侧支时，也会观察到颈外动脉频谱的颈内化。这种情况下，检查者可以使用颞浅动脉敲击试验来识别颈外动脉，有节奏地敲击颞浅动脉（耳前），振荡传导到颈外动脉，自颈外动脉起始处的多普勒频谱波形均可显示，尤其是在舒张期（表5.3）。无论动脉是否正常或有无狭窄，使用颞浅动脉敲击试验识别颈外动脉均有效（图5.6）。在颈总动脉内也可发现较弱的传导信号，而敲击对颈内动脉频谱波形没有影响。

表5.3 区分颈内动脉、颈外动脉的标准

标准	可靠性
颈内动脉位于颈外动脉的后外侧	90%的个体可靠，10%的个体颈内动脉在内侧
颈内动脉较颈外动脉的血流搏动性更弱（舒张期血流多）	正常情况下可靠，颈外动脉狭窄患者也会出现舒张期血流成分增多的频谱波形
颈内动脉管腔更大，尤其是颈动脉球部	正常情况下可靠，但存在多个（钙化）斑块时无效
间歇敲击颞浅动脉时，震动向上传导，可显示在颈外动脉的多普勒频谱中	可靠
颈外动脉有分支动脉（第一个分支为甲状腺上动脉），而颈内动脉没有	可以确定分支动脉起源时可靠，但有多个斑块并伴有声散射和声影时会受影响

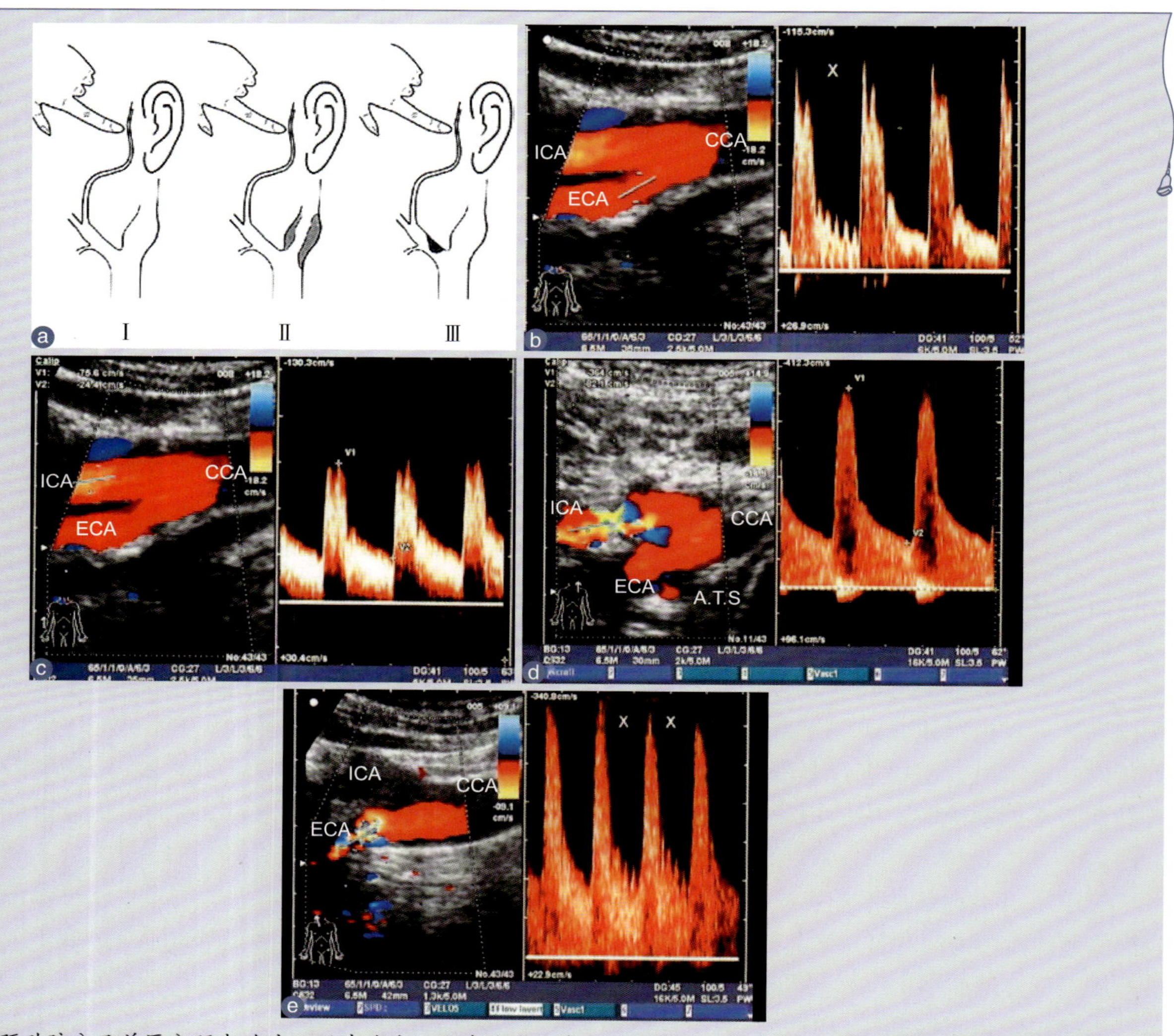

超声检查颈动脉分叉并区分颈内动脉、颈外动脉。颈外动脉的搏动性更强，且受节律性敲击颞浅动脉的影响（图aⅠ和图b），尤其在舒张期（X）。敲击颞浅动脉产生的振荡不会影响颈内动脉频谱波形（图aⅠ和图c）。存在狭窄时，基于搏动性区分颈内动脉和颈外动脉存在困难，且斑块可能会影响起源于颈外动脉的甲状腺上动脉或膨大的颈动脉球部的识别，而此时敲击颞浅动脉仍可明确区分两者，因为振荡不会传导至狭窄的颈内动脉（图aⅡ和图d）。狭窄的颈外动脉（图aⅢ和图e）频谱波形及搏动性与颈内动脉相似，此时通过敲击颞浅动脉可在颈外动脉的频谱中产生震荡波从而区分两者。ICA：颈内动脉；ECA：颈外动脉；CCA：颈总动脉；A.T.S：甲状腺上动脉。

图5.6

5.2.2　椎动脉

患者取仰卧位，从外侧进行纵切面的超声扫查，可以显示从起始处至寰椎环之前的椎动脉。超声并不能扫查椎动脉全程，因为部分节段被颈椎横突遮挡。由锁骨下动脉发出的椎动脉起始处最好采用微凸探头扫查，其余部分可用线阵探头进行扫查，理想频率为5～7.5 MHz。V2段及其伴行的静脉最容易从横突的声影间被识别。由于成对的椎动脉通过多条通路相交通，因此一支的狭窄闭塞性病变产生的血流动力学变化与非成对的器官供血动脉阻塞产生的血流动力学变化不同。在血流的生理学方面，椎动脉循环构成了一个血流阻力的并联回路。Kirchhoff第二定律指出，在并联电路中，电流与电阻成反比。根据Hagen-Poiseuille定律，血流量与血管直径的4次方成正比，血管直径的微小变化（椎动脉发育不良、动脉粥样硬化狭窄或动脉夹层引起的管腔狭窄）将导致动脉血流量的显著减少。60%～70%的椎动脉狭窄会使血流量减少90%～95%，主要靠对侧椎动脉维持后循环的供血。当椎动脉重度狭窄时，椎动脉自发性血栓形成相当常见。

椎动脉起始处的狭窄常难以检出和评估，尤其是短颈的肥胖患者。另外，椎动脉起始段明显扭曲会影响多普勒角度校正，并可能进一步导致血流量减少。椎动脉起始段扭曲并不少见，但并不意味着一定存在狭窄。利用彩色多普勒成像识别椎动脉V2段的狭窄更简单可靠，但发生于V2段的重度狭窄较为少见，且多由夹层引起。对于可疑锁骨下动脉盗血综合征的患者，仅扫查技术难度较低的V2段即可。然而，一般情况下应当对V0/1段进行扫查，因为该处是椎动脉病变的好发部位（凸阵探头较线阵探头更适用）。

扫查椎动脉有两种方式：对于透声条件较好、体型较瘦的患者，可自锁骨下动脉扫查椎动脉的起始部（图5.2c、图5.3），在纵切面，获取多普勒频谱波形以排除狭窄。对于声窗条件差或解剖复杂的患者，应首先定位颈总动脉纵切面，然后轻微向后外侧移动探头，稍向内侧偏转探头，在颈椎横突间识别椎动脉V2段（图5.87），横突的声影妨碍了V2段的完整评估（图5.7），再从V2段开始沿动脉向下追踪并识别椎动脉起始部，探头向颅底方向移动和偏转可显示寰椎环（图5.87）。

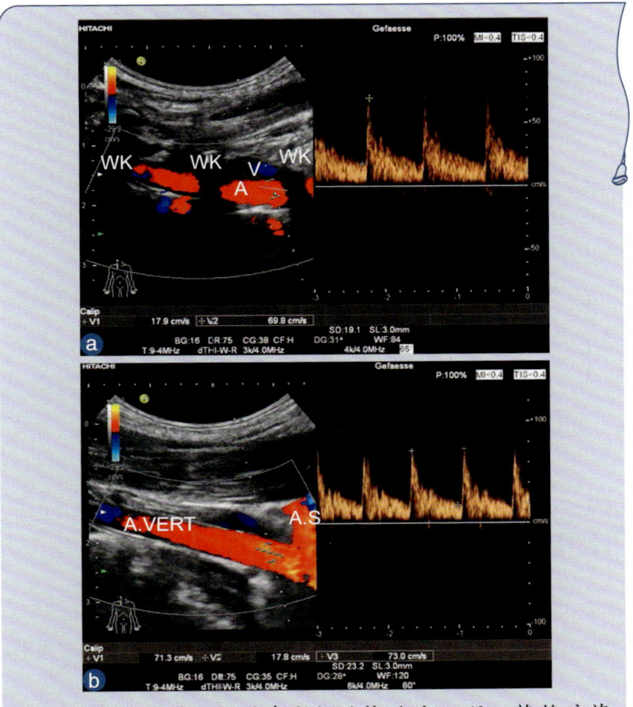

a.图示在椎骨横突间（声影）的椎动脉V2段，椎静脉节段也可显示。b.图示椎动脉的起始处（V0/1段）起自锁骨下动脉，呈典型的低阻单相波。收缩期峰值流速：72 cm/s；舒张末期流速：18 cm/s。敲击乳突下的椎动脉产生的振荡传导至椎动脉起始部，并在频谱波形中显示（左侧）。A：椎动脉；WK：椎体横突；V：椎静脉；A.VERT：椎动脉；A.S：锁骨下动脉。

图5.7

在彩色多普勒模式下，追踪椎动脉直至起始处，注意观察管腔有无狭窄或彩色混叠。任何管腔的狭窄都应通过频谱多普勒进行定量评估。

完整的椎动脉超声检查包括测量双侧椎动脉直径并进行比较，以区分动脉发育不良和其他血管病变。动脉直径在V2段测量（灰阶超声）。

对有创伤史或疑似椎动脉夹层的患者进行超声检查时，应重点检查椎动脉穿过横突孔的节段（V2段）。而在寻找椎动脉粥样硬化性狭窄时，应密切关注椎动脉起始部。椎动脉起始处的定位可能需要先在颈部三角区内找出锁骨下动脉，之后使用彩色多普勒在锁骨下动脉的颅侧识别椎动脉起始处（V0/1段）。由于椎动脉起始处较迂曲，所以很容易脱离扫查平面。需注意区分椎动脉起始处和甲状颈干，后者发出位置略远于椎动脉，且更易显示。两者可以通过敲击乳突下的椎动脉（寰椎环）来区分，敲击信号被传导至椎动脉，可影响椎动脉起始处的多普勒波形（参照5.2.1末尾部分和图5.7b，颞浅动脉敲击试验识别颈外动脉）。

在椎动脉检查中，频谱多普勒对确定血流方向同样重要。对于隐匿型锁骨下动脉盗血综合征的患者，在检查时可通过诱发试验重现肌肉活动期间血量需求增加的情况，并同时观察椎动脉频谱的变化。连续记录椎动脉的多普勒频谱，血压计袖带缠绕上臂并充气使压力升至250 mmHg以上，3 ~ 5分钟后放松，引起手臂反应性充血，如果锁骨下动脉近端重度狭窄或闭塞，并伴有锁骨下动脉盗血综合征和椎–椎动脉血流通路，该方法会引起同侧椎动脉血流反向和对侧椎动脉流速加快。

5.3 检查记录

正常检查结果需基于双侧颈总动脉、颈内动脉、颈外动脉、椎动脉（V1或V2段）及锁骨下动脉的纵切面灰阶超声图像及其相应的多普勒频谱（包括角度校正的血流速度）进行记录（测量部位见图5.1a）。异常结果则需在病变部位的纵切面，通过灰阶超声图像及角度校正后的多普勒频谱进行记录，收缩期和舒张末期血流速度应反映狭窄程度。最终，报告中应包含狭窄性和非狭窄性斑块的位置信息（灰阶图像）及对斑块形态学特征的描述。

5.4 正常声像图表现

5.4.1 颈动脉

颈总动脉的管径约为7 mm，血流呈搏动性，舒张期血流较多。颈内动脉的收缩期峰值流速为60 ~ 90 cm/s（表5.4，译者注：原文为60 ~ 100 cm/s）。在颈内动脉的起始处，颈动脉球部的膨大和血管分支在正常情况下亦可导致涡流。颈动脉球部收缩期峰值流速较低，血流分离可能导致在颈外动脉的对侧出现逆向血流，彩色多普勒图像上显示为彩色反转（图5.49、图1.45b）。

在灰阶图像中测量的正常内膜–中膜厚度［从管腔–内膜界面（即第一条亮线）到中膜–外膜界面（即第二条亮线）］为0.5 ~ 0.6 mm，随年龄增长会有所增厚。

由于颈内动脉为大脑供血，其多普勒频谱为低阻型，表现为收缩期上升陡直、随后呈现大量舒张期血流的单相频谱。而颈外动脉与之相反，其血流搏动性更强，舒张期血流较少。为颈内动脉和颈外动脉供血的颈总动脉频谱波形呈混合型。与其他部位的血管相同，颈动脉系统的搏动性受外周阻力和血管弹性的影响，因此随着年龄增长而逐渐增强（表5.5）。

表5.4 颅外段脑动脉的平均流速和直径（荟萃分析）

动脉	收缩期峰值流速（cm/s）	舒张末期流速（cm/s）	直径（mm）
颈总动脉	50 ~ 80	15 ~ 30	6.0 ~ 7.5
颈内动脉	60 ~ 90	20 ~ 40	4 ~ 6
颈外动脉	60 ~ 100	10 ~ 20	3.5 ~ 4.5
椎动脉	20 ~ 70	5 ~ 35	3 ~ 5

表5.5 颅外段脑动脉搏动性（多普勒频谱波形）异常的原因

变化	原因
搏动性减弱	近端血流严重阻塞； 远端动静脉瘘或血管瘤； 高灌注（如甲状腺功能亢进）； 主动脉（瓣）狭窄
搏动性增强	远端血流严重阻塞； 颅内压增高； 严重脑微血管病变； 主动脉瓣关闭不全； 心率减慢

5.4.2 椎动脉

现有数据显示，椎动脉血流速度变异很大，收缩期峰值流速为19 ~ 98 cm/s，舒张末期流速为6 ~ 30 cm/s。RI为0.62 ~ 0.75（Tratting et al.，1992）。对椎动脉的评估，尤其是起始处，会受到双侧内径差异和先天性发育不良的影响。椎动脉起始处是狭窄的好发部位，其评估非常重要。

正常椎动脉内径为3 ~ 5 mm，但常有一侧椎动脉较对侧增宽，导致双侧内径相差>2 mm。

发现双侧椎动脉流速有差异及起始处显示不清时，必须注意区分近段狭窄和发育不良。

以下标准提示椎动脉发育不良。

（1）单侧管径纤细（内径<2 mm）。

（2）对侧增宽（内径>3.5 mm）且两侧相差>2 mm。

（3）收缩期峰值流速较对侧低。

（4）波形不变，但常出现血流搏动性增强及舒张期血流减少（图5.39、图5.40、图5.87）。

相反，病变下游血流搏动性减弱、收缩期血流减少、舒张期血流更加明显时，提示近心端血管狭窄。

5.5　彩色多普勒超声的临床价值

5.5.1　颈动脉

颈动脉分叉是颈动脉狭窄的好发部位，其重要的潜在机制是颈动脉球部内径突然变化和血流在分叉处的分离，导致湍流形成及血管壁张力增加。这种机制和剪切应力的联合作用导致颈动脉球部的内膜应力增加。因此，颈动脉斑块倾向于沿血流分离区相对的外侧壁生长（图5.10）。这种伴有血流分离的血流动力学状态在彩色多普勒超声中也可显现（图1.44b、图5.49）。

超声评价颅外段脑动脉的目的是预防脑梗死及其有害的后遗症和永久性失能（图5.8）。

一些超声参数有助于评估患者的心血管发病风险。除颈总动脉内膜–中膜厚度外，颈内动脉RI在动脉粥样硬化的早期评估中具有重要意义，而且能够对心血管疾病的发病率和死亡率起到预测作用。一项研究分析了受试者的RI从基线0.66 ± 0.08逐渐进展的情况，发现随RI增加，心血管事件的发生率持续增加（Uthoff et al.，2008）。

不同于外周血管的超声诊断和治疗均以症状为导向，颈动脉超声评估的目的是以预后为导向，其目标在于确定有卒中风险的患者，并对这些高风险患者采取适当的预防措施（表5.6、表5.7）。临床常见以下原因对颅外段脑动脉进行超声检查。

（1）确定短暂性脑缺血发作（transient ischemic attack，TIA）、长期可逆性缺血性神经功能障碍（prolonged reversible ischemic neurologic deficit，PRIND）或脑卒中（另行CT和超声心动图检查）患者的潜在病因。

（2）对临床疑似无症状性颈动脉狭窄患者进行评估（听诊异常、存在危险因素、动脉粥样硬化伴

阶段	临床表现 / 症状	
Ⅰ期 Ⅰ A Ⅰ B	无症状性颈动脉狭窄 无对侧重度狭窄或闭塞的无症状狭窄 伴对侧重度狭窄或闭塞的无症状狭窄	严重程度 持续时间
Ⅱ期 Ⅱ A Ⅱ B	症状性颈动脉狭窄：6 个月内出现患侧短暂性脑缺血症状 一过性黑曚 偏身症状 24 小时内可完全恢复（短暂性脑缺血发作）	
Ⅲ期 Ⅲ A Ⅲ B	急诊颈动脉血栓内膜切除术的适应证 频发短暂性脑缺血发作 急性 / 进展性脑卒中	Ⅲ A　Ⅲ B
Ⅳ期	症状性颈动脉狭窄：6 个月内出现患侧脑卒中	
Rankin 0 分 Rankin 1 分 Rankin 2 分 Rankin 3 分 Rankin 4 分 Rankin 5 分	脑卒中伴完全可逆性神经功能障碍（病程> 24 小时，长期可逆性缺血性神经功能障碍） 不伴有明显失能的脑卒中 轻度脑卒中伴轻度失能和（或）轻度失语症 中度脑卒中伴中度失能，具有行走能力和（或）中重度失语症 严重脑卒中，无法独立行走和（或）完全失语症 伴严重失能的脑卒中：患者卧床或需要轮椅（特殊指标）	

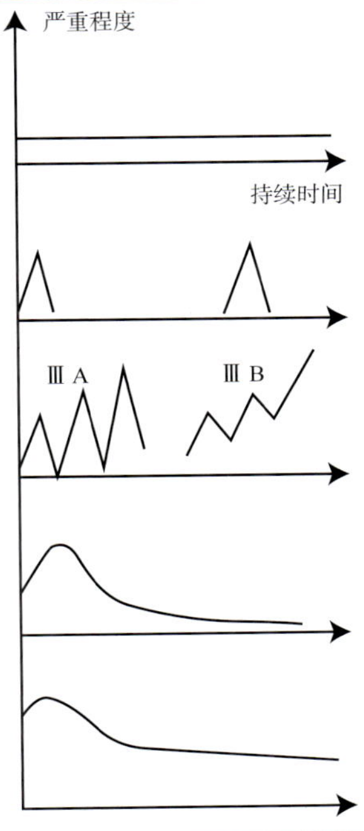

基于血管造影或超声的重度颈动脉狭窄≥50%（根据北美症状性颈动脉内膜切除术试验标准）或≥70%（根据欧洲颈动脉外科试验标准）。图示各类神经功能障碍的持续时间（横轴）和严重程度（纵轴）。

图5.8　颅外段颈动脉狭窄的分类

冠心病或髂动脉狭窄）。

（3）确定颈动脉狭窄手术治疗的适应证：斑块形态、血流动力学狭窄分级。

（4）颈部搏动性肿块的检查（动脉瘤、血管外肿瘤的搏动传导）。

（5）外伤性内膜夹层的检查。

（6）炎性疾病（大动脉炎、颞浅动脉炎）的诊断评估。

（7）后循环灌注异常的检查（椎动脉狭窄、锁骨下动脉闭塞所致的锁骨下动脉盗血综合征）。

（8）脑死亡的判断标准。

（9）外科手术（颈动脉内膜切除术）或经皮腔内血管成形术支架置入（术后即刻及间隔6个月复查），术后随访。

表5.6　颈动脉狭窄患者手术治疗与药物治疗的卒中风险对比、有症状颈动脉狭窄患者5年围术期风险（卒中/死亡）及患侧卒中绝对风险降低率[a]

颈动脉狭窄率（%）	手术风险[b]（%）	卒中风险		绝对风险降低率[c]（%）	*P*	需要治疗的数量
		手术（%）	药物（%）			
＜30	6.7	12	10.0	2.2	0.05	–
30 ~ 49	8.4	15	18.2	3.2	0.6	31
50 ~ 69	8.4	14	18.6	4.6	0.04	22
70 ~ 99	6.2	10	26.0	15.9	＜0.001	6

注：[a]来自欧洲颈动脉外科试验（n=3018）、VA试验（n=189）和北美症状性颈动脉内膜切除术试验（n=2885）共6092例随机患者的结果汇总。

[b]30天内发生的卒中/死亡，共3248例患者接受了手术。

[c]包括围术期的卒中/死亡。

表5.7　颅外段脑供血动脉的超声发现和治疗决策

诊断	超声发现、临床表现，根据欧洲颈动脉外科试验标准确定的狭窄等级（括号内为相应的北美症状性颈动脉内膜切除术试验分级，见表5.8和表5.9）	治疗
斑块	无血流动力学狭窄，无症状或有症状	药物治疗
颈内动脉狭窄	血流动力学狭窄＜70%（北美症状性颈动脉内膜切除术试验：＜50%），无症状	药物治疗
	狭窄＞70%（北美症状性颈动脉内膜切除术试验：＞50%），无症状，灰阶超声、超声造影评估斑块（易损？）	围术期风险低的情况下可行手术重建（颈动脉内膜切除术）（根据无症状颈动脉粥样硬化研究）。权衡药物治疗和手术治疗（颈动脉内膜切除术、颈动脉支架置入术）： - 如果围术期发病率 / 死亡率＜3%； - 药物治疗组年卒中率为2%，手术组为1%； - 若预期寿命＞5年则手术治疗
	狭窄50% ~ 70%（北美症状性颈动脉内膜切除术试验：30% ~ 50%），有症状，灰阶超声评估斑块形态	可行手术重建（颈动脉内膜切除术）；在短暂性脑缺血发作＜6个月及斑块形态提示栓塞高风险（溃疡、低回声、表面不规则）的患者尚未得到证实
	狭窄＞70%（北美症状性颈动脉内膜切除术试验：＞50%），有症状	已被证实的手术适应证（颈动脉内膜切除术）：随围术期发病率、死亡率降低（目标＜5%），相对于随自然病程，随时间延长风险降低

续表

诊断	超声发现、临床表现，根据欧洲颈动脉外科试验标准确定的狭窄等级（括号内为相应的北美症状性颈动脉内膜切除术试验分级，见表5.8和表5.9）	治疗
颈内动脉狭窄	狭窄＞70%（北美症状性颈动脉内膜切除术试验：＞50%），Ⅳ期	只在急性事件发生后 2 ~ 6 周，症状几乎完全消失后才可手术。无症状侧若有狭窄，可行预防性手术
颈内动脉闭塞	Ⅳ期	通常不予手术，只有在脑血管事件发生后即刻送医才考虑急诊手术（死亡率高达 9%），否则行药物治疗；多支血管病变患者可能需做修复
锁骨下动脉狭窄 / 闭塞	盗血综合征，有症状	经皮腔内血管成形术，胸外旁路手术或移位术
颈外动脉狭窄	重度	颈外动脉血管成形术仅适用于伴边缘带缺血的多血管病变，且明确有颅外及颅内侧支形成
颈动脉夹层	大部分是由于创伤，无症状，假腔内有或无血栓形成	药物治疗，抗凝（多数患者发生内膜片粘连、假腔闭塞或血栓形成）。仅在出现明显神经功能缺损和飘浮内膜片的特殊情况下才行内膜固定或切除术
扭曲或螺旋	无症状，无狭窄	药物治疗
	伴狭窄相关症状	切除术
血管炎性疾病（大动脉炎、颞浅动脉炎）	壁增厚（"通心粉征"），伴或不伴显著血流动力学狭窄	给予可的松治疗，无须手术
颈动脉体瘤	颈动脉分叉处血供丰富的肿瘤（彩色多普勒）	肿瘤完全切除；栓塞治疗仅用于发病率风险较高的患者
椎动脉狭窄	重度狭窄，无症状	药物治疗
	重度狭窄，有症状	主要位于起始部，手术重建或经皮腔内血管成形术

重度颈内动脉狭窄是脑梗死的主要潜在病因，在过去的几十年中，颈动脉内膜切除术已成为治疗重度颈内动脉狭窄的主要方法。颈动脉内膜切除术和颈动脉支架置入术的主要弊端是手术可能导致短暂性脑缺血发作或脑卒中。因此，必须权衡手术风险和不治疗的风险。多项前瞻性随机多中心研究对比了不同程度的有症状和无症状颈动脉狭窄的自然病程及手术治疗的风险（表5.1）。颈动脉内膜切除术的目的是去除既往脑梗死患者血管源性栓子和（或）残留的血流梗阻。

欧洲颈动脉外科试验和北美症状性颈动脉内膜切除术试验在有症状的颈动脉狭窄患者中比较了行抗血小板治疗和颈动脉内膜切除术的治疗效果。对综合数据的再分析表明，在统计学上颈动脉内膜切除术将狭窄率为70% ~ 99%（根据欧洲颈动脉外科试验标准，相当于北美症状性颈动脉内膜切除术试验标准＞50%狭窄）的患者5年发生患侧卒中的风险显著降低了16%。也就是说，每进行6例手术（需要治疗的数量），可预防1例5年内患侧发生脑卒中。对于狭窄率为50% ~ 69%的患者，绝对风险降低率降至4.6%。与自然病程相比，颈动脉内膜切除术对狭窄率＜50%的患者并无益处，对狭窄率＜30%的患者甚至是有害的。对于狭窄率＞70%的患者，严重围术期并发症（卒中、死亡）发生率为6.2%，而对于狭窄率为50% ~ 69%的患者却为8.4%（表5.6）。

随着有效的非侵入性诊断方法（如彩色和频谱多普勒超声）的广泛应用，以及对冠心病和颈动脉狭窄之间的关系和与之相关的卒中风险的深入了解，建立可靠标准来识别可受益于预防性手术的亚临床颈动脉狭窄患者尤为重要。然而，在这类人群中，自发性卒中的风险较低（狭窄率＜70%的患者，年卒中率＜1%；狭窄率＞70%的患者，大约为2.5%，也取决于其他表现和并发症），因而很难证明治疗措施的统计学效益。虽然其他研究显示在这类人群中手术治疗没有益处，但无症状颈动脉粥样硬化研究显示，对于狭窄率为60%～99%的患者，与接受药物治疗相比，手术治疗更具优势（Asymptomatic Carotid Atherosclerosis Study，1995），手术组5年内卒中风险为5.1%，而药物组为11%，围术期卒中和死亡风险为2.3%，其中包括术前血管造影的风险（1.2%）。美国心脏协会（American Heart Association，AHA）建议，如果实施手术的医学中心围术期风险＜3%，推荐对颈动脉狭窄率＞60%的无症状患者进行手术治疗。

在临床工作中，患者的治疗策略主要基于超声狭窄分级（决定了栓塞风险）和患者的临床分期（表5.7）。

除了动脉狭窄程度（图5.11），斑块形态是决定卒中风险的另一主要因素。与光滑的纤维斑块相比，伴有血栓、溃疡斑块、斑块内出血、粥样斑块的患者具有更高的卒中风险。然而，目前还没有任何一种成像方式能够基于斑块形态做出令人满意的栓塞风险评估。

在某些情况下，斑块的超声形态学特征可能有助于评估栓塞风险。一些研究显示，低回声斑块的栓塞可能性是高回声斑块的2～5倍。

颈动脉狭窄患者中，由粥样硬化斑块引起的动脉栓塞占所有卒中病例的55%～60%（区域性梗死，图5.9a），另外30%～35%是由心源性栓塞导致，由血流灌注减少引起的少于5%，尤其是在多血管疾病（边缘带梗死）的情况下。其他罕见的卒中原因包括血管炎性疾病、微血管病变和夹层等。

※ 5.5.1.1 狭窄分级

尽管颈内动脉狭窄具有临床意义且有多种评估方法，但对于如何定量评估颈动脉狭窄尚未达成共识。颈动脉狭窄难以分级的原因是颈动脉球部较宽，且是颈内动脉狭窄的好发部位，在此处形成厚斑块的患者可能有相当大的栓塞风险，而狭窄程度对该处血流动力学几乎没有影响或影响很小（图5.10）。

基本上，颈动脉狭窄的分级和报告有两种方法。

（1）欧洲颈动脉外科试验：局部狭窄分级法。

（2）北美症状性颈动脉内膜切除术试验：远段狭窄分级法。

局部狭窄程度是根据斑块处残余管径与不含斑块的原始管径的比值来计算的，是对斑块厚度（与栓塞风险相关）和血管真实阻塞程度的最佳评估指标。然而，血管造影不同于多普勒超声，它不能显示原始的血管直径，因此只能粗略和间接地估计局部狭窄的程度。

远段狭窄程度是根据狭窄节段残余管径和远段颈内动脉的管径（一直延伸至颅底）的比值来计算的。采用该标准可准确评估狭窄所致的脑供血减少，并将颈动脉球部的轻–中度狭窄归类为无显著血流动力学影响（图5.9b和图5.10）。

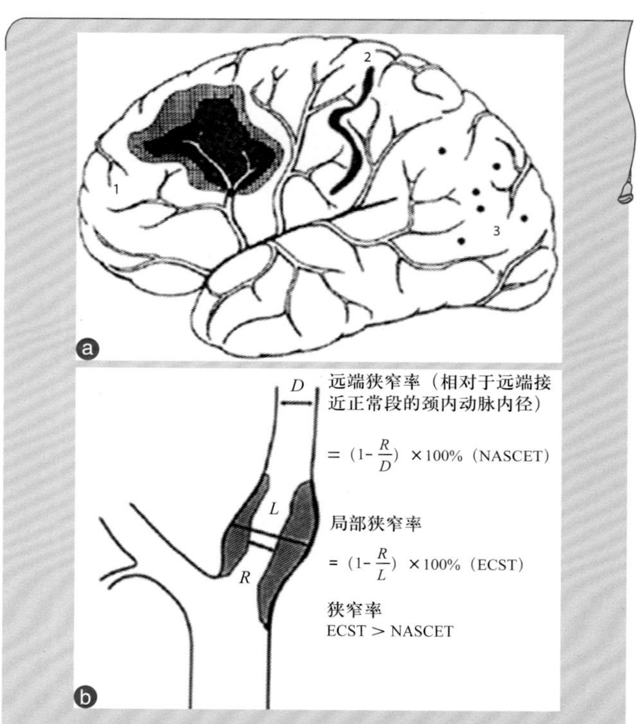

a.脑梗死的类型。1：区域性梗死，由动脉栓塞（颈动脉、心源性）引起；2：边缘带梗死，由血流动力学原因引起，终末血管床灌注减少，常为多血管病变患者；3：腔隙性梗死，属于微血管病变。b.狭窄分级方法（局部和远段狭窄分级法）。由于颈动脉球部血管内径较大，依据局部分级法诊断为轻–中度的狭窄在采用远段分级法时可能不被诊断为狭窄。由于狭窄相关的灌注减少在脑缺血的发展中作用不大，而斑块厚度对栓塞风险至关重要，因此血管的局部狭窄程度与临床更相关。例如，仅引起颈动脉球部中度狭窄的偏心斑块，基于其厚度可能已经具备相当高的栓塞风险。NASCET：北美症状性颈动脉内膜切除术试验；ECST：欧洲颈动脉外科试验。

图5.9

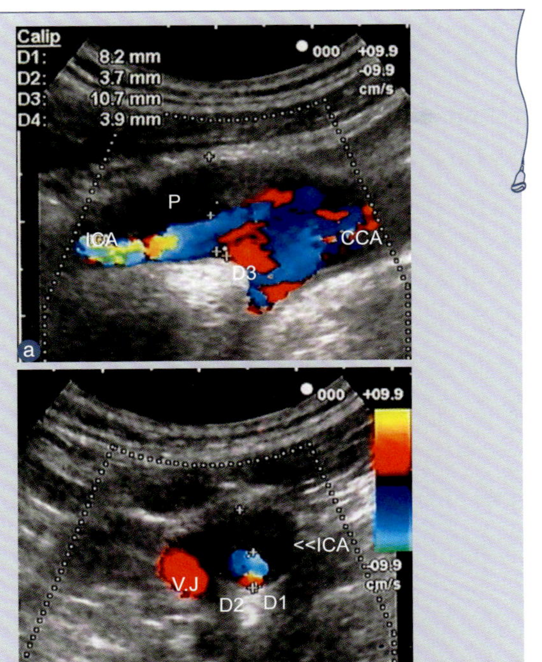

彩色多普勒超声图像（上为纵切面图像，下为横切面图像）示颈动脉球部低回声偏心性斑块。采用局部狭窄分级法，直径减小65%（狭窄率为60%～70%）。根据远段分级法（北美症状性颈动脉内膜切除术试验，纵切面图像中远段颈内动脉直径约5 mm）计算，狭窄率为20%～30%，无须手术。相反，依据局部狭窄程度评估标准（欧洲颈动脉外科试验）认为其符合手术适应证，尤其在考虑斑块回声（低回声）和形态（偏心程度大且厚度＞5 mm：具高剪切应力）的情况下。最终的手术决策还取决于患者的年龄和其他并发症。该例说明采用不同的狭窄分级方法（局部和远段）可能会采取不同的治疗决策（图5.15）。CCA：颈总动脉；ICA：颈内动脉；P：斑块。

图5.10

在科学报告和日常临床实践中，对于颈动脉狭窄分级存在的分歧主要是由于在美国多采用远段狭窄分级法，而在德国乃至欧洲普遍应用局部狭窄分级法。因此北美症状性颈动脉内膜切除术试验使用前者，欧洲颈动脉外科试验使用后者。为了解决这一问题，2010年的专家共识会议建议在报告中使用远段狭窄分级法（北美症状性颈动脉内膜切除术试验标准）。换言之，如果使用可以更好地预测栓塞风险的局部狭窄分级法，需要在报告中特别说明。在达成共识之前，局部狭窄分级法受到了德国超声医学会的认可（Widder et al.，1986）。

由于颈动脉球部内径与远段颈内动脉内径间的关系相对恒定，因此，北美症状性颈动脉内膜切除术试验和欧洲颈动脉外科试验两种颈内动脉狭窄分级标准可以通过以下等式简单地互相转换。

（1）局部法狭窄程度［欧洲颈动脉外科试验（%）］= 0.6 × 远段法狭窄程度［北美症状性颈动脉内膜切除术试验（%）］+40%

（2）远段法狭窄程度［北美症状性颈动脉内膜切除术试验（%）］= 局部法狭窄程度［欧洲颈动脉外科试验（%）］–40%/0.6

颈内动脉的远段法和局部法狭窄程度评估结果的对应关系如表5.8所示。

根据上述公式，斑块导致的颈动脉球部管腔狭窄率达40%时，采用远段分级方法却将其归类为非狭窄性病变，这是因为颈动脉球部局部狭窄程度达30%时，管腔内径才会减小至颈动脉远段内径水平（图5.11）。需要注意的是，血流动力学改变对脑梗死的风险影响较小，而对栓塞的风险影响较大，随斑块厚度增加，栓塞风险也增加。因此，在颈动脉球部出现偏心性斑块时，可能在引起血流动力学效应之前已经存在相当大的栓塞风险。

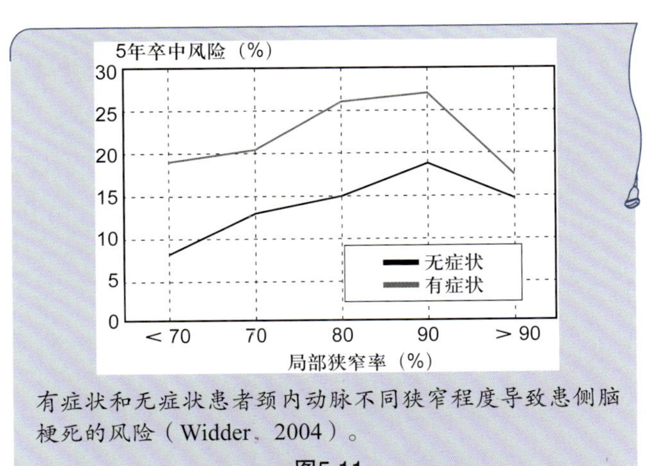

有症状和无症状患者颈内动脉不同狭窄程度导致患侧脑梗死的风险（Widder，2004）。

图5.11

表5.8　颈内动脉远段狭窄分级法（北美症状性颈动脉内膜切除术试验）与局部狭窄分级法（欧洲颈动脉外科试验）的对应关系

分级方法	狭窄程度								研究
远段狭窄分级法（%）	0	50	60	67	70	75	85	90	北美症状性颈动脉内膜切除术试验
局部狭窄分级法（%）	40	70	75	80	82	85	90	95	欧洲颈动脉外科试验

血管造影是评价颈动脉狭窄的传统“金标准”，但在方法学上存在局限性，其仅基于单纯的形态学标准对狭窄进行分级。血管造影是一种侵入性检查，有辐射和造影剂相关的副作用，且1.3%～4.5%的患者存在轻度卒中的风险，0.6%～1.3%的患者存在严重卒中的风险（Davies et al.，1993；Dion et al.，1987；Hankey et al.，1990；Moore，2003）。有症状的狭窄患者行血管造影的风险高于无症状患者，双侧颈动脉重度狭窄的患者诱发卒中的风险可能高达12.5%（Theodotou et al.，1987）。无症状颈动脉粥样硬化研究提供了最为详细的分析，根据这项研究，在无症状患者中，血管造影后神经系统疾病发病率和死亡率相关约为1.2%，仅略低于相同患者群体中颈动脉内膜切除术的相关风险（1.52%）。鉴于这些发现，建议颈动脉内膜切除术前无须进行诊断性血管造影（图5.12）（Chervu et al.，1994）。这在一定程度上得益于高分辨力超声的使用，与组织学检查的对比研究显示，在评估斑块形态和栓塞风险方面，高分辨力超声优于血管造影（Ten Kate et al.，2010；Honda et al.，2004）。

※ 5.5.1.2 斑块形态

超声测量颈动脉内膜-中膜厚度已成为一种成熟的预测心血管病发病及死亡风险的指标。内膜-中膜厚度被作为动脉粥样硬化前期或亚临床期的替代指标使用，并在干预性研究中用于随访监测治疗结果（如他汀类药物）。

长期高血压或高脂血症等危险因素会损害血管内膜，首先表现为内膜-中膜增厚，厚度>1 mm为异常，有些学者认为厚度为2 mm或以上的为斑块（Li et al.，1996）。

内膜-中膜增厚与年龄相关，在年轻健康个体中，内膜-中膜厚度<0.6 mm（Rubbia et al.，1994），而40岁后，内膜-中膜厚度平均每10年增加0.1 mm（Homma et al.，2000）。当内膜-中膜厚度>1.5 mm时，动脉壁预计会发生严重改变。内膜-中膜厚度>1.5 mm或存在小的局灶性斑块的患者常伴有主动脉斑块，这是引起栓塞性脑梗死的原因之一。因此，内膜-中膜厚度提供了对整体动脉粥样硬化负荷的评估，且内膜-中膜厚度明显增厚的患者，由主动脉弓粥样硬化斑块引起栓塞的风险增加。

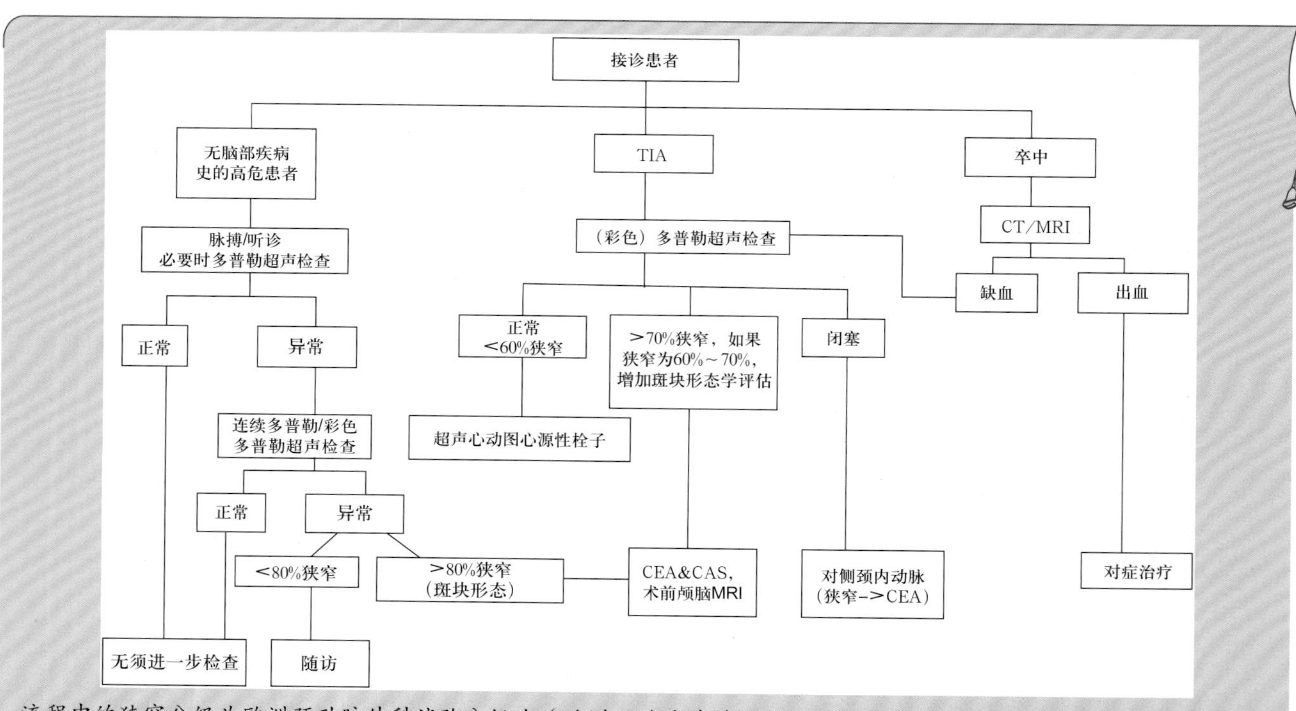

流程中的狭窄分级为欧洲颈动脉外科试验分级法（欧洲颈动脉外科试验标准中70%的狭窄相当于北美症状性颈动脉内膜切除术试验标准中50%的狭窄）。若超声诊断患者存在欧洲颈动脉外科试验标准>70%的狭窄（北美症状性颈动脉内膜切除术试验标准>50%），术前无须行颈动脉其他影像学检查。60%～70%的欧洲颈动脉外科试验狭窄（北美症状性颈动脉内膜切除术试验中狭窄为40%～50%）患者，灰阶图像上斑块形态可作为确定患者是否行颈动脉内膜切除术的额外标准（图5.9b、图5.10、表5.9）。TIA：短暂性脑缺血发作；CEA：颈动脉内膜切除术；CAS：颈动脉支架置入术；MRI：磁共振成像。

图5.12 疑似颈内动脉狭窄患者的诊断流程

内膜脂质积聚是斑块形成的重要机制。巨噬细胞浸润动脉粥样硬化病变，吞噬胆固醇，产生泡沫细胞。进一步完成肌细胞和成纤维细胞募集，胶原基质形成，晚期可能发展为纤维帽。炎症在斑块进展及变得易损中起重要作用。内膜应力和损伤结合低流速、高管壁压力等机制促使血管分叉血流分离区对侧管壁斑块的进展（见1.2.1部分，图1.44）。

动脉内膜的营养并不是由自身血管供应，而是通过管腔内血液的弥散作用供应，因而一旦斑块达到一定的厚度，就会影响内膜的营养供给。斑块最初通过脂质、脂蛋白和胆固醇的积聚而继续生长。营养物质供应的中断会导致中心坏死从而形成粥瘤，随后成纤维细胞侵入可使其发展为稳定的斑块（图5.13）。另一种情况是，被覆内膜层破裂，退行性粥样物质碎片释放进入管腔并栓塞颅内血管。新生血管和炎症可能会促使斑块向易损方向发展（图5.14）。由于脂质沉积和中央坏死，斑块可以显著增大，并严重阻碍搏动性血流。在超声图像上，这种斑块可表现为随血流在长轴方向上呈搏动性运动。成纤维细胞浸润导致硬化，最终导致斑块钙化。

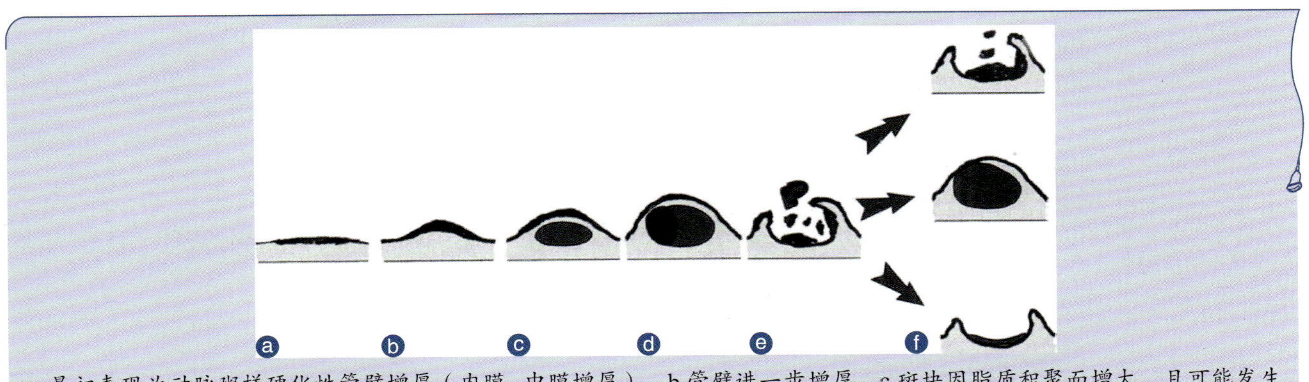

a.最初表现为动脉粥样硬化性管壁增厚（内膜-中膜增厚）。b.管壁进一步增厚。c.斑块因脂质积聚而增大，且可能发生中心坏死（粥瘤），影响斑块营养。d.内部血管破裂引起斑块内出血。e.由搏动性血流（纵向搏动）引起的斑块纤维帽破裂伴溃疡形成（主要发生于斑块近心端）。f.溃疡的再内皮化会形成一个相对稳定的残腔（下图）；易损斑块的再内皮化（中图）；或溃疡斑块持续存在，伴复发性栓塞和仅部分易损表面修复（上图）。

图5.13　斑块形成的各个阶段

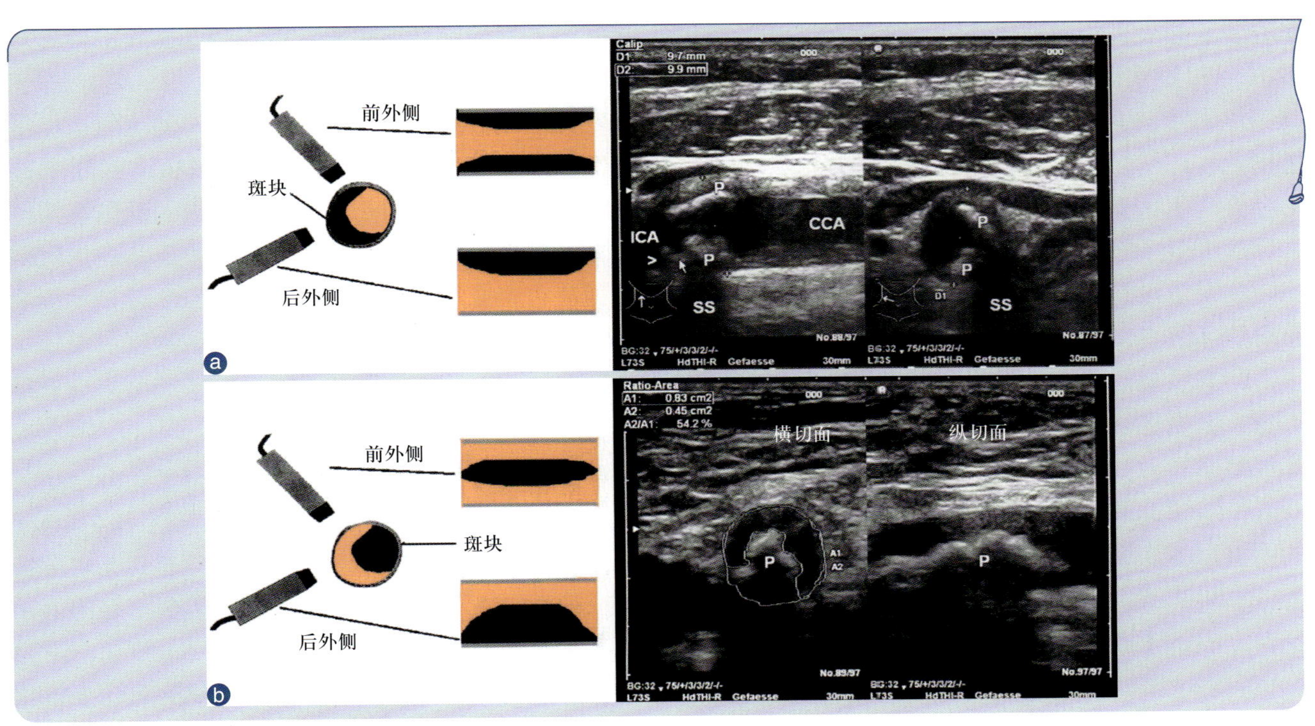

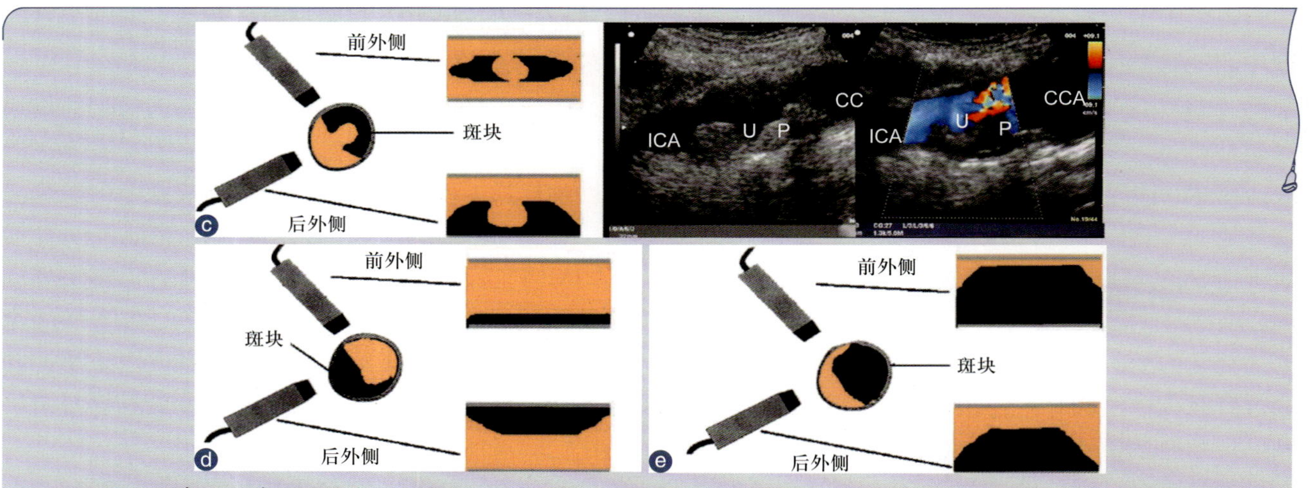

a～e.为评估超声斑块特征（厚度、形态），至少需要在两个切面进行扫查（探头位于前方和后外侧），血管造影亦如此。若对一个小的碗状斑块只进行单一切面扫查，其狭窄程度可能被高估或低估（图5.27）。图a～图e显示了超声图像中不同的斑块形态（左图为横切面，右图为探头分别置于前位和后外侧位的纵切面）。图示为偏心的凹型斑块（图a、图d）、凸型斑块（图b、图e）和溃疡斑块（图c），并说明在某些切面，凸入腔内的偏心斑块的厚度可能被高估，而凹型的偏心斑块的厚度可能被低估。图a和图b中的斑块（示意图和相应的超声图像）引起的横截面积减小程度大致相同（约为50%），但其厚度和引起的内径减少程度并不同（如何评估这些参数取决于扫查切面）。探头置于后外侧位时，由大的偏心斑块（如图b、图e）所致的狭窄程度可能被高估；探头置于前位时，狭窄程度可能会被低估。图c为大的偏心溃疡斑块。该例中，只有将探头置于后外侧才能进行准确的评估（如图所示）。ICA：颈内动脉；ECA：颈外动脉；CCA：颈总动脉；P：斑块；SS：声影；U：溃疡。

图5.14

斑块体积的迅速增加可能是斑块内出血所致，出血源于斑块内自外膜长入的非常微小、脆弱的血管。薄纤维帽（内膜）暴露在流动血液中会发生破裂，并继发斑块坏死性或血栓性成分栓塞脑血管（图5.13）。斑块破裂会诱发原斑块区域的再内皮化修复，破裂表面形成一个非常平滑的表面被覆，不再会有栓塞风险。然而，这种无害的龛影样表现可能很难与血管造影和超声等技术显示的溃疡相鉴别。

伴有不完全再内皮化的溃疡结构仍可能向血液中释放少量血栓性物质引起较轻的并发症。

狭窄节段的湍流可导致血栓物质的沉积，常见于斑块远心端，最终发展为颈内动脉闭塞。

栓塞风险不仅取决于狭窄程度，也取决于斑块形态。根据斑块的大体表现特点可将斑块分为以下几种类型。

（1）扁平纤维斑块。

（2）粥样斑块或质软斑块。

（3）钙化斑块或质硬斑块。

（4）溃疡斑块。

（5）出血斑块。

Park等（1998）在一项连续入组1252例患者的大样本研究中，探讨了颈动脉内膜切除术标本中斑块形态与临床症状的相关性。短暂性脑缺血发作患者中，溃疡斑的发生率为77%，而有卒中病史患者的溃疡斑发生率为79%，均明显高于无症状患者（60%）。斑块内出血的发生率在有症状患者和无症状患者之间无显著差异，但在颈动脉狭窄程度超过90%的患者中显著升高。

为了评估栓塞风险，亟需一种能够可靠地提供有关斑块形态信息的成像模式（如超声和超声造影）。然而这非常困难，因为大多数的动脉粥样硬化病变都是由数量不等的含大量脂质成分的粥样物质和富含胶原的纤维物质构成的。超声可显示斑块的不均质性，但不能基于斑块回声判断斑块成分，并利用这些信息预测栓塞风险，而溃疡斑块也很难与再内皮化的残腔相鉴别。

5.5.2 椎动脉

由椎–基底动脉系统病变引起的短暂性脑缺血发作或脑卒中显著少于由颈动脉系统病变引起的。椎动脉起始处的狭窄很少需要手术或介入治疗，因为其栓塞风险较低。对于多血管病变和脑灌注整体减少的患者，主要进行颈动脉系统的治疗。

颈动脉系统的病变多表现为高度特异的神经系统症状，但病变累及椎–基底动脉系统时，临床表现的特异性明显下降。头晕为主要症状，但也可能由很多非血管疾病引起，除了动脉粥样硬化病变，急性椎–基底动脉供血不足的症状可能由夹层引起，通常发生在创伤后。

锁骨下动脉闭塞的患者，应扫查椎动脉以评估其在锁骨下动脉盗血综合征中的侧支功能（完全或不完全）。

超声是椎动脉形态学评估、动脉粥样硬化病变及夹层诊断的首选方法，现有数据表明，>80%～90%的病例，超声可以评估椎动脉，这取决于分析包含的节段。

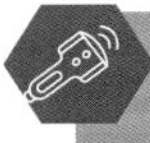

5.6　超声诊断标准、测量参数及诊断价值

5.6.1　颈动脉

※ 5.6.1.1　斑块评估及形态

5.6.1.1.1　内膜–中膜厚度

关于灰阶超声评估斑块以预测栓塞风险一直存在争议，甚至近期的研究也未解决这一问题。灰阶超声技术可以对斑块进行详细描述和分类，并且在不同观察者间和同一观察者内均具有良好的一致性。随着技术的进步和高分辨力探头（>10 MHz）的应用，小斑块的检测和评估及内膜–中膜厚度的测量得到了改善。因此，越来越多的研究使用内膜–中膜厚度来识别心血管疾病高风险者。

在纵切面上通过前缘法测量内膜–中膜厚度是可靠的（见5.2.1部分，图5.52和图5.53）。该方法测量内膜–中膜厚度具有较好的一致性，可用于确定与年龄相关的内膜–中膜厚度的参考值。有学者认为正常内膜–中膜厚度<0.7 mm，>1 mm为异常，>2 mm为斑块。Homma等（1997，1999，2000）发现内膜–中膜厚度均值从40岁以下受试者的0.49 mm线性增加至100岁以上受试者的1.02 mm，并提出了与年龄相关的内膜–中膜厚度正常值的计算公式：（0.009×年龄）+0.116。

常规超声成像不能清晰区分内膜和中膜，因此通过测量内膜–中膜厚度来反映内膜的动脉粥样硬化性增厚。中膜增厚常发生于血管炎性病变的患者。

在使用超声连续测量内膜–中膜厚度以监测治疗结果的干预性研究中（如他汀类药物治疗）（Hedblad et al.，2001；Kang et al.，2004），假设测量精度误差<0.1 mm（Relay et al.，1992；Meyer et al.，2008），这种精度需要探头频率>15 MHz才能保证足够的轴向分辨力。然而，这种探头可能无法提供所有患者颈总动脉成像所需的穿透力。频率≤10 MHz的探头轴向分辨力约为0.2 mm，在连续随访测量中难以检测到<0.1 mm的变化。另外由于观察者之间的差异和运用不同的超声系统会导致0.1～0.2 mm的误差（Baldassarre et al.，2000；Kanters et al.，1997）。尽管有这些局限性，高分辨力探头仍为监测内膜–中膜厚度提供了很好的选择。

颈总动脉和颈内动脉内多个位置被探索以测量内膜–中膜厚度，分叉近端颈总动脉远段2～3 cm是测量内膜–中膜厚度的最佳位置。测量内膜–中膜厚度时，斑块区域应被排除。若发现有斑块形成，将不再需要测量内膜–中膜厚度来预测心血管病风险（Poli et al.，1988；Bond et al.，1989；Ebrahim et al.，1999；Sun et al.，2002；Homma et al.，2001；Sakaguchi et al.，2003；Sutton-Tyrrell et al.，1992；Meyer et al.，2008）。

当动脉壁呈长节段环形增厚，尤其管壁呈均匀低回声时，可能提示早期血管炎性改变。可疑的血管炎性改变应进一步行临床和实验室检查，并结合好发血管区域（如锁骨下动脉）的超声检查结果来明确或排除诊断。

颈内动脉的小斑块在50岁以上的正常人群中更为常见，在80岁以上的正常人群中患病率高达80%。由于颈内动脉内的小斑块很常见，且自然病程尚不清楚，其临床意义及治疗相关性仍不明确。

5.6.1.1.2　斑块特征

颈动脉粥样硬化斑块和相应狭窄主要发生在颈动脉分叉部及颈内动脉和颈外动脉起始处2 cm内，这是因为此处为血流分离区（局部涡流）（图1.44b），局部血流速度降低，动脉壁压力增加，引起局部内膜损害。因此，颈动脉球部的斑块往往出现在分叉处的血流分离区域，即颈外动脉起始处的对侧（图5.18、图5.16）。颈动脉球部的自然膨大也导

第5章

致了较高的管壁压力（伯努利方程）。这些颈动脉节段位置表浅，可以利用高分辨力的高频探头进行成像，并评估斑块形态。斑块的形态描述包括以下特征。

（1）位置：①前壁/后壁；②近段/远段。

（2）范围：①环形/半环形；②斑块厚度。

（3）结构：①同心；②偏心。

（4）斑块表面：①清晰/模糊/无法显示；②光滑/不规则（0.4～2.0 mm裂隙）；溃疡（深度>2.0 mm）。

（5）斑块成分：均质/不均质。

（6）回声：高回声（有或无声影）/低回声/无法显示。

探头扫查位置的高度灵活性有助于操作者于不同切面评估斑块，这种优势是其他横切面成像技术所不具备的。然而，单一切面的超声扫查会将3D的斑块降为2D灰阶图像显示（图5.14）。连续监测斑块厚度是栓塞风险的重要预测指标，但仅使用灰阶超声并不可靠，建议在多个切面对斑块进行扫查，测量其最大厚度，而不是仅使用标准切面进行测量。斑块结构也是导致栓塞不容忽视的风险因素，在狭窄程度相同的情况下，偏心性斑块的栓塞风险比同心性斑块更高，因为其一侧较厚，凸入管腔部分所受的剪切应力比同心性斑块更大（图5.15）。

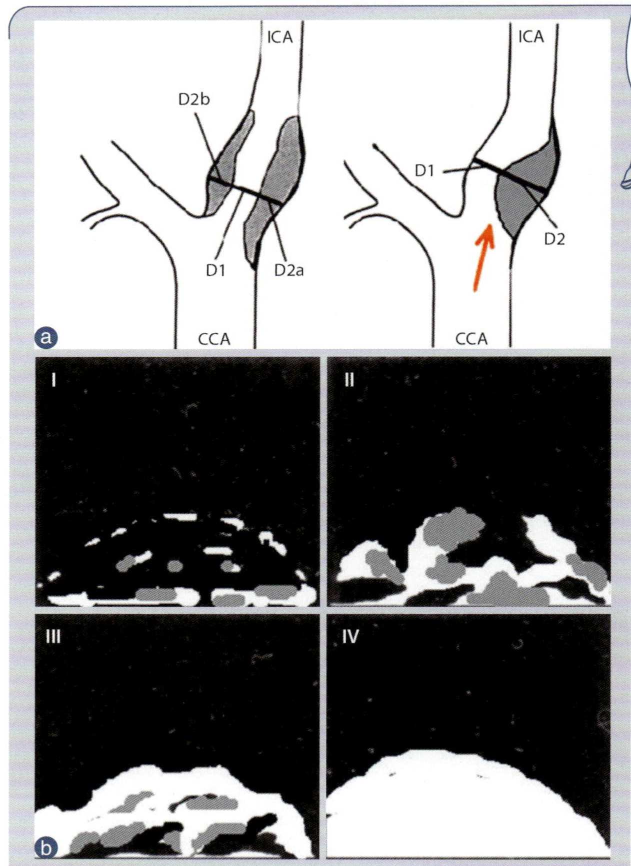

a.图示颈内动脉狭窄由同心性斑块（左图）和偏心性斑块（右图）导致。虽然狭窄程度相同（约为65%，基于局部狭窄分级法/欧洲颈动脉外科试验标准），但偏心性斑块厚度更大（该例中为同心斑块的2倍），因此栓塞风险更高［作用于其表面的剪切应力（红色箭头）更大，斑块更容易破裂］。b.颈动脉斑块的超声形态学分型（基于Gray-Weale分类法；图5.57～图5.59）：Ⅰ型主要为无回声斑块，灰度值低与管腔相似；斑块表面回声中断、显示不连续；Ⅱ型不均质，大部分为低、无回声，有小范围的偏高回声区，表面不规则，局部回声不连续；Ⅲ型不均质，大部分为等、高回声区，表面多规则、轮廓清晰；Ⅳ型病变以高回声为主，回声均匀，表面光滑清晰。ICA：颈内动脉；CCA：颈总动脉。

图5.15

使用高分辨力探头时，检查者首先需要形成对斑块形态的客观印象，不应考虑任何大体病理标准或预后因素。灰阶图像中的斑块表现不能直接提供任何关于斑块成分的信息，不管是纤维性的、粥样性的、稳定的、不稳定的，还是溃疡性的。因为超声图像显示的是组织间声阻抗差异，并不能直接反映组织特性。

斑块表面是血流和斑块的边界，可采用是否可见、是否规则、有无破裂等术语进行描述。值得注意的是，反射结构（如斑块边界）是否可见取决于超声束的入射角度（即边界显示的强度取决于声波是否被界面反射或散射）（图1.2、图1.3）。

5.6.1.1.3 斑块分型

灰阶图像的成像方式在评价斑块结构和声学特征时也起到重要作用。回声强度由不同灰度来描述，从暗到亮（无回声到高回声）。以无回声的流动血液（最低灰度值）和高回声的远场血管外膜与周围结缔组织间的界面（高灰度值）为参考。回声可以描述为均质（回声均匀）或不均质（高回声和无回声不规则分布）。在不均质斑块中，接近斑块表面的无回声区与估计栓塞风险最具相关性。声影代表钙化结构对入射声束的完全反射，是唯一可以直接提供组织病理学信息的超声表现，是钙化斑块的标志，更稳定。为了对文献中使用的多种斑块形态学标准提供统一的描述并根据回声强度区分4种类型的斑块，Gray-Weale等提出了Gray-Weale分型法（Gray-Weale et al.，1988）（图5.15b）。

补充包括斑块表面特征在内的其他重要标准（Geroulakos et al.，1994；Langsfeld et al.，1989；Lusby，1993；Widder，1995），可以在超声图像中区分以下斑块类型（图5.16、图5.57、图5.58）。

（1）Ⅳ型：等、高回声为主的均质回声斑块，轮廓清晰、表面光滑。

（2）Ⅲ型：等、高回声为主的不均质回声斑块，表面不规则。

（3）Ⅱ型：低、无回声为主的不均质斑块，轮廓不清晰。

（4）Ⅰ型：灰阶图像中斑块不可见或在无回声病变内可见孤立的点状高回声，需要使用彩色血流成像模式，根据彩色充盈缺损的范围来评估斑块的大小。

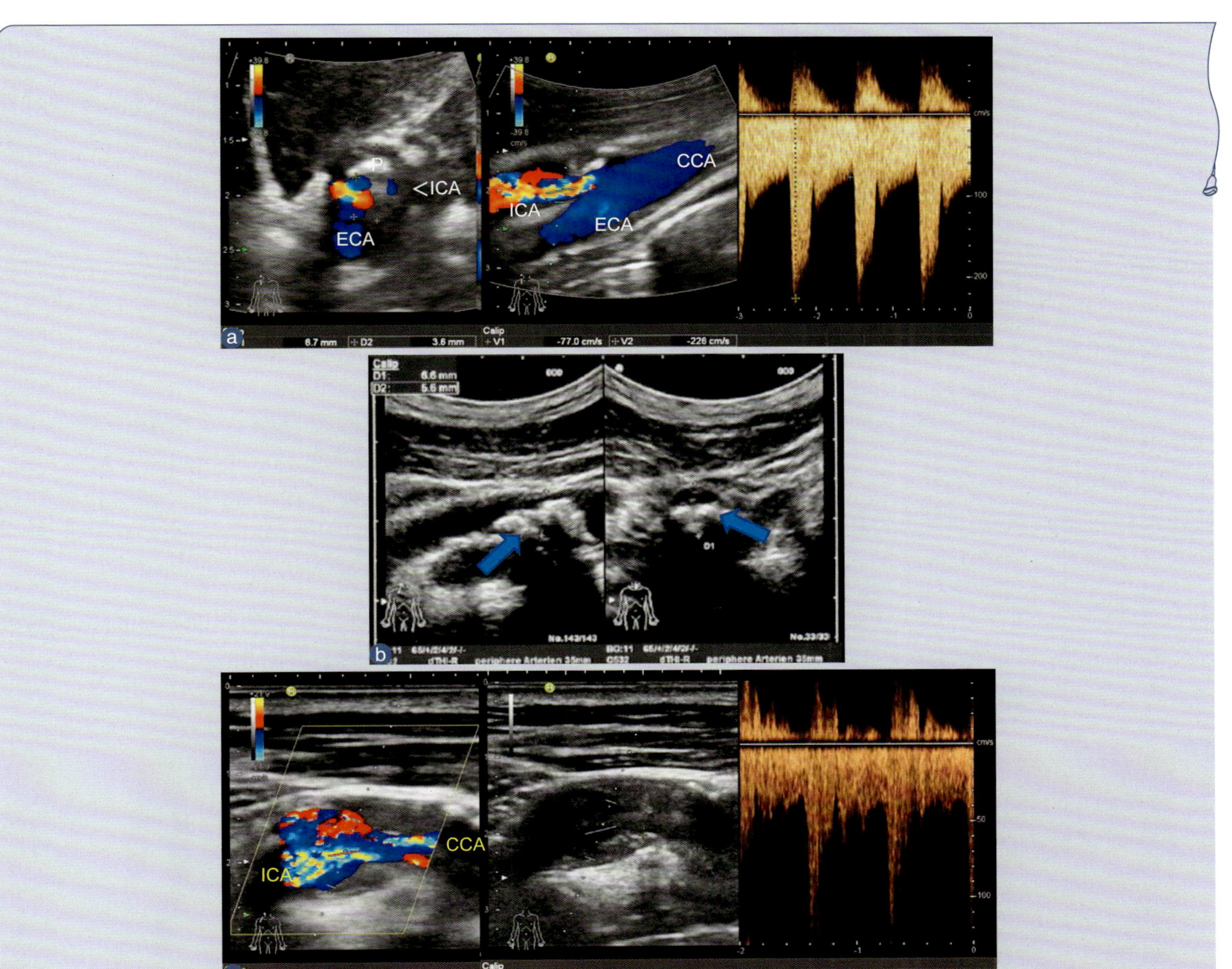

a.相对高回声、部分不均质、表面光滑的非钙化斑块（Ⅲ型）（左图中P所示），导致收缩期峰值流速为230 cm/s的重度狭窄（欧洲颈动脉外科试验狭窄＞70%/北美症状性颈动脉内膜切除术试验狭窄＞50%）。除了偏心性斑块所受剪切应力更大（与同心性斑块相比）外，其余形态学特征均提示斑块稳定。b.显著偏心的强回声钙化（伴声影）斑块，表面较规则（左图为纵切面，右图为横切面）。病变中的小凹陷提示表面不规则，而非溃疡。相较于横切面图像，纵切面图像（不同角度）提示重度狭窄（内径缩小70%）。c.极低回声同心性斑块，几乎无法与血液区分，根据血流动力学参数评估为中度狭窄（收缩期峰值流速为130 cm/s；欧洲颈动脉外科试验狭窄为50%～60%/北美症状性颈动脉内膜切除术试验狭窄为40%）。图5.19为同一斑块6个月后的超声表现（超声造影；探头在稍微靠后外侧的位置显示的不同切面）。虽然狭窄程度（收缩期峰值流速为150 cm/s）略有增加，但斑块已出现溃疡，患者处于临床Ⅱ期。ICA：颈内动脉；ECA：颈外动脉；CCA：颈总动脉。

图5.16　斑块形态评估

根据斑块回声特性将其分为4种类型存在两个基本问题。首先，大多数斑块是不均质的，其成分属于不同的类别，但一些成分不能在超声中成像，所以无法对斑块整体进行分类。而且必须牢记，形成超声图像的回声受到体内结构和超声间相互作用的影响，并非目标组织的直接表现（见1.1.1.4部分）。其次，术中大体标本分析显示，无回声斑块中纤维性和粥样性斑块的比例极其接近（Widder et al.，1990）。

尽管如此，基于改良的斑块Gray-Weale分型依然具有临床意义。

一些研究表明，以无回声为主伴孤立性点状强回声的斑块（Ⅰ型）与伴有脂质核心的粥样斑块和斑块内出血相对应，这导致斑块不稳定，并已被证明与卒中风险显著增加有关。另外，表面光滑的均质高回声斑块（Ⅳ型）栓塞风险较低（图5.16、图5.17、图5.58～图5.60）。然而，最常见的Ⅱ型和Ⅲ型斑块预后评估较为困难，且超声形态学风险评估的准确性较低，只有50%～70%。尽管总体准确性不佳，但在某些情况下，超声斑块分型有助于筛选手术患者，包括无症状的重度狭窄或有症状的50%～70%狭窄患者，以及Ⅰ型或Ⅳ型斑块患者。

5.6.1.1.4 斑块厚度

凸入管腔一侧的较厚偏心性斑块会受到更大的剪切应力（超声图像显示为斑块的纵向搏动性），可能会导致脆弱的纤维帽破裂，栓塞物质释放入血。这就是与狭窄程度相同的同心性斑块相比，偏心性斑块栓塞风险更高的原因（同心性斑块呈环形占据管腔整个内壁，因而更为平坦）（图5.10、图5.15a、图5.16、图5.57）。

斑块增厚引起管腔进行性狭窄，导致狭窄节段的流速增高（>350 cm/s），进而增加了溃疡和栓塞的风险（Beach，1992）。随着斑块长度增加，其发生中心坏死和溃疡的风险也增加，这是由于营养供应障碍也会随斑块厚度增加而加剧（弥漫）。

在连续随访中，出现斑块体积迅速增大，伴随斑块内大的低回声区形成（如斑块内出血），提示栓塞风险明显增加，是手术的适应证。

灰阶超声图像中，斑块纤维帽破裂后形成的溃疡表现为伴有表面回声中断或“火山口样”凹陷的不均质回声区。

一项纳入1121例患者的大型前瞻性多中心研究，利用药物治疗重度颈动脉狭窄患者并随访7年，研究结果显示无论狭窄程度如何，随斑块面积增加，脑血管病风险也增加（Nicolaides，1995）。

包括应用3D超声在内的其他几项研究证实，溃疡等并发症可能随着斑块体积的增加而更加常见（Schminke et al.，2000；AbuRahma et al.，2002；Pedro et al.，2002）。

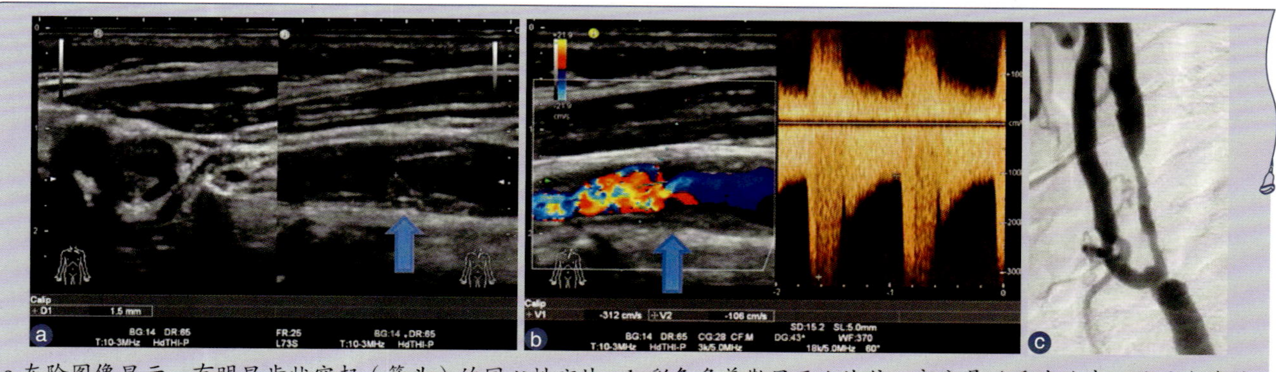

a.灰阶图像显示一有明显齿状突起（箭头）的同心性斑块。b.彩色多普勒显示斑块偏心部分导致重度狭窄，收缩期峰值流速为312 cm/s，舒张末期流速为108 cm/s，远端可见狭窄射流。这种斑块结构增加了血管介入治疗诱发脑血管事件的风险，因此患者应行颈动脉内膜切除术。c.尽管如此，患者还是选择颈动脉支架置入术。由于血管造影的空间分辨力较差，未能显示斑块凸入管腔部分所致的次全闭塞。

图5.17 低回声为主的表面不规则斑块（Ⅱ型）导致颈内动脉长节段重度狭窄

5.6.1.1.5　斑块形态：斑块表面

基于颈动脉斑块超声表现的栓塞风险预测面临着一个普遍问题，即关于斑块的病理形态学特征（如溃疡、软的粥样物质沉积物、出血）与疾病临床分期（有症状和无症状的患者）的相关性，研究并未得出一致的结果。有些研究者（Park et al.，1998；Sterpetti et al.，1991）证明斑块溃疡和短暂性/持续性神经功能障碍的发生在统计学上有显著相关性，而其他研究者并未发现这种相关性（Hill et al.，1994；Van Damme et al.，1992）。因此，以颈动脉斑块形态学超声表现预测栓塞风险并不可靠。

另一个问题是，现有的已发表数据间难以进行比较，因为众多分析斑块形态特征和临床分期（以及与斑块相关的栓塞风险）相关性的研究分别使用不同的实验设计，评价斑块回声特性或表面规则性的标准也不同。因此，早在20世纪90年代就有学者建议对斑块的描述实行标准化。De Bray等（1997）建议使用下列结构的回声作为描述斑块回声的参考标准：无回声斑块与血流回声相对应，低回声斑块与胸锁乳突肌回声相对应，高回声斑块与骨的回声相对应。对于斑块表面形态，提出了光滑和不规则的区别，不规则的表面指深度为0.4～2.0 mm的裂隙，而当存在深度>2 mm的凹陷时，则认为存在溃疡（图5.18）。

超声检出斑块表面不规则的敏感性为97%，特异性为81%（Kagawa et al.，1996）。一项血管造影研究发现，斑块表面不规则与组织学检查中镜下斑块破裂和出血存在相关性（Lovett et al.，2004）。血管造影研究（Rothwell et al.，1999）和超声研究均提示表面不规则的斑块会导致栓塞的风险增加（Prabhakaran et al.，2006）。其他研究发现斑块表面不规则与有症状的颈动脉狭窄高度相关（Eliasziw et al.，1995；AbuRahma et al.，1999；Kessler et al.，1995；Steinke et al.，1992）；然而，只有少数研究采用前瞻性设计（Handa et al.，1995；Kitamura等，2004；Rothwell等，2000）。

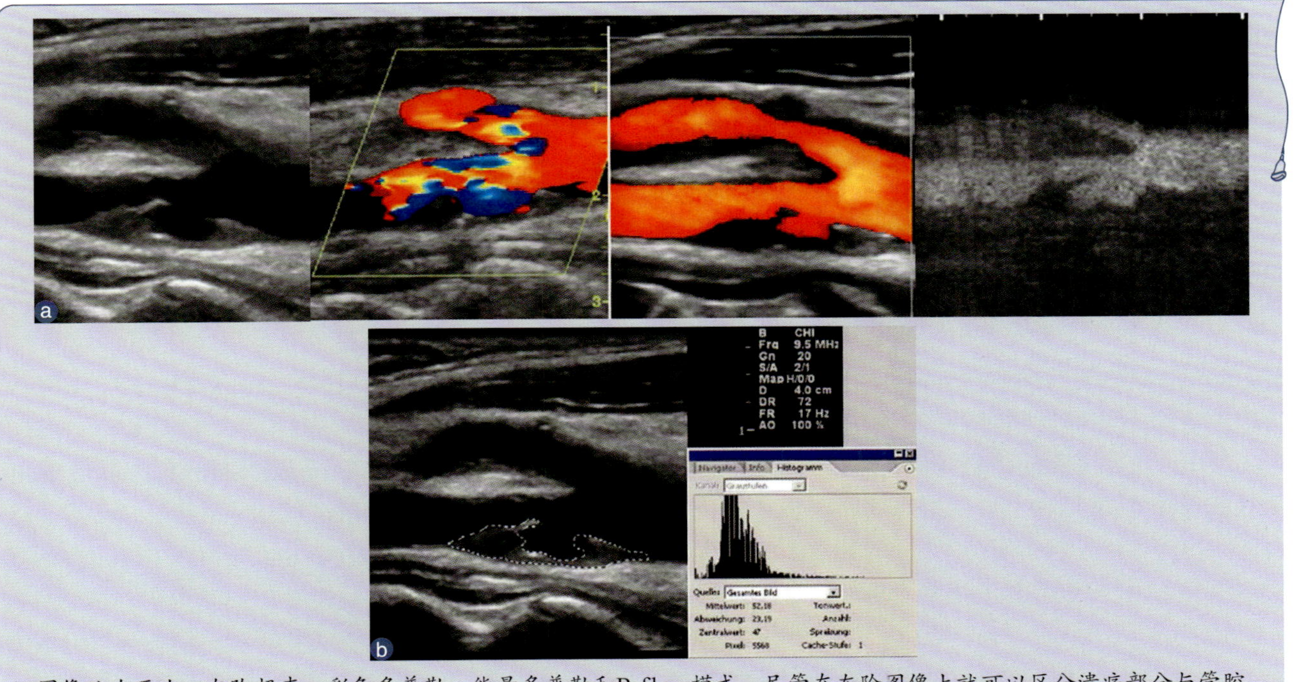

a.图像从左至右：灰阶超声、彩色多普勒、能量多普勒和B-flow模式。尽管在灰阶图像上就可以区分溃疡部分与管腔，但能量多普勒和B-flow模式可以更准确地辨识溃疡轮廓及其与血流的分界。超声图像上的斑块形态（回声和斑块结构）是确定是否需要手术或最佳手术方式（颈动脉支架置入术或颈动脉内膜切除术）的附加标准。不同超声技术的应用能够更好地显示斑块形态特征，B-flow和超声造影能够更准确地评估斑块结构并识别斑块溃疡。尽管有这些新技术，仍然很难区分高栓塞风险的溃疡与相对栓塞风险较小的残腔（图5.13）。b.计算图a中低回声颈动脉斑块的灰阶中位数（gray-scale median，GSM）。描迹标准化灰阶图像中的颈动脉斑块（使用两个参考点的输入和输出值进行线性缩放：血液为0～5；血管外膜为185～195），计算机程序（Adobe Photoshop CS）会生成一个直方图，表示其回声构成和灰度中位数（该例为47）。

图5.18　颈内动脉起始处伴溃疡（>2 mm）的低回声偏心性斑块

（资料来源：Werner Lang）

据报告，超声检出斑块溃疡与患侧脑血管缺血的风险增加有关（Sitzer et al.，1995；De Bray et al.，1997；AbuRahma et al.，1998；Pedro et al.，2002）。其他研究者（Meairs et al.，1999）未能发现斑块表面特征在有症状和无症状患者间存在显著差异，因此否认了这种相关性。

斑块表面不规则、斑块溃疡或狭窄后"死水"区会导致局部血小板聚集，释放小块血栓入血。尽管可以根据指南将高回声斑块中火山口样的缺损（图5.18）识别为溃疡，但斑块常为不均质的，且新形成的溃疡（图5.57）很难与冲刷形成的残腔相区分（无论采用哪种成像模式）（图5.13）。6项应用彩色多普勒超声检测斑块溃疡的研究得出的准确性差异较大，平均敏感性为60%（38%～94%），平均特异性为74%（33%～92%）（Widder et al.，1990；Comerota et al.，1990；Sitzer et al.，1996；Kardoulas et al.，1996；Banafsche et al.，1998；Saba et al.，2007）。根据1995年欧洲颈动脉斑块研究，仅使用灰阶超声的敏感性为47%，特异性为63%。

在一项纳入1939例无卒中病史患者的大型队列研究中（Prabhakaran et al.，2006），斑块表面不规则是主要危险因素，5年内发生缺血性卒中的累计风险要比斑块表面规则者高3倍（8% *vs.* <3%）。

此外溃疡常被过度诊断，非常不规则的斑块表面（图5.17）或是两个相邻斑块间的正常区域都可能被误认成溃疡。灰阶超声诊断溃疡的标准为深度>2 mm，管腔侧缺损内径较小呈"碗状"。若灰阶超声表现不明确，则应进一步使用彩色多普勒超声、B-flow成像或超声造影（图5.13、图5.19）来明确对溃疡形态的评估，并在相对高回声斑块中识别出无回声区（图5.14、图5.17、图5.18）。然而无论采用何种方法，都很难区分斑块溃疡与无害的残腔（图5.13）。

内膜下斑块内出血在灰阶超声上呈现为不均质无回声区，可导致纤维帽破裂（溃疡），增加卒中风险。有症状患者手术标本中斑块内出血的发生率是无症状患者的6倍。超声检出近期斑块内出血的敏感性为72%～91%，特异性为65%～88%（Bluth et al.，1986；Widder et al.，1990）。

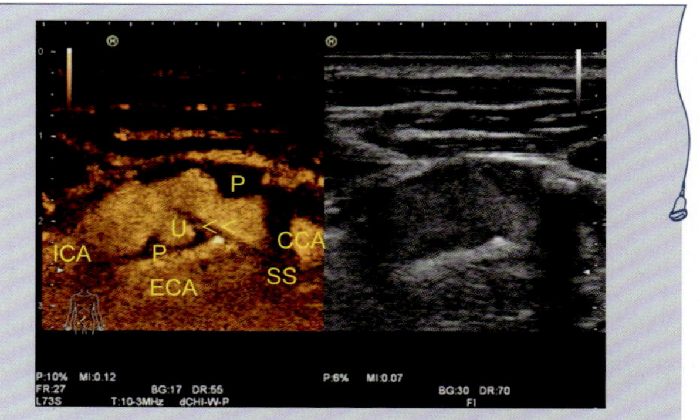

超声造影（左图）能够很好地显示包括溃疡在内的斑块轮廓，以及溃疡部位的新生血管（<<）。近场处斑块未检测到新生血管。超声造影与其他超声技术一样存在伪像。该例显示了钙化产生的声影，该部分斑块内的强回声在相对应的灰阶图像中（右图）也存在，因此不代表新生血管，而是斑块内的强回声成分。该例很好地说明了结合相应的灰阶图像来解释超声造影结果的重要性，其可以避免对强回声点的误诊。ICA：颈内动脉；ECA：颈外动脉；CCA：颈总动脉；U：溃疡；P：斑块；SS：声影。

图5.19　由极低回声斑块导致的颈内动脉狭窄（Ⅱ期）（彩色多普勒估计欧洲颈动脉外科试验狭窄率为60%）

5.6.1.1.6　斑块回声：影响因素

上述困难并没有阻止研究者从栓塞风险的角度区分易损斑块和稳定斑块（图5.18）。稳定斑块通常具有均匀的纤维结构或部分钙化，并且纤维帽完整，而易损斑块主要由粥样物质构成（图5.17），可能包括坏死区域和出血，纤维帽缺失、菲薄或明显中断。一些研究者认为，炎症或细菌感染可能引起退行性病变（可能导致坏死和斑块内出血），其在高危病变的进展中起重要作用（Libby，2002；O'Leary et al.，1991；O'Donnel et al.，1985；Bassiouny et al.，1977）。

大量研究表明（European Carotid Plaque Study Group，1995；Kardoulas et al.，1996；AbuRahma et al.，1998；Gronholdt et al.，1997，2002；Droste et al.，1997）无回声斑块提示脂质含量高或存在斑块内出血，而这些特征已被证实与栓塞风险增加相关。此为无回声斑块患者发生缺血性脑血管事件的风险高出4倍的原因（图5.16、图5.17、图5.57）（Mathiesen et al.，2001）。Widder等（1990）的研究显示，超声检出斑块内出血（与组织学相关）的敏感性仅为34%，特异性仅为36%；超声检出粥样斑块的敏感性为51%，特异性为68%。炎症过程引发斑块进展，也可导致易损斑块呈现无回声。这也可以解释存在无回声颈动脉斑块的患者具有较高的心血管病风险。

总之，超声对斑块回声的评估非常主观，也取决于仪器的设置。一般来说，如果斑块回声低于邻近的胸锁乳突肌，则为极低回声斑块（图5.57）。灰阶超声图像中难以区分极低回声斑块和流动的血液，其内的高回声点可能是粥样斑块存在的唯一标识（图5.57、图5.58）。这些情况需要通过彩色多普勒成像显示充盈缺损以间接显示斑块边界。胶原和细胞基质沉积增加与高回声有关。高回声是致密纤维或钙化的特征，结合声影可提示为钙化斑块。斑块内钙化可以呈局灶性或弥漫性分布。若声影遮挡了血管壁或妨碍了频谱多普勒检查，可以移动探头来避免这些结构的干扰（图5.4）。

不均质的超声表现通常提示混合斑，且以无回声为主的不均质成分斑块可能与较高的栓塞风险相关。AbuRahma等（1998）发现当评估回声的同时辅以异质性评估时，斑块内出血的检出率提高，敏感性升至76%，特异性升至85%。

靠近管腔表面存在极低回声区的斑块可能具有较高的栓塞风险。然而，关于均质斑块风险是否高于不均质斑块，现有研究尚无定论（Sztajzel et al.，2006；El-Barghouty et al.，1994；Wijeyaratne et al.，2003）。

因此，应当谨慎使用组织学术语描述颈动脉斑块的超声表现，并再次强调，灰阶图像显示的不是组织成分，而是不同声阻抗区域间的界面。从物理学角度来说，灰阶图像中的高回声仅意味着该组织内包含更多这样的界面。为安全起见，只要斑块的超声表现和组织学构成的相关性仍不明确，就建议检查者简单地描述斑块（Woodcock et al.，1992）。

总之，颈动脉斑块超声表现与栓塞风险高低相关的特征如下。

（1）低风险：

1）以高回声为主的均质斑块；

2）斑块表面光滑，轮廓清晰；

3）钙化；

4）短斑块（长度<1 cm）；

5）薄斑块（厚度<4 mm）。

（2）高风险：

1）以无回声为主伴孤立性点状高回声的斑块，与周围血液分界不清；

2）溃疡；

3）长斑块（长度>1 cm）；

4）斑块厚度>4 mm；

5）沿血流方向发生纵向搏动。

5.6.1.1.7　*灰阶超声分析：潜力与局限性*

如前所述，除斑块表面形态外，斑块回声也是重要的预后指标。虽然目前普遍认为，当使用高频探头扫查时，粥样物质、脂质与斑块的无回声区相对应，但灰阶超声在斑块成分分析中的价值仍存在争议。不均质低回声斑块不稳定的假说（Bräsen et al.，1997）已得到大量前瞻性研究证实。这些研究显示，相比于均质高回声斑块，具有不均质低回声及斑块大部分呈不均质回声的患者发生患侧脑血管缺血的风险显著升高（El-Barghouty et al.，1996；Geroulakos et al.，1994；Bock et al.，1993；Langsfeld et al.，1989）。然而包括无症状颈动脉狭窄研究（Halliday et al.，2010）在内的其他研究（Meairs et al.，1999；Hill et al.，1994）均未能证实临床症状与颈动脉斑块超声表现间存在相关性。

为了克服对斑块回声和均质性主观评价的局限性，以及这些特征对所使用设备和仪器设置的依赖性，研究者提出多种标准化方法。最常见的斑块回声超声定量方法是灰阶中位数，它涉及标准化图像计算，其中最暗和最亮的区域（血液和外膜）分别被赋值为0～5（无回声）和180～200（高回声）（图5.18b）。

标准化图像中斑块灰阶中位数可以客观鉴别无回声斑块（灰阶中位数<35）和高回声斑块（灰阶中位数>65）。研究发现，虽然灰阶中位数>65与纤维钙化斑块密切相关，但灰阶中位数<35与脂质核心（敏感性为40%～60%）或粥样斑块的相关性较差（El-Barghouty et al.，1996；Gronholdt et al.，1998，2001；Aly et al.，2000；Tegos et al.，2000；Ciulla et al.，2002）。另一项研究显示，利用分层灰阶中位数分析而非整体斑块分析，识别斑块内脂质核心的敏感性和特异性分别为84%和75%（Sztajzel，2005）。

在一项对1121例颈动脉狭窄患者进行随访的大型前瞻性多中心研究（Nicolaides，1995）中，作者详细分析了斑块回声（使用不同灰阶中位数范围）与脑血管事件间的关系，发现灰阶中位数的测定在不同观察者间具有良好的一致性（相关系数为0.93）。与灰阶中位数>30的等回声或高回声斑块相比，灰阶中位数<15的极低回声斑块诱发患者脑血管事件的风险增高5倍以上，而较之灰阶中位数在15～29的斑块则增高3倍以上。

标准化的回声测定评估斑块易损性，有助于确定选择颈动脉支架置入术或颈动脉内膜切除术。颈动脉血管成形术的影像学及卒中风险研究显示低回声（灰阶中位数≤25）斑块增加了颈动脉支架置入术期间的卒中风险。该研究发现灰阶中位数≤25的低回声斑块患者颈动脉支架置入术期间发生脑血管事件的风险为7.1%，而高回声斑块患者的风险为1.5%（P=0.01）（Biasi et al.，2004）。

从技术上讲，相对于轻–中度狭窄斑块，重度狭窄斑块超声图像的灰阶分析和斑块表面特征分析的可靠性较差。当斑块回声不均匀或出现钙化时，超声评估同样会受限。

一些使用灰阶中位数分析（图5.18b）斑块回声的研究（El-Barghouty et al.，1995，1996；Pedro et al.，2000；Kakkos et al.，2007）表明无回声斑块与卒中风险增加有关（Pollak et al.，1998）。另有研究表明，相比灰阶中位数分析，计算机辅助斑块回声纹理分析可以更准确地预测栓塞（Kakkos et al.，2007）。

另有研究表明，斑块的标准化灰阶分析在观察者间有良好的一致性，而在接受颈动脉内膜切除术（外翻式）患者的手术标本中，斑块的声学特征与组织病理学结果的相关性较差（Denzel，2003）。

另有研究尝试通过3D超声提高对斑块回声的评价。然而，一项使用标准化方法的研究发现，在评估颈内动脉斑块回声方面，3D超声并不优于2D超声（Denzel et al.，2009）。无论是超声还是其他任何成像方式都不能总是准确鉴别斑块溃疡和无害的残腔。

由于超声图像是由不同声阻抗界面反射的回声形成的，含有更多反射界面的非均质组织呈现更高回声。这就是肝血管瘤呈高回声的原因。无论硬度如何，非均质组织回声都比均匀组织回声高。鉴于斑块组织学成分多变，高脂质含量或斑块内出血（主要为无回声）的高栓塞风险斑块回声并不总是均匀的，而是取决于脂质和血液是如何整合到斑块基质中及由此产生的斑块结构。因此，这些斑块也有可能呈现为高回声。相反，稳定的纤维斑块（基于病理形态学标准）基质中所含反射界面较少时，也可能表现为低回声。这是使用超声评价斑块的固有局限性。

尽管有研究提出无回声斑块可使栓塞风险增高3～5倍，但仍不能通过超声回声确定斑块成分。一项研究使用灰阶中位数值将颈内动脉斑块分为无回声斑块（灰阶中位数<32）和有回声斑块（灰阶中位数≥32）（Goncalves et al.，2004），结果表明斑块成分与超声回声之间缺乏相关性。该研究中，研究人员对斑块手术标本进行了生化分析和色谱分析，以确定斑块内弹性蛋白、钙、胶原蛋白（通过测量羟脯氨酸含量）和脂质（通过色谱法）的含量。结果显示，有回声斑块中碳酸氢钙的含量较高，而无回声斑块中弹性蛋白含量较高。有回声和无回声斑块内的胶原、脂质和三酰甘油含量之间无明显差异。通过线性回归详细分析斑块内脂质，也未能揭示两种斑块间的差异。该研究结果与许多其他的研究结果不一致，也与被广泛接受的假说（即无回声斑块脂质含量较高，因此栓塞风险比纤维性的高回声斑块高）相矛盾。我们面临的矛盾状况是，虽然无回声斑块栓塞风险更高（有症状颈动脉狭窄），但这种现象并没有组织学基础，因为斑块回声与组织学上的易损斑块（如高脂质含量）间并无显著相关性。

超声新技术能为评价斑块形态提供新的视角，从而改善易损斑块和稳定斑块的区分。传统的2D超声图像可以通过处理反射回波的振幅而成像，而另一种利用高分辨力探头的技术，如IVUS，可以通过频率来区分反射回波脉冲。该技术基于不同组织（坏死、纤维化、富含脂质的组织）可反射不同频率超声的假设。作者的结论是，利用该项技术对斑块形态进行评估具有区分不同组织成分的潜力，从而有助于从相对稳定的纤维斑块中鉴别出以坏死核心和高脂质含量为特征的易损斑块（Reid et al.，2005）。

IVUS虚拟组织学成像是另一种用来表征颈动脉斑块成分的技术。不同斑块成分（纤维、坏死、钙化、脂质核心）所反射的频率用不同的颜色进行整理和编码，然后这些信息将作为反映斑块成分的彩色图像叠加在原始IVUS图像上。例如，红色用来表示易损斑块（如伴有出血或坏死的斑块，富含脂质的斑块）。虽然这项技术主要应用于冠状动脉的介入治疗中，但该技术也可能在其他血管治疗前的评估中起到作用，尤其是在颈动脉和肾动脉支架介入扩张和支架置入术中。当该技术被引入时，计划在全球注册以明确IVUS虚拟组织学成像技术的临床作用。

5.6.1.1.8　*利用超声造影显示颈动脉斑块特征*

超声造影可以促进对低回声内膜–中膜复合体和动脉粥样硬化斑块与血流的区分。外膜通常表现为较高回声。超声造影可以有效评估斑块轮廓及表面特征（不规则，溃疡）（图5.19），尤其适用于无回声斑块的评估。在常规灰阶成像下，无回声斑块很难与血流相区分（van der Oord，2013）。因此，伴有血流增强效应的超声造影有助于诊断亚临床动脉粥样硬化，并能够检测低速血流，将重度狭窄或假性闭塞与真性闭塞相区分。

超声微泡增加了多普勒信号的强度，改善了对不规则斑块表面和溃疡的评估，以及对无回声斑块的识别（Kono et al.，2004）。尽管有上述优势，超声造影仍难以鉴别无害的残腔和斑块溃疡（图5.13）。

微泡也可以进入较小的血管（斑块内新生血管及增生的滋养血管），表现为斑块内明亮的反射信号（图5.19）。因此，经超声造影确定的斑块新生血管可以作为颈动脉斑块易损性的额外标志。多项研究表明，超声造影证实的新生血管与组织病理学（Hoogi et al.，2011；Staub et al.，2013）、有症状颈动脉斑块（Xiong et al.，2009）和无回声斑块（Staub et al.，2011）之间存在显著相关性。在组织学相关研究和动物模型中，已经验证了超声造影对斑块内新生血管的半定量评估具备较高的准确性（Coli et al.，2008；Shah et al.，2007；Hoogi et al.，2011；Vavuranakis et al.，2013）。

组织病理学研究显示，来自血管外膜的滋养血管增生形成的斑块内新生血管（脆弱血管）与斑块易损性（Pelisek，2012）及斑块厚度的增加（Sluimer et al.，2009）相关。缺氧和炎性过程都可能促进斑块的进展。

超声造影可以对斑块新生血管进行半定量评估，对鉴别斑块易损性及预测患者心血管疾病风险做出了重要贡献。

几项回顾性研究（Staub et al.，2010；Faggioli et al.，2011；Yiong et al.，2009）证实由超声造影检出的斑块新生血管增加与患者脑血管事件（卒中、短暂性脑缺血发作）的高发生率相关。超声造影中，较厚的无回声斑块新生血管更多（Staub et al.，2011）。检查者应当意识到，在识别高回声斑块内的新生血管时存在一定困难，因为并非所有亮点都代表新生血管。为了避免误判，将超声造影图像与相应的实时灰阶图像进行完全对应比较是非常重要的（图5.19、图5.57）。

炎症是导致斑块易损的另一个因素。C-反应蛋白已被证实可以预测心血管事件（Hermus et al.，2010），C-反应蛋白水平越高，斑块进展越快。一项近期的研究报道了C-反应蛋白水平升高与斑块新生血管增多（使用超声造影评估）的相关性（Staub，2015）。一项兔动脉粥样硬化模型的研究发现超声造影具有监测他汀药物治疗反应的潜力，连续检查发现斑块内新生血管随用药而消退（Tian et al.，2013）。

综上所述，现有证据表明超声造影在评估斑块形态特征方面具有显著作用，并可半定量评估斑块内新生血管。因此，与仅基于狭窄程度预测脑血管事件相比，超声造影具有改善颈动脉斑块危险分层的潜力（Eyding et al.，2011）。这有助于更好地筛选进行有创性预防治疗的患者。此外，超声造影能够识别以新生血管为特点的易损斑块，从而识别出那些可以通过优化药物治疗获益的心血管事件风险较高的患者（Hellings et al.，2010）。

※ 5.6.1.2　狭窄定量/分级

在预防颈动脉狭窄方面（预防最坏结局事件），狭窄的严重程度是患者管理的基础，也是在最佳药物治疗和有创治疗（手术或介入）间选择的基础。因此，首要任务是确定可靠的狭窄分级。

用于评估外周血管狭窄的间接标准，如狭窄周围搏动性的变化，在颈动脉狭窄诊断中很少应用。血流搏动性随外周阻力和血管壁弹性的变化而变化。导致颈动脉搏动性增强的因素有血管壁弹性降低（如中膜硬化）、颅内压增高、主动脉瓣关闭不全和心动过缓（表5.5）。在伴有高灌注的动静脉瘘或心动过速时颈动脉搏动会减弱。

与外周动脉一样，颈动脉重度狭窄时，狭窄前搏动性增强，而狭窄后搏动性减弱。狭窄前、后节段搏动性与狭窄的严重程度相关（间接诊断标准）。

根据连续性方程，收缩期峰值流速与舒张末期流速增加，是诊断颈动脉斑块所致限流性狭窄最重要的直接指标。此外，狭窄会扰乱血液流动，尤其是偏心性斑块。当层流变得不稳定时，其特征包括从频谱多普勒清晰的频窗中出现低速血流信号到有逆流的涡流。进行狭窄评估时，需在纵切面确定狭窄部位，将取样容积置于狭窄射流处（狭窄较短时在斑块远心端）获得多普勒频谱波形。当斑块所致狭窄超过直径的狭窄率为30%～40%（北美症状性颈动脉内膜切除术试验标准/远段狭窄分级法，相当于欧洲颈动脉外科试验狭窄50%/局部狭窄分级法）时，才会出现流速明显增加。超过此截断值时狭窄才具有血流动力学意义，可以通过频谱多普勒定量评价。所以，该方法无法量化无需治疗的轻度狭窄。若斑块可清晰显示，在横切面和纵切面灰阶图像中可进行平面测量以粗略估计轻–中度狭窄，但对于由无回声斑块引起的狭窄平面测量容易出错。

即使在彩色血流图像上可以清晰描记重度狭窄的残余管腔，也不应使用平面测量法来量化血流动力学相关的狭窄。横截面积的测量需要声束垂直于血管长轴，但此角度多普勒成像最差，会导致残余管腔显示不准确。提高彩色增益并不能解决这一问题，因为由此产生的彩色外溢会模糊血液与斑块的边界，造成残余管径的高估。彩色血流成像的另一固有局限性是彩色图像的构成基于图像插值技术，亦会导致对残余管腔的高估。因此，血流动力学的狭窄定量方法更优，所以其应用于所有临床相关的狭窄患者（≥50%）。

鉴于2D超声和彩色多普勒超声评估斑块大小的局限性，应用频谱多普勒进行血流动力学狭窄评估是诊断重度狭窄的最佳方法。该方法以连续性方程为基础，通过测量角度校正后的狭窄段流速来评估狭窄。

50%～70%的管腔狭窄可经自身调节机制得以代偿，通过形成侧支和减小外周阻力来维持相对稳定的血液供应。尽管内径狭窄<50%会导致流速稍有增快，但这种增加并无临床意义，且不能被准确地测量（因流速受全身多因素影响，很难解释其原因）（图5.20）。尽管如此，<50%的狭窄也可能因引发紊流或湍流而变得明显，表现为频带变宽、频窗模糊不清、收缩期血液逆流。与同心性斑块相比，当偏心性斑块引起狭窄时，这些征象变得更加明显。

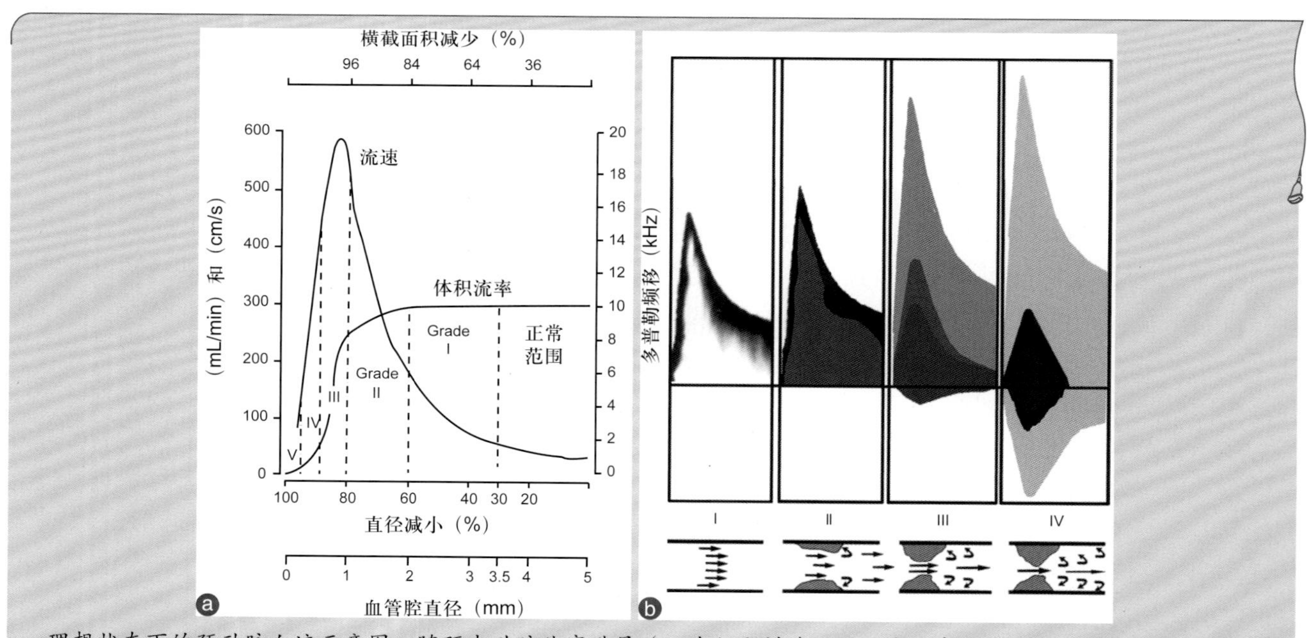

a.理想状态下的颈动脉血流示意图：随颈内动脉狭窄进展（以直径和横截面积的减小表示），颈动脉收缩期峰值流速（以kHz表示多普勒频移的频率）和体积流率（以mL/min为单位）的变化。血流加速发生在直径狭窄率>50%时。b.随管腔狭窄程度增加，会发生血流紊乱和收缩期峰值流速增高。Ⅰ：频窗清晰的正常多普勒频谱波形（层流）。Ⅱ：轻–中度狭窄，轻度血流紊乱导致频窗填充（偏心性斑块导致的血流紊乱），以及收缩期峰值流速开始增高。Ⅲ：中–重度狭窄，收缩期峰值流速进一步增高，涡流（低频成分）形成。Ⅳ：收缩期峰值流速增高，明显湍流，主要表现为伴有低频逆流成分。当出现严重狭窄时，为观察高频收缩期血流（低振幅）常需要提高增益。

图5.20

总之，所有>50%的颈动脉狭窄，都需要根据多普勒频移或角度校正后的流速来分级。因此，必须仔细设置多普勒角度校正光标，这是准确评价狭窄分级的先决条件，特别是需要通过颈动脉狭窄程度来确定手术患者时。通常情况下血流与管壁平行，所以多普勒取样光标与血管壁平行。然而，当出现偏心性斑块时，斑块凸入管腔血流中，狭窄处的血流方向会因此而改变（图5.21）。此时将角度校正光标与实时血流方向对齐，会获得更为准确的多普勒测量角度，此时若将角度校正光标与血管壁对齐，则可能引起5° ~10° 的差异。当角度较小时（30° ~50° ），校正光标5° 的误差在计算血流速度时可以忽略不计。尽管在颈动脉分叉处很难获得<50° 的多普勒角度，多普勒角度应尽量<60° 。在类似颈内动脉起始处的走行弯曲节段，角度校正光标的设置明显受限，即使是60° 的多普勒角度也很难实现（图1.23）。使用凸阵探头设置角度比线阵探头更容易。

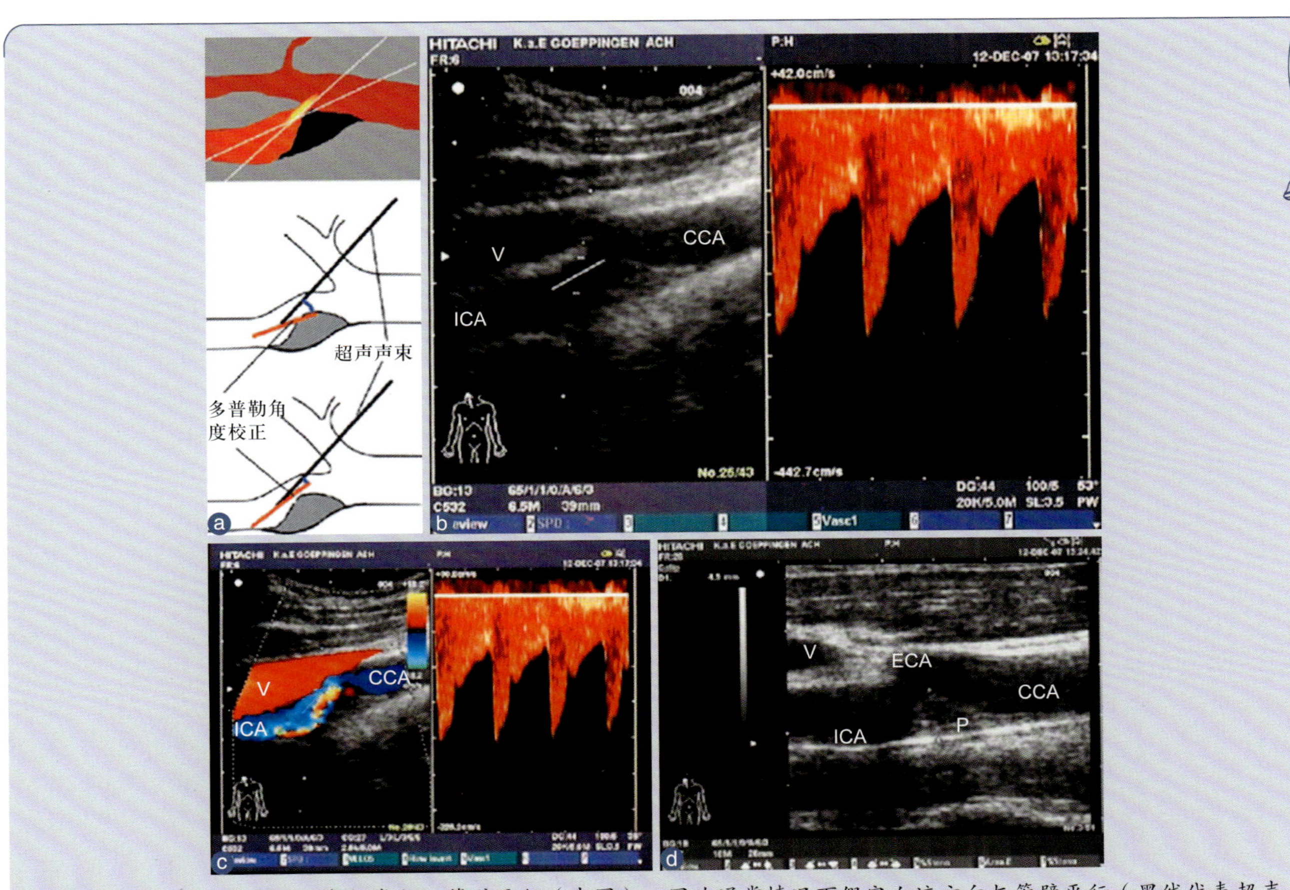

a.多普勒角度校正光标（红色）常与血管壁平行（中图），因为通常情况下假定血流方向与管壁平行（黑线代表超声声束，蓝色代表多普勒校正角度）。当出现偏心性斑块时，彩色多普勒显示的射流常不平行于管壁，而是偏向斑块侧（上图中的黄色）。多普勒角度校正光标与狭窄射流平行与和血管壁平行相比会产生5° ~10° （译者注：原著中误为5%~10%）的差异（下图）。b.颈内动脉起始处的偏心性狭窄：多普勒角度校正光标与血管壁平行时，计算收缩期峰值流速为280 cm/s，相当于>70%的狭窄（欧洲颈动脉外科试验标准）（相对于动脉壁的多普勒角度为53° ）。c.彩色多普勒图像中的射流（混叠用黄色表示）与超声声束成角较小（图a）。当校正多普勒角度为35° （平行于狭窄射流方向）时，相同的多普勒频移计算所得的收缩期峰值流速为210 cm/s，相当于<70%的狭窄（欧洲颈动脉外科试验标准）。两次测量的收缩期峰值流速和狭窄程度结果不同表明，当角度校正不正确时，频谱多普勒并不能对血流速度进行准确评估。d.在超声形态学方面，斑块有两个易损特征：低回声、偏心及实时灰阶成像显示纵向搏动（斑块所受剪切应力高，见图5.15a；斑块厚度为4.9 mm）。即使是Ⅰ期的患者，这些斑块特征也可以作为手术指征。注意：图d中的斑块比图b中更清晰，随声束与管壁间夹角减小，斑块清晰度降低（由于散射增加）。ICA：颈内动脉；ECA：颈外动脉；CCA：颈总动脉；V：静脉；P：斑块。

图5.21

表面不规则的较大斑块会扰乱血液流动模式，引起涡流、湍流及逆流。在多普勒波形上表现为频带逐渐增宽、频窗消失和收缩期逆向血流。

当取样容积的大小和位置选择不当时，伴随逆向血流信号的涡流可能导致多普勒频谱解读混乱。如将较小的取样容积置于血管壁附近，主要采集逆向血流信号，而置于射流中心处，则只采集高速血流信号，而丢失涡流信号（狭窄直接诊断标准的补充）。因此为了准确评估血管的血流动力学情况，取样容积必须涵盖整个血管腔，以记录射流处的高速血流信号及近管壁处的涡流信号（图5.22）。然而，测量狭窄射流处的收缩期峰值流速仍是狭窄程度分级最相关的指标。一般情况下，血流速度最快处位于2D图像所示最狭窄部位的远端，特别是在狭窄节段较短时。根据连续性方程，只有直径狭窄率超过50%或面积狭窄率超过75%时，血流才会明显加速（图5.53）。

狭窄处血流速度随狭窄程度的增高而增加（表5.9、图5.20），在次全闭塞时最高。次全闭塞时高速血流产生的摩擦力起到减速作用（降低大多数血液成分的速度）。然而，调高增益获得的射流处孤立性高频信号依然可以作为重度狭窄的标志。在重度狭窄的远心端（靠近颅底的颈内动脉处测量），收缩期流速随狭窄程度的增高而降低（狭窄后流速降低）。

5.6.1.2.1 颈动脉狭窄分级的主要标准和次要标准

颈动脉狭窄分级包括主要诊断标准和次要诊断标准（图5.23和表5.9、表5.10）。

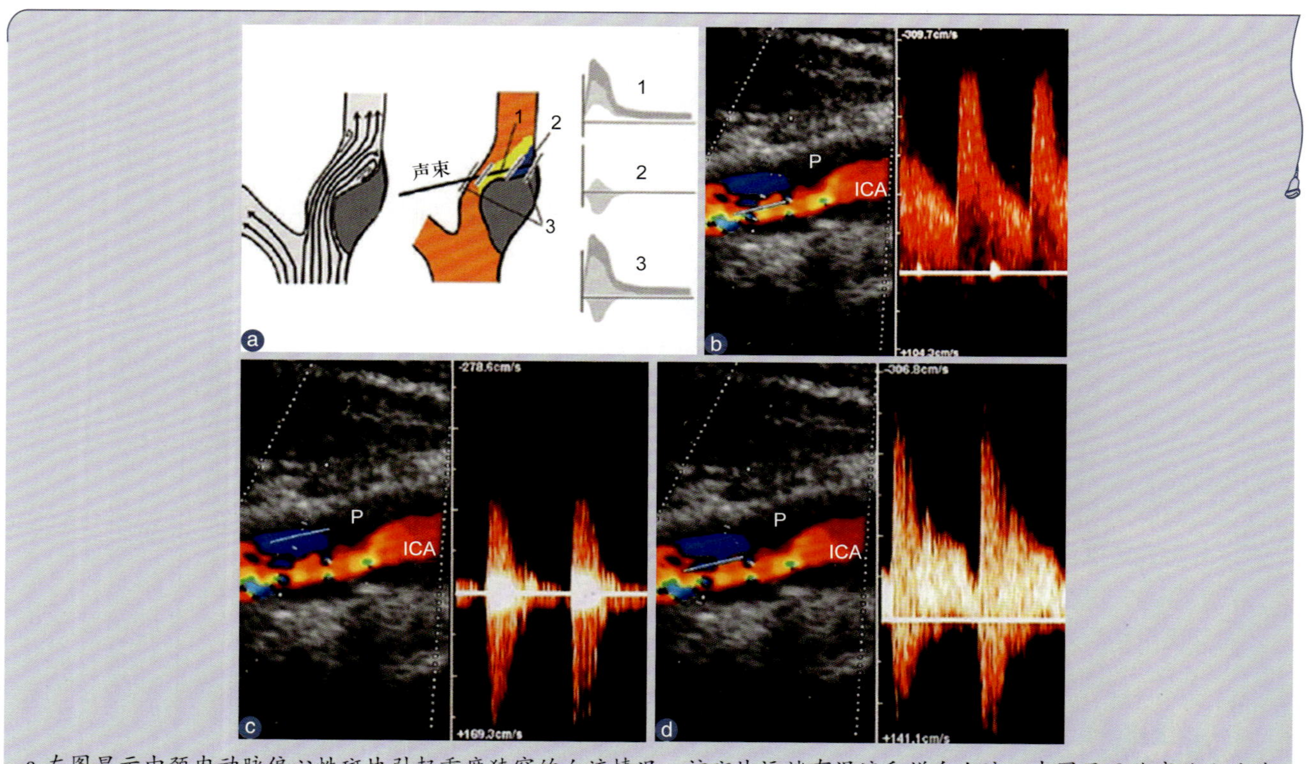

a.左图显示由颈内动脉偏心性斑块引起重度狭窄的血流情况，该斑块远端有涡流和逆向血流。中图显示狭窄处血流速度和方向的彩色多普勒图像（基于平均速度）。射流处血流速度最高，以混叠表示（颜色由红变黄）；涡流处的血流逆转，由红色和蓝色表示。多普勒波形（右图）代表在颈动脉狭窄区域不同取样点的血流速度和方向（用数字1～3表示）。1：狭窄中心处的波形有选择性地代表狭窄射流处的高速血流。2：斑块正后方的小取样容积测得的波形显示涡流处的血流，主要表现为逆向血流（基线下方的波形）。3：完全覆盖整个动脉管腔的取样容积，显示最大的收缩期峰值流速及斑块远端的涡流。b.将取样容积置于颈内动脉偏心性斑块所致狭窄彩色多普勒图像中的射流处（混叠颜色从红色到黄色再到淡蓝色）获得多普勒频谱波形。c.将取样容积置于斑块远心端贴近管壁处获得的多普勒频谱波形代表涡流（颜色由红色到黑色再到蓝色），主要表现为逆向血流（波形位于基线下方）。d.取样容积覆盖整个管腔，频谱波形既能反映高收缩期峰值流速，也能反映具有逆向血流的涡流。P：斑块；ICA：颈内动脉。

图5.22

表5.9　利用包含主要标准及次要标准的多参数分级颈内动脉狭窄严重程度

远段法狭窄等级（北美症状性颈动脉内膜切除术试验）（%）		10	20～40	50	60	70	80	90	闭塞
局部法狭窄等级（欧洲颈动脉外科试验）（%）		45	50～60	70	75	80	90	95	闭塞
主要标准	1. 灰阶图像	+++	+						
	2. 彩色多普勒图像	+	+++	+	+	+	+	+	+++
	3. 狭窄处收缩期峰值流速（cm/s）	< 100	120 ～ 160	> 200	> 250	> 300	> 350 ～ 400	200 ～ 500	无血流信号
	4. 狭窄后节段收缩期峰值流速（cm/s）					> 50	< 50	< 30	无血流信号
	5.（起始）侧支（眶周动脉 / 大脑前动脉）					（+）	++	+++	+++
次要标准	1. 狭窄前节段（颈总动脉）舒张期流速减低					（+）	++	+++	+++
	2. 狭窄后节段异常血流			+	+	++	+++	（+）	
	3. 狭窄处舒张末期流速（cm/s）		< 50	< 90	< 100	> 100	> 100		
	4. 闪烁伪像				（+）	++	++		
	5. 颈动脉狭窄指数（颈内动脉与颈总动脉的收缩期峰值流速比值）			≥ 2	≥ 3	≥ 4	≥ 4.5		

注："+"数量表示诊断相关性（与其他标准相比）。随后研究人员使用北美症状性颈动脉内膜切除术试验标准对颈内动脉狭窄进行分级，提出了更低的速度界值：50%狭窄的收缩期峰值流速为130 cm/s，70%狭窄的收缩期峰值流速为230 cm/s（AbuRahma et al.，2011；Jahromi et al.，2005）。

资料来源：Neale et al.，1994；Faught et al.，1994；Moneta et al.，1995；AbuRahma et al.，1998；Grant et al.，2003；Arning et al.，2010。

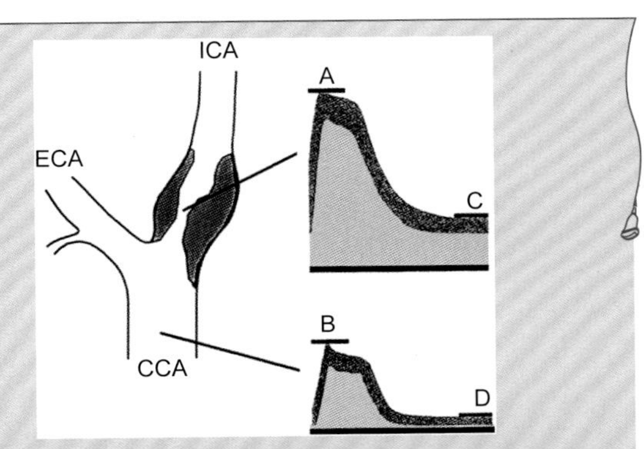

A：狭窄处收缩期峰值流速（基于科学证据最可靠的参数）；C：狭窄处舒张末期流速；A/B：颈内动脉狭窄处收缩期峰值流速与颈总动脉内收缩期峰值流速的比值；C/D：狭窄处舒张末期流速与颈总动脉内舒张末期流速的比值。ECA：颈外动脉；ICA：颈内动脉；CCA：颈总动脉。

图5.23　颈内动脉狭窄的分级标准

表5.10　其他影响收缩期峰值流速的因素对颈动脉狭窄分级的影响

狭窄分级	因素/误差原因
低估狭窄程度（栓塞风险）	低血压； 近段狭窄，如主动脉瓣狭窄； 极重度狭窄，次全闭塞； 长节段狭窄； 多处狭窄（远段另有狭窄 / 颅内狭窄）； 显著偏心性狭窄
高估狭窄程度	检查期间血压升高； 代偿性高灌注（对侧颈动脉闭塞或极重度狭窄）； 搏动性增强（糖尿病患者中膜硬化）； 血管纤细 / 血管收缩； 非常短节段的狭窄

第5章

尽管根据连续性方程，收缩期峰值流速是衡量管腔狭窄严重程度的主要标准，但许多额外的标准也有助于准确评估颈动脉狭窄程度，特别是对于难以确定或斑块结构复杂的患者。通过多参数超声检查对颈动脉狭窄进行诊断评估，可以保证术前充分检查（无须额外的诊断测试），并为随访提供基础参数（不仅限于区分70%的狭窄）。对基础状态的准确评估非常重要，因为无症状颈动脉狭窄快速进展是卒中风险增加的最重要标志。

5.6.1.2.2 狭窄分级主要标准（表5.9）

通过对狭窄节段进行连续测量获得多普勒频谱波形并经角度校正后，得到的最高流速即为收缩期峰值流速。收缩期峰值流速随狭窄程度的增高而增加。若狭窄由不规则或偏心性斑块所致，应将取样容积置于彩色多普勒图像中的狭窄射流处（＜60°），可更准确地完成多普勒角度校正（图5.21）。狭窄射流的流速一般在狭窄斑块远心端最高，因此短的钙化斑块的声影不会干扰多普勒检测。当出现次全闭塞时，摩擦损耗可导致收缩期峰值流速低于预期值（图5.24c）。检查者需注意一些误区，以避免低估颈动脉狭窄程度。其他影响收缩期峰值流速的因素如下。

（1）狭窄长度：由于摩擦力，相对于短节段的狭窄，长节段重度狭窄的收缩期峰值流速较低（图5.24d）。

（2）侧支功能：狭窄侧颈动脉与闭塞侧形成侧支时，狭窄处收缩期峰值流速进一步增快（图5.50），颈总动脉收缩期峰值流速也是如此。

这些情况下，仅基于收缩期峰值流速的颈动脉狭窄分级是不可靠的。

在颈动脉狭窄导致血流动力学显著变化之前（北美症状性颈动脉内膜切除术试验狭窄＜30%/欧洲颈动脉外科试验狭窄＜50%），只有灰阶超声才能检测到。当根据斑块回声可以明确斑块边界时，灰阶超声可以确定其直径狭窄率与面积狭窄率（平面测量）。临床工作不需要对轻度狭窄进行精确的定量，而应对斑块表面特征、回声、均质性及短轴和长轴方向上的形状等特征进行描述（图5.14）。

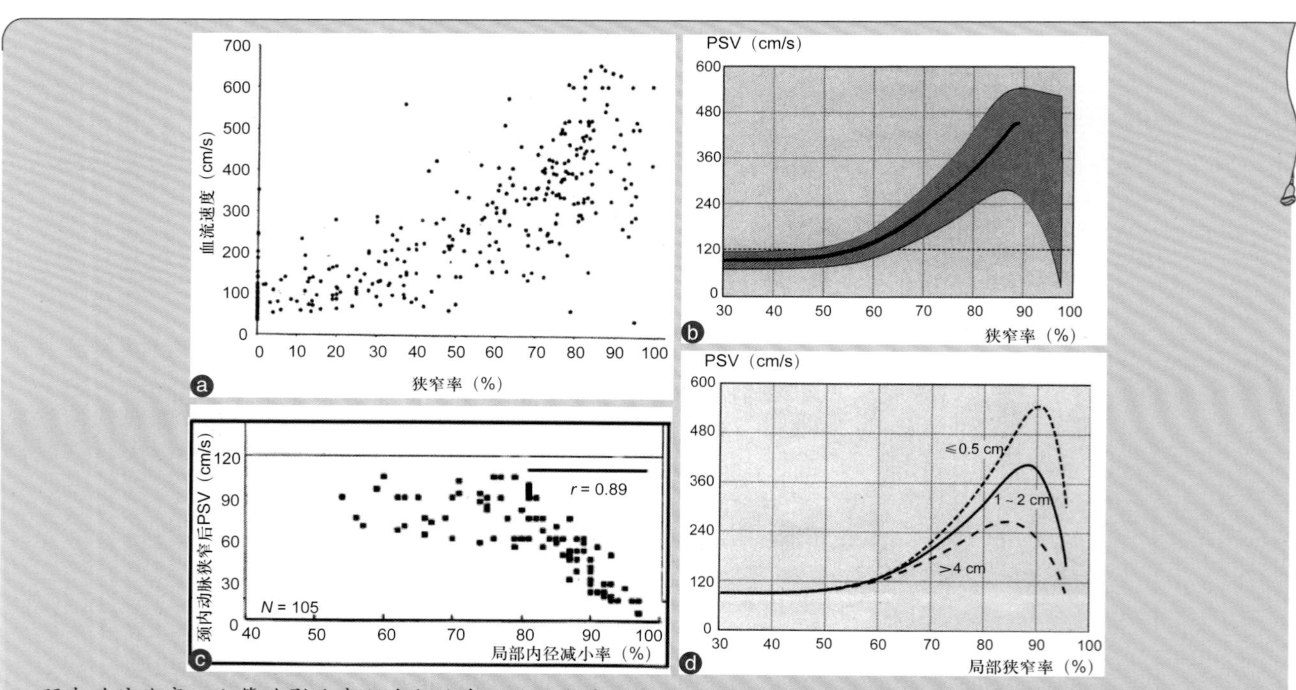

a.颈内动脉狭窄：血管造影狭窄程度与狭窄处收缩期峰值流速（用于计算远段狭窄程度）的关系（图5.7b）（Moneta et al., 1995）；斑块形态的差异是导致收缩期峰值流速离散度较大的一个因素（图5.27）。b.血流速度（收缩期峰值流速）与狭窄程度（局部分级法）的关系。随管腔内径减小（根据连续性方程），狭窄处收缩期峰值流速持续增大，在极重度狭窄/次全闭塞中，由于摩擦损耗，收缩期峰值流速会下降，尤其是在颈动脉长节段狭窄时。c.狭窄后收缩期峰值流速与局部内径减小的关系。当狭窄程度约＞85%时，狭窄后收缩期峰值流速出现下降趋势（Görtler et al., 1994）。d.狭窄长度、预期收缩期峰值流速、狭窄程度的关系。当出现较长节段的严重狭窄时，摩擦损耗可能导致狭窄射流处收缩期峰值流速低于预期。当管腔狭窄是由夹层形成引起时，上述情况尤为显著。然而，收缩期峰值流速的实际降低程度也取决于斑块结构，目前并无相关系统研究（Widder, 2004）。PSV：收缩期峰值流速。

图5.24

通过适当的仪器设置调节（增益，脉冲重复频率）后，彩色多普勒超声可以对颈动脉狭窄进行定性评估，但不能进行定量分级。彩色模式有助于区分斑块和管腔内的血流，但由于方法学固有的局限性，无法准确地评估管腔狭窄程度，尤其在横切面（见1.2.3部分）。彩色血流成像有助于鉴别次全闭塞与完全闭塞。

狭窄后段收缩期峰值流速应尽量靠近颅底水平测量（狭窄射流远段）。重度狭窄后段收缩期峰值流速会降低（北美症状性颈动脉内膜切除术试验中狭窄＜70%时，狭窄后段收缩期峰值流速＞50 cm/s；狭窄＞90%时，狭窄后段收缩期峰值流速＜30 cm/s）（表5.9）。建议将狭窄后段收缩期峰值流速与对侧进行比较。

侧支循环的出现常可提示颈动脉狭窄。滑车上动脉血流异常（血流反向，血流量减少）是颈内动脉重度狭窄的征象。经颅多普勒超声能够更可靠地检测出并评估侧支血管。多条动脉可作为颈动脉狭窄的侧支，因此检出单条侧支血流量增加并不能作为颈动脉狭窄的可靠指标。在大多数检查中，寻找侧支血管是非必要的，也不一定有助于狭窄程度的评估。

5.6.1.2.3　狭窄分级次要标准（表5.9）

颈总动脉舒张期流速降低：在颈内动脉重度狭窄时，颈总动脉流速降低，尤其是舒张期流速降低更明显。狭窄前的搏动性增强，颈总动脉的频谱形态变得更像颈外动脉（颅外化）。搏动性增强不仅取决于颈内动脉狭窄的程度，还取决于颈外动脉分支成为侧支血管的数量：当更多的颈外动脉分支成为侧支血管时，狭窄相关的搏动性增强会变得不明显。颈外动脉搏动性减弱，频谱形态更像颈内动脉（颅内化），反过来又会影响颈总动脉的血流模式。

湍流的音频表现（如脚踩砂砾声）较视觉上的频谱波形更易识别。在雷诺数＞2000的狭窄处和狭窄后段（管腔突然增宽伴血流分离），正常的层流转变为湍流。湍流的发生不仅与狭窄的严重程度有关，也与斑块形态和表面特征密切相关。

狭窄处舒张末期流速随颈动脉狭窄程度增高而增快。舒张末期流速＞50 cm/s时，提示存在＞50%的狭窄；舒张末期流速＞80～100 cm/s时，提示存在重度狭窄（＞70%）。舒张末期流速尤其有助于量化次全闭塞，此时收缩期峰值流速很难确定（Carpenter et al.，1996）。但需要注意，舒张末期流速随患者心率增加而增快，因为心率快意味着舒张期较短（图5.25b）。

颈动脉重度狭窄时，血管周围软组织内可出现振动现象，在彩色多普勒成像中表现为“闪烁伪像”（合适的增益和脉冲重复频率），或可经听诊发现。

颈动脉狭窄指数或颈内动脉狭窄处收缩期峰值流速与同侧颈总动脉的收缩期峰值流速的比值（颈内动脉/颈总动脉的收缩期峰值流速比值）：血管内的流速绝对值受到生理因素和异常全身因素（高血压、主动脉瓣狭窄、中膜硬化、对侧闭塞、颅内侧支形成）的影响，通过计算狭窄处收缩期峰值流速与同一区域血管狭窄前段收缩期峰值流速的比值可降低这些影响（Moneta，1993；Howton et al.，2008；Carpenter et al.，1995）。由于颈外动脉也起自颈总动脉，若颈外动脉发生狭窄，或成为侧支血管（颈内动脉狭窄），该比值会发生变化（图5.23、图5.25）。

颈内动脉狭窄处收缩期峰值流速与狭窄后段收缩期峰值流速比值（见1.2.3部分，图1.48）：相同的狭窄程度（栓塞风险）可表现出不同的狭窄处流速，尤其是狭窄后段流速，狭窄后段的流速取决于狭窄段的长度（图5.24d）。在长节段重度狭窄中，摩擦损耗导致狭窄处收缩期峰值流速相对降低。为了解决由此带来的狭窄分级的误差，建议计算狭窄处与狭窄后段流速的比值，最好使用平均流速，而非收缩期峰值流速。截断值为5时，提示重度颈动脉狭窄（表5.11）（Ranke et al.，1999）。但该参数不太可靠，很少被使用。

5.6.1.2.4　使用主要标准及次要标准进行颈动脉狭窄分级

颈动脉狭窄程度（表5.9、图5.20～图5.24）分级如下。

（1）使用2D灰阶超声评估轻度狭窄（北美症状性颈动脉内膜切除术试验狭窄＜20%～40%）和斑块形态，虽然在多普勒波形或彩色多普勒图像中可出现狭窄处流速轻度增快，但这种增加并无血流动力学意义，不能进行定量分析。

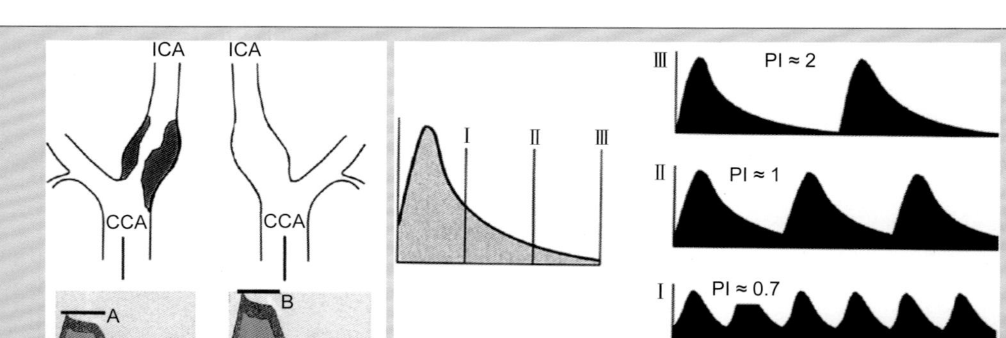

a.单侧颈内动脉严重狭窄/闭塞（左图）时，如果对侧颈总动脉和颈内动脉作为主要侧支通路，则血流量代偿性增加，在狭窄分级时须牢记这一点。b.由于舒张末期流速随舒张期的延长而降低，所以基于舒张末期流速的狭窄分级受患者心率的影响（以及检查期间血压、对侧是否闭塞、血管壁弹性等其他全身因素）。因此，RI也会随心率变化而变化（图1.28c、图1.28d）。ICA：颈内动脉；CCA：颈总动脉；PI：搏动指数。

图5.25

（图a资料来源：Widder et al.，2004）

表5.11 应用不同的超声诊断标准（血管造影为参考标准）评价颈内动脉狭窄的敏感性、特异性和准确性

作者	年份	*N*	方法（参数）				结果				
			狭窄程度（%）	收缩期峰值流速（cm/s）	舒张末期流速（cm/s）	收缩期峰值流速比值	敏感性（%）	特异性（%）	阳性预测值（%）	阴性预测值（%）	准确性（%）
Faught 等	1994		70		130						93
Polak 等	1992		50	125							83
Huston 等	2000	915	50	130	70	1.6	92	90	90	91	91
		915	70	230		3.2	86	90	83	92	89
Soulez 等	1999		70				94	81	62	98	
			60			2.9	94	80	72	96	
AbuRahma 等	1998		50	140			92	95	97	89	93
			60	150	65		82	97	96	86	90
			70	180	96		85	95	91	92	92
Grant 等	2000		70	225							90
Carpenter 等	1996	110	70	210			94	77	68	96	83
		110	70		70		92	60	73	86	77
		110	70			3.3	100	65	65	100	79
Hood 等	1996	457	70	230	100		78	97	88	94	93
Carpenter 等	1995		60	230			98	87	88	98	92
			60		40		97	52	86	86	86
			60			2.0	97	73	78	96	76
			60	230	40	2.0	100	100	100	100	100

续表

作者	年份	N	方法（参数）				结果				
			狭窄程度（%）	收缩期峰值流速（cm/s）	舒张末期流速（cm/s）	收缩期峰值流速比值	敏感性（%）	特异性（%）	阳性预测值（%）	阴性预测值（%）	准确性（%）
Browman 等	1995	75	70	175			91	60			
Moneta 等	1995	176	60	260	70	3.2 ～ 3.5	84	94	92	88	90
Neale 等	1994	60	70	270	110		96	91			93
Moneta 等	1993		70	325	130	4	83	90	80	92	88
Eckstein 等	2001	68	70（欧洲颈动脉外科试验）	180			92	42	82	67	79
Finkenzeller 等	2008	21	50	120	50	1.5	与动脉内数字减影血管造影相关，*R*=0.852（Pearson 系数）				
			70	200	100	2.0					

注：一些研究报道使用颈动脉局部狭窄分级法（欧洲颈动脉外科试验），而其他的研究报道使用远段狭窄分级法（北美症状性颈动脉内膜切除术试验）（图5.9b）。一些作者没有提供关于狭窄分级方法的信息。

（2）中度狭窄（北美症状性颈动脉内膜切除术试验狭窄为50%/欧洲颈动脉外科试验狭窄为70%）时收缩期峰值流速可高达200 cm/s，是否形成湍流取决于斑块形态，颈动脉狭窄指数可增至2以上，而其他参数不受影响，或有变化但无诊断价值。

（3）中–重度狭窄（北美症状性颈动脉内膜切除术试验狭窄为60%）引起局部血流加速，伴有彩色混叠，收缩期峰值流速可高达250 cm/s，可能会有湍流，并开始出现血管周围组织振动的征象。

（4）重度狭窄（北美症状性颈动脉内膜切除术试验狭窄为70%）会出现混叠，收缩期峰值流速可高达300 cm/s，并开始出现次要诊断标准征象（侧支血流、滑车上动脉），湍流明显，可见“闪烁伪像”，狭窄处舒张末期流速增快（＞100 cm/s）。

（5）重–极重度狭窄（80%）较重度狭窄（收缩期峰值流速为350 ~ 400 cm/s，颈动脉狭窄指数>4）会引起更明显的变化，狭窄后段流速减低。

（6）次全闭塞（90%）会引起狭窄处收缩期峰值流速的进一步增快。另外，因更多的摩擦损耗，狭窄处收缩期峰值流速可能会低于预期值（收缩期峰值流速范围为200 ~ 500 cm/s）。接收增益较高时，通常可以捕捉到低振幅、高频率的射流信号。狭窄后段流速减低（＜30 cm/s）及颈总动脉搏动性增强可以进一步证实颈内动脉次全闭塞。

（7）颈内动脉闭塞的特征是整个颅外段颈内动脉血流信号（彩色多普勒和频谱多普勒）消失。为了不漏诊假性闭塞，超声评估应延伸至颅底水平（见5.6.1.3.1部分）。还可出现颈总动脉内的血流减少，搏动性增强，并出现侧支循环。

5.6.1.2.5　审慎的收缩期峰值流速评估：颈动脉狭窄的主要标准

以动脉内血管造影为“金标准”时，上述颈内动脉狭窄分级参数的准确性为83% ~ 97%。几项研究表明上述参数在颈内动脉狭窄分级（κ=0.7）和确定适合手术指征患者（κ=0.72）（Griffith et al.，2001）方面具有良好的观察者间一致性。仅以收缩期峰值流速绝对值确定的颈动脉狭窄程度，不能作为明确手术指征的证据，应考虑全身情况的影响，如高血压或高动力循环（发烧、甲状腺功能亢进）（表5.10）。长期糖尿病患者的血管壁中膜硬化会导致血流搏动性增强（收缩期血流较多，舒张期血流较少）。对侧动脉闭塞（图5.25）或重度狭窄及累及椎动脉的多血管病变也可能导致颈动脉系统流速增快（Busutti et al.，1996），侧支循环建立也是影响颈动脉流速的因素之一（图5.68、图5.69）。为了避免过度诊断，应使用较高的收缩期峰值流速截断值（140 ~ 150 cm/s）区分轻度颈动脉狭窄和有血流动力学意义的颈动脉狭窄（＞20% ~ 40%）

（AbuRahma et al.，1995）。如果不考虑这些因素，会导致假阳性结果和高估颈动脉狭窄程度（Horrow et al.，2000；Busuttil et al.，1996）。

Busuttil等（1996）的研究中，多普勒超声高估了对侧重度狭窄病变患者的颈动脉狭窄程度，将27%的患者误诊为重度狭窄（以血管造影为参考）。在单侧颈动脉内膜切除术后，未手术侧的收缩期峰值流速平均下降36 cm/s。其他研究者报告，在对侧狭窄程度>90%的患者中，因代偿作用可引起收缩期峰值流速升高20%~40%（Henderson et al.，2000）。

收缩期峰值流速的代偿性增快不仅取决于对侧的狭窄程度，还取决于颈内动脉向侧支循环供血的情况及其他侧支血管的参与情况（同侧颈外动脉和滑车上动脉，后循环）。

在另一项107例无症状性单侧颈动脉狭窄（狭窄程度为50%~99%，收缩期峰值流速>125 cm/s）患者的研究中，行颈动脉内膜切除术后，超声检查提示手术对侧颈动脉收缩期峰值流速平均下降48 cm/s（10%），EDV平均下降36 cm/s（19%）（Abou-Zamzam et al.，2000）。作者认为，对于双侧颈动脉重度狭窄的患者，应在首次手术后通过超声重新评估，以决定是否进行对侧颈动脉内膜切除术。

颈动脉狭窄分级中的误区（表5.10）如下。

（1）较长段（>2 cm）钙化斑块的声影妨碍了管腔内收缩期峰值流速的测量（旋转探头以避开声影区域）（图5.4）。

（2）斑块形态：未引起血流动力学变化的显著偏心斑块（收缩期峰值流速相对较低），但由于斑块较厚，栓塞风险较高（图5.15、图5.27、图5.57e）。

（3）存在双侧重度狭窄（根据收缩期峰值流速会高估狭窄程度，因为侧支建立会导致收缩期峰值流速高于仅根据狭窄程度预期值）（图5.68、图5.69）或多节段狭窄（根据收缩期峰值流速会低估颈内动脉狭窄程度，即使第二狭窄处位于主动脉）。

（4）根据收缩期峰值流速会低估长节段狭窄的程度（图5.24d）。

（5）分叉处位置高：颈动脉球部和近段颈内动脉不能被充分检查（换用微凸探头可能会有所帮助）。

（6）在颈内动脉通过永存原始舌下动脉（persistent primitive hypoglossal artery，PPHA）供血的患者中将闭塞误诊为未闭（图5.31）。

（7）颈内动脉闭塞后再通（图5.30）。

（8）可导致栓塞的颈动脉瘤伴血栓形成（图5.72）。

（9）颈动脉夹层（图5.44、图5.45）。

（10）血管炎（图5.46）。

与一般人群的血流速度相比，较瘦患者的较细血管正常流速更高，因暂时性血管收缩等其他因素导致的动脉变细其流速亦会更高。此类人群中狭窄节段将表现为更高的收缩期峰值流速（图5.49）。

如前所述，与相同狭窄程度的短节段狭窄相比，长节段重度狭窄（尤其是长度>3 cm的狭窄）处的收缩期峰值流速增加不明显（图5.24d）。在以血管造影为“金标准”的研究中，截断值的确定通常是基于最常见的1~2 cm的狭窄长度。根据Hagen-Poiseuille定律，血流阻力也取决于狭窄节段的长度。短节段狭窄会导致收缩期峰值流速明显增加，因此对狭窄分级的诊断需要考虑狭窄长度的影响（尽管没有具体的研究数据）。

颈动脉供血区颅内段与颅外段颈内动脉同时发生狭窄时，颅外段流速相应减低，导致颅外段狭窄处的收缩期峰值流速增加不明显（与预期值不匹配）。以下情况可以提示存在重度颅内段狭窄串联病变。

（1）颅外段颈内动脉远段流速明显低于近心端狭窄程度的预期值。

（2）血流的搏动性高于预期（表5.10）。

一些研究者认为舒张末期流速受血压的影响较小，所以更倾向于通过该参数来判断狭窄程度，然而对照研究的数据仍显示，收缩期峰值流速是最可靠的评估血管狭窄程度的速度参数，因为舒张末期流速会随患者心率及其他全身因素的变化而变化（图5.25b）。在心率不断增快的情况下，由于心动周期缩短，重复测量同一血管内的持续血流会得到不断升高的舒张末期流速，从而人为地降低RI。

通过计算颈内动脉与同侧颈总动脉的收缩期峰值流速比值（颈内动脉/颈总动脉收缩期峰值流速比值或颈动脉狭窄指数）来进行狭窄分级，能够最大限度地减少高血压或因血管壁弹性降低引起的搏动性增强等全身因素的影响。当收缩期峰值流速绝对值提示临界狭窄时，可将该比值作为辅助参数。

表5.11中的研究汇编显示，通过多普勒超声的

血流动力学参数（以血管造影为“金标准”）进行狭窄分级，准确性高达90%以上。此外，多普勒超声成像的准确性与两位放射医师评估同一血管造影图像的观察者间变异相当（表5.12、表5.13）。总之，现有数据表明超声在检测＞70%的颈动脉狭窄（与确定手术适应证相关）时，敏感性和特异性约为90%。对于50%～70%的颈动脉狭窄，几项相关研究与包含了41项研究的荟萃分析显示，将不同成像方式与动脉内数字减影血管造影进行比较，发现多普勒超声的敏感性降低了5%～30%，而特异性超过90%（Wardlaw et al.，2006）。荟萃分析中对这些结果的解释并不明确，促成上述差异的因素可能包括：使用不同标准（流速截断值）定义血流动力学相关狭窄（狭窄≥50%）；全身性因素（血压、血管壁弹性）；偏心性和同心性斑块（图5.27b）导致的不同血流动力学效应。

表5.12　两位放射医师对血管造影图像中血流动力学变化显著的颈动脉狭窄独立识别与分级的一致性

作者/年份	两位放射医师的一致性（%）
Croft 等（1980）	88
Moneta 等（1993）	93

表5.13　血管造影与手术标本病理检查的准确性比较

作者/年份	血管造影与病理的准确性比较（%）
Croft 等（1980）	79

关于颈动脉狭窄分级最有效的速度参数（收缩期峰值流速、舒张末期流速或颈动脉狭窄指数）尚无定论。现有数据没有统一的结论，且研究设计的不同使得结果难以比较。

一项纳入300多例患者的颈内动脉狭窄指数研究，通过ROC曲线分析显示截断值为4时（Moneta et al.，1993），超声可以较准确地检测出北美症状性颈动脉内膜切除术试验法的狭窄为70%～99%。其他研究者用不同的截断值同样获得了较好的准确性（表5.11）。

收缩期峰值流速已被证实是检测和定量颈动脉重度狭窄最可靠的速度参数，在诸多研究中显示出较高的准确性（表5.11）（Arning et al.，2003；Lal et al.，2004；Lewis et al.，2002）。如果超声检查在技术上是充分可行的，那么超声诊断为重度狭窄的患者可以择期手术，且无须额外的影像学检查进行再次狭窄分级（Grant et al.，2003；Lewis et al.，2002）。是否推荐患者行颈动脉内膜切除术需要衡量未来血管事件的风险与围术期及术后并发症的发病率/死亡率。在以血管造影为参考标准的研究中，通过ROC曲线分析确定血流动力学相关狭窄（＞50%）的最佳收缩期峰值流速截断值，结果表明较高的收缩期峰值流速截断值以降低敏感性为代价提高了特异性；相反，较低的收缩期峰值流速截断值提高了敏感性，但降低了特异性（图6.9：确定肾动脉狭窄速度截断值的ROC曲线分析；图2.19：股深动脉狭窄）。Moneta等（1995）的一项研究更加清楚地解释了这种情况，他们在较大样本中研究了用于确定60%～99%颈动脉狭窄的不同收缩期峰值流速截断值。收缩期峰值流速截断值为200 cm/s时，敏感性为93%，特异性为76%（准确性为84%）；截断值为300 cm/s时，敏感性为78%，特异性为95%（准确性为87%）。最好使用收缩期峰值流速截断值为260 cm/s，其准确性高达88%，敏感性为86%，特异性为91%。

Moneta等联合使用收缩期峰值流速＞260 cm/s和舒张末期流速＞70 cm/s诊断60%～99%的狭窄，敏感性为84%，特异性为94%，阳性预测值为92%，准确性为90%。当狭窄指数＞3.2时，也可获得类似结果（表5.11）。在无症状患者中预防性颈动脉内膜切除术益处相对较小（相较于有症状患者），预防一次卒中所需要的治疗数量高于有症状颈动脉狭窄患者。因此，有学者提出将阳性预测值更高的速度截断值用于无症状患者。对于诊断60%～99%的无症状颈内动脉狭窄（血管造影），最好的折中方法是，狭窄处收缩期峰值流速为290 cm/s联合舒张末期流速为80 cm/s，阳性预测值为95%。

技术发展和高分辨力探头的出现，使正确识别血流动力学相关颈动脉狭窄的敏感性及特异性提高至90%～95%。动脉内血管造影和彩色多普勒成像的相关性为0.8～0.9（Faught et al.，1994；Sitzer et al.，1993）。

尽管有这些较好的研究结果，但考虑到用于确定血流动力学相关狭窄的收缩期峰值流速截断值存在一定波动（Elgersma et al.，1998）及图5.24a中明显的离散，其使用仍需谨慎。在一项研究中，血管造影提示70%狭窄对应的收缩期峰值流速值范围为50～530 cm/s（Hunink et al.，1993）。这种变异不能完全由测量误差及不同斑块结构与形态导致的血流动力学改变不同（图5.27）来解释。

仅基于收缩期峰值流速的颈动脉狭窄分级容易出错，所以德国超声医学会提倡综合使用主要标准及次要标准的方法（见5.6.1.2部分；表5.9）。几十年的超声和血管外科临床经验证实，这种综合方法可以提供可靠的术前颈动脉狭窄分级（Khaw，1997）。在北美，颈动脉超声检查是由超声医师完成，且单独使用收缩期峰值流速进行血管狭窄分级。不同的理念必然导致有关收缩期峰值流速截断值的不同建议：尽管北美放射学会推荐使用标准化收缩期峰值流速截断值来检测所有颈动脉狭窄＞70%的患者，但德国超声医学会提倡使用基于收缩期峰值流速测量结合其他参数的更灵活的方法（图5.24b）。

尽管血管造影确定的狭窄程度所对应的频谱多普勒血流速度存在较大变异，确定收缩期峰值流速时存在上述误区，但仍可得出确定的结论，即在超声对血流动力学相关狭窄的定量评估与血管造影诊断的狭窄分级间总体一致性良好（表5.10～表5.13）。

此外有调查研究发现，使用不同制造商的超声仪器测量预设的流速模型，流速测量差异为5%～10%（Fillinger et al.，1996）。这是在讨论现有科学数据的差异时易被忽视的另一个问题。

由于颈动脉球部与颅底之间的空间有限，动脉粥样硬化所致的颈内动脉冗长表现为迂曲、扭曲、螺旋。这种改变通常不需要治疗且常常是偶然发现，但其会影响颈动脉的超声评估。只有扭曲导致血管狭窄才需要手术治疗，尤其在有症状时（图5.51）。

即使是严重的扭曲或螺旋，也只有在动脉弯曲呈锐角时才会导致狭窄。然而由于很难获得适当的多普勒角度，流速的测量会受到影响。因此，也必须考虑湍流等次要诊断指标（图5.26）。在严重的颈内动脉扭曲中，管腔狭窄程度会随颈椎位置的不同而改变。

颈内动脉起始处（颈动脉球部）是颈动脉狭窄最常见部位，多由动脉粥样硬化引起。颈内动脉远段狭窄很少见，通常有其他潜在的原因，如纤维肌发育不良、动脉夹层（通常由于创伤）或扭曲。

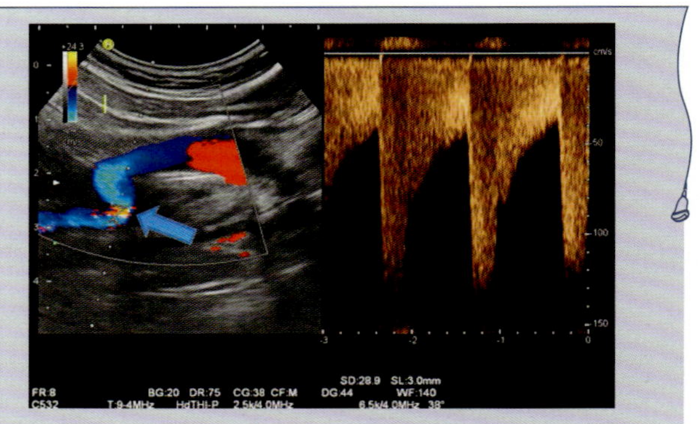

颈内动脉严重扭曲（锐角）导致狭窄在扭曲的节段，狭窄分级较难确定，因为很难实现多普勒角度校正，需要湍流等次要诊断指标来佐证诊断。该例中，在扭曲颈内动脉远段，收缩期峰值流速为135 cm/s，提示30%～40%的狭窄（北美症状性颈动脉内膜切除术试验标准），相当于欧洲颈动脉外科试验标准中的50%～60%。

图5.26

在颈动脉狭窄–闭塞性病变中，侧支形成也会影响栓塞风险。当存在良好侧支循环时，狭窄率80%～90%的患者狭窄处收缩期峰值流速会低于相同狭窄程度但侧支循环不佳的患者。狭窄处相对较低流速的管壁剪切应力也相对较低，栓塞风险也低。

狭窄后段颈内动脉内径是另一影响预后的因素。当重度颈内动脉狭窄进展缓慢时，血供的减少可以通过侧支形成代偿。最终，狭窄侧颈动脉血流量减少。欧洲颈动脉外科试验的亚组分析显示，狭窄后段颈内动脉管腔缩小对重度狭窄患者具有重要的预后意义（Rothwell et al.，2000）。该研究中将颈内动脉狭窄后管腔缩小定义为颈内动脉/颈总动脉比值＜0.42（通常意味着＜3 mm），通过5年随访发现，狭窄程度相同者，狭窄后段颈内动脉内径缩小者卒中发生率比没有狭窄后管腔缩小者低2/3。研究者认为狭窄远段内径缩小对患者可起到保护作用，因为狭窄远段的血流不足以将栓子运送至大脑。

鉴于上述原因，彩色血流成像（彩色多普勒或能量多普勒）检查中，基于最狭窄处管腔内径的彩色血流宽度来量化狭窄程度是不精确的（纵切面上的内径减小或横切面上的横截面积减小）。B-flow可以克服方法学上的固有局限性（血流信号的角度依赖性），该技术对移动或静止的反射体有很强的识别能力，因而可以更好地鉴别血流与血管壁及斑块。一项以数字减影血管造影为“金标准”

的小型研究（21例患者）比较不同成像技术在确定50%～95%的狭窄（北美症状性颈动脉内膜切除术试验标准）中的表现，结果表明B-flow（图5.86）与数字减影血管造影相关性最高（R=0.94，Pearson相关系数），其他依次为增强磁共振成像（1.5 T，标准线圈，R=0.9117），彩色多普勒成像及增强CT重建（R=0.85）（Finkenzeller et al.，2008）。然而，值得注意的是，2D成像和B-flow对斑块的可评估性主要取决于斑块形态，尤其是钙化斑块。B-flow对狭窄分级的准确性随斑块钙化程度的加重而降低。

5.6.1.2.6　超声与血管造影固有的方法学差异

即使通过不同的平面投影，在血管狭窄程度最重的平面评估，作为“金标准”的血管造影依然存在局限性。由两名放射医师对同一血管造影进行独立分析，结果显示准确性的变化为80%～93%。血管造影中，由于3D的斑块被投射到2D平面成像，狭窄等级会随成像切面的变化而变化（图5.27a），狭窄分级会产生错误。在数字减影血管造影中，狭窄分级受造影剂浓度的影响。此外，直径狭窄率相同而形态不同的斑块，造成的面积狭窄率却不同，因此，它们所致血流动力学变化存在差异，收缩期峰值流速升高的程度也不同（图5.27b）。

血管造影多使用狭窄远段分级方法。而颈动脉球部管腔30%的狭窄仅意味着球部管腔内径缩小至远段颈内动脉的内径，此时使用狭窄远段分级方法并不认为存在狭窄（图5.10）。

在一项对1001例颈内动脉血管造影的分析研究中，按照欧洲颈动脉外科试验标准，34%的病例被归为70%～99%狭窄率，而当使用北美症状性颈动脉内膜切除术试验标准（远段分级法）时，仅16%的病例被归为70%～99%狭窄率（Rothwell et al.，1994）。

5.6.1.2.7　颈总动脉和颈外动脉狭窄

与颈内动脉相比，颈外动脉舒张期血流较少，搏动性更强。狭窄一般发生在颈外动脉起始处，但仅在特定情况下才有临床意义，即当颈内动脉闭塞，且通过颅外段分支（如滑车上动脉）维持大脑灌注时，或在多血管病变且大脑灌注整体减少（涉及颈外动脉分支的侧支通路）的患者中。由于颈外动脉血流搏动性较强，相对于相同狭窄程度的颈内动脉，其收缩期峰值流速截断值设定更高，当收缩期峰值流速达到250～300 cm/s时，可提示颈外动脉重度狭窄。因此，确定颈外动脉狭窄分级的截断值，通常无须进行ROC曲线分析。

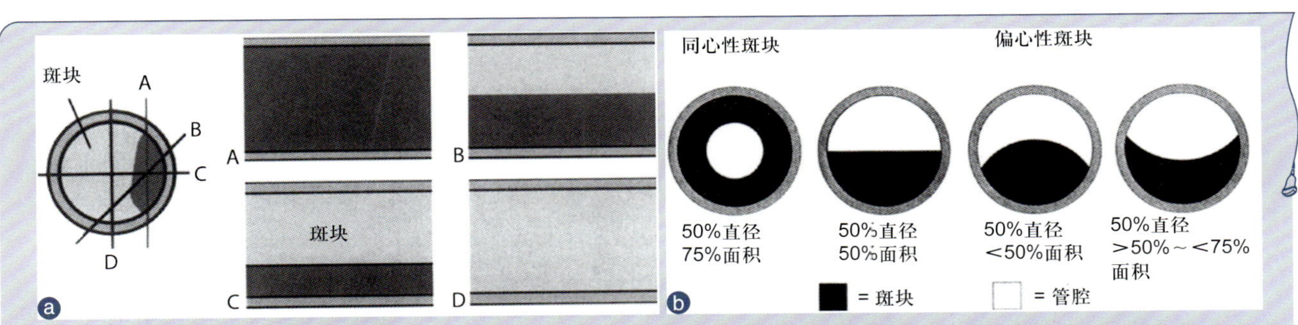

a.偏心性管腔狭窄表现各异，成像平面（血管造影和B型超声）不同，可提示不同等级的狭窄如图所示，同一斑块可显示为不同程度的狭窄：A为0，B约50%，C约70%，D为100%。误判的原因是3D血管病变被降维为2D平面。彩色多普勒有助于偏心斑块的评估，如有可能，应在横切面及纵切面进行评估。b.直径狭窄率相同，但斑块形态不同（同心或偏心）导致面积狭窄率不同。即使狭窄程度相同，偏心性斑块的厚度也大于同心性斑块。偏心性斑块凸入管腔内，受到更大的剪切应力（纵向搏动），因此更容易破裂，发生栓塞。上述两个因素（降维为2D平面及斑块形态的差异）解释了当出现偏心斑块时，多普勒超声和血管造影在狭窄分级上的差异。当进行狭窄分级时，超声基于血流动力学标准，血管造影基于直径缩小的形态学标准，斑块形态差异会导致诊断结果不一致。例如，当该斑块为偏心时，血管造影测得内径缩小50%，提示狭窄率为50%，对应基于血流动力学分级（以横截面积减小表面积）的50%狭窄；当斑块为同心时，血管造影提示狭窄率为75%。对于超声，狭窄分级基于从频谱多普勒得出的血流动力学标准。面积狭窄率为75%时，收缩期峰值流速（局部狭窄分级法）约为240 cm/s（收缩期峰值流速比值为4）；面积狭窄率为50%（外周动脉）时，收缩期峰值流速约为120 cm/s（收缩期峰值流速比值为2）。在这两例中，血管造影内径减小均为50%（局部狭窄分级法）。收缩期峰值流速比值=狭窄处收缩期峰值流速/狭窄前段收缩期峰值流速（译者注：原著中误为狭窄前段收缩期峰值流速/狭窄处收缩期峰值流速）；狭窄程度=（1-1/收缩期峰值流速比值）×100。血流动力学确定的狭窄程度可以更准确地反映血流量的减少程度（与面积狭窄率相关）。在外周动脉或肾动脉狭窄评估中亦是如此（图2.17）。

图5.27

颈总动脉的狭窄比较少见。颈总动脉狭窄的最常见部位是其在主动脉弓或头臂干的起源处，以及其远段紧靠分叉处。在这两处之间的狭窄，可以利用狭窄处与狭窄前段的收缩期峰值流速比值来进行狭窄分级（图5.38a）。在颈总动脉次全闭塞或完全闭塞的患者中，颈外动脉的分支（如甲状腺上动脉）可以作为侧支向颈内动脉供血。根据侧支通路的不同，颈外动脉会表现出不同程度的逆流充盈。颈总动脉的血流动力学狭窄标准与颈内动脉相同。

※ 5.6.1.3 闭塞

颈动脉区域闭塞的主要原因是颈内动脉起始处动脉粥样硬化狭窄所致的局部血栓形成。因为颈内动脉颅外段没有动脉发出（永存原始舌下动脉除外）（见5.6.1.3.1部分，图5.31），闭塞可能延伸至岩骨段的分支或达颅内的眼动脉。颈动脉血栓闭塞主要影响颈内动脉颅外段的远段和颅内段。严重时频谱多普勒呈“敲击征”，血栓可向颅内延伸至血管分叉处。由于通常只建议对次全闭塞行手术干预，所以颈内动脉次全闭塞和闭塞的鉴别非常重要。由于灰阶超声常难以区分闭塞血管与周围结缔组织，因此，靠近颅底的颈内动脉节段管腔内是否显示彩色血流信号可做出鉴别。超声造影可帮助鉴别次全闭塞、假性闭塞及闭塞。

设置恰当的检查条件参数（采用低通滤波、低脉冲重复频率、高增益）对于检测假性闭塞时的低流速、低流量信号很重要。仪器检查条件恰当时，颈内动脉的动脉粥样硬化病变远段血管无血流信号显示是诊断闭塞的可靠证据。因为颈内动脉颅外段无分支，并且此处没有结构干扰多普勒信号（如钙化斑块），故颈动脉球部远段（近颅底）的多普勒频谱波形可为鉴别闭塞提供最可靠的信息。在多普勒频谱波形分析中，次全闭塞远端血流常呈收缩期峰值流速明显降低的静脉特征，依据这些标准，彩色多普勒超声诊断颈内动脉闭塞的阳性预测值为92.5%～96.7%（Kirsch et al.，1994）。

2D灰阶超声不能非常可靠地检测颈内动脉闭塞，尤其是新发闭塞、腔内呈无回声时。血栓发生纤维化，灰阶超声可以通过缩小管腔内的结缔组织回声来识别闭塞，然而通常很难区分闭塞动脉与周围组织。

颈内动脉闭塞时，需格外小心谨慎以避免将其与颈外动脉混淆。颈内动脉闭塞时，颈外动脉通过滑车上动脉向大脑供血（图5.61），多普勒频谱搏动减弱，舒张期血流增加（图5.28、图5.29），这时可通过颞浅动脉敲击试验，多普勒频谱波形可见传导的震荡波形来证实该血管为颈外动脉（图5.28），从而避免将闭塞部位错误定位于颈外动脉。此外，由于颈外动脉闭塞节段一般很短，闭塞远端往往通过侧支血管重新灌注，因而颈外动脉闭塞后段的频谱波形类似颈内动脉（图5.30）。

颈内动脉闭塞后再通较罕见，再通往往与血栓闭塞有关，其特征是出现迂曲细小的动脉血流信号。通常在颅外段颈内动脉闭塞血管萎缩区域附近可见低回声（图5.30），频谱多普勒未探及狭窄射流，呈低流速搏动性血流。

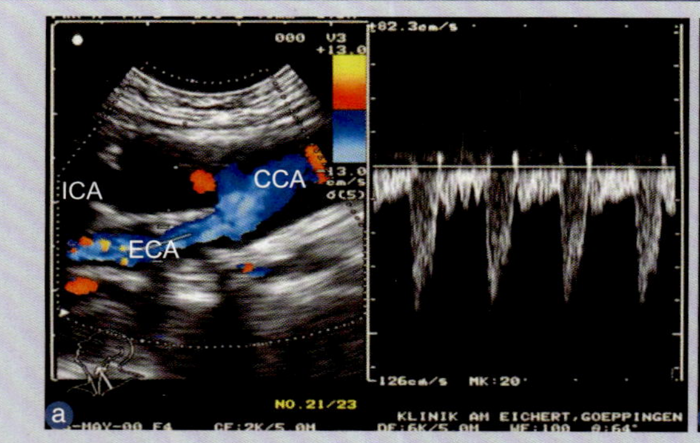

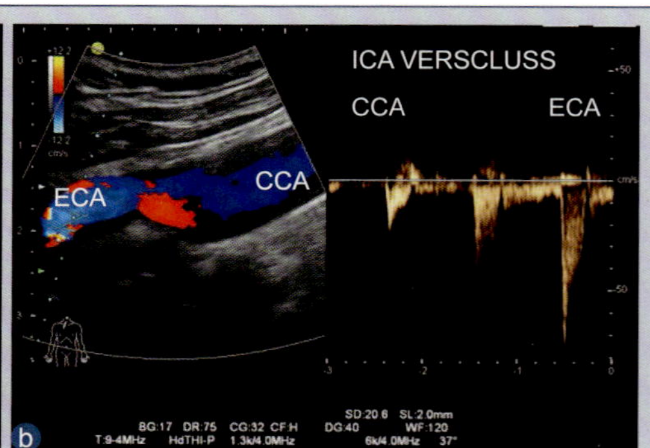

a.颈动脉分叉处颈内动脉闭塞（彩色血流成像和频谱多普勒均无血流信号）。颈外动脉频谱波形类似颈内动脉，搏动减弱且舒张期血流增加，提示颈外动脉向颅内大脑供血。颞浅动脉敲击试验结果证实为颈外动脉。b.正常颈总动脉频谱综合了颈内动脉和颈外动脉的血流频谱特点，图示颈内动脉闭塞时，将探头从颈总动脉移动到颈外动脉（保持多普勒角度不变）获得该多普勒频谱波形，颈总动脉频谱搏动性更类似于颈外动脉（频谱图左侧波形）且流速降低，该例颈外动脉几乎不参与侧支供血。ICA：颈内动脉；ECA：颈外动脉；CCA：颈总动脉。

图5.28

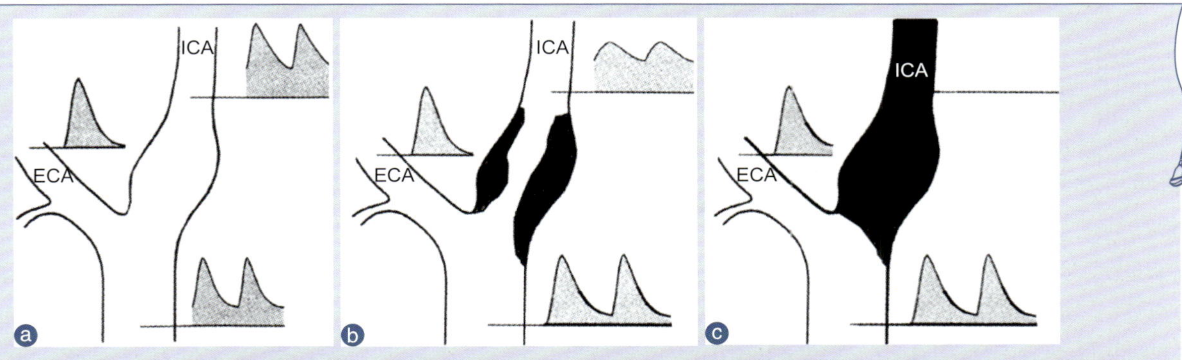

a.正常颈内动脉血流模式：舒张期流速较高、搏动性较低的低阻力血流；颈外动脉：搏动性高于颈内动脉（颈外动脉主要供应头面部皮肤及肌肉，阻力较高），低于肢体动脉，因为颈外动脉也为颈部的腺体供血；颈总动脉：搏动性介于颈内动脉和颈外动脉之间的混合型。b.颈内动脉重度狭窄或次全闭塞时：颈总动脉频谱搏动增强，类似颈外动脉（颈内动脉对颈总动脉频谱波形的影响减弱或消失）。如颈外动脉作为侧支通过滑车上动脉向大脑供血，则颈外动脉搏动性减弱（低外周阻力）。颈内动脉重度狭窄远段的频谱波形：呈闭塞后血流的典型频谱特征，收缩期加速时间延长且搏动减弱，即舒张期血流成分增多，收缩期峰值流速降低。颈内动脉频谱在正常情况下呈低阻的单相波，因此其与狭窄远段的频谱波形差异不如肢体动脉狭窄时远端血流频谱从三相波变为单相波那样明显。c.颈内动脉完全闭塞时：颈总动脉仅向颈外动脉供血，颈总动脉血流搏动增强，频谱波形类似颈外动脉。颈外动脉为大脑供血时（如通过滑车上动脉），血流搏动性减弱，舒张期血流增加。ICA：颈内动脉；ECA：颈外动脉。

图5.29　正常及异常的颈动脉多普勒频谱波形示意

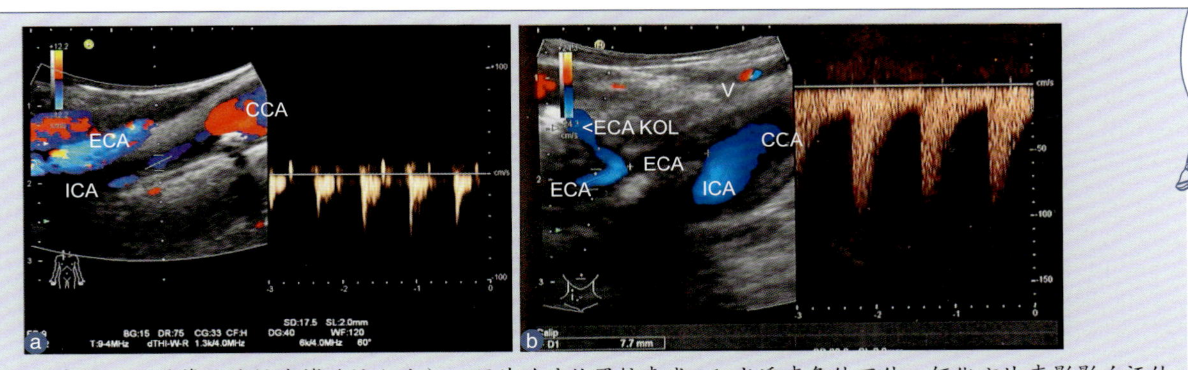

a.颈内动脉闭塞后再通（管腔伴低速搏动性血流），颈外动脉位置较表浅。b.当透声条件不佳，钙化斑块声影影响评估时，颈外动脉闭塞易被误诊为颈内动脉闭塞。为了避免该种错误，追踪闭塞动脉走行非常重要。在该例中，侧支血管向闭塞颈外动脉远段供血。而当颈内动脉闭塞时，只有患者存在永存原始舌下动脉，颈内动脉闭塞远段才会有血流充盈。另一个陷阱是颈外动脉闭塞后段的多普勒频谱波形与颈内动脉类似（频谱颅内化）。此时颞浅动脉敲击试验可以帮助识别颈外动脉。ICA：颈内动脉；ECA：颈外动脉；CCA：颈总动脉；ECA KOL：侧支血管。

图5.30

颈总动脉闭塞罕见，颈外动脉的动脉分支（如甲状腺上动脉，图5.63）可作为侧支血管向颈内动脉供血，相应的颈外动脉近段多普勒频谱波形逆向，且颈内动脉频谱呈闭塞后节段的频谱特征。

旁路移植术适用于全脑血流灌注减少的多支血管病变（可呈交界区梗死的表现）。

永存原始舌下动脉

永存原始舌下动脉是胚胎时期沟通大脑前后循环的血管，通常在胚胎发育早期退化消失。永存原始舌下动脉较为罕见，多在患者进行血管造影检查时被偶然发现。据报道，其发生率为0.027%～0.26%（Yilmaz et al.，1995）。尸检数据表明，永存原始舌下动脉通常伴其他血管解剖变异（Vasovic et al.，2008），常见的是合并椎动脉发育不良或缺如，此时后循环供血主要来自颈内动脉（通过永存原始舌下动脉）（Elhammady et al.，2007），这也是重度颈动脉狭窄患者出现后循环缺血的原因之一。在极少数颈内动脉闭塞或次全闭塞患者中，可发现永存原始舌下动脉向颈内动脉远段供血（图5.31）。Elhammady等学者于2007年发表了一篇关于首次发现颈内动脉近段重度狭窄伴永存原始舌下动脉血流逆向的文章。早在1992年，Widmann和Sumpio报告了1例颈内动脉远段有血流但近段血流消失的病例，该患者最初被误诊为假性闭塞，随后术中发现患者近段颈内动脉闭塞，远段由永存原始舌下动脉供血。目前尚未见在颈动脉超声中永存原始舌下动脉检出率的文献报告。在对6300例因可疑颈动脉狭窄或其他异常而接受颈动脉超声检查的患者进行回顾性分析时发现，永存原始舌下动脉发生率仅为0.08%，其中超过半数的患者（0.05%）显示永存原始舌下动脉有逆向血流，它们在颈内动脉近段闭塞时可作为侧支血管。随着对该侧支通路的认识增加，预计未来会有更多的永存原始舌下动脉被彩色多普勒超声识别。然而，超声对永存原始舌下动脉的检测能力在很大程度上受透声条件限制，且受粥样硬化斑块钙化影响。因此，检出率可能随被检群体的个体差异而变化。

正常永存原始舌下动脉内径较细（图5.31d、图5.31e）难以识别，需与颈外动脉的分支相鉴别，但在重度颈内动脉狭窄或闭塞时，永存原始舌下动脉作为侧支血管会扩张，更易识别并与颈外动脉分支相鉴别（图5.64b～图5.64d）。

在超声解剖上，永存原始舌下动脉起自颈内动脉球部远端，延至颅底水平，走行于颈内动脉后内侧，通过舌下神经管进入椎基底系统，此处可能形成动脉瘤样扩张。此外，椎动脉发育不良伴永存原始舌下动脉者，出现颈动脉重度狭窄会引发后循环灌注不足，行颈动脉内膜切除术时如果压迫舌下神经或损伤永存原始舌下动脉，会导致后循环供血不足。

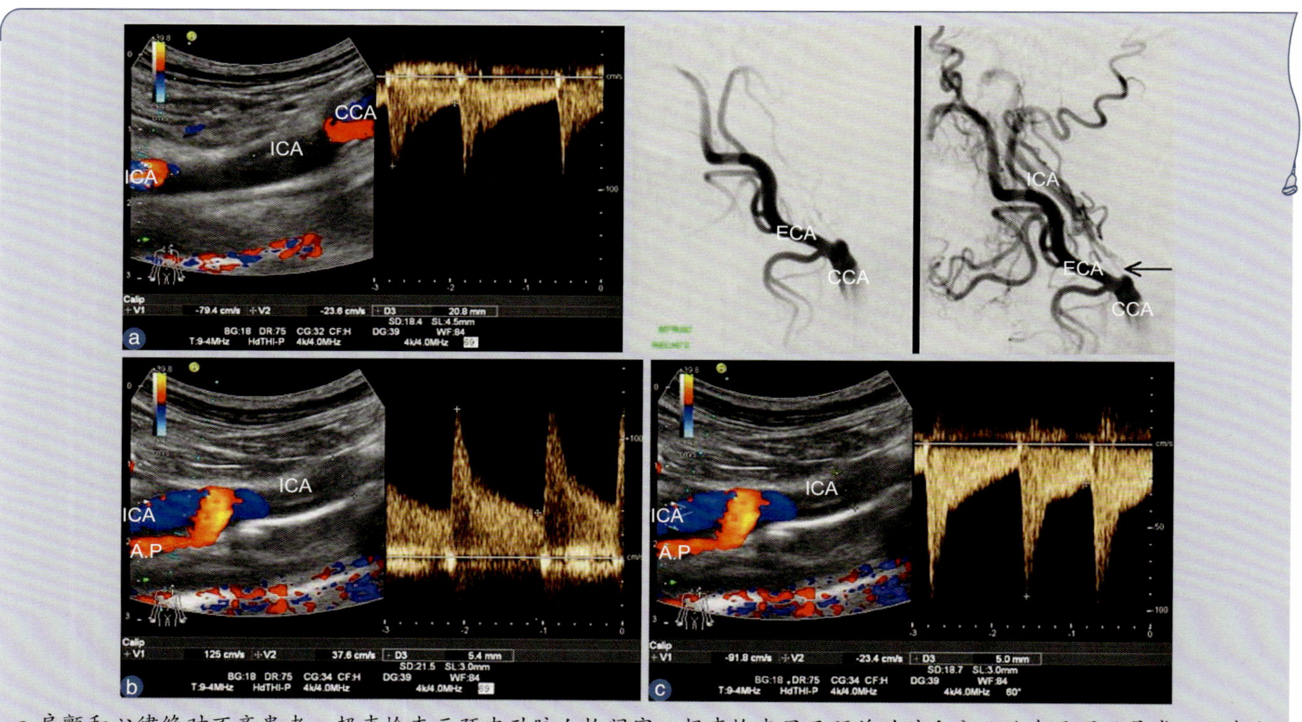

a.房颤和心律绝对不齐患者，超声检查示颈内动脉血栓闭塞。超声检查显示颈总动脉和分叉处未见明显异常，而在分叉上方稍远段的颈内动脉内未探及血流信号。颈内动脉颅外段远段可探及单相血流频谱且搏动正常（收缩期峰值流速为90 cm/s）。随后行血管造影检查。第一张血管造影图证实颈内动脉闭塞，闭塞远段由永存原始舌下动脉供血，使颈内动脉供血区域有足够的血供，对侧颈内动脉或后循环不需代偿性供血。第二张血管造影图显示颈内动脉远段由永存原始舌下动脉供血。b.永存原始舌下动脉扩张且血流逆向（红色，朝向探头，A.P），收缩期峰值流速为125 cm/s（图像右半部分示颈内动脉闭塞处）。c.患者颈内动脉闭塞远段管径正常，血流量与未闭塞颈内动脉类似（收缩期峰值流速为95 cm/s，搏动正常）。这些征象证实扩张的永存原始舌下动脉向闭塞后段颈内动脉供血良好。与未受累的对侧比较，唯一提示闭塞后血流频谱波形的迹象是颈内动脉远段收缩期加速时间延长。基于这些超声发现，不必行手术治疗，手术不仅无益，甚至是有害的。此外超声检查示椎动脉血流速度代偿性升高（收缩期峰值流速为110 cm/s；图中未显示）。

图5.31　永存原始舌下动脉

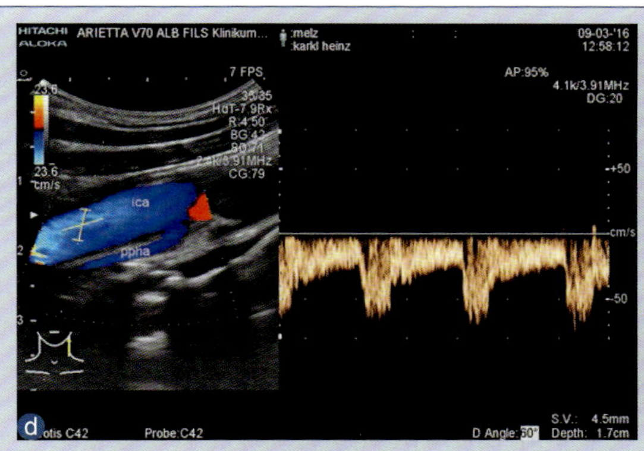
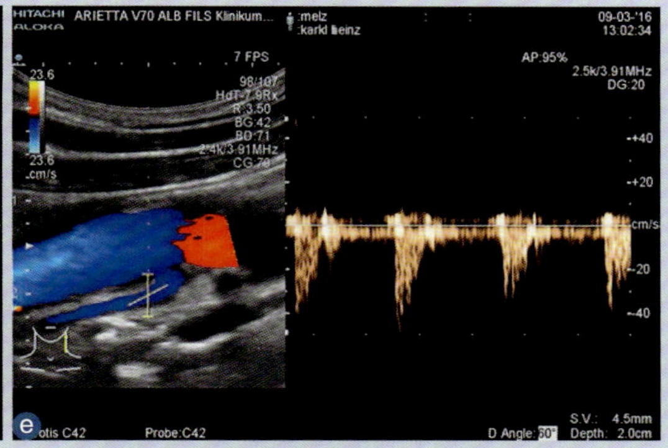

d、e.正常颈内动脉和永存原始舌下动脉。该例显示为偶然检出的永存原始舌下动脉，图示永存原始舌下动脉为起自未闭塞颅外段颈内动脉（图d为颈内动脉频谱波形）的纤细动脉（图e为永存原始舌下动脉频谱波形），血流方向与颈内动脉相同为正向（蓝色）。在通常情况下，颈内动脉颅外段没有分支。图像中的彩色反转（由红变蓝）是由于血流方向相对于探头（凸阵）发生了变化。A.P：永存原始舌下动脉。

图5.31　永存原始舌下动脉（续）

※ 5.6.1.4　术后随访

5.6.1.4.1　颈动脉内膜切除术

颈动脉内膜切除术有3种术式（图5.32）。

颈动脉球部较宽者，切除斑块后直接缝合（标准颈动脉内膜切除术），潜在并发症是血管壁牵拉过紧导致管腔狭窄（相对于颈内动脉远段）。

可以通过植入人工补片或静脉补片（补片颈动脉内膜切除术）来避免直接缝合造成的相对狭窄。如果补片过宽，随涡流进展会导致管腔扩张，甚至形成动脉瘤。

外翻颈动脉内膜切除术时，横向切开颈内动脉起始处，将狭窄段外膜外翻，沿血管剥离斑块至内膜厚度正常部位，横向切除斑块，将外膜与颈总动脉重新缝合。

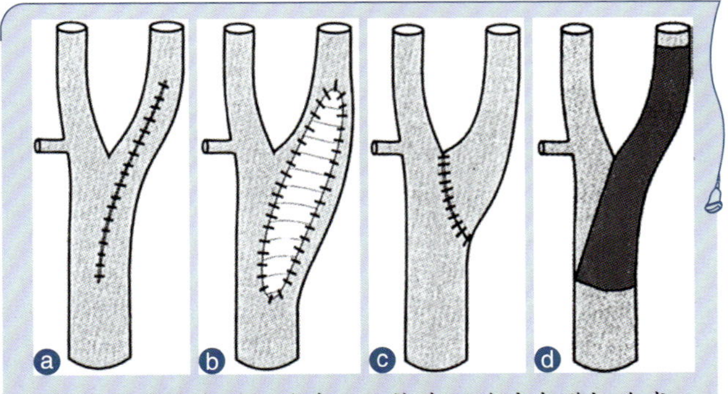

a.标准颈动脉内膜切除术。b.补片颈动脉内膜切除术。c.外翻颈动脉内膜切除术。d.经皮腔内血管成形术和颈动脉支架置入术。

图5.32　颈内动脉狭窄再通的外科和介入治疗

每种颈动脉内膜切除术式都通过其特定方式使颈动脉球部解剖结构在术后发生改变：补片颈动脉内膜切除术可以非生理性地增宽颈动脉球部管径，而其他两种技术则可使球部内径减小至正常颈内动脉水平。这种解剖结构的改变导致颈内动脉中原有的血流动力学相关性不再适用，两种颈动脉狭窄分级方法（局部分级和远段分级）的评估结果也趋于一致。因此，通过计算颈内动脉狭窄段收缩期峰值流速与颈内动脉狭窄前收缩期峰值流速的比值，可有效评估颈动脉内膜切除术后再狭窄（再狭窄多累及分叉远段或手术段远段）。然而，对于补片颈动脉内膜切除术患者的术后随访，在超声评估时必须考虑到补片远端管径变化对血流动力学造成的影响。

此外，每种颈动脉内膜切除术式有其特定的并发症，需术后超声仔细检查排除。标准颈动脉内膜切除术的并发症除早期的相对狭窄之外，还包括内膜掀起或内膜瓣形成。颈内动脉的伸长会导致扭曲，促使狭窄进展，因此需要将冗长的节段切除。

补片颈动脉内膜切除术容易继发血栓沉积，应用肝素及抗血小板药物治疗数日可能使其消退（图5.78）。这种血栓沉积也可导致短暂性脑缺血发作或早期脑血管闭塞。此外过度矫治引起动脉瘤样扩张会造成涡流。吻合口动脉瘤主要见于感染和植入人工补片。在补片与颈内动脉远段的吻合处，内膜剥离可能引起与标准颈动脉内膜切除术相同的并发症。如采用静脉补片，可能因静脉壁生理性薄弱而形成真性动脉瘤，随着时间的推移，也可能发展为再狭窄。因此，在后续的随访检查中，要特别留意吻合口区域的内膜增生。

在外翻颈动脉内膜切除术中，很少发生吻合口相关并发症，但在向自体内膜移行过程中形成内膜掀起较为常见（表5.14）。

表5.14　颈动脉内膜切除术后并发症的超声评估

颈动脉内膜切除术式	对手术部位的评估	对远段颈内动脉的评估
标准颈动脉内膜切除术	相对狭窄、再狭窄或残余狭窄	内膜掀起、内膜瓣、夹层、扭曲、内膜增生
补片颈动脉内膜切除术	补片区域血栓沉积（无/有血流动力学明显狭窄）、吻合口动脉瘤、动脉扩张、感染、再狭窄	内膜掀起、内膜瓣、夹层、扭曲、内膜增生
外翻颈动脉内膜切除术	缝线回缩、缝线处动脉瘤、再狭窄	内膜瓣、内膜掀起、夹层、内膜增生

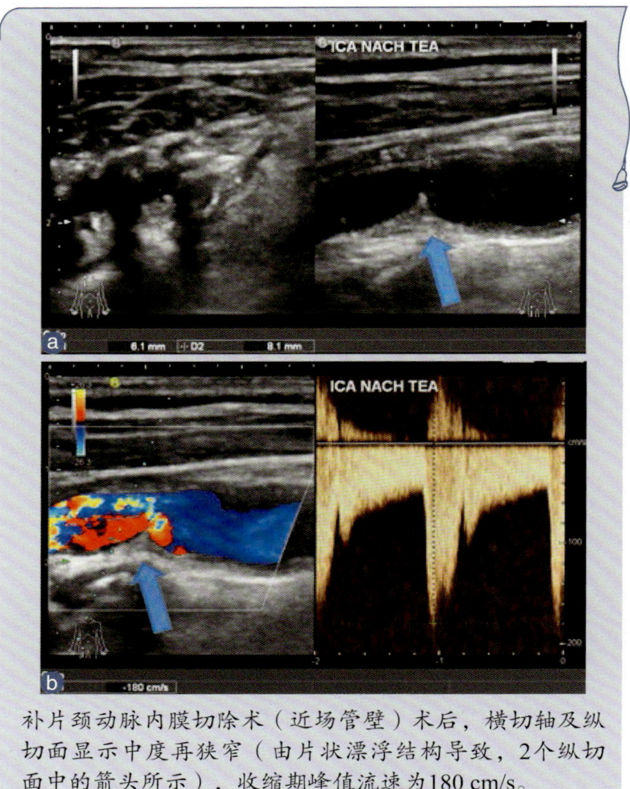

补片颈动脉内膜切除术（近场管壁）术后，横切轴及纵切面显示中度再狭窄（由片状漂浮结构导致，2个纵切面中的箭头所示），收缩期峰值流速为180 cm/s。

图5.33　颈动脉内膜切除术后再狭窄

术后常规超声检查时，务必牢记不同颈动脉内膜切除术式的特定并发症。术后水肿所致散射可能影响2D灰阶和频谱多普勒成像。尽管使用低频探头（3.5～5 MHz）获得的2D灰阶图像分辨力较低，但有助于识别水肿组织中的目标动脉并进行频谱多普勒测量，以排除早期闭塞、残余狭窄或血栓沉积。

大量文献报告了术后超声随访发现的再狭窄（图5.33），然而这些研究并没有解决超声在较差的成像条件下检出上述早期并发症的准确性问题（图5.78、图5.79）。临床经验显示，补片颈动脉内膜切除术后出现短暂性脑缺血发作的患者，即使多普勒频谱波形没有出现明显的血流动力学变化，合成补片上通常也会有血栓附着。采用肝素和抗血小板治疗数天到数周，血栓可能完全消退。目前并无研究表明这些并发症可能影响补片的选择。彩色多普勒超声可以区分夹层和内膜瓣，后者均表现为血流中的高回声漂浮结构。

吻合口动脉瘤的血流特征与假性动脉瘤相同。彩色多普勒或频谱多普勒可探及往返血流（见2.1.6.3部分，图5.70、图5.71）。

如果行颈外动脉内膜部分切除术，内膜瓣或夹层可能导致狭窄或闭塞。尽管缺乏临床意义，但在检查颈内动脉时必须考虑到其鉴别诊断。

颈总动脉手术部位近端形成的内膜掀起在2D图像中可以清晰显示，但由于该内膜掀起顺行于血流方向，因此无明显临床意义。

颈动脉内膜切除术后12个月内的再狭窄多是内膜增生所致（除非手术技术原因）。2年后的再狭窄多由于动脉粥样硬化进展。160多项研究（超62 000例患者）随访的数据显示，平均再狭窄率为6%（范围为0～50%）（Kallmayer et al.，2014）。斑块回声（平均灰阶中位数）低于最初的颈内动脉狭窄（图5.35e），但这并不意味着卒中风险升高（Pavela et al.，2014）。症状性颈动脉再狭窄的发生率为2%，标准颈动脉内膜切除术后再狭窄率明显高于补片颈动脉内膜切除术（12%和5%）。总体来说，在颈动脉内膜切除术后出现的所有狭窄中，约20%为残余狭窄，50%发生于2年内，30%发生于2年以后。对380例患者长达16年的随访显示，1年、3年、5年、10年的再狭窄率分别为5.8%、9.9%、13.9%、23.4%；然而，仅有2.1%的患者出现重度再狭窄（>80%）（Mattos et al., 1993；Roth et al., 1999）。在颈动脉内膜切除术后随访中，超声评估非术侧动脉粥样硬化进展似乎较评估术侧更有意义。有研究认为，如术中确认手术成功，术后头6个月无须行常规超声复查（图5.34）（Pross et al., 2001）。但经验表明，尽管术中正常，术后短暂性脑缺血发作患者仍经常出现血栓沉积，特别是使用人工补片者，肝素对于这种血栓的治疗效果较好（建议4周内随访）。

5.6.1.4.2 颈动脉支架置入术

行经皮血管腔内成形术置入颈动脉支架后，支架在声像图中显示为网状结构。术后最初几天内，于颈动脉支架内难以获得有诊断价值的频谱多普勒波形，可能是因为支架尚未很好地融入管壁。此后，随着支架与管壁逐渐贴附，血流趋于自然状态，管腔内成像条件与术前相同。支架内也容易发生血栓沉积导致支架狭窄，但经肝素和抗血小板治疗后可消退。支架远端易出现再狭窄（图5.35、图5.82、图5.83）。

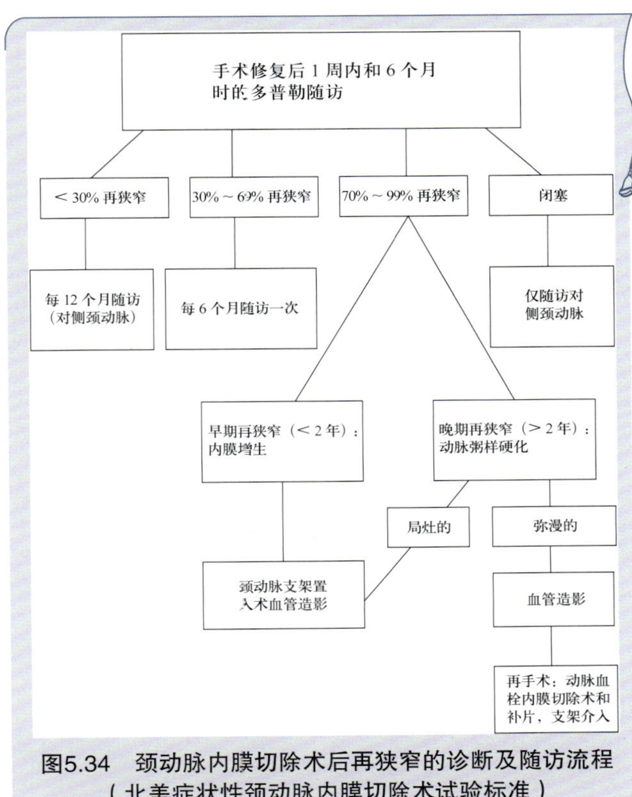

图5.34 颈动脉内膜切除术后再狭窄的诊断及随访流程（北美症状性颈动脉内膜切除术试验标准）

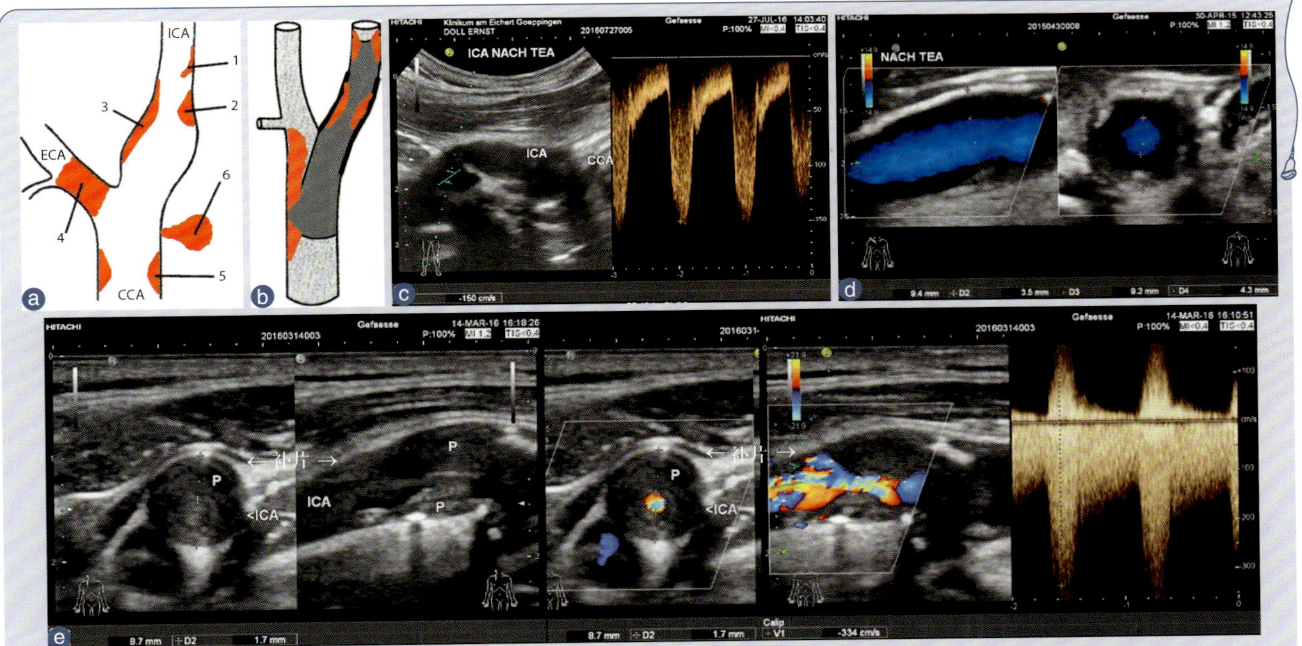

a.颈动脉内膜切除术后早期及晚期并发症及动脉粥样硬化进展的好发部位：1为内膜瓣；2为斑块引起的再狭窄；3为内膜增生伴再狭窄；4为术后颈外动脉闭塞；5为颈动脉内膜切除术近端由钳夹、内膜掀起和斑块进展导致的损害；6为吻合口动脉瘤。b.颈动脉支架置入术后早期及晚期并发症：内膜增生；斑块复发伴狭窄；颈内动脉支架穿过颈外动脉开口致颈外动脉狭窄（支架移位见图5.85）。c.颈动脉内膜切除术后1周随访可见内膜瓣造成的中度再狭窄（收缩期峰值流速为150 cm/s）。d.颈动脉内膜切除术后8个月由内膜增生导致的再狭窄。e.动脉粥样硬化斑块进展引起的再狭窄通常表现为低回声，但这并不意味着栓塞风险增加（图为颈动脉内膜切除术后6年）。多普勒频谱波形证实存在重度再狭窄（收缩期峰值流速为350 cm/s）。

图5.35

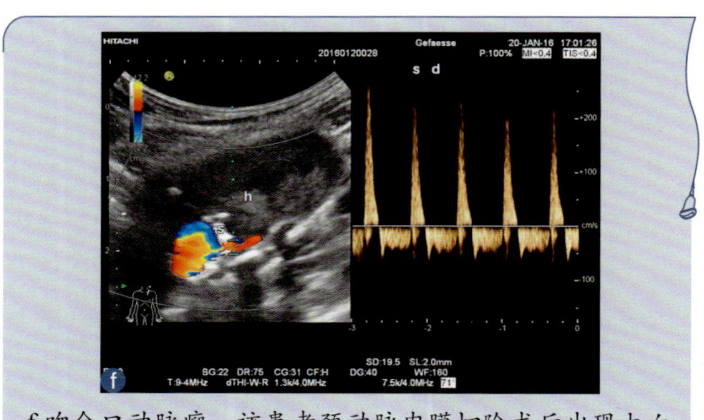

f.吻合口动脉瘤。该患者颈动脉内膜切除术后出现大血肿致局部肿胀。彩色多普勒超声检查显示吻合口破口处收缩期流入和舒张期流出的往返血流频谱。发生吻合口破裂时，应警惕感染可能是潜在原因。ICA：颈内动脉；ECA：颈外动脉；CCA：颈总动脉；P：斑块；s：收缩期；d：舒张期；h：假性动脉瘤。

图5.35（续）

有研究表明，介入术后患者超声监测需要更高的流速阈值（Stanziale et al.，2005）。支架置入后管壁顺应性消失会使血流速度加快。因此，在颈动脉支架节段内，收缩期峰值流速为150～180 cm/s是正常的（Chahwan et al.，2007；Lal et al.，2004）。

5.6.1.4.3 有关颈动脉支架置入术后再狭窄分级的系统误差

几项有关颈动脉支架置入术后再狭窄的研究认为，>50%的狭窄所对应的收缩期峰值流速截断值为150～240 cm/s，>70%～80%的狭窄对应的收缩期峰值流速截断值为300～450 cm/s（Alexander et al.，2007；AbuRahma et al.，2008；Lal et al.，2008；Stanziale et al.，2005；Kwon et al.，2007；Zhou et al.，2008；Chi et al.，2007）。这些研究多采用北美症状性颈动脉内膜切除术试验标准评估狭窄程度。当使用欧洲颈动脉外科试验标准时，相同狭窄程度的收缩期峰值流速截断值要小约1/3，因为相较于北美症状性颈动脉内膜切除术试验标准，相同的收缩期峰值流速在欧洲颈动脉外科试验标准中代表更严重的狭窄程度。还需要注意的是，支架内再狭窄与自体血管再狭窄的分级流速标准不同。两项关于颈动脉再狭窄的研究指出，>50%的自体颈动脉再狭窄（北美症状性颈动脉内膜切除术试验标准）的收缩期峰值流速截断值分别为180 cm/s和200 cm/s，而支架内再狭窄的收缩期峰值流速截断值分别为220 cm/s和240 cm/s（Lal et al.，2008；Chi et al.，2007）。基于这些研究，支架内再狭窄的收缩期峰值流速截断值要比自体颈动脉再狭窄高出10%～20%。

AbuRahma等（2008）也证实了修改颈动脉支架内再狭窄收缩期峰值流速标准的必要性，该研究为确定不同程度支架内再狭窄的收缩期峰值流速截断值进行了ROC曲线分析，>30%狭窄（北美症状性颈动脉内膜切除术试验标准）的收缩期峰值流速截断值为154 cm/s，其敏感性为99%、特异性为89%。>50%狭窄的收缩期峰值流速的最佳截断值为224 cm/s，其敏感性为99%、特异性为90%、阳性预测值为99%、阴性预测值为90%，总体准确性为98%。>80%狭窄的收缩期峰值流速的最佳截断值为325 cm/s，其敏感性为100%、特异性为99%、准确性为99%。以血管造影为“金标准”，比较收缩期峰值流速、舒张末期流速、收缩期峰值流速比值（颈内动脉支架狭窄处收缩期峰值流速/颈总动脉内收缩期峰值流速）的诊断准确性，结果显示在144例患者中，收缩期峰值流速为最可靠的超声狭窄分级标准。该研究中19例患者支架内再狭窄率>50%。不同程度狭窄对应的收缩期峰值流速离散较大（根据血管造影、北美症状性颈动脉内膜切除术试验标准）：狭窄率为30%～50%（n=38）者平均收缩期峰值流速为178 cm/s，范围为142～256 cm/s；狭窄率为50%～80%（n=11）者平均收缩期峰值流速为278 cm/s，范围为201～408 cm/s；狭窄率为80%～99%（n=8）者平均收缩期峰值流速为403 cm/s，范围为58～613 cm/s。

目前，关于颈动脉支架内再狭窄超声研究的局限性在于病例数较少。尽管一些研究纳入了100多例颈动脉支架置入术后超声检查数据（表5.15），但ROC曲线分析仅局限于10～20例进行血管造影者，因为再狭窄率≥50%，需再次进行介入治疗。

此外，多数研究使用CT血管成像（或磁共振血管成像）作为彩色多普勒成像的参照标准，而非“金标准”——多平面血管造影，这忽略了CT血管成像固有的局限性，特别是颈动脉分叉处。这增加了ROC曲线分析超声收缩期峰值流速截断值的不准确性。而且多数研究只对再次行经皮腔内血管成形术治疗的重度狭窄者进行了血管造影，因此，“金标准”只适用于这些患者。

表5.15　颈动脉支架置入术后支架内再狭窄的Dzsourd标准

作者/年份	N	收缩期峰值流速（cm/s）			颈内动脉/颈总动脉比值		
		>50%	>70%	>80%	>50%	>70%	>80%
AbuRahma（2008）	144/19	224		325	3.4		4.5
Lal（2008）	189/29	220		340	2.7		4.1
Stanziale（2005）	118/19	225	350		2.5	4.75	
Peterson（2005）			170				
Chi（2007）	13	240	450		2.45	4.3	
Wei Zhou（2008）	237/22		300			4	
Kwon（2007）		200			2.5		

最初论证支架内再狭窄和自体动脉再狭窄收缩期峰值流速截断值时，忽略了一个问题，即支架内再狭窄分级的北美症状性颈动脉内膜切除术试验标准的收缩期峰值流速截断值不应简单地直接应用于欧洲颈动脉外科试验标准，相反，基于欧洲颈动脉外科试验标准诊断支架内再狭窄的收缩期峰值流速截断值仅略高于自体动脉狭窄的收缩期峰值流速截断值（表5.9）。导致颈动脉支架节段血流速度增加的可能原因有：支架处动脉壁硬度导致支架内收缩期峰值流速加快；也有研究显示，搏动性随使用支架的不同而变化。同时，支架节段和重度狭窄的粥样硬化钙化颈内动脉之间的硬度差异不足以解释两者间高达30%的收缩期峰值流速差异，也不能证明高出30%的收缩期峰值流速截断值是支架内再狭窄的诊断依据。支架导致的血管腔减小也不能解释这种差异。

5.6.1.4.4　基于连续性方程的狭窄分级

由于支架近端（即颈总动脉与支架的交界处）的再狭窄较支架内或支架远端再狭窄更少见（图5.37b），与诊断外周动脉狭窄类似，连续进行多普勒频谱测量时收缩期峰值流速倍增可以用于诊断颈动脉系统内有血流动力学意义的支架内再狭窄（狭窄率为50%）（图5.36～图5.38）。若采用收缩期峰值流速比值来评估支架内再狭窄，应将狭窄处的收缩期峰值流速与紧邻狭窄上游处的收缩期峰值流速进行比较，而非与颈总动脉的收缩期峰值流速进行比较。有学者（AbuRahma et al.，2008；Lal et al.，2008；Stanziale et al.，2005；Peterson et al.，2005；Chi et al.，2007）指出颈内动脉与颈总动脉收缩期峰值流速的比值可用于诊断颈内动脉支架内再狭窄，流速比值的截断值为2.5～3.4时，狭窄率>50%；流速比值的截断值为4～4.5时，狭窄率>70%或>80%。虽然通过比较狭窄处收缩期峰值流速与颈总动脉收缩期峰值流速的增加，可以考虑全身因素对收缩期峰值流速的影响，以及对侧颈内动脉狭窄或闭塞时流速的代偿性增加，但这与评估自体动脉狭窄时存在相同的局限性，即颈总动脉中的收缩期峰值流速随颈外动脉流量变化而变化，当颈外动脉作为侧支时，流量会增加。这个问题可以通过在颈内动脉狭窄处近端获得狭窄前收缩期峰值流速，计算其收缩期峰值流速比值来避免，因为狭窄常发生于颈外动脉起始处的上游。由于颈内动脉狭窄近端收缩期峰值流速不受其他因素的影响，如分支动脉血流动力学改变、管径变化或血管壁弹性差异，因此计算收缩期峰值流速比值更为可靠。在理想状况下，应采用支架内狭窄前收缩期峰值流速计算流速比，以消除支架对管径或管壁弹性可能造成的影响。采用收缩期峰值流速比值也避免了一些公认的问题，即血管造影狭窄程度相同时，不同患者测得的收缩期峰值流速绝对值差异很大，且受到多种其他因素的影响（AbuRahma et al.，2008）。在一项小样本研究中，根据连续性方程，以颈内动脉狭窄处与狭窄前段收缩期峰值流速比值>4为截断值，9例患者被诊断为重度颈动脉支架内再狭窄（>75%）并均经数字减影血管造影证实，其狭窄处收缩期峰值流速绝对值范围为230～455 cm/s

（图5.36～图5.38、图5.81～图5.83）。收缩期峰值流速比值法狭窄分级与欧洲颈动脉外科试验标准和北美症状性颈动脉内膜切除术试验标准（局部和远段狭窄分级法）均不同，但在方法上更接近后者。支架置入后，颈动脉球部和颈内动脉远段的内径差异被消除，此时颈内动脉内径相对恒定，基于连续性方程可以得出，收缩期峰值流速比值为2或收缩期峰值流速绝对值倍增表示横截面积减少50%，比值为4时表示横截面积减少75%。环形狭窄时，75%的面积狭窄率相当于50%的直径狭窄率。相反，由偏心性斑块引起的50%的直径狭窄率导致的横截面积缩小较少，对血流动力学的影响较轻，导致收缩期峰值流速增加较少（图5.27），尽管引起的狭窄程度较轻，但偏心性斑块更厚，受到的剪切应力更大，增加了栓塞风险（图5.15a）。在评估颈动脉支架内再狭窄的治疗方案时，也应考虑到该风险。

B-flow成像（图5.86）和超声造影（见5.6.1.1.8部分）可以对颈动脉支架狭窄进行准确的形态学评估，诊断性能与血管造影相当，而B-flow成像的空间分辨力更高。

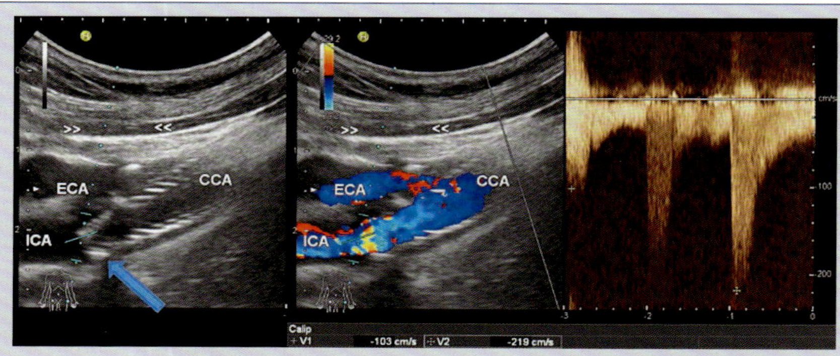

颈动脉支架置入术后再狭窄的患者。将探头沿动脉向颅底方向移动，同时保持多普勒角度不变，将取样容积从支架的狭窄前段移到狭窄处，获得连续的频谱多普勒测量显示支架内收缩期峰值流速从狭窄前的100 cm/s增加至狭窄处的210 cm/s（多普勒追踪的部位由B型超声图像中的“>>　<<”表示）。狭窄前和狭窄处收缩期峰值流速比值为2，符合50%的支架内再狭窄。该例再狭窄不是由支架移位引起的，而是由支架外部的坚硬压迫所致：位于颈内动脉起始处短的、狭窄斑块的硬性压迫导致支架呈锥形变细。该例显示了收缩期峰值流速是如何随横截面积的减小而增加的。虽然支架是通畅的，但支架狭窄部分的血流阻力增加会导致血流动力学相关的狭窄。该类型的狭窄难以通过血管造影识别。ICA：颈内动脉；ECA：颈外动脉；CCA：颈总动脉。

图5.36

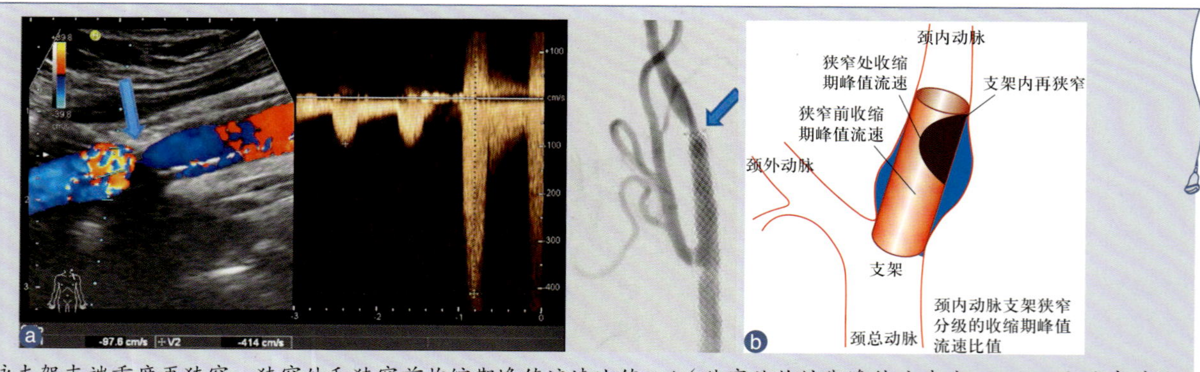

a.颈动脉支架末端重度再狭窄，狭窄处和狭窄前收缩期峰值流速比值>4（狭窄处收缩期流速为414 cm/s和狭窄前收缩期峰值流速为97.6 cm/s计算得到，后者在颈外动脉起始处远端的颈内动脉支架内测得）。多普勒角度恒定，向颅底方向移动探头并获取连续的频谱波形，以确定收缩期峰值流速增加的位置［使用凸阵探头并倾斜调整角度，以获得较好的多普勒角度，该例为54°（图5.83b显示另一例支架内再狭窄，其收缩期峰值流速比值>4，但狭窄处收缩期峰值流速仅为268 cm/s）］。血管造影（右图）显示颈内动脉支架重度再狭窄（投影平面）。b.基于连续性方程对颈动脉支架内再狭窄分级方法的示意图（见1.2.3部分，图1.44）。该方法避免了对远段及局部狭窄分级（北美症状性颈动脉内膜切除术试验和欧洲颈动脉外科试验）的混淆，并且显示事实，即颈动脉支架节段的内径相当恒定，大多数支架内再狭窄发生在远离颈外动脉起始处的颈内动脉支架内，甚至是支架的末端。该图显示了计算收缩期峰值流速比值时狭窄前段和狭窄处收缩期峰值流速的测量位置，这是最准确的颈内动脉支架内再狭窄分级方法（图5.81～图5.83）。

图5.37

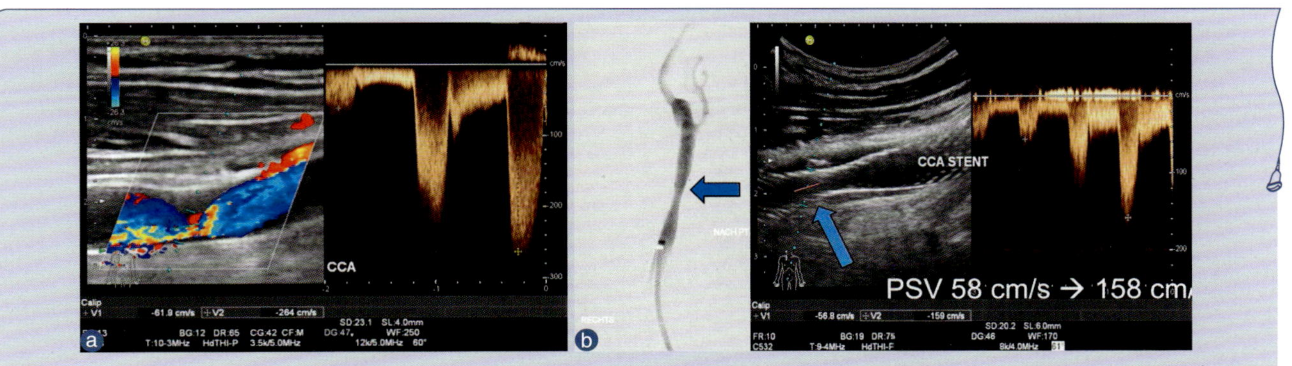

目前研究提出的流速截断值还未应用于颈总动脉再狭窄分级。a.在该例中，根据收缩期峰值流速比值>4（收缩期峰值流速为264 cm/s和61 cm/s），诊断狭窄率>75%。b.支架置入术后患者，因斑块弹性回缩发生支架内再狭窄，基于收缩期峰值流速比值为2.7（收缩期峰值流速分别为158 cm/s和58 cm/s），诊断为中度再狭窄（图5.36、图5.37示沿动脉支架段获得连续的多普勒频谱波形并测量收缩期峰值流速）。血管造影证实颈总动脉支架内再狭窄（箭头）。

图5.38　阐明基于连续性方程的自体颈总动脉和支架置入后颈总动脉的狭窄分级

5.6.1.4.5　支架移位

虽然超声不能为主动脉支架移位的患者提供有效的诊断信息，但很适合评估疑似颈内动脉支架移位者。在颈动脉区域，高频超声探头具有较高的分辨力，可以显示支架内或支架与自体血管壁之间的血流（图5.85）。超声造影可以证实这些发现，且时间–运动模式可提供动脉管腔内与压力相关的支架移位的额外信息。动脉和无涂层支架直径不匹配可导致支架和自体血管壁之间存在血流。对于这一点，超声检查优于血管造影，因为在数字减影血管造影显影后，支架与自体管壁间的纤细血流难以与支架内的血流相鉴别。

用硬质支架矫治冗长、迂曲的颈内动脉时，可导致动脉远端扭曲。彩色多普勒超声可识别扭曲及其所致的狭窄，还能检测因体位变化引起的脑灌注减少，这在双侧颈动脉支架患者中较为常见。

5.6.2　椎动脉

※ 5.6.2.1　狭窄

当椎动脉起始段出现扭曲或呈环形时，难以通过彩色多普勒成像进行评估。因椎动脉以直角起自锁骨下动脉，椎动脉起始处血流出现紊乱，不能将其误诊为狭窄。起始段走行迂曲可导致多普勒角度不准确，从而流速测量及狭窄分级不可靠。

几乎所有的椎动脉粥样硬化性狭窄都发生在起始处。由于椎动脉的收缩期峰值流速和血流量变化很大，并且双侧椎动脉内径可能明显不对称（增宽、发育不良），所以没有血流速度的绝对截断值（相对颈动脉而言）来区分轻度狭窄和血流动力学的显著狭窄（图5.39、图5.40）。因此，可以考虑采用间接诊断标准，如起始处出现湍流，或与对侧椎动脉相比搏动性明显减弱，但需谨慎应用。当起始处收缩期峰值流速比远段高出50%以上时，提示椎动脉狭窄。椎动脉起始处狭窄难以分级的原因如下。

（1）收缩期峰值流速的绝对截断值：由于存在个体差异和血流灌注不同而不可靠。

（2）与对侧比较：因变异或发育不良而排除。

（3）狭窄处和狭窄前的收缩期峰值流速比值：因锁骨下动脉的血流动力学状态完全不同，所以没有价值。

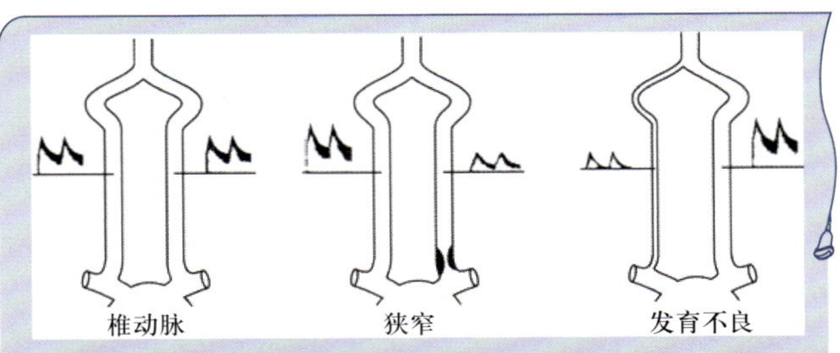

左图示双侧椎动脉正常多普勒频谱波形。中图示左侧椎动脉狭窄时，频谱波形呈狭窄后段频谱特征，收缩期加速时间延长，收缩期峰值流速降低，舒张期成分相对增加。右图示一侧椎动脉发育不良和对侧椎动脉代偿性增宽，椎动脉发育不良的频谱波形不同于狭窄后段频谱波形之处在于前者舒张期流速也降低。

图5.39　椎动脉正常和异常多普勒频谱波形示意（见5.4.2部分）

（资料来源：Widder，1995）

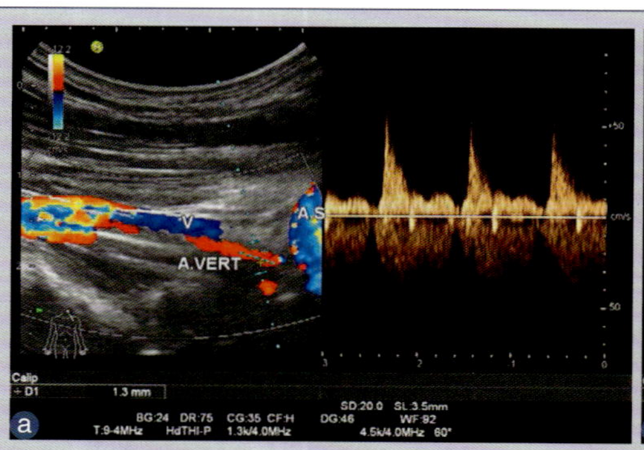
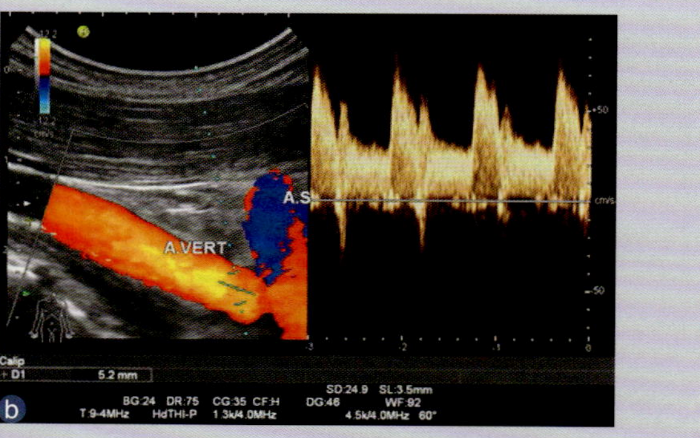

a.起自锁骨下动脉的椎动脉严重发育不良。发育不良的椎动脉内径为1.3 mm，收缩期峰值流速为45 cm/s，搏动性相对增强。椎静脉与椎动脉伴行，图像左半部分出现彩色混叠。b.对侧椎动脉代偿性增宽，内径为5.2 mm，收缩期峰值流速为80 cm/s。A.S：锁骨下动脉；A.VERT：椎动脉；V：椎静脉。

图5.40

考虑到这些困难，可以使用狭窄处和狭窄后节段的收缩期峰值流速比值进行狭窄分级（图1.48）。

椎动脉远段狭窄（包括椎前的V1段和椎间隙走行的V2段）很少见，此节段的狭窄几乎均由夹层或血管炎性疾病导致。

※ 5.6.2.2 闭塞

如果椎动脉粥样硬化病变进展或锁骨下动脉粥样硬化病变延伸至椎动脉，可能导致椎动脉闭塞。这些闭塞局限于椎前段（V0段和V1段），由于经脊髓动脉和对侧椎动脉的侧支循环较好，所以通常是偶然发现的，且很少引起脑干梗死。将扫查参数调整为低速血流，椎动脉近端仍无血流信号，可提示椎动脉闭塞。闭塞椎动脉远端多普勒频谱波形可以反映由侧支供血引起的复杂血流动力学情况，通常会显示异常的血流征象（搏动减弱或改变）（图5.90）。尽管超声造影可以很好地鉴别椎动脉闭塞和通畅/再通，但与严重的椎动脉发育不良（众所周知其难以识别）极难鉴别。如果闭塞延伸至V2段及V3段，则超声造影比较适用。然而只有夹层导致闭塞时才会累及该节段。椎动脉颅内段发出第一分支之前的节段闭塞会导致近心端搏动明显增强，舒张期流速降低。基底动脉闭塞时，搏动性更强（甚至出现往返血流）。

※ 5.6.2.3 夹层

椎动脉夹层可能发生于创伤后，也可能为自发性，常累及椎间隙段（V2段）。即使是长节段的夹层，也通常不会累及椎动脉起始段几厘米的范围。超声造影有助于观察真假腔，如夹层较长且假腔内伴有血栓形成，可能被误诊为椎动脉发育不良。椎动脉夹层时可见长段的低回声偏心管状结构，常呈“螺旋状”沿椎动脉管腔走行（彩色多普勒评估血流）。鉴别诊断包括血管炎，这是一种可以导致血管壁环形增厚的罕见病变。

※ 5.6.2.4 锁骨下动脉盗血综合征

椎动脉系统在锁骨下动脉盗血综合征中具有特殊意义。锁骨下动脉的近段狭窄或闭塞时，使用患侧手臂会导致血液从基底动脉经同侧椎动脉逆向流入锁骨下动脉远端，灌注患侧上肢。盗血在临床上常表现为间歇性脑干及小脑缺血，包括头晕、共济失调、跌倒等症状。患侧椎动脉血流逆向可由运动诱发，也可在静息时出现。在这种情况下，患侧肢体的血供来自其他脑动脉，特别是对侧椎动脉。

锁骨下动脉盗血综合征可通过静息时或患侧肢体诱发充血时椎动脉出现逆向血流来诊断（图5.91～图5.93）。

锁骨下动脉盗血综合征的严重程度取决于锁骨下动脉阻塞程度及椎动脉作为侧支向手臂供血的程度。患侧椎动脉多普勒频谱波形可以反映其作为侧支血管的作用程度，其变化由收缩期切迹加深，到收缩期血流逆向、舒张期正向（部分型盗血），再到血流完全逆向（完全型盗血）（图5.41）。

最常见的盗血通路为椎–椎动脉，盗血效应主要发生在作为供血血管的对侧椎动脉，主要表现为激发动作后舒张期血流增加（图5.42、图5.93）。其他侧支通路包括甲状颈干、供应胸壁和软组织的颈部血管。侧支循环越好，患侧椎动脉盗血效应越轻，患者症状越轻。

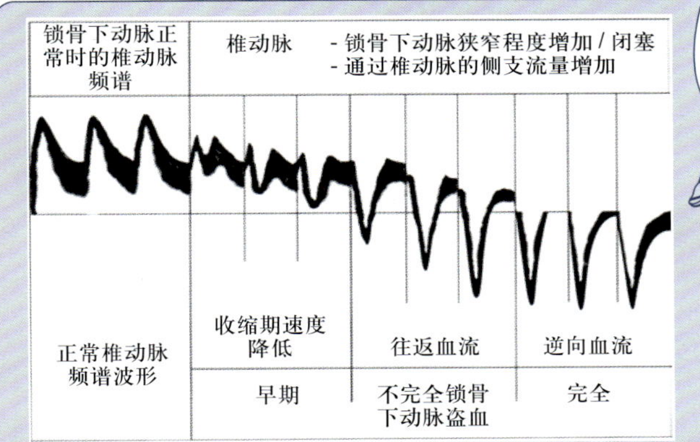

基于侧支循环及椎动脉作为代偿通路的血流动力学作用，在没有诱发试验的情况下，可以出现收缩期切迹、双向血流及血流逆向。激发试验可能引起更严重的缺血后改变，如逆向血流增加或由收缩期切迹转变为血流逆向（图5.91～图5.93）。

图5.41　锁骨下动脉闭塞伴盗血的患侧椎动脉波形变化示意

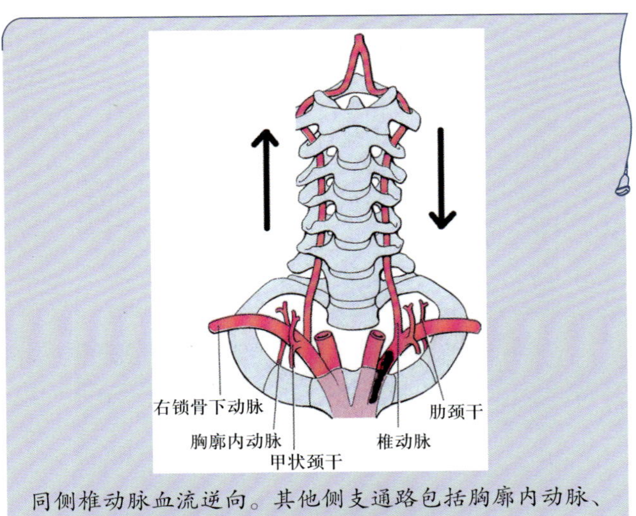

同侧椎动脉血流逆向。其他侧支通路包括胸廓内动脉、甲状颈干和肋颈干。

图5.42　椎动脉的走行及左侧锁骨下动脉闭塞（黑色标记）时的血流方向（箭头）示意

（资料来源：Heberer et al.，1993）

对于椎动脉作为侧支供血较少的患者，可采用引发盗血效应的激发试验：使用上臂袖带充气至200 mmHg以上，维持3～5分钟，诱发患侧手臂缺血，随后松开袖带，手臂动脉会出现缺血后流速代偿性增快，引发椎动脉盗血程度加重。由静息时的正向血流占主导地位，变为逆向血流增加，甚至血流方向完全逆转。

超声是评估锁骨下动脉闭塞及锁骨下动脉盗血综合征的首选方法。它可以详细评估椎动脉的盗血效应并区分盗血的程度。与颈动脉一样，对于没有神经症状或临床主诉的锁骨下动脉闭塞患者，可能没有治疗意义。

5.7　脑死亡的诊断

与创伤、出血或水肿相关的颅内压升高表现为近端动脉阻力增加。颅内压升高时，颈内动脉的多普勒频谱波形表现为舒张期血流减少，甚至呈往返血流（收缩期血流前向，舒张期血流逆向）（图5.43、图5.95）。颅内压和RI之间的关系会受个体因素和自动调节及潜在疾病的影响，因此，并不能从多普勒频谱波形或RI中得出可靠的颅内压绝对值。

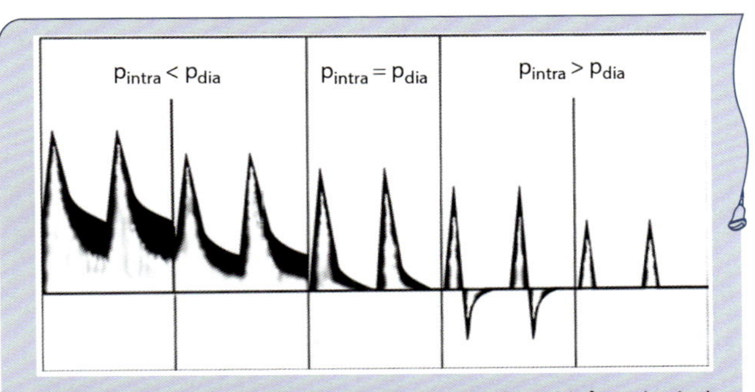

多普勒频谱波形图从左至右显示随颅内压增高，舒张期血流逐渐减少。Pintra：颅内压；Pdia：舒张期血压。

图5.43　颅内压增高对颅外段脑动脉搏动性的影响

（资料来源：Widder，1995）

尽管如此，通过多普勒频谱波形仍可获得颅内压升高的相关信息。当颅内压超过舒张期血压时，舒张期血流消失或逆向（往返血流）（图5.95），提示大脑血流停止（Hassler et al.，1991）。自20世纪90年代初以来，经颅多普勒超声已成为德国公认的诊断脑循环停止的方法，可以缩短等待诊断的时间。如因技术原因无法显示颅底动脉多普勒频谱波形，则可通过显示颅外段颈内动脉或椎动脉内的血流频谱波形诊断脑循环停止（图5.43）。这种情况下，必须注意与颈外动脉等鉴别，应明确其为向大脑供血的动脉。

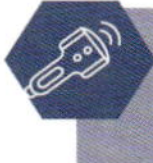

5.8 颈动脉区域少见的血管疾病（非动脉粥样硬化性）

5.8.1 夹层

动脉夹层是血液通过撕裂的内膜进入动脉壁内导致的管壁分离，可以是自发性的或创伤性的。也可由血管壁的滋养血管出血进入血管壁内导致，这种情况下夹层腔与血管腔不相通，壁间出血将内膜顶起，导致在动脉真腔旁形成假腔。如果在中膜和外膜之间发生夹层，则会抬高外膜，形成假性动脉瘤。假腔盲端内会形成血栓并压迫真腔，严重时导致真腔重度狭窄或闭塞。当夹层远端内膜出现另一破口时，血液可以从假腔重新进入真腔，并通过真、假两个腔体流向远端。

夹层可能导致各种并发症，临床表现多样，可以从头痛到偏瘫。70%的颈内动脉夹层患者没有或仅有轻度的神经系统症状，而25%的患者可出现严重的神经系统症状。当假腔内有血栓形成，且血栓收缩导致其对真腔的压迫逐渐减轻时，夹层通常会出现自发性消退。

颈动脉夹层的潜在原因有以下3种，其症状、治疗和预后各不相同。

（1）自发性夹层。

（2）创伤性夹层（钝挫伤或穿刺后的医源性损伤）（图5.75）。

（3）主动脉夹层（Stanford A型）累及主动脉分支血管（图5.73）。

主动脉夹层引起的颈总动脉夹层起自近段，可进展至颈动脉分叉处。对于疑似颈总动脉夹层的患者，应在横切面扫查颈动脉，使用凸阵探头尽可能从近心端位置开始扫查。自发性颈总动脉夹层非常少见，但可能发生于马凡综合征患者（Harrer et al., 2006）。

创伤性和自发性颈动脉夹层通常会发生在颈内动脉，包括近颅底的颈内动脉节段，因此超声检查必须关注这些节段。

由夹层引起的脑梗死主要见于青少年，且夹层约占年轻脑卒中患者的20%，通常由创伤引起，自发性较少，多发生在易受骨性结构损伤的动脉节段，如颈动脉的颅底段或椎动脉的椎间隙段等。急性期夹层发生栓塞和闭塞的风险相对较高，之后随时间自发性再通，预后较好。

由于颈动脉位置和走行表浅，2D灰阶超声能够很好地评估颈动脉夹层的形态学特征（使用高分辨力探头）（图5.44）。

（1）动脉腔内可见内膜瓣随血管搏动而前后摆动，分隔管腔成真、假两腔（图5.73、图5.75）。

（2）发生于内膜和中膜间的夹层（内膜撕裂）伴假腔内血栓形成时，血栓呈低回声偏心结构，导致不同长度的真腔变窄。有血栓形成的假腔通常比相邻的真腔回声高（图5.74）。

（3）发生于外膜和中膜间的夹层，壁内出血伴血栓形成可导致动脉瘤样扩张，夹层内容物回声较低，外膜明显膨出。

（4）撕裂的内膜表现为动脉管腔内的高回声膜片样结构，而陈旧的夹层内膜片可能表现为动脉管壁局限性增厚，较短的夹层可能由医源性损伤引起，如插入导管时，穿刺针意外损伤对侧管壁，受损内膜可能凸入管腔内而造成局限性狭窄，难以与斑块鉴别。

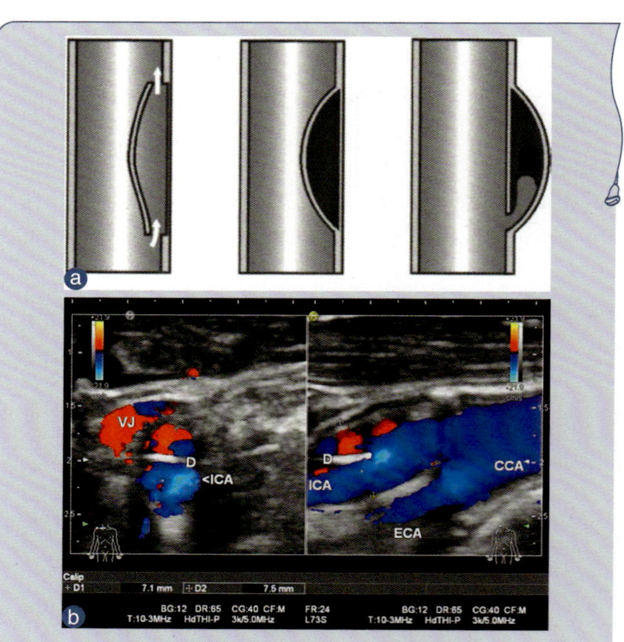

a.不同类型夹层的超声形态学表现。左图示内膜撕裂所致夹层的同时存在入口及再入口。中图示壁内夹层伴假腔内血栓形成导致真腔狭窄。右图示外膜夹层，其特征为中膜和外膜间的壁内出血伴“梭形”或“囊状”扩张，但较少或未压迫真腔，可能会形成假性动脉瘤。b.陈旧性颈内动脉创伤后夹层，横切面及纵切面声像图显示较高回声的夹层内膜瓣，该夹层起自颈动脉球部处，并向颅侧延伸4 cm。假腔内常可见往返血流，尤其常见于外膜夹层伴远端血栓形成时（图a）。ICA：颈内动脉；ECA：颈外动脉；CCA：颈总动脉；D：夹层内膜瓣。

图5.44

假腔内频谱多普勒变异较大，具体表现取决于个体情况及频谱取样点相对于血流入口和出口的位置。假腔内可能出现往返血流，甚至逆向血流，内膜片摆动产生更强的信号可能会掩盖真腔内的血流信号。

假腔内血栓回声略高于真腔。多普勒频谱波形随夹层范围和类型不同变化很大（图5.73）。在夹层导致颈内动脉起始处远端闭塞的患者中，颈内动脉频谱呈“敲击样”，且颈总动脉频谱颈外化。夹层致管腔狭窄时，在长段颈内动脉残余管腔中，多普勒频谱表现为频移增加及流速增快。轻度狭窄时，颈内动脉和颈总动脉的多普勒频谱接近正常（图5.45）。

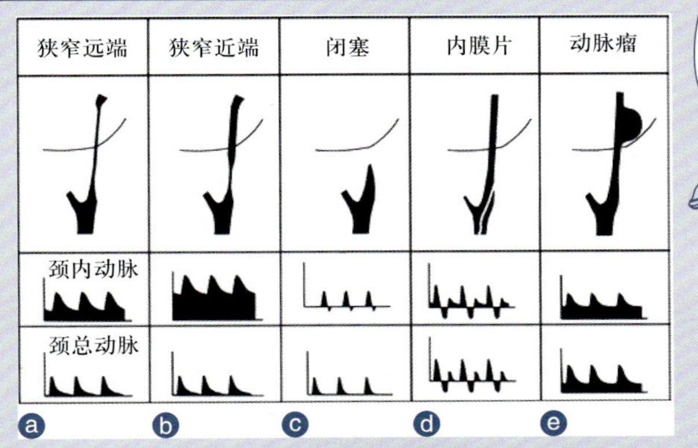

频谱波形的变化取决于夹层的位置和范围、是否存在血栓及入口和再入口位置（Widder，1995）。a.长节段颈内动脉夹层，血流速度随病变节段残余管腔内径的不同而变化。b.短节段夹层，管腔狭窄处局限性血流增快，可能难以与动脉粥样硬化性狭窄或纤维肌发育不良相鉴别。c.夹层致颈内动脉闭塞，残余节段的敲击样波形（“往返征”）及颈总动脉频谱颈外化。d.如真腔和假腔均呈通畅，则血流状态会随入口和再入口位置不同变化很大。真腔内的多普勒频谱波形取决于夹层导致的血流阻塞程度。内膜片的摆动导致多相波形的产生。e.远段假性动脉瘤形成（一般在颅底下方），由于近段血流正常而难以被超声检出。

图5.45　颈内动脉夹层的不同血流状态示意

颈动脉夹层可由颈部钝挫伤或颈椎过伸引起，也可由医源性颈静脉穿刺导致，还可由主动脉夹层（De Bakey Ⅰ型）延伸至颈总动脉导致（图5.73）。在极少数情况下，颈总动脉夹层会延伸至颈内动脉，且真、假腔均长节段保持通畅，在这种情况下，真、假腔内可能都存在前向血流，或根据再入口位置不同，假腔内出现往返血流或逆向血流（图5.74）。

一项包含了23例经磁共振成像、血管造影确诊颈内动脉夹层患者的超声检查研究显示，不同超声标准在颈内动脉夹层诊断中的有效性，结果显示当仅使用形态学标准（壁内血肿、“双腔征”）时，检出率仅有47.8%；增加血流动力学标准（远端狭窄或闭塞的血流动力学证据）后，检出率升至73.9%；超声随访3～6周后，准确诊断率可达91.3%（远端狭窄或闭塞缓解消退的血流动力学征象）。同时使用超声形态学和血流动力学标准检出夹层的敏感性很高，在某些情况下，超声随访对于明确诊断是必要的（Arning，2005）。

使用超声血流动力学参数诊断夹层导致管腔重度狭窄的敏感性可达96%（Benninger et al.，2006）。

5.8.2　血管炎

血管炎根据病因可分为原发性和继发性。继发性血管炎与自身免疫性疾病（胶原蛋白病、系统性风湿性疾病）、感染和恶性肿瘤有关。通常影响小血管，很少累及为大脑供血的大动脉。

根据受累血管的大小，血管炎可分为3种类型：小血管炎（Wegener肉芽肿、Churg-Strauss综合征、超敏性血管炎），不能通过超声诊断；中型血管炎（黏膜皮肤淋巴结综合征、结节性多动脉炎且常伴扩张改变），可通过超声诊断；大血管炎（巨细胞动脉炎，分两种亚型：大动脉炎和Horton病/颞动脉炎）。

大动脉炎又称无脉症，可累及为脑部供血的大动脉，是一种原发性血管炎，通常于40岁前发病。它也是一种巨细胞动脉炎，主要累及主动脉及其主要分支，最常受累的颅外段动脉是颈总动脉和锁骨下动脉，肠系膜动脉、肾动脉及髂动脉也可受累。与其他类型的血管炎相同，动脉壁炎性增厚会导致不同程度的管腔狭窄。大动脉炎可累及颈外动脉（常发生闭塞），但不会累及颈内动脉，当累及颈内动脉时常提示Horton病。

累及颅外段脑动脉的Horton病在50岁以上人群中的患病率为0.75%，且随年龄增长逐渐升高。这种类型的巨细胞动脉炎常累及中、大型血管，主要是腹部和四肢的动脉，也可累及主动脉的分支动脉。

血管炎的病因尚不明确，但可能有免疫学原因。大动脉炎主要发生于年轻女性，而Horton巨细胞动脉炎更常见于60岁以上的老年人。一般症状包括乏力、头痛、发热和体重减轻。这些症状和非特异性的炎症征象在发生血管狭窄或闭塞之前就已存在，当疑诊这两种疾病中的任一种时，应对其好发部位（锁骨下动脉和颈总动脉）行超声检查。如经超声检查证实，则使用可的松进行治疗，以预防血管并发症。对于可疑Horton动脉炎的患者，超声检查不仅应包括锁骨下动脉、腋动脉，还应包括颞浅动脉（触诊时触痛、僵硬）。

※ 5.8.2.1 大动脉炎的超声表现

大动脉炎的2D灰阶超声表现为较长节段动脉壁呈低回声、环形、均匀性增厚，主要累及中膜，内膜也可受累（即“通心粉征”）。在彩色多普勒成像中，管腔周围可见低回声晕。随着病情发展，增厚的管壁可导致管腔狭窄，甚至可能继发血栓闭塞。当考虑对闭塞的锁骨下动脉或颈总动脉行手术治疗时，应注意与血栓栓塞和动脉粥样硬化性闭塞相鉴别，明确闭塞是否由炎性管壁增厚所致。炎性闭塞需要先进行免疫抑制治疗，之后再尝试手术治疗。

管壁同心性增厚有助于鉴别血管炎和伴假腔内血栓形成的夹层，后者可引起真腔的偏心性狭窄（图5.76）。动脉粥样硬化病变主要累及内膜，且回声更高，呈表面不规则的局灶性改变。脂代谢紊乱或糖尿病患者的动脉粥样硬化病变也可导致同心性管腔狭窄，但其病变主要见于颈动脉球部和颈内动脉。相反，大动脉炎主要累及颈总动脉，很少延伸至颈动脉分叉以上，也可导致主动脉分支近段扩张。

超声可用于大动脉炎的早期诊断（Taniguchi et al., 1997），也是随访的首选方法之一（Park et al., 2001；Fukudome et al., 1998），特别是记录免疫抑制治疗后患者炎性管壁增厚的消退过程。多普勒频谱波形取决于同心性狭窄的程度，可表现为流速仅中度增加的连续波形。超声诊断的准确性显著高于血管造影，尤其在疾病早期。严重的炎性管壁增厚可以导致血管闭塞（图5.46），首选抗炎和免疫抑制剂药物治疗，即使发生管腔闭塞，也不建议行旁路手术，因为术后通畅率很低。

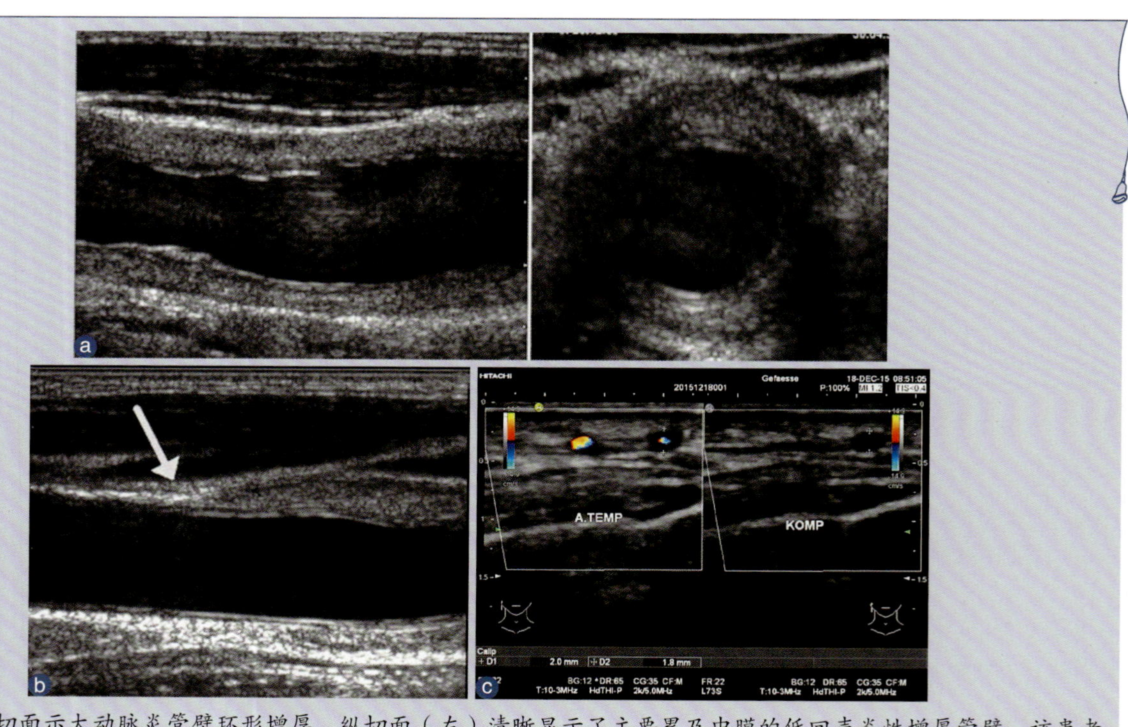

a.纵切面及横切面示大动脉炎管壁环形增厚，纵切面（左）清晰显示了主要累及中膜的低回声炎性增厚管壁。该患者的内膜又因动脉粥样硬化病变进一步增厚。b.大动脉炎管壁炎性病变主要累及主动脉分支，特别是锁骨下动脉和颈总动脉，而颈内动脉不受累。该图显示管壁增厚的颈总动脉和无动脉炎病变的颈动脉分叉之间的过渡（箭头），图像左半部分动脉壁厚度正常（资料来源：K.Amendt）。c.颞动脉后支动脉炎患者管壁增厚。受累分支血管的残余管腔较细，而前支正常（无管壁增厚）。右图显示加压时的情况：受累分支管壁增厚，管腔不能被压闭，即探头加压时管径为1.8 mm（未加压时为2.0 mm）。未受累的前支可以被完全压闭（无血流信号，无管壁增厚）。A.TEMP：颞动脉；KOMP：挤压。

图5.46

超声造影可以很好地区分大动脉炎（还有其他血管炎性疾病如Horton病）增厚的中膜（低回声、增厚的内膜–中膜）和高回声、通畅的管腔及外膜，并且可以评估滋养血管的增生情况，这些信息有助于评估炎症活动性并监测免疫抑制治疗效果。一项采用超声造影评价大动脉炎的研究表明，同心性增厚的管壁内存在微泡聚集，这是大动脉炎急性期新生血管形成的标志，而随着开始进行免疫抑制治疗，微泡的增强程度明显减弱（Schinkel et al., 2014）。

※ 5.8.2.2　Horton病的超声表现

虽然Horton巨细胞动脉炎被称为颞动脉炎，但其也可累及颅外段脑动脉（类似大动脉炎）及锁骨下动脉和腋动脉。眼动脉受累可导致失明。Horton病作为免疫性血管炎，好发于50岁以上人群。颞动脉如果受累管壁增厚可提示诊断。颞动脉病变节段的组织学活检一直被视为诊断的“金标准”。超声检查时，下颌水平横切面可以确定颞浅动脉的主要分支，向上追踪直至其分为额支和顶支，检查应包括这两个分支。颞浅动脉管壁的增厚可能是节段性的而非连续的，因此需通过灰阶超声纵切面和横切面观察和评估颞浅动脉全程（图2.103d）。注意使用低脉冲重复频率和较高的增益。颞动脉炎和其他形式的血管炎一样，会导致管壁环形增厚（“晕征”或“通心粉征”），厚度为0.5 ~ 1.5 mm（Schmidt et al., 1997, 1993; Stammler et al., 2000）。与对侧相比，患侧颞动脉流速降低，管壁搏动性减弱或消失。这些表现具有较高的阳性预测值（Schmidt et al., 2002; Schmidt, 2006），但颞动脉超声表现正常并不能排除Horton病，因为只有约60%的患者累及颞动脉，约50%的患者累及腋动脉，因此也应对腋动脉进行超声检查（图2.46、图2.49）。管壁的炎性增厚在免疫抑制治疗下逐渐消退，这与实验室检查炎性指标下降相关。

高分辨力超声检查颞动脉（如果受累）的特异性为97%（Schmidt et al., 2005），如果超声检查可提供血管炎的明确证据，无须活检即可开始治疗（德国科学医学协会指南）。当临床表现提示动脉炎，但超声表现正常或不明确时，才需活检。活检应在超声表现可疑的节段进行，以避免出现假阴性（因为病变为节段性）。由于小血管内的血流信号能否清晰显示在很大程度上依赖于恰当的仪器设置（增益、脉冲重复频率），所以可以通过加压试验来印证颞动脉炎的诊断，正常颞动脉可被压闭，若颞动脉不可压闭则证实管壁存在炎性增厚（Aschwanden et al., 2013）。

5.8.3　纤维肌发育不良

纤维肌发育不良是一种罕见的非动脉粥样硬化性、非炎性血管病变，其病因不明，通常累及肾动脉（高血压）。它是一种中型动脉疾病，因此也会累及颈动脉颅外段，导致短暂性脑缺血发作，甚至脑卒中。约30%的纤维肌发育不良患者伴有颅内动脉瘤。在绝大多数情况下，这种狭窄闭塞性疾病是由平滑肌细胞增生所致，必须与退行性及炎性血管病变相鉴别。

纤维肌发育不良的特征是多处狭窄与正常和扩张动脉节段交替出现，血管造影和高分辨力超声成像呈“串珠样”改变（“串珠征”）。彩色多普勒或能量多普勒成像可以检出残余管腔的血流，从而区分未闭的管腔与发育不良的动脉壁。因为纤维肌发育不良通常发生在其他部位血管无粥样硬化病变的年轻女性中，这一点有助于根据声像图形态学表现将其与动脉粥样硬化性病变相鉴别。

纤维肌发育不良超声图特征为多发狭窄，狭窄节段可与扩张节段交替出现。根据狭窄闭塞性病变的严重程度，可能会出现直接和间接狭窄征象。超声很少作为颈动脉纤维肌发育不良的首选检查，因为“串珠样”改变的病变节段通常不出现在颈内动脉近段3 ~ 5 cm内。当怀疑存在纤维肌发育不良时，检查者须使用凸阵探头，降低探头频率和脉冲重复频率，向颅底追踪颈内动脉至尽可能远段。一般情况下，超声只能检出位于颅侧不太远的有血流动力学狭窄的晚期病变。超声研究报告显示其患病率为0.05% ~ 0.14%（Labropoulos et al., 2007; Arning, 2004），而血管造影研究报告显示其患病率为0.61%（Sandok, 1983）。

5.8.4　动脉瘤

颈内动脉瘤较罕见，可能继发于动脉粥样硬化或血管炎性疾病（图5.70 ~ 图5.72）。

真性动脉瘤是一种累及动脉壁三层结构的动脉

瘤，可以是先天性的，通常见于结缔组织病患者，也可以是获得性的。真菌性或炎性动脉瘤是由动脉壁的局部感染引起的，可继发于头颈部的炎症，也可继发于感染的血行播散，如心内膜炎。颈动脉的真性动脉瘤必须与假性动脉瘤相鉴别，后者通常在手术或创伤后形成。

颅外段脑动脉的真性动脉瘤非常罕见，患病率为0.4%（Painter et al.，1985）~ 5.5%（Liapis et al.，1994）。32%的患者由动脉粥样硬化导致，17%由血栓导致，37%由夹层导致（Moreau et al.，1994）。在抗生素治疗时代之前，多数真性动脉瘤为继发于结核和梅毒的真菌性动脉瘤（Konstantinidis et al.，1998）。据报道，只有5%的真菌性动脉瘤累及颅外段颈动脉（Brown et al.，1995）。目前，真菌性动脉瘤已经非常罕见，动脉瘤通常由葡萄球菌或链球菌引起，较少由沙门菌引起。

颅外段脑动脉的动脉瘤表现为颈部搏动性肿块。2D灰阶超声表现为动脉局限性扩张（“囊状”或“梭形”），彩色多普勒成像可以评估动脉瘤管腔是否通畅并显示有无血栓形成。

颅外段颈动脉瘤和椎动脉瘤的诊断标准（管径倍增）不适用于较宽的颈动脉球部，此处的管径膨大是正常的，必须与真性动脉瘤相鉴别，后者外径通常达到14 ~ 15 mm。然而，临床中更重要的是在“囊状”扩张的动脉节段中识别血栓形成，因为血栓可能导致栓塞和脑梗死。

据报道，未经治疗的颈动脉瘤自发性脑卒中的发生率高达50%（Valentine，2003），提示即使小的动脉瘤也应手术治疗。其他并发症可能由动脉瘤对邻近局部结构的压迫导致，如颈静脉、气管、左侧的食管等，偶尔也会压迫脑神经（Numenthaler，1986）。颈动脉瘤破裂罕见。

彩色多普勒超声（或磁共振血管成像）是颈动脉瘤的首选检查方法，可以精确评估动脉瘤的直径及范围，并能鉴别血栓形成（血管造影无法做到）（图5.72）。

吻合口动脉瘤是一种假性动脉瘤，可因颈部搏动性肿块就诊，或在颈动脉内膜切除术后超声随访时被检出。彩色多普勒超声可以区分动脉瘤内血流和血栓，进行多普勒检查时，动脉瘤颈部可听到由高频收缩期血流信号和全舒张期的逆向血流信号所产生的特征性“蒸汽机音”（图5.71），无须术前血管造影即可确定为手术适应证。

5.8.5 动静脉瘘

动静脉瘘通常是创伤或医源性操作（穿刺、中心静脉置管）的并发症，由于血管周围组织振动，彩色多普勒超声图像表现为明显的彩色马赛克。频谱多普勒并不总能直接显示瘘管，因此需要通过供血动脉频谱流速加快（特别是在舒张期），以及静脉频谱动脉化做出诊断。瘘管内的多普勒频谱波形取决于血流量的多少，类似于狭窄处的血流模式，即收缩期和舒张期流速均增快。颈动脉系统的动静脉瘘主要累及颈总动脉和颈内静脉，因为二者位置很近。用瘘口近心端颈总动脉的平均流速乘以横截面积计算患侧的血流量，再减去对侧颈总动脉的血流量，即可估测动静脉瘘病变内的血流量。

当怀疑硬脑膜动静脉瘘时（通常表现为与脉搏同步的耳鸣），应使用超声检查位于耳后区域乳突前方的枕动脉。超声显示特征性高频信号可证实存在动静脉瘘。大血流量的动静脉瘘可通过单侧颈外动脉和颈总动脉的血流速度增加来确定。动静脉瘘表现为颈外动脉长节段内收缩期峰值流速明显增快，而狭窄表现为收缩期峰值流速呈局限性增快，这是二者的鉴别要点。

5.8.6 特发性颈动脉痛

特发性颈动脉痛在1927年被首次提出，自1988年起，被国际头痛协会（International Headache Society，IHS）认证为一种独特的临床疾病。它是一种表现为严重的单侧上颈部疼痛的颈部疼痛综合征，非甾体类抗炎药治疗效果良好。超声表现为管壁呈低回声、偏心性增厚，由于增厚的部分主要向外突，所以一般只引起中度的管腔狭窄（图5.47）。特发性颈动脉痛的超声表现与夹层或血管炎类似，但其与夹层（假腔内血栓形成）的鉴别点在于前者累及颈动脉分叉处及颈总动脉远段、颈内动脉近段，并表现为局部疼痛，而夹层往往更多地累及颈内动脉颅内段，并引起头痛。据报道，特发性颈动脉痛的磁共振成像显示无壁内血肿表现，但在给予造影剂后管壁增强，表明管壁具有炎性改变（Burton et al.，2000；Arning，2004）。由于增厚管壁没有导致管腔缩小，所以未见血流动力学狭窄征象。颈动脉痛需要先进的成像技术（高分辨力超声和磁共振）来识别其潜在的形态学变化。4周后随访显示患者管壁厚度恢复至接近正常，而症状也自行消失。

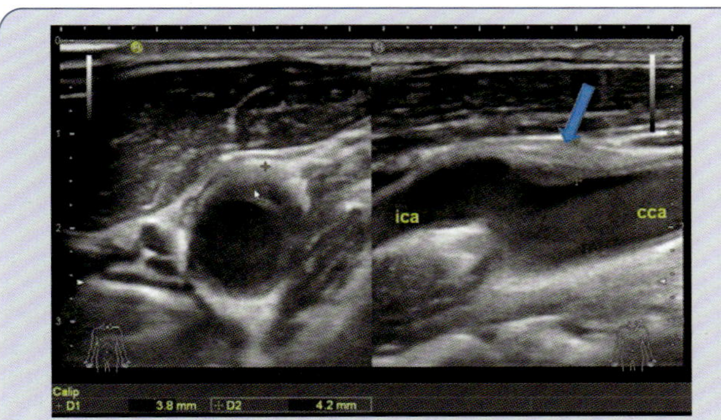

图5.47　特发性颈动脉痛患者颈内动脉起始处管壁增厚，主要累及血管外膜（动脉壁呈两层外观）

5.8.7　血管痉挛

血管痉挛可以由机械操作或治疗血管炎的药物引起，也可发生于偏头痛发作期间。它可以引起脑部或眼部缺血，但痉挛导致的狭窄通常持续时间很短，仅有少数报告通过超声观察到（Janzarik et al.，2007；Mosso et al.，2007）。据推测，大多数血管痉挛的患者均未被检出。治疗可采用钙拮抗剂。彩色多普勒超声显示管腔狭窄伴血流速度加快，数小时后恢复正常，管壁无明显形态学改变，复发性血管痉挛通常累及同一动脉节段。

5.8.8　肿瘤压迫、颈动脉体瘤

颈部肿瘤或淋巴结转移压迫颈动脉较为罕见，常影响颈内静脉。颈动脉体瘤位于颈动脉分叉处，血供丰富，超声表现为颈动脉分叉呈典型的“鞍状”改变（瘤体使颈内动脉、颈外动脉夹角增大），彩色多普勒可显示多条细小肿瘤血管。

颈动脉体瘤起源于颈动脉体。颈动脉体是一个位于颈总动脉分叉处的大小为3～4 mm的结构，是调节氧分压、二氧化碳分压和pH的化学感受器。颈动脉体瘤主要由颈外动脉分支供血，在少数情况下由甲状颈干供血，一般认为其由副神经节组织发育而来，可能是神经嵴的残留物。因此，可能合并多种肿瘤，颈静脉旁、迷走神经旁或主动脉弓肿瘤罕见。

颈动脉体瘤在组织学上可分为腺瘤和血管瘤两种亚型，后者富含血管，彩色多普勒图像具有特征性表现。颈动脉分叉处的肿瘤生长可包裹或压迫颈动脉（图5.48）。彩色多普勒对肿瘤的定位和血供评估有助于术前鉴别诊断，而对其范围的评估则有助于根治性手术切除。

彩色多普勒成像也是监测不适宜手术切除的老年患者或有多种疾病的患者肿瘤栓塞治疗效果的首选方法（图5.94）。连续的超声检查可以评估肿瘤的生长和肿瘤内血供情况。

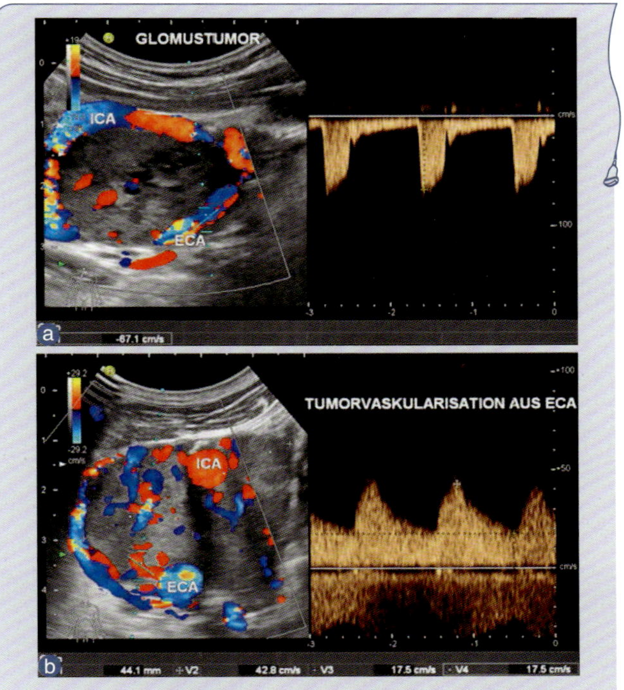

a.57岁颈动脉体瘤患者长轴图像，肿瘤位于颈动脉分叉处，使颈内动脉和颈外动脉间夹角增大。肿瘤由颈外动脉分支供血，内部血管相对较少。频谱多普勒取样容积置于颈外动脉内。b.64岁患者，右侧颈部可触及搏动性肿块。彩色多普勒横切面显示颈动脉体瘤大小为4～5 cm，包裹颈内动脉和颈外动脉，其内血流丰富。肿瘤供血动脉起自颈外动脉，频谱显示大量舒张期血流。ECA：颈外动脉；ICA：颈内动脉。

图5.48

5.9　彩色多普勒超声对颅外段脑动脉的诊断价值

超声作为无创检查，是诊断和排除颈动脉系统狭窄和闭塞性病变的首选方法。在分步诊断检查过程中，于采集患者病史及体格检查后进行。早期广泛使用的连续波多普勒技术成本更低，易于操

作，检出有治疗价值的重度颈动脉狭窄的准确性超过90%（Keller et al.，1988；Neuerburg-Heusler，1984），对于疑似颈动脉狭窄的患者是合适的筛查方法，异常发现随后可经彩色多普勒超声证实。但颈动脉解剖异常及由扭曲或螺旋导致多普勒夹角突然变化可能会导致假阳性结果，且轻度狭窄难以被连续波多普勒检出。

超声是诊断颈内动脉狭窄的首选方法，其定量颈内动脉狭窄的敏感性和特异性均超过90%（表5.16），作为传统"金标准"的血管造影亦具有局限性。通过比较两名放射科医师独立诊断的结果，超声诊断颈动脉狭窄的准确性为88%～93%，与血管造影的结果相似。令人惊讶的是，基于血流动力学评估的超声检查和基于形态学评估的血管造影表现出了良好的一致性。血管造影的局限性在于血管腔内的3D斑块被降维成平面图像，尽管进行2～3个平面的评估，但狭窄程度评估的可靠性仍受到影响。

对于所有非动脉粥样硬化性血管疾病（炎性疾病、夹层、动脉瘤），超声也是首选的方法，因为2D灰阶超声不仅可以显示管腔狭窄，还可以显示管壁的变化及血管周围的结构。

表5.16　超声在颈动脉手术及支架中的作用

临床决策	超声标准
手术指征	狭窄程度； 斑块形态； 非动脉粥样硬化性血管狭窄 / 病变； 串联病变
手术时机	早期手术，闭塞 / 再缺血的风险
手术 / 麻醉类型	扭曲：颈内动脉缩短（部分切除）； 斑块位置 / 长度：全身麻醉或局部麻醉； 斑块形态：手术或支架（颈动脉内膜切除术 – 颈动脉支架置入术）
技术成功	手术 / 支架后残余狭窄或再狭窄的程度； 手术并发症
结果	再狭窄，随访

血管造影术中脑卒中的发生率为1%～3%（Waugh et al.，1992），这一比例与医疗中心所报告的颈动脉内膜切除术后并发症的发生率相近。因此，越来越多的颈动脉内膜切除术适应证的确定仅基于超声检查结果。除术前定位和评估颈动脉狭窄程度外，超声也是颈动脉内膜切除术或颈动脉支架置入术后随访的首选检查方法。

在颈内动脉重度狭窄的患者中（欧洲颈动脉外科试验狭窄为70%/北美症状性颈动脉内膜切除术试验的狭窄为50%；图5.9b、表5.9），仅狭窄程度即可作为手术依据，如超声评估的狭窄分级可靠，则无须额外的狭窄程度评估或斑块形态学超声评估。斑块易损性的超声形态学评估只在Ⅱ期疾病合并中度狭窄（60%～70%）或Ⅰ期疾病合并重度狭窄中起作用，此时需要在最佳药物治疗和手术治疗间做出选择。

斑块超声特征（回声、表面、轮廓）的研究尝试确定预测栓塞风险的斑块特征，但目前尚无定论，很多研究结果甚至相互矛盾。此外，由于研究人员使用不同的研究设计、描述标准和分类系统，已发表的数据不易进行比较。然而，一些关于斑块形态和回声的普遍性结论似乎已被广泛接受。首先，同样的狭窄程度，由于偏心性斑块更凸入管腔，更容易发生纤维帽破裂，因此引起的栓塞风险要高于同心性斑块。这种斑块通常以实时2D灰阶超声显示其在血流方向上的特征性纵向搏动来识别。2D灰阶超声显示斑块表面不规则提示为粥样斑块而非纤维性斑块。脂质含量高的斑块呈低回声，其栓塞风险高出4倍。在评估斑块回声时，检查者须始终牢记超声的固有局限性，即超声2D灰阶图像是由不同声阻抗组织间界面反射的回声产生的，低回声仅表示组织是均匀的，并不能得出关于组织特性的结论（如弹性）。另外对于回声的评价主观性较强，并取决于仪器及设置。为了克服这一局限性，提出了一种标准化的斑块回声评估方法，即灰阶中位数。尽管这种标准化分析在观察者间有较好的一致性，但斑块的超声形态学分类和外翻颈动脉内膜切除术标本的组织病理学检查间的一致性较差。目前科学研究尚无定论，一些研究者指出组织病理学结果与超声形态学表现之间存在高度相关性，另一些研究者却指出二者相关性较差或无明显相关性（Ratiff et al.，1985；Droste et al.，1997；Biasi et al.，1999；Widder et al.，1990；Schulte-Altedorneburg et al.，2000；Denzel et al.，2003；Gonçalves et al.，2004）。

尽管存在这些局限性，超声斑块分析仍可为卒中风险评估提供额外的信息。狭窄程度相同，进展迅速的狭窄导致短暂性脑缺血发作和脑卒中的可能性为进展缓慢者的4倍（Widder et al., 1992）。不均质的、以低回声为主的斑块更容易进展。此外检查者还必须意识到回声相似的斑块进展可能会不同。基于回声特征和外观表现被认为是稳定的斑块可能在短时间内进展为不稳定的高风险斑块，例如，当斑块内出血时。

综上所述，从斑块的超声形态学表现预测其栓塞风险必须谨慎。

斑块内的新生血管作为斑块易损性的主要原因，获得越来越多的关注。超声造影可以对斑块内新生血管进行半定量评估，因此其在识别栓塞风险高的斑块方面发挥着越来越重要的作用。此外超声造影可以很好地显示斑块轮廓和斑块表面。

在适当的仪器设置下彩色多普勒超声检查可以实现连续的血流动力学评估，所以曾经被一些学者提倡的连续波多普勒成像检查已不再需要。另外，经颅超声作为补充可以提供关于颅内动脉畸形及狭窄的额外信息。

彩色多普勒超声在评估颈动脉狭窄的好发部位——颈动脉分叉处，非常可靠。超声的血流动力学评估对于颈内动脉狭窄的分级优于血管造影，后者仅能显示灌注管腔与相邻血管节段的关系，并不能提供任何额外信息，只有超声可以提供斑块形态信息（详见5.6.1.1部分，图5.27）。在北美症状性颈动脉内膜切除术试验研究中，关于斑块表面特征（如溃疡）的评估，血管造影和术中发现的一致性较差。

血管造影的优势是提供目标血管的整体解剖概况并更好地记录下来。此外，血管造影还可检出靠近主动脉弓和颅底及颅内的狭窄。如果超声检查不能明确这些颈动脉节段的病变，则应进行血管造影。

如果颈动脉内膜切除术前没有进行血管造影，超声检查必须谨慎，尤其是对颈内动脉和颈外动脉的识别。在鉴别次全闭塞和完全闭塞时需调高增益。特别在检查受钙化斑块影响时，检查者须尽量探查通向颅底的动脉血流信号。这种情况下，如果严重钙化影响狭窄分级，应行血管造影。

血管造影或数字减影血管造影仅适用于超声检查结论不明确或检测颅外段脑动脉时发现颅内血管病变的间接证据。另外也可进行经颅多普勒超声检查。

除血管造影和彩色多普勒超声外，还可通过CT血管成像或磁共振血管成像检查颅外段及颅内段脑动脉。不同于传统的血管造影（2D投影技术），CT和磁共振血管成像技术可以生成特定身体区域血管的3D数据，通过多平面重建对血管进行评估。

注射碘造影剂后，CT血管成像可以显示目标血管与周围结构的关系。动脉评估可能受到类似相邻组织衰减、骨骼和静脉过早显影的限制。骨骼可能影响颈动脉虹吸段的成像，叠加的静脉显像和钙化斑块可能会限制颈动脉分叉区域动脉的充分评估，而且这些情况下的充分评估需要耗时的图像后处理。总之，CT血管成像往往会低估颈内动脉狭窄程度（Clevert et al., 2005；Patel et al., 2002；Zhang et al., 2005）。CT血管成像具有较高的空间分辨力，对检测低流量和低流速血流具有较高的敏感性，如次全闭塞血管的远端，但在有关血流方向或其他血流动力学参数方面能提供的信息较少。

与CT血管成像一样，磁共振血管成像也可以通过3D重建显示目标血管及其与周围结构的关系。附近的骨骼不影响评估，通常不需要造影剂，但使用造影剂会显著优化图像质量和对低流速血管的显示。

血液在磁共振图像上的信号强度由多种因素决定，包括磁共振脉冲序列及层厚、相对于成像平面的血管走行、血流速度和流动状态。磁共振图像对于流动血液的显示比较复杂。两种基本现象是时间飞跃及相位对比效应，通过使用不同的磁共振技术来突出显示动脉/静脉。时间飞跃法磁共振血管造影可以选择性地对动脉或静脉进行成像，为了选择性地突出动脉，静脉信号被抑制，这是通过应用饱和带将纵向磁化带翻转至横向平面来实现的，从而抑制了流入效应导致的成像区域中的静脉增强。相位对比技术通过诱导流动相关的相位移动来获得有关血管系统的信息，这些相位移动取决于质子流动的速度，可以测量以计算血流速度。流动和相位对比磁共振血管成像仅使用血流效应进行血管成像。基于造影剂的磁共振技术利用造影剂在血管内通过时选择性地缩短T1弛豫时间（从1200毫秒到50毫秒），从而在血管和静止组织之间产生对比图像。特殊相控阵线圈的使用在显著提高信噪比的同时，缩短了图像采集时间，提高了空间分辨力，从而提高了区分外周动脉和静脉的性能。

磁共振血管成像与CT血管成像的不同之处在于，前者图像中显示的是血流本身，而不是对比增强的血液，且动脉和静脉是通过不同的脉冲序列和成像技术来区分的。当血流状态为层流时，磁共振血管成像对血管的显示最为准确。狭窄段的涡流或湍流可能影响定量评估，并导致狭窄程度被高估，特别是在使用时间飞跃技术时（Clevert et al.，2006；Patel et al.，2002，1995）。这些流动现象也可能会导致对分叉处及分支起始处的误判。使用对比剂对于显示极低速的血流是必要的。常规磁共振成像与磁共振血管成像联合是综合评价颅内灌注和脑实质病变的理想成像方式，为考虑行颈动脉内膜切除术的患者提供诊断性信息，补充彩色多普勒超声的不足（颅外段脑动脉及颈动脉分叉处的狭窄程度分级）。

由于上述方法的局限性，CT血管成像对于评估颅底水平前部和后部的动脉及起源于主动脉弓的动脉起始段最具优势。另外，磁共振血管成像能够很好地评估包括颈动脉虹吸部在内的全部颅内动脉。然而使用高频探头的彩色多普勒成像仍是评估颅外段脑动脉的最适成像方法，包括检出病变和狭窄程度分级。这是将不同成像模式与传统“金标准”（多平面血管造影）进行对比研究得出的结论。

有研究表明，与组织学相比，数字减影血管造影会低估颈内动脉狭窄程度（Pan et al.，1995；Schenk et al.，1988；Alexandrov et al.，1993），而近期的一项研究报道，其对重度狭窄显著高估（P=0.0007）（Smith et al.，2012）。研究者认为数字减影血管造影的准确性受到斑块形态（山形、不规则表面）的影响。另一误差来源是造影剂的浓度，它决定了斑块显示的清晰度。令人惊讶的是，该研究还表明，CT血管成像和磁共振血管成像也会低估狭窄程度。

造影剂增强磁共振血管成像的敏感性为92%，特异性为74%，在识别需要手术治疗的狭窄及狭窄程度分级方面不及超声。这两种成像模式可互补，超声可以精确评估颅外段颈动脉，而磁共振血管成像可以评估颅内血管及主动脉弓的动脉起始处。因此，两种检查联合可在颈内动脉狭窄手术治疗前进行全面的诊断评估。

对于锁骨下动脉阻塞导致盗血综合征的患者，如超声检查结果可以证实诊断，则可明确手术或经皮腔内血管成形术治疗指征，但只有血管造影可以准确识别侧支通路。

如果颈内动脉狭窄的初始治疗为保守治疗（如抗血小板或他汀类药物治疗），超声随访应关注斑块的形态变化和狭窄程度的进展。狭窄程度的迅速进展和斑块形态的变化是转向手术的两个重要指征。对于接受颈动脉内膜切除术治疗的患者，应在术后立即行超声随访，然后根据检查结果每6个月至1年复查一次。随访的重点是识别再狭窄和并发症（如吻合口动脉瘤）。

5.10 颅外段脑动脉图谱

表5.17为颅外段脑动脉图谱。这些图像展示了颅外段脑动脉的正常表现、检查方法及病变。

表5.17 颅外段脑动脉图谱

病变/病理学	图像
颈动脉分叉——颈内动脉 / 颈外动脉的鉴别	图 5.49
颈外动脉狭窄	
全身性因素对收缩期峰值流速的影响——血压	图 5.50
伴 / 不伴狭窄的扭曲	图 5.51
盘绕	
内膜 – 中膜厚度的测量	图 5.52
内膜 – 中膜厚度的测量——斑块	
可影响血流动力学的狭窄	图 5.53
颈内动脉起始处中度狭窄	图 5.54
颈内动脉远段狭窄	图 5.55
颈内动脉起始处重度狭窄	图 5.56
斑块形态的评估	图 5.57
斑块形态——表面形态	图 5.58
斑块形态——颈动脉长段同心性狭窄（表面光滑、规则）	图 5.59
斑块形态——伴溃疡的重度狭窄	图 5.60
颈内动脉闭塞	图 5.61
颈内动脉闭塞后再通征象	图 5.62
颈总动脉闭塞——侧支	图 5.63
颅外段颈动脉完全闭塞	图 5.64
永存原始舌下动脉在颈内动脉闭塞时充当侧支血管	
头臂干闭塞——侧支通路	图 5.65

续表

病变/病理学	图像
颈总动脉狭窄	图 5.66
头臂干重度狭窄	图 5.67
颈内动脉闭塞——侧支通路血流代偿性增加	图 5.68
对侧颈内动脉闭塞时，基于收缩期峰值流速的颈内动脉狭窄分级的局限性	图 5.69
吻合口动脉瘤	图 5.70
颈动脉内膜切除术后并发症——吻合口动脉瘤	图 5.71
颈内动脉真性动脉瘤	图 5.72
真菌性颈内动脉瘤	
颈总动脉夹层	图 5.73
创伤后颈内动脉夹层	图 5.74
有真、假腔的创伤后颈内动脉夹层	图 5.75
大动脉炎	图 5.76
颞浅动脉炎	图 5.77
颈动脉内膜切除术后随访	图 5.78
补片颈动脉内膜切除术	图 5.79
颈动脉内膜切除术后再狭窄	图 5.80
颈总动脉闭塞锁骨下动脉 – 颈内动脉血管旁路移植术后吻合口狭窄	
颈动脉支架置入术后搏动性改变	图 5.81

续表

病变/病理学	图像
颈内动脉支架内再狭窄——内膜增生	图 5.82
支架内再狭窄的分级——收缩期峰值流速比值	图 5.83
颈动脉支架置入术后重度支架内再狭窄	图 5.84
支架移位	图 5.85
不同的超声技术：B-flow 成像、3D 超声	图 5.86
B-flow 成像对支架内再狭窄的评估	
椎动脉	图 5.87
椎动脉发育不良（一）	
椎动脉发育不良（二）	
椎动脉起始处狭窄	图 5.88
椎动脉狭窄分级	
椎动脉远段狭窄	图 5.89
椎动脉闭塞	图 5.90
椎动脉夹层	
锁骨下动脉盗血综合征伴椎动脉双向血流	图 5.91
锁骨下动脉盗血综合征伴椎动脉血流逆向	图 5.92
椎 – 椎动脉通路的锁骨下动脉盗血综合征	图 5.93
颈动脉体瘤	图 5.94
脑死亡的诊断	图 5.95

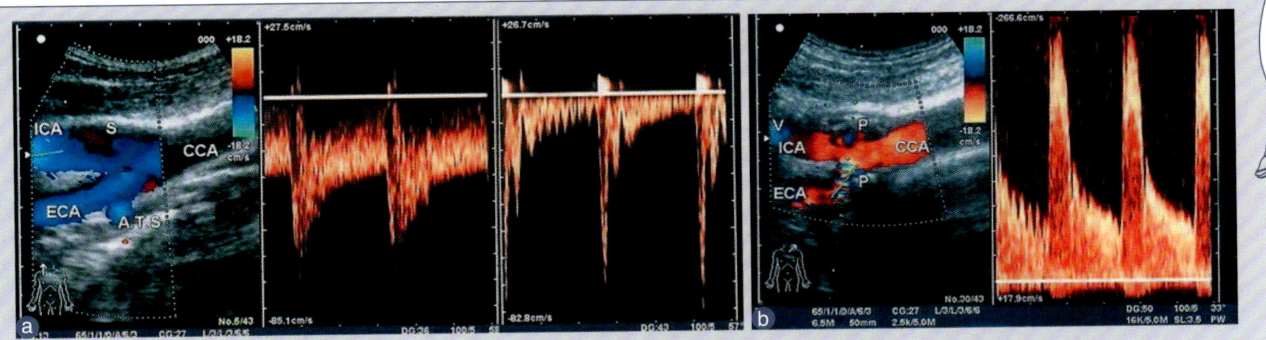

a.探头位于颈部后外侧获得的颈动脉分叉纵切面图像。颈内动脉距离探头更近，颈动脉球部的颜色变化表明血流分离导致逆向血流出现（图1.44b）。颈内动脉多普勒频谱波形特征为舒张末期血流成分较多。颈外动脉距离探头更远，其起始处发生血流分离（红色），甲状腺上动脉起自颈外动脉。左侧为颈内动脉的多普勒频谱波形，右侧为颈外动脉的多普勒频谱波形。相比颈内动脉频谱波形，颈外动脉频谱波形搏动性更强，于耳前敲击颞浅动脉可见振动（波形的左侧部分）。b.颈外动脉狭窄。颈外动脉狭窄导致狭窄节段搏动性减弱，难以确定狭窄部位是颈内动脉还是颈外动脉。当颈外动脉频谱波形因狭窄而呈颈内化改变时，敲击颞浅动脉可以较好地区分两条动脉（与图a相比，血流方向的彩色编码反转）。A.T.S：甲状腺上动脉；ICA：颈内动脉；ECA：颈外动脉；CCA：颈总动脉；S：血流分离；P：斑块。

图5.49　颈动脉分叉——颈内动脉/颈外动脉的鉴别

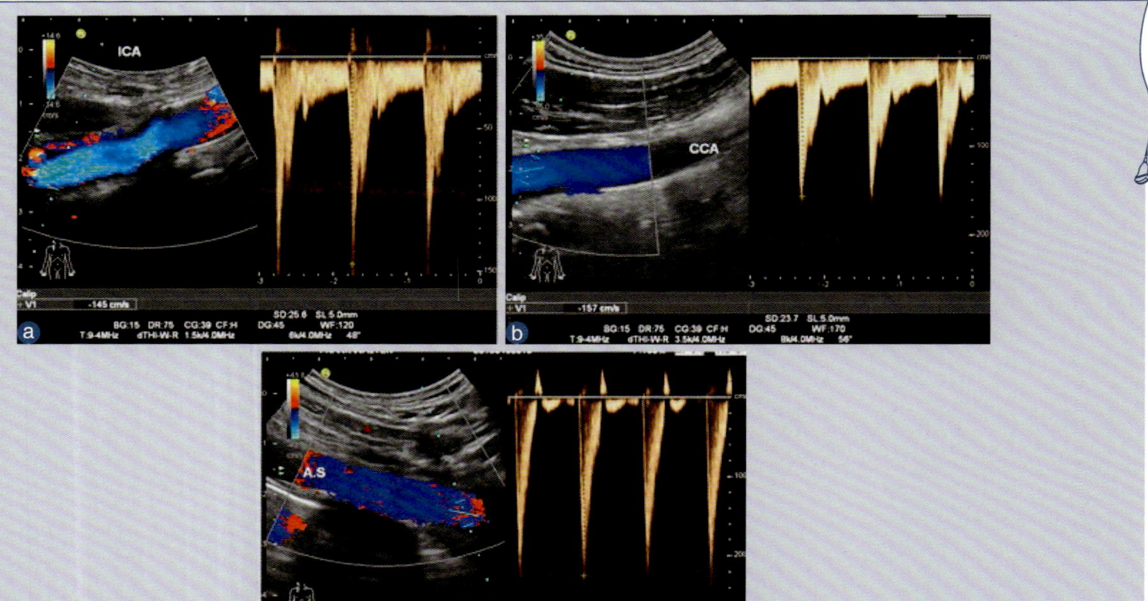

高血压患者收缩期峰值流速升高。该患者在超声检查期间血压为205/100 mmHg，颈内动脉的收缩期峰值流速为145 cm/s（图a），颈总动脉的收缩期峰值流速为157 cm/s（图b），腹动脉收缩期峰值流速为230 cm/s（图c），灰阶超声及彩色多普勒超声均无狭窄征象。较长的动脉节段收缩期峰值流速均增加，对侧动脉也增加。血压正常的患者，同样的收缩期峰值流速提示50%～60%的狭窄。

图5.50　全身性因素对收缩期峰值流速的影响——血压

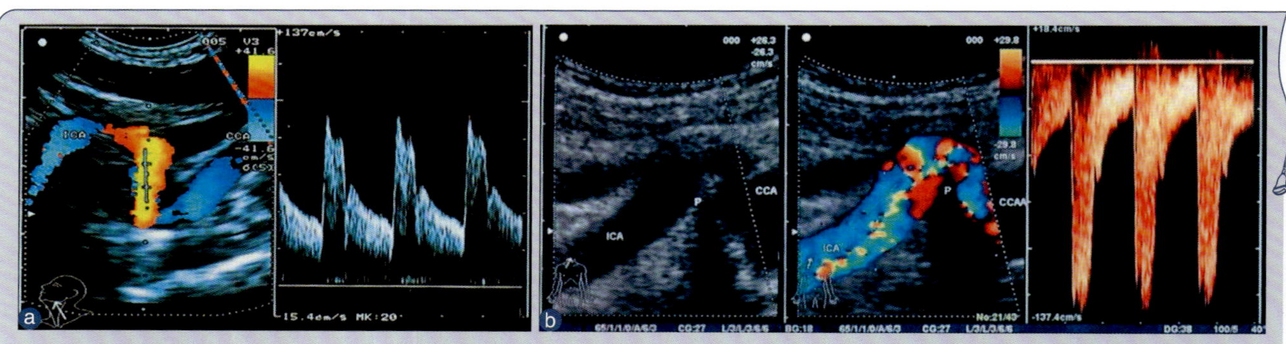

a.颈内动脉冗长可能导致扭曲或盘绕（图5.1）。迂曲走行的颈内动脉可引起血流与声束夹角变化，导致局部多普勒频移增加，不能误诊为狭窄。相应的彩色多普勒图像显示，多普勒角度较小的血管段出现彩色混叠。由于血流方向相对于声束的角度变化，颈内动脉走行中的扭曲或盘绕节段可以表现为血流逆向（彩色编码变化）。彩色血流图像（左）显示右侧为颈总动脉与颈内动脉的连接处，左侧为远段颈内动脉。角度校正后的多普勒频谱波形显示为层流状态，收缩期峰值流速为95 cm/s，证实彩色混叠是由多普勒角度较小所致。颜色由红变蓝是由于相对于探头的血流方向发生改变。b.颈内动脉扭曲导致的狭窄较少。这种狭窄可能是管壁硬化加扭曲处的斑块所致。该例收缩期峰值流速为145 cm/s，提示约60%的狭窄（欧洲颈动脉外科试验标准，图5.9b、表5.9）。

图5.51　伴/不伴狭窄的扭曲

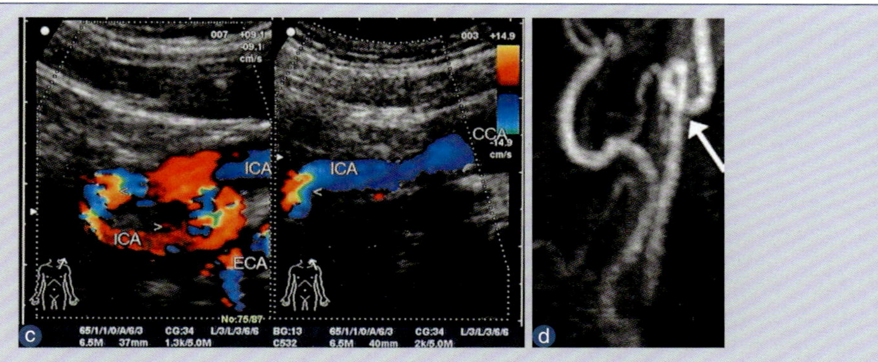

c.盘绕。在彩色多普勒图像中，迂曲盘绕的颈内动脉表现为彩色编码的变化，表明相对于探头的血流方向发生了变化。右半部分显示了颈内动脉近段平直（2.5 cm），箭头表示向螺旋节段过渡。左半部分显示了从平直段向螺旋段的过渡及螺旋段（颜色由蓝变红，即血流方向从远离探头变为朝向探头）。颈内动脉螺旋段通常不能在一个平面显示，多数情况下需要灵活变换探头的位置才能进行完整的评估。该例中，一段血管多普勒角度为90°，导致该段出现血流消失的伪像。彩色混叠是由于使用的脉冲重复频率较低造成的。d.血管造影显示颅外段颈内动脉远段呈环形（箭头）。ICA：颈内动脉；ECA：颈外动脉；CCA：颈总动脉；P：斑块。

图5.51　伴/不伴狭窄的扭曲（续）

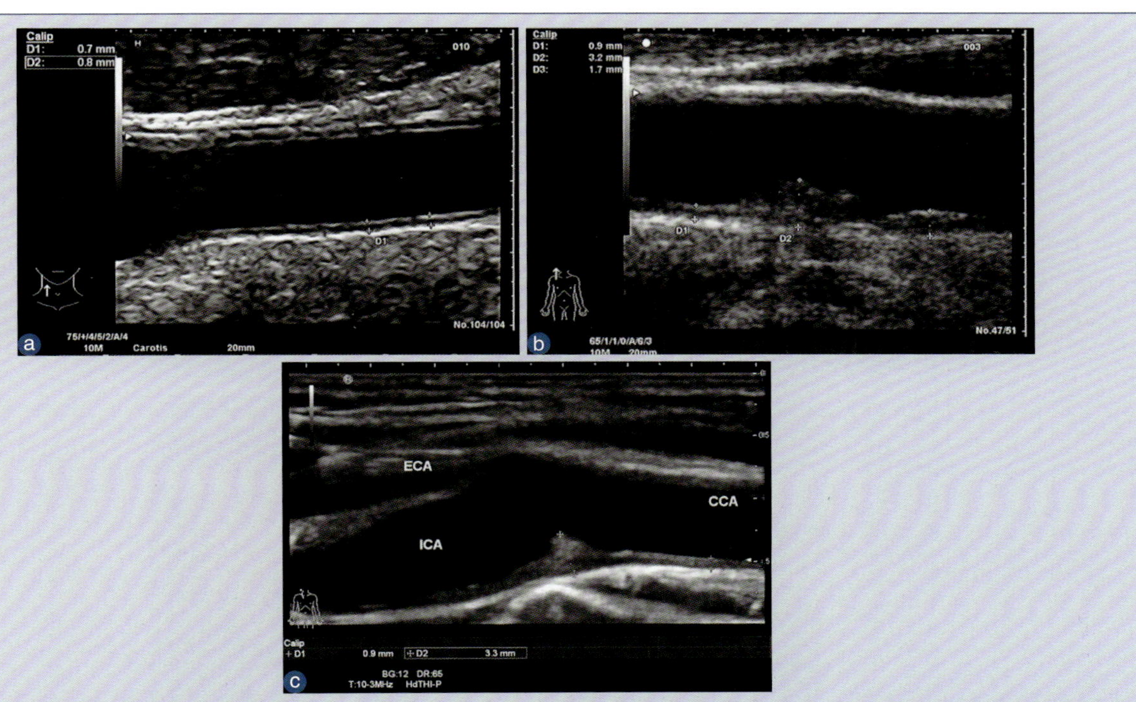

a.38岁男性，有高脂血症病史，距颈总动脉分叉2 cm处后壁测量内膜-中膜厚度为0.8 mm（卡尺示）。对该年龄的患者而言，内膜-中膜厚度为0.8 mm提示异常，而对于60岁以上者，该内膜-中膜厚度值提示正常（图5.5）。b.另一患者，在颈总动脉远段、颈动脉分叉下方测量内膜-中膜厚度为0.9 mm，斑块最大厚度为3.2 mm，表面不规则。c.内膜-中膜厚度的测量——斑块。于后壁测量内膜-中膜厚度，此处管腔与内膜之间的界面由于血液流动而产生强反射。内膜和中膜难以区分，在外膜和周围结缔组织的边界处产生第二次反射。测量这两次反射之间的厚度即为内膜-中膜厚度，该例为0.9 mm，在50岁的个体中为异常。以IMT>2 mm为斑块，该例图像中部可见厚度为3.3 mm的偏心性斑块。

图5.52　内膜-中膜厚度的测量

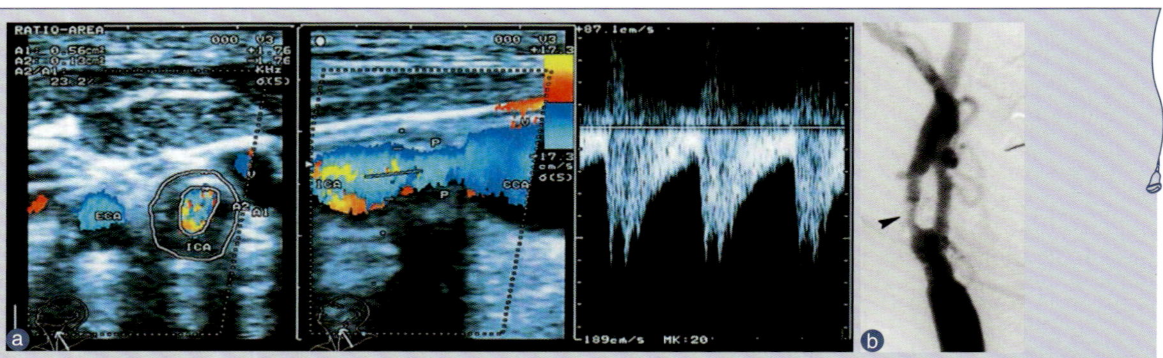

a.颈内动脉的环形斑块使横截面积减小75%（左图）。为了实现横切面上管腔内的彩色充盈，需要采用低脉冲重复频率（可产生混叠）。右图中，动脉中心的流速增快，表现为明亮的蓝色、黄色及涡流，这是彩色编码变化所致（红色）（见1.2.3部分）。血流动力学狭窄程度（收缩期峰值流速为128 cm/s和频带增宽）与横截面积的减小相关。横截面积减小65%～83%，相当于内径减小40%～60%（欧洲颈动脉外科试验标准，图5.9b、表5.9），这提示其恰好达到血流动力学狭窄的程度。该例是为了阐明横切面图像测量横截面积减小的程度不能用于狭窄分级（多普勒角度垂直导致多普勒频移较小，彩色增益过大会导致彩色外溢）。所有狭窄均应在纵切面方向上经角度校正后获得的频谱多普勒进行血流动力学分级。b.血管造影：颈内动脉起始处中度狭窄。

图5.53 可影响血流动力学的狭窄

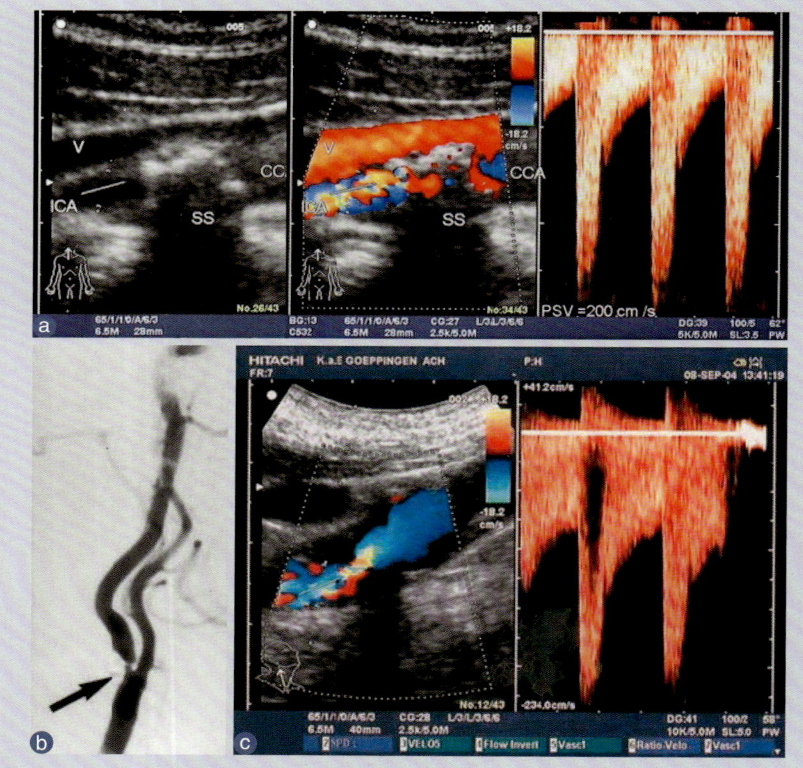

a.由于斑块钙化伴后方声影，灰阶模式下不能评估颈内动脉起始处钙化斑块引起的管腔狭窄程度。彩色多普勒成像也受到影响。声影远端可见混叠（黄色）的偏心射流。收缩期峰值流速加快至200 cm/s，舒张末期流速为70 cm/s，相当于欧洲颈动脉外科试验标准的70%狭窄（等同于北美症状性颈动脉内膜切除术试验标准的50%狭窄，图5.9b、表5.9）。该例中，无法通过移动探头避开钙化以显示血流，相反，需要调高增益从声影区域获得多普勒频谱波形，通过测量斑块处收缩期峰值流速进行狭窄处的血流动力学评估。b.血管造影：直径减少60%～80%。c.斑块引起的狭窄程度与图a相似，但由于斑块无钙化，可以更好地显示狭窄程度。低回声提示斑块不稳定，但表面光滑。斑块导致颈动脉球部中–重度狭窄（混叠，收缩期峰值流速为225 cm/s，舒张末期流速为80 cm/s）。2D灰阶超声图像（左图）右半部分示颈总动脉，左半部分示颈内动脉，两者的血流均为蓝色。SS：声影。

图5.54 颈内动脉起始处中度狭窄

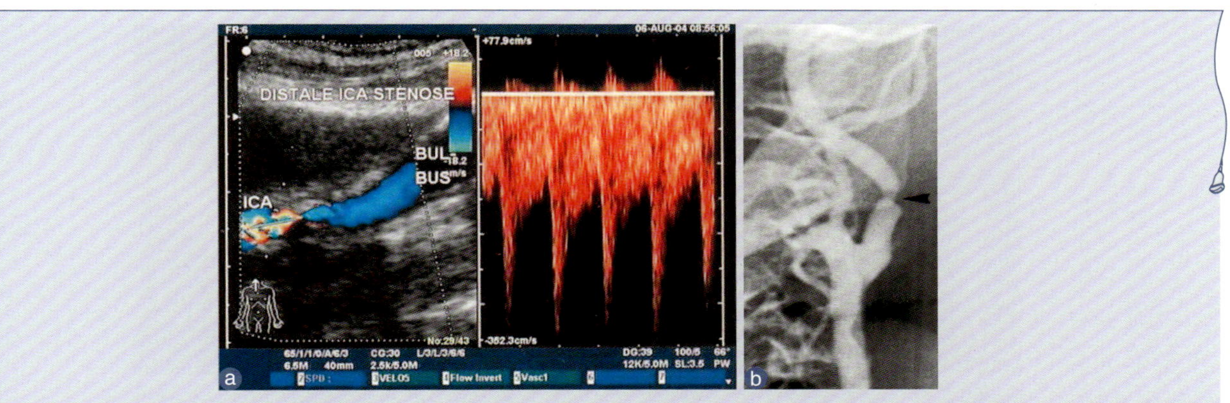

a.探头位于后外侧，显示距颈动脉分叉2.5 cm处的颈内动脉狭窄。在彩色多普勒图像中，狭窄表现为混叠，斑块呈低回声。收缩期峰值流速为380 cm/s，提示内径减小>80%。由于颅底结缔组织结构产生的声影和散射的影响，无法对颈内动脉更远段进行评估。在颈动脉内膜切除术的术后评估中，排除补片远端狭窄非常重要。b.血管造影：颅底下方充盈缺损（箭头）和充盈良好的颈内动脉起始处。

图5.55　颈内动脉远段狭窄

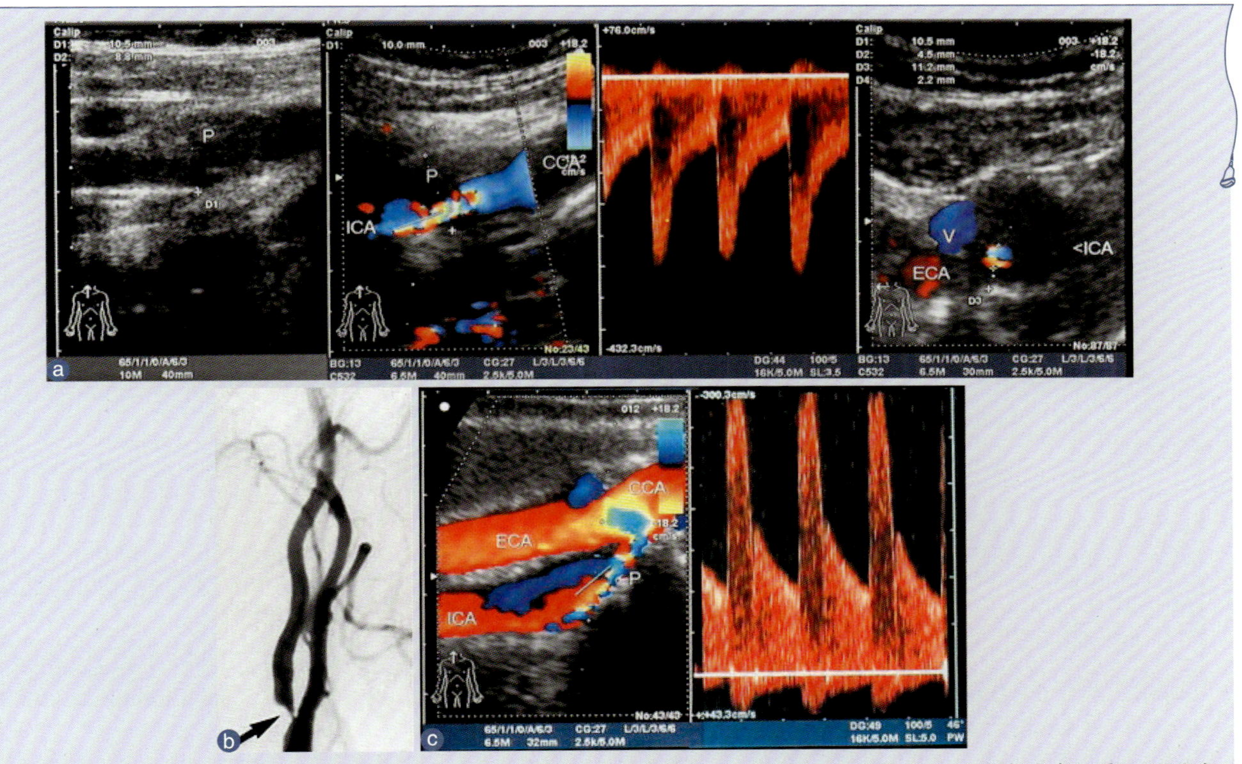

a.颈内动脉起始处的光滑低回声斑块很难清晰显示斑块轮廓（最左侧图片）。纵切面彩色血流图像中存在混叠，收缩期峰值流速为3 m/s，提示重度狭窄。蓝色代表正常的流向大脑的血流方向（背离探头）；红色代表逆向血流的湍流。横切面图像（最右侧图片）示颈动脉球部低回声偏心性斑块（颈内动脉，卡尺示）并导致管腔重度狭窄。颈外动脉和颈内静脉位于颈内动脉外侧。横切面不能进行准确的狭窄分级（图5.53）（见1.2.3部分），粗略估测内径减小>80%。b.血管造影：偏心性斑块导致颈内动脉重度狭窄（箭头）。c.不同于图a的狭窄，该图中的颈内动脉偏心性重度狭窄由伴声影的钙化斑块引起（收缩期峰值流速为380 cm/s）。该例中，彩色编码遵循一些血管超声参考书的惯例，用红色表示动脉，蓝色表示静脉，因此，尽管血流方向背离探头，动脉仍显示为红色，也可见湍流（图5.22a）。P：斑块；V：静脉；ICA：颈内动脉；ECA：颈外动脉；CCA：颈总动脉。

图5.56　颈内动脉起始处重度狭窄

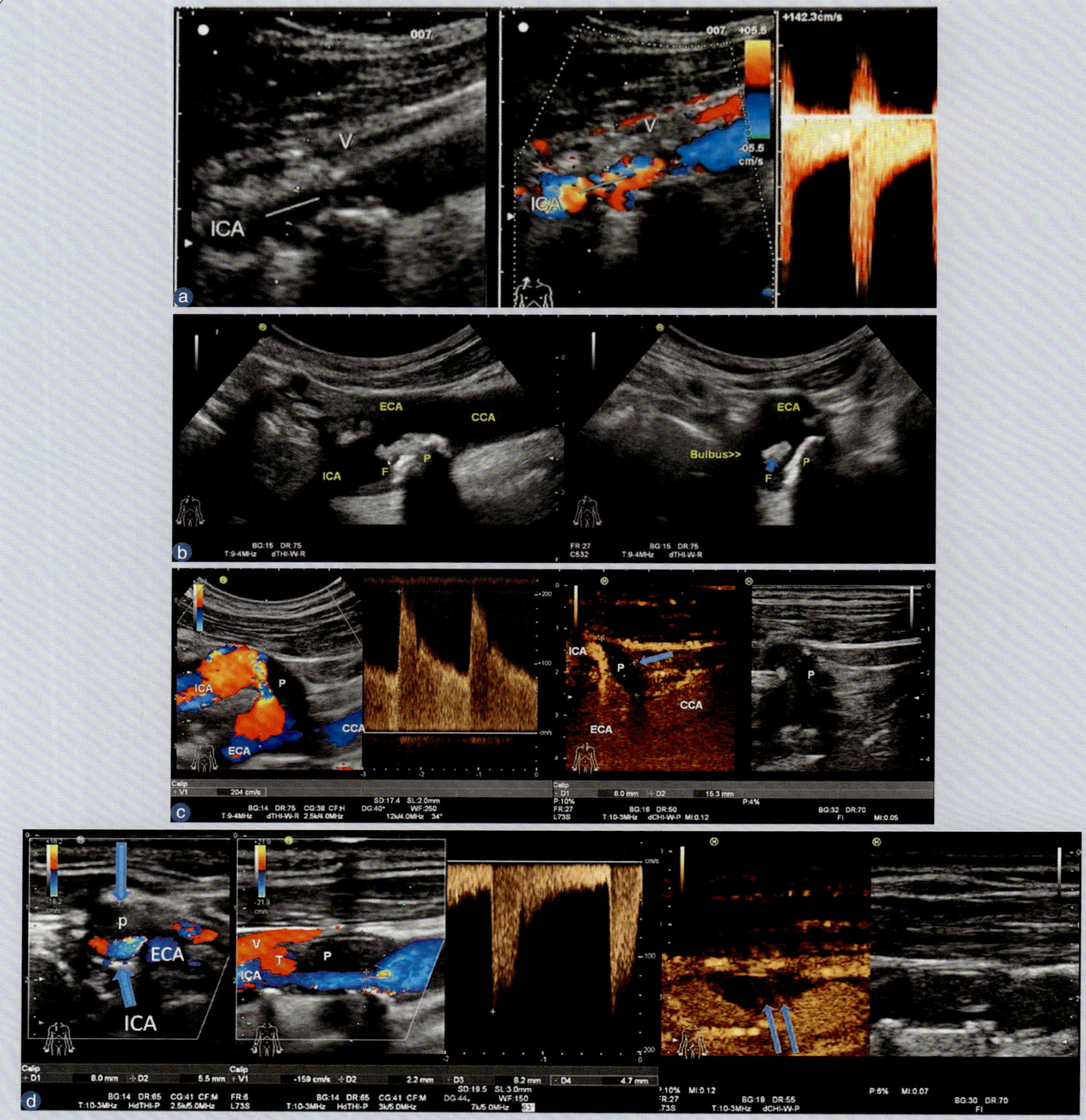

a.该例为伴有局部低回声的钙化斑块，并在远端出现“碗状”缺损。缺损处边界清晰多提示为低风险的龛影，而不是新形成的溃疡（术中证实）。收缩期峰值流速为2.5 m/s提示欧洲颈动脉外科试验标准的狭窄>70%（相当于北美症状性颈动脉内膜切除术试验标准的狭窄>50%，图5.9b、表5.9）。缺损处红蓝相间提示存在涡流（图5.18a、图5.18e）。b.位于颈内动脉起始处的突入管腔的高回声斑块（左侧为纵切面图像，右侧为横切面图像）。声影提示斑块内钙化。该狭窄未导致血流动力学改变，不能解释患者的症状（短暂性脑缺血发作），实时超声所显示的漂浮结构是短暂性脑缺血发作的原因（在显示不清的情况下，M型超声可用来显示斑块运动，如图2.57所示）。c.导致颈内动脉起始处重度狭窄的低回声偏心性斑块的彩色多普勒图像（左）和超声造影图像（右）。超声造影没有微泡进入斑块说明斑块内无新生血管，斑块较稳定。然而显著偏心的斑块容易发生斑块内出血，所以易损性较高，2D灰阶超声很难区分低回声斑块和周围的血流（最右侧图片），彩色多普勒对于显示低回声斑块的轮廓是必需的（最左侧图片）。如不进行灰阶中位数分析，可通过比较斑块和动脉前方（更靠近探头）胸锁乳突肌的回声差异评估斑块回声，该例中低回声斑块的灰阶中位数<20。d.低回声偏心性斑块致颈内动脉起始处中度狭窄（左图为彩色多普勒，右图为超声造影）。超声造影清晰显示斑块内新生血管（箭头；2级）征象（轻微增强）。也说明了由斑块厚度导致的栓塞风险（左侧横切面图像中箭头示；斑块厚度为5.5 mm，球部内径为8 mm）与血流动力学相关狭窄程度（收缩期峰值流速为160 cm/s，对应欧洲颈动脉外科试验的60%狭窄和北美症状性颈动脉内膜切除术试验的40%狭窄）并不一致。

图5.57 斑块形态的评估（图5.14、图5.15、图5.18）

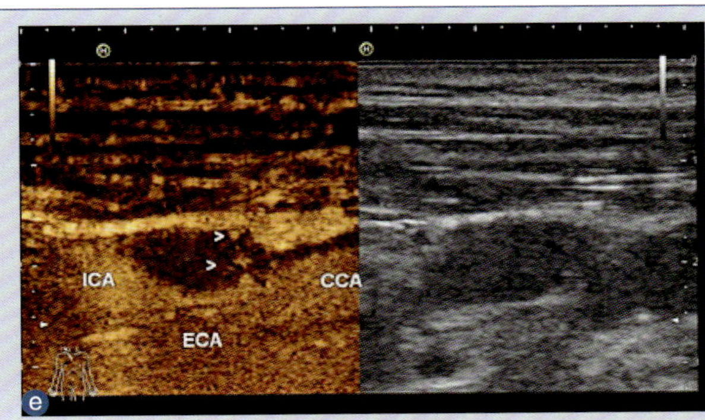

e.6个月后，彩色多普勒显示斑块厚度几乎无变化（图中未显示），而超声造影显示斑块近心端新生血管增多（3级）（高剪切应力部位），远心端新生血管很少（1级）。该斑块回声均匀，但新生血管分布不均匀。P：斑块；F：漂浮结构；ICA：颈内动脉；ECA：颈外动脉；CCA：颈总动脉；V：静脉。

图5.57　斑块形态的评估（图5.14、图5.15、图5.18）（续）

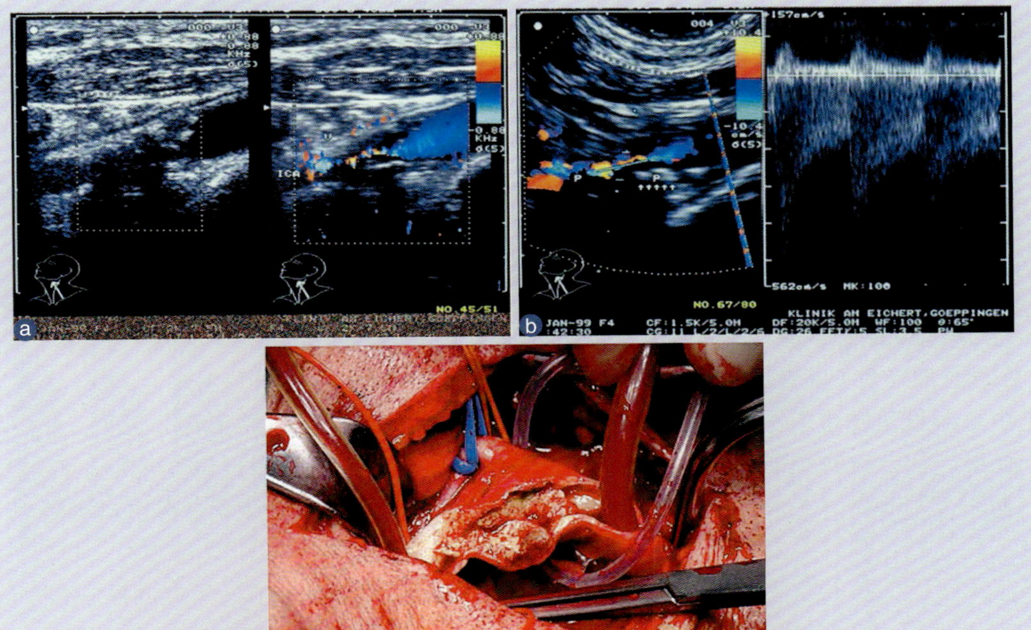

a.灰阶超声纵切面显示轮廓不清晰的不均质斑块。强回声表明斑块几乎延伸至动脉管腔中心。彩色多普勒充分评估很有必要，它显示前、后壁两个斑块间存在非常小的残余管腔。彩色混叠提示血流加速。Ⅳ型斑块：低回声、不均质，表面不清晰。b.将取样容积置于狭窄射流处进行频谱多普勒测量，证实存在重度狭窄，收缩期峰值流速>4 m/s。c.术中证实为重度狭窄，斑块较长、以粥样成分为主（与超声表现一致）。

图5.58　斑块形态——表面形态（见5.6.1部分，图5.15）

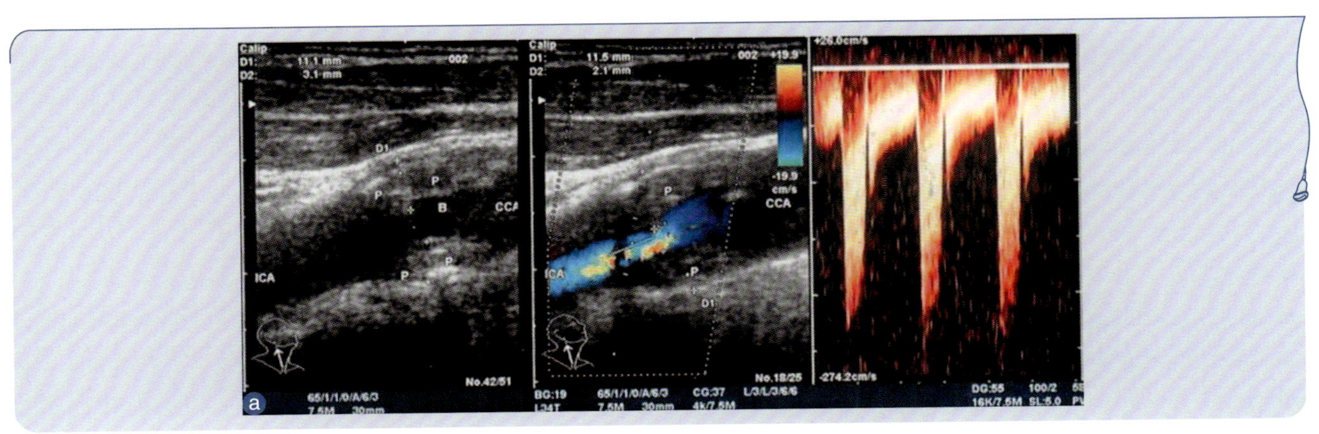

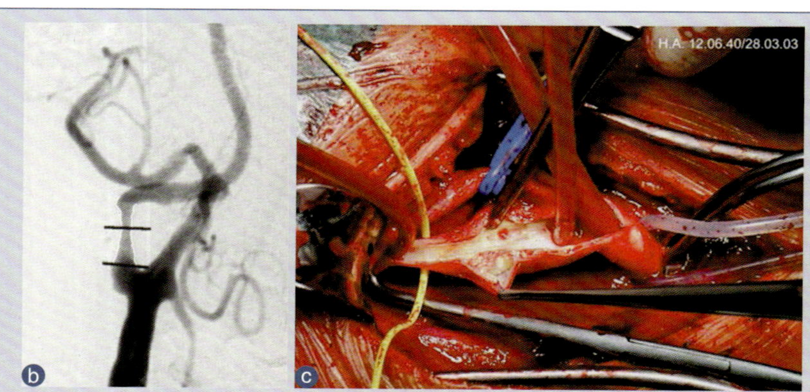

a.灰阶图像显示位于管腔内的同心性、均质、表面光滑的斑块，中心几乎不可见，极低回声区向颅侧延伸。需结合彩色多普勒图像方可将斑块远端的极低回声区与管腔相鉴别。收缩期峰值流速为230 cm/s。b.血管造影证实存在长节段、表面光滑的同心性狭窄。c.术中图片显示为表面光滑的纤维性斑块（对于这种斑块成分，往往认为其回声应更高）。

图5.59 斑块形态——颈动脉长段同心性狭窄（表面光滑、规则）

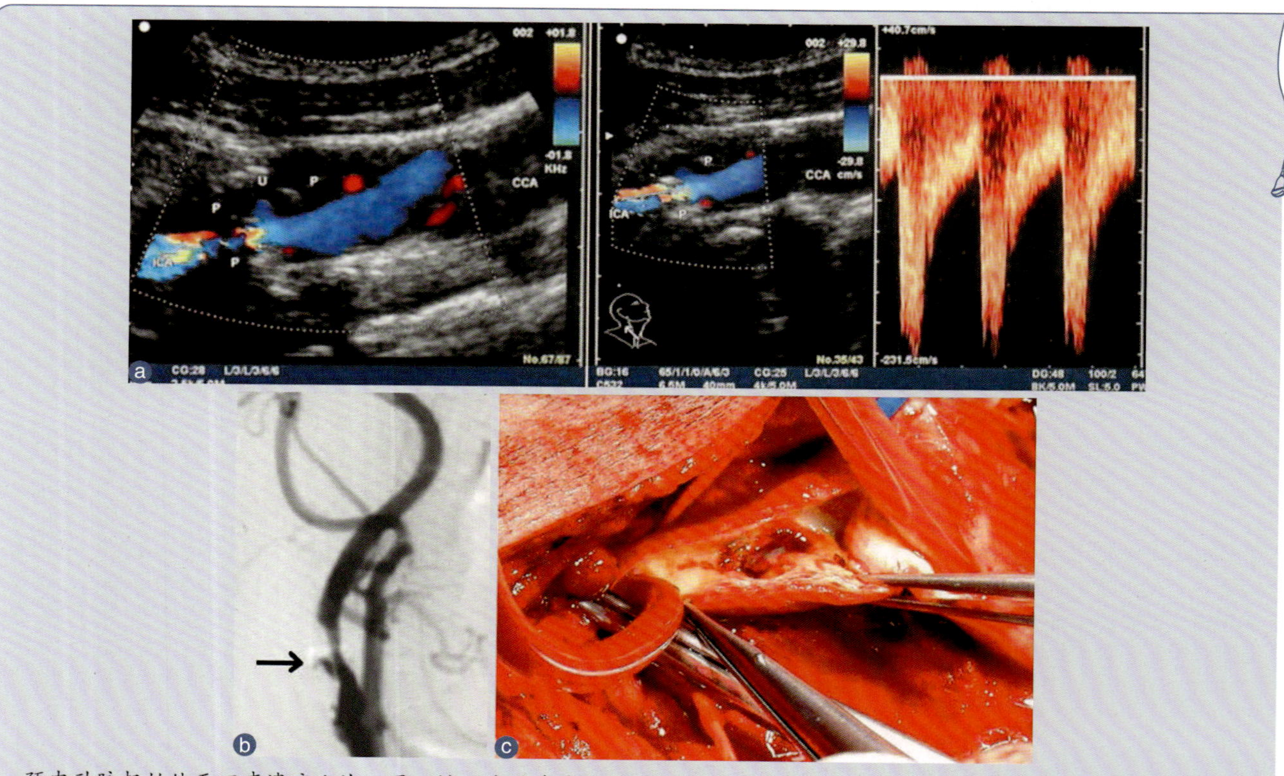

a.颈内动脉起始处无回声溃疡斑块。同心性斑块于溃疡远端引起重度狭窄。溃疡通常发生于突入管腔致重度狭窄斑块的近端。脉搏波（通常由灰阶图像显示的斑块纵向搏动）可能导致易损斑块纤维帽破裂。该例中，狭窄处射流（显示为混叠）的收缩期峰值流速为220 cm/s。b.血管造影显示充盈缺损，证实超声显示的斑块轮廓及溃疡。c.颈动脉内膜切除术中，在超声和血管造影已确定的位置，证实存在粥样硬化性溃疡斑块。U：溃疡；P：斑块。

图5.60 斑块形态——伴溃疡的重度狭窄

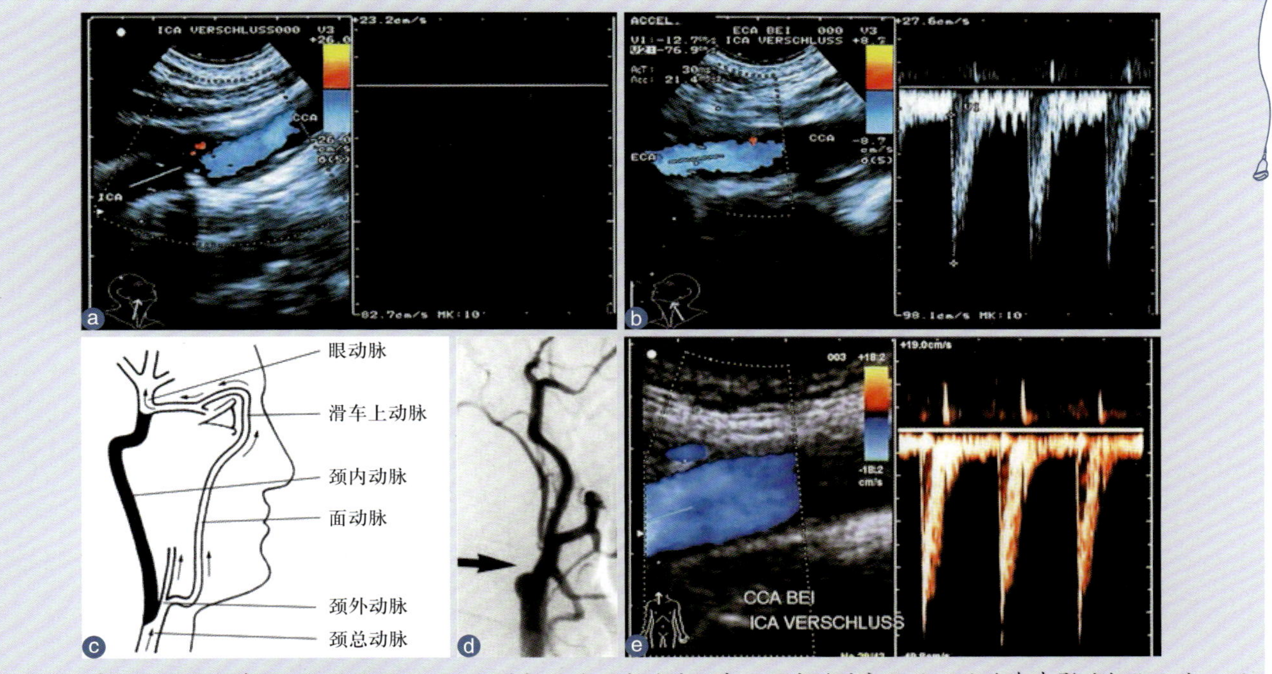

a.彩色多普勒和频谱多普勒颈内动脉均无血流信号提示为颈内动脉闭塞。颈内动脉起始处可见伴有声影的钙化斑块，颈总动脉通畅（彩色血流图像右侧部分）。为了鉴别闭塞与次全闭塞，必须扫查颈内动脉至下颌角水平，并采用高增益以检测低速血流。b.该例中，颈外动脉通过滑车上动脉提供侧支血流，导致颈外动脉波形中舒张期血流增多。为避免此种情况与颈内动脉相混淆，可通过敲击颞浅动脉来确认颈外动脉。有节奏地敲击颞浅动脉（颈外动脉分支）可在颈外动脉波形中引起振动（如图所示），而颈内动脉则无振动。c.颈内动脉闭塞通过颈外动脉和滑车上动脉建立侧支循环的示意图。d.血管造影：颈内动脉闭塞（箭头）。e.颈内动脉闭塞，颈总动脉的血流搏动性增强，多普勒频谱波形变得更像颈外动脉，这种情况下，颈外动脉是颈总动脉唯一的供血动脉（称颈总动脉的颈外化）。

图5.61　颈内动脉闭塞

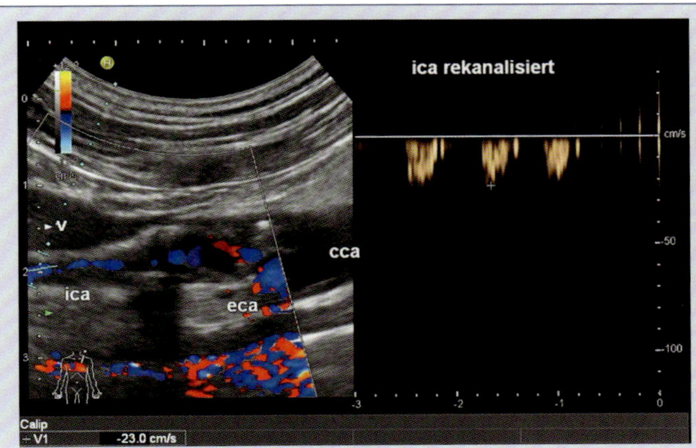

在检查疑似颈内动脉闭塞的患者时，检查者必须使用低脉冲重复频率寻找血流信号。再通不常见，必须与假性闭塞相鉴别。后者的特征是狭窄后节段内径正常，低速血流充盈大部分管腔，当使用高增益时，次全闭塞节段内可能探及高频血流信号。在闭塞后再通病例中（如该例），闭塞萎缩变细的颅外段颈内动脉（通常由低回声填充）管腔中央可见纤细、蜿蜒的血流信号。不同于狭窄，再通的特征为低速血流（该例中为23 cm/s，由于阻力变化而形成的非典型颈内动脉血流信号）。蜿蜒的再通通道可从扫查平面消失，在彩色血流图像中不能误诊为无血流信号（由于低脉冲重复频率，远场可出现伪像）。

图5.62　颈内动脉闭塞后再通征象

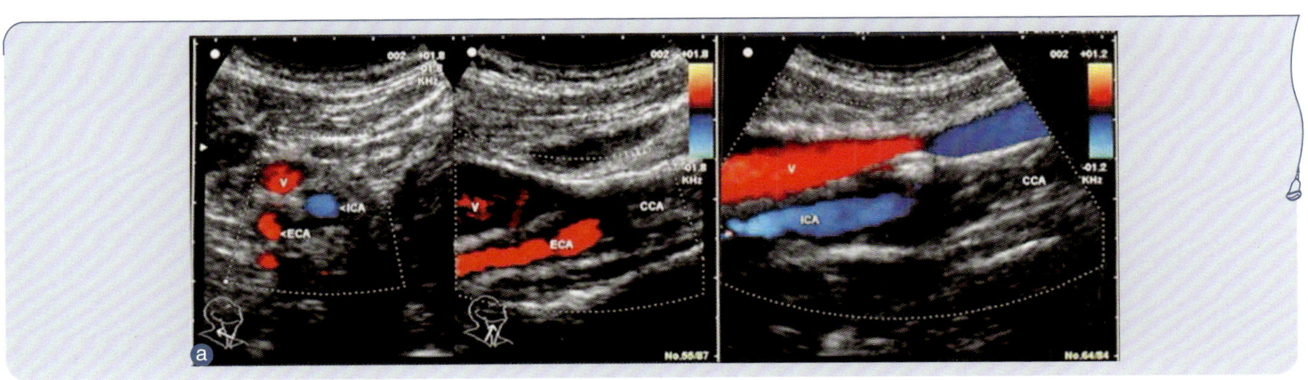

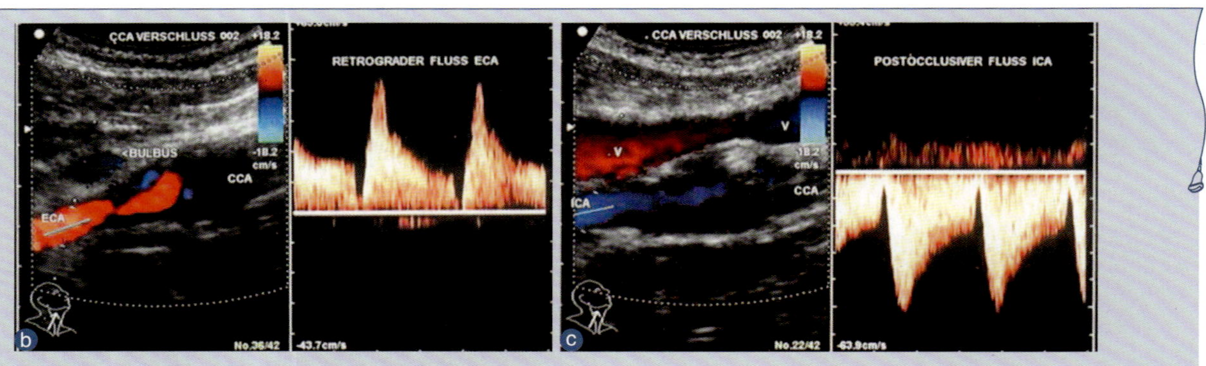

a.颈总动脉闭塞而分叉未闭塞时，颈内动脉通过颈外动脉的分支供血，颈外动脉分支主要是甲状腺上动脉，反过来由甲状颈干的分支供血。b.颈外动脉远端分支同样可以为颈内动脉供血，因此在颈外动脉中常可见长节段的逆向血流（呈红色，朝向心脏，与伴行的颈内静脉血流方向相同）。c.颈内动脉血流方向正常（蓝色，背离探头）。颈内动脉波形（类似颈外动脉波形）表现为闭塞后血流，流速降低且收缩期加速时间延长。

图5.63　颈总动脉闭塞——侧支

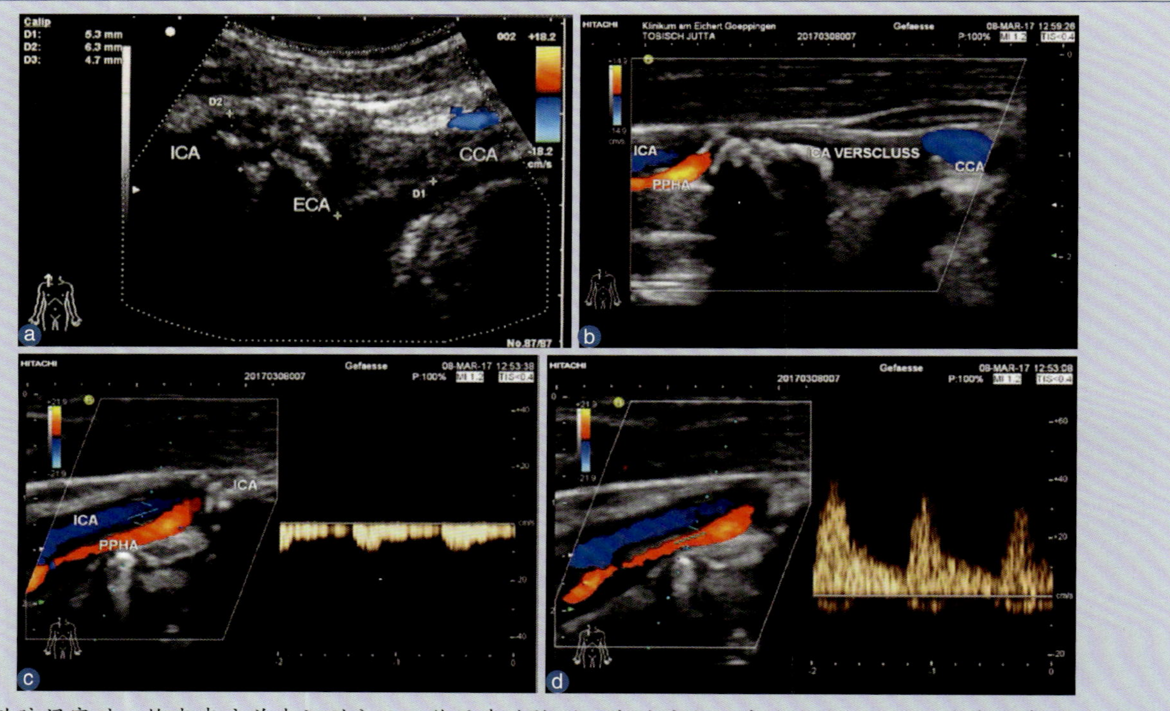

a.颈总动脉闭塞时，检查者应首先识别分叉，然后尝试检测颈内动脉和颈外动脉的血流。当存在伴声影的大斑块时，检查受限。闭塞节段回声不均匀，含高回声区域，使得动脉管腔难以与周围结缔组织区分。动脉由卡尺标示（CCA：D1；ICA：D2；ECA：D3）。唯一有血流（蓝色）的血管是图像右上角的静脉。b.永存原始舌下动脉在颈内动脉闭塞时充当侧支血管。颈内动脉中段的动脉粥样硬化性闭塞（长度为2 cm）。颈内动脉远段血供来自永存原始舌下动脉。c.颈内动脉闭塞后节段的流速明显降低（收缩期峰值流速为10 cm/s）。d.永存原始舌下动脉（红色，朝向心脏，收缩期峰值流速为40 cm/s）使近段闭塞的颈内动脉得到灌注。ICA：颈内动脉；ECA：颈外动脉；CCA：颈总动脉；PPHA：永存原始舌下动脉。

图5.64　颅外段颈动脉完全闭塞

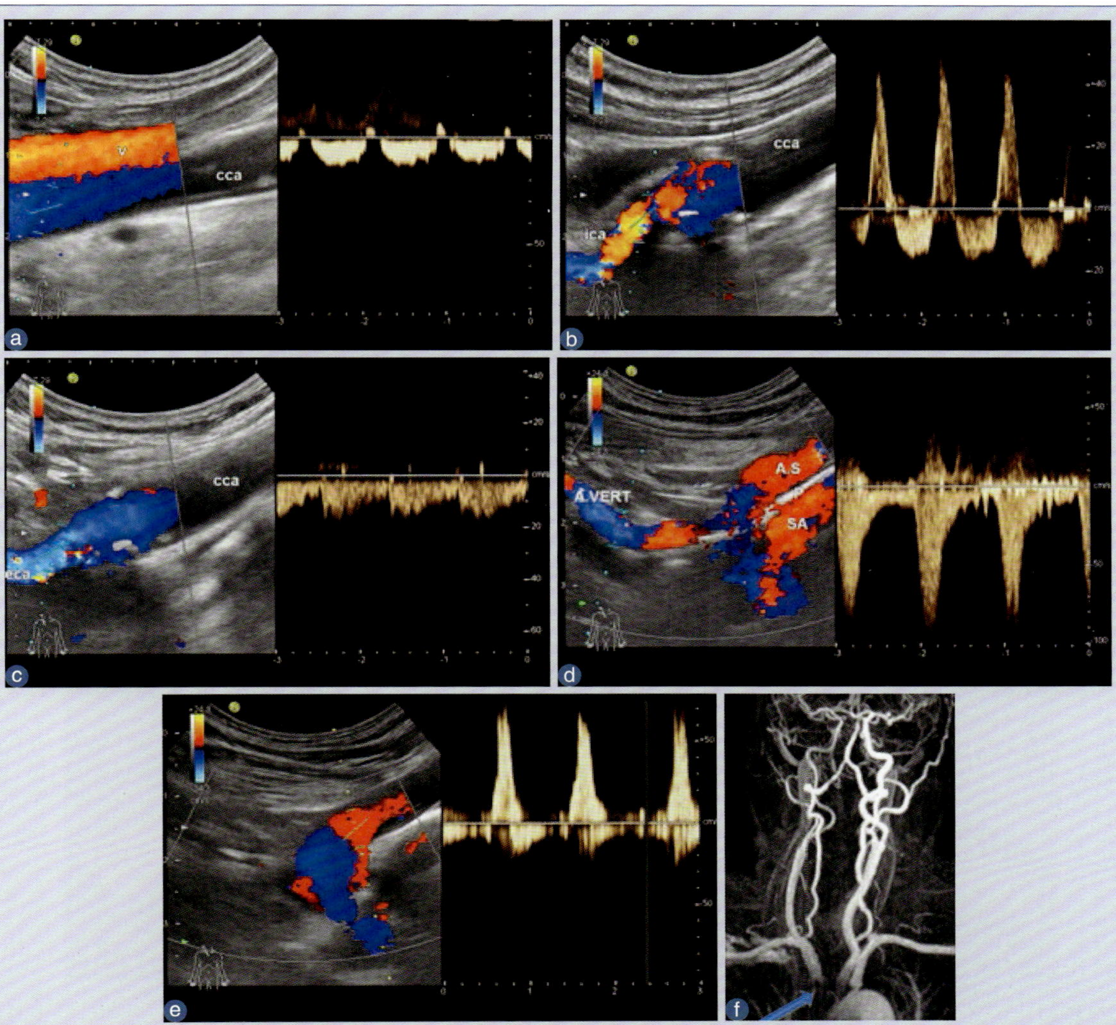

超声可以很好地对侧支通路进行血流动力学评估。a.颈总动脉内有往返血流，主要为舒张期正向血流，以及收缩期较慢的逆向血流（颈总动脉内为朝向大脑的蓝色血流，颈内静脉内为红色血流）。b.颈内动脉内呈交替血流信号，舒张期为正向血流，收缩期为高速逆向血流（红色，朝向探头；收缩期峰值流速为50 cm/s），说明颈内动脉作为侧支血管，收缩期通过颅内循环为颈外动脉供血。c.颈内动脉收缩期的逆向血流向颈外动脉供血，颈外动脉的血流方向正常，波形显示为闭塞后血流。d.椎动脉内血流逆向，为锁骨下动脉供血（舒张期敲击颞浅动脉在波形上产生的振动）。e.接受再灌注的锁骨下动脉，频谱波形显示为闭塞后血流。f.磁共振血管成像显示头臂干闭塞及侧支通路的整体概况，但不同于频谱多普勒，它不能提供关于单个侧支血管对血流代偿情况的信息。A.S：锁骨下动脉；SA：镜面伪像；A.VERT：椎动脉；ICA：颈内动脉；ECA：颈外动脉；CCA：颈总动脉。

图5.65　头臂干闭塞——侧支通路

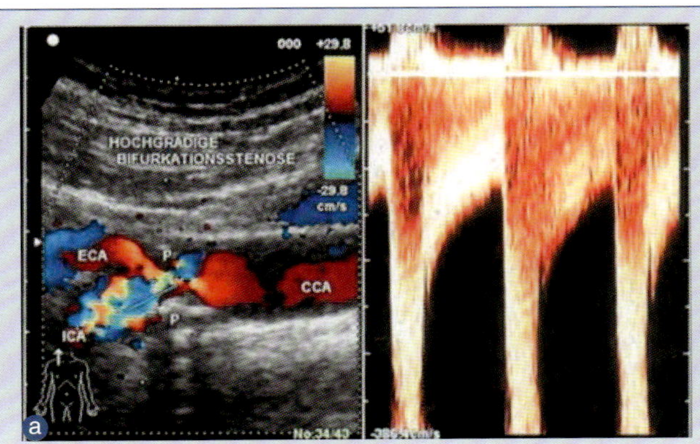

a.颈总动脉狭窄的好发部位是近端起始处和远端分叉处。该例中，在颈总动脉分为颈内动脉和颈外动脉前，可见同心性斑块致颈总动脉重度狭窄。该狭窄在彩色血流图像中表现为混叠，并由频谱多普勒证实（收缩期峰值流速>4 m/s）。

图5.66　颈总动脉狭窄

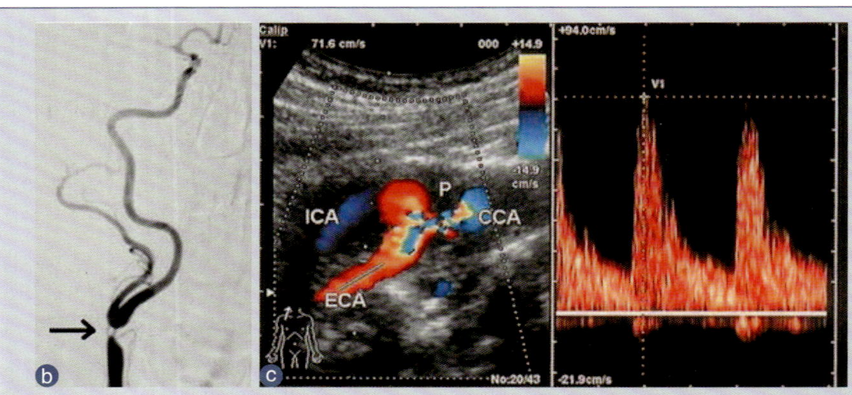

b.血管造影证实分叉处近心端、颈总动脉远端存在重度狭窄。c.随着颈总动脉远段狭窄程度增高，起自颈外动脉的交通血管成为侧支血管，如甲状腺上动脉。该例中，彩色混叠提示颈总动脉重度狭窄。颈外动脉血流逆向（红色，朝向探头）为颈内动脉供血。颈外动脉的多普勒频谱波形显示为朝向心脏方向的血流（朝向探头）。较多的舒张期血流表明颈外动脉间接通过颈内动脉向大脑供血（探头位于后侧，与图a中位于前方相反）。P：斑块；ICA：颈内动脉；ECA：颈外动脉；CCA：颈总动脉。

图5.66　颈总动脉狭窄（续）

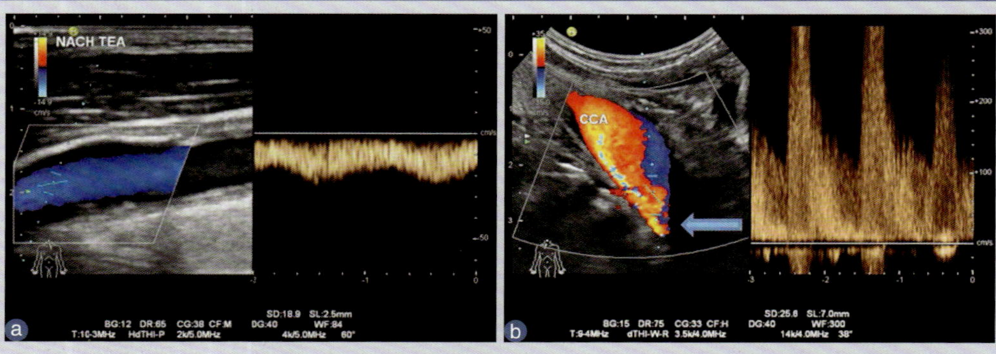

a.颈动脉内膜切除术后患者，颈内动脉频谱波形呈狭窄后的典型特征（低收缩期峰值流速，收缩期加速时间延长）。内膜增生明显（显示为低回声）。这些表现提示应寻找近心端狭窄。b.头臂干重度狭窄，收缩期峰值流速>3 m/s（由于多普勒角度为锐角，多普勒频移较大，导致混叠无法避免）。取样容积置于狭窄射流处（表现为涡流，蓝色）。因动脉偏离扫查平面，故而只有一小段狭窄可以评估。

图5.67　头臂干重度狭窄

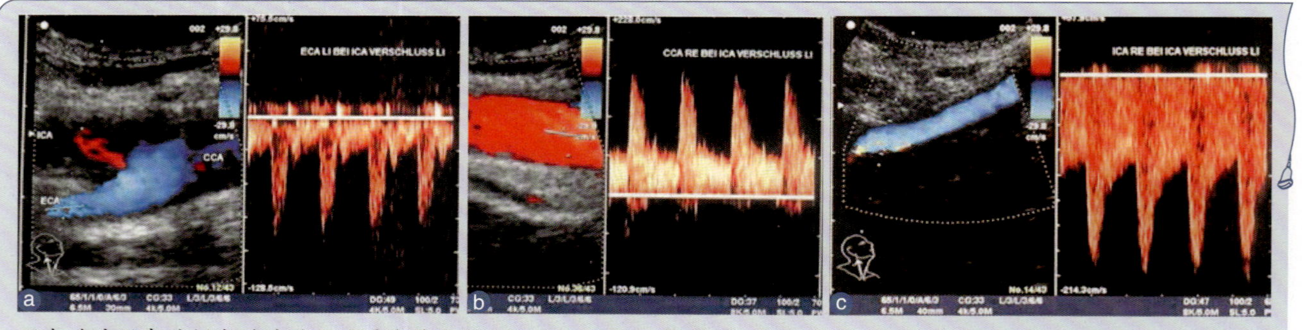

颈内动脉闭塞时侧支动脉的血流量代偿性增加。由此产生的高流速不能误诊为狭窄。侧支血管长节段均可探及较高流速的血流，但无器质性狭窄。a.患侧颈外动脉为侧支血管，表现为颈外动脉波形的颈内化（颈动脉球部往复流动的敲击波形）。b.偶尔对侧颈总动脉血流也可能出现代偿性增加（该例为150 cm/s）。c.对侧颈内动脉的收缩期峰值流速为200 cm/s。明显的颈内动脉流速代偿性增快（如该例所示）较为少见，并随其他侧支循环的代偿情况不同而发生变化。

图5.68　颈内动脉闭塞——侧支通路血流代偿性增加

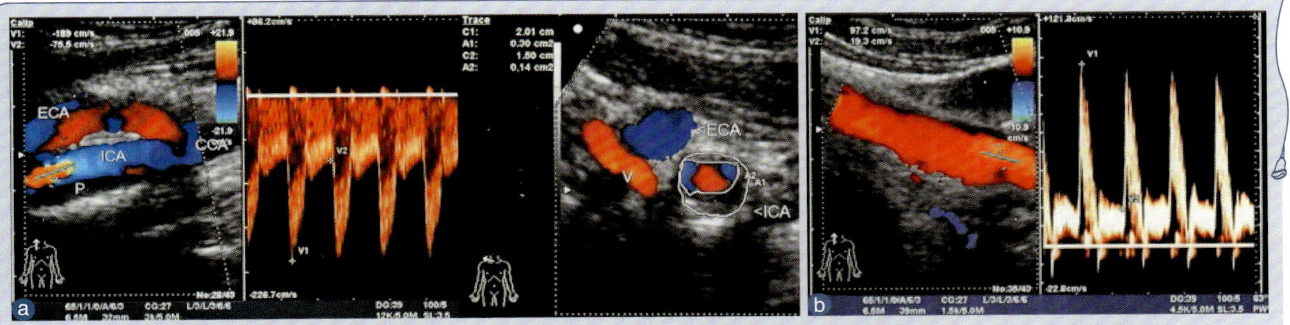

a.颈内动脉较长的无回声斑块（左图为纵切面）致小于50%的管腔狭窄，而收缩期峰值流速为189 cm/s，提示60%～70%的狭窄（欧洲颈动脉外科试验标准）。横切面（右图）颈内动脉的直径狭窄率略小于50%（使用此方法时要注意其固有局限性），对应的面积狭窄率为50%（显著偏心性斑块），均未导致显著血流动力学变化。残余管腔横截面积为0.14 cm^2；颈内动脉原始管腔横截面积为0.3 cm^2。b.为了明确颈内动脉的收缩期峰值流速加快是否由对侧颈内动脉闭塞引起的血流量代偿性增加，应测量颈总动脉的流速。该例中，颈总动脉的收缩期峰值流速为97.2 cm/s，表明颈内动脉的收缩期峰值流速增快至少部分可归因于侧支代偿。因此，基于收缩期峰值流速会高估狭窄程度，为了准确评估狭窄程度必须考虑侧支代偿情况。P：斑块；ECA：颈外动脉；CCA：颈总动脉；ICA：颈内动脉；V：静脉。

图5.69　对侧颈内动脉闭塞时，基于收缩期峰值流速的颈内动脉狭窄分级的局限性

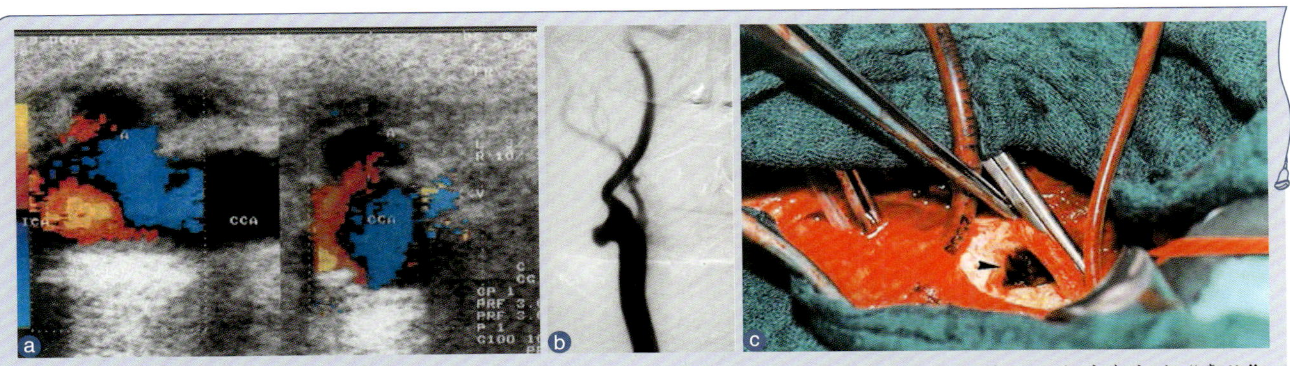

a.颈动脉内膜切除术后3年，颈部出现搏动性肿块。彩色多普勒超声在颈内动脉起始处补片区域可见向外膨出的“囊状”肿块，肿块内有血流信号。肿物内彩色血流充盈缺损，提示有血栓形成，无狭窄。b.血管造影证实颈动脉球部的“囊状”动脉瘤。c.术中可见一被结缔组织包裹的吻合口动脉瘤，伴有瘤内血栓沉积（箭头）。

图5.70　吻合口动脉瘤

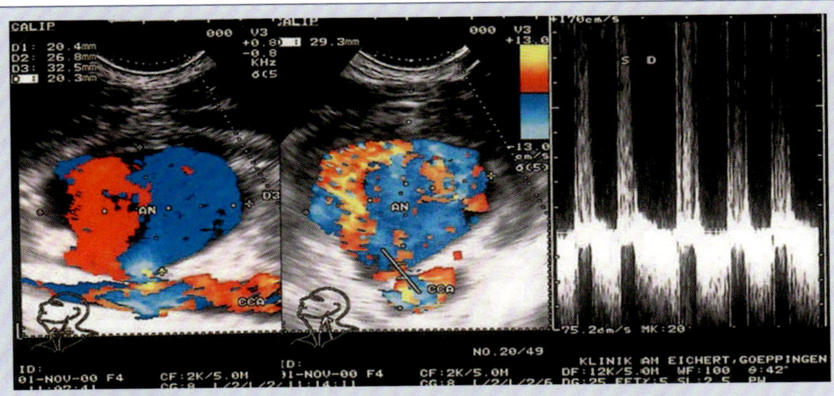

几乎所有颈动脉系统的假性动脉瘤都是由于创伤或颈动脉内膜切除术后吻合口动脉瘤，尤其是接受人工补片血管成形术者。发生吻合口动脉瘤常提示补片处感染。纵切面（左）和横切面（右）超声血流图像可见明显的“蘑菇状”结构突出血管外，在多数情况下可触及搏动性肿物。彩色血流充盈情况随血栓的有无及范围发生变化。瘤颈处频谱多普勒显示典型的往返血流、收缩期进入瘤体的高速血流及舒张期返回管腔的血流。

图5.71　颈动脉内膜切除术后并发症——吻合口动脉瘤

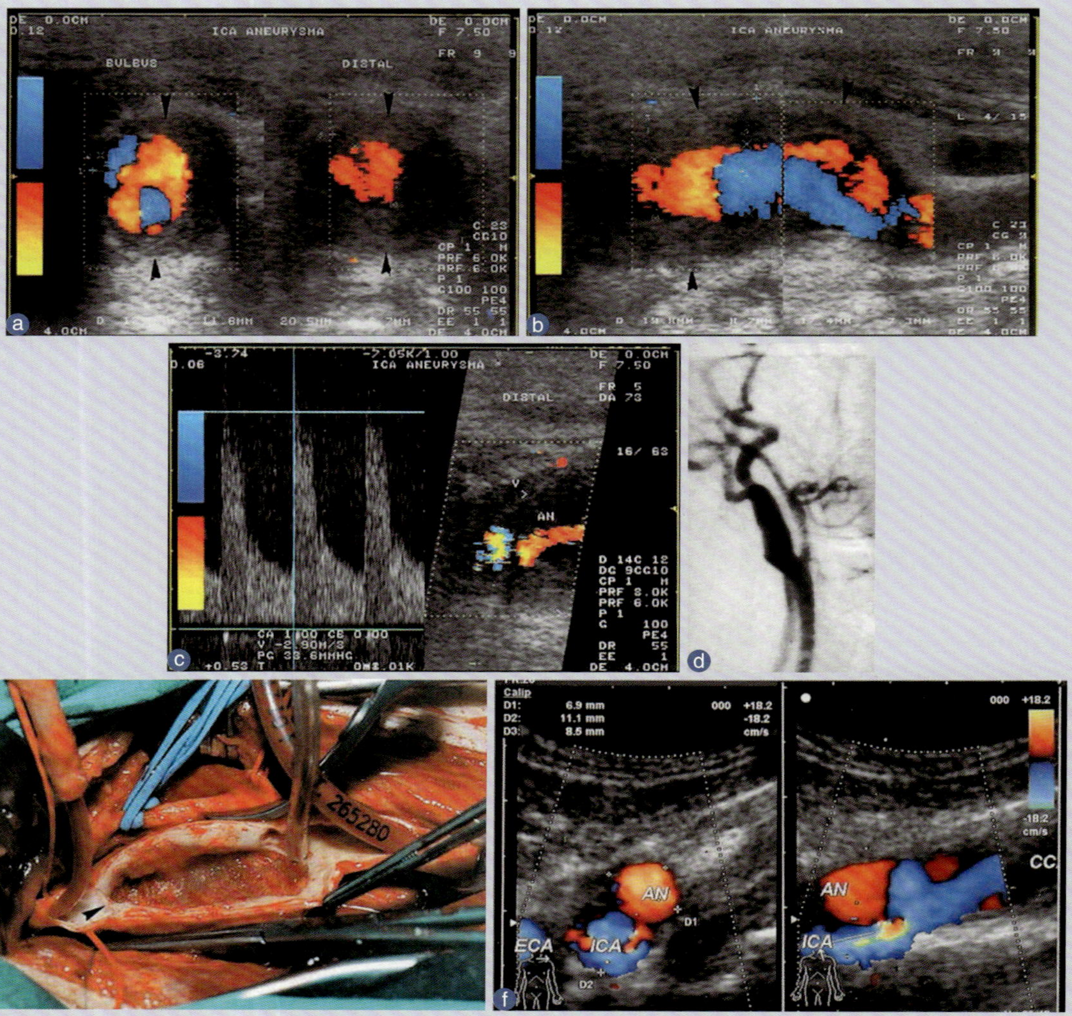

a.横切面显示位于颈内动脉球部（左）及远段（右）的动脉瘤，残余管腔周围可见低回声血栓（箭头）。动脉瘤直径为2 cm。b.纵切面可以评估颈内动脉瘤的形状（右侧为颈总动脉，左侧为颈内动脉）。该图像显示动脉瘤的范围（箭头）、低回声血栓的大小及与彩色血流充盈的残余管腔的关系。彩色血流颜色变化提示涡流。c.动脉瘤远端存在流速增加的湍流和混叠（彩色翻转），流速增至2.9 m/s（位于基线上方的倒置波形表明血流方向背离探头）。d.血管造影：颈内动脉扩张。由于附壁血栓的存在，瘤体显示起来比实际小，血管造影也不能提供动脉瘤远端狭窄的血流动力学信息；在前后位图像中，管腔狭窄导致显影暗淡。e.术中证实颈内动脉近段“梭形”动脉瘤伴附壁血栓及远端纤维性狭窄（箭头）。右侧为带转流管的颈总动脉，左侧为颈内动脉远段，中间为有动脉瘤的颈内动脉的近段。动脉瘤内血栓形成，其远端纤维性狭窄。在颈外动脉周围置有蓝色的血管吊带。f.真性颈内动脉瘤。纵切面（左）和横切面图像（右）示颈内动脉近段呈“囊状”扩张的动脉瘤。纵切面图像清晰显示动脉瘤内血流朝向探头（红色）。颈外动脉血流方向正常（蓝色，朝向颅侧）。AN：动脉瘤；ICA：颈内动脉；ECA：颈外动脉；CCA：颈总动脉。

图5.72 颈内动脉真性动脉瘤

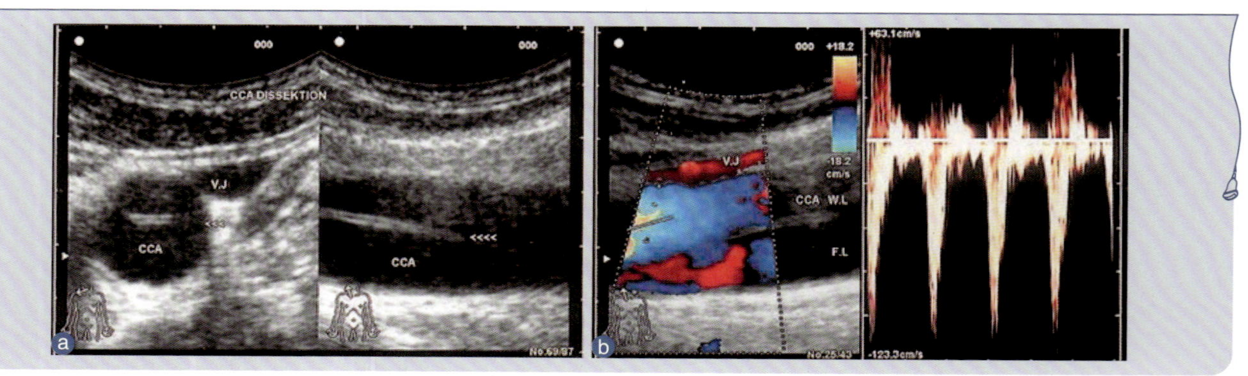

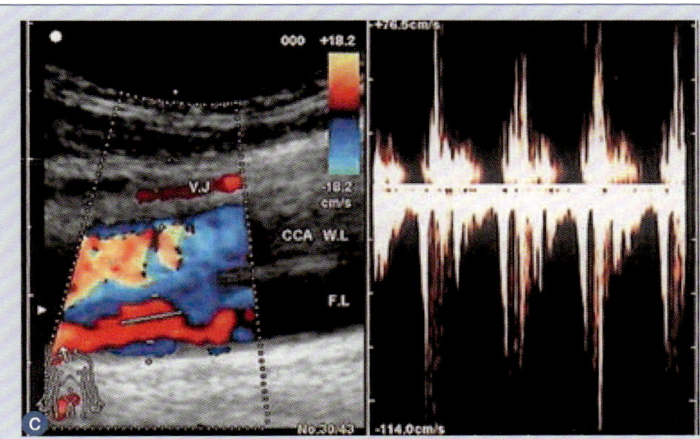

De Bakey Ⅰ型主动脉夹层，病变累及颈总动脉。a.2D灰阶超声长轴和横切面显示夹层表现为管腔内随心动周期摆动的膜样结构。b.彩色血流成像可以鉴别颈总动脉真腔与假腔，真腔血流朝向大脑。c.假腔中的血流方向取决于取样点相对于再入口的位置。如果取样点置于再入口的近端，则可探及前向血流，如果置于远端，则可探及往返血流。该图像显示真腔内的血流为蓝色（背离探头）和混叠，假腔内为往返血流（红色，朝向探头）。CCA：颈总动脉；W.L：真腔；F.L：假腔；V.J：颈内静脉。

图5.73　颈总动脉夹层

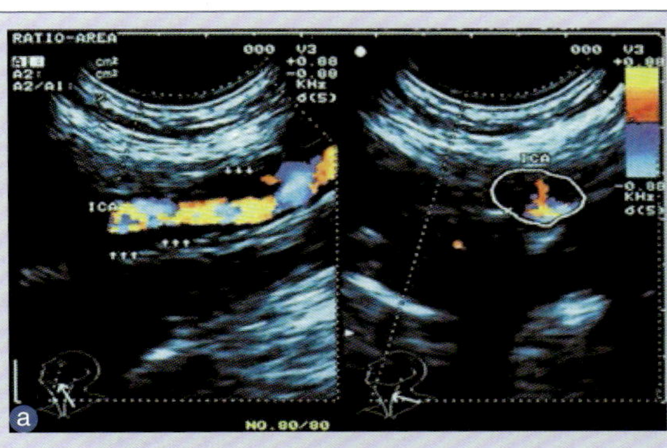

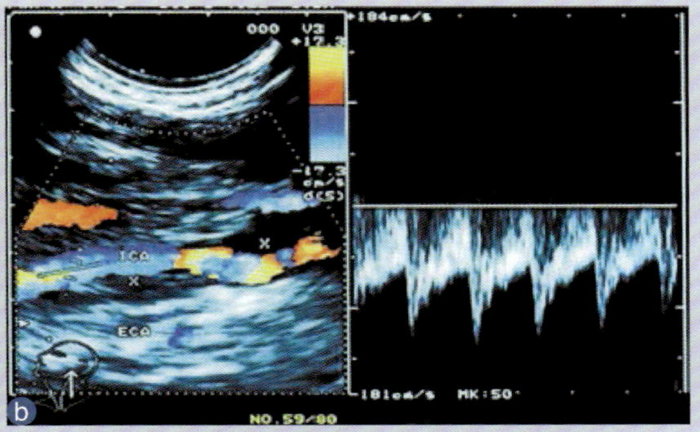

a.长段创伤后颈内动脉夹层，范围从分叉处延续至颅底水平，伴假腔内血栓形成。不同于动脉粥样硬化病变，夹层内血栓的超声特征为均质低回声。血栓形成的假腔长且迂曲，部分附着于血管壁。偶可通过彩色多普勒成像探及搏动性血流信号识别入口（如该例，右图）。b.频谱多普勒测得的血流速度提示夹层导致的管腔变细并未造成明显狭窄（收缩期峰值流速为120 cm/s）。

图5.74　创伤后颈内动脉夹层

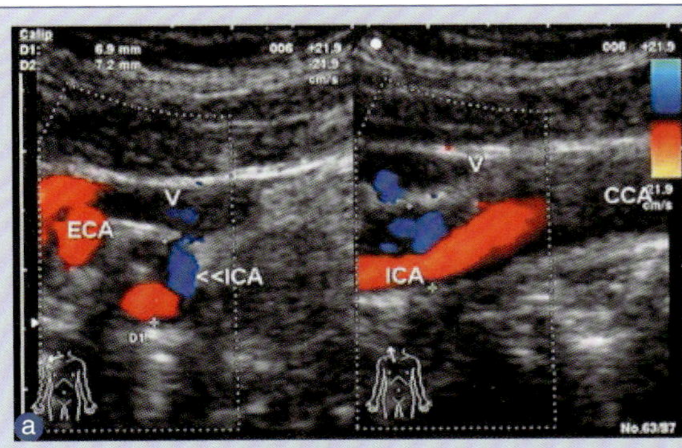

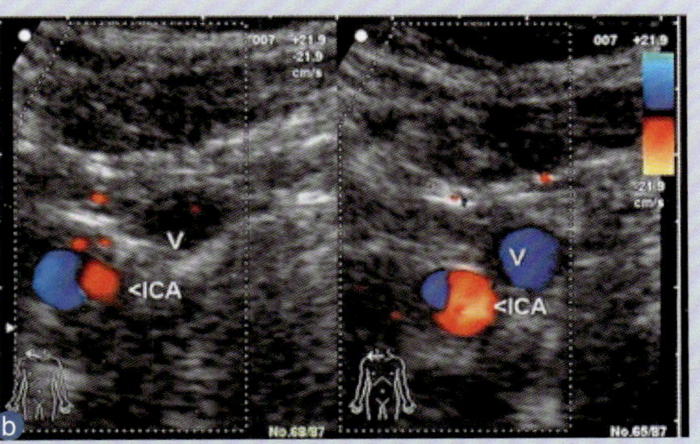

a.从颈动脉球部至颅底水平的创伤后颈内动脉夹层。右图纵切面显示真腔为红色，假腔为蓝色（彩色翻转）。横切面（左侧）显示真腔直径狭窄率约为50%，假腔内部分血栓形成（低回声部分）。b.横切面沿颈内动脉走行向头侧扫查，可见假腔延伸至颅底水平。图像左侧为颈内动脉近段，右侧为颈内动脉远段。真腔为红色（彩色反转）。V：颈内静脉；ECA：颈外动脉；ICA：颈内动脉；CCA：颈总动脉。

图5.75　有真、假腔的创伤后颈内动脉夹层

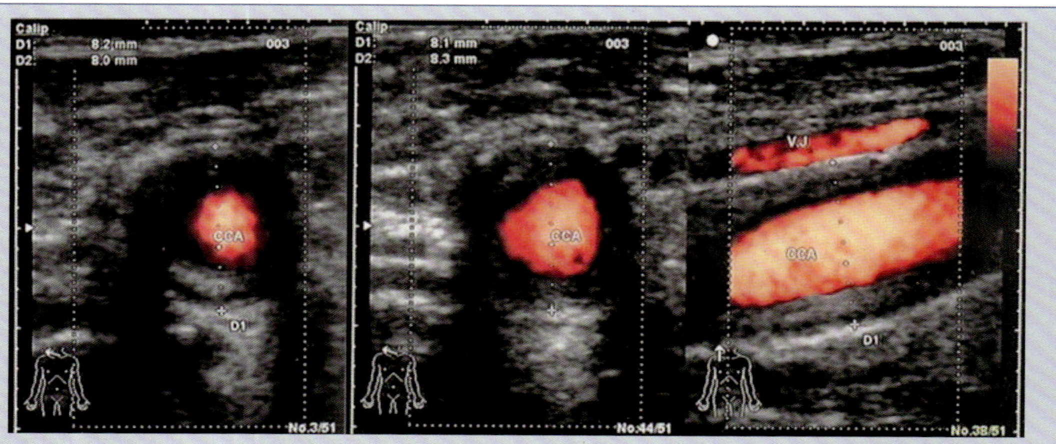

大动脉炎的特征性表现为管壁同心性增厚，主要累及锁骨下动脉和颈总动脉。该例为颈总动脉的能量多普勒成像。横切面（左图）显示同心性内径减小>50%，累及较长节段。可的松治疗后2周，横切面（中图）和纵切面（右图）显示颈总动脉管壁增厚程度略减轻，但仍为同心性增厚。

图5.76 大动脉炎

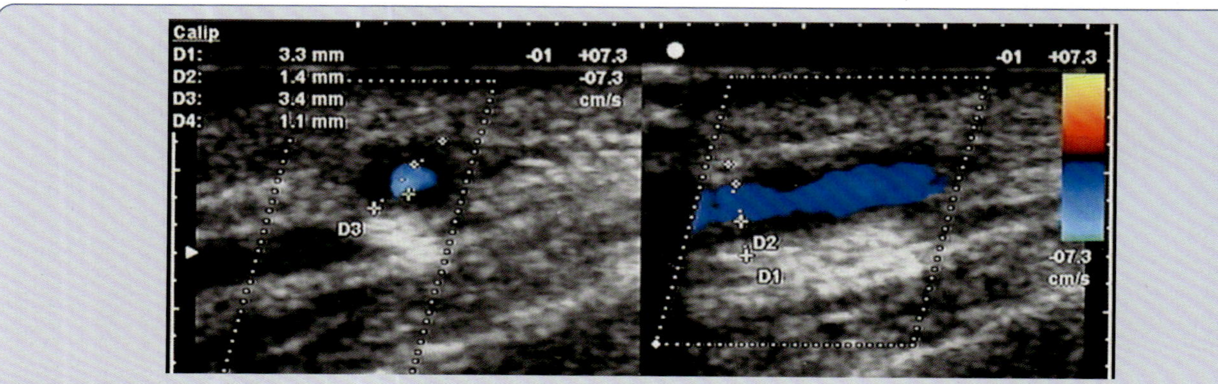

短轴（左图）和纵切面（右图）显示颞浅动脉炎管壁同心性增厚致管腔狭窄（内径由3 mm减小至1 mm，卡尺示）。

图5.77 颞浅动脉炎

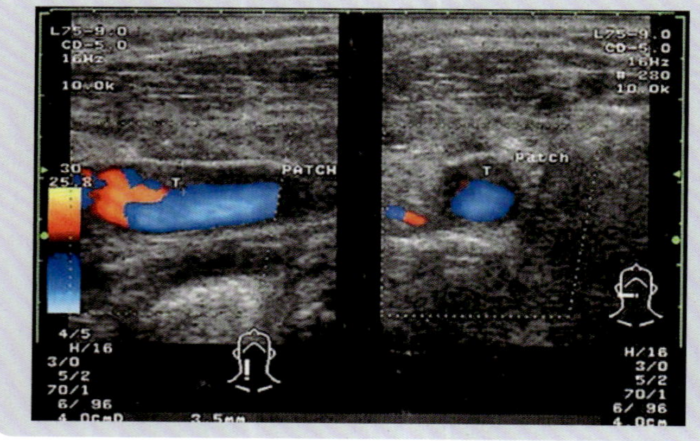

术后血栓沉积可能导致管腔狭窄，尤其是植入人工补片者。血栓沉积物突入管腔，引起血流动力学相关狭窄，成为栓塞的来源。补片本身表现为一“线样”高回声（靠近探头的管壁），管腔内侧有低回声沉积物。T：血栓。

图5.78 颈动脉内膜切除术后随访

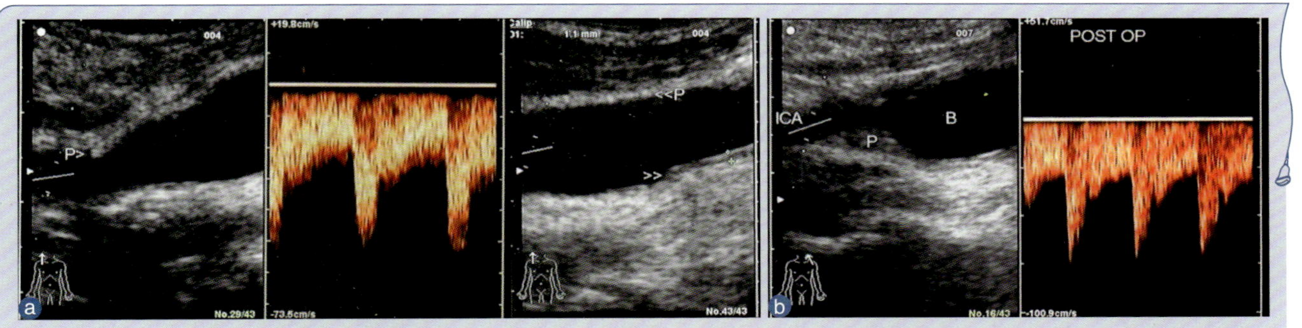

a.补片（涤纶）颈动脉内膜切除术后早期的超声形态学表现。左图示补片向自体颈内动脉过渡部位，以及频谱多普勒取样测量。相应的多普勒频谱波形显示流速正常。右图示颈动脉内膜切除术近端及补片，并可见过渡处后壁的内膜略抬高（双箭头示）。管径不匹配不会引起血流受阻，因为较大的内径位于下游。颈总动脉的内膜–中膜厚度增厚，达1.1 mm（卡尺示）。b.补片颈动脉内膜切除术后6个月随访，在补片向颈内动脉远段过渡处有早期新生内膜形成。超声成像能够很好地评估该节段，证实不存在血流动力学改变的管腔狭窄（收缩期峰值流速为90 cm/s）。P：补片。

图5.79　补片颈动脉内膜切除术

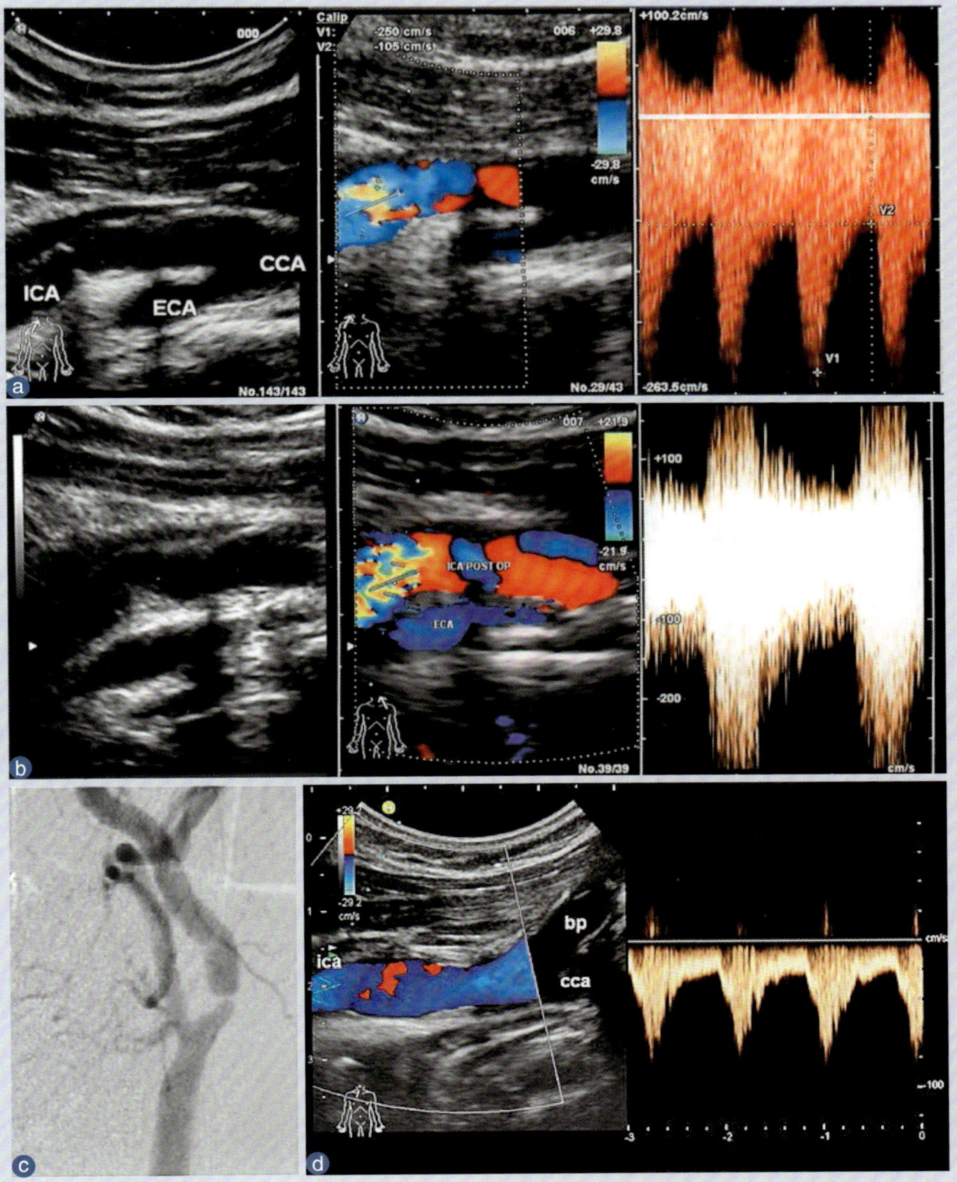

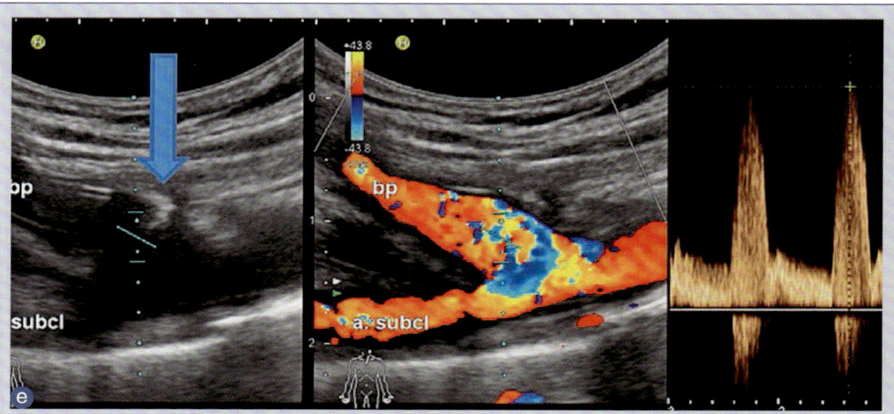

a.外翻颈动脉内膜切除术后2D灰阶超声图像（左图）示管腔内可见内膜瓣（图中“颈内动脉”标注的右侧），彩色多普勒成像显示混叠（彩色外溢导致内膜片未显示），收缩期峰值流速为250 cm/s，提示狭窄率＞70%（欧洲颈动脉外科试验标准，图5.9b、表5.9）。b.数周内的血栓沉积和内膜增生，导致血栓进展（狭窄节段收缩期峰值流速＞300 cm/s，伴湍流）。c.血管造影证实由内膜瓣和血栓沉积物导致颈动脉内膜切除术后重度再狭窄。d～e.颈总动脉闭塞锁骨下动脉–颈内动脉血管旁路移植术后吻合口狭窄。d.吻合口远端的颈内动脉多普勒频谱波形显示典型的狭窄后血流征象（收缩期加速时间延长，收缩期峰值流速略有下降，为70 cm/s）。e.这些表现是由于旁路移植物与锁骨下动脉近段吻合口狭窄所致。彩色多普勒图像出现混叠，多普勒超声显示狭窄率＞70%（收缩期峰值流速为350 cm/s）。2D灰阶超声图像（左图）显示有内膜瓣（箭头）。在彩色多普勒成像中该内膜瓣被彩色外溢掩盖，血管造影也未显示（未展示图片）。bp：旁路移植物。

图5.80　颈动脉内膜切除术后再狭窄

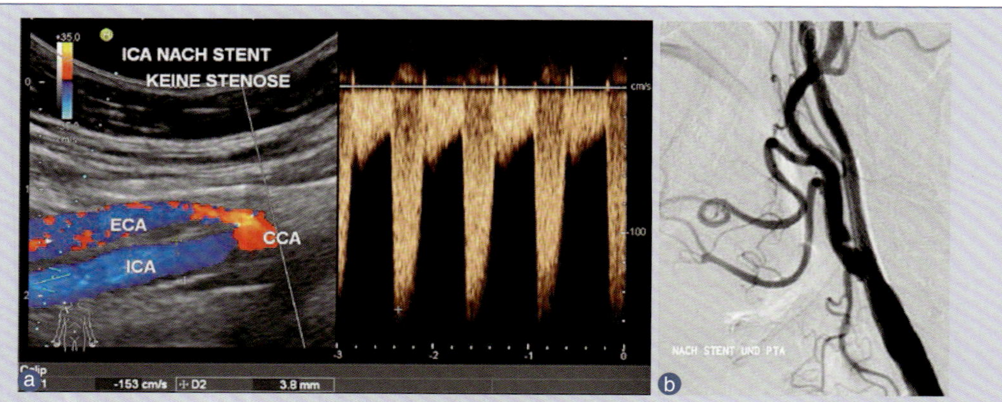

a.颈动脉支架置入术后多普勒波形的变化。长段颈内动脉内出现收缩期峰值流速加快，为153 cm/s，搏动性稍增强，但无狭窄征象（支架内径为3.8 mm）。支架节段内测得的收缩期峰值流速相当于自体颈内动脉狭窄率北美症状性颈动脉内膜切除术试验标准的40%和欧洲颈动脉外科试验标准的50%～60%。该例较快的收缩期峰值流速和较高的搏动性分别是由支架管径较小和硬度较大所致。b.血管造影未发现颈内动脉支架内的残余狭窄或再狭窄征象。支架内的管腔要小于自体管腔。

图5.81　颈动脉支架置入术后搏动性改变

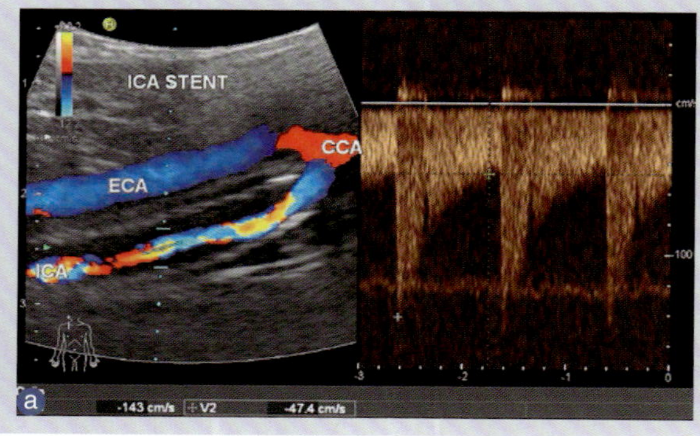

支架置入术后颈内动脉图像显示，由内膜增生导致的支架管腔长段狭窄，形态学表现提示管腔缩小50%。a.该节段收缩期峰值流速为143 cm/s（与颈内动脉支架内非狭窄节段的收缩期峰值流速相似，图5.81a）。该节段收缩期峰值流速与支架近段（球部）收缩期峰值流速（58 cm/s）的比值为2。

图5.82　颈内动脉支架内再狭窄——内膜增生

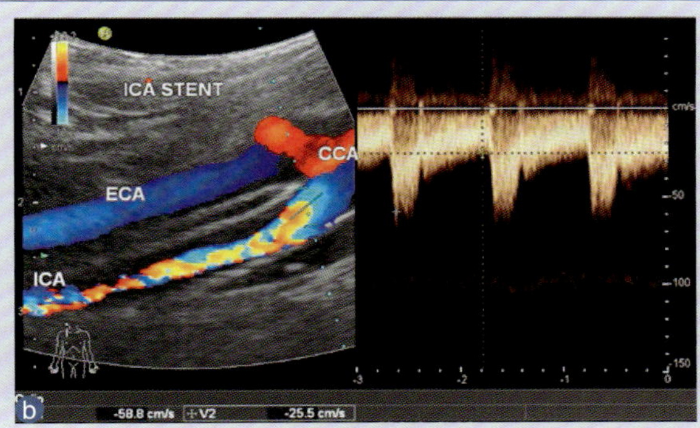

b.根据连续性方程，收缩期峰值流速比值为2，相当于约50%的狭窄。收缩期峰值流速比值是支架内再狭窄的可靠分级指标，因为支架直且管径恒定，血流动力学相对稳定。该例说明，相对于狭窄处收缩期峰值流速绝对值，收缩期峰值流速比值对于颈动脉支架内再狭窄分级更加可靠。

图5.82　颈内动脉支架内再狭窄——内膜增生（续）

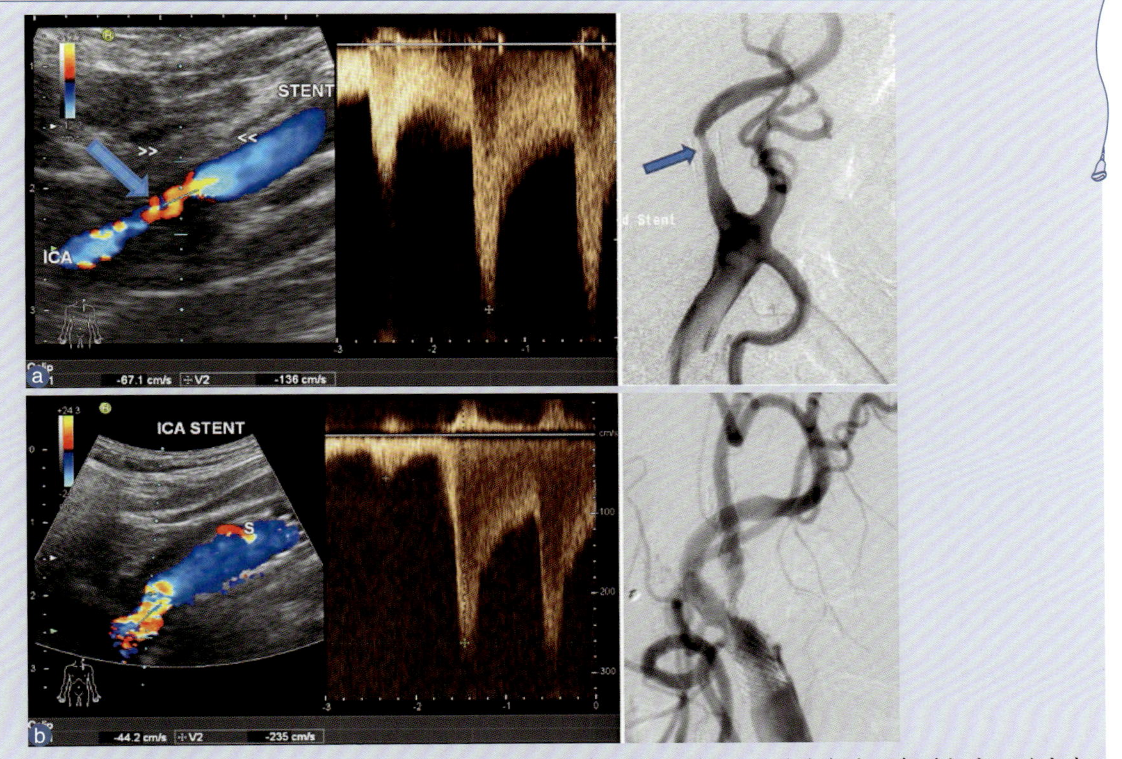

a.颈内动脉支架内再狭窄可通过对支架节段进行连续的多普勒频谱追踪来识别和分级。因为支架内径相对恒定，确定支架段的收缩期峰值流速比值可有效识别支架内再狭窄并分级。该例中，多普勒频谱显示狭窄段收缩期峰值流速局限性增快，从67.1 cm/s增至138 cm/s，提示狭窄率>50%。相反，狭窄处138 cm/s的收缩期峰值流速仍低于由ROC曲线分析确定的支架内再狭窄收缩期峰值流速截断值。该多普勒频谱波形由颈内动脉支架近段至远段连续追踪获得（彩色多普勒图中“>><<”所示）。频谱左侧部分显示狭窄上游的血流动力学状态，右侧部分显示支架狭窄处收缩期峰值流速的突然加快。相应的血管造影显示支架远段再狭窄（箭头）。b.颈外动脉起始处上方1.5 cm水平的重度支架内再狭窄，收缩期峰值流速比值为5（由狭窄处收缩期峰值流速为268 cm/s和狭窄前收缩期峰值流速为44 cm/s计算得来）。沿动脉走行向头侧倾斜移动探头，进行连续的频谱多普勒追踪（角度为52°），发现收缩期峰值流速突然加快。血管造影显示80%的颈内动脉支架内再狭窄（投影平面）。

图5.83　支架内再狭窄的分级——收缩期峰值流速比值

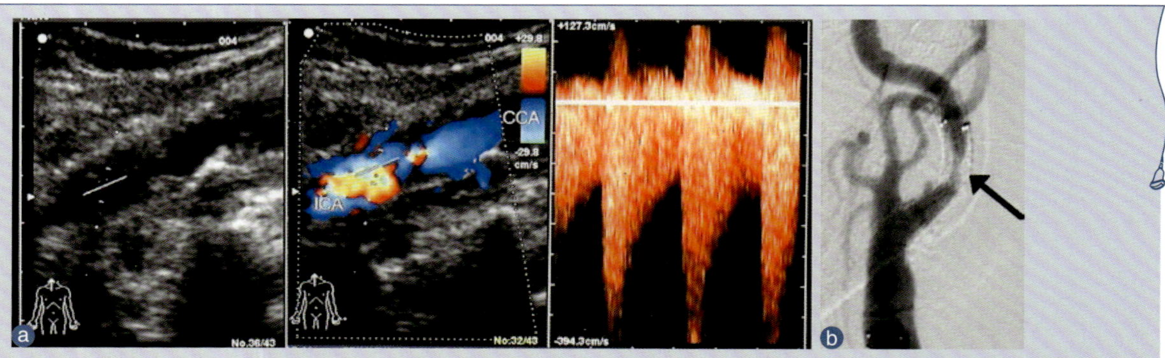

a.颈动脉支架置入术后2年出现重度支架内再狭窄。不均质回声及无回声斑块，狭窄处收缩期峰值流速接近4 m/s。b.血管造影：重度颈内动脉支架内再狭窄，证实了图a中的超声表现。

图5.84 颈动脉支架置入术后重度支架内再狭窄

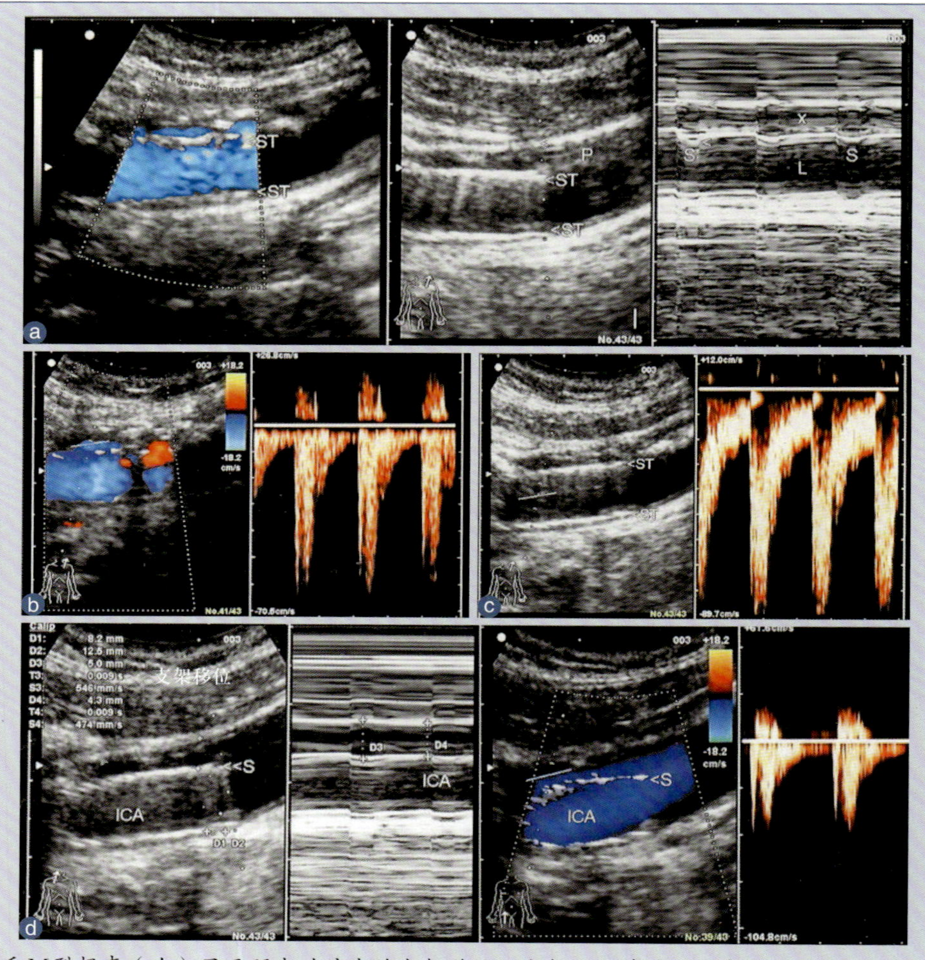

a.纵切面（左）和M型超声（右）显示颈内动脉内的支架移位。支架和血管壁间存在血流的管腔，如图中血流信号所示。注意支架的搏动效应（M型超声），在收缩期，支架被假腔内流动的血液和压力压缩出现矛盾运动。b.多普勒频谱波形显示假腔（支架与管壁间）内血流沿支架流向头侧，收缩期峰值流速为60 cm/s。c.支架内的管腔不受影响（收缩期峰值流速为90 cm/s）。d.患者最初拒绝再次治疗，随着支架与动脉壁之间假腔的增大，支架移位愈发严重。在灰阶图像中（最左侧），支架部分节段（包括其末端）与近场动脉壁分离，而与远场管壁紧密贴合。彩色血流成像和频谱多普勒显示位于移位支架和自体动脉壁之间的血流信号。M型超声（可显示结构随时间的移动）显示移位支架的搏动，支架与自体动脉壁之间的距离收缩期为5 mm（D3），舒张末期为4.2 mm（D4）。多普勒频谱波形显示，相较于支架内的血流，假腔内的血流搏动性更强。ST：支架；P：斑块；S：收缩期；X：假腔；L：管腔；ICA：颈内动脉。

图5.85 支架移位

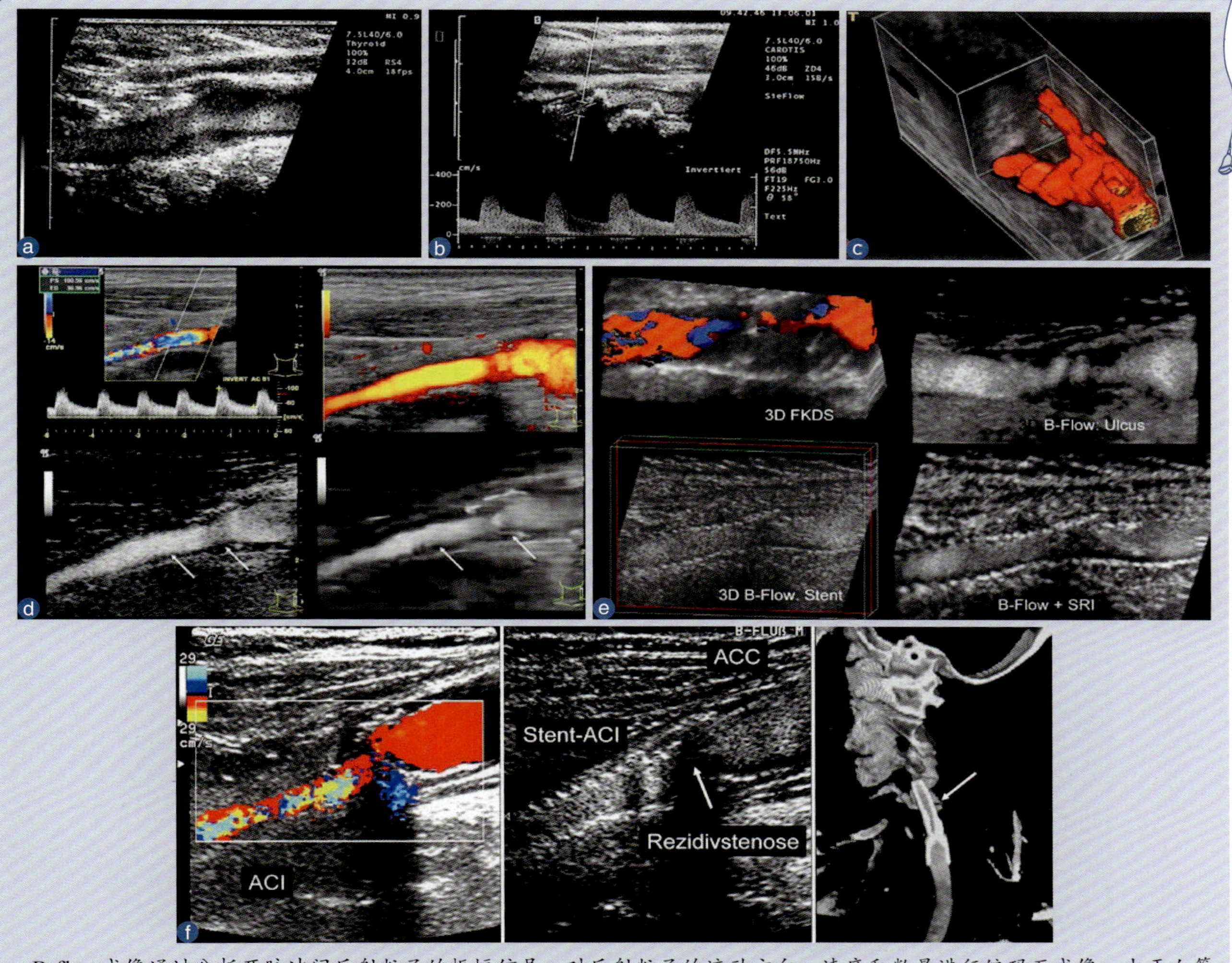

a.B-flow成像通过分析两脉冲间反射粒子的振幅信号，对反射粒子的流动方向、速度和数量进行编码而成像。由于血管狭窄处反射粒子更多，横截面积减小，流速更快，所以狭窄节段的血管信号强度较高。除了血流动力学参数，B-flow血流成像还可以提供高分辨力的斑块和血管壁形态学图像，可以很好地鉴别斑块不规则表面（溃疡）和管腔。该图像显示颈动脉球部近场和远场管壁的斑块。这些斑块导致管腔狭窄，表现为该节段管腔的信号强度较高。b.B-flow血流成像的优点是角度依赖性较小，同时能很好地区分血管壁和管腔。它的主要缺点是当存在由斑块引起的重度狭窄时，易受到管壁强搏动性运动的影响产生伪像。与所有超声技术一样，B-flow血流成像会受散射及由钙化斑块产生的声影的影响。这就是在检测和显示血管病变特征时，B-flow成像不能取代血流动力学频谱分析的原因。该例显示B-flow成像受钙化斑块声影影响。管腔内信号增强提示存在狭窄射流。频谱多普勒仍然是量化重度狭窄的最可靠方法。c.3D成像可以提供血管解剖整体概况，以及显示非典型变异及冗长情况。就目前的发展状况来看，该技术对于狭窄分级和斑块形态学评估的贡献甚微（图e）。由于血管搏动和动脉粥样硬化斑块产生的伪像，在面对血管造影和血管手术相关问题时，3D成像没有表现出相对2D成像的更多优势。该例中，右侧为颈总动脉，上方为甲状腺上动脉，左侧为颈内动脉（下）和颈外动脉（上）。d～f.B-flow成像对支架内再狭窄的评估。d.彩色多普勒及频谱多普勒分析（左上），以及能量多普勒模式（右上）显示颈动脉支架置入术后正常。B-flow模式（左下）及噪声抑制成像（speckle reduction imaging，SRI）（右下）证实无狭窄，但前述图像未能显示支架内的沉积物或内膜增生。e.颈动脉支架置入术前（上）及术后（下）颈内动脉重度狭窄。B-flow成像（右上）在显示斑块表面和溃疡方面要优于彩色多普勒模式（左上：3D重建）。颈动脉支架置入术后图像使用的是B-flow成像（左下）及SRI的B-flow成像（右下），B-flow成像在显示支架轮廓方面可与超声造影相媲美，并可进行形态学的狭窄分级。f.重度颈内动脉支架内再狭窄的彩色多普勒图像、B-flow成像及CT血管成像图像。如同所有的超声技术，B-flow成像会被声影等伪像干扰，限制形态学狭窄分级。

图5.86　不同的超声技术：B-flow成像、3D超声

［资料来源：图d～图f由M.Jung提供；Schäberle，2011］

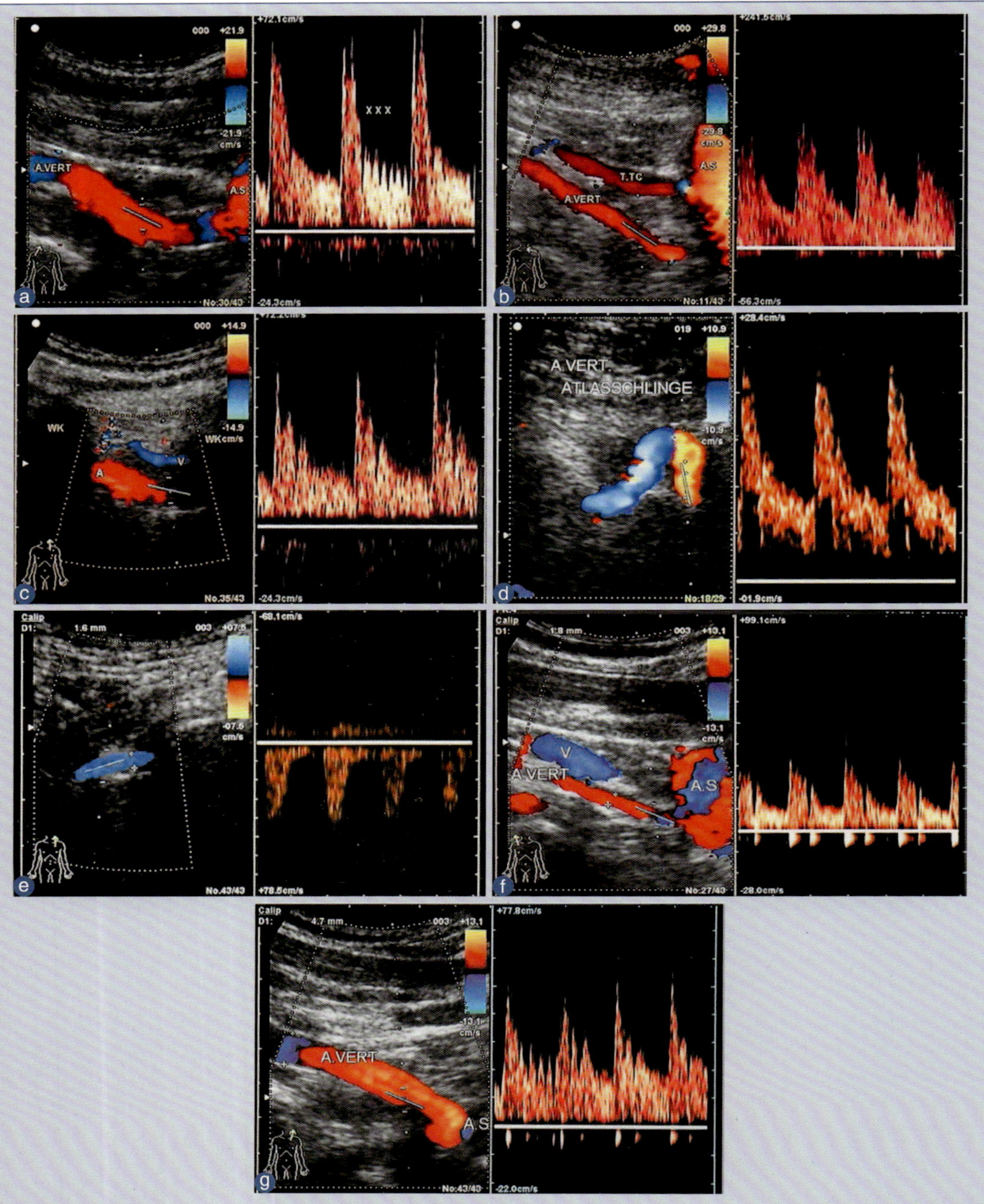

a.将探头置于锁骨上位置，可观察到起自锁骨下动脉的椎动脉起始处。血流状态与颈内动脉相似。通过敲击乳突区产生振动的传导，可识别椎动脉（如图所示）。b.应注意不要混淆甲状颈干和椎动脉。甲状颈干为甲状腺供血，因此波形相似。在声学条件不佳时，其起始处较椎动脉起始处更靠近探头，因此更容易显示。c.位于两个横突之间的椎动脉显示为红色。椎静脉更靠近探头，显示为蓝色。d.在寰椎处进行椎动脉频谱多普勒成像（探头置于乳突下，指向对侧眼）的方法源于连续波多普勒，随着彩色多普勒超声的出现，该方法不再重要。在功能性测试中，这种方法有助于进行椎动脉多普勒频谱取样，以诊断椎体对椎动脉的体位性压迫。测试时可以在颈部运动时于相对固定的位置检测闭塞前后寰椎处频谱波形的变化。与连续波多普勒一样，血流方向的变化反映在多普勒频谱波形中。该例中，寰椎水平近段的椎动脉血流方向朝向探头，远段的血流方向背离探头。e～g.椎动脉发育不良。e.发育不良的椎动脉内径为1.6 mm，流速降低，尤其在舒张期（收缩期峰值流速<40 cm/s，舒张末期流速<5 cm/s）。对侧椎动脉流速代偿性加快（收缩期峰值流速为90 cm/s，内径为4 mm；图中未显示）。f.显示起自锁骨下动脉的椎动脉起始段发育不良，内径为1.9 mm。g.显示对侧椎动脉起始段代偿性增宽（内径为4.7 mm）。发育不良的椎动脉多普勒波形显示血流搏动性增强。椎动脉严重发育不良的个体发生脑干梗死的风险增加。另外，如该例所示，头部的某些旋转动作可导致短暂性脑干综合征，其原因是对侧代偿的动脉在通过横突孔的行程中受到间歇性压迫。这可以导致头部处于特定位置时出现反复性眩晕，当头部恢复至正常位置几秒后，症状即可消失。T.TC：甲状颈干；A.VERT：椎动脉；A.S：锁骨下动脉；V：椎静脉；WK：横突。

图5.87 椎动脉

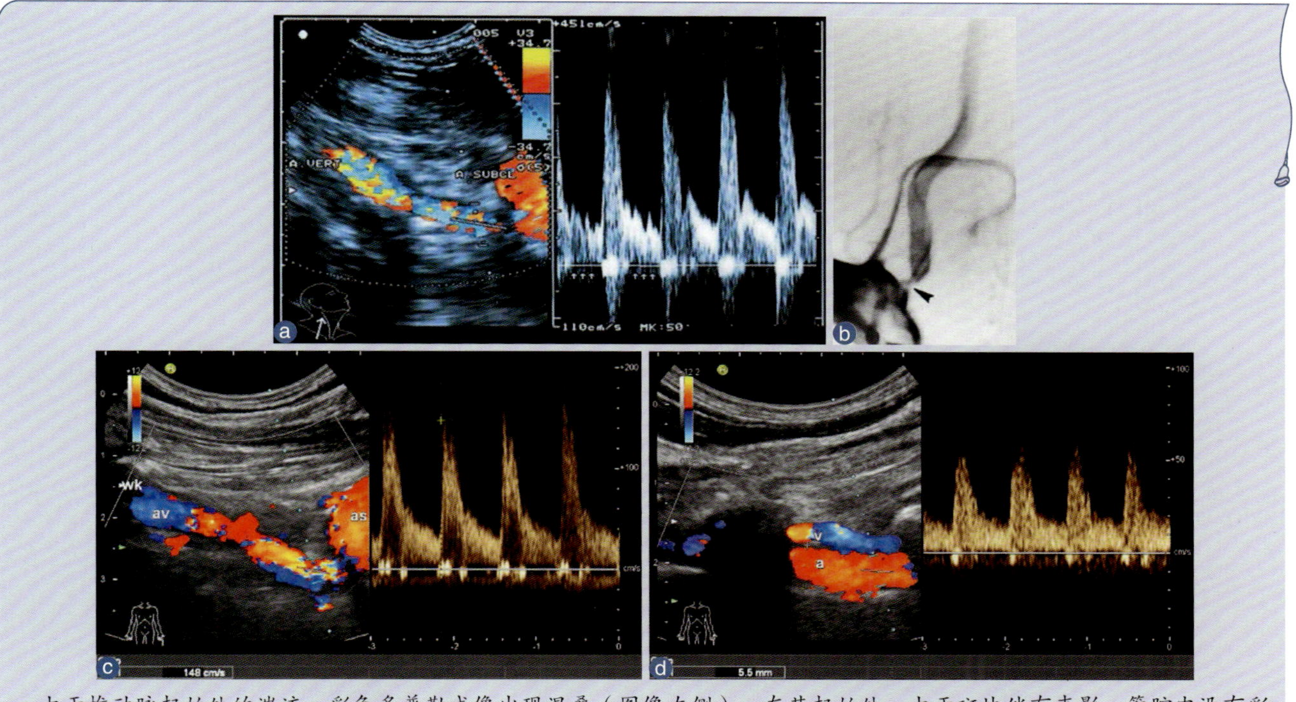

a.由于椎动脉起始处的湍流，彩色多普勒成像出现混叠（图像左侧）。在其起始处，由于斑块伴有声影，管腔内没有彩色血流信号。频谱多普勒显示存在狭窄，收缩期峰值流速为320 cm/s，舒张末期流速为80 cm/s。椎动脉与甲状颈干有相似的血流状态，但不同之处在于，通过有节奏地敲击乳突下方椎动脉远段产生的振动可传导至椎动脉（频谱中的箭头所示）。b.血管造影：椎动脉起始处狭窄（箭头）。c～d.椎动脉狭窄分级。c.基于收缩期峰值流速截断值（同颈内动脉狭窄分级）对椎动脉狭窄的分级是不可靠的，因为椎动脉内的正常收缩期峰值流速变化范围很大。该例存在收缩期峰值流速为150 cm/s的临界狭窄，也说明迂曲走行的椎动脉难以实现准确的多普勒角度校正。狭窄处收缩期峰值流速和狭窄后收缩期峰值流速比值可用于轻-中度狭窄分级，但不适用于重度狭窄。d.V2段测得较高的狭窄后收缩期峰值流速，为60 cm/s，收缩期加速时间稍延迟，由此得出的收缩期峰值流速比值提示狭窄率约60%。

图5.88　椎动脉起始处狭窄

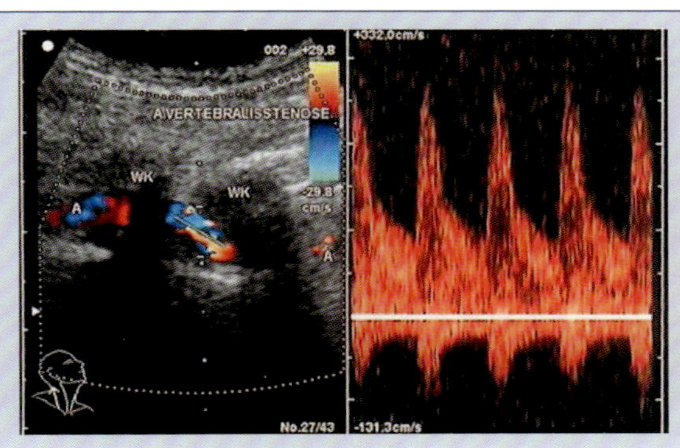

粥样硬化性椎动脉狭窄通常发生在椎动脉起始处。更远端的狭窄（该例位于V2段$C_{4\sim5}$椎间隙水平）通常有其他原因，如横突的骨质增生压迫或夹层。狭窄表现为局部流速加快（该例为250 cm/s），全程流速加快则常提示对侧发育不良或其他脑供血动脉闭塞导致的灌注代偿性增加。

图5.89　椎动脉远段狭窄

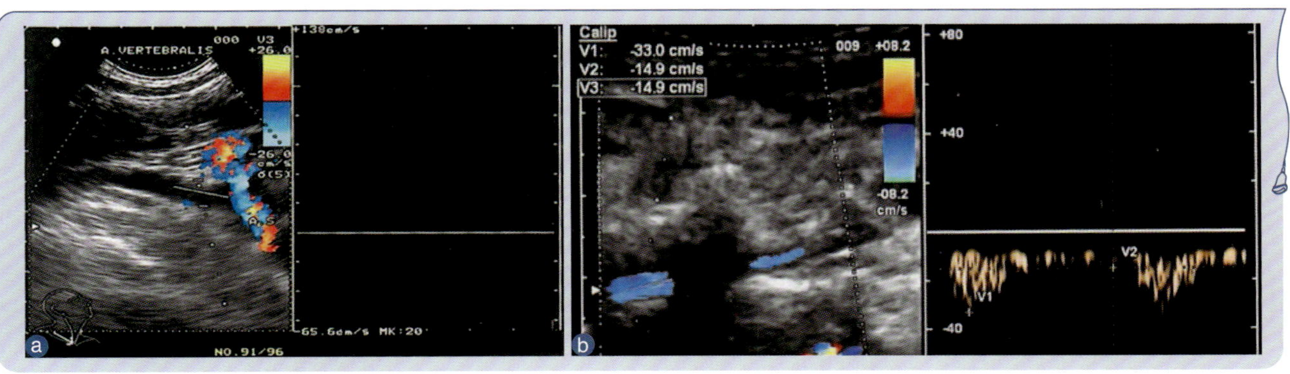

第5章

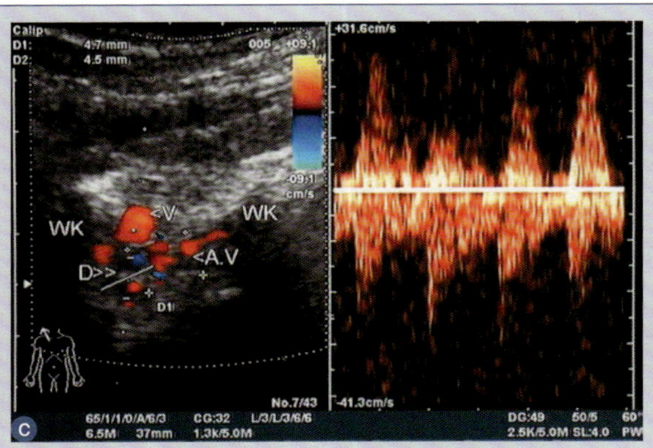

a.彩色多普勒和频谱多普勒均未能在起自锁骨下动脉的管状结构内探及血流信号。该结构的走行与椎动脉一致，提示椎动脉闭塞。b.椎动脉纤细（2.2 mm），在寰椎前通过脊髓血管供血，并出现闭塞后血流改变（收缩期加速时间延迟，流速降低，收缩期峰值流速为32 cm/s）。c.椎动脉夹层。血管内介入治疗失败后，椎间隙段的椎动脉内可见内膜瓣。取样部位真腔和假腔内血流方向相反（分别为红色和蓝色；多普勒频谱位于基线上方和下方）。卡尺示椎动脉管腔；图中左侧部分示假腔内存在血流，右侧部分示血栓形成。V：椎静脉；D：内膜片。

图5.90 椎动脉闭塞

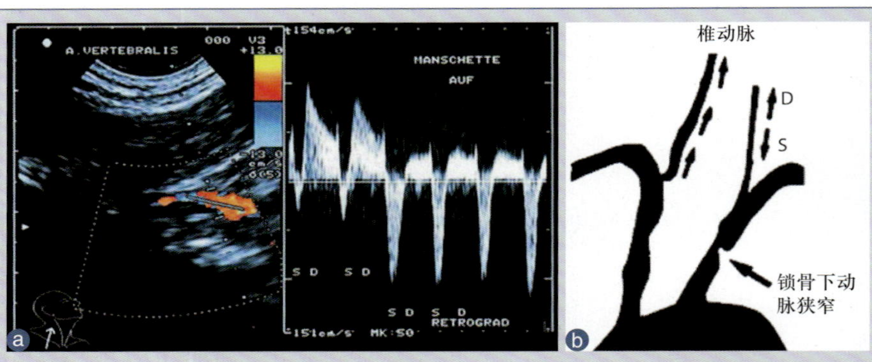

a.椎动脉的盗血现象随锁骨下动脉狭窄的严重程度不同而变化。在检查过程中，可以通过上臂捆扎袖带并释放以诱导缺血，同时记录多普勒频谱。可能出现双向血流，由朝向头侧为主的血流变为朝向锁骨下动脉为主的血流。该例中，袖带充气加压时，患侧上臂舒张期朝向头侧血流增加，收缩期有少量逆向血流。袖带放松后，收缩期逆向血流增加，舒张期有少量正向血流。b.锁骨下动脉狭窄时，患侧椎动脉内的双向血流示意图。S：收缩期；D：舒张期。

图5.91 锁骨下动脉盗血综合征伴椎动脉双向血流

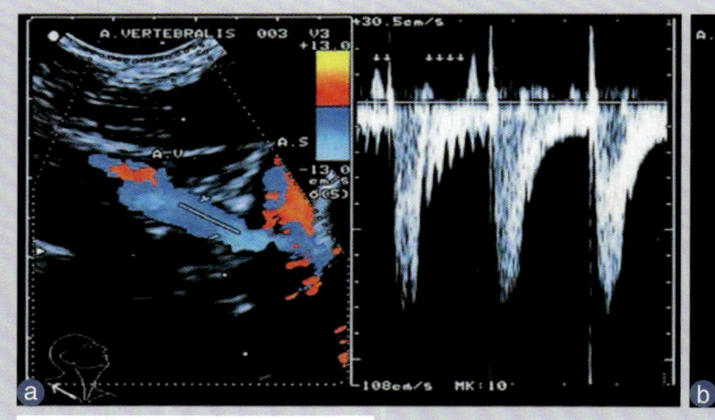

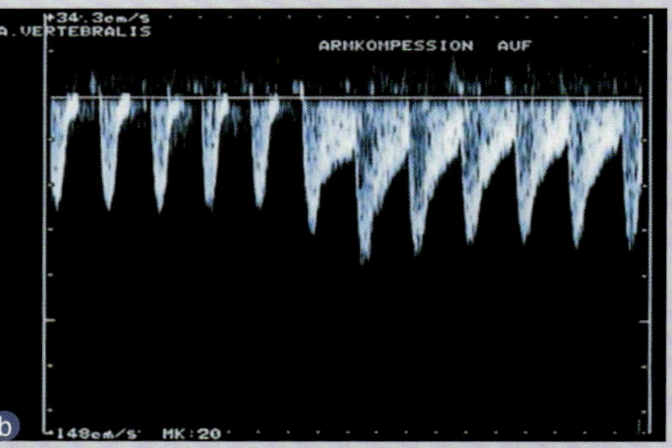

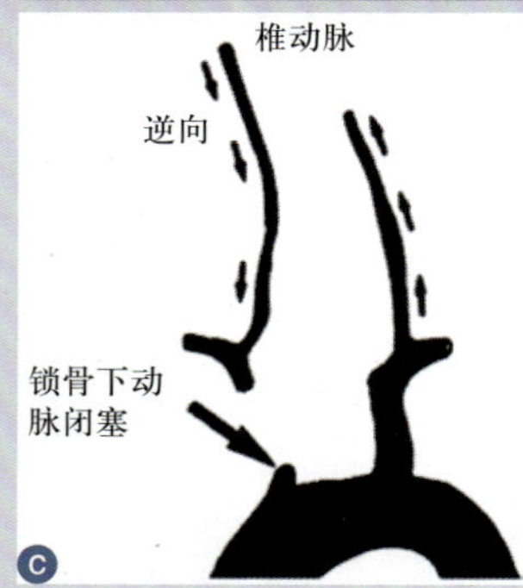

a.该例严重锁骨下动脉盗血综合征患者，静息时可见逆向血流从患侧椎动脉流向患侧锁骨下动脉（蓝色）。敲击乳突区产生的振动传导引起的频谱多普勒变化确认该血管为椎动脉。锁骨下动脉闭塞的位置位于椎动脉发出之前。b.袖带释放诱发局部缺血，多普勒频谱波形显示逆向血流明显增加，特别是在舒张期。c.患侧锁骨下动脉闭塞伴完全型锁骨下动脉盗血综合征时，椎动脉内血流逆向的示意图。A.V：椎动脉；A.S：锁骨下动脉。

图5.92 锁骨下动脉盗血综合征伴椎动脉血流逆向

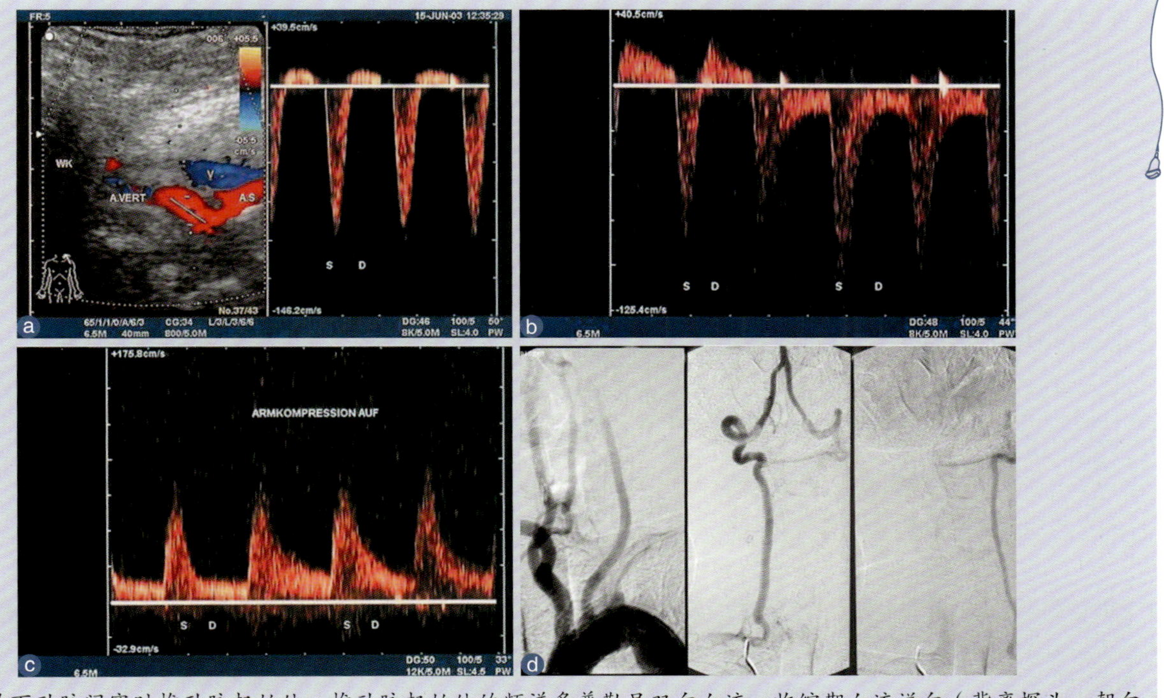

a.图示锁骨下动脉闭塞时椎动脉起始处。椎动脉起始处的频谱多普勒呈双向血流，收缩期血流逆向（背离探头，朝向心脏），舒张期血流正向（朝向探头，朝向颅内）。左图示通过横突的动脉节段。b.在诱发试验中，同侧肱动脉受压导致流入上臂动脉的血流减少，同侧椎动脉舒张期血流较静息状态增加（图a）。袖带释放（频谱的中间部分）后，上肢缺血导致从椎动脉流向锁骨下动脉（背离探头）的血流由双向变为全心动周期逆向。c.闭塞侧肱动脉袖带释放后，对侧椎动脉收缩期及舒张期流速加快，证明锁骨下动脉盗血综合征中存在椎–椎动脉代偿通路。该例中流速加快并不显著，提示锁骨下动脉闭塞还有其他代偿通路。d.左锁骨下动脉闭塞的血管造影。动态显像示血流从右侧锁骨下动脉（左图）进入右侧椎动脉（中图），再进入左侧椎动脉（右图）。A.VERT：椎动脉；S：收缩期；D：舒张期；WK：横突。

图5.93　椎–椎动脉通路的锁骨下动脉盗血综合征

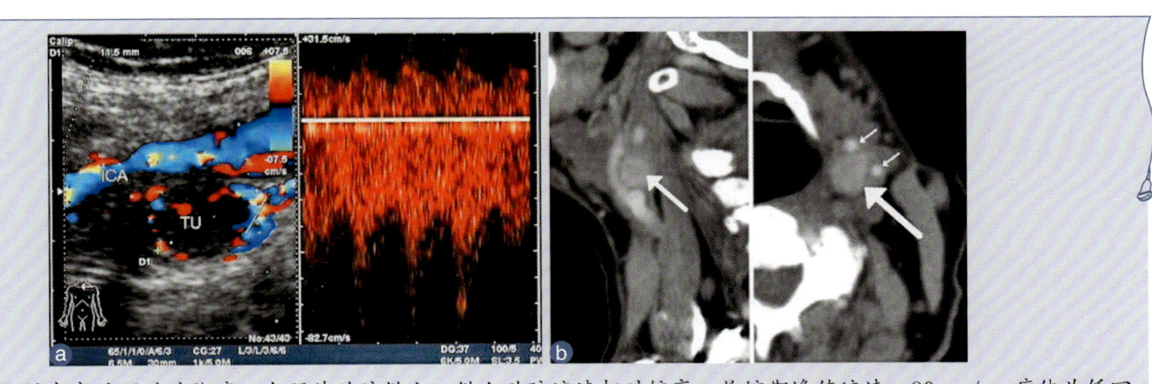

a.超声显示血供丰富的颈动脉体瘤，由颈外动脉供血。供血动脉流速相对较高，收缩期峰值流速>80 cm/s。瘤体为低回声，大小为11 mm × 18 mm。b.CT矢状面和横切面中大箭头示富血管肿瘤，小箭头示颈内动脉及颈外动脉。

图5.94　颈动脉体瘤

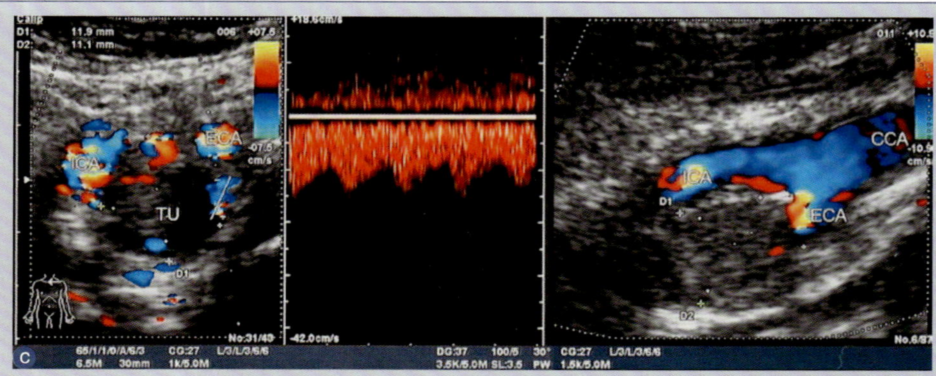

c.该例82岁患者经肿瘤动脉栓塞治疗后，肿瘤灌注显著减少，起自颈外动脉的肿瘤供血动脉收缩期峰值流速仅为15 cm/s。不断生长的颈动脉体瘤通常会增大分叉处夹角。如该例中的侧向生长并不常见。更不常见的是颈动脉体瘤包绕血管或向颈部后方生长。位于不典型位置的颈动脉体瘤（如该例）须与淋巴瘤（更常见）相鉴别。超声检查的主要标准是血供丰富（左图为横切面，右图为纵切面）。TU：肿瘤。

图5.94 颈动脉体瘤（续）

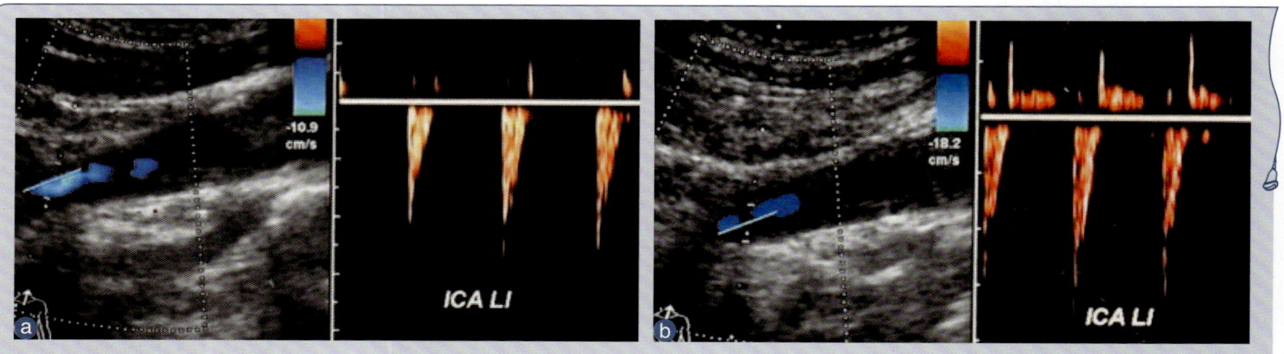

舒张期流速决定了血流的搏动性，而搏动性又受血管壁弹性，尤其是外周阻力的影响。在颈动脉区域，动脉阻力随颅内压的升高而增高，而舒张期流速可以反映颅内压与舒张压的关系。因此，颅内压升高会引起舒张期流速降低，当颅内压与舒张压相等时，舒张末期血流消失。类似于闭塞后的血流信号（如图a所示）：高搏动性、无舒张期血流，且收缩期峰值流速显著降低（该例为20 cm/s，呈敲击波）。颅内压升高可引起血液往返流动，前向血流速度显著降低（图b收缩期峰值流速为30 cm/s），舒张期血流逆向。往返血流或频谱波形中只存在舒张早期波峰，提示脑循环停止。

图5.95 脑死亡的诊断

第 6 章

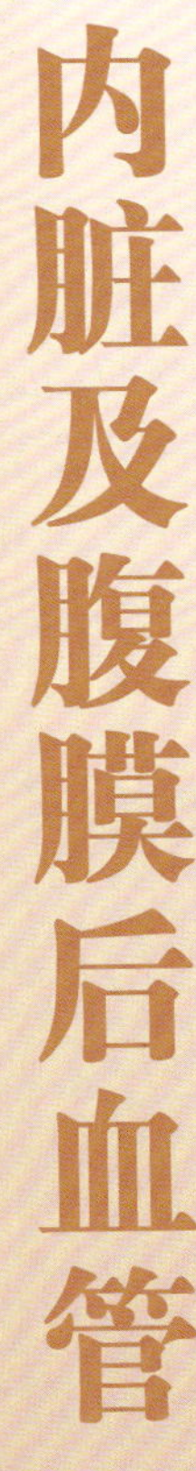

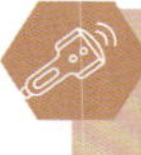

6.1 腹主动脉、内脏动脉和肾动脉

6.1.1 血管解剖

※ 6.1.1.1 主动脉

腹主动脉从膈肌水平开始，穿过T_{12}椎体水平的主动脉裂孔，并在脊柱前方或左前方下降。腹主动脉向下走行过程中管径从25 mm缩小至20 mm。一般认为，与年龄相关的管径增宽不超过30 mm。管径突然增加到腹主动脉近段正常管径的1.5倍以上是动脉瘤的诊断依据。腹主动脉在L_4/L_5水平分为两支髂总动脉。肠道供血的三大来源是腹腔干、肠系膜上动脉和肠系膜下动脉。这些内脏动脉分支起自腹主动脉前方。它们的供血方式复杂且存在较多变异。腰动脉起源于腹主动脉两侧，双肾动脉走行于腹膜后。起自腹主动脉的动脉，从上到下，如图6.1所示。

※ 6.1.1.2 内脏动脉

在膈肌的主动脉裂孔下方，腹主动脉发出腹腔干，即腹腔动脉，在腹腔动脉发出后2～3 cm处，它分为两个主要分支，即肝总动脉和脾动脉。肝总动脉走行于胰头和肝下缘之间的肝十二指肠韧带，在此水平发出连接肠系膜上动脉的两条重要侧支——胃右动脉和胃十二指肠动脉。之后它继续走行进入肝脏作为肝固有动脉。脾动脉走行非常迂曲，因为它沿着胰腺的上缘到脾门，不仅供应脾脏，还供应胰腺的体部和尾部及胃大弯的血液。

肠系膜上动脉起自$L_{1/2}$水平，在腹腔干下方0.5～2 cm自腹主动脉前壁发出，与腹主动脉呈15°～30°的锐角，其近段平行于胰腺和肾静脉之间的腹主动脉。在走行4～5 cm后，它发出胰十二指肠下动脉和中结肠动脉，供应横结肠近段2/3。肠系膜上动脉远端分出供应小肠的空肠动脉、回肠动脉和回结肠动脉。

内脏血管存在许多解剖变异。在55%的人群中，腹腔干发出肝动脉和脾动脉（根据Michel的分类为Ⅰ型）。在Ⅱ型（10%）人群中，肝左动脉起自胃左动脉。在Ⅲ型（11%）人群中，供应肝右叶的肝右动脉起自肠系膜上动脉（图6.3e、图6.52b）。这两种常见的变异会导致肠系膜上动脉起始处（舒张期流速较高）的血流动力学改变。另一种变异是存在副肝动脉，如起自肠系膜上动脉（7%）。还有一种罕见的变异是肝、脾、肠系膜上动脉共同起源于腹主动脉（4.5%）。因为内脏动脉有良好的侧支循环，所以某一内脏动脉近端慢性闭塞通常没有不良影响。

肠系膜下动脉起自腹主动脉L_3水平，位于腹主动脉分叉上方4～5 cm，并在腹主动脉前方或稍偏左向下走行。由于其管径小，只有2～4 mm，所以一般难以显示。

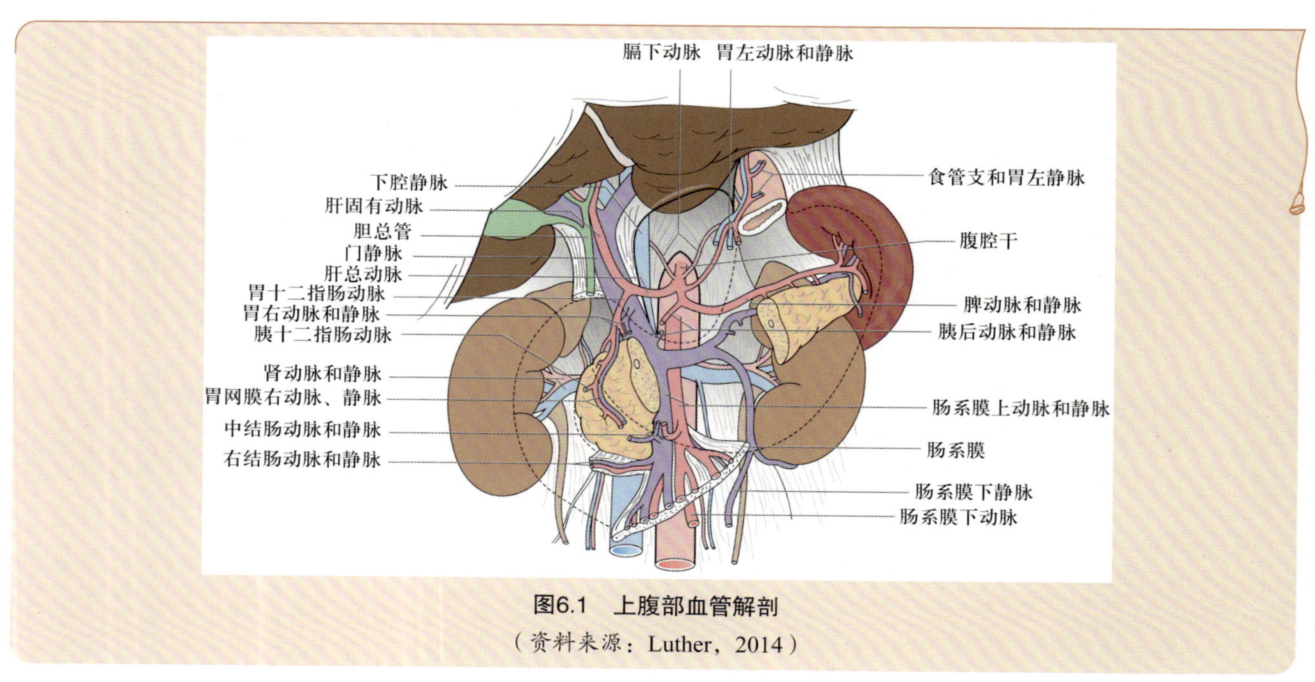

图6.1 上腹部血管解剖

（资料来源：Luther，2014）

※ 6.1.1.3　肾动脉

肾动脉在L_2水平，肠系膜上动脉下方1～2 cm，自腹主动脉呈直角向左右两侧发出。右肾动脉发出位置略高于左肾动脉，经下腔静脉后方到达肾门处，而左肾动脉则几乎呈水平位走行至左肾门。近25%的人存在两支或两支以上的肾动脉。肾动脉在肾门处分成段动脉。段动脉依次分支为叶间动脉、弓状动脉和小叶间动脉。

6.1.2　检查方法和技巧

有效的腹部和腹膜后动脉的多普勒超声诊断检查，扫查深度高达20 cm，需要具有较高接收增益和足够高帧频的低频探头才能实现。虽然瘦长的患者可以用5 MHz的探头检查，但大多数情况下需要3.5～2 MHz的探头。接触面积小的扇形或曲阵探头更容易设置合适的多普勒角度（＜70°，理想情况下＜60°）。随着感兴趣血管所在深度的增加，较长的脉冲延迟会影响频谱多普勒取样。

检查者常面临这样一个困境，高速血流需要高脉冲重复频率来检测，而目标血管的深度越深则需要使用较低的脉冲重复频率，这使得在评估腹部血管狭窄时，混叠现象成为一个更常见的问题。这一问题可以通过降低探头发射频率和采用较小的入射角度来解决。为了在彩色模式下实现足够的帧频，取样框大小应仅覆盖感兴趣区（因为处理更多的扫描线使帧频变低）。

患者仰卧位，双臂放置在身体两侧，腹壁放松。通常不需要其他准备。为了减少伪像，检查者可以轻压探头以推开含气肠袢或压扁肠管。加压探头还会减少扫描深度（皮肤水平–主动脉）。然而，施加压力可能会产生疼痛，所以对有腹部手术史和广泛粘连的患者，检查应轻柔地进行。

腹部和腹膜后血管的检查从识别膈下的腹主动脉开始。然后，检查者沿腹主动脉横切向下扫查直至髂动脉分叉，沿途定位内脏动脉和肾动脉起始处的位置。

※ 6.1.2.1　主动脉

6.1.2.1.1　*腹主动脉和主动脉瘤超声检查*

腹主动脉的超声检查首先是沿其走行从膈肌到分叉进行横切扫查。为充分探查扩张血管的特点及其扩张范围，应包括髂总动脉和髂内动脉纵切面和横切面扫查。腹主动脉瘤（abdominal aortic aneurysm，AAA）是指局部管径扩张是近端正常管径的1.5倍或直径＞3 cm。动脉瘤的长度与手术时机无关，关键是其是否累及肾动脉开口，以及肾动脉下方的主动脉瘤与肾动脉开口的距离。腹主动脉瘤的范围可累及髂总动脉，甚至可能累及髂内动脉。在横切面和纵切面（腹部斜位）评估髂动脉对治疗决策和制定手术方案具有重要意义。

在测量腹主动脉瘤时，检查者首先确定瘤体长轴，然后转动探头获得瘤体的横切面，进行测量。这种方法能够避免高估动脉瘤大小，瘤体测量过大是由于斜向测量，这是一个常见的错误，特别是动脉粥样硬化性扩张伴主动脉伸长和弓形走行时。超声扫查平面灵活，优于依赖标准化轴向切面的CT。

在对疑似狭窄患者的诊断评估中，获取主动脉频谱多普勒。主动脉闭塞最容易识别，彩色多普勒模式下没有血流信号，然后通过频谱多普勒进一步确认。主动脉右侧的下腔静脉可以作为检查的定位标志。

6.1.2.1.2　*动脉瘤腔内修复术后超声随访*

彩色多普勒超声（图6.77～图6.82）和超声造影（图6.36、图6.38、图6.82）检测血流的机制不同。内漏是腹主动脉瘤腔内修复术（endovascular aneurysm repair，EVAR）的常见并发症。彩色多普勒超声检测血流受最小多普勒频移的限制，因此无法检测缓慢流动的血流或者多普勒入射角度不够检测小区域内的血流。因为根据多普勒方程，声束入射角度越小，多普勒频移越高，所以较小的入射角度可以改善对低速血流的检测。

与常用的彩色多普勒成像相比，静脉注射超声微泡造影剂增强了血流的信号，超声造影对低速血流和支架内漏流到血管外的低流量血流更加敏感。当彩色多普勒超声检查内漏时，使用较低的脉冲重复频率（如静脉超声检查）是很重要的，可能提高信号持续性和增强效果。对于内漏的血流动力学特征，应在内漏进入残余动脉瘤体的部位使用频谱多普勒来检测。当B型超声成像显示不均匀回声时，应使用彩色多普勒超声仔细检查低回声区域。

注射1.2～2.4 mL声诺维（SonoVue）后进行超声造影检测内漏。横切面扫查包括支架及其分支在内的腹主动脉。微泡到达后，检查者首先检查植入支架的近端和远端以识别可能的Ⅰ型内漏，使用低机械指数，以避免微泡被快速破坏（发射功率降低到输出功率的10%～20%）。Ⅱ型内漏（主要是腰动脉、肠系膜下动脉）通常在造影剂到达支架后短暂延迟出现（动脉晚期至静脉期）。识别Ⅱ型内漏时，先横切扫查整个残留的动脉瘤体，根据需要补充纵切和斜切扫查。为了避免对超声造影扫查的误解，将造影图像与相应B型超声图像进行对比是很重要的（通过专用软件）。特别对于进行复杂的置入支架术的患者，最后一步要检查肾动脉起始处和肠系膜动脉是否通畅及有无狭窄。

采用粗针注射器注射微泡造影剂溶液，以尽量减少注射过程中的微泡破坏（剪切应力和壁面黏附）。注射造影剂并用盐水冲管后立即开始目标区的动态检查。动脉期于注射后10～20秒开始，30秒后静脉期开始。

※ 6.1.2.2　内脏动脉

短的腹腔干分为肝动脉和脾动脉，通常横切面呈明显的“棕榈叶状”结构。轻微调整探头角度以显示和识别这些动脉的开口。肝固有动脉在肝十二指肠韧带内，沿门静脉前上方走行。

同样在横切面，可追踪脾动脉至脾脏的走行。肝动脉和脾动脉在供应实质器官时具有相当大的舒张期血流成分，从临床角度来看，这些动脉的超声检查仅出于两个目的：评估腹部大手术后疑似医源性血管并发症和寻找动脉瘤。内脏动脉瘤很少见，最常见于脾动脉，其次是肝动脉。

肠系膜上动脉起始处在纵切面定位，与主动脉走行平行并尽可能追踪至最远端。对于炎症性肠道疾病，B型超声成像可评估肠壁增厚，同时肠系膜上动脉的血流速度可作为炎症活动性的评估指标。炎症性肠道疾病与收缩期峰值流速增加有关，尤其是与舒张期流速增加有关。

肠系膜上动脉在腹腔干水平或远至其下方2 cm处发出，与主动脉平行向下走行，因此横切面上显示为主动脉前方直径较小的圆形结构。腹腔干、肝动脉和脾动脉的频谱多普勒在横切面上取样，肠系膜上动脉在纵切面上取样。当探头向下移动并倾斜时，可以获得更好的多普勒角度（图6.2、图6.3）。对于肠系膜上动脉近段细长呈拱形的患者应嘱其浅呼吸，这将使肠系膜上动脉向下移位，从而拉伸近端以改善多普勒角度校正。

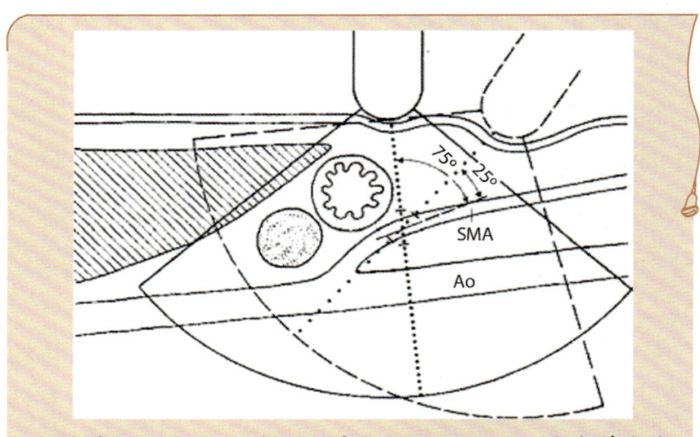

通过将探头向远段移动，并向头侧倾斜可以将多普勒角度从75°改善为25°。SMA：肠系膜上动脉；Ao：主动脉。

图6.2　肠系膜上动脉起自主动脉示意

肝动脉起自肠系膜上动脉的非典型起源影响肠系膜上动脉的血流动力学（舒张期成分较大）。因此，在肠系膜上动脉的检查中总是包括腹腔干，以识别肝动脉的起源。如果肝动脉不是来自腹腔干，必须检查肠系膜上动脉以寻找肝动脉的起源。在评估疑似急性肠系膜动脉阻塞时，要评估动脉主干并进行频谱多普勒采样，然后向下追踪动脉至分支动脉，包括空肠动脉、中结肠动脉、回肠动脉和右结肠动脉。适当调整仪器为高增益（但无伪像）及低脉冲重复频率，以确认或排除这些分支的栓塞。彩色多普勒模式没有血流信号提示栓塞时应经频谱多普勒检查证实。

肠系膜下动脉的临床相关性较低，横切面或探头斜向左下腹倾斜方向扫查，最易在肾动脉起始处与主动脉分叉大致中间位置探及（图6.4）。如果怀疑涉及多个内脏动脉，则需在起始部位进行频谱多普勒检查，以明确是否存在狭窄或闭塞。

为了获得可重复的测量结果，内脏动脉与四肢动脉一样，不应在充血期进行扫查。因饭后血流速度明显增加，检查应在禁食一段时间之后进行。

通过探头施加压力可将肠气等散射体推到一边。小的多普勒角度可以通过移动和倾斜探头来实现，因此靶血管中的取样容积位于显示器上B型声像图的侧边。

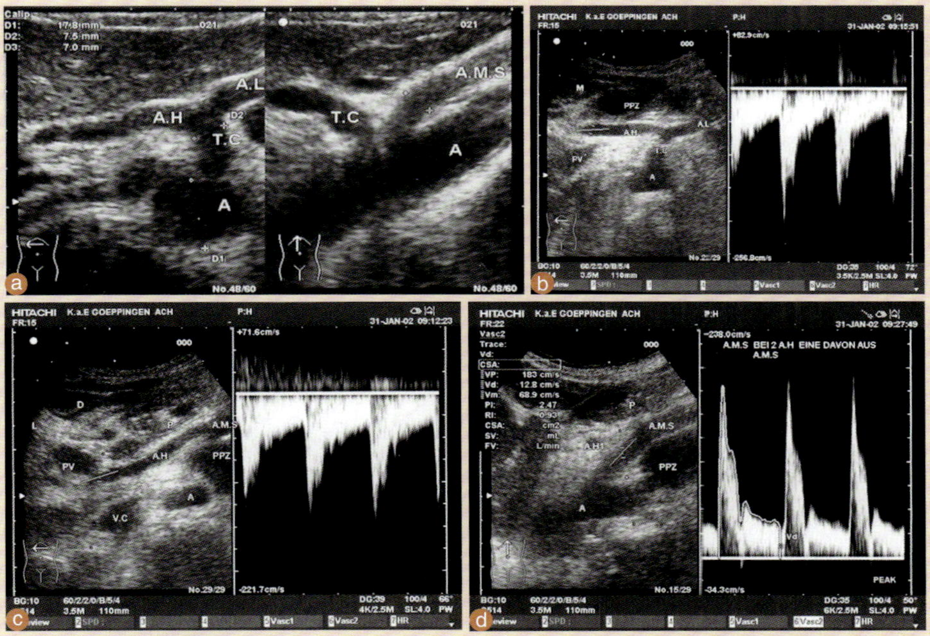

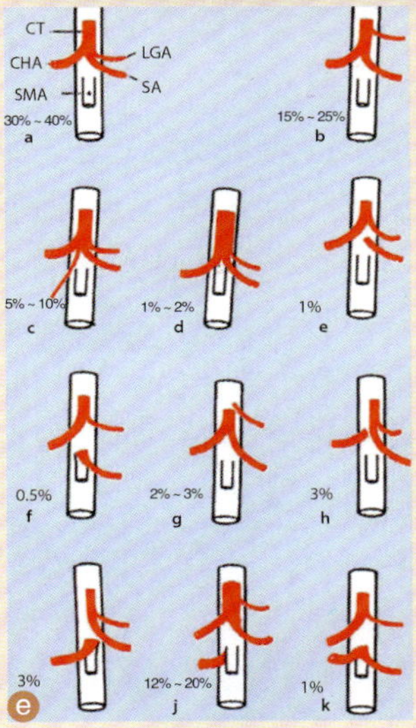

a.腹腔干和肠系膜上动脉的超声解剖。左图横切面显示腹腔干由主动脉发出。腹腔干长度为1～4 cm，分为肝动脉和脾动脉。肝动脉位于肝十二指肠韧带内，在肝下向肝门方向走行。右图纵切面显示腹腔干和肠系膜上动脉由主动脉发出。肠系膜动脉在主动脉前方下降（有时稍偏向左侧或右侧）。腹腔干分叉较早，所以腹部纵切扫查时通常只可显示一小段。b～d.肝动脉解剖变异。该例患者有两条肝动脉：一条肝动脉起自腹腔干供应肝左叶（b），另一条起自肠系膜上动脉供应肝右叶（c）。起自肠系膜上动脉的肝动脉影响后者的血流搏动性（舒张期成分较大，见图d的波形）。e.内脏动脉从腹主动脉起源变异。A.H：肝动脉；A.L：脾动脉；T.C：腹腔干；A：主动脉；A.M.S：肠系膜上动脉；PPZ：胰腺假性囊肿；P：胰腺；PV：门静脉；V.C：腔静脉；SMA：肠系膜上动脉；CHA：肝总动脉；SA：脾动脉；LGA：胃左动脉；CT：腹腔干。

图6.3

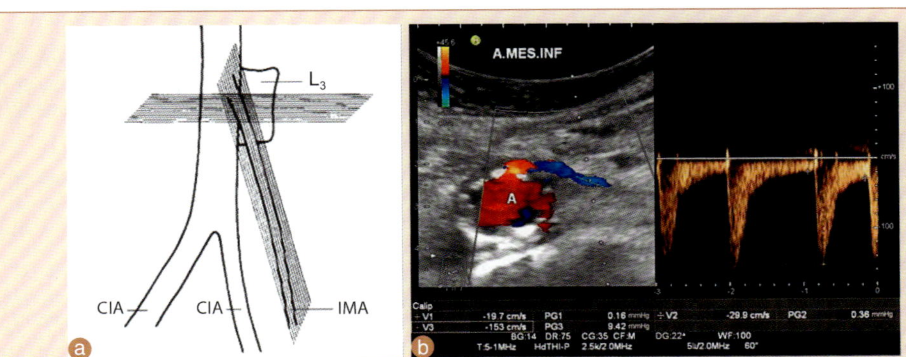

a.肠系膜下动脉起自主动脉分叉上方约3 cm处的示意图。肠系膜下动脉起自主动脉的左前外侧壁，横切面从分叉处向上轻微施加压力移动探头，直到显示肠系膜下动脉近端。在大多数个体中，肠系膜下动脉扫查长度可以超过2～5 cm，但当声窗较差时则无法显示。b.中腹部斜切面识别肠系膜下动脉起源于腹主动脉，向下延伸（蓝色血流）。波形显示舒张末期流速和RI与心率（绝对心律失常患者）的相关性。舒张期较长时，舒张末期流速为19 cm/s，RI为0.87，而舒张期较短时，舒张末期流速为29 cm/s，RI为0.81（图1.28d、图5.25）。CIA：髂总动脉；IMA：肠系膜下动脉；A：腹主动脉。

图6.4

腹腔内器官包括腹腔内和腹膜后血管随呼吸运动移动，因此需要在最大限度吸气屏气或呼吸运动幅度很小的浅呼吸时进行检查。所以在检查前患者必须练习正确的呼吸方式。

※ 6.1.2.3 肾动脉

识别肾动脉起始处的一种方法是先横切面显示容易探及的肠系膜上动脉，然后将探头向下移动1～2 cm寻找从主动脉向左和右发出的肾动脉（图6.5）。第二个标志是左肾静脉（宽的“带状”低回声），在汇入下腔静脉之前，它越过主动脉，走行于主动脉与肠系膜上动脉之间。左肾动脉通常出现在右肾动脉下方几毫米处，两者通常不呈严格的水平走行，而是稍微向下斜行。右肾动脉首先轻微弯曲向前走行，然后在下腔静脉后方呈弓形走行（图6.6a～图6.6c）。高达20%的个体有副肾动脉（向下极走行），应在主肾动脉起始处的下方寻找副肾动脉。

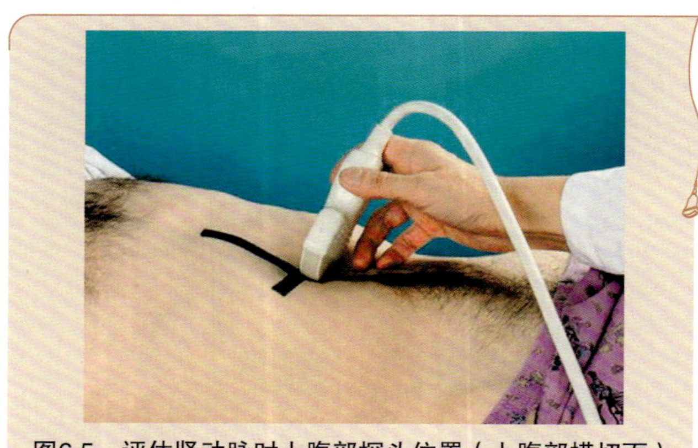

图6.5 评估肾动脉时上腹部探头位置（上腹部横切面）

在超过90%的病例中，肾动脉的起始处和近段3 cm可以显示和评估，但由于肠气干扰，中段1/3通常显示不完整，尤其是左肾动脉。右肾动脉中段更容易显示，下腔静脉可作为声窗。可以通过探头加压推挤干扰肠气，直到看到目标部位。然后将探头向右或左移动，以达到最佳的角度进行频谱多普勒取样（如图6.2中所示的肠系膜上动脉）。

对于识别狭窄的间接标准（双侧加速时间、RI的对比），两侧肾动脉可以从侧腹部在肾门处检查。苗条和中度肥胖患者以肝脏为声窗，在旁正中入路扫查，可追踪肾动脉至其起始处（冠状位）。

肾动脉远段1/3可从侧腹部连续扫查，从肾门处开始，沿着肾动脉近端走行扫查（图6.6）。这个探头位置允许以相对较小的入射角度实现良好的多普勒测量。以彩色模式识别动脉各个节段，并通过让患者呼气或吸气时屏气来评估狭窄部位。如果怀疑是肾梗死，彩色多普勒超声成像显示肾实质血流灌注缺失，表现为楔形的无血流信号区域（增益高但无伪像，低脉冲重复频率）。向周围移动探头，检查者还必须尝试对供应上、下极肾实质的动脉进行检查。小的多普勒角度很重要，以免因大的角度造成的多普勒血流信号缺失而误认为梗死（图1.30b中的上极动脉说明了这一问题）。

超声技术

在过去25年中，使用彩色多普勒超声技术，共有4种不同的方法来诊断肾动脉狭窄。两种方法使用直接标准，两种方法使用间接标准对肾动脉狭窄（renal artery stenosis，RAS）进行分级。

■ 直接标准

基于直接标准的肾动脉狭窄分级使用收缩期峰值流速绝对值或肾动脉–主动脉流速比（renal-aortic ratio，RAR）。根据最大收缩期峰值流速进行肾动脉狭窄分级基于连续性方程（收缩期峰值流速与狭窄处横截面积的减小成反比）。

RAR表示狭窄肾动脉的收缩期峰值流速与腹主动脉收缩期峰值流速的比值，因此可以作为单独的比较标准。RAR可消除系统性因素（如检查过程中的血压）对收缩期峰值流速的影响。但RAR也有局限性，因为还有其他因素影响主动脉的血流动力学，而这些因素又很难明确。

■ 间接标准

识别肾动脉狭窄的间接标准是从肾门处获得的多普勒波形。肾动脉狭窄的标准是该侧RI的降低幅度>0.05。

第二个间接标准是重度肾动脉狭窄，其远段肾动脉加速时间延长。加速时间是从舒张末期到最大收缩期峰值流速的时间间隔。

一些检查者更喜欢在肾门处进行收缩期峰值流速测量，将其作为间接标准来规避在肾动脉近段测量收缩期峰值流速可能遇到的困难。但是，从其他部位的血管检查中可以知道，除非存在严重的狭窄，否则间接标准是不可靠的。虽然其特异性为50%～70%，但敏感性较差（通常≤70%）。

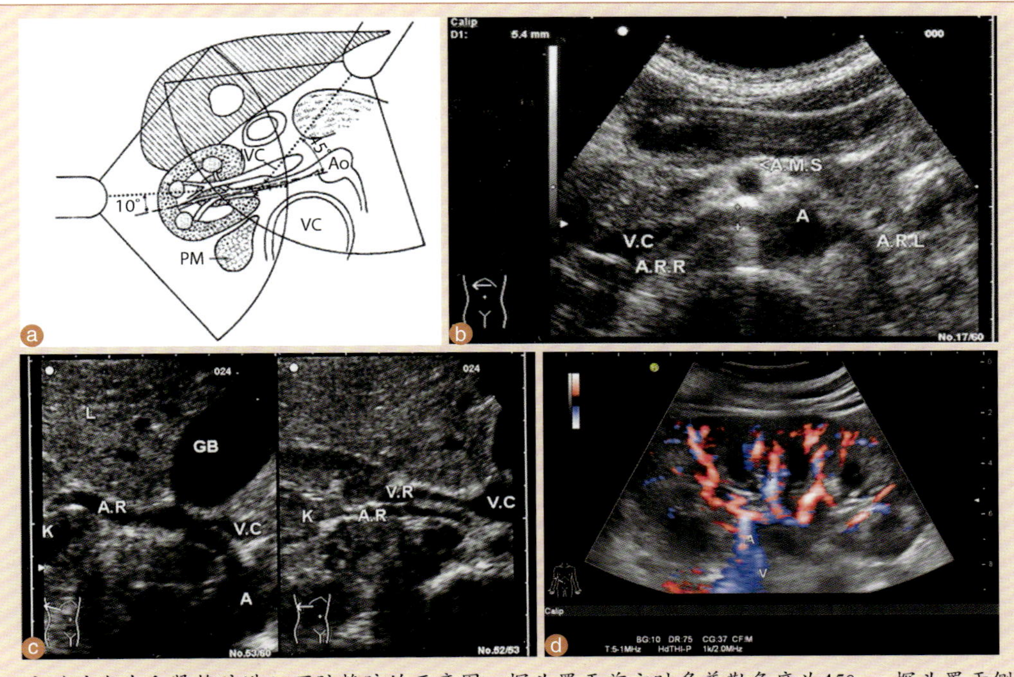

a.右肾动脉从主动脉发出和肾静脉进入下腔静脉的示意图。探头置于前方时多普勒角度为45°，探头置于侧方时多普勒角度为10°。b.肾动脉的超声解剖（上腹部视图）。肾动脉在L_1水平起自主动脉，位于上腹部肠系膜上动脉起始处下方1～2 cm处。很少见的情况，两条动脉显示在同一平面，从主动脉到肾门，其走行类似展开的翅膀。通常有必要将探头朝向各自的一侧，以便显示较长段的肾动脉；这是因为悬挂在肾脏上的血管束远段略微被向下拉。右肾动脉经下腔静脉后方行至肾门，而左肾动脉在腹膜后走行于胰头后下方到达左肾门。c.左肾动脉的显像常因结肠内积气而受干扰。在右侧，肝脏和下腔静脉作为声窗，可以实现对肾动脉从起始处到肾门的完整评估。左侧切面（旁正中视图）显示右肾动脉从肾门到主动脉，在肝脏、胆囊和下腔静脉的深部。d.肾脏和肾门处肾静脉和肾动脉的侧面视图：可见从段动脉到叶间动脉（红色表示动脉，蓝色表示静脉）。IVC：下腔静脉；PM：腰大肌；VC：脊柱；Ao：主动脉；L：肝脏；K：肾门；GB：胆囊；A.R：右肾动脉（译者注：在图b中为A.R.R）；V.C：下腔静脉；A：肾动脉；V.R：肾静脉；A.M.S：肠系膜上动脉；A.R.L：左肾动脉。

图6.6

通常，在使用间接标准时，也必须评估副肾动脉，因为副肾动脉的狭窄闭塞性病变也可引起肾性高血压。

移植肾检查时使用的成像频率往往高于常规腹部检查，尤其是检查较瘦的患者（4～7 MHz）时。移植肾动脉和静脉检查均应通过彩色多普勒超声连续扫查成像，并在动静脉吻合口处采集频谱多普勒图像进行狭窄定量。沿移植血管纵切面方向出现混叠处也需额外进行多普勒频谱测量（除非混叠是由于使用了低的脉冲重复频率）。对于所有的多普勒测量，保证血流方向与声束方向角度<60° 很重要，但血管走行往往是曲折的，因此实现起来可能困难。在B型超声中，检查者通常会评估肾实质的回声和轮廓，寻找肾周积液，肾周积液可以压迫静脉或阻碍移植肾产生的尿液流出，导致肾盂和肾盏扩张。

6.1.3 正常表现

※ 6.1.3.1 主动脉

主动脉的直径和搏动从近端到远端是变化的。紧邻膈下的舒张期血流呈持续性，在肾动脉起始处下方则转变为如外周动脉的三相波。主动脉平均直径从25 mm减小到分叉上方的15～20 mm。年龄相关的进行性主动脉直径扩张（肾下主动脉直径高达30 mm）被认为是正常的，特别是伴有动脉粥样硬化性血管病变的人群（Rieger et al.，1998）。当主动脉直径扩张>3 cm时，诊断为主动脉瘤。

※ 6.1.3.2 内脏动脉

供应实质器官（肝脏和脾脏）的动脉外周阻力低，腹腔干、肝动脉、脾动脉的多普勒频谱为单相波，舒张期血流较大，RI（译者注：原著中误为搏动指数）较低为0.6～0.8。研究表明收缩期峰值流速、舒张末期流速及血管内径存在较大的个体差异（表6.1）。这种情况导致很难确定具有血流动力学意义的狭窄截断值。

肠系膜上动脉的多普勒频谱波形呈外周动脉高搏动与供应实质器官动脉低搏动相结合的混合类型。同时，肠系膜上动脉频谱波形是搏动性根据需求调整变化的典型例子。餐后收缩期峰值流速和舒张末期流速增加，外周阻力降低是餐后RI降低的主要因素。

早在1987年，作者对30例志愿者的正常血管进行研究，发现肠系膜上动脉收缩期峰值流速为（134±22.8）cm/s，舒张末期流速为（20.8±4.4）cm/s，平均血流速度为（23.4±5.6）cm/s。进食后1小时消化相关血管充血期间，收缩期峰值流速增加到（196±25）cm/s，舒张末期流速增加到（47.5±8.3）cm/s，餐后平均流速增加到（46±7.4）cm/s。M型超声显示血管直径随时间变化，肠系膜上动脉的直径在收缩期平均为8.04 mm，舒张期平均为7.4 mm（图6.7）。根据这些数据得知，餐后平均血容量增加了126%，从餐前的639 mL/min增加到餐后的1447 mL/min。

除了受机械性、代谢性和神经机制影响外，肠系膜动脉灌注还受到血管活性物质的影响，特别是胃肠激素（如胃泌素、促胰液素和胰高血糖素）及其他血管活性物质（如儿茶酚胺、组胺和缓激肽等激素）。硝酸盐、麦角胺、麻醉剂或钙拮抗剂等药物对肠系膜灌注的影响可以通过超声测量血流证明。

表6.1　内脏动脉正常值

动脉（研究）	收缩期峰值流速（cm/s）	舒张末期流速（cm/s）	平均速度（cm/s）	RI	直径（mm）
腹腔干（Bowersox et al.，1991；Jäger et al.，1992；Moneta et al.，1988）	100～237	23～58	45～55	0.66～0.82	6～10
脾动脉（Nakamura et al.，1989；Sato et al.，1987）	70～110		15～40		4～8
肝动脉（Jäger et al.，1992；Nakamura et al.，1989；Sato et al.，1987）	70～120		20～40		4～10
肠系膜上动脉[a]（Jäger et al.，1986；Sato et al.，1988；Sabba et al.，1991；Bowersox et al.，1991；Schäberle et al.，1991）	124～218	5～30	15～35	0.75～0.90	5～8

注：[a]包括餐前和餐后测值。

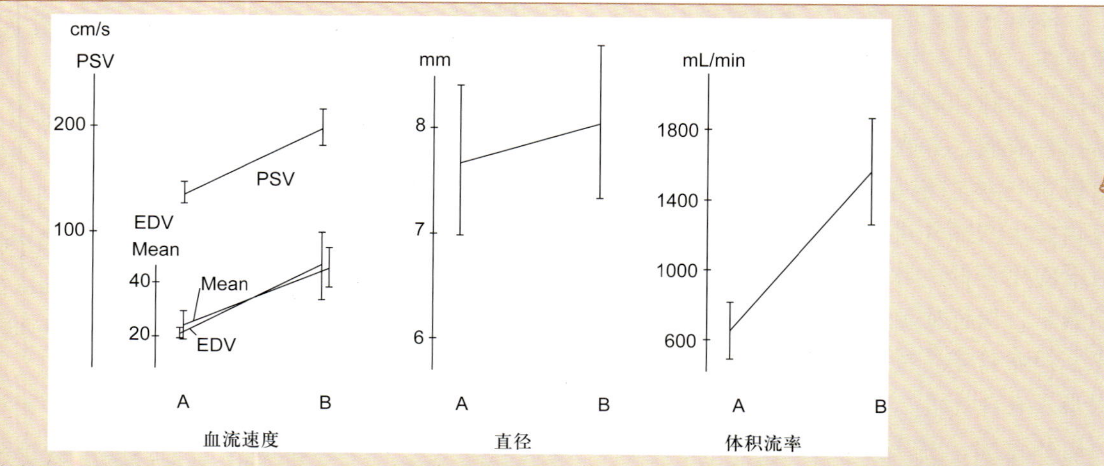

30例健康受试者餐前、餐后肠系膜上动脉收缩期峰值流速、舒张末期流速、平均速度的均值（±15），还显示了餐前和餐后相应的血管直径和体积流率。PSV：收缩期峰值流速；A：餐前；B：餐后；EDV：舒张末期流速；Mean：平均流速。

图6.7

上述研究显示了硝苯地平给药后平均血流速度从23.9 cm/s增加到41.8 cm/s，相当于增加了75%，RI从0.84下降到0.77，与餐后降低一致。这些观察显示，肠系膜上动脉灌注增加主要归因于肠系膜区外周阻力的降低（图6.51）。

有解剖变异（肝动脉起源于肠系膜上动脉）的患者，必须设置更高的阈值速度（图6.52）。此外，肠系膜上动脉作为腹腔干狭窄闭塞性病变的侧支时，其血流也发生改变。

肠系膜下动脉的诊断评估临床意义不大。收缩期和舒张期血流速度与肠系膜上动脉相当，但血流往往具有更强的搏动性。我们对20例受试者进行角度校正后测量，发现平均收缩期峰值流速为109 cm/s，舒张末期流速为10 cm/s，个体间差异较大。其血流特征类似于肠系膜上动脉，但通常只有较小的舒张期成分。

※ 6.1.3.3 肾动脉

肾动脉供应低阻力的实质器官，因此血流频谱搏动性低，舒张期成分较大。在102例与造影对照的正常肾动脉超声测量中发现，平均收缩期峰值流速为（84.7 ± 13.9）cm/s，舒张末期流速为（31.2 ± 7.8）cm/s，RI为0.66 ± 0.07（本小组研究结果，1988）。85% ~ 90%的病例可以通过超声成像评估肾动脉，排除肾动脉狭窄；超过90%的病例可以评估肾动脉近段1/3，该处为动脉粥样硬化性狭窄的好发部位。文献报道的血流速度不仅在不同研究之间存在很大差异，在一个研究内差异也很大。收缩期峰值流速的范围为60 ~ 140 cm/s，舒张末期流速的范围为20 ~ 65 cm/s，RI为0.6 ~ 0.8。已报道的肾动脉直径范围为5 ~ 8 mm（Karasch et al.，1993；Hoffmann et al.，1991；Schäberle et al.，1992）。收缩期峰值流速、舒张末期流速和RI受血管弹性和外周阻力影响。此外，它们受体循环血压的影响。在糖尿病患者中，中膜硬化伴管壁顺应性降低和实质改变导致舒张期血流降低和RI升高，其收缩期峰值流速略高于血管正常的受试者。

6.1.4 检查结果的解释和记录

内脏和腹膜后血管的相关超声检查和相关超声发现的记录取决于待回答的临床问题。如果诊断为腹主动脉瘤，则在横切面上记录腹主动脉瘤的尺寸，报告还必须提供定位和范围信息（肾下，与髂动脉的关系）及有无血栓。尽管彩色多普勒扫查可能也足够了，也应通过纵切面频谱多普勒采样记录主动脉血流。在疑似内脏动脉狭窄的患者中，从相应动脉的起始处（内脏狭窄的好发部位）获得多普勒频谱，并沿动脉长轴扫查。评估肾动脉狭窄患者的超声检查结果应记录双侧肾动脉起始处经角度校正后的多普勒频谱。主动脉的多普勒频谱也需要角度校正。在肾动脉纤维肌性发育不良患者中，要么记录双侧肾动脉中段1/3的评估结果，要么记录起始处和远段1/3（肾门处）的多普勒频谱，比较RI。

6.1.5 超声的临床作用

※ 6.1.5.1 主动脉

6.1.5.1.1 腹主动脉瘤

大多数腹膜后和腹腔动脉超声检查是在疑似腹主动脉瘤患者中进行的。在形态学上，动脉瘤的特征是同心性或偏心性管腔扩张。绝大多数腹主动脉瘤是肾下型（95%），并伴有不同程度的血栓形成。在欧洲，可能的病因如下（按频率降序排列）。

（1）动脉粥样硬化，70% ~ 90%。

（2）特发性主动脉中膜坏死（Bollinger，1979），8% ~ 10%。

（3）包括梅毒在内的微生物感染（20世纪60年代占动脉瘤的20% ~ 30%），占4% ~ 5%。

（4）非细菌性炎性动脉瘤（动脉炎），占3% ~ 5%。

（5）炎症，3% ~ 5%。

（6）先天性，1% ~ 3%。

动脉瘤主要发生在老年人或有基础疾病患者中。它们是在血管壁弹性膜变薄及肌层萎缩的基础上发生的。虽然扩张主要涉及中膜，而非内膜和内膜下层（动脉粥样硬化病变的部位），但欧洲人群中的动脉瘤通常与动脉粥样硬化和吸烟相关。在非洲等其他地区，非细菌性炎症如动脉炎或细菌感染及其后遗症在动脉瘤中占更大比例（20% ~ 30%），更多的年轻人受到影响。血管壁的超声评估可提供关于潜在病因的信息。

在美国和欧洲进行的超声研究显示，65 ~ 74

岁正常人群动脉瘤患病率为2.4%（n=426）（以>4 cm为标准；Collin et al.，1988），一项对1800名50岁以上无合并血管疾病的受试者进行的调查中，动脉瘤患病率为4.9%（以>3 cm为标准，Akkersdijk et al.，1991）。在外周动脉闭塞性疾病或高血压患者中，动脉瘤患病率增加到10%～14%（Galland et al.，1991；Twomey et al.，1984）。大型多中心研究证实患病率为4%～7%，并且表明90%以上的动脉瘤患者吸烟。

因为65岁以上男性的患病率高达4%～7%（Scott et al.，1995；Ashton et al.，2002；Lindholt et al.，2005；Norman et al.，2004），包括德国在内的几个国家已经启动了腹主动脉瘤筛查项目。4项大型多中心研究（包括125 000例65岁以上男性）的荟萃分析结果证实了基于简单B型超声（测量肾下腹主动脉直径）筛查的临床受益和成本效益（Lindholt et al.，2008）。该分析发现高危人群的筛查将腹主动脉瘤破裂率降低至47%，动脉瘤相关死亡率降低至7%，急诊手术率降低至45%。另外，腹主动脉瘤择期手术增加了3倍，这意味着许多如果不治疗也不会破裂的动脉瘤患者接受了腹主动脉瘤手术。

上述腹主动脉瘤的高患病率主要来自20世纪90年代前后进行的研究。此后，患病率有所下降，主要是因为吸烟人数减少了。腹主动脉瘤是一种与吸烟相关的疾病，且与吸烟的数量和持续时间有明确的相关性。一项2009年瑞典进行的研究报道，患病率为2.2%（Svensjö et al.，2011），英国Gloucestershire动脉瘤筛查项目（Gloucestershire aneurysm screening programme，GASP）的数据显示腹主动脉瘤（以>3 cm为标准，>65岁男性）的患病率从1990年的4.7%下降到2009年的1.1%（Darwood et al.，2011）。鉴于这些情况，我们应该重新考虑腹主动脉瘤筛查项目的益处及成本效益。根据Markow的模拟模型，筛选项目的成本效益阈值为1%（Wanhainen et al.，2005）。

除外筛查项目的患者，大多数腹主动脉瘤患者是因为其他不相关问题接受超声检查时偶然发现的（Allenberg et al.，1997）。主动脉瘤的治疗以破裂的风险为导向，其破裂风险随着直径的增加而增加。当考虑手术修复时，必须权衡未经治疗的腹主动脉瘤破裂风险与术中和术后并发症的风险，后者的风险是相当大的，因为动脉瘤通常发生在老年人和多基础疾病的患者中。接受择期手术切除的患者死亡率低于5%，但在动脉瘤破裂的急诊手术患者中，死亡率增加到50%～60%以上。一半的腹主动脉瘤破裂患者在到达医院前已经死亡。

几项对腹主动脉瘤患者的随访研究（Limet et al.，1991；Nevitt et al.，1989；Zöllner et al.，1991）证实，>5 cm的动脉瘤破裂风险明显更高，这就是以5 cm为择期手术切除截断值的原因（表6.2a）。基于比较了自然病史和手术风险的英国小型动脉瘤试验（1998），手术治疗的截断值甚至提高到5.5 cm。<5.5 cm的腹主动脉瘤需要密切观察，如果动脉瘤生长快速（6个月>5 mm）、外周栓塞、疼痛或呈明显“囊状”，建议择期手术。与腹主动脉瘤相关的其他并发症包括周围组织（静脉、肠管）受压和瘘。

表6.2a　腹主动脉瘤的大小和估计的年破裂风险

腹主动脉瘤直径（cm）	年破裂风险（%）
<3	0
3～3.9	0.4
4～4.9	1.1～2.0
5～5.9	3.3～9.4
6～6.9	9.5～15.9
7～7.9	24.0～36.0

资料来源：Brewster et al.，2003。

预防破裂是治疗的指导原则。因此，确定促使腹主动脉瘤稳定的因素至关重要。形态学特征（“囊状”动脉瘤比“纺锤体状”动脉瘤更容易破裂）及血栓形成似乎起一定作用。伴有附壁血栓的动脉瘤生长往往较慢，而与湍流相关的局部峰值压力增加时，生长似乎是加速的，这主要发生在“囊状”动脉瘤。

夹层动脉瘤（图5.44）是内膜撕裂导致血液进入内膜和中膜之间形成长度不等的假腔，血液将内膜与中膜分离。血液从上部的破裂口进入假腔，并在夹层远端再流入正常管腔。大部分主动脉夹层起源于胸主动脉，可延伸到腹主动脉。以远端范围来定义不同的类型，如De Bakey或Stanford分类。经腹超声技术仅用于评估腹主动脉。彩色多普勒超声是一种有价值的成像模式，可为治疗决策提供相关信息，包括远端范围及内脏动脉和肾动脉的受累情况。超声检查可确定动脉瘤是否延伸至主动脉分支（肾动脉和内脏动脉）或内膜瓣对这些动脉起始处的间歇性阻塞。

因此，超声检查提供了动脉瘤开放手术联合补片修补前外科医师所需的所有相关信息，包括动脉瘤的部位（肾上/肾下腹主动脉）、髂总或髂内动脉是否受累、动脉瘤范围、髂动脉和股动脉分叉处是否存在动脉粥样硬化疾病。

腹主动脉瘤的超声特征也为确定适合支架置入术而非开放手术的动脉瘤提供了重要线索。一般来说，以下超声形态学特征排除了血管内治疗方式（除非使用Y型支架）：近端动脉瘤颈短、呈圆锥形，近端扭曲>60°，肾动脉起始处有附壁血栓，存在下极副肾动脉，髂动脉严重扭曲，动脉瘤延伸至髂内动脉。

一旦决定通过腹主动脉瘤腔内修复术治疗腹主动脉瘤，必须进行CT扫描测量以选择合适的支架。

在支架置入术后患者的监测中，彩色多普勒超声成像有助于早期发现支架移位和内漏（Ⅰ型、Ⅱ型、Ⅲ型），从而有助于预防并发症。超声造影可以提高内漏的检出率。

6.1.5.1.2　炎症和动脉粥样硬化

动脉炎也可累及主动脉。炎症（如巨细胞性动脉炎、炎性主动脉瘤）表现为管壁增厚，而非腹膜后纤维化（Ormond病）的血管周围增厚。为了鉴别二者，超声医师必须仔细评估主动脉近端分支及其起始处，以及它们与增厚区域的关系（图6.38、图6.40、图6.85）。

尸检研究表明，动脉粥样硬化这种众所周知的系统性疾病，在腹主动脉发病的时间早于其他动脉，腹主动脉出现动脉粥样硬化病变比颈动脉或冠状动脉早5～10年。

这就是为什么在排除了颈动脉系统动脉粥样硬化病变后，主动脉弓越来越成为寻找栓塞性脑梗死患者栓塞来源的重点。但需要经食管超声心动图（transesophageal echocardiography，TEE）来可靠识别和证实主动脉斑块是栓塞的可能来源。

腹主动脉狭窄也可以通过超声进行评估，因为它通常出现在主动脉远端和主动脉分叉处。双下肢间歇性跛行是最主要的症状，因为良好的侧支循环可以避免更严重的缺血。罕见的主动脉血栓形成可能源于动脉粥样硬化斑块。诱发因素包括凝血障碍、副肿瘤综合征和口服避孕药。主动脉血栓不会引起闭塞，而是以“锥状”的方式向管腔内生长，通常在引起外周动脉栓塞时首次出现临床症状。

Leriche综合征是一种主动脉分叉的闭塞性疾病，包括双侧髂总动脉和主动脉的闭塞，可以上至肠系膜下动脉起始处，甚至是肾动脉起始处。在这种综合征患者中，腿部血液主要由肠系膜和腹壁动脉的侧支循环供应。

※ 6.1.5.2　内脏动脉

急性肠系膜缺血是由肠系膜血管的血流不足引起的，最终可能导致肠梗死。最常见的病因是心源性栓塞。其他机制包括在原有动脉粥样硬化性狭窄基础上的肠系膜动脉主干血栓形成、非闭塞性肠系膜缺血和严重急性静脉血栓（如肠系膜上静脉主干急性闭塞）。

及时取栓或再灌注治疗（8小时内）是防止肠梗死和受累节段切除的关键。症状发作后超过12小时的患者预后较差，面临梗死段肠管切除的风险，如果切除广泛则可发生短肠综合征，甚至死亡（表6.2b）。在急性肠系膜缺血早期，腹痛是唯一的症状，实验室检查指标可正常（表6.3）。临床检查（无腹膜炎、无相关压痛）及B型超声或X线检查也不能提供诊断线索。因此亟需一种在这种情况下可以自由使用的诊断方法。在一项57例患者因急性肠系膜缺血来院就诊的研究中，只有32%的患者在手术或死亡前被正确诊断，有81%的患者死亡（Mamode et al.，1999）。总体死亡率在60%～90%，几乎没有什么改善。只有在缺血症状出现后8～12小时内接受充分治疗的患者死亡率才显著低于30%（Endean et al.，2001；Lock，2001；Luther，2006；Kougias et al.，2007）。

对比增强CT尤其是多层螺旋CT，因其敏感性高，被认为是首选的检查方法，而数字减影血管造影单独作为诊断目的很少被使用。然而，无论是CT血管成像还是数字减影血管造影都不是随时可用的，特别是在夜间。令人惊讶的是，关于彩色多普勒超声在急性肠系膜缺血诊断中的作用，几乎没有发表的数据。当使用适当的技术满足超声成像条件时，彩色多普勒超声可以在早期（即在最初的8～12小时）很好地识别肠系膜动脉主干的近端闭塞及外周闭塞。外周闭塞的可靠识别需要恰当调整器械设置，并了解下游阻塞时近端多普勒频谱波形的间接征象。彩色多普勒超声无创且患者耐受性好，这使它成为可广泛用于疑似肠系膜缺血患者的理想检查方法，尤其是老年患者及多发基础疾病的患者。

表6.2b 急性肠系膜上动脉闭塞死亡率与从出现腹部最初症状到手术的时间延迟关系

最初症状到手术的时间（小时）	数量（例）	死亡（例）
0 ～ 12	11	4（36.3%）
12 ～ 24	16	10（62.5%）
＞24	19	18（94.7%）
总计	46	32（69.9%）

资料来源：Walter et al.，1992。

内脏动脉瘤并不常见，但由于破裂风险较高（特别是脾动脉瘤和肝动脉瘤），因此诊断是非常重要的。内脏动脉瘤通常是在主诉腹部不适的患者接受超声检查时，被偶然发现的。彩色血流成像可以将内脏动脉瘤与其他病变相区别，特别是胰腺假性囊肿。

对于具有腹部绞痛临床体征和症状（餐后疼痛、体重减轻）的患者，超声检查不仅应包括肠系膜上动脉，还应包括腹腔干，甚至可能包括肠系膜下动脉。Riolan吻合术后，闭塞的肠系膜动脉可以通过肠系膜下动脉与胃十二指肠动脉、胰十二指肠动脉和肝动脉（腹腔干）形成良好的侧支循环（图6.23）。这就是为什么肠系膜上动脉严重狭窄或闭塞的患者，仅在伴随其他内脏动脉（腹腔干或肠系膜下动脉）同时狭窄或闭塞时，才会出现临床症状。这些动脉的狭窄闭塞性病变可通过频谱多普勒检查确定，这对于腹痛的鉴别诊断和启动恰当治疗是必需的。

腹腔干狭窄通常是由动脉粥样硬化（在起始处）引起的，由纤维肌发育不良引起者少见。由外部压迫导致狭窄的一个重要病因是正中弓状韧带卡压综合征，或称腹腔动脉卡压综合征。正中弓状韧带引起间歇性狭窄的意义仍有争议。韧带压迫最重要的标准是狭窄程度随呼吸变化。伴随的疼痛很可能是由腹腔神经丛的机械刺激所致。由于内脏血管的侧支循环良好，间歇性压迫引起灌注减少似乎不太可能（图6.19、图6.20、图6.54）。然而，间歇性压迫可能会损伤血管壁，从而导致继发性狭窄。一

表6.3 急性肠系膜缺血的分期

临床和实验室检查结果、诊断实验、治疗、预后	初始阶段：1～6小时	静默间歇：7～12（24）小时	终末阶段：超过（12）24～48小时
临床表现	初始三联征：①严重腹痛，无局部或全身腹膜炎体征，临床腹部正常；②约 20% 的病例有休克体征；③腹泻（缺氧）	复发性疼痛； 轻微局部改变，一般状况恶化，肠麻痹开始	麻痹性肠梗阻； 腹膜炎； 持续休克
实验室检查	——→	进行性白细胞增多； 血清乳酸水平升高； CK 和 LDH 水平增加； 进行性酸中毒	——→
X 线检查	阴性	通常为阴性	液－气平增加
B 超	阴性	阴性	肠袢增厚，内含气体，小肠完（次）全肠梗阻
血运重建可能	+++	++	+
必要的肠切除术	–	+	++
预后	——→	恶化	——→

项手术结果的调查研究证实了这一点，表明只有固定性腹腔干狭窄（包括吸气和呼气）及通过超声检查和血管造影证明有盗血现象的患者才能通过手术获益（Walter et al.，1999）。手术仅适用于有上腹痛和典型腹部绞痛表现（如餐后症状、体重减轻）的患者。

※ 6.1.5.3　肾动脉

为有效治疗高血压，有必要区分原发性高血压与继发性高血压，并在继发性高血压患者中，确定肾血管性高血压的患者，这些患者适合病因治疗。肾动脉超声检查的适应证如下。

（1）高血压检查（动脉粥样硬化性狭窄、纤维肌发育不良）。

（2）区分<50%狭窄、中重度狭窄和闭塞。

（3）修复术后的随访（手术、经皮腔内血管成形术伴/不伴支架置入术）。

（4）疑似肾梗死。

（5）主动脉瘤（与肾动脉起始的空间关系）。

（6）主动脉夹层（可能累及肾动脉）。

（7）移植肾（吻合口狭窄、排斥反应）。

在非选定人群中，肾血管性高血压的平均发病率为1%～4%（Van Bockel et al.，1989；Foster et al.，1973；Olbricht et al.，1991），但也有研究报告的发病率低至0.18%和高达20%（Arlart et al.，1984；Tucker et al.，1977）。这些差异是由于使用了不同的筛查方法、正常受试者和患者不同（存在血管危险因素和伴发疾病、特定的患者亚群）导致的。动脉粥样硬化性狭窄几乎总是发生在起自主动脉的开口处，极少发生在段动脉分支处；它主要影响患有其他闭塞性血管疾病的老年男性。相比之下，纤维肌发育不良引起的狭窄几乎只累及肾动脉的中段1/3，主要发生在年轻女性中（表6.4）。因此，可以根据狭窄的可疑病因对各个肾动脉节段进行选择性超声成像。

在老年动脉粥样硬化患者中探查肾动脉狭窄可能为高血压潜在病因时，检查者必须特别关注肾动脉起始处，此处发生的狭窄很可能>95%。在年轻患者中，纤维肌增生也可能引起肾动脉狭窄，需仔细评估肾动脉全程，特别是中段1/3（表6.4）。大量的研究已经证实了超声在识别肾动脉狭窄中的有效性（表6.5、表6.6）。

表6.4　纤维肌发育不良和动脉粥样硬化性肾动脉狭窄

参数	纤维肌发育不良性狭窄	动脉粥样硬化性狭窄
比例	< 10%	> 90%
年龄	通常< 40 岁	通常> 40 岁
性别	以女性为主	以男性为主
好发部位	通常位于中段 1/3，远段 1/3 少见	起始或者近段 1/3
狭窄后扩张	常见	罕见
可选择的修复方法	经皮腔内血管成形术（旁路）	经皮腔内血管成形术（支架介入，旁路）

表6.5　以血管造影为“金标准”，研究（彩色）多普勒超声识别血流动力学上显著的肾动脉狭窄（肾动脉狭窄>50%）的敏感性和特异性（1995年以前进行的研究）

作者	总肾动脉数量/肾动脉狭窄数量	方法/狭窄标准	敏感性（%）	特异性（%）	参考血管造影
超声成像					
Avasthi 等（1984）	52/26	PSV > 100 cm/s	89	73	IA DSA
Kohler 和 Strandness（1986）	43/–	RAR > 3.5	91	95	–
Ferretti 等（1988）	104/27	PSV > 100 cm/s	100	92	Angio
Taylor 等（1988）	58/14	RAR > 3.5	84	97	–
Strandness（1990）	58/14	RAR > 3.5	84	97	–
Hoffmann 等（1991）	85/64	PSV > 180 cm/s	95	90	–
Schäberle（1989/1992）	91/44	PSV > 140 cm/s	86	83	IA DSA、Angio 和 X 线密度测定

续表

作者	总肾动脉数量/肾动脉狭窄数量	方法/狭窄标准	敏感性（%）	特异性（%）	参考血管造影
彩色多普勒超声成像					
Breitenseher 等（1992）	41/8	PSV > 120 cm/s	17	89	IA DSA
Karasch 等（1993）	277/109	PSV > 180 cm/s	92.7	89.8	Angio、IA DSA、IV DSA
Spies 等（1995）	268/42	–	93	92	IA DSA

注：PSV：收缩期峰值流速；RAR：肾动脉–主动脉流速比值；IA DSA：动脉数字减影血管造影；IV DSA：静脉数字减影血管造影；Angio：常规血管造影。

表6.6　以血管造影作为参考标准，探讨超声识别血流动力学相关肾动脉狭窄准确性的研究。结合不同狭窄标准（直接/间接）提高超声的诊断准确性

作者	数量（例）	方法/狭窄标准	敏感性（%）	特异性（%）	参考方法
Zeller 等（2001）	69（> 70% 狭窄）	RAR > 3.5 ΔRI > 0.5 RAR > 3.5 ΔRI > 0.05	100 77.5 76	60 99 97	血管造影 血管造影 血管造影
Krumme 等（1996）	135（> 50% 狭窄）	PSV > 200 cm/s ΔRI > 0.05	89	92	血管造影
Hong 等（1999）	58（60%）	PSV > 200 cm/s RAR > 3.5 AT > 100 毫秒	91 72 50	75 92 86	血管造影 血管造影
结论：建议联合使用标准					
Motew 等（2000）	41（> 60% 狭窄）	PSV > 180 cm/s AT > 58 毫秒	94 58	88 96	血管造影 血管造影
结论：建议联合使用标准					
Ripolles 等（2001）	60（> 75% 狭窄） 年龄< 50 岁 年龄> 50 岁 年龄< 50 岁 年龄> 50 岁	AT > 80 毫秒 AT > 80 毫秒 AT > 80 毫秒 ΔRI > 0.05 ΔRI > 0.05	89 100 75 90 0	99 100 97 93 100	血管造影 血管造影 血管造影 血管造影 血管造影
结论：ΔRI 和 AT 仅在年龄 50 岁以下的患者中可靠					
Radermacher 等（1999）	226（> 50% 狭窄）	PSV > 180 cm/s 及肾门处 PSV < 25% 的狭窄处 PSV，AT > 70 毫秒	96	98	血管造影
Souza de Oliveira 等（2000）	60（> 50% 狭窄）	AT > 70 毫秒 PSV > 150 cm/s	83.3	89.3	血管造影
Conkbayir 等（2002）	50（> 60% 狭窄）	PSV > 180 cm/s	89	88	血管造影
		RAR > 3.0	86	97	血管造影
		AT > 70 毫秒	48	93	血管造影
		PSV > 180 cm/s 或 RAR > 3.0	92	88	血管造影
		PSV > 180 cm/s 或 RAR > 3.0 或 AT > 70 毫秒	87	86	血管造影

续表

作者	数量（例）	方法/狭窄标准	敏感性（%）	特异性（%）	参考方法
结论：建议联合使用标准					
Kawarada 等（2006）	94（＞60% 狭窄）	PSV ＞ 219 cm/s	89	89	血管造影，狭窄处的压力梯度
Staub 等（2007）	49（＞50% 狭窄）	PSV ＞ 200 cm/s	92	81	血管造影狭窄程度，狭窄动脉内压力测量
		RAR ＞ 3.0 ΔRI ＞ 0.05	83 31	91 97	血管造影 血管造影
	49（＞70% 狭窄）	PSV ＞ 250 cm/s	89	70	血管造影狭窄程度，狭窄动脉内压力测量
		RAR ＞ 3.5 ΔRI ＞ 0.05	84 42	72 91	血管造影 血管造影
结论：建议使用 PSV，结合 RAR（和 ΔRI）可能可以提高特异性					
Solar 等（2011）	94（＞60% 狭窄）	PSV ＞ 180 cm/s	85	84	血管造影
AbuRahma 等（2012）	313（＞60% 狭窄）	PSV ＞ 180 cm/s PSV ＞ 285 cm/s RAR ＞ 3.5 PSV ＞ 180 cm/s 及 RAR ＞ 3.5 PSV ＞ 285 cm/s 及 RAR ＞ 3.5	91 67 72 73 60	41 90 81 81 94	血管造影 血管造影 血管造影 血管造影 血管造影

注：AT：加速时间；ΔRI：双侧肾内RI差异；PSV：收缩期峰值流速；RAR：肾动脉–主动脉流速比。

虽然血管造影是诊断肾动脉狭窄的传统方法，但也有很多种备选方法，并且关于它们的优缺点仍存在争议。2005年ACC/AHA外周动脉疾病患者管理实践指南（Hirsch et al.，2006）支持利用超声成像诊断肾动脉狭窄，然后是CT（对于没有肾功能不全的患者）和磁共振成像，但动脉内数字减影血管造影仍然是“金标准”。这些指南不推荐采用闪烁扫描法或实验室检测（包括卡托普利激发试验）。关于肾动脉狭窄能够诱发高血压及因此予以治疗的狭窄程度（以直径减小为标准）也存在争议。与其他血管一样，血流动力学相关（指＞50%狭窄）并不意味着必然与临床相关。相反，临床相关的狭窄由导致相应靶器官灌注减少的直径减小程度来定义。例如，腿部动脉需氧量随活动的增加而增加，因此狭窄可能只在活动期间导致问题，而不会发生在休息时。一般认为颈动脉直径减少60%～70%会导致相应的器官灌注减少，肾动脉也采用该阈值。然而，简单地应用这些阈值并未考虑到肾动脉与颅外颈动脉的不同，前者没有侧支。研究表明即使直径减小50%的狭窄也会导致动脉内压力梯度明显增加（Staub et al.，2007）。在该研究中，血管造影狭窄率为50%时，平均收缩压梯度为24 mmHg。其他研究者发现，即使跨狭窄压力梯度仅升高10%，肾素也显著上调（De Bruyne Manoharan et al.，2006；Hirsch et al.，2006）。

除了需要一个可以普遍接受的临床相关肾动脉狭窄的阈值外，另一个需要解决的问题是确定可以尝试进行血运重建治疗的狭窄程度低值（经皮腔内血管成形术及支架植入/手术）。在过去，当手术是唯一的治疗选择时，由于其并发症发病率高于经皮腔内血管成形术，手术的使用阈值更高。导管扩张支架置入术的并发症发生率低且成功率高（内部质量保证），临床可以更广泛地使用。必须指出的是，尽管有研究显示肾动脉狭窄扩张手术在降低动脉血压和改善肾功能方面略优于药物治疗，但无循证证据证明这种优势（Balk et al.，2006；Jaarsveld et al., 2003）。关于满足介入治疗或手术治疗要求的狭窄阈值存在分歧，也是关于超声流速阈值和使用的诊断标准（直接或间接）存在争议的根源：大多数学者主张采用较高的流速阈值，建议经皮腔内血管成形术主要用于重度肾动脉狭窄和严重肾功能不全患者；相反，早期经皮腔内血管成形术的支持者建议使用较低的流速阈值（通常是为了防止不可逆的高血压或肾实质损伤）。早期经皮腔内血管成形术的倡导者不采用间接超声诊断标准，因为这些间接标准仅对诊断严重肾动脉狭窄可靠。还要注意的是，经皮腔内血管成形术对伴有继发性动脉粥样硬化病变及肾动脉狭窄的原发性高血压患者无影响。

经超声确诊肾动脉狭窄后，行血管造影术联合同期经皮腔内血管成形术之前，不需要进一步的诊断检查。接受经皮腔内血管成形术治疗的患者，无论是否使用支架，超声也是识别残余狭窄或支架内再狭窄的随访方法。

肾移植术后常规使用彩色多普勒超声检查，可及时发现术后早期血管并发症并防止移植肾手术失败（Aschwanden et al., 2006；Urbancic et al., 2001）。该检查中确定的超声参数，尤其是RI，也可作为后续随访检查的参考。在进一步的移植后随访中，每当注意到移植肾功能恶化或动脉血压升高时，应进行彩色多普勒检查。

6.1.6 超声的测量参数、诊断标准和作用

※ 6.1.6.1 肾动脉

熟练的检查者使用最先进的高端超声仪器应该能够识别和评估大约90%的肾动脉狭窄患者，但是副肾动脉更难识别（Krumme et al., 1996）。对于一个经验丰富的检查者，对肾动脉进行超声评估需要10～20分钟，取决于声窗条件和要回答的临床问题（动脉粥样硬化性狭窄：肾动脉起始处；纤维肌发育不良：中段1/3）。

为了区分血流动力学显著的重度肾动脉狭窄与正常肾动脉和轻度肾动脉狭窄，提出了许多不同的超声扫描技术和参数。这也表明，所有的方法都有其局限性，人们试图通过使用不同的方法来克服这些局限性。肾动脉近段和中段1/3的图像显影不清使得肾动脉狭窄处的血流速度不能直接测量，这促使一些研究人员（Bónhof et al., 1990；Schwerk et al., 1994）去测量并比较双侧肾动脉的RI。这是通过侧腹部冠状切面在动脉远段1/3进行频谱多普勒取样实现的（见6.1.2.3部分）。

在没有单侧肾实质损伤的情况下，双侧正常通畅的肾动脉RI（图1.28）大致相同，发生肾实质损伤会导致血流搏动性增加，从而影响RI。在重度肾动脉狭窄的远段，血流特征是收缩期加速时间延长和收缩期峰值流速下降，而舒张期血流增加，RI降低（图6.8）。肾动脉远段肾门处的RI<0.5提示上游血流阻塞（图6.6）。

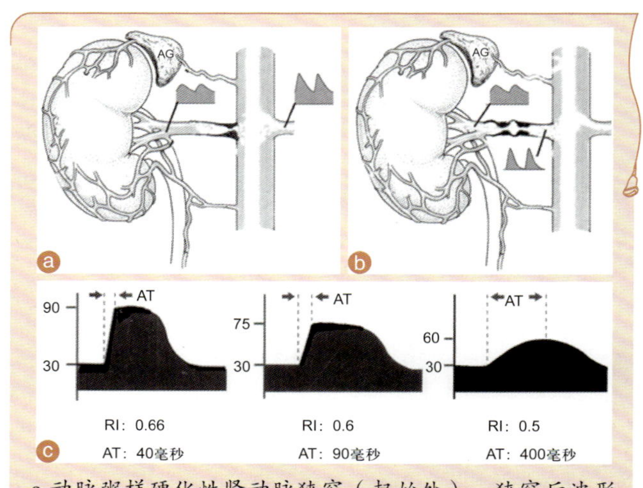

a.动脉粥样硬化性肾动脉狭窄（起始处）。狭窄后波形变化：搏动性减弱，收缩期达峰时间延长，收缩期峰值流速降低，与之相对应的舒张期血流增加。与不狭窄的对侧肾动脉相比，狭窄侧RI降低（图6.6、图6.68）。b.肾动脉纤维肌发育不良。肾动脉中段1/3的狭窄造成的狭窄前及狭窄后波形变化。狭窄上游血流搏动增加，狭窄下游血流搏动减弱，舒张期成分增大，RI降低（AG为肾上腺）。c.肾门处获得的狭窄后肾动脉多普勒频谱波形（间接狭窄标准评估）。图示随狭窄程度增加的频谱形态变化（由左至右）：正常及轻度狭窄、中度狭窄（60%～70%）、重度狭窄。狭窄后压力降低与收缩期峰值流速降低有关，导致RI降低。随狭窄严重程度增加，收缩期上升（即达峰时间或加速时间）延迟。AT：加速时间。

图6.8

该方法在动脉粥样硬化或中层硬化致血管顺应性降低引起血流搏动性增加和RI升高患者中敏感性很差。在这些患者中，即使肾动脉重度狭窄，也与RI<0.5不相关。另外，用血管造影作为“金标准”，单侧RI较对侧降低>0.05（即减少10%）（图6.67），诊断>70%的肾动脉狭窄的敏感性为82%、特异性为92%（Schwerk et al., 1994）。这种方法考虑了弹性降低和系统因素（如高循环或高

血压）的影响，而这些因素可能是狭窄量化时流速测量的误差来源。

这些间接方法的局限性在于会漏诊双侧肾动脉狭窄。而且，结果也受肾实质损伤的影响，因为肾实质损伤会影响RI。尽管肾实质损伤和肾萎缩可以通过B型超声识别，并在测量时考虑到，但仍存在不确定性。长期存在的肾动脉狭窄也可导致肾实质损伤。在这些情况下，RI升高是肾实质损伤的指标，可用于识别诊断时已发生肾损伤而无法从肾动脉再通中获益的患者。如果单侧肾内动脉RI＞0.8～0.85（Radermacher et al.，2000），则存在无法从再通中获益的肾损伤。

RI是反映早期肾功能损伤的敏感指标。尤其是肝肾综合征患者，重度肝硬化与肾皮质血管收缩相关，表现为RI升高。在这些晚期肝硬化患者中，实验室检查显示肾功能受损前RI已经升高（Götzberger et al.，2008）。

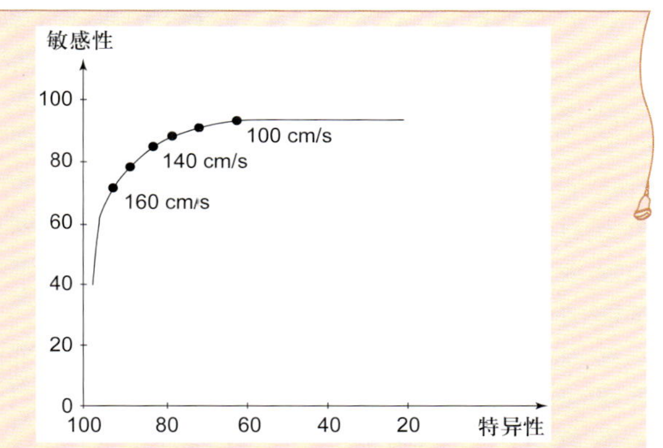

ROC曲线分析通过确定最佳收缩期峰值流速截断值来区别正常肾动脉或肾动脉轻度狭窄与血流动力学明显的肾动脉狭窄（＞50%）。收缩期峰值流速阈值为140 cm/s时，敏感性为86%、特异性为83%，而收缩期峰值流速为160 cm/s时，敏感性和特异性则分别为75%和93%（研究了170条肾动脉，包括明显狭窄者44例，额外将X线密度测定作为参考方法，因为血管造影（在两个平面）一般不可能进行可靠的肾动脉狭窄分级（Schäberle et al.，1992）。

图6.9

6.1.6.1.1　*彩色多普勒超声在肾动脉狭窄检测中的作用*

■ 直接标准

如上所述，已经提出了多种用于肾动脉狭窄检测和分级的标准，报告的彩色多普勒超声诊断的准确性取决于所使用的标准。与“金标准”血管造影相比，报告的收缩期峰值流速敏感性为71%～98%，特异性为62%～98%。这些范围是在将血流动力学相关肾动脉狭窄定义为＞50%或＞60%狭窄的研究中获得的，收缩期峰值流速的截断值采用范围为100～220 cm/s。值得注意的是，早期的研究者联合使用B型和多普勒超声（而非彩色多普勒超声）倾向于采用较低的收缩期峰值流速阈值（＜150 cm/s）（Avasthi et al.，1984；Schäberle，1989，1992；Ferretti et al.，1988；Hansen et al.，1990）（图6.9、表6.5）。然而，没有彩色血流模式显示血流束（射流束），收缩期峰值流速测量更易产生误差，因为角度校正更加困难，尤其是走行更弯曲的右肾动脉（图6.62d）。20世纪90年代早期进行的一些研究（Berland et al.，1990；Breitenseher et al.，1992；Desberg et al.，1990）使用100～120 cm/s的收缩期峰值流速来区分血流动力学相关的肾动脉狭窄和中度肾动脉狭窄（基于颈内动脉狭窄分级的收缩期峰值流速截断值）。

随后的研究（特别是1993年以后，表6.6）采用彩色多普勒超声引导多普勒角度校正光标，主要选取较高的收缩期峰值流速截断值为180～200 cm/s（Staub et al.，2007；Karasch et al.，1993；Motew et al.，2000；Conkbayir et al.，2003；Krumme et al.，1996；Solar et al.，2011）。当使用ROC曲线分析定义的截断值达到敏感性和特异性之间或阳性预测值和阴性预测值之间的最佳平衡时，在一定程度上也反映了主观偏倚和截断值定义的具体情况。一项新近的研究（AbuRahma et al.，2012）发现收缩期峰值流速为200 cm/s患者的敏感性、特异性、阳性预测值、阴性预测值和总准确性分别为89%、54%、56%、88%和68%，而收缩期峰值流速为285 cm/s的敏感性、特异性、阳性预测值、阴性预测值和总准确性分别为67%、90%、81%、80%和81%，根据他们的研究结果，他们提出对于60%的肾动脉狭窄患者，收缩期峰值流速为285 cm/s是理想的截断值。Staub等（2007）报道了收缩期峰值流速为180 cm/s的敏感性、特异性、阳性预测值、阴性预测值、准确性分别为96%、69%、81%、93%和85%，收缩期峰值流速为200 cm/s的敏感性、特异性、阳性预测值、阴性预测值、准确性分别为92%、81%、87%、88%和87%，收缩期峰值流速为250 cm/s的敏感性、特异性、阳性预测值、阴性预测值、准确性分别为78%、92%、93%、75%和84%。根据已发布的数据和临床经验，作者认为收缩期峰值流速为200 cm/s是最佳的截断值。以血管造影为参考标准的ROC曲线分析，较高的收缩期峰值流速截断值具有较低的敏感性和较高的特异性，而较低的收缩期峰值流速截断值具有较高的敏感性和较低的特异性。

在已发表的研究中，其他导致不同收缩期峰值流速截断值的因素如下。

（1）使用超声技术。

（2）角度校正误差（特别是在走行较弯曲的右肾动脉）。

（3）研究对象的人群构成（血管壁僵硬度增加、慢性肾实质损伤、高血压控制不良的影响）。

发表的研究很少讨论收缩期峰值流速如何受到系统因素的影响，如检查期间的血压（图5.50中给出了一个恰当的例子）和血管壁僵硬度。

另一个值得更多注意的问题是所使用的研究方法中参考标准固有的局限性所导致的研究结果质量下降。通常仅可获取肾动脉的斜向血管造影投影（而进行恰当的狭窄分级需要2个平面的血管造影投影）。在大多数研究中，基于超声检查收缩期峰值流速的肾动脉狭窄分级是与前后位的血管造影相对照的。据报道，虽然血管造影检测肾动脉狭窄的准确性高，但不同评定者间狭窄分级的一致性较差（Van Jaarsveld et al.，1999）。因此，作者所在的研究小组进行的一项研究额外使用射线密度测量作为参考方法（Schäberle et al.，1992）。该研究发现收缩期峰值流速截断值为140 cm/s时，患者的敏感性为86%、特异性为83%（图6.9）。而且该研究显示基于收缩期峰值流速的超声分级与X线密度测定法在经皮腔内血管成形术前后均具良好的相关性（R=0.84）（图6.66、图6.14）。

在肾动脉狭窄的偏心性狭窄分级中，血管造影分级与超声分级的差异特别大。原因是血管造影中，偏心性斑块和同心性斑块虽然导致相同的直径减小，但偏心性斑块却没有引起那么严重的血流动力学效应（因为狭窄引起的血流动力学效应是基于横截面积减少，直径减少50%的同心性斑块引起横截面积减少75%，而由直径减少50%的偏心性斑块引起横截面积减少只有50%）。超声评价狭窄的血流动力学效应是根据横截面积的减小程度。因此，血管直径狭窄率相同时，同心性斑块测得的收缩期峰值流速可能是偏心性斑块的两倍。

预测肾动脉狭窄的另一个主要直接参数是RAR。早期研究表明使用RAR>3.5，识别>60%的肾动脉狭窄敏感性为84%～91%，特异性为95%～97%（Kohler et al.，1986；Taylor et al.，1988；Hawkins et al.，1989；Hansen et al.，1990）。新近研究发现该参数诊断准确性较低，为76%～78%，敏感性为73%～84%，特异性为72%～81%（AbuRahma et al.，2012；Staub et al.，2007）。

一些研究者探讨将舒张末期流速作为肾动脉狭窄的诊断标准。但必须注意的是，因为舒张末期流速高度依赖于患者的心率和外周阻力，一旦发生肾实质损伤（与外周阻力高有关，因此舒张末期流速降低），这个标准是不可靠的。

目前尚未见专门验证彩色多普勒超声在肌纤维发育不良导致的肾动脉狭窄患者中价值的研究。主要是肠道气体过多，妨碍了左肾动脉中段的充分评估。通过比较肾动脉起始处和肾门处多普勒频谱波形和RI可以克服该诊断的局限性（图6.8）。在所有充分评估肾动脉中段的患者中，根据连续性方程，计算狭窄处收缩期峰值流速与狭窄前收缩期峰值流速之比（肾动脉的近段1/3）能够可靠地进行狭窄分级（Schäberle，2015）（图6.10）。比值>2，表示肾动脉狭窄直径狭窄率>50%，比值>4，表示肾动脉狭窄直径狭窄率>75%（对于同心性肾动脉狭窄）。同外周动脉一样，收缩期峰值流速比值较收缩期峰值流速绝对值更可靠。

■ 间接标准

其他区域血管波形分析的经验提示，除非是重度肾动脉狭窄，否则肾动脉狭窄的间接标准没有明显改变。因此，两侧肾动脉RI差异>0.05（图6.8c、表6.6）预测50%的肾动脉狭窄敏感性只有31%，特异性为97%（Staub et al.，2007），阳性预测值为93%，阴性预测值为50%，而预测70%的肾动脉狭窄敏感性为42%，特异性为91%（阳性预测值为69%和阴性预测值为77%），也就不足为奇了。Zeller等（2001）也证实即使对>70%的肾动脉狭窄，该参数敏感性也很低，为77%，但特异性为99%。Ripolles等（2001）也报道了该参数敏感性只有50%，但特异性为90%（阳性预测值为69%，阴性预测值为92%）。有趣的是，Ripolles等发现在<50

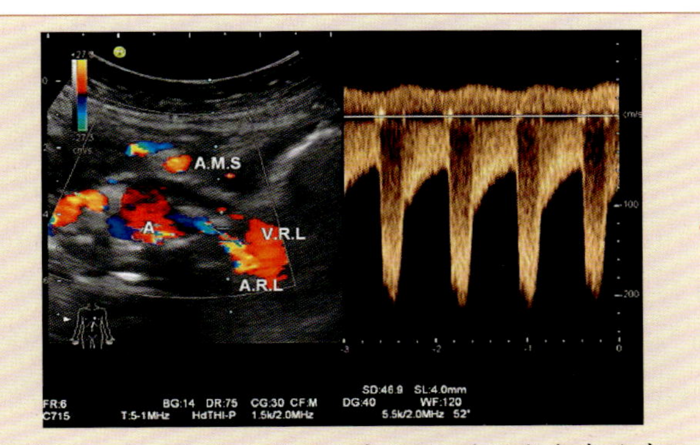

纤维肌发育不良导致肾动脉中段1/3（该类患者狭窄好发部位）50%～60%的狭窄。该患者肾动脉狭窄分级是根据肾动脉狭窄处收缩期峰值流速与肾动脉起始处的狭窄前收缩期峰值流速比值来分级（连续性方程）。收缩期峰值流速比值为2.7（肾动脉起始处收缩期峰值流速为80 cm/s，肾动脉狭窄处收缩期峰值流速为220 cm/s）。A：主动脉；A.M.S：肠系膜上动脉；V.R.L：左肾静脉；A.R.L：左肾动脉。

图6.10

岁的患者中，该参数可发挥充分的作用，敏感性为90%、特异性为99%；＞50岁的患者，该参数敏感性为0、特异性为100%。狭窄后波形主要取决于血管壁的僵硬度和肾实质功能，在动脉粥样硬化和肾实质损伤的老年患者中，典型的狭窄后血流改变（收缩期峰值流速相对于舒张末期流速明显降低，收缩期达峰时间延迟）不太明显。在非对称性肾实质损害的患者中，也可能导致双侧肾动脉RI差异的分析失误。

另一个间接标准是肾门处收缩期上升延迟（加速时间延长）或加速指数降低（Kliewer et al.，1997；Stavros et al.，1994；Postman et al.，1996；Nazzal et al.，1997；Patriquin et al.，1992）。加速时间＞0.07秒为异常，提示直径狭窄率＞60%（Baxter et al.，1996；Kliewer et al.，1997；Stavros et al.，1992；Isaacson et al.，1995；Nazzal et al.，1997；Martin et al.，1991）。需要注意，间接标准对确定中度狭窄（＜70%～80%）没有帮助，因为必须达到一定的水平，通过肾门处超声评估狭窄后血流异常的间接标准才可靠。这同样适用于加速时间，它的敏感性较差（约为50%），但对于直径狭窄率＜80%的肾动脉狭窄患者具有良好的特异性（约95%）（Conkbayir et al.，2003；Motew et al.，2000）。

许多肾脏疾病及其造成的肾损伤可以导致血管RI增加，这些疾病包括急性和慢性肾病、肾小球肾炎、肾盂肾炎、尿路梗阻及肾静脉狭窄闭塞性疾病。加速时间还受到不同因素的影响，如不同情况的肾实质损害（特别是糖尿病肾病）时，动脉壁顺应性改变和微循环紊乱。

如果肠道气体过多或肥胖导致超声对肾动脉中段1/3的扫查受限，比较同侧肾动脉起始处和靠近肾门的远段肾动脉的RI是诊断纤维肌发育不良性肾动脉狭窄的有效诊断标准。重度肾动脉狭窄引起的阻塞将使血流搏动性增强，狭窄近心端RI增高，狭窄远心端由于收缩期峰值流速下降和舒张末期流速相应增加使RI降低（图6.8a、图6.8b）。

6.1.6.1.2　以治疗为导向的狭窄分级

尽管收缩期峰值流速为180～200 cm/s被认为是检测和分级肾动脉狭窄最可靠的参数，但是一些研究人员获得的敏感性和特异性不够理想，因此推荐组合使用各种直接参数和间接参数（表6.6）。联合使用收缩期峰值流速（＞180 cm/s或200 cm/s）和RAR＞3.5这两个参数，3项研究发现其敏感性和特异性约为90%（Staub et al.，2007；Conkbayir et al.，2003；Krumme et al.，1996）。

AbuRahma等（2012）以收缩期峰值流速＞285 cm/s和RAR＞3.5充分评估肾动脉狭窄，与血管造影狭窄60%对照，该组合的敏感性只有60%，但是特异性达94%。该研究中，采用相同的RAR截断值结合较低的收缩期峰值流速＞180 cm/s进行ROC曲线分析显示，尽管特异性降低为81%，但敏感性明显提高，达到73%（表6.6）。

在常规基础上确定参数的组合是不可行的，这就是肾动脉狭窄分级应该主要依赖于收缩期峰值流速测量的原因。其他的参数，如RAR或两侧肾动脉RI差可在不明确的或处于临界状态的患者中使用。在重度肾动脉狭窄的患者中，彩色多普勒超声测得的收缩期峰值流速及本章讨论的其他标准优于血管造影。

重度肾动脉狭窄后血压下降，灌注减少，类似系统性低血压，由受累侧肾脏的肾素-血管紧张素系统反馈调节。长期以来人们认为＞70%的重度肾动脉狭窄（对应收缩期峰值流速＞280 cm/s）才会触发该调控机制。也有学者认为只有这些重度狭窄需要准确诊断和治疗（Textor，1994；May et al.，1963；Muster et al.，1998；Guo et al.，1996）。这种程度的狭窄可以通过其他的间接标准诊断，如（可闻及）湍流。对于一种以治疗为目的的方法，定义一个精确的速度截断值来检出具有血流动力学效应的肾动脉狭窄程度（约为50%）是不太相关的，因此找到最佳的收缩期峰值流速截断值是一个纯粹的学术追求。

后来的研究（包括测量动脉内收缩压差）证实肾血管性高血压可以由较低程度的肾动脉狭窄引起（Gross et al.，2001；Staub et al.，2007）。收缩期峰值流速>200 cm/s时（即血管造影诊断肾动脉直径狭窄率为50%），Staub等（2007）发现平均压差>22 mmHg，提示肾素开始上调的明显肾动脉狭窄（De Bruyne，2006）。这些研究的局限性在于狭窄后的压力是导管经过狭窄处进行测量的（人为引起管腔缩小）。

Strauss等（1993）通过测量髂动脉狭窄处的收缩期峰值流速证实狭窄处管腔内压力下降，只有在重度狭窄时才能得到可靠的结果［简化的伯努利方程：压力梯度（dP）= 4 × 狭窄处收缩期峰值流速^{2}］，对于该方程，狭窄前收缩期峰值流速可以忽略。当狭窄位于肾动脉的起始处时，在主动脉测量的收缩期峰值流速不能当作肾动脉狭窄前的测量值。另外，在伯努利方程（Stock，2009）中偶尔使用狭窄后收缩期峰值流速代替狭窄前收缩期峰值流速［dP = 4 ×（狭窄处收缩期峰值流速^{2}–狭窄后收缩期峰值流速^{2}）］是不准确的，它忽略了经过狭窄处的摩擦和惯性损耗。

Staub等（2007）的研究深刻阐述了在定义肾动脉狭窄主要超声参数（收缩期峰值流速、RAR、RI）的截断值时遇到的问题。高敏感性是以牺牲特异性为代价的，反之亦然。对于一种以治疗为导向的检查方法，理想的肾动脉速度截断值应该检出所有直径减少70%以上的狭窄，也就是说，它应该具有较高的敏感性和较高的阴性预测值，以便可靠地检出大多数研究人员所提倡的需干预的所有患者（Zeller et al.，2003）。在适合经皮腔内血管成形术支架治疗的肾动脉狭窄患者中，诊断检测还应可靠地检出所有较低程度狭窄（50%），因为已证实50%的狭窄与狭窄后压力降低和肾素反应相关。对于这些患者来说，基于患者的临床表现和其他降压治疗的有效性，如果经皮腔内血管成形术预期可以获益，可以考虑行经皮腔内血管成形术。因此，在能从经皮腔内血管成形术治疗中获益的这部分患者中，可以使用较低的收缩期峰值流速截断值，即使需以一定数量的可能不必要的血管造影为代价，也就是基于超声检查结果进一步行血管造影（备行）的经皮腔内血管成形术患者（图6.9）。请注意，在临界性肾动脉狭窄患者中，目前还没有足够的循证医学数据可以证明经皮腔内血管成形术的益处大于降压药（图6.11）。肾动脉RI>0.9（图6.11）提示已发生实质性肾损害，经皮腔内血管成形术不能产生预期的降压效果（Radermacher et al.，2000）。然而，当有非常严重的肾动脉狭窄时，经皮腔内血管成形术可被用于维持肾功能。

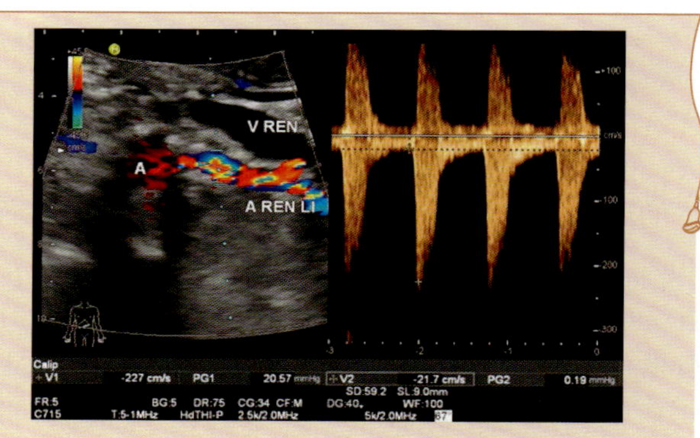

左肾动脉狭窄呈湍流，收缩期峰值速度为230 cm/s，相当于约60%的狭窄。根据科学数据，这是关系到是否应该进行经皮腔内血管成形术的截断值。高RI为0.9，表示肾实质损害。因此，介入治疗中该肾动脉狭窄患者在降低血压方面不能获益。A：主动脉；V REN：肾静脉；A REN LI：左肾动脉。

图6.11

6.1.6.1.3　*超声造影*

令人惊讶的是，一项以血管造影为参考标准，比较超声造影与彩色多普勒超声（color duplex ultrasound，CDUS）在120例研究对象中的38例肾动脉狭窄的临床应用价值，结果出乎意料的好（Ciccone et al.，2011）。该研究报道超声造影的敏感性、特异性、阳性预测值和诊断准确性均为100%，而彩色多普勒超声则分别为84%、0、80%和94%。Claudon等（2000）报道了，与彩色多普勒超声相比，超声造影对肾动脉狭窄的检出率提高了20%（从63.9%提高到83.9%）。Missouris等（1996）早期的一项研究中，使用造影剂微泡后多普勒强度增加20 dB，敏感性从85%增加到94%，特异性从79%增加到88%。综上所述，这些研究结果表明，对于可疑肾动脉狭窄患者，超声造影可以帮助解决彩色多普勒超声无法确定的问题。

超声造影在显示肾包膜下活动性出血及血肿（创伤后或医源性）方面也高度敏感（图6.12）。

6.1.6.1.4　肾动脉支架术后超声随访

超声是肾动脉狭窄患者血管内治疗随访的首选方法（Schäberle，1993）。介入治疗后的患者，目标部位是已知的，多普勒频谱波形可通过血流动力学来更好地定量残余狭窄或复发狭窄。支架良好的可视化有助于超声更好地识别诊断支架并发症（图6.13、图6.14）。

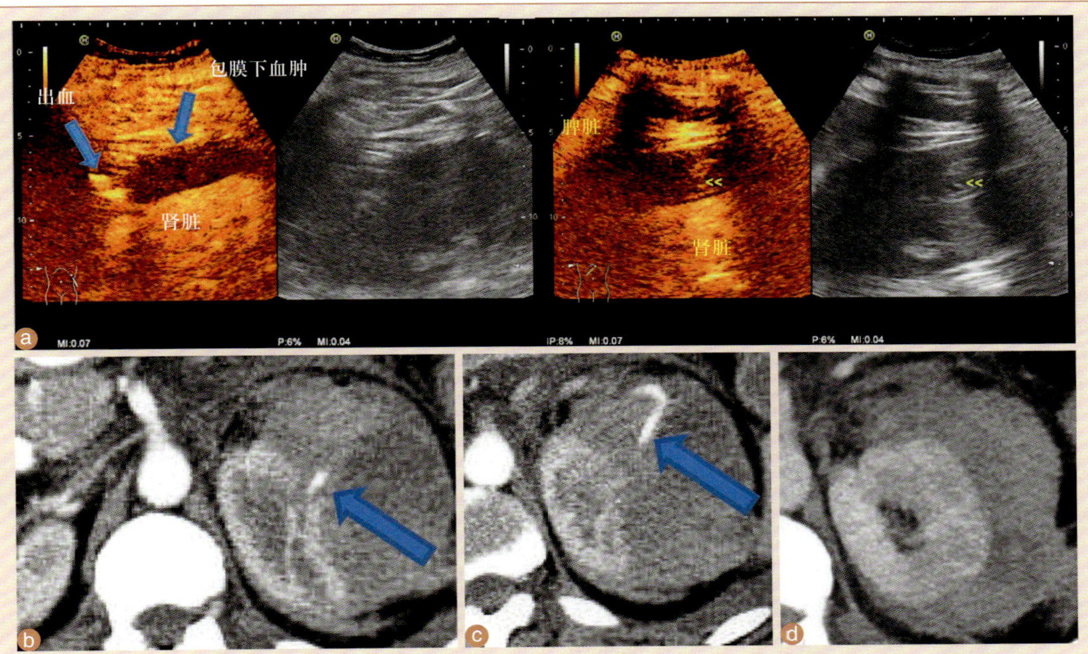

a.伴肾包膜下血肿和腹膜后血肿的医源性肾损伤（结肠旁沟脓肿穿刺并发症）。超声造影显示从穿刺通道到包膜下血肿有活动性出血（箭头）；但是没有进入周围组织的弥漫性出血，而是在穿刺通道处来回流动。这一出血在后续的凝血酶注射治疗后停止（方法详见2.1.6.3部分）。将凝血酶直接注入活动性出血区域后（右侧超声造影图像和相应的灰阶图像），针仍在原位（右侧图示<<），在灰阶图像中针侧面的明显亮点，表示超声造影图像中相应的亮点是注入的凝血酶而非微泡。两幅图像显示同一区域凝血酶注射前（左）和注射后（右），左侧图像是从一个更前的入路（肋下视图）获得的，右侧图像是从一个更后的入路（肋间视图）获得的。b～d.凝血酶治疗前，CT扫描显示出血在动脉期从穿刺通道进入包膜下肾血肿（图b、图c，箭头）。超声引导下凝血酶注射后7天的情况如图d所示（与图a对照）。

图6.12

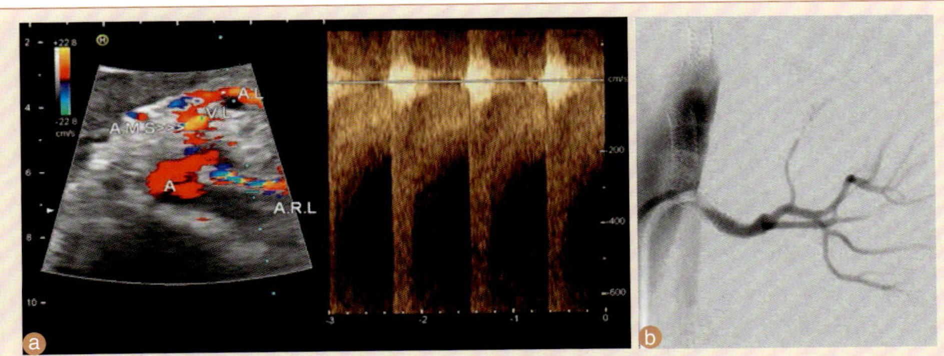

a.重度左肾动脉支架内再狭窄，收缩期峰值速度为5.5 m/s，明显湍流（高回声支架伸入主动脉腔）；b.重度支架内再狭窄血管造影图（肾动脉支架近端伸入主动脉）。该患者肠系膜动脉起始处有另一个支架（投影在主动脉上）。A.M.S：肠系膜上动脉；A：主动脉；A.R.L：左肾动脉；V.L：脾静脉；A.L：脾动脉。

图6.13

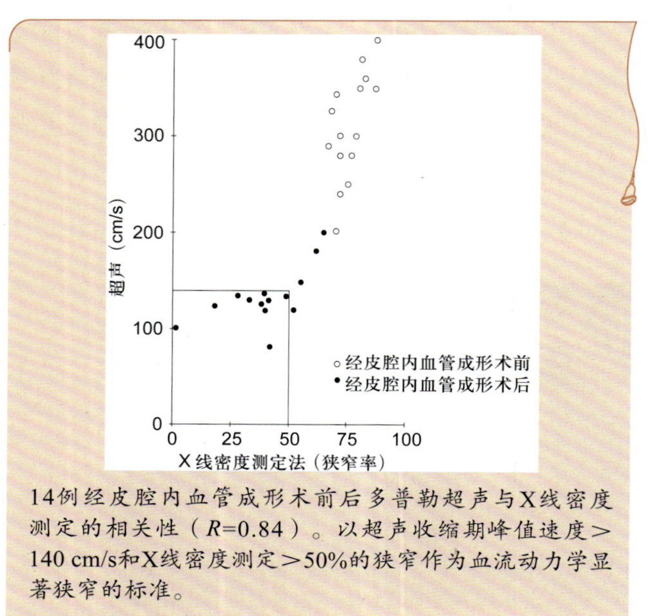

14例经皮腔内血管成形术前后多普勒超声与X线密度测定的相关性（R=0.84）。以超声收缩期峰值速度＞140 cm/s和X线密度测定＞50%的狭窄作为血流动力学显著狭窄的标准。

图6.14

（资料来源：Schäberle et al.，1992）

支架置入术后复发肾动脉狭窄的数据显示使用自体动脉狭窄的收缩期峰值速度和RAP截断值可能会高估支架内再狭窄（图6.13）（Chi et al.，2009；Fleming et al.，2010）。已发表的文献结果相互矛盾。在颈动脉，支架内再狭窄分级需要使用更高的截断值，这是因为与自体动脉相比，支架管壁更坚硬，且支架段管腔更窄。对于＞70%的肾动脉支架内再狭窄，Chi等（2009）使用收缩期峰值流速为395 cm/s和RAR为5.1的截断值获得了最佳诊断效果。Fleming等（2010）分别采用180 cm/s、200 cm/s和250 cm/s的收缩期峰值流速截断值进行ROC曲线分析，以识别＞60%的支架内狭窄。收缩期峰值流速为180 cm/s时，敏感性、特异性、阳性预测值、准确性分别为73%、80%、64%和77%。收缩期峰值流速为200 cm/s时，敏感性、特异性、阳性预测值、准确性分别为68%、80%、63%和76%；收缩期峰值流速为250 cm/s时，敏感性、特异性、阳性预测值、准确性分别为59%、95%、87%和83%。同样，已发表的ROC曲线分析表明，没有对所有情况都适用的单一截断值。如果以识别所有的再狭窄为超声评估的目的，收缩期峰值流速截断值取180 cm/s效果最好（敏感性最高）。如果以识别应进行再次干预的重度狭窄患者为目的，应该使用阳性预测值和特异性最高的收缩期峰值流速截断值（根据Fleming等的结果，收缩期峰值流速为250 cm/s）。

其他研究人员发现支架和自体动脉的速度截断值类似，如收缩期峰值流速＞200 cm/s、RAR＞3.5（Nolan et al.，2005）或收缩期峰值流速＞225 cm/s和RAR＞3.5（RoCha-Singh et al.，2008）。Napoli等甚至使用与自体肾动脉相比更低的截断值来提高识别支架狭窄的敏感性和特异性（收缩期峰值流速采用144 cm/s而非180 cm/s，RAR采用2.53而非3.5）。可以推测，该研究中偏心性RAS患者比例较大（图6.13）。与同心性狭窄相比，造影直径狭窄率相同的偏心性狭窄，其横截面积缩小更少，血流动力学影响更轻，表现为狭窄内收缩期峰值流速增加更小（图2.17、图5.27）。

自体肾动脉狭窄超声诊断性能的研究中，以血管造影为“金标准”所带来的局限性同样也适用于肾动脉支架内狭窄的研究，这些局限性还会受到一些其他因素的影响。局限性包括患者样本量小、回顾性单中心设计、选择偏倚（仅在有临床和超声检查异常的患者中进行血管造影）、没有关于超声成像条件的信息（超声可评估性、角度校正误差），以及未考虑全身性因素对血流动力学的影响。一些研究者意识到这些局限性，因此提醒读者不要扩大其结果的应用范围（Chi et al.，2009；Fleming et al.，2010）。

6.1.6.1.5 诊断流程

彩色多普勒超声非常适合作为可疑肾动脉狭窄患者的一线诊断方法。识别肾动脉狭窄最可靠的参数是收缩期峰值速度＞180（至200）cm/s。已发表的最佳收缩期峰值流速截断值的不一致反映了研究设计的差异和参考标准的局限性。对基于狭窄处收缩期峰值流速超声检查结果不确定的患者，可以进一步进行超声造影或额外使用间接标准来提高敏感性和特异性（Schäberle，2015）。如果额外的超声检查结果仍然不确定，或者肾动脉的超声评估有限，则进一步行磁共振血管成像或CT血管成像检查。研究报道磁共振血管成像的敏感性和特异性为88%～100%（Vasbinder et al.，2001），CT血管成像的敏感性为90%～100%，特异性为92%～98%（Beregi et al.，1997；Kim et al.，1998；Wittenberg et al.，1999；Rountas et al.，2007）。对于CT血管成像，前瞻性多中心高血压患者肾动脉诊断影像学研究（the prospective multicenter Renal Artery Diagnostic Imaging Study in Hypertension，RADISH）报道的敏感性较低为64%，特异性为92%。

临床经验可能与采用标准化研究设计的试验结果不一致。与其他区域血管一样，磁共振血管成像可能高估了26%～32%的RAS严重程度（Glifeather et al.，1999；Krinsky et al.，1996；Steffens et al.，1997），而CT对钙化斑块的识别有限。

当超声检查结果显示临界狭窄，并且临床需要做出正确诊断时，可以进行血管造影，备行经皮腔内血管成形术，而不是补充行CT血管成像或磁共振血管成像（图6.15）。

6.1.6.1.6　肾动脉闭塞

灰阶超声显示肾动脉不清晰，肾脏体积小（长度<8～9 cm），提示肾动脉闭塞。超声成像显示肾动脉起始或肾门处无血流信号，充其量可见孤立的肾内血流信号，提示血流来源于肾包膜静脉。总之，几项病例数较少的研究结果显示准确性为93%（Miralles et al.，1996；Hoffmann et al.，1991；Olin et al.，1995）。为了正确解释超声检查结果，必须使用恰当的设置，包括低脉冲重复频率和足够高的增益（图6.16）。

如果声窗差或肾包膜和包膜下肾实质有侧支循环灌注，特别是来自腹膜后或肾上腺的灌注，可能会漏诊肾动脉闭塞。这种情况下，血流速度明显降低，出现闭塞后血流间接征象的频谱形态。额外的超声造影检查可能有助于提高诊断的准确性（>95%），尤其对外周肾梗死或由段动脉或下极动脉闭塞引起的梗死患者。

6.1.6.1.7　移植肾

肾移植后可能出现两种并发症：血管并发症和移植失败。

血管并发症包括以下几种。

（1）术后早期吻合动脉或静脉闭塞。

（2）作为晚期并发症的移植肾动脉狭窄（发生率为2%～25%）。

（3）动脉瘤和动静脉瘘。

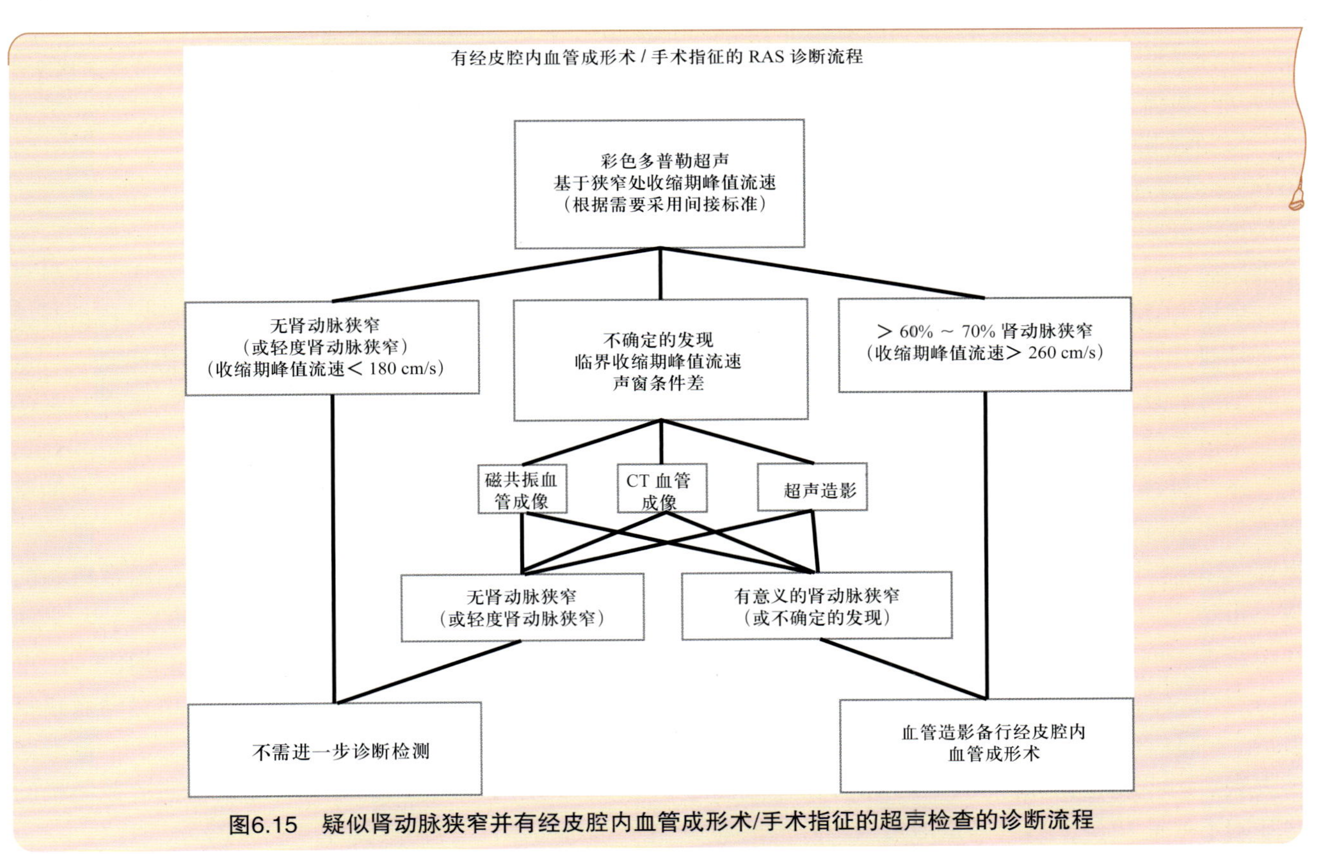

图6.15　疑似肾动脉狭窄并有经皮腔内血管成形术/手术指征的超声检查的诊断流程

第6章

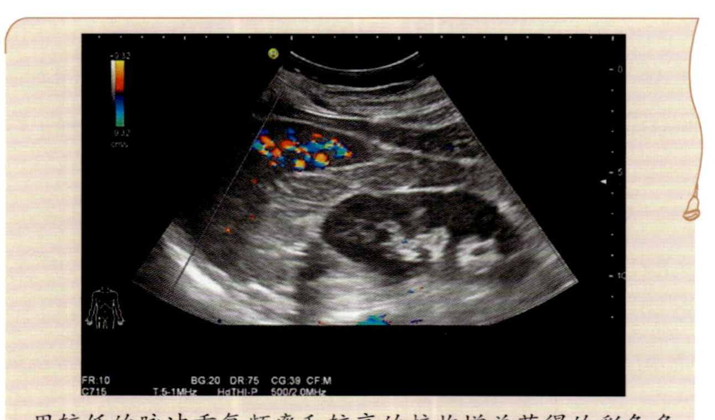

用较低的脉冲重复频率和较高的接收增益获得的彩色多普勒超声图像显示肾门或实质区没有血流信号。在这些仪器设置条件下，脾下极实质内血管可见血流信号，这证实了肾脏确实没有血流。

图6.16 左肾梗死

吻合口狭窄可发生在手术后的头几周或多年后。移植动脉与髂动脉的连接（图6.71）和更浅表的移植血管位置有利于进行超声评估。狭窄标准与自体肾脏相同，但不应使用间接参数，而应该直接根据吻合口或移植肾动脉走行处血流速度的增加来证实狭窄。动静脉瘘主要在穿刺活检后发生，可自行愈合。持续存在的瘘特征是出现彩色“五彩镶嵌状”血流（由于振动出现的伪像）和引流静脉内出现搏动性血流（见第4章，图6.72）。

移植失败可能在移植后立即发生（尿量小于30 mL/h，尿潴留参数逐渐升高）。最常见的原因是急性肾小管坏死。尽管大多数患者的RI>0.9，但仍能维持灌注。

移植肾功能恢复后继发性移植肾功能衰竭主要由急性排斥反应、感染或肾毒性药物作用引起。移植肾动脉或输尿管狭窄可损害移植肾功能。此外，晚期移植失败可能由慢性排斥反应引起。

急性排斥反应通常发生在移植后3个月内，可能源于血管或间质。伴内膜和中膜增厚、纤维蛋白样坏死和继发小血管内血栓形成的血管性排斥反应，可以通过肾动脉早期急性RI增加来识别。伴肾小管炎、间质淋巴细胞浸润和间质水肿的间质性排斥反应，虽然有早期功能障碍，但RI不会明显增加。在血管性排斥反应中，RI增加可能早于临床表现1～5天；但是潜在的RI增加需在连续测量的基础上才能获得，然后确定活检或治疗的适应证（Hollenbeck et al.，1994；Kubale，1987；Rigsby et al.，1987）。

在20世纪80年代，移植肾动脉的RI作为移植物排斥反应的预测因素被高估，其计算公式为RI=（收缩期流速-舒张期流速）/收缩期流速（图1.28、图6.17）。虽然某些形式的排斥反应确实会使RI增加，但RI并不是一个敏感的指标，也不能提供关于肾移植失败原因的线索（Tublin et al.，2003）。另一项研究发现RI>0.8是不良预后的强有力的预测因子（Radermacher et al.，2003）。另一方面，众所周知，在自体动脉中，动脉粥样硬化病变或亚临床动脉粥样硬化（内膜-中膜厚度增加）也可导致RI升高，而移植肾动脉中也可观察到这种RI的升高。

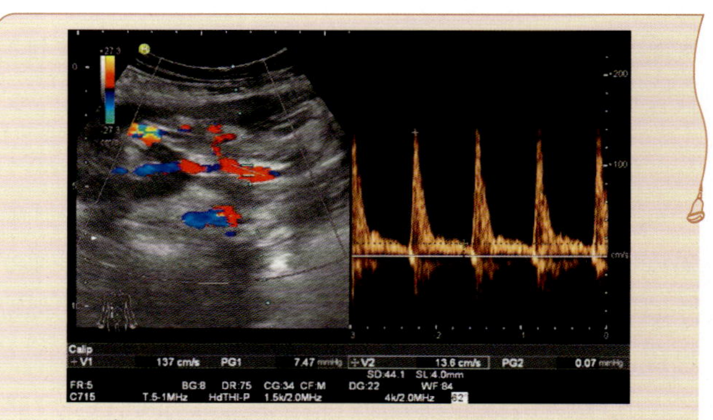

移植肾在左侧真骨盆筋膜下位置，有排斥反应，RI为0.9，根据收缩期峰值速度为137 cm/s和舒张末期速度为13 cm/s计算得到［RI=（收缩期峰值流速-舒张末期流速）/收缩期峰值流速］。取样容积置于肾动脉内，移植肾位于取样容积左侧（段动脉有血流），髂血管显示在肾动脉后方。

图6.17

每次随访时应记录RI，RI变化提示应寻找潜在原因，包括可能需要纠正的血管并发症。移植肾患者RI增加的肾脏原因包括急性和慢性排斥反应、急性肾小管坏死、肾静脉血栓形成、肾盂肾炎和肾小球肾炎。其他原因包括动脉受压、尿路梗阻和药物引起的功能障碍。由于舒张期延长导致舒张末期流速降低，心率慢可导致假性的RI升高。

超声非常适合识别导致移植失败的潜在机制的移植肾血管并发症（Osman et al.，2003）。与自体肾相比，移植肾在真骨盆中位置浅表，通常可以更好地进行超声评估，且伪像较少。移植肾动脉狭窄分级误差的唯一潜在来源是移植动脉弓形走行引起的多普勒角度校正问题导致收缩期峰值流速测量的不准确（图1.23）。

肾静脉血栓形成通常发生在移植后的第一周，占术后早期同种异体移植肾失败的1/3（Orlic et al.，2003；Giustacchini et al.，2002）。据报道发生率为

1%～3%（Aschwanden et al.，2006；Renoult et al.，2000）。移植肾静脉血栓形成的超声表现包括管腔扩张、腔内高回声，以及彩色多普勒超声成像无血流信号。

当静脉回流受阻时，肾动脉搏动更明显，舒张期血流减少，甚至出现舒张期逆向血流（往复血流），与外周动脉的血流特征相似（Aschwanden et al.，2006；Voiculescu et al.，2005）。这种情况下，及时手术取栓是挽救移植肾的唯一措施。血栓形成可能是由肾静脉狭窄引起的，但其原因往往不清楚。肾静脉狭窄表现为静脉血流速度突然显著增加（3～4倍）（Frauchiger et al.，1995；Baxter，2002）；在术后早期，静脉中可出现相当高的流速，特别是在跨过髂动脉的中段（Thalhammer et al.，2006）。

移植肾动脉狭窄（Transplant renal artery stenosis，TRAS）在移植肾功能恶化和顽固性高血压中具有明显的临床意义。TRAS可发生在吻合口，也可由肾动脉扭曲或动脉粥样硬化引起；发生率高达10%（Baxter，2002；Bruno et al.，2004）。在彩色多普勒超声检查中，狭窄表现为沿动脉走行流速突然增加。TRAS多发生在起始处即与髂动脉吻合处，通过计算肾动脉起始处收缩期峰值流速与髂动脉收缩期峰值流速的比值来诊断。对于吻合口狭窄，收缩期峰值流速比值>2，敏感性为80%，特异性为100%（DeMorais et al.，2003）。使用收缩期峰值流速绝对值对TRAS进行分级的问题与自体肾动脉相同。文献中提出的收缩期峰值流速截断值为200～250 cm/s，敏感性为90%～100%（DeMorais et al.，2003；Baxter，2002；Patel et al.，2003）。

动脉数字减影血管造影是明确诊断的“金标准”，而磁共振成像存在伪像，可能导致假阳性结果或高估狭窄程度（Loubyre et al.，1996；Clerbaux et al.，2003）。

动静脉瘘是医源性并发症，活检后发生率为2%～10%（Furness et al.，2003；Merkus et al.，1993；Schwarz et al.，2005）。如果所有患者活检后行彩色多普勒检查，检出率可能>10%，但95%的动静脉瘘可自行愈合（Omoloja et al.，2002）。和所有的动静脉瘘一样，瘘的位置可由血管周围组织振动引起的“五彩镶嵌状”血流来识别。高流量导致舒张末期流速增加，RI由于直接引流入低阻的静脉系统而降低，静脉血流搏动性增加呈动脉化频谱（图6.72）。

※ 6.1.6.2　内脏动脉

6.1.6.2.1　腹腔干

■ 腹腔干狭窄

腹腔干狭窄很少见，可能由动脉粥样硬化或肌纤维发育不良引起。罕见的正中弓状韧带综合征是由于呼气时正中弓状韧带向下运动间歇性压迫腹腔干所致（图6.18）。除非几条内脏动脉同时阻塞，否则动脉粥样硬化性狭窄临床表现并不明显。

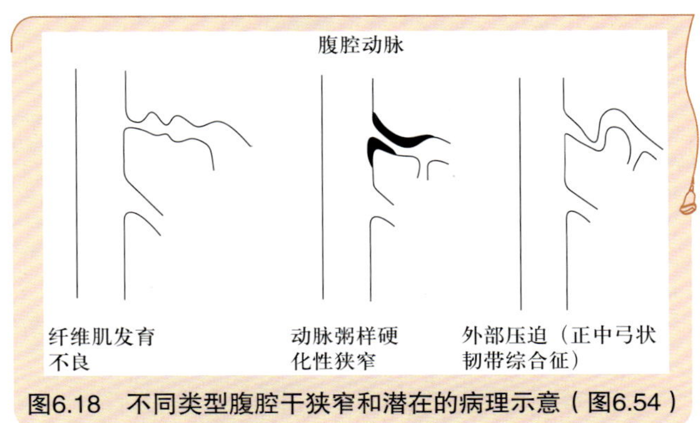

图6.18　不同类型腹腔干狭窄和潜在的病理示意（图6.54）

在一项经血管造影证实的腹腔干狭窄>70%的研究中，收缩期峰值流速截断值为200 cm/s，超声的敏感性为87%、特异性为80%（Moneta et al.，1993a，b，c）。Perko等（1997，2001）发现对于腹腔干50%的狭窄，收缩期峰值流速截断值为200 cm/s，敏感性和特异性均为94%。请注意，这些截断值仅在血管解剖正常的禁食患者中有效。

总体而言，已发表的数据和临床经验提示，收缩期峰值流速>220～250 cm/s（禁食患者）能可靠地识别血流动力学相关的狭窄（>50%）。然而，可能只有狭窄处收缩期峰值流速>280～300 cm/s的重度狭窄（>75%）才会影响肠道血供（图6.22）。

腹腔干闭塞（图6.24、图6.54）可以通过向脾门的侧支或通过胃十二指肠动脉桥接供血。根据侧支循环的不同，脾动脉或肝动脉内可有逆向血流。腹腔血流速度受呼吸调节，因此应在静息状态下呼气末进行测量。

■ 正中弓状韧带综合征

正中弓状韧带（median arcuate ligament，MAL）

综合征或腹腔动脉卡压综合征（最早由Dunbar于1965年进行手术治疗，因此也被称为Dunbar综合征）是间歇性压迫腹腔干近起始处（图6.19），很少压迫肠系膜上动脉。

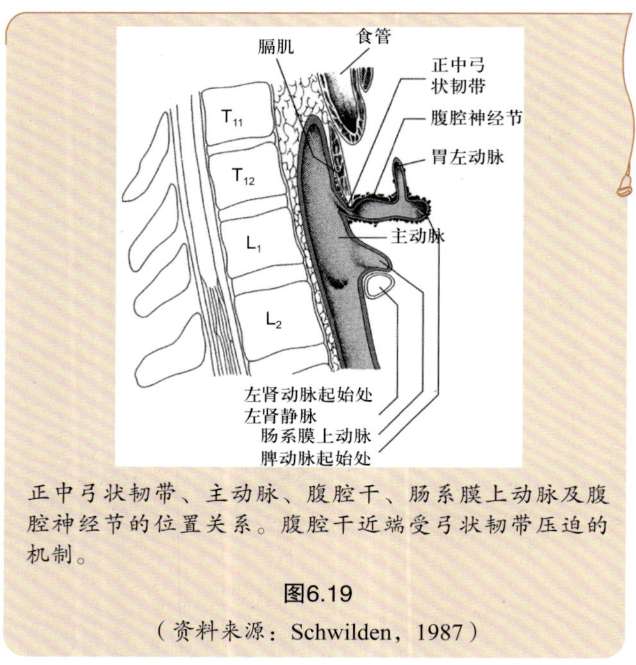

正中弓状韧带、主动脉、腹腔干、肠系膜上动脉及腹腔神经节的位置关系。腹腔干近端受弓状韧带压迫的机制。

图6.19

（资料来源：Schwilden，1987）

现临床症状（上腹绞痛、餐后疼痛及体重减轻）的患者。

必须排除其他可能的原因，如肠系膜动脉粥样硬化狭窄、肿瘤压迫或慢性胰腺炎（图6.20）。

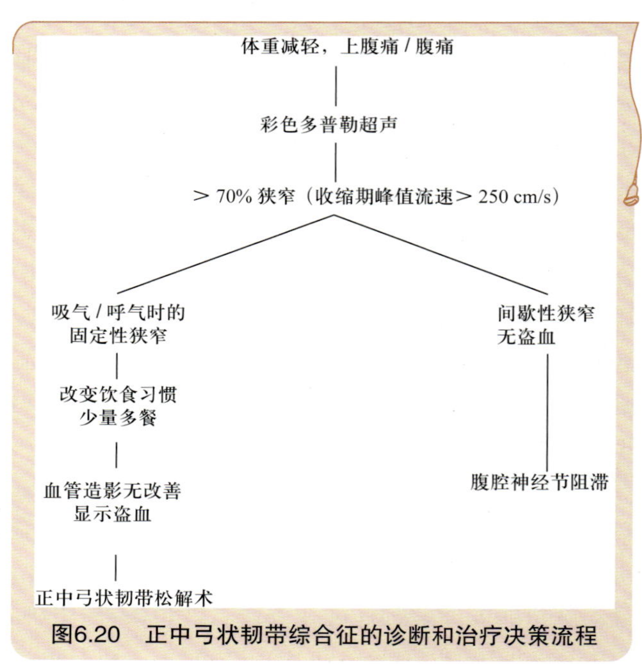

图6.20　正中弓状韧带综合征的诊断和治疗决策流程

其非特异性腹部症状（上腹痛、食欲不振、呕吐）是由血流动力学障碍还是由腹腔神经丛受机械性刺激（已被证实纤维化）引起，目前仍有争议。考虑到腹腔干具有丰富的侧支循环，原发性的血管问题似乎不太可能（图6.54）。

间歇性压迫腹腔干可损伤血管壁，触发血栓物质沉积，导致所谓的固定狭窄和狭窄后扩张，就像身体其他部位的血管卡压综合征一样。上腹痛很可能是由于弓状韧带和膈肌脚对环绕腹腔动脉的自主神经施加压力所致。

与其他通过功能试验确诊的卡压综合征一样，超声是正中弓状韧带综合征的首选诊断方法。该检查在吸气和呼气时进行，以确认韧带对腹腔干的间歇性压迫。呼气时膈肌向下运动，腹腔干起始段间歇性卡压，在血管造影上呈典型的凹状（图6.19）。

当吸气和呼气时收缩期峰值流速超过280 cm/s，提示存在固定狭窄，需要手术治疗。手术很有希望解除与压迫有关的症状，尤其适合超声或肠系膜动脉造影和腹腔动脉造影证实有盗血效应的患者，以及因为该效应而非腹下神经丛（伴随疼痛）压迫出

6.1.6.2.2　内脏动脉瘤

内脏动脉瘤罕见，并且大多数累及脾动脉（图6.61）。内脏动脉瘤破裂是一种危及生命的急症。破裂的风险与动脉瘤直径呈指数级增长。先天性内脏动脉瘤极罕见，其他潜在机制包括动脉粥样硬化、创伤、真菌感染和炎症。高达5%～10%的有多年慢性胰腺炎病史的患者可发生内脏动脉瘤这一并发症。

内脏动脉瘤通常被偶然发现，偶尔会引起非特异性上腹痛症状。它们在B型超声上很明显，呈低回声到无回声的圆形结构（图6.27）。附壁血栓形成时可看到回声分层。通过彩色血流模式显示血流可以区分动脉瘤与胰腺肿瘤或假性囊肿（图6.21、图6.61）。然而大部分血栓形成的动脉瘤可能被误认为是恶性肿瘤。肝动脉瘤术前需要精确定位，这决定了手术方案（图6.60）：胃十二指肠动脉起源近端的肝总动脉瘤可以结扎而不需重建，因为肝脏会通过胃十二指肠动脉供血，而远端的动脉瘤（肝固有动脉）切除则需要血管重建。可以根据超声定位和其与胃十二指肠动脉起源关系确定手术方式。

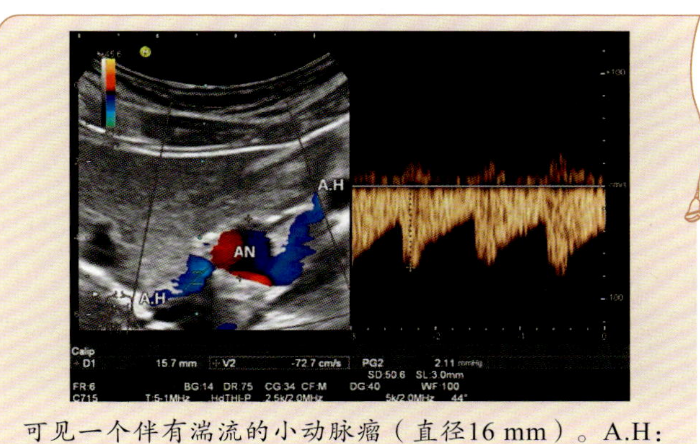

可见一个伴有湍流的小动脉瘤（直径16 mm）。A.H：肝动脉；AN：动脉瘤。

图6.21　肝动脉在肝十二指肠韧带中的走行

6.1.6.2.3　夹层

内脏动脉及肾动脉夹层（图6.88），可以是主动脉夹层的延伸（见6.1.6.3.6部分），也可以是血管内手术（经皮腔内血管成形术）的医源性并发症。其严重程度取决于夹层内膜瓣的范围，可以相对无症状、出现缺血性改变甚至血管阻塞。只有在超声成像条件很好的情况下，才能通过彩色多普勒超声识别从主动脉延伸而来的内膜片。然而，大多数情况下，会探及由于血流中漂浮内膜瓣产生的特征性的异常血流信号（图6.88）和夹层相关的血流阻塞（可以是静态的也可以是动态的）。

6.1.6.2.4　肠系膜上动脉

■ **血流动力学及测量技术**

由于肠系膜动脉的血流量和速度随需求量的变化幅度很大，因此使用速度阈值时，患者必须空腹进行检测，以获得标准化的测量及可靠结果（图6.51）。

进食后肠系膜血流量增加（动脉扩张、血流速度加快），也会受其他生理和病理状态，以及药物的影响。在体力活动后及血管升压素的作用下，出现血流速度和血流量减少的现象。给予胰高血糖素、患有严重甲状腺功能亢进或累及较长节段的急性炎症性肠病急性发作期，可观察到肠系膜动脉收缩期峰值速度和血流量增加（Derko，2001）。

肠系膜动脉血流的定量需要计算平均血流速度和精确测量血管直径。作者团队的肠系膜上动脉直径测量显示，收缩期和舒张期之间相差约为10%，而横截面积差异高达35%。因此，准确的血流测量有必要分别测量收缩和舒张时的内径，依据两种直径的相对权重计算平均血管直径：

平均血管直径/半径（R）

$$R = 1/3 \times (2 \times R_{舒张期} + R_{收缩期})$$

对于直径达到12 mm的血管，使用低发射功率扫查，直径可以使用前缘法进行最可靠的测量（图1.28）。这个方法导致对直径的轻微高估，但直径达到10 mm时，高估的程度比使用内缘到内缘法测量产生的低估程度要小。此外，该方法还使测量误差系统化，这对于连续测量来说是非常重要的。

彩色多普勒超声成像有助于识别肠系膜动脉和肾动脉。一旦显示目标动脉，即获取多普勒频谱进行血流动力学评估。在良好的超声成像条件下，彩色血流成像可提示狭窄，但有必要通过频谱多普勒证实。根据临床需求，应在血管起始处使用频谱多普勒进行测量，这是内脏动脉粥样硬化性狭窄最常发生的部位。

内脏分支动脉粥样硬化性狭窄通常发生在其起自主动脉的起始处（图6.22）。外周分支受累仅见于合并广泛中膜硬化的糖尿病患者。如果3支内脏动脉中只有1支发生了严重的动脉粥样硬化性狭窄，那么在大多数情况下，已存在的侧支通路的代偿性扩张将确保足够的灌注。

一般来说，只有在一条以上的内脏动脉闭塞或狭窄或侧支循环不良时，慢性肠缺血才表现为腹部绞痛。典型的症状是餐后疼痛。B型图像显示钙化斑块提示狭窄，但只有出现流速增快的湍流或闭塞时，血流信号缺失才能明确证实。

慢性肠系膜动脉闭塞是由于动脉粥样硬化所致，并与腹腔干（主要累及胰十二指肠动脉）和肠系膜下动脉（Riolan吻合；图6.23）广泛侧支形成有关。但主要的侧支（胃十二指肠动脉、脾动脉和肠系膜下动脉）通常可以被超声检测到（图6.58b ~ 图6.58c、图6.23）。血管造影能够更好地显示总体情况和侧支通路。具体来说，扩张的胃十二指肠动脉可以在胰头通过多普勒超声显示出来。对于慢性肠系膜缺血患者，因为腹部绞痛（进食后腹痛），体型往往较瘦，超声评估更为容易。肠系膜上动脉远端充盈，呈闭塞后血流，表现为收缩期上升延迟及峰值流速降低、RI下降（图6.58）。

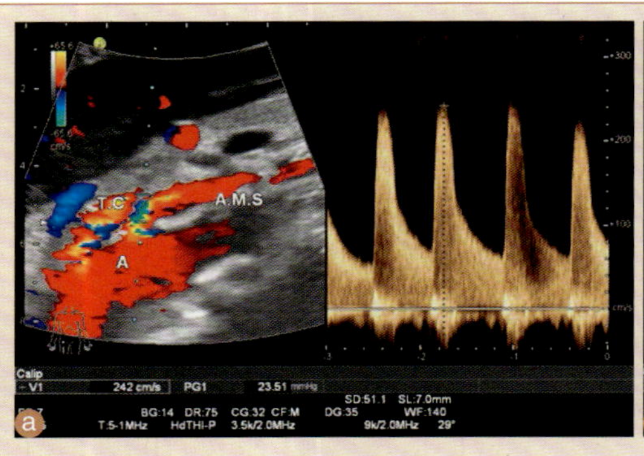

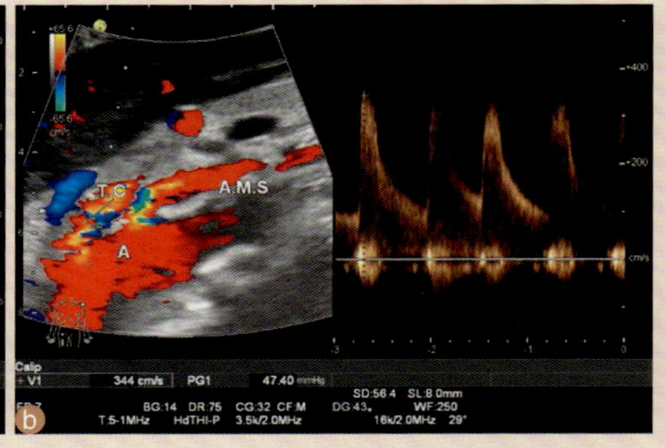

肠系膜上动脉狭窄约50%，收缩期峰值流速为242 cm/s（图a图像和波形）；腹腔干狭窄>70%，收缩期峰值流速为344 cm/s（图b图像和波形）。该患者舒张期血流速度高是由于从肠系膜上动脉发出的右肝动脉（图6.3b～图6.3d、图6.51、图6.52）。注意，当进食后进行检查时，也可以看到血流速度加快，并且弯曲的动脉很难进行多普勒角度校正。A.M.S：肠系膜上动脉；T.C：腹腔干；A：主动脉。

图6.22

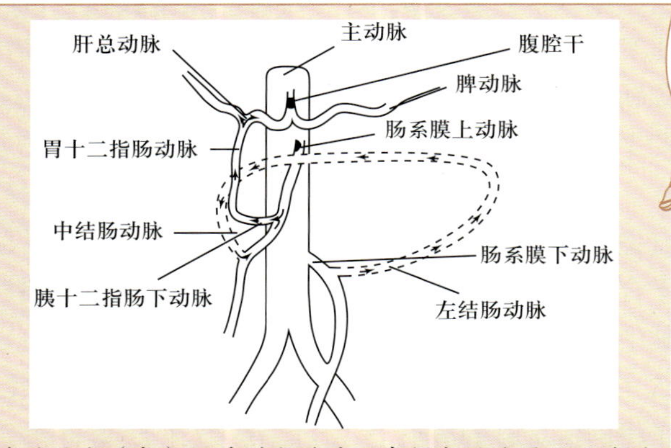

腹腔干和（或）肠系膜上动脉闭塞侧支通路图：肠系膜下动脉（译者注：原著中误为肠系膜上动脉）和中结肠动脉之间的Riolan吻合（虚线）是肠系膜上动脉闭塞的主要侧支途径。腹腔干与肠系膜上动脉之间的侧支包括胰十二指肠动脉和连接肝动脉的胃十二指肠动脉。

图6.23

■ 肠系膜动脉狭窄的超声分级

小样本量的几项研究表明彩色多普勒超声在检测腹部绞痛患者血流动力学相关肠系膜动脉狭窄方面具有良好效果。尽管研究者一致认为超声对于肠系膜动脉主干，特别是肠系膜上动脉起始处有良好的评估能力，但关于最佳流速参数（收缩期峰值流速与舒张末期流速）和最佳截断值（表6.7）存在分歧。一些研究者主张收缩期峰值流速作为肠系膜动脉狭窄分级的最佳指标（Moneta et al.，1991；Bowersox et al.，1991；AbuRahma et al.，2012；Mitchell et al.，2009），而其他研究者则主张使用舒张末期流速（Zwolak，1999；Perko et al.，1997）。众所周知，收缩期峰值流速受到多种因素的影响，包括检查时的收缩压、交感神经紧张、药物，以及距上一餐的时间，甚至呼吸时相似乎也起作用，一些研究者发现呼气期间收缩期峰值流速较高（van Petersen et al.，2013；Seidl et al.，2010）。该观察结果可能是由于膈肌脚暂时压迫动脉所致（轻度正中弓状韧带综合征）。需要注意的是，肠系膜上动脉近段在呼气时可能更加弯曲，导致多普勒角校正时出现误差（图6.55）。

考虑到系统因素对收缩期峰值流速绝对值的影响，一些研究者探索使用由肠系膜上动脉起始狭窄处收缩期峰值流速和主动脉收缩期峰值流速计算得出的比值。然而，AbuRahma等（2012）发现，与收缩期峰值流速绝对值相比，使用收缩期峰值流速比值>3.5，作为确定>50%狭窄的截断值和收缩期峰值流速比值>4.5，作为确定>70%狭窄的截断值，其精确度较差，为70%～80%。

另一个可选择的速度参数即舒张末期流速，也未能提高诊断的准确性（AbuRahma et al.，2012）。相比收缩期峰值流速，舒张末期流速受更多的额外因素（炎症性肠病、心率）影响，解剖变异也会影响舒张末期流速。值得注意的是，当右肝动脉起源于肠系膜上动脉时，舒张末期流速较高。

多普勒角度校正误差会导致收缩期峰值流速和舒张末期流速的测量误差。当肠系膜上动脉近端呈弓形走行时，将角度校正光标与血流方向对准是困难的。吸气时膈肌向下运动，肠管下拉肠系膜根部，拉直肠系膜动脉，可以改善多普勒角度（图6.55）。

表6.7　多普勒超声诊断肠系膜动脉起始处狭窄的敏感性、特异性、阳性预测值、阴性预测值、总准确性

参数［研究（截断值）］	敏感性（%）	特异性（%）	阳性预测值（%）	阴性预测值（%）	总准确性（%）
≥ 70% 狭窄（Moneta，1993）（收缩期峰值流速≥ 275 cm/s）	92	59	56	93	71
≥ 50% 狭窄（Bowersox，1991）（收缩期峰值流速≥ 300 cm/s）	86	89	91	83	87
＞ 50% 狭窄（Perko，1997）（收缩期峰值流速＞ 275 cm/s）	93	80			
＞ 50% 狭窄（AbuRahma，2012）（收缩期峰值流速＞ 295 cm/s）	87	89	90	84	88
＞ 70% 狭窄（AbuRahma，2012）（收缩期峰值流速＞ 400 cm/s）	72	93	81	85	85
≥ 50% 狭窄（Zwolak，1998）（舒张末期流速≥ 45 cm/s）	79	79	84	72	79
≥ 50% 狭窄（Perko，2001）（舒张末期流速≥ 70 cm/s）	47	98	97	57	68
＞ 50% 狭窄（AbuRahma，2012）（舒张末期流速＞ 45 cm/s）	79	79	82	69	79
＞ 70% 狭窄（AbuRahma，2012）（舒张末期流速＞ 70 cm/s）	65	95	86	81	84
＞ 50% 狭窄（AbuRahma，2012）（收缩期峰值流速比值＞ 3.5 cm/s）	69	78	79	68	73
＞ 70% 狭窄（AbuRahma，2012）（收缩期峰值流速比值＞ 4.5 cm/s）	67	83	65	84	78

注：收缩期峰值速度、舒张末期速度和收缩期峰值流速比值使用不同截断值获得的结果。以血管造影为参照标准，使用ROC曲线分析确定截断值。收缩期峰值流速比值为肠系膜上动脉起始狭窄处峰值流速/主动脉峰值流速。

作者的实践经验表明，对于＞50%狭窄收缩期峰值流速的截断值为280 cm/s，＞70%狭窄收缩期峰值流速的截断值为350 cm/s，在临床中可提供足够的准确性。AbuRaham等（2012）使用4 m/s的收缩期峰值流速截断值来识别70%的狭窄（表6.7），发现敏感度相对较低为74%，特异性较高为93%，表明该截断值略高。还应指出的是，肠系膜动脉50%狭窄的诊断几乎没有临床意义。腹部绞痛是由较重度狭窄引起的，因为在这一区域有良好的侧支循环，只有当几条动脉（腹腔干、肠系膜下动脉）均受累时，才会发生狭窄闭塞性病变。最后，血管造影在两个平面评估肠系膜动脉起始处在技术上也具有挑战性。

支架改变了血流动力学参数，在评估支架内再狭窄时应使用更高的速度阈值。支架降低了动脉壁的弹性且减小了动脉管腔内径，导致血流搏动性和收缩期峰值流速升高。AbuRahma等（2012）建议肠系膜动脉支架置入术的血流速度截断值增加20～30 cm/s，与自体动脉狭窄相比，相当于收缩期峰值流速增加了10%（图6.24a）。Armstrong（2007）建议舒张末期流速为50～70 cm/s或狭窄后收缩期峰值流速＜40 cm/s和狭窄处收缩期峰值流速＞300 cm/s的患者应进行血管造影和再干预。这一收缩期峰值流速似乎相当低，大多数无症状的支架内再狭窄患者只要狭窄处收缩期峰值流速保持在400 cm/s以下就不需要再干预。

6.1.6.2.5　急性肠系膜动脉闭塞

由栓塞引起的急性肠系膜闭塞，很容易通过（彩色）多普勒成像可靠地显示证实，如果栓塞位于靠近肠系膜动脉起始段则没有彩色血流信号。另一方面，诊断外周肠系膜动脉闭塞是一个难题。如果有广泛的小肠梗死，而肠系膜动脉主干未闭，栓子通常出现在空肠动脉分支的分叉处或更远处的回结肠动脉和右结肠动脉的起始处。如果分支动脉是通畅的，如中结肠动脉或空肠分支的近端部分，那么肠系膜动脉主干也是通畅的。相应的多普勒频谱波形（图6.25、图6.56、图6.57）反映了通过弓形侧支供血区域内整体血流量减少和周围分支动脉扩张，收缩期峰值速度降低，外周阻力降低使舒张期成分更大，RI降低。

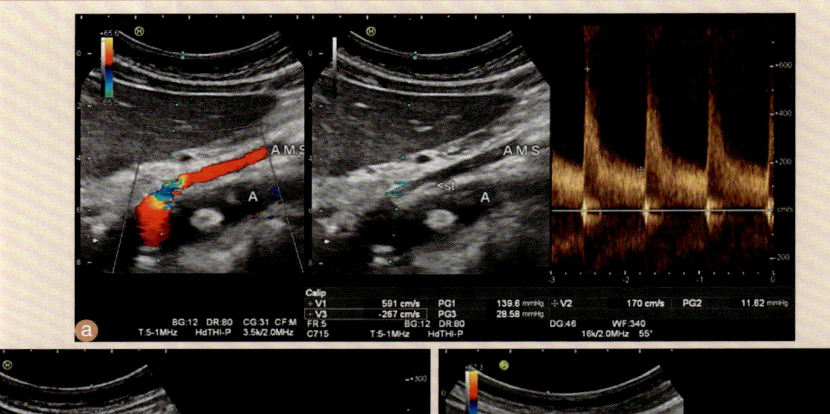

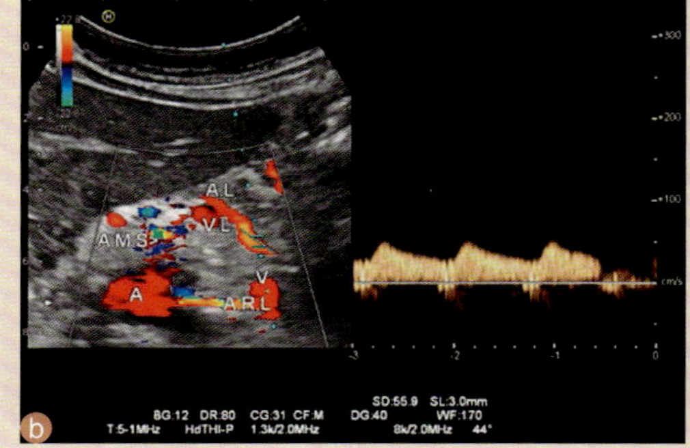

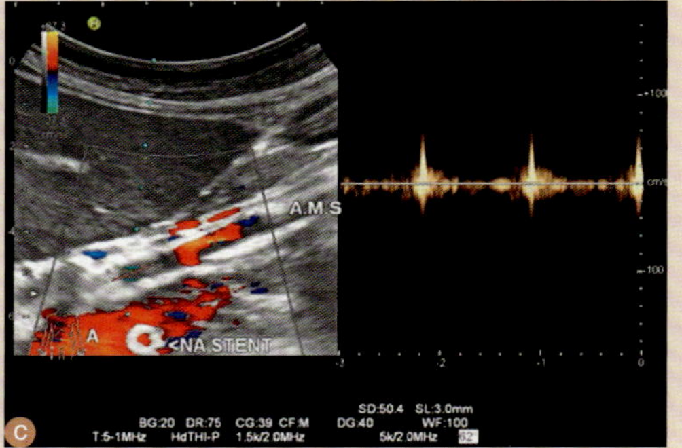

a.患者有缺血性肠穿孔右半结肠切除术病史，严重肠系膜上动脉支架内再狭窄，收缩期峰值速度为580 cm/s（与图6.13同一患者）。b.同时伴有腹腔干闭塞，肝脏由脾动脉供血，脾动脉血流逆向，即流向肝动脉（红色，朝向探头）。脾动脉频谱显示搏动性减弱。脾动脉由从胰尾到横结肠系膜的扩张的小动脉供血。这些动脉依次由肠系膜下动脉的分支供血。患者拒绝再进行干预。c.1年后，患者出现肠缺血，肠系膜上动脉支架闭塞。远端肠系膜上动脉由胰十二指肠侧支供血。脾动脉（血流逆向）现在不仅供应肝脏，而且供应远端肠系膜上动脉（图6.23）。结合患者的临床表现，这些超声检查结果提示应立即进行血管内再干预。A.M.S：肠系膜上动脉；A：主动脉；st：支架；A.L：脾动脉；V.L：脾静脉；A.R.L：左肾动脉；NA STENT：肠系膜上动脉内支架。

图6.24

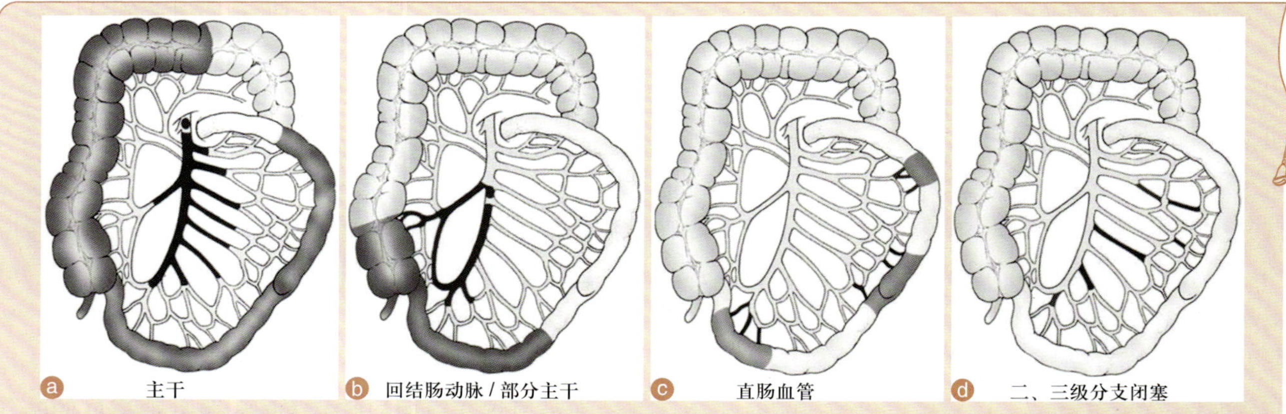

肠坏死的范围随动脉闭塞部位不同而变化。个别空肠分支闭塞不会导致急性肠缺血，因为动脉弓未闭的空肠分支可提供侧支循环（图d）。直肠血管参与NOMI（图c）。近端闭塞而肠系膜动脉主干仍通畅，与长段肠坏死相关，预后较差。通畅的肠系膜动脉多普勒频谱波形出现异常改变（图a，图b）。其余的未闭分支扩张，通过动脉弓保证足够的血液供应，血流搏动性降低，阻力降低，通过未闭肠系膜动脉的总血流量减少（收缩期峰值流速降低）。

图6.25 急性肠系膜动脉闭塞

随着闭塞分支数目的增加，波形的变化变得更加明显，离栓子的位置越近，波形变化就越明显（图6.57）。因此，这些多普勒频谱变化结合上述RI和收缩期峰值流速降低，促使我们使用彩色多普勒超声在纵切面和横切面仔细观察每条肠系膜动脉分支远端以评估血流（图6.26）。当肠系膜动脉更远端闭塞时，多普勒波形变化就不那么明显了（如只影响少数空肠分支）。然而，受累的血管数量几乎没有临床意义，且不影响患者预后，因为可以通过通畅的分支和弓形侧支血流来补偿。

在腹部，彩色多普勒超声通常具有足够的分辨力可以评估肠系膜动脉主干及其外周段和起源于它的空肠分支起始段的血流（图6.26、图6.57）。超声检出单个空肠分支闭塞并无治疗意义。最重要的目的是及时检测肠系膜动脉闭塞并在缺血导致小肠广泛坏死之前通过手术恢复血流。因此，超声评估肠系膜动脉从起点到脐水平的主干血流是足够的。必要时，肠系膜动脉超声检查应包括空肠分支的起源部位（图6.26）。超声无法检测非闭塞性肠系膜缺血（nonocclusive mesenteric ischemia，NOMI），其他成像方式，如CT血管成像或血管造影也不能有效地检测NOMI。NOMI常导致坏死，无论症状出现时间多长，往往需要切除受累的肠段。

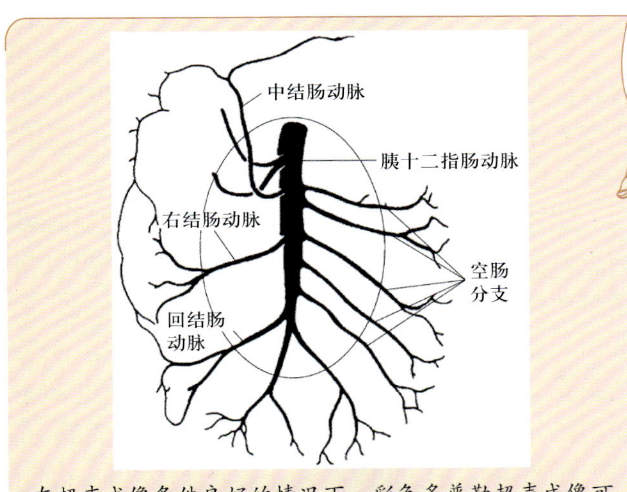

在超声成像条件良好的情况下，彩色多普勒超声成像可显示主干、空肠分支、右结肠动脉和回结肠动脉（可显示区域已被勾勒出）。

图6.26　肠系膜上动脉分支及其侧支

（资料来源：Kubale，1994）

作者从1997年到2004年连续观察101例患者的经验中总结并证实了超声的作用。这些患者临床上高度怀疑肠系膜动脉闭塞并且有特征性疼痛史，持续时间少于24小时。19例（19%）患者疑似肠系膜动脉闭塞，根据上述标准经超声确诊，并根据超声检查结果进行外科手术取栓，术中证实了超声检查结果。9例手术患者仅肠系膜外周动脉主干闭塞。另有4例患者（4%）因外周段阻塞而出现NOMI，未引起频谱波形变化，多普勒超声未能检测出。大多数情况下，这些病例只有一个较短的肠段需要切除。62例患者（61%）经超声排除了急性肠系膜动脉闭塞，随着临床进程或因其他急腹症进行手术进一步证实了这一结果。101例患者中有16例（16%）由于声窗条件差或频谱多普勒诊断不明确而行血管造影或CT血管成像。

Danse等（1996）的研究结果证实了多普勒超声诊断急性肠系膜动脉闭塞的性能。在该研究中，770例急诊收治的急性腹痛患者中，超声正确诊断其中的5例肠系膜上动脉闭塞患者。另一篇相当全面的综述（Cappell，1998），作者称超声是急性肠系膜缺血的非标准诊断方法，但没有为这一结论提供可靠的科学证据。

B型超声的影像学特征也能为急性肠缺血患者提供诊断线索。肠壁水肿的快速发展表现为“牛眼征”。病程进一步进展发生肠壁坏死，肠蠕动消失，肠壁进一步增厚，受累肠袢周围出现游离液体。在晚期阶段，肠壁和门静脉出现气泡（Seitz et al.，1994）。

B型超声和CT检测到缺血性肠壁改变（Gebhardt et al.，1989；Danse et al.，1996，2009）通常提示为不可逆的损伤，受累肠段无法挽救。彩色多普勒超声评估急腹症时检测到增厚肠壁附近的血流信号可能有助于排除缺血性病因。

当超声发现肠袢增厚且需要判断是否存在缺血时，可使用高分辨力超声探头寻找肠壁或邻近肠系膜的血流信号（高增益及低脉冲重复频率但不产生伪象）。彩色多普勒超声成像检测到的血流应通过多普勒频谱确认，明确存在血流可排除缺血性原因，多普勒频谱中大量舒张期血流信号提示炎症原因（图6.59）。

超声造影检查也可以为怀疑肠系膜缺血的患者提供有用的信息。有研究报道了超声造影的敏感性、特异性、阳性预测值和阴性预测值分别为94%、100%、100%和97%（Hamad et al.，2007），以及85%、100%、100%和91%（Hata et al.，2005）。在这些研究中，作者并没有研究肠系膜动脉主干，而是研究B型超声显示形态异常（增宽或管壁增厚）节段的肠壁是否存在血流信号增强（或无血流信号）。超声造影检查更耗时。文献检索仅见1例基于超声微泡诊断肠系膜动脉主干闭塞的个案报告（Giannetti et al.，2010）。

由此可见，彩色多普勒超声并不是推荐的一线影像学诊断检查，因为它具有一些局限性，包括依赖于检查者的技术、良好的超声检查条件，且不能全面评估肠系膜区域。当由经验丰富、技术熟练的检查者使用条件设置恰当的仪器进行检查时，彩色多普勒超声是非常及时有效和准确的工具，可早期识别需治疗的急性肠系膜动脉闭塞的急诊患者。对腹痛患者常规进行超声检查，并对肠系膜动脉干补充进行彩色多普勒超声评估，几乎不需要额外的时间（＜5分钟）。当彩色多普勒超声检查结果明确时，可以进行临床治疗，诊断不明确时需进行CT血管成像确诊。

在急性肠系膜动脉闭塞晚期，受胀气、疼痛、患者依从性差的影响，超声成像条件不佳。在该阶段，手术指征建立在临床基础上（但预后很差），而超声检查结果参考价值不大。相反，在早期阶段，仅凭临床表现不足以证明需急诊手术（表6.3），大多数患者可进行充分的肠系膜动脉干及其近端分支的超声评估。

腹膜炎或败血症患者的肠系膜动脉RI表现为降低。在这些患者中，RI不作为诊断指标，手术指征建立在临床表现或其他附加检查（B型超声或其他影像学检查方法）的基础上。败血症或腹膜炎患者与肠系膜动脉远端闭塞患者相比，多普勒频谱波形不同之处在于，尽管舒张期流速增快，收缩期峰值流速仍然较高且接近正常（通常肠系膜动脉闭塞时收缩期峰值流速降低）。

间接的超声指标不能量化诊断，如果存在，提示应进一步进行血管造影明确诊断，或者结合临床表现，如果有必要则需要行开腹手术。低血压和心动过速，如感染性休克或广泛性腹膜炎时，也会引起显著的血流动力学改变，导致多普勒频谱波形异常。因此，肠系膜动脉的频谱波形解释必须结合临床表现。然而近端肠系膜上动脉的RI降低伴收缩期峰值流速和平均血流速度降低，表明部分肠系膜动脉分支血管出现闭塞。

肠系膜上动脉狭窄闭塞性病变的超声表现如下。

（1）狭窄：收缩期峰值流速＞250 ~ 280 cm/s。

（2）近段闭塞：肠系膜上动脉起始处无血流信号。

（3）远段闭塞如下。

1）肠系膜动脉主干远段无血流或分支闭塞（超声成像条件良好的情况下）。

2）近端多普勒的间接征象：①远端阻塞时，近段收缩期峰值流速降低；②RI降低；③紧邻闭塞处上游出现“敲击波样”频谱。

由频谱多普勒分析得出的肠系膜上动脉RI在下列生理和病理情况下降低或升高。

（1）RI降低（图1.28c），舒张期血流绝对或相对增加：

1）平均血流速度增加：①餐后；②药物作用；③炎症；④肿瘤相关；⑤肝动脉（或向右肝供血的分支）起自肠系膜上动脉（图6.3e）。

2）平均血流速度降低：肠系膜动脉远端闭塞（侧支动脉内径增宽）。

（2）RI升高，舒张期血流绝对或相对降低：

1）糖尿病（中膜硬化）；

2）急性严重肠系膜静脉血栓形成。

肝动脉异常起源于肠系膜上动脉时，受实质器官供血的影响，肠系膜上动脉近段的多普勒波形舒张期血流升高，RI降低。在解释多普勒频谱波形时必须考虑到这种情况（图6.52）。

NOMI预后不良，多见于合并有多种基础疾病的患者。检查者必须知道这种情况，并将其作为肠系膜动脉近端阻塞的鉴别诊断。循环功能不全、败血症和糖尿病在NOMI的发展中起一定作用。只有肠系膜动脉远端较小的分支受累，而肠系膜上动脉和主要分支的近段未受累时，超声检查没有诊断价值。在开始使用动脉内血管舒张剂治疗之前，要经血管造影确诊。

肠系膜动脉搏动性增强可能是由于糖尿病患者血管壁弹性降低或周围静脉引流紊乱，如广泛的肠系膜静脉血栓形成。

对于急性外周动脉闭塞造成的肝、脾、肾梗死，彩色多普勒超声的诊断价值取决于超声检查成像条件。梗死的程度取决于闭塞部位和侧支循环血供。在急性期的1 ~ 3天后，B型超声显示边界不清、不均匀的低回声区（Seitz et al.，1994）。有一些关于彩色多普勒超声成像在肾或脾梗死患者中应用的个案报告，但超声对于感染坏死区脓肿引流等介入治疗的引导最有帮助。

内脏动脉瘤很少见，但在破裂时可能会出现紧急情况。通常是使用B型超声检查诊断腹部症状（可能由于动脉瘤相关的压力引起）时偶然发现的。彩色多普勒超声能够将动脉瘤与上腹部假性囊肿或其他囊性占位性病变相鉴别。确定动脉瘤的位置，如脾动脉、肠系膜上动脉或肝动脉，对制定手术方案很重要（图6.61）。与其他部位血管诊断一样，动脉瘤的诊断及评估是超声检查的适应证：可以灵活地选择合适的扫查切面，能够可靠地测量动脉瘤直径、识别附壁血栓和评估残余管腔。

肠系膜上动脉瘤很少见（图6.27），更罕见的是胃十二指肠动脉瘤、胰十二指肠动脉瘤和肠系膜下动脉瘤。它们一般是真菌性动脉瘤（葡萄球菌、沙门氏菌）。超声检查时，它们的定位和测量与其他区域血管超声检查相同。准确地确定它们的走行，以及与其他血管的关系是制定手术方案的关键。内脏动脉瘤更常见于动脉变异患者。

※ 6.1.6.3　主动脉

6.1.6.3.1　主动脉狭窄和血栓

主动脉远端狭窄可引起双侧间歇性跛行。因此，当髂动脉的多普勒波形显示为狭窄后改变时，应评估主动脉。腹主动脉重度狭窄的彩色多普勒超声成像表现为由血管周围振动引起的“五彩镶嵌状”改变，类似动静脉瘘。严重动脉粥样硬化伴钙化斑块会影响多普勒模式下狭窄射流的检测。另一方面，B型模式成像上广泛的斑块伴声影和管腔轮廓显示不清常提示主动脉重度狭窄。在重度狭窄远端多普勒频谱呈典型的狭窄后改变，收缩期上升延迟和舒张期血流速较高。

腹主动脉狭窄主要发生在肾下段及分叉处。此时，髂血管主要由肠系膜下动脉侧支供血，因此肠系膜下动脉扩张，表现为收缩期峰值流速（通常>200 cm/s）和舒张末期流速升高。

急性主动脉远端闭塞（Leriche综合征）B型超声图像表现为管腔内充满低回声，如果闭塞是由于动脉粥样硬化所致，主动脉管壁很难与周围组织区分开。在这两种情况下都没有血流。血管显示不清时，慢性闭塞与重度狭窄主要靠有无血管周围组织的振动导致的“五彩镶嵌状”征象来鉴别，该征象是狭窄的特征性表现。

主动脉血栓表现为管腔内的低回声锥形结构，血栓的尾部周围通常被流动的血液包绕。只有在几乎完全闭塞的情况下，彩色多普勒超声成像才能够发现管腔狭窄。大多数主动脉血栓患者会发生栓塞，通常出现在双下肢。彩色血流图像显示低回声血栓周围血流可以鉴别主动脉血栓和栓塞性动脉瘤（图6.94）。

6.1.6.3.2　腹主动脉瘤

B型超声（实时灰阶超声）成像是腹主动脉瘤的首选筛查方法。有研究表明其诊断准确性接近100%（Beales et al.，2011；Hartshorne et al.，2011；Lindholt et al.，1999；Vidakovic et al.，2007；Mastracci et al.，2007；Thanos et al.，2008）。为了确定动脉瘤的最大直径，先找到最大横切面，然后旋转探头使其垂直于血管轴进行测量。其他重要的诊断信息包括动脉瘤的形状、与肾动脉起源的位置关系、髂动脉是否受累。用彩色多普勒超声评估治疗相关的腹主动脉瘤特征总结如下。

（1）最大直径（以确定手术适应证）。

（2）形状（“囊状”“纺锤状”）。

（3）部分血栓形成。

（4）髂动脉（髂总、髂内）受累。

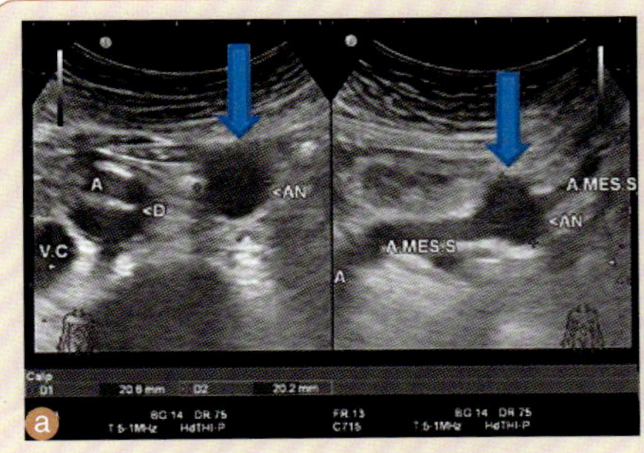

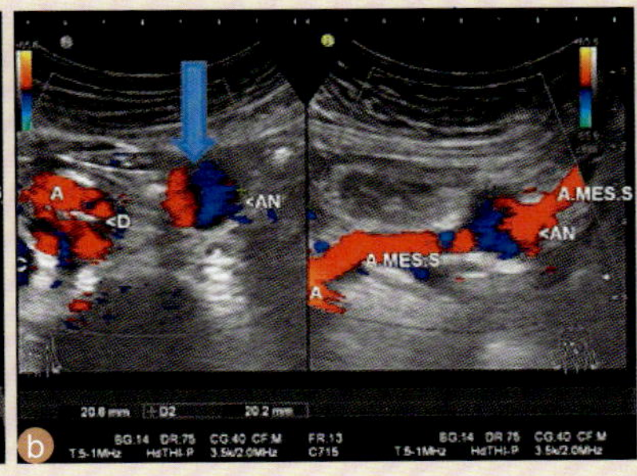

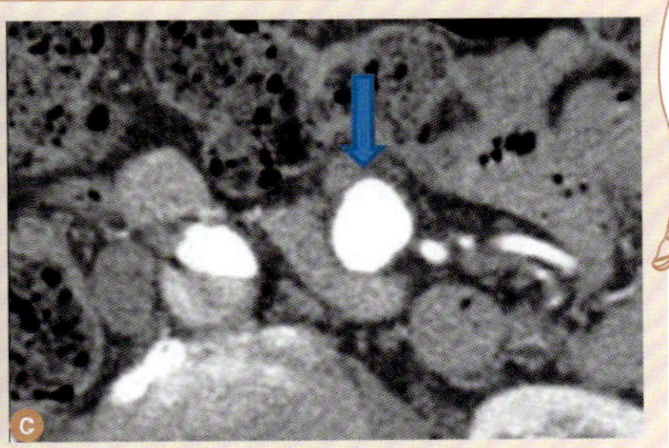

a.灰阶模式横切面和纵切面图像。b.彩色血流模式图像。此外，在横切面灰阶和彩色图像上显示主动脉夹层和内膜瓣。c.相应的腹部CT横切面图像显示肠系膜动脉瘤（箭头）直径为2 cm，主动脉夹层位于其左侧。<AN：动脉瘤；A.MES.S：肠系膜上动脉；A：主动脉；<D：内膜片；VC：下腔静脉。

图6.27　直径为2.2 cm的肠系膜上动脉小动脉瘤

（5）肾下或肾上。

（6）如果考虑血管内修复的其他相关特征：

1）距肾动脉起始的距离；

2）肾下主动脉与髂动脉之间的角度；

3）动脉瘤颈呈锥形。

彩色多普勒超声不仅可评估未闭的管腔并与附壁血栓相鉴别，还可获得与其他少见血管疾病的鉴别信息，如炎性腹主动脉瘤和主动脉炎（巨细胞动脉炎）。彩色血流信号可能有助于评估腹主动脉瘤与肾动脉开口的位置关系，以及较长的动脉瘤是否累及髂内动脉起始处。

与仅显示动脉瘤残余管腔的血管造影术相比，超声提供了更多关于动脉瘤部位、范围，以及区分血栓和通畅管腔的信息。超声可沿腹主动脉走行灵活选择扫查切面，有利于测量动脉瘤的真实径线。当测量动脉瘤直径的截面为穿过动脉瘤的斜（椭圆形）切面时，使用标准的横切面测量可能会高估动脉瘤的大小（图6.30）。这是由于腹主动脉远端的延长所致，这在动脉粥样硬化性腹主动脉瘤患者中很常见（图6.29、图6.31）。

腹主动脉瘤是一种罕见的栓塞来源。动脉瘤内血栓形成和“囊状”主动脉瘤无论大小均需要手术治疗。“囊状”动脉瘤在彩色多普勒超声成像中往往显示为湍流，而小的“梭形”动脉瘤中更多显示为层流。湍流造成的局部压力峰值，与动脉瘤快速增长及更高的破裂风险有关。在对下肢动脉栓塞患者的超声评估中，应排除动脉瘤中的血栓为栓塞来源（图6.74）。

在炎性腹主动脉瘤中，超声显示血管壁同心性增厚，不同于未闭管腔内的血流、伴有动脉粥样硬化的内膜病变及动脉瘤中的血栓。炎性腹主动脉瘤患者，动脉瘤壁增厚多见于动脉瘤扩张部分。相反，巨细胞动脉炎的壁增厚累及近端腹主动脉（可能伴有主动脉扩张）（图6.38）。

6.1.6.3.3 *腹主动脉瘤超声检查要点*

■ 腹主动脉瘤随心动周期的直径变化及测量方法的影响

超声精确测量腹主动脉瘤最大直径是评估患者是否进行腹主动脉瘤手术的关键，准确的腹主动脉瘤直径在后续的监测或治疗后随访中至关重要。此外，腹主动脉瘤直径是评估超声测量的观察者间变异，以及将超声与CT或其他影像学检查进行比较的重要参数。基于超声或CT的主动脉直径测量方法目前尚没有标准，在科学研究时使用不同测量方法而产生的差异常常被忽略（Long et al.，2012；Beales et al.，2011；Chiu et al.，2014）。

检查者应该避免出现以下几个问题。

（1）在心动周期中，正常主动脉和腹主动脉瘤的直径存在变化，收缩期与舒张期之间的直径差为1.5～4.3 mm（图6.28）（Schäberle et al.，2014）。作者的一项纳入30例腹主动脉瘤患者的小样本研究发现，整个心动周期内的平均直径变化为2.8 mm，直径范围为3.6～7.6 cm。这一问题几乎从未在超声研究中得到解决（Grondal et al.，2012），而且基于静态CT测量主动脉直径的方法存在固有的局限性，因此根本不能考虑这个问题（Chiu et al.，2014）。主动脉直径随心动周期的变化解释了在连续测量和不同研究方法间存在的一些差异。已有学者提出心电门控超声直径测量可以减少变异并克服这一局限性（Bredahl et al.，2013），但是，这在临床实践或筛查中尚不可行。

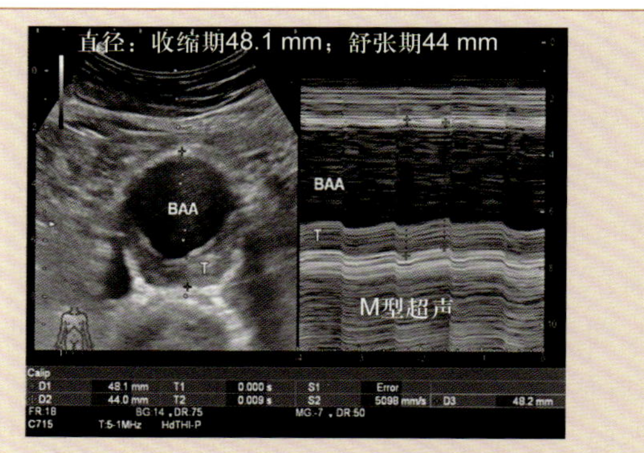

该模式系统地捕捉了从收缩期48 mm到舒张期44 mm的直径变化范围。相比之下，单个B型超声图像（左）显示在单个时间点的直径。该例中，B型超声图像同时显示收缩期的直径，即48 mm（使用前缘法测量）。

图6.28 时间–运动模式下心动周期内腹主动脉的直径变化

（2）超声测量主动脉直径的另一个差异来源于测量内壁还是外壁（图1.28）（Chiu et al.，2014）。研究者对测量外缘到外缘的直径数据（Ellis et al.，1991；Pleumekers et al.，1998；Hartshorne et al.，2011）与测量内缘到内缘的直径数据（Lanne et al.，1997）进行比较，发现这些超声测量方法在观察者之间和观察者内部均有良好的一致性，但结果显示内缘法与外缘法相比直径平均减少了4 mm（Chiu et al.，2014）。

（3）其他区域的血管和超声模型测量表明使用前缘法（图1.28、图6.28）得出的结果最可靠，因为它避免或系统化了在具有大的声阻抗差的组织界面（例如血管壁）上由于彩色外溢所产生的测量误差（Schäberle，2009）。使用前缘法测量血管直径，从靠近探头的亮线样外壁测量到对侧内壁的距离（图1.28）。

综上所述，这些局限性可能导致腹主动脉瘤直径测量值的总变异性为5～6 mm。这个变化在最初的筛查中影响不大，但可能会影响处于腹主动脉瘤截断值与接受腹主动脉瘤定期监测的患者（一般认为6个月内直径增加5 mm作为手术的适应证）。当使用CT测量腹主动脉瘤大小时，这些问题也存在，在解释比较超声和CT诊断准确性的研究结果时，应注意这些问题。

■ **探头位置与多平面重建**

在与主动脉长轴呈斜位的腹部横切面上测量腹主动脉瘤直径产生的误差更明显。当腹主动脉瘤增大时，主动脉趋向于变长和弯曲，并伴有侧偏，有时出现前偏。这种情况下，在腹部横切面上测量主动脉最大直径会高估腹主动脉瘤大小。CT横切面上测量也是如此。与真实的垂直直径相比，腹部横切面上获得的椭圆形动脉瘤切面可能会高估其直径1～2 cm（图6.29）。在超声检查中，可以从腹部横切位置旋转探头到垂直于主动脉长轴（主动脉由椭圆形变得更圆时可证实）来避免这种误差（图6.28～图6.30）。当拉长的主动脉向前偏移时，最好在矢状面测量直径（图6.31）。

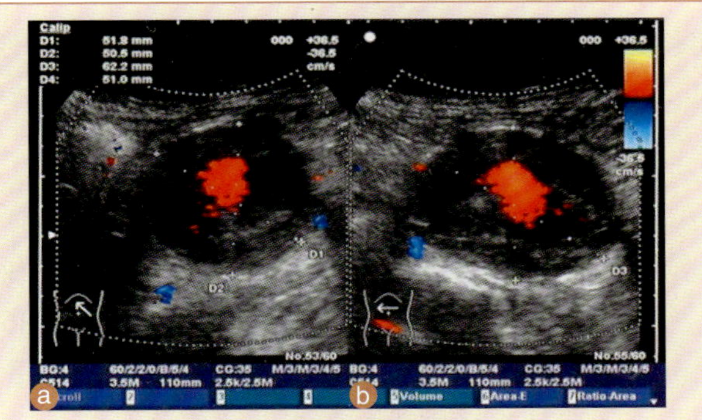

a.腹部横切面测量（右图，见体表标记）直径为62.2 mm（D3）。b.相比之下，同一水平面旋转探头后，垂直于血管纵轴测得直径为51.8 mm（D1）。这是动脉瘤的垂直直径，反映了其真实直径。前后径（anteroposterior，AP）在两个切面中相同［50.5 mm（D2）和51 mm（D4）］。

图6.29　主动脉延长且向左偏移患者腹主动脉瘤直径的测量

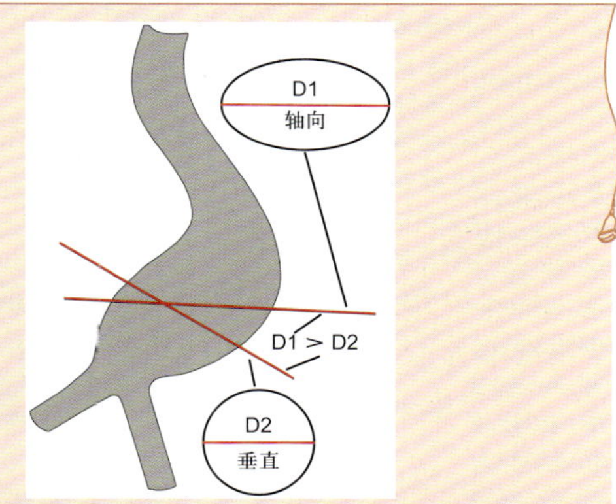

主动脉瘤患者的主动脉通常延长并向左外侧弯曲。当探头在正常腹部位置获得横切面图像时，这可能导致对直径的高估，因为是在主动脉椭圆平面（D1）上测量的。在错误的扫查平面上测量动脉瘤大小偏大，会导致对破裂风险的高估。顺时针旋转探头直到主动脉呈圆形时测量动脉瘤的正确直径（D2）。探头处于该位置时，测量动脉瘤的真实横径（垂直于血管长轴）。

图6.30　腹主动脉瘤直径测量的误区

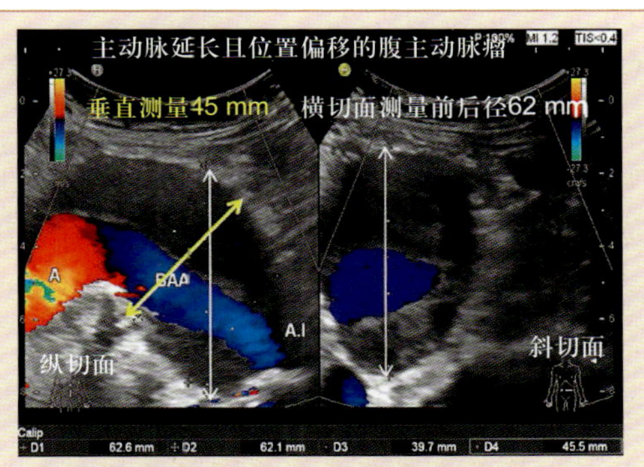

腹部横切面（右图）测量的最大前后径为62.6 mm（D1），而垂直于主动脉长轴测量的最大直径为45.5 mm（左图）。与腹部横切面前后径相垂直测得的直径为39.7 mm（D3）。右图中测量的前后径对应于CT横切面上测量的直径（即未进行多平面重建时，用于测量腹主动脉瘤大小的CT平面）。白线：前后径；黄线：垂直直径。

图6.31　主动脉延长并向前外侧偏移的腹主动脉瘤最大直径测量误差的来源

如果没有这种标准化的测量方法，就不可能对主动脉直径进行准确、可重复的连续测量。在解释用同一方式或不同方式获得的测量结果不一致时，必须考虑到这一点。

研究表明，采用垂直于动脉长轴方向的测量方式，超声测量腹主动脉瘤直径观察者内部和观察者间一致性良好，这是连续测量获得有意义结果的先决条件。为获得随时间推移动脉瘤大小准确增加的数据，并避免由于方法不当而导致的错误结果，这种标准化的测量方法是必要的（Sun，

2006；AbuRahma，2006；Collins et al.，2007；Stavropoulos et al.，2007）。

同样，测量主动脉直径需要将探头顺时针旋转，显示出垂直于主动脉长轴的最大主动脉直径（主动脉横切面由椭圆形变为圆形）（图6.30）。

总之，超声评估主动脉和可靠的腹主动脉瘤直径测量推荐以下操作流程。

（1）横切面识别主动脉并从肾上段扫查至分叉处全程。

（2）确定肾动脉起源和主动脉分叉位置及腹主动脉瘤范围与这些结构的关系。

（3）评估整个主动脉是否伸长：可能需要横向、斜向甚至纵向调整探头方向。

（4）确定最宽（轴向）主动脉直径。

（5）旋转探头测量垂直于血管长轴的腹主动脉瘤直径（主动脉横切面呈圆形而非椭圆形；某些情况下可能需要纵切面）。

（6）用前缘法测量腹主动脉瘤直径。

（7）记录测量结果和检查所见。

3D超声和超声/CT融合成像等新技术有可能在未来提高测量动脉瘤大小的准确性，特别是在腹主动脉瘤患者的系列检查中（Bredahl et al.，2013；Pfister，2014）。

6.1.6.3.4 超声和CT的比较

超声和CT的对照研究没有一致的图像（Singh et al.，2004），差异的产生通常归因于研究设计（Beales et al.，2011）。研究者通常无法描述超声确定腹主动脉瘤大小的细节（例如探头的位置、测量直径的平面）。一项关于腹主动脉瘤最大直径测量方法的回顾性研究发现，只有40%的研究（*n*=23）说明了采集平面，30%的研究说明了测量位置，只有10%的研究使用前缘法测量。Long等在回顾的研究中为描述的方法进行质量分数评分，平均质量分数为2.5（共4分）。令人惊讶的是，他们发现筛查项目指南中描述的方法平均质量分数更低，为1.6。他们发现大多数指南没有具体说明测量的切面和位置（外径或内径）（Long et al.，2012；Lederle et al.，1995），并且这些问题很少被讨论（Moll et al.，2011）。总之，Long等的回顾研究证实了一系列不同的方法被用于测量腹主动脉瘤直径。

对照超声和CT的研究表明，这两种检查方法的相关性良好（R=0.91）（Manning et al.，2009），大多数研究者发现与CT相比超声低估了最大动脉瘤直径（大多在AP切面测量）（Jaakkola et al.，1996，Sprouse et al.，2003，Manning et al.，2009，Long et al.，2012）。相反，其他研究者指出轴位CT扫描在没有重建的情况下，经常会在斜切面测量腹主动脉瘤的直径，当主动脉延长时往往高估动脉瘤的直径。Sprouse等的两项研究（2003，2004）清楚地表明了这一点。在早期的研究中，95%的病例CT显示的直径大于超声，CT测量腹主动脉瘤直径为（5.69 ± 0.89）cm，B超测量腹主动脉瘤直径为（4.74 ± 0.91）cm（差异有统计学意义，$P<0.05$）。在随后的研究中，Sprouse等（2004）发现当重新调整CT测量切面以获得真正的垂直切面进行测量时，超声和CT直径测量值之间有良好的一致性，平均差值仅为0.8 mm。CT轴位和动脉长轴垂直切面腹主动脉瘤直径测量结果比较显示，轴位切面测量的平均直径明显大于动脉长轴垂直切面（58 mm *vs.* 54.7 mm，$P<0.05$）。随主动脉角度的增加，轴向直径测值的高估程度也增加。这些结果清楚地说明超声和CT进行腹主动脉瘤直径测量均需要选择正确的切面（图6.29、图6.30）。在临床诊疗和研究中，意识到这一问题是重要的（Long et al.，2012）。

CT通常被认为是测量腹主动脉瘤直径的“金标准”，因为它不依赖于检查者，也不易受到成像条件影响造成误差。鉴于前述讨论的问题，迫切需要标准化的测量方法，并确保我们在连续检查中准确和可重复地测量腹主动脉瘤直径。共识应规定如何、何处和何时测量腹主动脉瘤直径。

6.1.6.3.5 腹主动脉瘤筛查：破裂风险

在筛查和监测随访中，准确且可重复（垂直）测量主动脉直径能够防止过度诊断（患者压力大）和过度治疗（手术风险、并发症和术后并发症）（图6.36、图6.37）。腹主动脉瘤是一种非恶性疾病，更重要的是，不要让患者因为测量方法不当而处于危险之中，也不要对不会破裂的动脉瘤进行手术。此外，直径＜5.5 cm的腹主动脉瘤破裂风险＜3%～5%/年，低破裂风险必须与手术风险和围手术期并发症相权衡。接受血管内动脉瘤修补术的患者也面临着一些风险（高达10%的患者出现内漏，支架分支闭塞的风险高达5%），因此需要定期接受放射和造影检查随访。

腹主动脉瘤破裂的临床症状有腰背痛（偶尔是腹痛）、可触及的搏动性肿块和休克。灰阶超声成像表现为范围不等的低回声结构，包括腹膜后主动脉周围的不均匀或分层部分（图6.75b）。在动脉瘤破裂的患者中，彩色多普勒超声显示破口部位血管旁血流信号。渗漏必须与主动脉周围其他低回声结构鉴别，如腹膜后纤维化、马蹄肾或淋巴瘤，这些可能与动脉瘤伴发（见6.1.6.3.8部分；图6.38～图6.40，图6.85～图6.87）。对急诊患者进行超声检查时，必须特别注意这些伴发情况，因为它们具有重要的意义。

如果破入十二指肠，肠道可能充满液体。与腔静脉间形成动静脉瘘时可通过彩色多普勒超声成像显示。

6.1.6.3.6 主动脉夹层

主动脉夹层只有当内膜片延伸至腹主动脉时，才适合采用经皮超声诊断。超声检查是评估腹主动脉夹层范围的有效方法，频谱多普勒评估有助于识别夹层是否延伸至主动脉分支起始处，以及内膜片随心动周期摆动导致这些动脉分支起始处的间歇性血流阻塞（图6.88）。

在夹层动脉瘤中，灰阶超声显示血管腔内存在飘动的内膜片提示动脉壁破裂伴内膜撕裂；飘动的内膜片可以通过其高回声反射和典型的起伏波动来识别。彩色成像模式下真腔和假腔中不同的血流流速和方向可以证实夹层（图6.33）。能量模式和超声造影有助于显示假腔内缓慢血流，并与部分血栓相鉴别。彩色血流的方向有助于确定血流入口和出口的位置。内脏动脉和肾动脉的起始与真假腔的关系决定了治疗方法。由于撕裂的内膜片可能延伸至腹股沟，因此检查中必须包括髂动脉（图6.88～图6.90）。

主动脉分支起始处的频谱多普勒成像可以评估夹层是否累及肾动脉或内脏动脉，以及内膜片是否造成分支动脉的间歇性闭塞或狭窄（动态血流减少），这对治疗方法的选择很重要。如果主动脉分支受累，多普勒频谱波形可显示真假腔的血流，也可包含内膜片摆动产生的信号。如果内膜片导致分支动脉起始处狭窄或间歇性闭塞，频谱多普勒会显示狭窄或收缩期流速减慢的征象（收缩期流速降低，甚至没有血流）（图6.88）。夹层造成的间断性血管阻塞可导致慢性缺血，患者也有发生急性缺血性事件的风险。当管腔内充满造影剂时，很难用形态学成像方法（CT、血管造影）检测动态血流阻塞。

相反，孤立的腹主动脉夹层很少见（Knabe et al., 2001），经皮超声通常无法检测到夹层近端起源（除非探头从颈静脉位置指向胸骨后）。在这些病例中，诊断需要经食管超声心动图（Link，1999）、CT或磁共振成像。超声对主动脉夹层的诊断准确性为70%（Nienaber et al.，1993），经食管超声心动图为98%（Sommer et al.，1996），磁共振成像（Silverman，2000）和CT为100%。

6.1.6.3.7 开放性手术和血管内动脉瘤修复术后随访

■ 诊断流程

腹主动脉瘤的开放性外科修复术或主动脉狭窄血管成形术的随访（图6.32）必须确保早期发现并发症，如吻合口动脉瘤、吻合口狭窄、复发性狭窄或脓肿。

支架周围特别是吻合口处的低回声区，可以使用彩色多普勒超声检查是否存在血流，以区分是术后吻合口动脉瘤还是血肿或脓肿。吻合口动脉瘤是假性动脉瘤，其特征是在管壁破口处多普勒超声可探及往返的双向血流（蒸汽机声）（图6.92）。当临床上怀疑脓肿时，可在超声引导下经细针穿刺活检证实。

超声随访能够有效发现开放性动脉瘤修补术的典型并发症，如吻合口动脉瘤（图6.34）、吻合口狭窄、髂支闭塞（Y型支架植入患者）。

开放性手术和血管内腹主动脉瘤修复术的以下并发症具有治疗意义，需要在超声随访中特别注意。

（1）开放手术修复后：

1）复发性动脉瘤–吻合口动脉瘤；

2）吻合口狭窄/髂支闭塞；

3）脓肿/感染。

（2）动脉瘤腔内修复术后：

1）内漏（Ⅰ、Ⅱ、Ⅲ型）；

2）瘤体进一步增大；

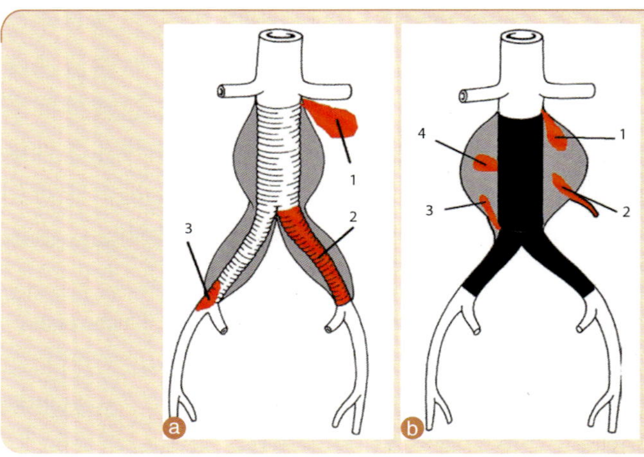

a.Y型人工血管植入术后：1：吻合口动脉瘤（通常在近端吻合口处，如果支架延伸至股动脉，远端吻合处也可发生）；2：髂支闭塞；3：吻合口狭窄（远端吻合口）。b.动脉瘤腔内修复术后的内漏分型：1：Ⅰ型内漏，位于近端或远端附着点；2：Ⅱ型内漏，来自未闭腰动脉；3：Ⅲ型内漏，支架断裂；4：Ⅳ型内漏，支架孔隙。

图6.32　腹主动脉瘤介入和开放手术治疗的并发症

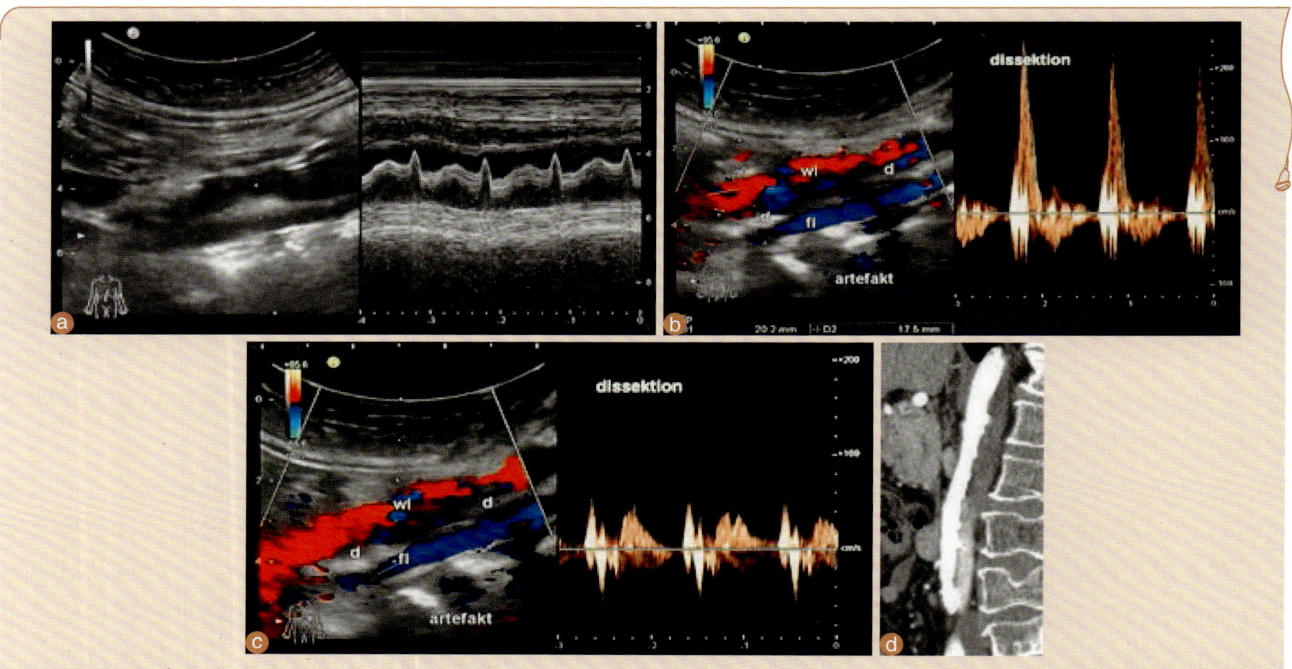

a.该例灰阶超声显示腔内漂浮的内膜瓣，并排除了主动脉分支起始的间歇性阻塞。b、c.真腔和假腔内的彩色血流及频谱多普勒波形。两个频谱收缩期早期都能看到明亮的伪像，这是由于内膜片的振荡所致。d.在相应的CT血管成像图像中内膜片也很明显。d：内膜瓣；wl：真腔；fl：假腔。

图6.33　主动脉夹层持续时间较长，内膜片硬化增厚（与图6.27为同一患者）

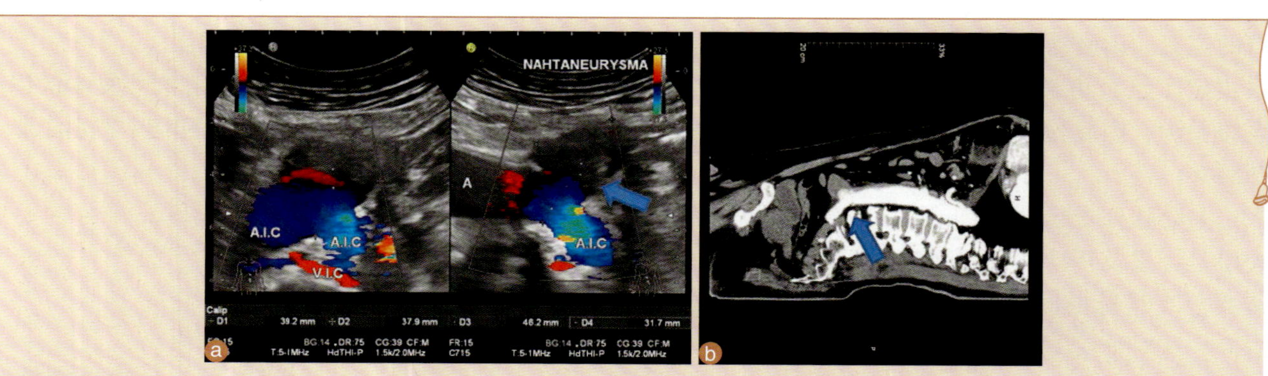

彩色血流图像中的箭头（左侧为横切面，右侧为纵切面）指示漏口的位置。在介入封堵瘘口之前，进行CT检查以评估支架大小。A.I.C：髂总动脉；V.I.C：髂总静脉。

图6.34　腹主动脉瘤行开放式外科支架植入术后造成的缝合口动脉瘤

3）支架移位/断裂（X线）；

4）髂支闭塞；

5）血栓引起栓塞或致管腔狭窄。

动脉瘤腔内修复术后，患者应每隔6个月进行一次影像学检查。腹主动脉瘤缩小表明修复有效并排除了内漏（Giannoni et al.，1998；Thompson et al.，1998）。相反，即使主动脉直径出现小幅度增加（B型超声），也提示发生治疗相关的内漏（动脉瘤体内压力增加），应使用彩色多普勒超声仔细寻找渗漏部位。如果没有发现内漏，则应使用超声造影或CT血管造影进行检查。

超声连续随访应辅以每年一次的X线检查用来排除支架断裂，因为只有支架断裂形成内漏时超声才能够识别（Ⅳ型）。

总之，对于动脉瘤腔内修复术后患者的随访，本书提出了以下流程（符合本书提倡的逐步检查诊断的总体策略）。

（1）B型超声（每隔6个月随访一次）：腹主动脉瘤直径随时间的变化如下。

1）直径减小：继续常规随访。

2）直径保持不变或增大：寻找内漏，依次使用彩色多普勒超声、超声造影和CT血管成像（根据需要）。

（2）彩色多普勒超声（脉冲重复频率，增益）：如果B型超声测量显示囊腔直径不变或增大（垂直平面）。

1）内漏类型。

2）Ⅰ型和Ⅲ型：治疗。

3）Ⅱ型（是否需要处理？）：①低流速：随访（可能随访间隔较短，为3个月）；②高流速：再干预。

（3）超声造影：如果彩色多普勒超声在腹主动脉瘤内径增大的情况下不能识别内漏。

1）诊断准确性与CT血管成像相同。

2）在发现小的低流速内漏（晚期经未闭腰动脉逆行流入动脉瘤囊腔的血流）方面具优势。

（4）CT血管成像（“金标准”）：用于寻找彩色多普勒超声或超声造影未检测到的可疑内漏（B型超声发现）。

这种逐步检查法的基本思想是，只有在下一步检查预期可以提供治疗所需的相关信息时，才按照建议的诊断流程进行后续检查。

此外，建议采用系统的检查流程，以确保可靠的检出动脉瘤腔内修复术后内漏和其他并发症（图6.32）。

（1）灰阶超声横切扫查评价支架上缘与肾动脉起始的关系。

（2）灰阶超声测量残余动脉瘤腔最大垂直直径（图6.77a、图6.82）。

（3）彩色多普勒超声（低脉冲重复频率）从肾动脉起始到主动脉分叉横切扫查动脉瘤内支架，重点观察腰动脉和肠系膜下动脉起始处（图6.78、图6.80）。

（4）彩色多普勒超声纵切面采用频谱多普勒对支架两端进行评估、测量以确认支架是否通畅，显示是否狭窄，并在锚定点进行多普勒检查识别Ⅰ型内漏（图6.79）。

（5）如果彩色多普勒超声显示动脉瘤体内有血流，必须采用频谱多普勒检查来证实。这在介入治疗后早期尤其重要，此时动脉瘤内血栓未完全形成，支架运动可引起酷似血流信号的运动伪像（假内漏）。频谱多普勒超声显示往返的双向血流，可以鉴别这种假性内漏与真性内漏（特别是取样容积置于漏口处，例如血流通过未闭的腰动脉进入动脉瘤囊腔内）。这种血流模式是内漏的特征，在血流动力学方面类似于假性动脉瘤（图6.80）。通过调整入射声束角度，并辅以频谱信息，可以排除镜像伪像。

（6）无须再干预的Ⅱ型内漏患者（未闭的侧支动脉、腰动脉、肠系膜下动脉）可缩短随访时间（图6.32）。超声能够可靠地检出高流速Ⅰ型（锚定失败）和Ⅲ型内漏。

超声是否能充分评价腹主动脉瘤修复术后情况取决于患者个体的声窗条件。已报道的关于超声可靠性的数据并不一致，特别是关于Ⅱ型内漏的识别（Ashoke et al.，2005；Sanford et al.，2006）。一些研究者表示彩色多普勒超声足以排除内漏，其敏感性为77%～96%，特异性为90%～94%（D'Audiffret，2001；Golzarian et al.，2002；Sato et al.，1998；Sun，2006；AbuRahma，2006；Collins et al.，2007；Stavropoulos et al.，2007），但研究对象人数较少。检测内漏的困难不仅在于需要良好的声窗及适当的机器设置（低脉冲重复频率），而且在于需要非常仔细地调整多普勒角度以免漏诊Ⅱ型内漏。此外，在彩色多普勒检查中动脉瘤腔内的运动和镜面伪像类似血流信号，必须通过频谱多普勒检查将其与内漏相鉴别（有关技术细节和仪器条件设置详见6.1.2.1.2部分）。

■ **与治疗相关的基于彩色多普勒超声的血流动力学信息**

尽管彩色多普勒超声具有固有的方法学局限性，但仍能够对动脉瘤腔内修复后的内漏进行可靠的评估。多普勒频谱波形可以提供与治疗相关的血流动力学信息，这些信息是超声造影或CT血管成像不能提供的（Schäberle et al.，2014）。

对疑似内漏的患者进行超声诊断时应回答的问题总结如下。

（1）是否存在内漏？

（2）如果有，是哪种类型（Ⅰ型、Ⅱ型、Ⅲ型、Ⅳ型或混合型）？

（3）如果有Ⅱ型内漏，是由肠系膜下动脉还是由腰动脉供血？

（4）应如何处理内漏：

1）仅随访；

2）如果需要治疗，再干预有多紧急：①择期；②限期；③急诊干预。

■ **混合型内漏**

Ⅰ型内漏发生在介入治疗后早期，往往与其他类型的内漏同时发生，通常为Ⅱ型。伴发的内漏可以缓解因血液通过Ⅰ型内漏进入囊腔内而导致的压力积聚。彩色多普勒超声提供了漏口处血流速度和其他血流特征信息，有助于评估与Ⅰ型内漏相关的急性破裂风险。与假性动脉瘤类似，Ⅰ型内漏的特点是血液在收缩期进入囊腔，在舒张期离开囊腔。单相波形显示血流进入动脉瘤内，很少或没有流出，这表明有很高的急性破裂风险。动脉瘤囊腔的内漏血流通过另一个内漏通路流出动脉瘤，与内漏的血流方向相反，称为逆漏。腰动脉或肠系膜下动脉出现引流动脉瘤内漏的不典型正向血流时提示发生逆漏（图6.78、图6.79）。来自肠系膜下动脉或未闭腰动脉的多普勒频谱波形提供了必要的血流动力学信息（血流特征和方向），可充分获取血流情况。这些信息对于评估破裂风险和规划个人干预方案是必不可少的。

■ **高流速和低流速Ⅱ型内漏**

内漏射流的多普勒频谱波形可提供内漏的血流动力学相关信息（图6.77～图6.81）。只要动脉瘤腔不扩张，由腰动脉供血的低流速内漏可以监测（图6.81、图6.82）。由于这些Ⅱ型内漏倾向于自发闭合，因此破裂的风险很低［根据Carter等（2000）的研究发现高达50%的Ⅱ型内漏可自发形成血栓］。然而，对于任何检查方法，都没有判断低流速内漏的有效标准（Liewald et al.，2001；Parry et al.，2002；White et al.，2000）。超声造影的时间-强度曲线可以进行内漏的血流动力学定量分析，但尚没有与治疗相关的有效数据。在方法上，仅有强度之和是不够的，至少需要获得时间峰值曲线。

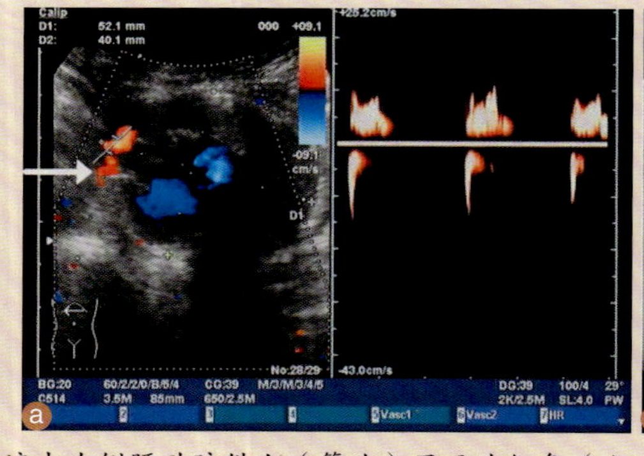

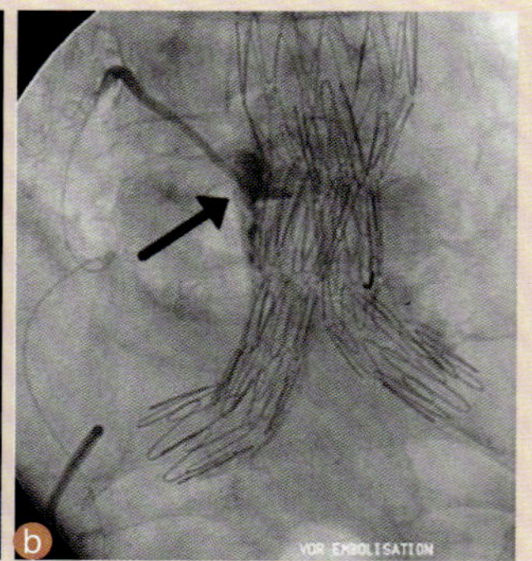

a.动脉瘤腔前方的血流由右侧腰动脉供血（箭头）显示为红色（血流方向朝向探头），支架（双侧髂支）中显示蓝色血流。频谱波形显示在漏口处呈低频率往返血流，与管径细的腰动脉内缓慢血流一致，因此进入动脉瘤腔的血流量很少。这些血流动力学特征表明动脉瘤没有破裂的危险，内漏很可能自发闭合。此外，动脉瘤的前后径从5.7 cm减小到5.1 cm。这些发现说明该患者不需要立即进行干预。每隔3个月进行一次多普勒超声随访。b.腰动脉选择性血管造影证实动脉瘤的一小部分有低流量内漏和血流。具有这些特性的内漏可以被监测。该患者在进行血管造影的同时放置了弹簧圈。

图6.35　低流速Ⅱ型内漏

从内漏的多普勒频谱波形中得到的两个血流动力学参数可能有助于预测破裂的风险。一方面，波形提供了血流阻力信息。当单一内漏时，以往返血流为主（由于整个心动周期的压力变化，导致收缩期流入动脉瘤，舒张期返回供血动脉）。与该假设一致，相较于收缩期流入为主（类似于外周动脉的血流分布）而舒张期流出少的内漏，存在双向血流的内漏自发性血栓形成率较高（Carter et al.，2000；Parent et al.，2002）。令人惊讶的是，最近的一项研究发现多普勒双向血流与动脉瘤增长快有关（Beeman et al.，2010）。该研究结果被认为是反常的，因为人们通常觉得，当动脉瘤内漏的流入血流量高于流出血流量（即波形是单相的）时，动脉瘤会进一步生长，除非血液通过另一个内漏途径离开瘤腔——即发生逆漏（图6.79）。与单个具双向血流的内漏相比，血流由一个内漏流向囊腔，再通过另一个内漏通路流出动脉瘤时发生自发闭合的可能性更小。频谱多普勒检查时正确放置取样容积对于判断内漏部位（腰动脉或肠系膜下动脉）的血流方向至关重要（图6.36、图6.82）。在灌注的残余动脉瘤腔的其他部位，血流的涡流（如假性动脉瘤）可能导致单相波形和对内漏血流动力学的误判。

此外，频谱多普勒还可用于测量血液流入部位（腰动脉、肠系膜下动脉）的流速，从而估计流量。收缩期血流速度高意味着内漏量大或高动力性血流（图6.35、图6.36、图6.81、图6.82）。有研究根据瘤腔内血流速度提出了多普勒速度＞80 cm/s时，内漏将不会自发闭合（Arko，2003）。根据作者的经验，这个截断值相当高，40～50 cm/s的截断值似乎能更好地识别需要修复的内漏（图6.35b）。Beeman等（2010）得出结论，动脉瘤腔内的流速并非动脉瘤增大的相关预测指标。同样，重要的是确保测量部位在血流进入动脉瘤的位置，并且多普勒角度校正准确（图6.36a）。通过精确的测量，收缩期流入和舒张期流出的时间平均速度（强度加权）应该是相同的。

往返流动不是生理性的，只发生在内漏和假性动脉瘤中。双向波形将真正的内漏与镜像或运动伪像区分开来。

另一个可以帮助检查者判断动脉瘤腔内修复术后患者是否需要再干预的超声参数是在时间–运动模式下测量的动脉瘤直径（前后径）。动脉瘤直径的搏动性变化表明内漏应该治疗（图6.81）。

据我们所知，尚未有发表的研究探讨搏动相关的残余动脉瘤直径变化可能存在的诊断作用。作者进行的一项18例小样本动脉瘤腔内修复术后Ⅱ型内漏的初步研究中，在时间–运动模式下，6例高流速内漏在整个心动周期内直径变化＞2 mm，其中4例在6个月内导致囊腔增大并接受治疗，另2例在继续观察3个月后直径增加＞4 mm。9例低流速内漏无搏动相关变化（即在整个心动周期内变化＜2 mm），6个月内也没有增大（测量误差 ± 2 mm），其中4例自发闭合。然而，3个低流速内漏具有2～3 mm的搏动相关变化。当没有内漏时，残余动脉瘤通常观察不到搏动。

在时间–运动模式下，搏动相关动脉瘤直径变化的诊断和治疗价值可能取决于动脉瘤腔内修复所用的支架类型（支架的结构）。在这项初步研究中，所有患者使用的均是Endurant（Medtronic公司）或Zenith（Cook医疗）支架。

■ 介入治疗前识别供血动脉

计划介入治疗Ⅱ型内漏时，了解右侧还是左侧腰动脉或肠系膜下动脉供血对治疗是有帮助的。超声造影难以判断来源于哪侧，而CT血管成像只能提供一些间接线索。血液进入部位的多普勒频谱波形显示往返血流可以帮助识别血流来自哪侧，也可以鉴别肠系膜下动脉内漏和腰动脉内漏。波形显示单向血流而非双向时表明存在第二个作为逆漏的内漏通路，应进行探查（图6.79）。

■ 动脉瘤腔内修复术后随访：彩色多普勒超声与超声造影及CT血管成像比较

虽然有研究表明彩色多普勒超声能够有效识别需要干预的Ⅱ型内漏，但超声造影似乎更为优越，特别在检测小的内漏和患者声窗条件差的内漏，甚至有研究称其可与CT血管造影相媲美（Karthikesalingam et al.，2012）。在所有彩色多普勒超声多普勒波形发现往返血流证实内漏的病例中，在介入治疗闭合内漏前不需要行超声造影或CT血管成像检查（Carter et al.，2000；Chaer et al.，2009）。通过调整探头从不同角度观察可疑的内漏，可以避免彩色血流成像中镜面伪像或运动伪像的干扰。当

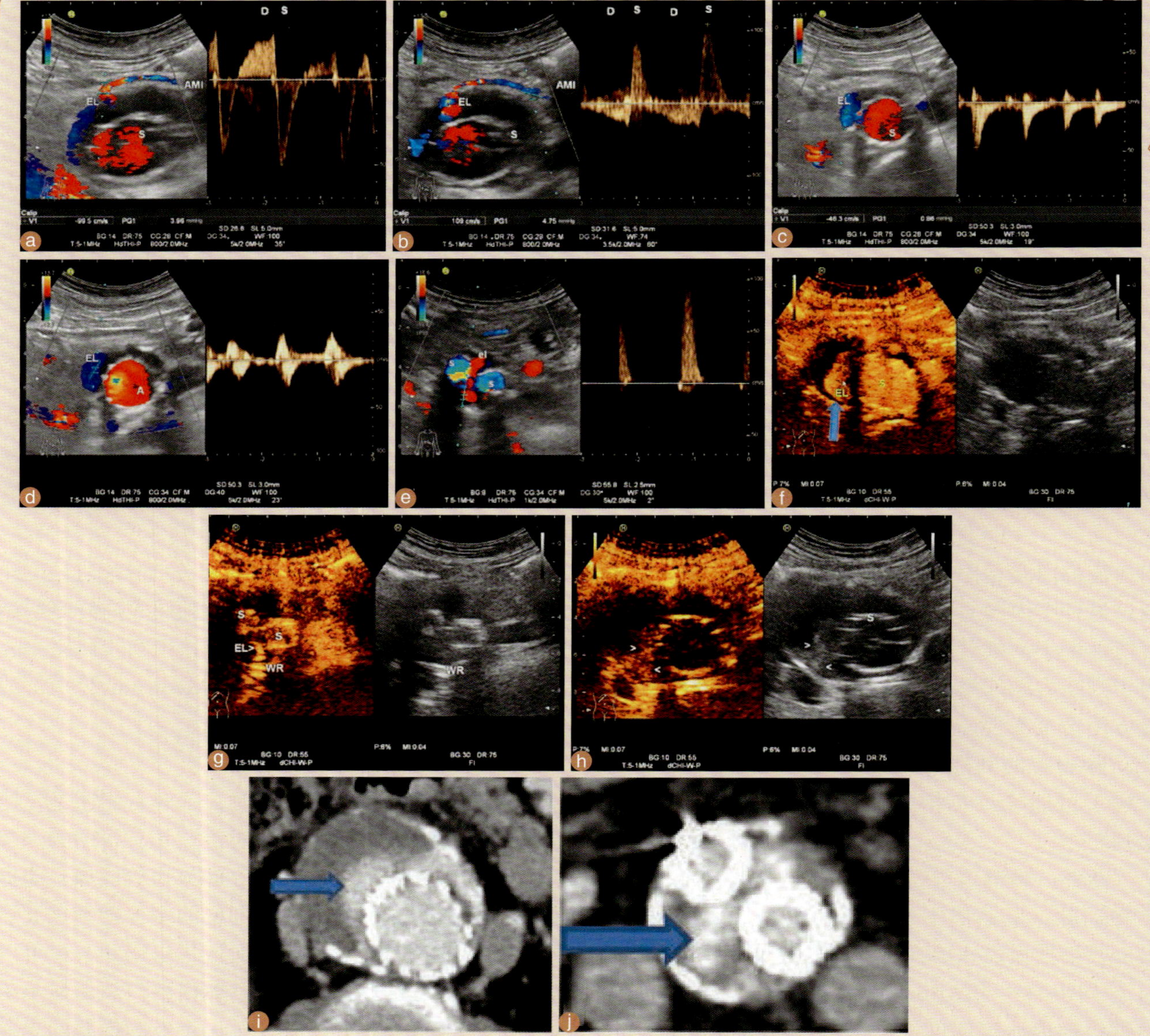

a.腹主动脉瘤腔内修复术后支架上部出现内漏。动脉瘤腔内靠前部分有蓝色血流，与支架中的红色血流相邻。为了确定是否存在Ⅰ型或Ⅱ型内漏，获得肠系膜下动脉起始处的多普勒频谱，显示有高频双向血流，收缩期流入动脉瘤内，收缩期峰值流速为100 cm/s。这些发现证实符合高流速内漏的诊断。b.肠系膜下动脉走行区探及收缩期峰值流速为105 cm/s的双向血流；收缩期血流流出动脉瘤（朝向探头）和舒张期血流背离探头。波形代表随时间变化的血流，发现其双向特点，彩色血流图像选择性地显示舒张期血流（蓝色，背离探头），提示正向血流。相较于动脉瘤其他部位，血液进入漏口部位的血流动力学评估更适用于反映内漏的特征。当频谱多普勒取样容积放置在远离漏口位置（如图所示）时，收缩期峰值流速为49 cm/s，且血流方向为单向，这通常是由于瘤体中的环流所致。c.评估内漏的特征应在动脉瘤的血流入口处进行血流动力学评估。将频谱多普勒测量的取样容积放置在远离入口处（如本例所示），收缩期峰值流速为49 cm/s，血流方向单一，通常是由于囊内形成环流所致。d.多普勒取样容积置于与图c中相邻的位置时，收缩期峰值流速为25 cm/s，但为往返的双向血流。e.两个髂支之间发现另一个内漏，血液通过这个内漏进入动脉瘤的后半部分（收缩期峰值流速为1 m/s）。这个内漏的血流是单向进入动脉瘤的，血液在动脉瘤中蜿蜒流动，并通过肠系膜下动脉流出。f.在超声造影检查中，大的内漏可能来源于肠系膜下动脉。g.第二个内漏，由髂支之间的腰动脉供血，与图e所示彩色血流图像同一位置。该内漏需要与明亮的管壁反射相鉴别。h.该超声造影图像位置更低，是为了强调对比增强图像和相应的未增强灰阶图像的重要性，以避免将亮点误认为内漏。当这些斑点在没有或有对比增强（箭头所示）的情况下均出现时，它们不代表血流，因此不是内漏。i.这个病例的CT血管成像检查显示支架的上部有造影剂外渗（箭头），但不能清楚地确定内漏的来源。j.支架远端也可见造影剂向动脉瘤外渗（箭头），在上部和下部外渗之间似乎有弯曲的交通。该例患者CT血管成像表现不能明确内漏的数量。AMI：肠系膜下动脉；S：收缩期；D：舒张期；WR：管壁反射。

图6.36 超声内漏特征

CT血管成像或超声造影识别出内漏时，彩色多普勒超声可提供治疗相关信息（见前文）。频谱多普勒（可能有回声增强）对于识别分支支架术后的血管起始处的狭窄-闭塞性病变也是必不可少的。

研究一致证实，在适当的声窗条件下，彩色多普勒超声可以准确识别Ⅰ型和Ⅲ型内漏（图6.78、图6.79）。这些可能破裂的内漏在渗漏处流速较高，彩色多普勒超声检测的敏感性和特异性为95%～100%（Karthikesalingam et al.，2012）。总而言之，大多数已发表的数据表明，彩色多普勒超声对于检测动脉瘤腔内修复术后的Ⅰ型和Ⅲ型内漏，以及识别动脉瘤腔内修复术后与治疗相关的Ⅱ型内漏具有足够的准确性。偶尔需要超声造影或CT血管成像来解决彩色多普勒超声不能明确的情况。虽然超声造影的并发症极为罕见，但必须记住，超声造影是一种侵入性检查，只能由具资质的检查人员进行。

虽然存在多种诊断参数，动脉瘤的大小仍然是动脉瘤腔内修复术后Ⅱ型内漏患者决定处理方案（监测与干预）时最重要的标准。残余动脉瘤缩小排除了内漏，关于最佳成像方式的问题变得可以忽略不计。相反，当瘤体扩张时，考虑有内漏，必须用全部成像方式来识别。由于动脉瘤直径测量存在一定的不确定性，特别是当成像条件较差时，垂直直径没有变化，在±0.5 cm以内，应进行彩色多普勒超声评估以排除内漏。彩色多普勒超声检查结果不明确的患者应进行超声造影检查。如果诊断仍不清楚，则进一步行CT血管成像检查。

多时相CT血管成像被认为是动脉瘤腔内修复术后随访的“金标准”。然而，对患者需谨慎使用具潜在肾毒性的造影剂，这些患者通常是老年人，并有包括肾功能不全在内的多种并发症。最初彩色多普勒超声作为CT血管成像的替代物用于随访评估（图6.35、图6.36），与CT血管成像相比，敏感性和特异性存在差异。许多研究者认为彩色多普勒超声随访几乎等同于CT血管成像，有研究报道其敏感性为80%～100%、特异性为74%～100%（Beeman et al.，2009；Chaer et al.，2009；Schmieder et al.，2009；Mirza et al.，2010；Sato et al.，1998；Wolf et al.，2000；Zannetti et al.，2000；Parent et al.，2002；McLafferty et al.，2002；Thompson et al.，1998；Fletcher et al.，2000）。文献综述了其平均敏感性为95%、平均特异性为97%（McLafferty et al.，2002）。一些研究者也指出了彩色多普勒超声相较于CT血管成像具有实时评价动脉瘤血流动力学等优势。与只显示单个时间点（如静脉期）血流动力学情况的CT血管成像相比，彩色多普勒超声提高了对小的腰动脉内漏的检测能力。其他研究者则报道了，动脉瘤腔内修复术后彩色多普勒超声对内漏诊断的准确性不足（AbuRahma，2006；Schuster et al.，2009）。最近的一项包括25项研究共3975次成对检查的荟萃分析研究发现，与CT血管成像相比，所有类型的内漏（主要是Ⅱ型内漏）的集中敏感性为0.74、集中特异性为0.96（Karthikesalingam et al.，2012）。

一些研究证实，超声检测和定位内漏（特别是较难检测的Ⅱ型内漏）可以通过使用造影剂微泡来改善（Böhm et al.，2000；Henao et al.，2006；McWilliams et al.，2002；Bendick et al.，2003；Heilberger et al.，1997；Clevert et al.，2008；Sarlon et al.，2009；Giannoni et al.，2007）。

■ 超声造影在内漏检测中的应用

注射微泡造影剂后（方案详见6.1.2.1.2部分），检查者首先在支架两端（微泡最先到达的地方）探查Ⅰ型和Ⅲ型内漏。再观察腰动脉或肠系膜下动脉供血的Ⅱ型内漏，由于造影剂微泡的到达时间较长（这些动脉的增强显影甚至可能持续到静脉期）。寻找内漏后（微泡给药后2～3分钟）的2～5分钟可利用彩色多普勒超声寻找肾动脉和肠系膜动脉起始处的狭窄-闭塞性病变，这对分支支架置入术后的患者尤为重要。

在第一次造影不确定的情况下，可以进行第二次微泡注射，有目的地探查第一次造影认为可疑或不确定的部位。如果结果仍然没有定论，应行CT血管成像检查。

已发表的数据一致表明，超声造影在检测内漏方面与CT血管成像相当，对于特征的描述甚至优于CT血管成像（Iezzi et al.，2010；Pfister et al.，2009；Mirza et al.，2009）。一项纳入了11项研究共981例患者的荟萃分析显示，超声造影和CT血管成像对照结果显示，超声造影的集中敏感度为0.96，集中特异性为0.85，血管造影通常显示超声造影比CT血管成像更准确（Karthikesalingam et al.，2012）。在腰动脉逆行供血的小型Ⅱ型内漏中，造影剂增强时间相对较晚（微泡通过长的侧支通道的时间较长），即使在CT的静脉期，也可能会出现漏诊。实时动态超声造影检查（图6.36）更加灵活，能够更好地检测到这种延迟增强的内漏（Jung et al.，2008；Pfister et al.，2009）。

在一项对比谐波成像（contrast harmonic imaging，CHI）超声的研究中（见1.1.5部分），对50例动脉瘤腔内修复术后疑似内漏的患者进行研究，CHI和CT血管成像一致检测到30例内漏，20例未发现内漏。一名患者同时存在Ⅰ、Ⅱ型内漏，但被误诊为Ⅱ型。另一位患者Ⅱ型内漏最初仅由CHI检测到，后续由CT血管成像证实。CHI的敏感性为99%、特异性为93%、阴性预测值为99%、阳性预测值为95%。该研究采用时间-强度曲线分析评价动脉瘤的灌注情况（Pfister et al.，2009）。使用超声造影剂后，标准化信号分析可用于比较支架和动脉瘤的增强效果，增强强度随血流量的变化而变化，因此可用于量化内漏，识别需要治疗的高危动脉瘤。

■ **动脉瘤腔内修复术后其他并发症**

超声在检测支架断裂和支架移位方面明显不如放射成像。彩色多普勒超声成像只有在这些并发症引起内漏时才能发现（图6.84）。这就是动脉瘤腔内修复术后患者需要每年对原腹主动脉瘤部位行X线检查监测的原因。

动脉瘤腔内修复术后的另一个并发症是支架髂支闭塞伴外周缺血（图6.37a）和支架主干内血栓形成，这是造成外周动脉栓塞的原因（图6.37b），尤其是当血栓延伸到支架分支附着部位时。复合支架置入的患者存在分支动脉（肾动脉、肠系膜上动脉）狭窄或闭塞导致器官缺血的风险（图6.37c）。

6.1.6.3.8 主动脉炎：腹膜后纤维化-炎性腹主动脉瘤

与动脉粥样硬化相比，主动脉炎较为罕见。主动脉炎可伴或不伴扩张，并可伴梗阻、破裂和夹

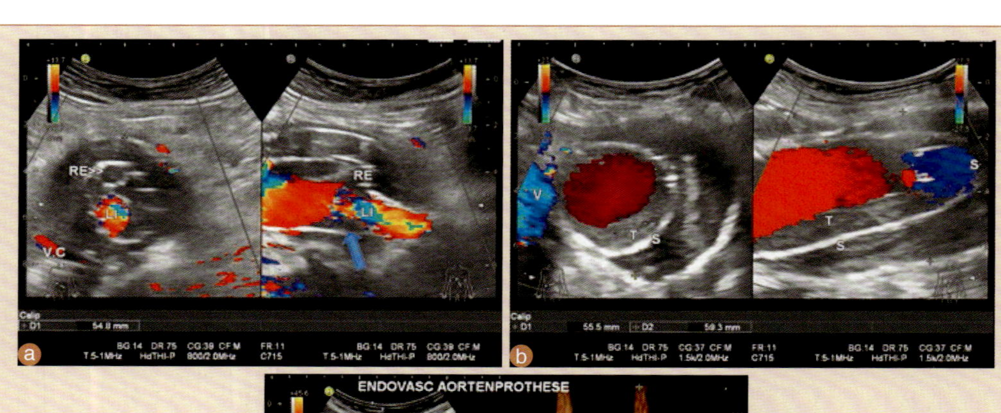

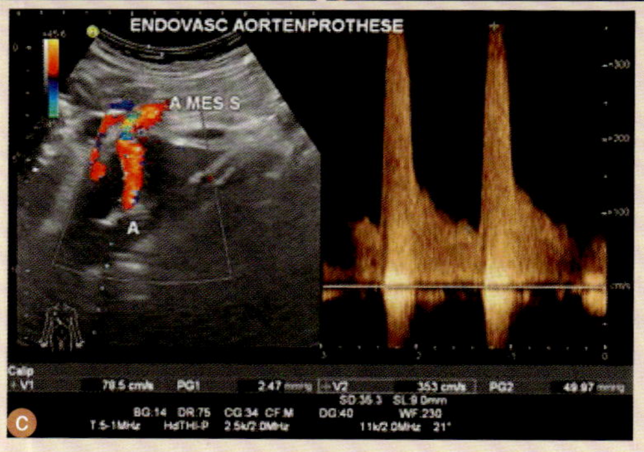

a.超声显示右髂支闭塞，左髂支未闭塞，但由于血栓形成，起始处管腔有局限性狭窄（箭头）。b.支架主干内血栓（T）形成并延伸至髂支起始处（S）。c.分支支架末端的肠系膜上动脉狭窄。狭窄处收缩期峰值流速为350 cm/s（见取样容积），而狭窄前峰值流速为125 cm/s（未显示）。根据这些速度计算的收缩期峰值流速比值为3，符合60%～70%的狭窄。主动脉（A）中的支架主干是通畅的；没有彩色血流信号是由于入射角呈钝角和高脉冲重复频率。

图6.37 分支支架置入术后随访

层。可能的病因包括心内膜炎、血管周围局部病灶和败血症。主动脉是细菌感染最常见的部位。细菌性和非细菌性主动脉炎的鉴别诊断是困难的，可能出现主动脉扩张，患者有主动脉或动脉瘤破裂的危险（图6.91）。在感染的早期阶段就能够观察到偏心性或“囊状”动脉瘤（真菌性动脉瘤）形成，但在动脉瘤形成之前很少能够发现感染性动脉炎（Narang et al.，2007；Caspary，2016）。

主动脉与多种大血管疾病有关，包括巨细胞动脉炎（图6.40b）、大动脉炎、Behçet病和Cogan综合征。主动脉受累通常是无症状的，也可表现为胸痛或背痛。超声可发现形态学改变，包括管壁同心性增厚，有时有主动脉扩张。磁共振血管成像和超声造影可显示主动脉管壁灌注增加，这是局部炎症的标志。血管炎患者动脉瘤出现破裂或夹层的风险高于动脉粥样硬化动脉瘤患者。

尤其是在Behçet病中，血管扩张大多为偏心性，直径可迅速增大，并可能出现其他并发症，如浅静脉炎或深静脉血栓形成。

也有研究发现主动脉炎与类风湿性关节炎、系统性红斑狼疮、结节病或炎症性肠病相关（Caspary，2016）。

孤立性主动脉炎（可能是IgG4相关疾病）可见于慢性主动脉周围炎、腹膜后纤维化（Ormond病）和炎性主动脉瘤。炎性主动脉瘤（图6.39）有时由血管周围炎的退行性主动脉瘤和支架植入术后进展而来（Ketha et al.，2014）。在Ormond病中（70%～80%为特发性），炎症累及主动脉周围以外区域（图6.40a）并在腹膜后组织内蔓延。

可通过B模式成像评估主动脉分支的起始部，区分主动脉壁增厚与血管周围、腹膜后病变。腹膜后淋巴瘤是局限性的圆形病变，但可能会融合。腹膜后纤维化通常表现为一个较低回声的结构，从前面覆盖主动脉并累及腔静脉，它向两侧逐渐变薄，也可能包围并压迫输尿管。

肠系膜下动脉的走行有助于鉴别主动脉壁增厚和腹膜后纤维化（图6.38、图6.40）。在腹膜后纤维化中，肠系膜下动脉近端被推向主动脉，穿出低回声的纤维化结构之前，在主动脉壁和低回声纤维化之间走行数厘米（图6.85）。另一方面，主动脉炎（如巨细胞动脉炎）时，肠系膜下动脉直接从起始处穿过主动脉管腔周围的低回声层，然后在增厚的低回声区外下行至左下腹。大动脉炎和炎性主动脉瘤的管壁为环形增厚，不累及腔静脉（图6.39、图6.40）。超声检查中切面的灵活选择有助于确定主动脉、增厚的低回声、血管周围结构和其他血管之间的关系，从而有助于鉴别诊断。

由血管炎引起的主动脉壁增厚伴主动脉扩张或炎性主动脉瘤可通过其与内膜层的关系与腔内血栓鉴别。虽然这与直径测量有关，但只有当存在动脉粥样硬化斑块时才有可能区分，这使内膜看起来更亮，而正常内膜超声难以显示（图6.38、图6.39）。

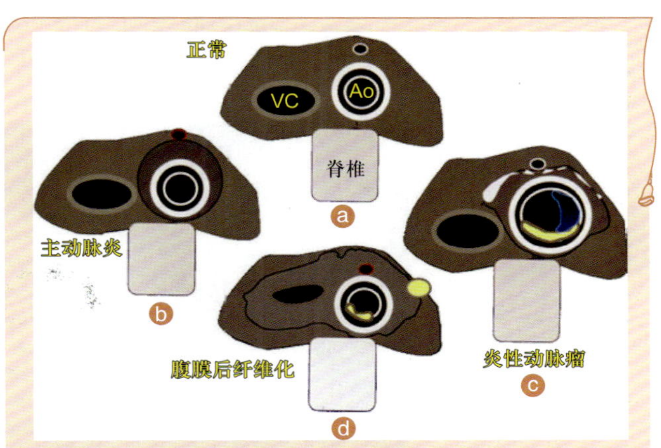

a.主动脉和腔静脉的正常解剖结构。b.巨细胞动脉炎的情况：肠系膜下动脉起源于主动脉，在低回声、同心性增厚的主动脉管壁外走行，此时，肠系膜下动脉以可能最短路径通过异常组织（炎性主动脉壁）。c.显示炎性腹主动脉瘤的表现，肠系膜下动脉也以最短路径通过动脉瘤样扩张和增厚的管壁，然后下行至增厚区外的左下腹。如果存在动脉粥样硬化病变，它们有助于区分动脉瘤的炎性管壁增厚和附壁血栓：动脉粥样硬化斑块使内膜看起来明亮，从而区分延伸到腔内的血栓和内膜另一侧的炎性管壁增厚。d.显示腹膜后纤维化的表现，肠系膜下动脉的近段起源于未增厚的主动脉壁，经过低回声的异常组织，进入左下腹。在腹膜后纤维化中，异常组织将肠系膜下动脉较长的近段推向主动脉壁。晚期腹膜后纤维化可包绕腔静脉甚至输尿管，与早期仅包围主动脉相比，疾病的诊断和与其他疾病的鉴别更容易。因此，肠系膜下动脉近端走行异常是鉴别诊断的决定性标准。Ao：主动脉；VC：腔静脉。

图6.38　评估肠系膜下动脉自主动脉发出后的走行以区分主动脉壁增厚和腹膜后血管周围病变

（资料来源：K. Amendt）

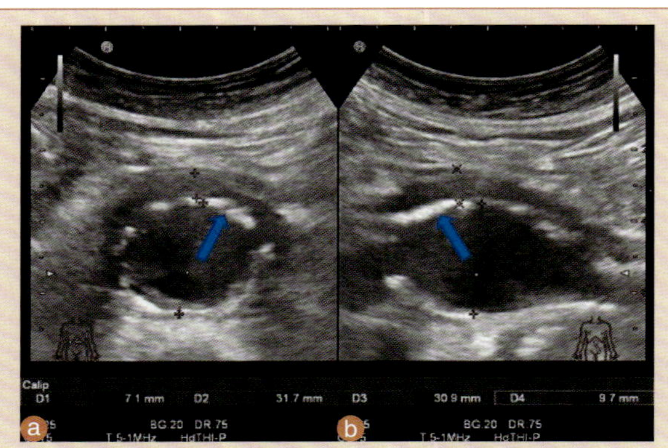

横切（a）和纵切（b）图像显示炎性管壁增厚达9 mm。内膜由于存在动脉粥样硬化斑块而显得明亮（箭头），并能区分血管的病理改变是发生在内膜还是内膜外。该例血管壁增厚涉及外层。因此，炎性血管壁增厚与血栓沉积可根据其与内膜的关系相鉴别，后者从内膜内侧延伸到腔内。管腔宽为31 mm。

图6.39 炎性腹主动脉瘤

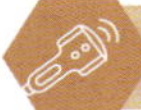 6.2 内脏和腹膜后静脉

6.2.1 血管解剖

※ 6.2.1.1 腔静脉

下腔静脉在脊柱右侧平行于主动脉向上走行，是横切面为椭圆形的容量血管，随呼吸周期其前后径为0.5～2.5 cm，由髂总静脉在$L_{4/5}$水平处形成，略低于主动脉分叉。

1.5%～4.0%的人会出现下腔静脉变异和异常，通常是偶然发现的。这是在胚胎发育时，从对称静脉系统转变成右侧为主的不对称系统的复杂过程中受到干扰而出现的。1974年Chuang等将先天性畸形做出了分类（表6.8）。

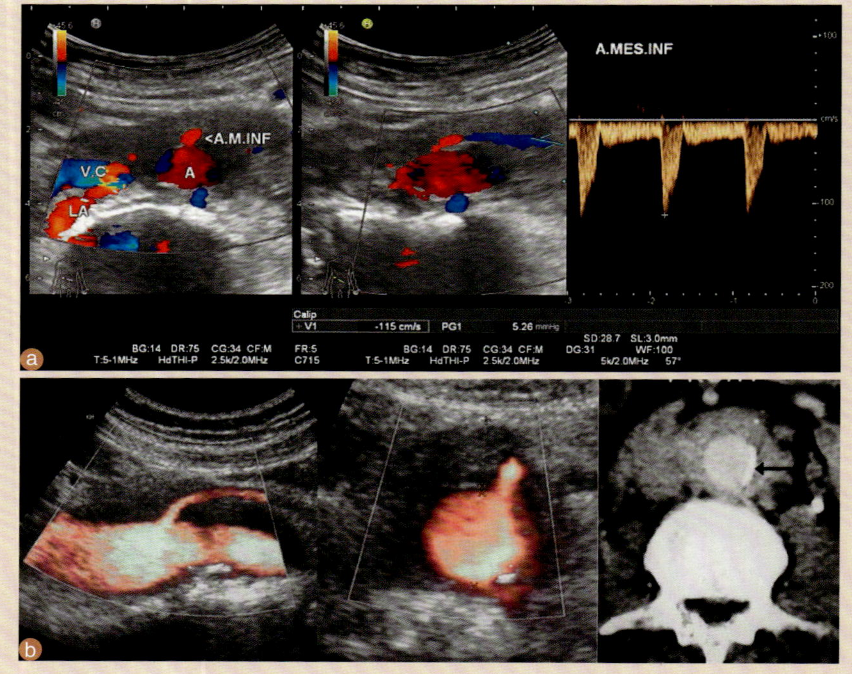

a.经组织活检病理证实的腹膜后纤维化（Ormond病）。可通过肠系膜下动脉的走行鉴别血管炎时主动脉壁增厚与腹膜后纤维化。腹膜后异常组织将肠系膜下动脉推向主动脉。因此，肠系膜下动脉比血管炎更接近主动脉腔。b.巨细胞动脉炎的主动脉壁增厚（左侧纵切面和右侧横切面的能量模式图像），肠系膜下动脉起始的走行证实其为主动脉壁的病变，因为其直接穿过增厚的主动脉管壁，而不是像腹膜后纤维化那样被推向主动脉管壁。CT扫描（最右边的图像）显示由于巨细胞动脉炎引起的血管壁增厚。超声和CT都显示管腔内增厚的管壁上有斑块。A.M.INF：肠系膜下动脉；V.C：腔静脉；LA：脾动脉；A：主动脉。

图6.40

（资料来源：K.Amendt）

腔静脉异常通常累及肾静脉入口以下的部分。重复（0.2%~3%）和转位（0.2%~0.5%）是最常见的异常，这两种类型的下腔静脉均位于主动脉的左侧，与左肾静脉一起或作为左肾静脉的一部分穿过主动脉，然后继续在主动脉的右侧走行（图6.42）。

表6.8　下腔静脉先天性异常的分类

分类	分段	特征
Ⅰ	肾后型	
	A 型	右后位下腔静脉（主动脉后方或环主动脉、输尿管）
	B 型	右上位下腔静脉（正常下腔静脉）
	C 型	左上位下腔静脉（左位下腔静脉）
	BC 型	双上位下腔静脉（重复下腔静脉）
Ⅱ	肾型	肾静脉环（环主动脉、输尿管）
Ⅲ	肾前型或肝型	肝段缺如（奇静脉或半奇静脉延续）

资料来源：Chuang et al.，1974。

※ 6.2.1.2　肾静脉

右肾静脉走行于肾动脉前方，3~4 cm后在L_1椎体水平汇入腔静脉。左肾静脉走行于肾动脉的前方，稍高于肾动脉，迂曲走行于主动脉和肠系膜上动脉之间及胰头后下方，最终汇入下腔静脉。左肾静脉接受卵巢静脉或精索静脉，直接汇入位于右侧的腔静脉（图6.1）。

肾静脉的变异包括重复肾静脉和汇入位置异常，例如汇入髂总静脉。胚胎发育异常可能导致左肾静脉走行于主动脉后方。

※ 6.2.1.3　门静脉系统和肝静脉

门静脉是一个粗大的主干，通常6~8 cm长，左右径及前后径为8~12 mm，一般不超过16 mm，生理性变化范围较大。门静脉穿过肝固有动脉后面的肝十二指肠韧带，向上斜行至肝门，在肝内与肝动脉和胆管的分支伴行。门静脉的属支为肝脏的解剖分段提供了依据。肝静脉的属支走行于肝段之间。

脾静脉从脾门发出走行于胰腺后方，达胰头后方与肠系膜上静脉汇合形成门静脉（图6.41）。两条静脉的汇合处位于胰头的左后方、肠系膜上动脉起始处的外下方。肠系膜上静脉走行于肠系膜上动脉的右侧、主动脉的前方。

血液从肝段静脉流入三条主要的肝静脉，然后直接流入下腔静脉。

6.2.2　检查方法

※ 6.2.2.1　腔静脉

主动脉可以作为检查腔静脉的标志。当评估下肢血管血栓形成或肺栓塞患者时，检查髂静脉和下肢静脉后，向上沿腔静脉走行扫查，先横切扫查，然后纵向扫查并行频谱多普勒测量。髂静脉汇合处通常在脐水平，可通过主动脉分叉大致相同或稍高的位置进行定位。

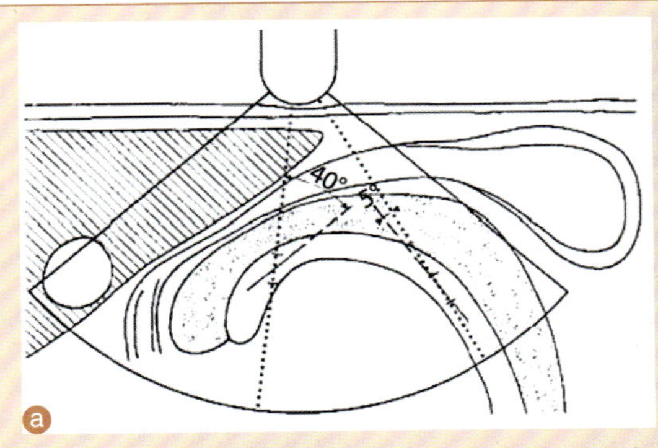

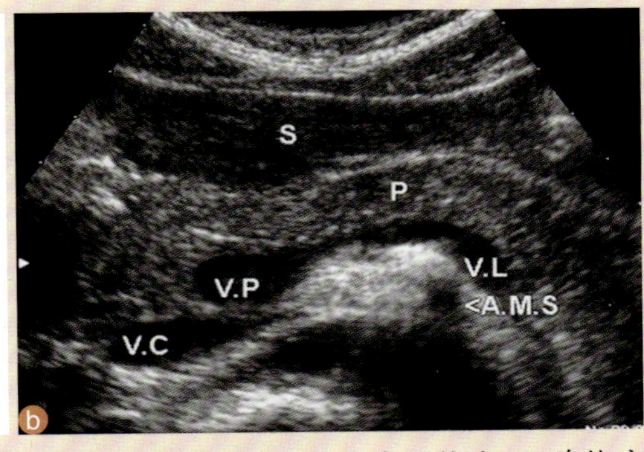

a.显示脾静脉从右向左走行的横切面示意图，脾静脉与肠系膜上静脉在胰头下方汇合形成门静脉。b.脾静脉位于胰腺后方，肠系膜上动脉前方，止于门静脉。P：胰腺；V.L：脾静脉；A.M.S：肠系膜上动脉；V.P：门静脉；V.C：腔静脉。

图6.41

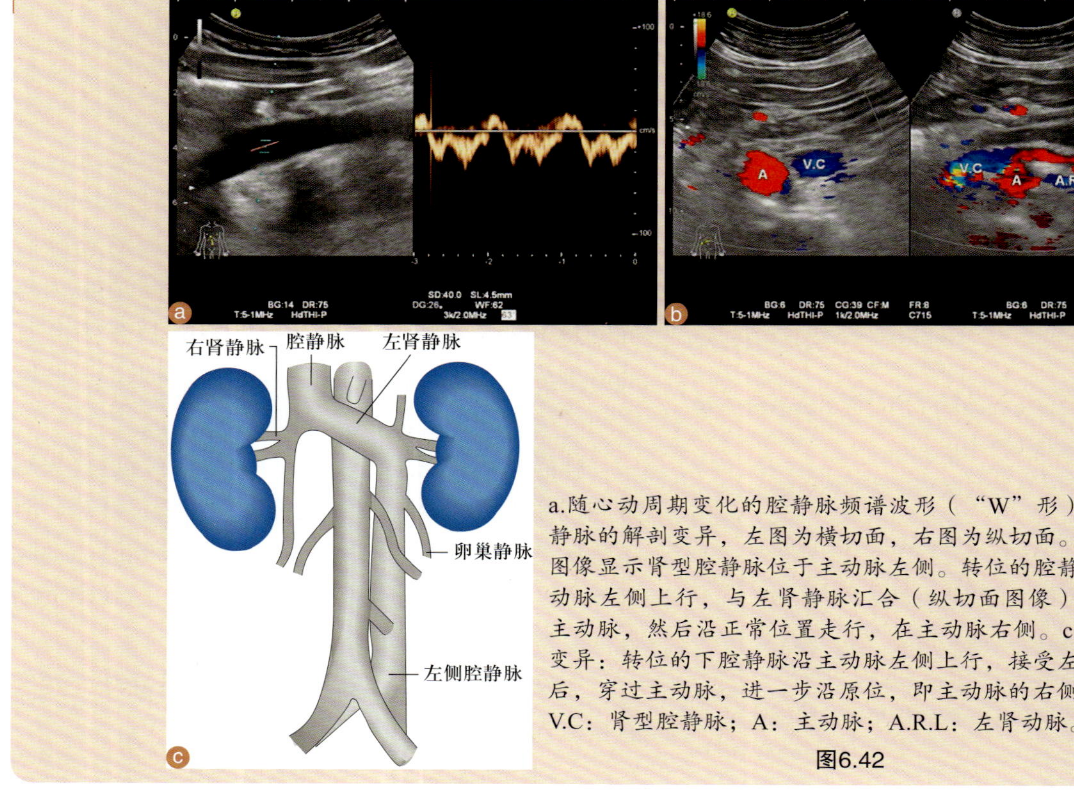

a.随心动周期变化的腔静脉频谱波形（“W”形）。b.腔静脉的解剖变异，左图为横切面，右图为纵切面。横切面图像显示肾型腔静脉位于主动脉左侧。转位的腔静脉沿主动脉左侧上行，与左肾静脉汇合（纵切面图像），穿过主动脉，然后沿正常位置走行，在主动脉右侧。c.该解剖变异：转位的下腔静脉沿主动脉左侧上行，接受左肾静脉后，穿过主动脉，进一步沿原位，即主动脉的右侧上行。V.C：肾型腔静脉；A：主动脉；A.R.L：左肾动脉。

图6.42

在髂静脉血栓形成中，必须确定血栓是否延伸至腔静脉，并且评估血栓末端是否存在环绕的血流信号。横切或纵切面上确定腔静脉直径随呼吸的变化，血栓形成时管腔直径没有变化。

腹部血管超声检查时探头加压是不可靠的（压缩性受解剖结构限制），这就是为什么（彩色）多普勒超声是排除血栓所必要的。只有在瘦弱的患者中才有可能实现可靠的压迫腔静脉。血流速度的多普勒频谱波形受呼吸期相性和心脏搏动的影响（图6.42a）。在肾脏下方，以肝脏为声窗，门静脉位于肝门处腔静脉前方。

肝静脉在腔静脉过膈肌前汇入。

※ 6.2.2.2 肾静脉

肾静脉于侧腹部自肾门开始沿其走行扫查至近端（图6.6）。右肾静脉较短，可以沿走行观察直至汇入下腔静脉，左肾静脉应于中部横切扫查（图6.43），以显示其位于主动脉和肠系膜上动脉之间的部分及其末端。

肠系膜上动脉可以作为避免左肾静脉与偏前上方的脾静脉混淆的标志。左肾静脉走行于肠系膜上动脉的后方，即肠系膜上动脉与主动脉之间；脾静脉走行于肠系膜上动脉的前方，然后越过肠系膜上动脉汇入门静脉。

当B型超声寻找肾静脉血栓或瘤栓时，检查者必须探查呼吸时直径有无改变和扩张的静脉内有无异常回声。频谱多普勒无血流频谱可以诊断血栓形成。

※ 6.2.2.3 门静脉和肠系膜上静脉

右上腹肋下斜切面最易探查从胰头下方到肝门的门静脉（图6.44）。如果存在肠气遮挡影响显示，可以寻找肝门，将肝脏作为声窗，从肋间位置（右侧腹）追踪探查远端门静脉。门静脉血栓表现为血管腔内异常回声，B型超声管径不随呼吸变化，可通过（彩色）多普勒成像证实。

超声很容易通过显示门静脉侧支来确诊可疑的门静脉高压。侧支循环评估包括以下步骤。

（1）门静脉血流：往返血流、逆行血流或流速降低（为不可靠征象；需要进行增加血流的动作，但血流速度增快不明显）。

（2）脾静脉的血流方向。

（3）肝圆韧带内脐静脉重新开放（Cruvielhier-Baumgarten综合征）。

（4）胃左静脉扩张（纵切面，起源于肠系膜静

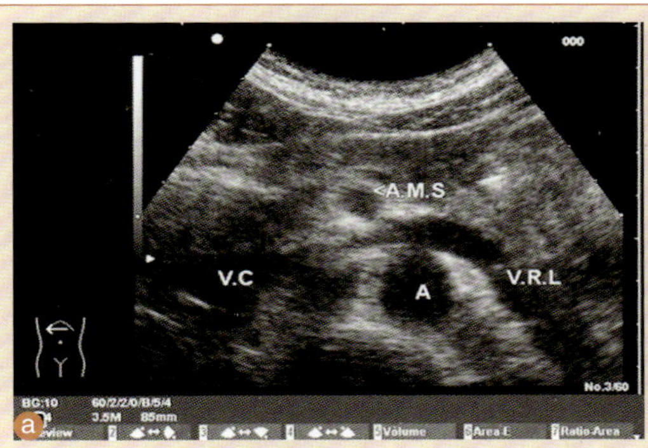

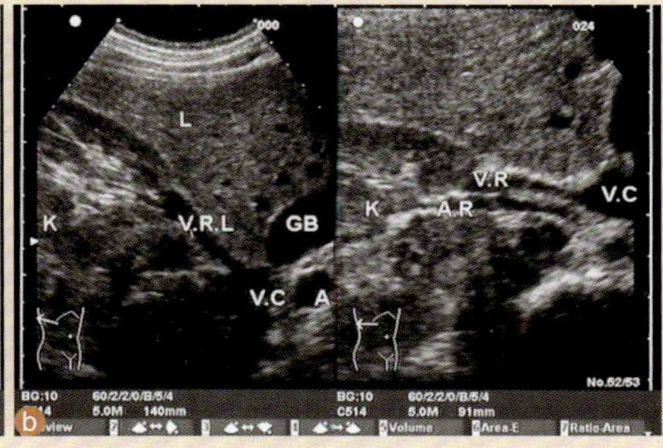

a.上腹部横切面示左肾静脉起于左肾门，走行于主动脉和肠系膜上动脉之间，汇入腔静脉。b.探头位于右侧腹（左图），很容易探查右肾静脉从肾门走行至腔静脉。在探头位置稍偏内侧时（右图），肝脏可作为声窗，肾静脉位于肝脏深处，在肾动脉前方从肾门走行至腔静脉。A.M.S：肠系膜上动脉；A：主动脉；V.C：腔静脉；V.R.L：左肾静脉；L：肝脏；K：肾门；GB：胆囊；A.R：肾动脉；V.R：肾静脉。

图6.43

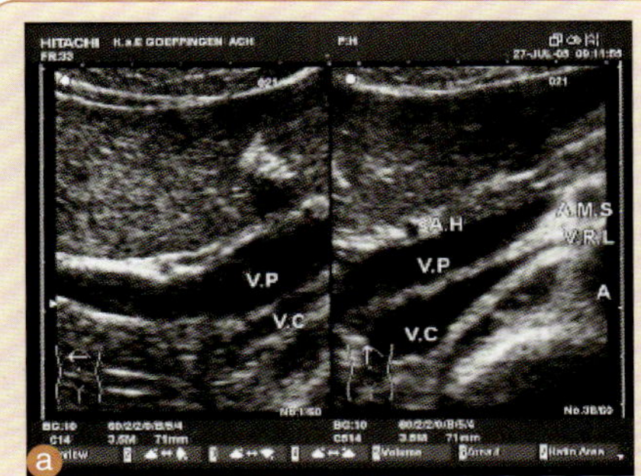

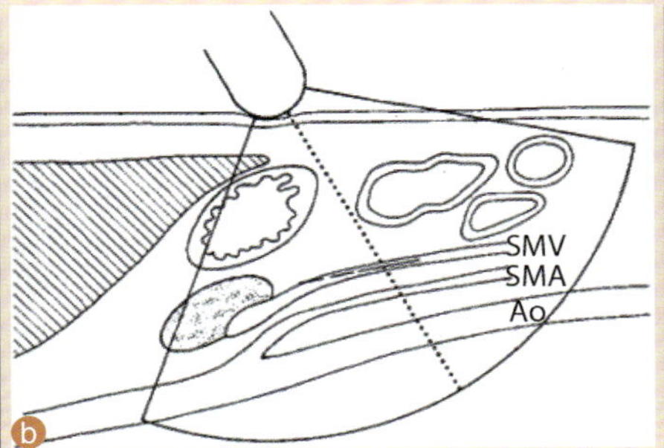

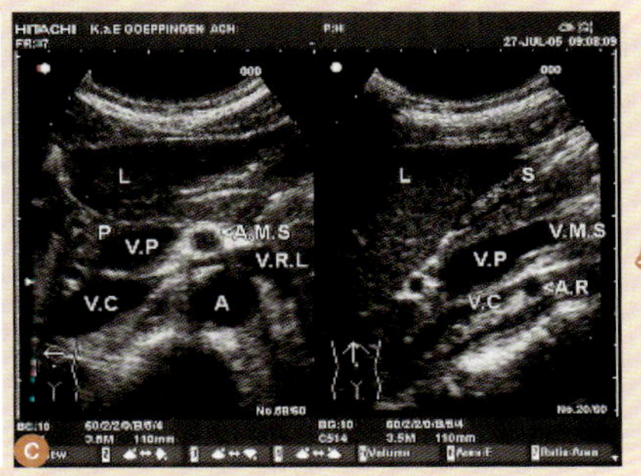

a.肋下斜切（右上腹），肠系膜上静脉和脾静脉在胰头后方汇合形成门静脉（右图）走行于腔静脉前方，穿过肝十二指肠韧带到达肝门（左图左缘）。b.肠系膜上静脉走行示意图。c.上腹部横切面图像（左）显示腔静脉位于主动脉左侧；门静脉在肝十二指肠韧带内走行至肝。纵切面图像（右）显示肠系膜上静脉走行于腔静脉（解剖标志）前方，在胰头后方汇入门静脉。V.P：门静脉；V.C：腔静脉；SMV：肠系膜上静脉；SMA：肠系膜上动脉；Ao：主动脉；A.H：肝动脉；V.R.L：左肾静脉；A.M.S：肠系膜上动脉；L：肝脏；P：胰腺；A.R：肾动脉。

图6.44

脉汇入门静脉处）。

（5）胆囊壁静脉迂曲扩张。

（6）肝左叶后外侧扩张的胃网膜静脉及肾上、下极的脾肾侧支和脾胃侧支的识别。

肠系膜上静脉走行于肠系膜上动脉的右侧，位于左侧时提示旋转不良。血栓的诊断标准与门静脉相同。如果怀疑肠系膜静脉血栓，应探查到空肠属支、回结肠静脉和右结肠静脉水平。彩色多普勒模式下横切扫查，轻微调整探头角度很容易显示。

6.2.3　超声的临床作用

※ 6.2.3.1　肾静脉

急性肾静脉血栓可能无症状或伴有疼痛和血尿，其临床表现取决于腹膜后侧支循环的情况，基于其易变性，我们认为肾静脉血栓的发生率实际上比诊断率要高。血栓栓塞的并发症很少见。肾静脉血栓可发生在肾病综合征、肾小球肾炎等肾病患者中，肿瘤或腹膜后淋巴瘤压迫肾静脉的患者中，以及包括凝血障碍和腹腔内炎性疾病，如急性胰腺炎或败血症在内的全身性疾病患者中。肾功能损害的严重程度（从正常肾功能到急性肾功能衰竭）随血栓阻塞程度和腹膜后侧支循环（通过包膜和肾上腺静脉）的程度而变化。这就是超声检查肾静脉不仅适用于有临床症状和体征的患者，而且也适用于腹膜后肿瘤患者的原因，以便及时开始抗凝治疗。

腹膜后肿瘤手术前，尤其是肾细胞癌切除术前，必须进行肾静脉评估。静脉内瘤栓的存在对于肾细胞癌手术方案尤为重要；有研究表明，20%～40%的较大的肾癌患者在肾静脉内有瘤栓，其中5%～10%的患者瘤栓可延伸至腔静脉（Goncharenko et al.，1979；Levine，1990）。

※ 6.2.3.2 门静脉系统

对于慢性肝功能不全的患者，甚至肝硬化，检查的重点是实质的损害。它还包括血管系统的损伤，特别是门静脉高压，通常继发于肝硬化。门静脉高压可由不同水平的梗阻引起：窦性梗阻（典型的肝硬化）；血吸虫病、Wilson病和骨髓增生异常疾病的窦前梗阻；门静脉血栓或阻塞的肝前型；肝静脉阻塞的窦后性；腔静脉受压；严重右心室功能不全。

在疑似肝硬化的患者中，门静脉高压的评估对临床表现的解释和患者预后的判断有重要意义。灰阶超声对肝硬化有很高的特异性，但与肝活检和术中发现相比，敏感性很低。如果存在门静脉高压，并且可以排除其他潜在原因，那么即使灰阶检查结果不确定，也可以认为是肝硬化。灰阶图像的标准包括宏观和微观结节，主要表现为肝脏轮廓不规则、回声衰减和不均。肝右叶萎缩伴尾状叶增大（尾状叶与右叶之比＞0.65）诊断肝硬化有90%～100%的特异性，但敏感性低，仅为43%（Harbin et al.，1980；Giorgio et al.，1986）。脾大在门静脉高压症中很常见，但不是很特异。多普勒成像可以充分评估93%～95%患者的门静脉、脾静脉和肠系膜静脉的血流（Patriquin et al.，1987；Yeh et al.，1996）。下述超声标准不能准确地排除门静脉高压或肝硬化。

6.2.4 正常超声表现

※ 6.2.4.1 腔静脉和肾静脉

正常腔静脉平均直径为1.5～3.0 cm，最大血流速度为40～100 cm/s，直径随呼吸变化为0.5～2.5 cm，这种变化反映在多普勒频谱波形中。心动周期内右心房的压力变化引起叠加的心脏期相性变化导致形成“M”形波形。第一个峰值反映了三尖瓣收缩期的运动，随后随着心房充盈的增加，流速降低，在三尖瓣打开时出现第二个流速加速，产生第二个峰值，在心房收缩期间，血流再次变快，有时伴有短暂的逆流。

正常肾静脉直径为4～10 mm，最大流速为20～40 cm/s。肾静脉，特别是右肾静脉，也显示随呼吸运动的血流期相性波动，在多普勒频谱波形中表现为吸气时流速增加，呼气时流速减少。左肾静脉呈典型的搏动性变化，这是由于收缩期左肾静脉在主动脉和肠系膜上动脉之间狭窄的通道内短暂被压迫而引起的变化。左肾静脉偶尔会出现不典型的主动脉后走行，很少在左侧有多个属支出现（左侧为4%，右侧为20%）。如果左肾静脉没有显示在主动脉和肠系膜上动脉之间，检查者应该在主动脉后方大约左肾动脉起始水平寻找。

肝静脉系统和右肾静脉主要属支的血流特征与腔静脉相同［心脏（心房）搏动性和呼吸期相性］。

※ 6.2.4.2 门静脉系统

正常的门静脉灰阶超声显示为肝下方一个无回声、轮廓光滑的管样结构，管径随呼吸变化幅度小于腔静脉（通常为8～13 mm，深吸气时直径变大）。（彩色）多普勒成像模式表现为随呼吸变化的向肝血流，最大流速（v_{max}）为15～35 cm/s，平均流速（v_{mean}）为10～25 cm/s（Seitz et al.，1988；Moriyasu et al.，1986；Gaiani et al.，1989）。餐后血流速度可能超过35 cm/s。总之，门静脉系统的血流速度具较大的个体差异，餐后血流也像肠系膜血液循环一样增加（肠系膜上动脉和静脉的流量增加2～3倍）。在空腹患者中，正常肠系膜上静脉直径为4～12 mm，最大流速为10～45 cm/s；正常脾静脉直径为5～10 mm，最大流速为10～25 cm/s。

6.2.5 检查记录

腹膜后静脉和门静脉系统的检查结果记录取决于需要回答的临床问题。除了记录静脉的B型超声和多普勒频谱波形外，还应记录静脉周围的超声表现。特别是静脉引流不畅时，必须记录静脉受压和血栓的范围，以及侧支通路情况，例如肾静脉血栓形成时腹膜后和脾肾静脉分流及门静脉高压（肝硬化、Cruveilhier–Baumgarten综合征）时胃或脐静脉的侧支循环。

6.2.6 异常超声表现、测量参数和诊断价值

※ 6.2.6.1 腔静脉

胚胎发育的复杂过程会导致静脉系统出现许多

罕见的变异和畸形。腔静脉可发生从发育不全到重复畸形等所有异常（图6.42）。

彩色多普勒超声模式下可显示血管的罕见变异和非典型走行，并与腹膜后淋巴结相鉴别（图6.45）。腔静脉受压最常见的原因是腹膜后淋巴结、肿瘤、主动脉瘤或腹膜后纤维化。罕见的静脉平滑肌瘤或平滑肌肉瘤也可能起源于腔静脉的平滑肌层。

探头加压超声检查在显示腹膜后静脉和内脏静脉血栓方面的应用价值有限，因此超声成像尤其是彩色多普勒超声成像非常有用。然而，腹腔内或腹膜后静脉血栓也存在B型超声的诊断标准。

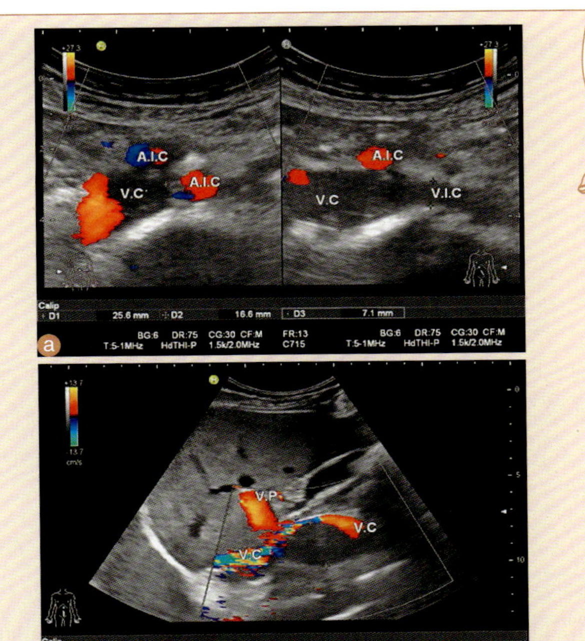

a.横切（左图）和纵切（右图）图像示由髂总静脉血栓上行形成的腔静脉血栓。腔静脉血栓必须与腔静脉壁肿瘤和压迫腔静脉的外部结构相鉴别。b.肝门后腔静脉壁肿瘤（组织学诊断为平滑肌瘤）导致局限性管腔狭窄并出现混叠（图3.36）。形态学上，管壁肿瘤不能与位于腔静脉后方造成其受压的腹膜后肿瘤相鉴别。在压迫腔静脉的外部肿瘤中，与腔静脉的关系可以将腹膜后结缔组织肿瘤（肉瘤）与淋巴瘤区分开来，淋巴瘤的特点是位于腔静脉旁或位于腔静脉的外侧或前方的主动脉旁。V.I.C：髂总静脉；A.I.C：髂总动脉；V.C：腔静脉；V.P：门静脉。

图6.45

血栓可表现为有回声结构。此外，如果腹膜后大静脉，尤其是腔静脉，随呼吸运动内径变化消失，则提示血栓形成。这一发现是非特异性的，右心室功能衰竭时也可能出现腔静脉扩张、内径随呼吸运动的波动减少或消失。可以采用低脉冲重复频率和高增益的彩色多普勒成像或者所获得的多普勒频谱来排除血栓。除血栓外，静脉血流还可能受肿瘤压迫、肿瘤浸润或血管内肿瘤生长而阻塞（图6.45）。

血栓的临床症状取决于其部位、病程进展速度和侧支循环。尤其是髂静脉和腔静脉血栓有栓塞风险。腔静脉栓塞通常是由髂静脉和下肢静脉上行性血栓引起，较少是由局部梗阻（外部肿瘤压迫或浸润）、肾静脉血栓或肿瘤延伸（肾细胞癌）或Budd-Chiari综合征中肝静脉血栓延伸引起。

急性上行性血栓通常是低回声的，肥胖患者灰阶超声很难识别。随着时间的推移，血栓发生机化，回声变得不均匀。血栓组织随着血管壁细胞的浸润和纤维蛋白纤维的回缩，回声增强和与血管壁的分界不清晰，非常陈旧的血栓可能发生部分钙化。

由于存在多种侧支通路，腔静脉闭塞可能只引起轻微的临床症状。静脉回流主要通过椎旁静脉丛、腰升静脉和奇静脉系统、腹壁浅静脉和门静脉侧支途径。彩色多普勒超声检查能很好地评价腔静脉或髂静脉血栓形成的侧支循环情况，尽管大多数情况下，这些发现并没有临床意义。

频谱多普勒显示髂静脉和下肢静脉引流不畅（呈无呼吸周期性的持续血流），这可能是由于肾静脉血栓或肿瘤延伸至腔静脉，或腹膜后肿瘤、主动脉瘤压迫腔静脉而导致的。因此，检查者必须谨慎寻找这些可能的原因。如果腔静脉或髂静脉的频谱波形显示为搏动性血流，则必须全面检查是否有动静脉瘘，这可能是由外伤、特发性、动脉瘤穿孔或手术、穿刺后的医源性因素引起的。

三尖瓣关闭不全或右心室衰竭影响腔静脉血流，引起管腔扩张和多普勒频谱波形改变。三尖瓣关闭不全时，血液反流至右心房，并延伸至近端腔静脉，该处频谱波形中收缩期逆向血流成分变得明显。

膜性腔静脉阻塞

先天性膜性结构可导致膈下下腔静脉变窄（膜性狭窄）或左髂总静脉末端变窄（静脉棘）。虽然临床上通常无症状，但腔静脉狭窄可能导致下行性血栓。对于成像条件良好的患者，彩色多普勒超声成像能够显示"裂隙状"狭窄伴局限性血流速度增快。狭窄的固有性质可以通过激发试验（Valsalva动作）来证实。

※ 6.2.6.2 肾静脉

与下腔静脉一样，在成像条件良好的患者中，超声也能识别出肾静脉血栓和瘤栓。肾肿瘤切除术前进行肾静脉彩色多普勒超声检查就足够了。在静脉受压或诱发动作下的静脉造影可得到相似的诊断结果。因此，在常规临床情况下，增强CT是主要的成像方式。

与肾小球肾炎相关的肾病综合征是肾静脉血栓形成的最常见原因。导致肾静脉血栓形成的其他因素包括抗凝血酶Ⅲ缺乏症、败血症、妊娠、口服避孕药、皮质激素治疗、结缔组织病和淀粉样变性。继发性肾静脉血栓可由腹膜后肿瘤、主动脉瘤或腔静脉血栓形成引起的梗阻导致，或由肾肿瘤沿静脉蔓延引起。

肾静脉血栓形成的灰阶超声的非特异性征象是肾脏增大和肾实质回声降低。声窗良好的患者中，血栓表现为扩张静脉腔内的低回声和部分不均匀结构（图6.106）。彩色多普勒超声成像或多普勒频谱波形无血流信号可证实血栓形成。部分血栓阻塞显示彩色血流信号充盈缺损，多普勒频谱波形随心脏搏动和呼吸运动的期相性变化降低或完全消失。如果肾包膜静脉和肾上腺静脉的静脉引流良好，即使肾静脉完全闭塞，也可以在肾门处检测到静脉血流。

急性肾静脉血栓的一个间接征象是肾动脉舒张期血流明显减少甚至短暂逆转。这是由于反射性血管收缩，血流模式类似于肾移植排斥反应。

急性肾静脉血栓除了肾动脉波形所反映的外周阻力增加外，也可导致肾脏体积增大。这些变化的程度取决于血栓形成的肾静脉侧支通路的范围，这些侧支通路可能涉及脾肾分流或腹膜后通路，如与肾上腺静脉的连接。急性肾静脉血栓后再通在彩色多普勒超声成像中表现为有回声的扩张血管腔内的迂曲血流信号。

肾静脉血流明显减慢且不伴随心脏搏动和呼吸运动的期相性变化，也见于下腔静脉近端肿瘤或血栓阻塞或右心室衰竭的患者（急性：肺栓塞；慢性：三尖瓣关闭不全）。

在肾肿瘤切除之前，有必要对肾静脉进行超声评估，以便根据肿瘤沿静脉延伸的范围来规划手术范围。

（1）Ⅰ期是肿瘤从肾静脉向腔静脉呈“纽扣状”突出（图6.107）。

（2）Ⅱ期是肿瘤延伸至腔静脉，但上缘仍低于肝静脉末端水平。

（3）Ⅲ期是肿瘤达肝静脉水平。

（4）Ⅳ期是肿瘤延伸入心房。

超声是否能够充分评估静脉血栓或瘤栓受前方覆盖的肠道气体及肠道蠕动的干扰，尤其在肥胖患者，导致只有50%～80%的患者能进行充分的肾静脉多普勒超声成像评估（Schwerk et al.，1994；Didier et al.，1987；Dubbins，1986；Londen，1989）。当声窗条件良好时，超声检测瘤栓的准确性为95%～100%。但由于超声并不能总是对肾静脉进行详细的评估，因此增强CT和磁共振成像在术前确定肾静脉及其周围瘤栓范围和指导手术切除计划方面更为准确。鉴于这一重要性，这两种成像方式应在术前作为多普勒超声的补充而充分应用。

※ 6.2.6.3 肠系膜上静脉和脾静脉

肠系膜静脉血栓是引起肠坏死的罕见原因。因此，对出现相应临床症状的患者，进行超声检查除排除肠系膜动脉闭塞外，还应排除肠系膜静脉血栓（图6.46）。灰阶超声图像显示肠壁水肿增厚是一个明显征象。

肠系膜静脉血栓形成的原因包括血液病、凝血障碍、脓肿或脓毒血症，以及肿瘤阻塞等。除了急性血栓形成表现为肠坏死的急性症状外，还可能有慢性血栓形成，伴发热、白细胞增多或血小板增多等非特异性表现。

肠系膜上静脉走行异常提示肠旋转不良，如肠系膜上静脉位于肠系膜上动脉的左侧则可证实。如果静脉在动脉前，1/3的病例会出现肠旋转不良。这些间接的旋转不良征象很容易被超声检测到。

肠系膜静脉血栓的临床严重程度取决于血栓的范围、部位（图6.99、图6.100）和侧支循环情况。例如，肠系膜上静脉部分血栓形成可能无症状，或仅表现为肠炎的临床症状。相反，中央肠系膜静脉广泛血栓可能会因肠坏死而出现急腹症。早期诊断并开始抗凝治疗对预防病情进展至关重要。因此，对所有出现非特异性症状和B型超声显示肠壁增厚的患者，均应检查肠系膜静脉。肠系膜上静脉血栓的诊断标准与其他血管相同：静脉扩张，呼吸期相

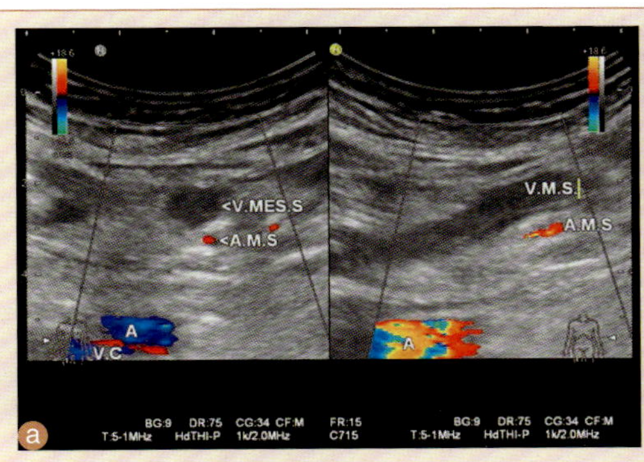

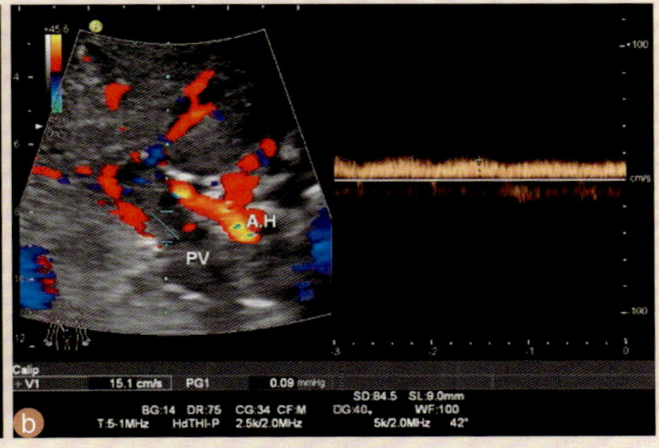

a.肠系膜上静脉血栓闭塞：管腔扩张，管腔内均匀低回声。静脉可通过与之相邻的肠系膜上动脉这一定位标志来识别。b.门静脉血栓形成，沿血栓可录及血流信号，但无呼吸期相性（血流阻塞），流速降低。肝动脉血流呈红色，肝门周围存在静脉侧支（尤其是胆囊周围）。V.M.S：肠系膜上静脉；A.M.S：肠系膜上动脉；A.H：肝动脉；PV：门静脉。

图6.46

性变化消失，B型超声可能显示腔内异常回声结构，彩色多普勒超声成像无血流信号或中心性血栓周围靠近管壁仅有残余血流信号（图6.99）。除肠壁增厚，广泛肠系膜静脉血栓形成的另一个间接超声征象是动脉频谱波形搏动性增加（图6.100，表6.9）。

表6.9 肠系膜静脉血栓

标准	参数
危险因素	门静脉高压； 脓毒血症； 憩室炎； 副肿瘤综合征； 自身免疫性疾病； 凝血功能障碍
临床表现	从非特异性症状到急腹症 （取决于侧支循环的程度）
超声表现	高回声血栓； 静脉扩张； 腔内无血流信号； 肠系膜上动脉舒张期血流可能减少； 灰阶图像肠袢管壁增厚

腹部常规超声检查胃左静脉（冠状静脉）和肠系膜下静脉没有临床价值。但是，在门静脉高压的情况下，它们可以作为侧支循环，超声显示静脉增宽，血流逆向。

脾静脉血栓

脾静脉是门静脉高压侧支循环通路的一部分，因此在这类患者中很少有血栓形成。除全身因素外，脾静脉血栓形成更常见的原因包括胰腺炎和胰腺肿瘤。临床症状往往较轻，超声表现与其他静脉血栓相同。脾静脉血栓表现为胰腺后方“蠕虫状”的低回声，其他表现包括脾大和彩色多普勒超声成像无血流信号或血流信号减少（部分血栓形成）。

脾静脉的异常（如血栓形成）无论是临床价值还是治疗效果方面均可以忽略，因为其存在广泛的侧支循环通路。然而，肝硬化和门静脉高压的患者应检查脾静脉，因为脾静脉起侧支循环通路的作用。

※ 6.2.6.4 门静脉和肝静脉

门静脉闭锁和发育不全，以及解剖变异和畸形均罕见。在先天性肝外门静脉–腔静脉分流的患者，来自肠系膜和脾脏的门静脉血流直接汇入下腔静脉，由于脾静脉和肠系膜上静脉直接与腔静脉相交通（灰阶扫查），腔静脉血流随心搏的波动性被传导到肠系膜静脉，并反映在后者的多普勒频谱波形中。

门静脉瘤也很罕见，必须通过彩色多普勒超声成像显示血流与胰腺假性囊肿、胆总管囊肿和肝囊肿相鉴别。

6.2.6.4.1 门静脉血栓形成

门静脉血栓形成的超声诊断标准与其他部位相同：血管扩张，管径随呼吸的相性变化消失，（彩色）多普勒超声成像无血流信号或血栓周围仅见残余血流信号。

急性门静脉血栓往往是低回声的，与血管壁分界清晰。而陈旧性血栓回声不均匀，部分呈高回声，轮廓模糊。多普勒角度恰当时无血流信号显示或血栓周围存在高频血流但呼吸期相性消失。

急性门静脉血栓（图6.103）与急性近端肠系

膜静脉血栓一样，呈急性症状。如果不累及肠系膜上静脉，则门静脉血栓的侧支更为广泛，这种情况下，侧支血管包括脾静脉和胃静脉。作为侧支的静脉扩张，可通过多普勒超声进行检测。

门静脉血栓形成的原因包括肝硬化、副肿瘤综合征、凝血功能障碍和脓毒血症。导致门静脉系统血栓的其他原因如下。

（1）急性胰腺炎。

（2）慢性胰腺炎（可能与假性囊肿有关）。

（3）癌（肝细胞癌、转移癌、胰腺癌）。

（4）特发性。

（5）腹腔感染。

（6）结缔组织病。

（7）骨髓增生异常综合征。

（8）创伤。

（9）脾切除术后。

（10）怀孕。

（11）药物。

（12）肝病、肝硬化、血小板增多症。

（13）抗磷脂抗体综合征。

（14）缺乏AT3、蛋白C、蛋白S。

与肝硬化门静脉高压相似，急性门静脉血栓形成与侧支静脉（脾静脉、食管胃静脉）扩张和腹腔积液有关。在超声上这些特征可作为门静脉血栓形成的次要征象。

超声检测门静脉血栓具有89%～100%的敏感性和95%～100%的特异性，与检测下肢深静脉血栓相当（Zwiebel，2000）。严重门静脉高压时极缓慢血流和往返血流很难被超声检查，可能会造成诊断困难。

与其他区域的陈旧性血栓一样，慢性门静脉血栓导致最初扩张的血管回缩，管腔内呈不均匀的高回声。与急性门静脉血栓不同，临床症状和体征相对不特异且轻微，尤其是继发于肝硬化的慢性门静脉血栓。

肝门侧支通路形成和门静脉血栓部分再通，导致迂曲的管状结构呈蠕虫样网状，即所谓的海绵样变，这种门静脉（有结缔组织结构）有时很难通过彩色多普勒超声成像识别。超声检查显示门静脉内和周围出现迂曲的静脉管样结构和“五彩镶嵌状”血流的病理性变化（图6.104）。尽管以海绵样变的形式再通，许多患者仍会有不同程度的残余门静脉高压。

6.2.6.4.2 门静脉高压

门静脉高压由门静脉系统不同水平的阻塞引起（图6.47a），与复杂的循环变化有关。门静脉的压力通常比下腔静脉高2～4 mmHg，门静脉高压的定义是压差持续超过11 mmHg。

■ 超声诊断

93%～95%的门静脉高压患者，超声检查可提供关于门静脉血流的有效信息（Patriquin et al.，1987；Yeh et al.，1996；Seitz et al.，1988），主要标准如下。

（1）灰阶超声测量门静脉内径。

（2）血流动力学信息：门静脉的血流流向、血流特征和血流速度。

（3）识别门静脉–腔静脉分流/侧支循环通路。

肝硬化继发门静脉高压症时，B超能够发现门静脉压力升高导致门静脉（图6.47b～图6.47d）、远端属支和侧支静脉（胃食管静脉、脾肾静脉、脐静脉）扩张（表6.10）。此外，门静脉管径随呼吸的期相性变化消失（图6.101）或降低（时间–运动模式下清晰可见）。门静脉内径大于13 mm提示门静脉高压的敏感性高达95%～100%，但特异性低，仅为45%～50%（Bolondi et al.，1982），这是由于正常门静脉的内径变化较大。

不仅门静脉，肠系膜静脉和脾静脉也可观察到管径扩张和随呼吸运动管径变化的期相性消失。一个重要的超声辅助标准是这些静脉的横切面由正常的椭圆形变为圆形，这也归因于血管内压力的增加。其他补充发现包括胃左静脉扩张（内径>4 mm）和重新开放的脐静脉血流速度较高（图6.47）。

门静脉高压的频谱波形特征是平均流速降低和呼吸期相性消失（表6.10、图6.97、图6.100、图6.101）。

超声的诊断作用主要是随访门静脉高压症患者，及时发现血栓等并发症。此外，它还为肝窦前、肝外门静脉高压提供了有用的诊断信息。最常见的原因是原发性或继发性瘤栓、炎性疾病如胰腺炎、肝硬化引起的血流缓慢。门静脉血栓的临床表现随病程和侧支循环情况不同而变化，可以从非特异性的腹部症状到罕见的急腹症。

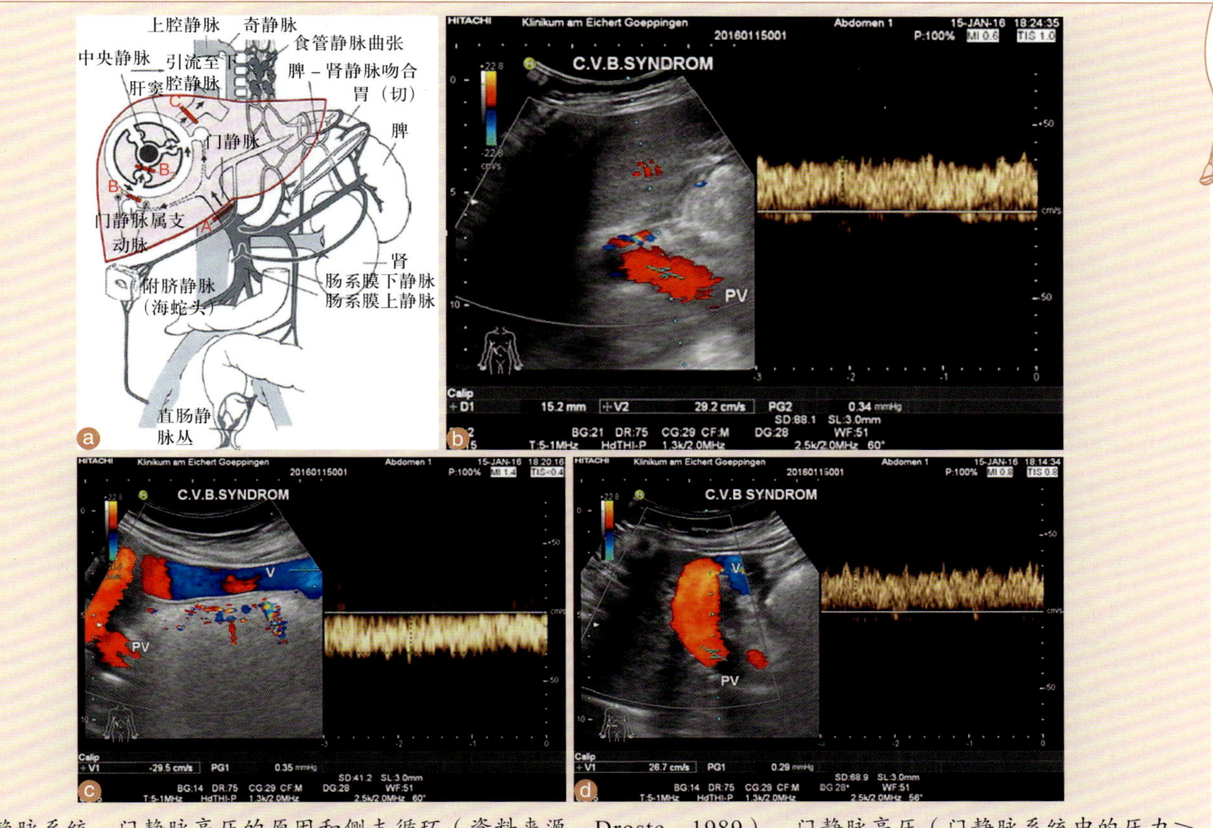

a.门静脉系统：门静脉高压的原因和侧支循环（资料来源：Droste，1989）。门静脉高压（门静脉系统中的压力> 15 cmH_2O）可由以下原因引起。A：肝前梗阻：门静脉或脾静脉血栓形成，邻近器官（如胰腺、胃、十二指肠、胆囊）肿瘤。B：肝内梗阻：B_1：肝窦前：血吸虫病、Wilson病、骨髓增生异常疾病（肝窦内：慢性肝炎、脂肪肝）；B_2：肝窦后梗阻：肝硬化（90%的门静脉高压）、细胞抑制剂和其他药物。C：肝后梗阻：肝静脉阻塞（Budd-Chiari综合征）、下腔静脉受压、缩窄性心包炎。b～d.Cruveilhier-Baumgarten综合征（门静脉高压所致）。b.Child C级肝硬化门静脉高压，门静脉扩张至15 mm。持续性门静脉血流（无呼吸期相性）最大流速为29 cm/s（对门静脉高压来说相对较高；见图a中的侧支循环）。c.Cruvielhier-Baumgarten综合征时，由于广泛的脐静脉重新开放，门静脉呈高流速。d.走行于韧带中的连接门静脉和重新开放脐静脉的静脉管径扩张且流速升高（26 cm/s）。PV：门静脉；V：脐静脉。

图6.47

表6.10　门静脉高压的超声表现

超声技术	表现
B 型超声	腹腔积液，脾大（敏感但不是很特异）； 肝硬化时肝血管走行和实质结构可能发生的改变； 胆囊和胃壁充血的征象； 门静脉扩张（横切面呈圆形而非椭圆形）； 门静脉－腔静脉侧支； 门静脉血栓（异常回声）
频谱多普勒超声	血流减慢 / 流量减少（敏感性高）； 离肝血流（100% 特异性）； 呼吸期相性消失； 餐后流速增加幅度减少； 门静脉侧支（60% ～ 90% 的病例）：胃左静脉、胃食管静脉曲张、奇静脉、腹壁静脉、附脐静脉（Cruveilhier-Baumgarten 综合征）；

续表

超声技术	表现
频谱多普勒超声	脾肾分流（100% 特异性）； 肝静脉频谱波形异常（三相→单相） 附加参数： 阻力增加→肝动脉 RI 降低； 阻尼指数增加； 肾内 RI 增加> 0.7（对肝肾综合征特异性高）
彩色多普勒超声	门静脉侧支； 血流停滞 / 逆向； 门静脉血栓形成

根据门静脉高压的严重程度，频谱多普勒可显示为流速降低的向肝血流、往返血流或压力超过30 mmHg时的逆向血流。肝硬化时肝静脉随心搏的

波动性消失。

门静脉血流方向不仅取决于肝硬化的严重程度和门静脉压力，还取决于侧支引流的方向（图6.47a）。基本上，门腔静脉侧支循环可以向中心或外周引流，涉及多条血管。

（1）向中心分流：①食管静脉曲张、胃体和胃底静脉曲张（胃左静脉-奇静脉，胃短静脉-奇静脉）；②胃脾分流；③肾前和脾肾侧支；④肝和脾的包膜静脉、膈静脉。

（2）向外周分流：①附脐静脉（Cruvilehier-Baumgarten综合征）；②脾腰分流；③肠系膜静脉（肠系膜上静脉、肠系膜下静脉、卵巢静脉、精索静脉、直肠静脉丛）。

侧支通路是门静脉高压的一个高度敏感的直接征象，可表现为胃短静脉或胃左静脉的扩张、静脉向食管静脉丛引流或脐静脉重新开放（Cruvielhier-Baumgarten综合征）。其他侧支包括胃-肾和脾-肾吻合，以及胰周静脉，这些侧支不适合进行超声评价。当进行系统扫查时，65%~90%的门腔相关侧支血管可通过多普勒超声成像识别（Lafortune et al.，1987；Takayasu et al.，1984；Subramanyam et al.，1983）。

正常胃左静脉内径小于4 mm，通常清晰可见，这使得超声具有重要的诊断价值。内径大于7 mm且出现离肝血流提示门静脉高压（Lafortune et al.，1984；Morin et al.，1992）。起自肝圆韧带的重新开放的脐静脉内出现离肝血流，其诊断门静脉高压的敏感性和特异性可高达100%（Gibson et al.，1989；Mostbeck et al.，1989）。偶尔在没有门静脉高压的患者中，肝圆韧带中可以检测到血流，但是血流速度不超过5 cm/s（Casarella，1995；Lafortune et al.，1984，1987）。在食管胃交界处寻找侧支也很有帮助，通过彩色多普勒超声成像模式可以显示这些曲张静脉的血流，与肿大的淋巴结区分开。超声对侧支循环的随访也有助于评估治疗的结果。

当血液主要通过脾-肾或食管-胃分流，且压力梯度明显增加时，门静脉血流出现逆向（离肝血流），而脐静脉重新开放（Cruveilhier-Baumgarten综合征）患者的肝血流方向保持正常的向肝血流（图6.47a侧支循环）。在这些患者中，门静脉右支可能出现逆向血流，而门静脉左支的血流方向正常，向再通的脐静脉供血。

静脉血流量很难测量，主要是因为静脉直径的变化范围大难以量化。尤其对于门静脉，其直径在吸气和呼气之间存在极大的差异。因此，门静脉平均血流速度是鉴别正常人和门静脉高压患者较合适的定量指标。但是，请注意，平均流速受侧支静脉及其范围的影响。最重要的是，重新开放且增宽的脐静脉（Cruveilhier-Baumgarten综合征）内高流速可能与肝脏灌注正常时的门静脉正常血流速度混淆，因为血液绕过肝窦经脐静脉流出（图6.47）。

尽管多变的侧支循环导致平均门脉血流速度在个体内和个体间变化很大，但在较大人群范围的研究中，正常人和门静脉高压患者之间的平均血流速度（v_{mean}）具有显著差异。一些研究表明，肝硬化患者的门脉平均血流速度从正常的15 cm/s可下降一半，具有统计学意义（Seitz et al.，1988）。虽然肝硬化患者门脉最高血流速度降低至7~15 cm/s（平均为10 cm/s），但个体间差异很大，且与正常人的流速范围有重叠，可能导致个别病例的误诊。

总之，关于门静脉血流速度可得出以下结论。

（1）如果门静脉最大流速（v_{max}）大于30 cm/s，则不太可能发生门静脉高压。

（2）如果v_{max}为10~30 cm/s，则可能存在门静脉高压。

（3）如果v_{max}小于10 cm/s，则倾向于存在门静脉高压。

多普勒超声成像还可以评估β受体阻滞剂或生长激素抑制剂摄入引起的门静脉血流量减少，以及进食后或胰高血糖素刺激后的门静脉血流增加。肝硬化患者餐后门静脉血流速度增加不明显。

多种检查方法能够改善肝硬化门静脉高压与正常门静脉血流的鉴别诊断。除了餐后血流增加不明显外，β受体阻滞剂或硝苯地平等药物对肝硬化患者门静脉血流速度的影响也不太明显。Gaiani等（1989）比较了11例肝硬化患者和健康对照组餐后60分钟门静脉的变化，发现肝硬化患者组内径增加仅3%，明显低于对照组的14%，两组流速增加分别为3.2%和24%，肝硬化患者组餐后血流量仅增加了8.5%，而对照组为59%。但这种显著的结果并不总是得到其他研究小组的证实。

另一个参数是充血指数，即静脉横截面积与血流速度之比（$cm^2/cm/s=cm\times s$）。正常人该指数小于0.07 cm×s，肝硬化门静脉高压患者该指数大于0.1 cm × s（Moriyasu et al. 1985；Siringo et al. 1994）（图6.101）。需要进一步研究证明胰高血糖素引起的门静脉血流变化是否可用于估计血流储备，以及在个体间差异很大的情况下，服用普萘洛尔后测量门静脉血流速度是否能够可靠地识别出需要治疗的门静脉高压患者。

在门静脉高压的常规检查中，由于侧支系统高度可变，门脉血流量与门静脉高压之间没有密切的相关性，因此不需要定量测定门脉血流量。

超声能够检测到肝硬化门静脉高压时门脉血流量减少导致的动脉灌注的代偿性增加。高灌注可导致肝内外肝动脉横截面积增大。此外，进行性肝硬化与周围肝动脉分支的阻力增加相关，导致动脉搏动性更强，RI增加至0.8 ~ 0.9。

■ 治疗后随访

内镜下食管静脉曲张栓塞术和经颈静脉肝内门体静脉内支架分流术（transjugular intrahepatic portosystemic stent shunt，TIPSS）的应用减少了门腔和脾肾静脉分流术的使用。治疗前需要确定门静脉、肠系膜静脉和脾静脉是否通畅。超声能够清晰探查这些静脉，因此彩色多普勒超声成像已经发展成为一种可供选择的检查方法。在术后随访中，超声能直接评价分流血管的通畅性。腔静脉血流随心搏的波动性通过分流血管传导至吻合的门静脉。

当远端脾肾分流（Warren分流）形成时，门静脉压力的缓解会导致脾静脉的血流逆向（离肝血流）。TIPSS中，在超声引导下肝静脉和门静脉之间建立了短路。彩色多普勒超声成像有助于识别短的穿刺路径，也有助于介入治疗后监测支架通畅性。

支架内狭窄和分流血管血栓形成很常见，导致术后1年通畅率较低，为35% ~ 66%（Nazarian et al. 1994；Sterling et al. 1997；Kerlan et al. 1995）。超声监测并及时治疗可提高通畅率。超声检查应在支架置入后24 h内进行，确定支架的位置和流速，尤其是支架末端和自体静脉的交界处，以确认手术是否成功。接下来应每隔3个月进行一次检查，以下检查发现证明支架正常且TIPSS引流充分（图6.48）。

（1）支架内的血流速度至少应为50 ~ 60 cm/s（Chong et al. 1993；Foshager et al. 1995；Dodd et al. 1995；Feldstein et al. 1996）。支架内的正常峰值流速范围为80 ~ 120 cm/s（Kanterman et al. 1997）。

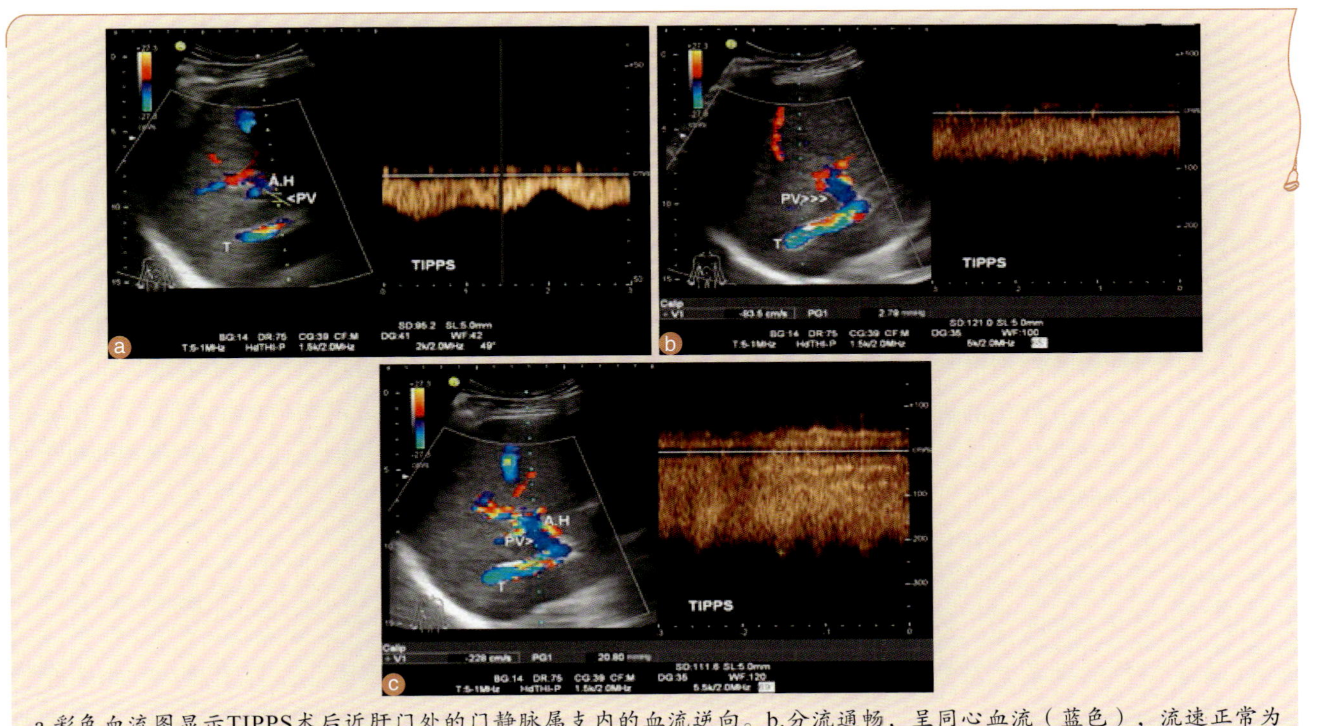

a.彩色血流图显示TIPPS术后近肝门处的门静脉属支内的血流逆向。b.分流通畅，呈同心血流（蓝色），流速正常为83 cm/s。c.连续扫查显示局部流速增加至228 cm/s，对应于60%的管腔狭窄（连续性方程，收缩期峰值流速比值计算类似于动脉狭窄分级方法）。

图6.48　经颈静脉肝内门体静脉内支架分流术

（2）超声连续扫查支架（足够的脉冲重复频率）未发现任何附壁血栓：分流血管管腔内彩色血流信号没有间隙和混叠。

（3）支架末端应尽可能延伸入腔静脉和门静脉。

（4）多普勒波形应显示大量连续的血流并随心搏轻微波动。

（5）门静脉向肝血流恢复正常流速。

支架内狭窄是指支架内瞬时流速增加1倍（图6.48）。支架内流速低于50 cm/s提示支架流量不足，应全面检查支架内狭窄或其他原因（Bodner et al. 2000；Murphy et al. 1998；Kanterman et al. 1997；Dodd et al. 1995）。狭窄常见于支架末端，也可发生在支架的任何地方。支架内血流减少也会降低门静脉血流速度，支架内重度狭窄与门静脉高压的超声所见和临床症状有关。

支架闭塞时，彩色多普勒超声成像或多普勒频谱波形没有血流信号显示；门静脉超声表现与支架术前的门静脉高压相一致。

6.2.6.4.3 肝静脉

与腔静脉一样，肝静脉受呼吸运动和心脏搏动的影响产生三相波形（图6.97）。除了饮食引起的血流量波动外，血流速度还随胸腔、右心房和腹部压力的变化而变化。“W”形三相波反映了心动周期内静脉压的变化。流向腔静脉的第一个流速峰值发生在收缩期和心房充盈期，随着心房内压的增加，肝静脉和腔静脉的离肝血流减少。三尖瓣开放导致进入右心室的血流量增加，肝静脉和腔静脉出现第二个流速峰值。在心房收缩过程中，可能出现没有血流、血流逆向或出现向肝血流。

影响肝静脉多普勒频谱波形的另一个因素是肝实质的硬化。随着肝硬化的进展，肝脏弹性丧失，实质变硬，肝静脉的波形逐渐变平，从三相变为双相（舒张早期逆向波消失），最终呈单相。在60例经有创测量证实的门静脉高压患者中，31.6%的患者为三相波，46.7%的患者为两相波，13%的患者为单相波。在正常对照组中，86.7%的受试者为三相波形，3%（1例受试者）为单相波形，10%为双相波形（Hang et al. 2011）。

波形变平的程度与门静脉高压的严重程度密切相关。波形变平反映了肝硬化患者疾病进展，肝脏硬度增加（图6.97d、图6.97e）。这是一个重要的诊断标准，也是一个预后指标（Bolondi et al. 1991；Ohta et al. 1994）。据报道，肝静脉波形完全平坦预测预期寿命不到2年。

在一项对52例慢性丙型肝炎患者的研究中，发现肝静脉明显异常的血流模式对Child A级肝硬化的诊断准确性为77%、特异性为78%（Colli et al. 1994）。

肝静脉的血流对肝实质的变化高度敏感，这种变化也发生在与严重脂肪变性相关的其他肝脏疾病中，因此肝静脉血流频谱波形平坦并不是肝硬化的特异性指标。此外，晚期妊娠可能出现生理性的波形平坦。

肝静脉和门静脉的血流也受心脏搏动的影响，各种心脏疾病都可能导致这些静脉中的逆向血流成分增多、搏动增加。

Budd-Chiari综合征是由于肝窦后梗阻导致肝静脉流出减少所致。梗阻可能是由肿块（肿瘤、囊肿、脓肿）、肝静脉血栓或肝中和（或）肝左静脉末端结缔组织膜的先天性异常引起。在急性肝静脉血栓时，彩色多普勒超声显示扩张的静脉管腔内可见较高回声且无血流信号。在慢性血栓形成时，可能有阻塞静脉的再通，超声可识别膜样回声，彩色多普勒超声可显示静脉–静脉和门–体静脉分流。

超声成像是常规诊断门静脉高压症的有效方法，包括初次诊断、血流动力学评价和随访。其他的影像学方法只用于检查声窗条件差的患者（大量腹腔积液、腹腔积气）和回答特定的诊断问题。超声成像平面的灵活性可以实现血流动力学和结构位置关系的准确评估，这是超声优于血管造影和磁共振成像的一个优点，特别是在测定血流量和判断血流方向方面。

6.3 内脏和腹膜后血管图谱

表6.11为内脏和腹膜后血管图谱。这些图像显示了内脏和腹膜后血管的正常表现、扫查方法和病变。

表6.11　内脏和腹膜后血管图谱

病变/病理学	图像
主动脉的血流频谱	图 6.49
腹腔干 肝硬化患者的肝动脉	图 6.50
肠系膜血流	图 6.51
解剖变异的频谱波形	图 6.52
肠系膜下动脉	图 6.53
正中弓状韧带综合征 腹腔干闭塞——肠系膜上动脉波形变化	图 6.54
肠系膜动脉重度狭窄	图 6.55
急性肠系膜动脉闭塞	图 6.56
急性肠系膜动脉闭塞 肠系膜动脉闭塞——急性与慢性	图 6.57
慢性肠系膜动脉闭塞	图 6.58
炎症性肠病	图 6.59
肝动脉瘤	图 6.60
脾动脉瘤	图 6.61
肾动脉的走行	图 6.62
肾动脉的超声解剖	图 6.63
马蹄肾	图 6.64
盆腔肾	图 6.65
肾动脉狭窄——经皮腔内血管成形术	图 6.66
肾动脉狭窄——间接标准 重度肾动脉狭窄行经皮腔内血管成形术后 糖尿病患者肾动脉狭窄是否为经皮腔内血管成形术的适应证?	图 6.67
糖尿病患者肾动脉狭窄——间接标准	图 6.68
伴肾动脉狭窄的肾上腹主动脉瘤	图 6.69
肿瘤压迫血管	图 6.70
移植肾	图 6.71
移植肾 – 排斥反应 – 瘘	图 6.72
腹主动脉和髂动脉瘤	图 6.73
腹主动脉瘤伴动脉栓塞	图 6.74
腹主动脉瘤 腹主动脉瘤穿孔包裹	图 6.75
非动脉粥样硬化性病因所致的腹主动脉瘤	图 6.76
血管腔内修复术后随访	图 6.77
Ⅰ b 型内漏	图 6.78
血管腔内修复术后Ⅰ型内漏	图 6.79
Ⅱ型内漏——高流速	图 6.80
Ⅱ型内漏——治疗时机 需要修复的内漏——M 型超声显示搏动 小的Ⅱ型内漏	图 6.81

续表

病变/病理学	图像
Ⅱ型内漏——高流速与低流速（与 CT 对照） 肠系膜下动脉通畅，未造成内漏	图 6.82
内漏：通过彩色多普勒超声、超声造影、CT 血管成像逐步诊断 彩色多普勒超声漏诊但超声造影检出的Ⅱ型内漏	图 6.83
动脉瘤腔内修复术后支架断裂 动脉瘤腔内修复术后随访——并发症与腹膜后纤维化	图 6.84
腹膜后纤维化——鉴别诊断腹主动脉瘤穿孔	图 6.85
炎性腹主动脉瘤	图 6.86
马蹄肾患者的腹主动脉瘤	图 6.87
主动脉夹层——动态与静态血流减少	图 6.88
肾动脉开口以下腹主动脉夹层	图 6.89
主动脉夹层 介入治疗后的主动脉夹层	图 6.90
主动脉穿孔 鉴别诊断：主动脉破裂——腰动脉 感染性动脉穿孔	图 6.91
直型支架置入术后吻合口动脉瘤（一）	图 6.92
直型支架置入术后吻合口动脉瘤（二）	图 6.93
主动脉血栓（溶栓治疗）——主动脉狭窄	图 6.94
腔静脉 内脏反位	图 6.95
右肾静脉 左肾静脉 主动脉后的左肾静脉	图 6.96
肝静脉正常和异常多普勒频谱波形 肝硬化时肝静脉异常波形 肝硬化肝静脉波形	图 6.97
门静脉及其属支	图 6.98
肠系膜静脉血栓形成——被流动的血液包绕	图 6.99
肠系膜上静脉血栓形成 门静脉血栓形成	图 6.100
门静脉高压	图 6.101
门静脉瘤	图 6.102
门静脉血栓	图 6.103
门静脉海绵样变	图 6.104
肿瘤压迫	图 6.105
腔静脉血栓形成	图 6.106
肾静脉血栓 沿下腔静脉上行的癌栓	图 6.107
胡桃夹综合征中的卵巢静脉曲张	图 6.108
腔静脉滤器	图 6.109

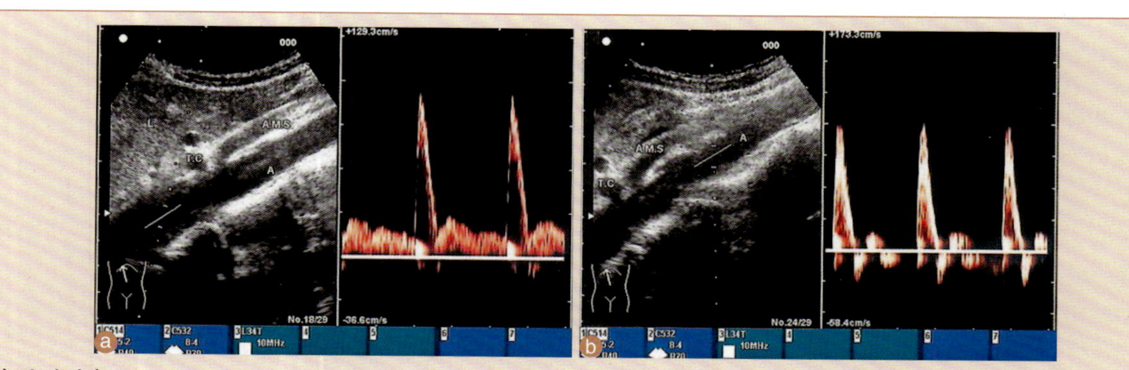

a.在内脏动脉起始处近端（腹腔干、肠系膜上动脉），腹主动脉血流主要受到实质器官供血的影响：舒张早期流速下降之后是持续的舒张期血流。主动脉的血流属于混合型，因为它分别发出供应实质器官的动脉（单相波，外周阻力低）和供应四肢的动脉（三相波，外周阻力高）。b.内脏动脉和肾动脉开口远端主动脉呈三相波（供应四肢）。

图6.49 主动脉的血流频谱

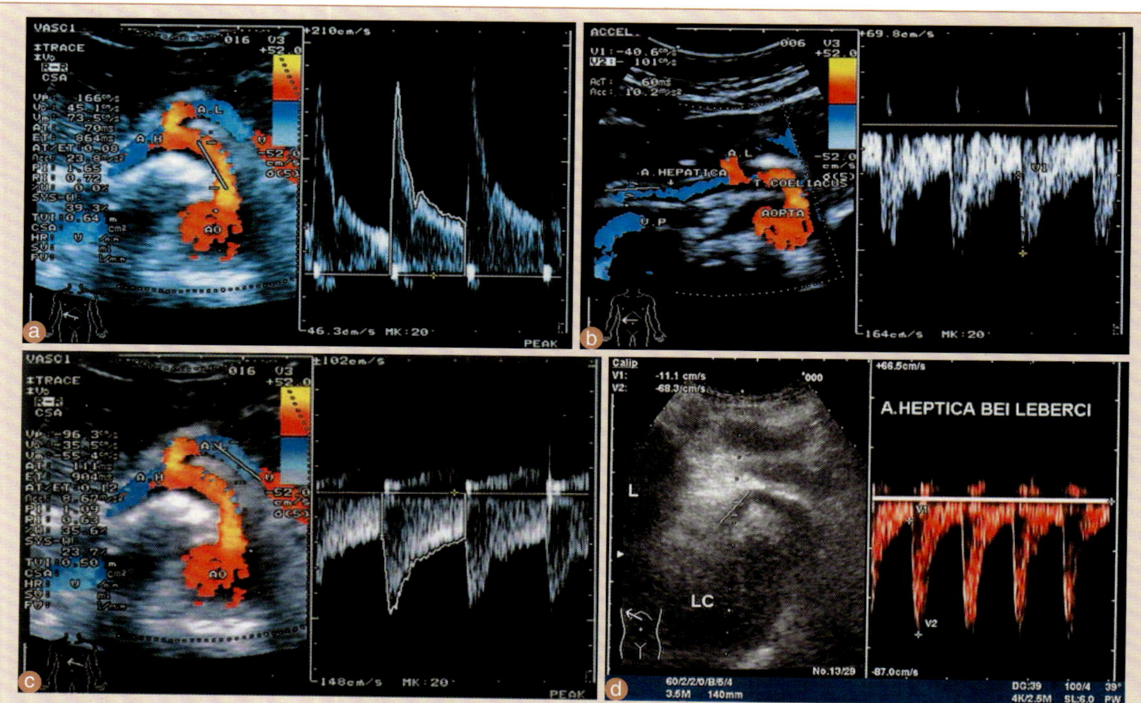

a.横切面显示腹腔干起源于腹主动脉，并分为肝动脉和脾动脉。分叉处被称为“棕榈叶征”或“海鸥征”。供应实质器官（脾脏、肝脏）的腹腔干、肝动脉和脾动脉呈单相波，其舒张期成分相对较大，与颈内动脉血流类似。腹主动脉呈红色，前方分出的腹腔干也呈红色。浅色血流信号不是狭窄所致，而是由于入射角度造成的，收缩期峰值流速为165 cm/s和舒张末流速为45 cm/s的正常多普勒频谱可证实。血流与心动周期同步，因收缩早期的管壁运动而呈现高振幅的低频信号。b.肝动脉沿肝下缘后方走向肝门，为背离探头的蓝色血流。舒张期流速高是肝脏外周阻力低所致。脾动脉先前向（朝向探头，红色），然后向后（蓝色）转向脾门。c.脾动脉的典型多普勒频谱形态。d.肝硬化患者的肝动脉。肝硬化与肝实质变性相关，导致肝动脉的血流阻力增加。这反映在RI增加，该指数与实质损伤的严重程度相关。图示患者该指数显著增加至0.83（与图6.101a～图6.101c为同一患者）。尾状叶明显增大且呈低回声，是严重肝硬化的征象。LC：尾状叶；AO：主动脉；A.H：肝动脉；A.L：脾动脉。

图6.50 腹腔干

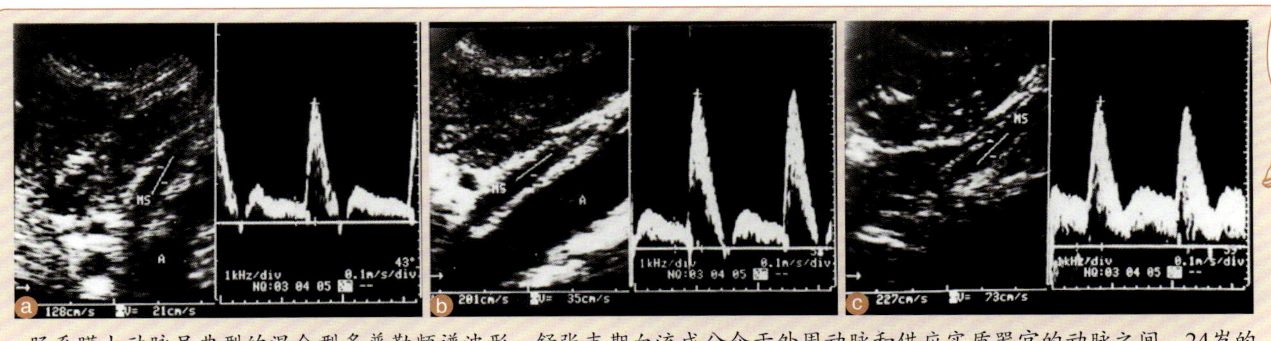

a.肠系膜上动脉呈典型的混合型多普勒频谱波形。舒张末期血流成分介于外周动脉和供应实质器官的动脉之间。24岁的禁食受检者：肠系膜上动脉起始处的正常血流，收缩期峰值流速为128 cm/s，舒张末期流速为21 cm/s，呈搏动性血流。灰阶图像显示肠系膜上动脉以锐角从主动脉发出。b.与图a为同一受检者。给予20 mg硝苯地平后，收缩期峰值流速增加至201 cm/s，舒张末期流速增加至35 cm/s。c.餐后肠系膜动脉血流增加（收缩期峰值流速为227 cm/s，舒张末期流速为73 cm/s）。假设狭窄大于50%的血流速度阈值为200 cm/s，硝苯地平给药后和进食后观察到流速增加，提示禁食患者存在50%～60%的狭窄。A：主动脉；MS：肠系膜上动脉。

图6.51　肠系膜血流

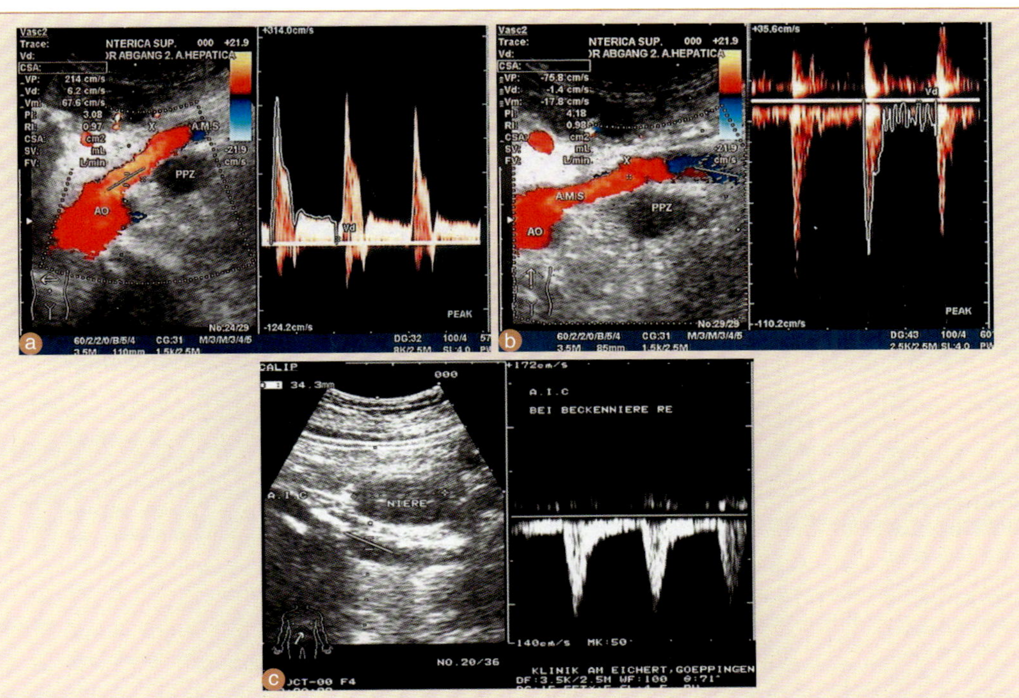

a.多普勒频谱波形反映的血管内血流取决于其供应的器官。如果肝动脉起源于肠系膜上动脉（图6.3），即使没有狭窄，收缩期峰值流速也会很高（该例空腹收缩期峰值流速为214 cm/s）。患者有慢性胰腺炎，胰腺假性囊肿位于腹主动脉和肠系膜上动脉之间。囊肿在灰阶图像中呈低回声，彩色多普勒超声成像可与动脉瘤相鉴别。b.在变异的肝动脉起始处（胰腺假性囊肿水平）远端，肠系膜上动脉舒张期成分减少、收缩期峰值流速降低。在肝动脉起始的近端，血流是混合型的，因为供应了两个器官（肝脏和肠道）。检查者必须了解这些解剖变异及其对这个区域血管频谱多普勒的血流动力学的影响。c.在盆腔肾，如该例所示（或吻合于髂动脉的移植肾），肾动脉起始近端的髂动脉正常频谱多普勒呈单相波而非三相波。图示髂总动脉上方的部分盆腔肾。单相波形是由于对外周动脉和肾动脉的供血，尽管取样点上游存在斑块，但并不提示为狭窄后血流。在肾动脉起始处远端，髂外动脉血流频谱呈三相波。PPZ：胰腺假性囊肿；AD：主动脉；AMS：肠系膜上动脉；AIC：髂总动脉；NINRE：肾。

图6.52　解剖变异的频谱波形

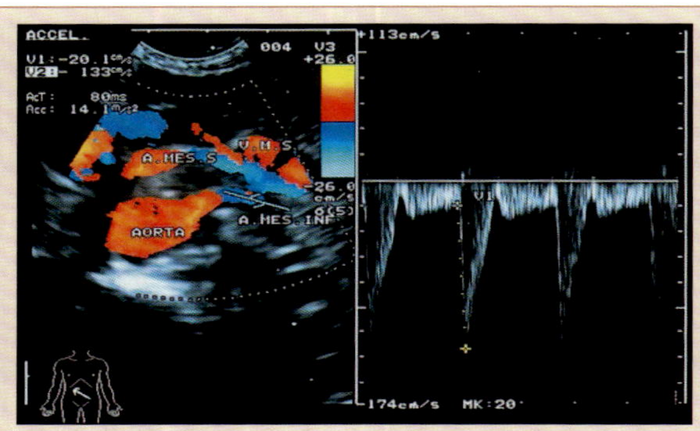

肠系膜下动脉起源于腹主动脉。多普勒频谱波形类似于肠系膜上动脉，但偶尔可能显示较小的舒张期血流成分，甚至舒张末期为0。前方为一空肠分支（蓝色，背离探头），位于肠系膜上动脉分叉的远端。肠系膜上动脉分成回结肠动脉和右结肠动脉，在主动脉前方，血流方向相同，均为红色。在空肠动脉起始的正前方（显示蓝色），空肠静脉血流方向相反（红色），走行与动脉平行，汇入肠系膜上静脉。V.M.S：肠系膜上静脉。

图6.53 肠系膜下动脉

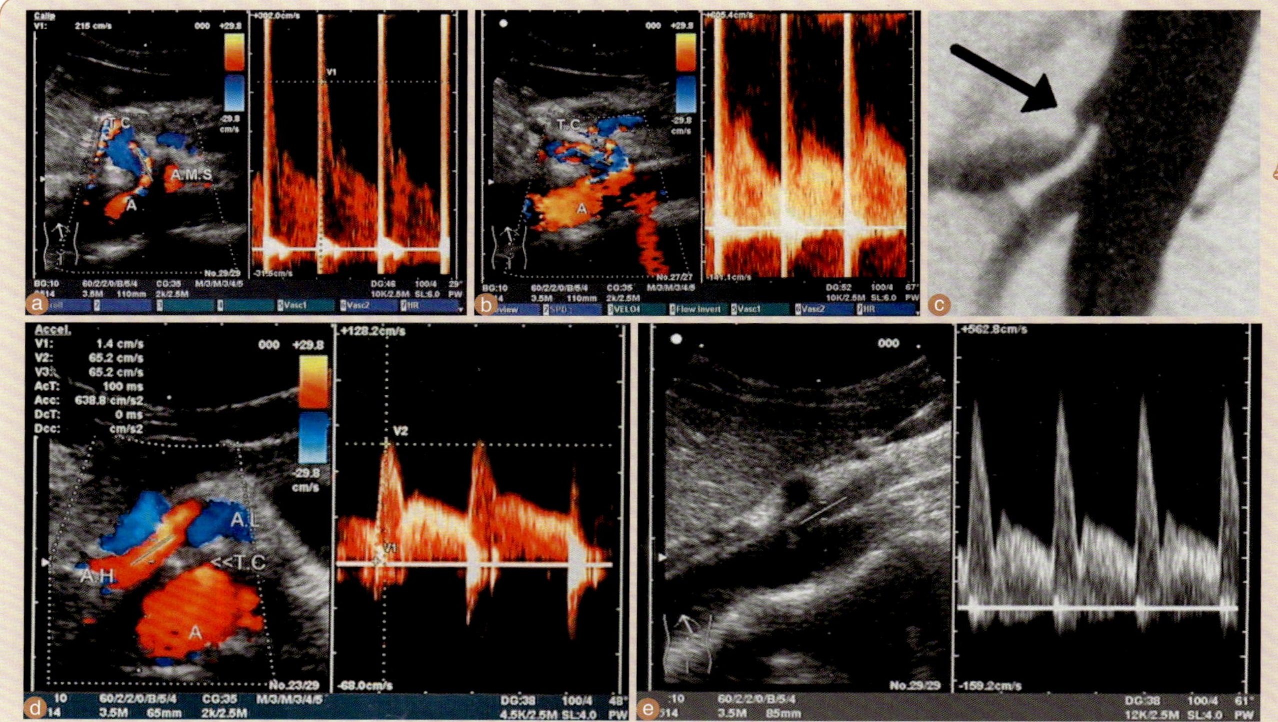

a、b.在肠系膜上动脉的上方，腹腔干在腹主动脉的起始处存在混叠。取样容积置于起始处前方靠近起源的位置，频谱多普勒测得收缩期峰值流速为215 cm/s，舒张末期流速为90 cm/s。随着呼吸横膈向下运动，压迫腹腔干，彩色多普勒超声图像中观察到腹腔干近端出现明显的弯曲（图b），相应的频谱多普勒测量（右图）显示收缩期峰值流速为6 m/s，舒张末期流速为150 cm/s，与腹腔干明显受压一致。由于舒张早期动脉壁运动存在叠加的高振幅，超声滤波器无法从波形中消除，因此在近端靠近从主动脉分出的部分很难测量收缩期峰值流速。c.血管造影证实了正中弓状韧带向下推移和压迫腹腔干近端。d～e.腹腔干闭塞——肠系膜上动脉波形变化。d.腹腔干闭塞与肝动脉血流逆向有关（红色，流向探头）。肝动脉通过胃十二指肠动脉再灌注并供应脾动脉。多普勒频谱波形具有供应实质器官的动脉特征，并证实肝动脉血流逆向。脾动脉血流方向正常。e.腹腔干闭塞时，肝脏和脾脏通过胰十二指肠动脉和胃十二指肠动脉等侧支血管供血。供应这些侧支血管的肠系膜上动脉（无狭窄）起始处显示高速血流（平均收缩期峰值流速高达4 m/s，舒张末流速为150 cm/s），血流频谱特征与供应实质器官的动脉类似。如该例所示的慢性腹腔干狭窄引起梗阻，与狭窄后扩张有关（在肠系膜上动脉上方可见）。A.M.S：肠系膜上动脉；T.C：腹腔干；A：腹主动脉；A.H：肝动脉；A.L：脾动脉。

图6.54 正中弓状韧带综合征

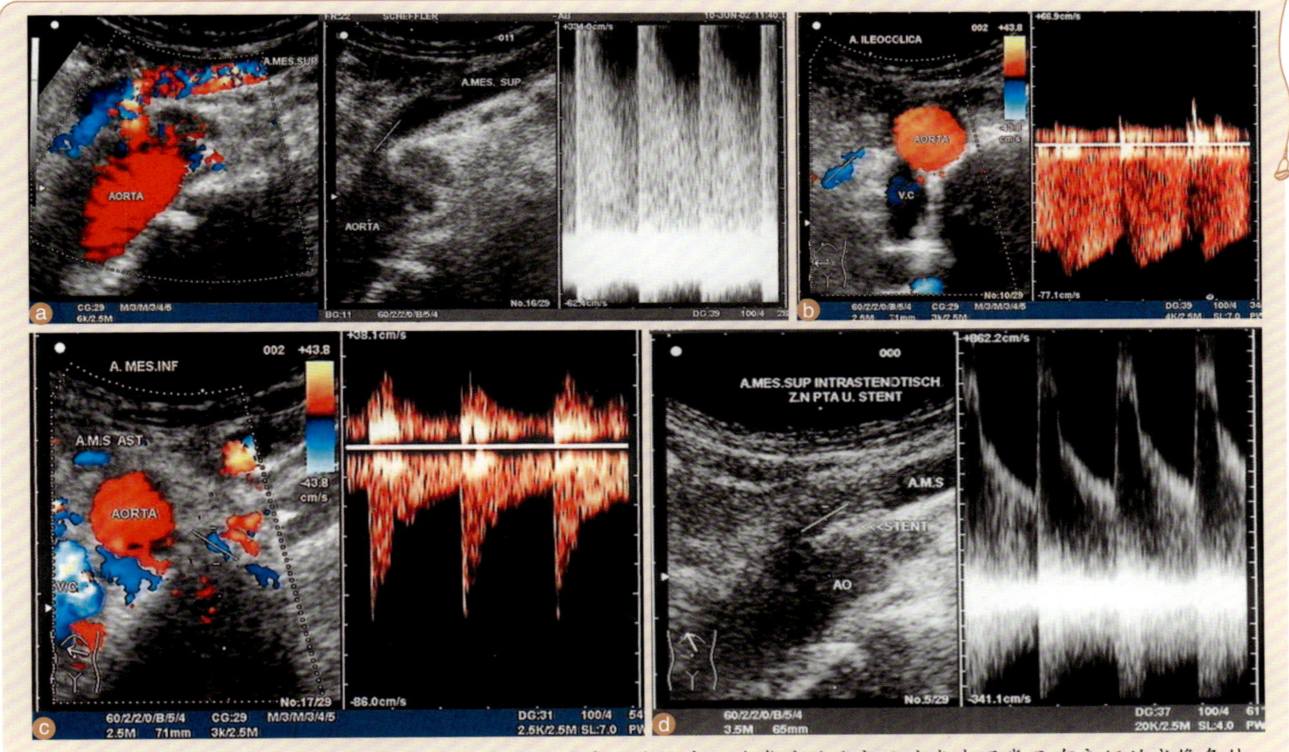

a.彩色成像模式中的混叠表明肠系膜上动脉起始处存在重度狭窄。非常瘦的腹部绞痛患者通常具有良好的成像条件，但肠系膜上动脉起始处的弧形走行可能会影响多普勒测量的声束角度校正（左图）。吸气时，肠系膜上动脉起始段会变直，这有助于多普勒角度校正，减少角度校正误差（对比灰阶图像和彩色多普勒超声图像）。b.肠系膜动脉远端分支（如回结肠动脉）的多普勒频谱波形显示为典型的闭塞后血流特征，搏动性明显减小，几乎类似静脉的波形。c.借助Riolan吻合，肠系膜下动脉充当侧支循环，因此流速增加，特别是舒张期血流。d.2个月后超声随访，肠系膜上动脉区域显示支架的网状结构，多普勒频谱波形呈高频信号，角度校正后的收缩期峰值流速超过8 m/s，表明存在重度再狭窄。

图6.55　肠系膜动脉重度狭窄

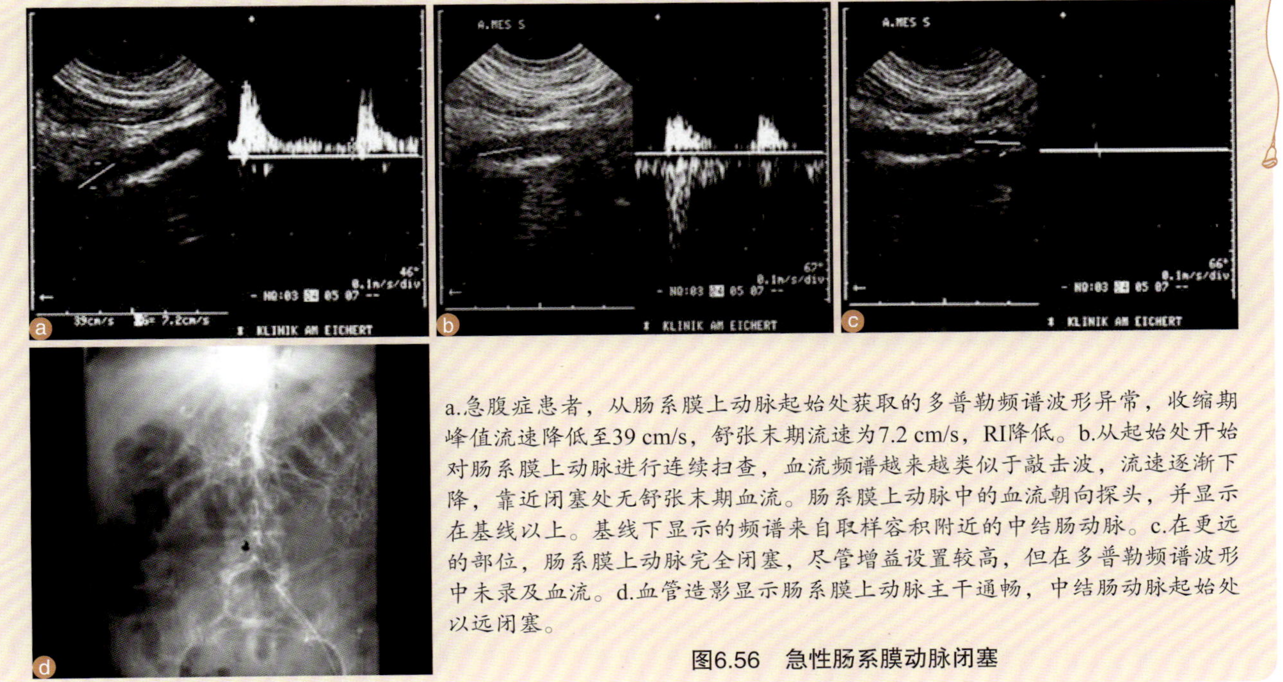

a.急腹症患者，从肠系膜上动脉起始处获取的多普勒频谱波形异常，收缩期峰值流速降低至39 cm/s，舒张末期流速为7.2 cm/s，RI降低。b.从起始处开始对肠系膜上动脉进行连续扫查，血流频谱越来越类似于敲击波，流速逐渐下降，靠近闭塞处无舒张末期血流。肠系膜上动脉中的血流朝向探头，并显示在基线以上。基线下显示的频谱来自取样容积附近的中结肠动脉。c.在更远的部位，肠系膜上动脉完全闭塞，尽管增益设置较高，但在多普勒频谱波形中未录及血流。d.血管造影显示肠系膜上动脉主干通畅，中结肠动脉起始处以远闭塞。

图6.56　急性肠系膜动脉闭塞

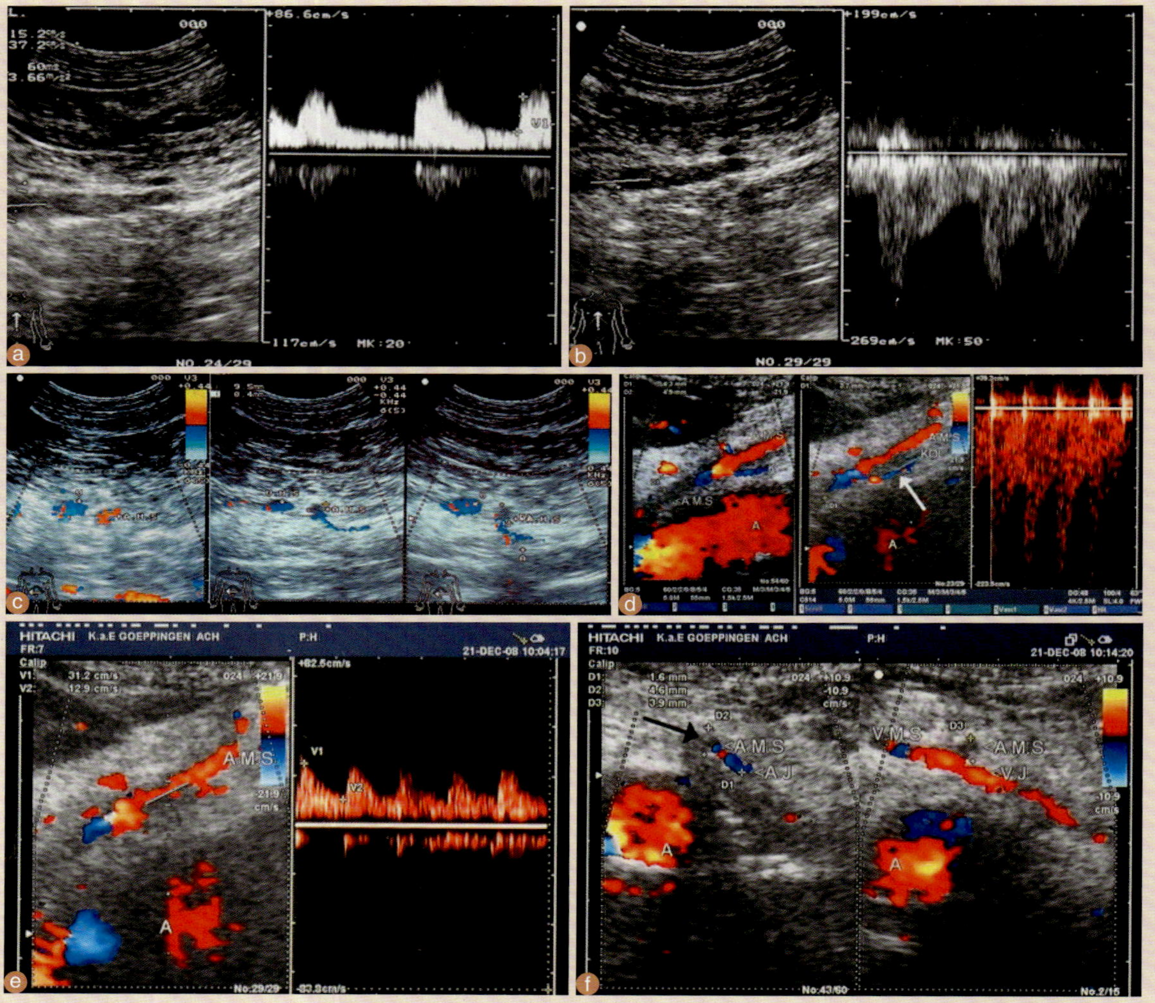

a.42岁患者剧烈腹痛3小时，部分呈痉挛性。此时没有异常的实验室指标（无白细胞增多、无酸中毒、无乳酸升高）。临床体格检查仅显示轻度压痛，无腹膜刺激征和弥漫性腹痛。常规B超和放射学检查结果均正常。无心脏病史。患者于晚间入院，初步诊断为肠炎，给予镇痛治疗并密切随访。此外，行肠系膜动脉多普勒超声检查，发现通畅的肠系膜上动脉起始处存在异常信号，收缩期峰值流速明显降低至37.2 cm/s，舒张期血流相对较高，为15.2 cm/s，导致RI异常，为0.59。b.中结肠动脉起始处以远，肠系膜动脉的多普勒波形显示为敲击波。c.彩色多普勒图像显示肠系膜上动脉自起始处至第一空肠动脉分支开口保持通畅。近端空肠分支也显示彩色血流信号。在肠系膜上动脉的其余部位，彩色多普勒超声图像和频谱多普勒均未显示血流信号。行急诊取栓术完全重建血供，无须切除肠道。d～f.肠系膜动脉闭塞——急性与慢性。d.1例体型瘦弱的82岁女性患者，因剧烈腹痛入院。入院时，心率正常，95次/分，1年前曾行腿部栓塞取栓术。彩色多普勒超声检查显示肠系膜上动脉近端从其起始至胰十二指肠动脉开口处闭塞。肠系膜上动脉由胃十二指肠动脉（起自肝动脉）和胰十二指肠动脉供血。胃十二指肠动脉作为侧支循环，该动脉的血流速度较高且清晰可见（第二张图中的KOL）。在该动脉进行多普勒取样，收缩期峰值流速为220 cm/s，舒张末期流速为100 cm/s，这些彩色多普勒超声检查结果与慢性闭塞一致。e.将取样容积放置在肠系膜上动脉内，测得收缩期峰值流速为31 cm/s，舒张末期流速非常低，为12 cm/s，提示侧支循环不良或外周流出不畅。f.探头在上腹部横切扫查，以低脉冲重复频率在彩色多普勒超声成像模式下检查肠系膜动脉主干，评估空肠动脉起始处的通畅性。沿肠系膜动脉向下，在肠系膜上动脉部分闭塞节段前，首先识别出三个空肠分支（左图），在更远端完全闭塞（无血流，右图）。在前方的肠系膜动脉和后方的腹主动脉之间可以看到一条空肠静脉属支汇入肠系膜静脉。综合考虑这些额外的检查发现，整体情况表明是急性动脉闭塞，而非慢性闭塞——尽管根据图d中所描述的结果推断是慢性动脉闭塞。术中观察到肠系膜动脉自腹主动脉的起始段有一短段栓塞闭塞，在较远的节段观察到另一处闭塞，闭塞节段之间的通畅段发出一些通畅的空肠动脉分支，通畅段由胰十二指肠动脉供血（超声检查证实）。A.M.S：肠系膜上动脉；空肠动脉：A.J；A：腹主动脉；V.J：空肠静脉；V.M.S：肠系膜静脉；K：胰十二指肠动脉。

图6.57 急性肠系膜动脉闭塞

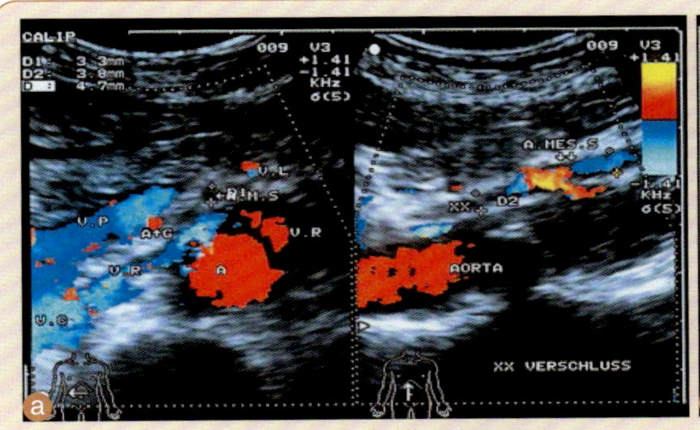
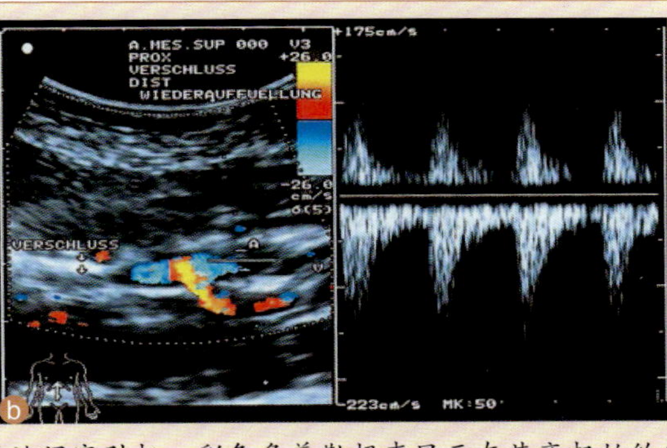
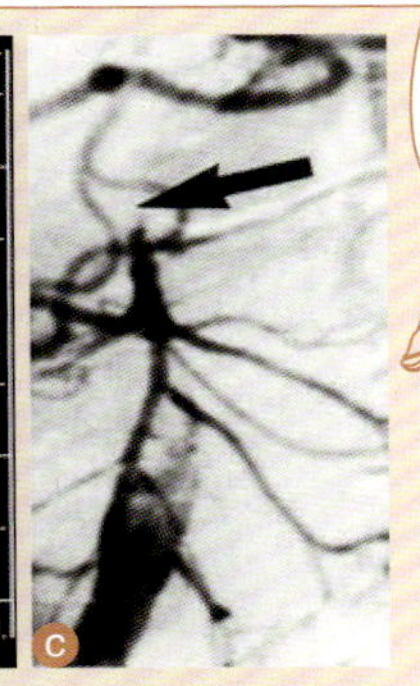

a.1例50岁的患者出现腹部绞痛，由肠系膜上动脉近端闭塞引起，彩色多普勒超声显示在其离起始约4 cm处通过胃十二指肠动脉和胰十二指肠动脉供血。横切图像（左图）显示肾静脉和肠系膜上动脉位于主动脉前方。彩色多普勒显示闭塞的肠系膜上动脉中无血流（直径3.3 mm）。更前方，可见脾静脉。在斜切的主动脉左侧，显示肾静脉包括其终止于下腔静脉处（蓝色）。前方显示门静脉，呈蓝色血流。在肾静脉和门静脉之间，可以看到胃十二指肠动脉与胰十二指肠动脉分叉处呈红色的横切面，它显示在门静脉下缘下方，标记为“A↑G”。横向扫查可以沿着这个侧支循环路径追踪全程，包括肠系膜上动脉的再灌注。纵切面图像（右图）显示肠系膜上动脉位于斜切面的主动脉（红色）的前方。在图像的左半侧，肠系膜上动脉无彩色血流信号（XX），仅显示为低回声、管状结构。沿其走行至图像右侧，胰十二指肠动脉（红色，朝向探头）从其后外侧再灌注，在未闭塞的节段中有短暂的逆向血流。b.多普勒频谱波形显示肠系膜上动脉闭塞后节段有相当高的血流（彩色多普勒超声图像中呈流向外周的蓝色血流），餐后收缩期峰值速度为120 cm/s，舒张末期流速为30 cm/s，提示通过胃胰十二指肠动脉有良好的侧支血流（彩色图像中呈红色）。在该侧支进入点的上游，肠系膜上动脉闭塞段显示为低回声、管状结构。在侧支进入点周围，血流呈明显湍流。闭塞后节段频谱波形显示收缩期上升稍有延迟、搏动性减小和舒张末期血流较高。c.血管造影：肠系膜上动脉起始处闭塞（箭头），通过胃十二指肠和胰十二指肠动脉再灌注，下缘有主动脉叠加影响其显示。由于造影剂在侧支循环通路延迟显像，当再灌注的肠系膜上动脉被造影剂充盈时，腹腔干和肠系膜上动脉的起始处造影剂已经消失。V.R：肾静脉；A.M.S：肠系膜上动脉（译者注：图中A.MES.S也表示肠系膜上动脉）；A：主动脉；V.L：脾静脉；V.C：下腔静脉；V.P：门静脉。

图6.58 慢性肠系膜动脉闭塞

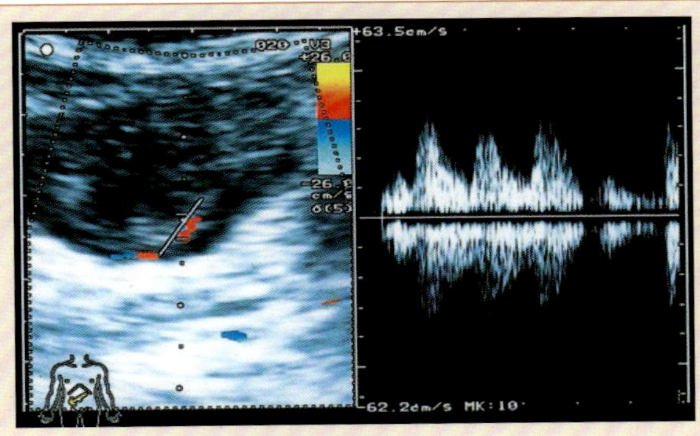

急腹症灰阶超声显示肠袢壁增厚。彩色多普勒超声成像显示肠壁血流，可与急性缺血及肠系膜静脉血栓造成的肠管壁增厚相鉴别，后者呈典型的“牛眼征”。多普勒频谱波形中舒张期血流成分较大也凸显其炎症性病因。

图6.59 炎症性肠病

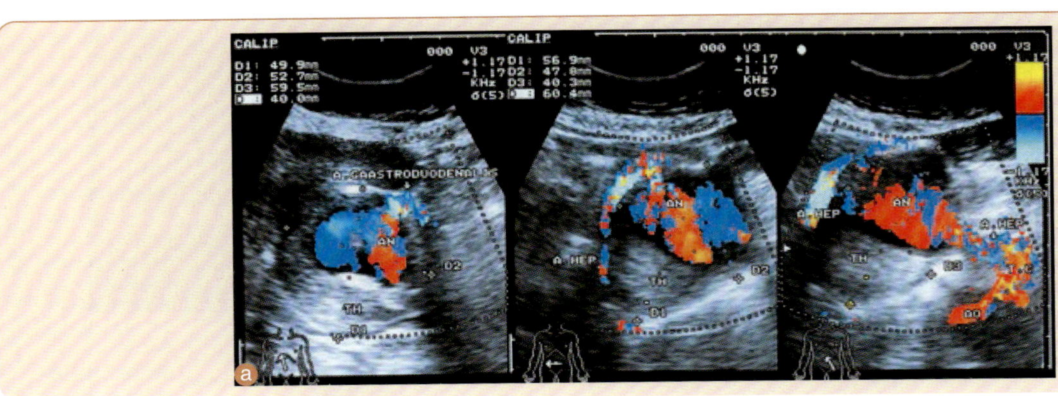

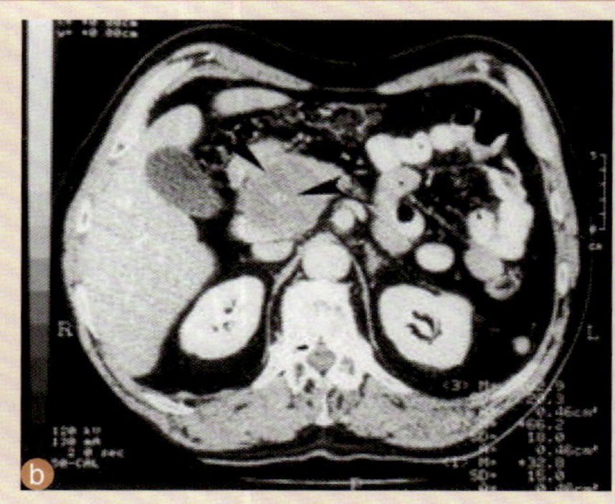

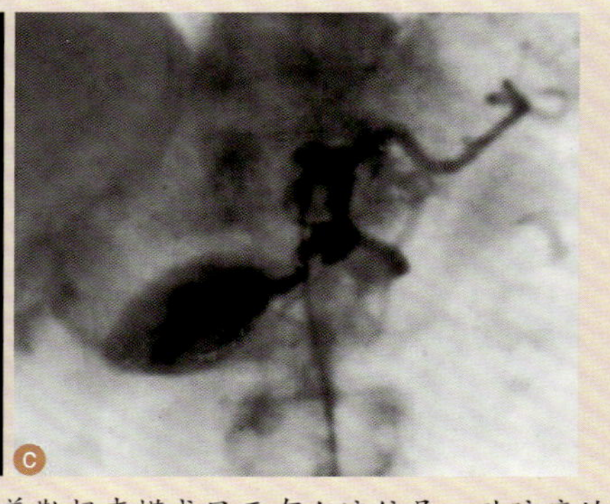

a.肝门部显示一大小为6 cm×5 cm的混合回声结构，彩色多普勒超声模式显示有血流信号。动脉瘤的后部可见血栓。对于手术治疗，准确确定进入和起自动脉瘤的血管非常重要，特别是胃十二指肠动脉，该动脉显示起始于动脉瘤的前下方（蓝色，左侧部分）。中图显示延长的正常肝动脉围绕动脉瘤弯曲走行。右侧部分显示了从腹腔干右侧发出分支并进入动脉瘤的肝总动脉。由于肝动脉瘤还累及胃十二指肠动脉，因此切除动脉瘤后需重建肝动脉。如果动脉瘤位于胃十二指肠动脉的近端，后者向肝动脉供血。b.上腹部CT扫描显示肝下肿块（箭头）：伴部分血栓形成的肝动脉瘤（箭头）。c.血管造影显示肝动脉瘤（中间部分）。TH：血栓；A.HEP：肝总动脉；T.C：腹腔干；AN：动脉瘤。

图6.60 肝动脉瘤

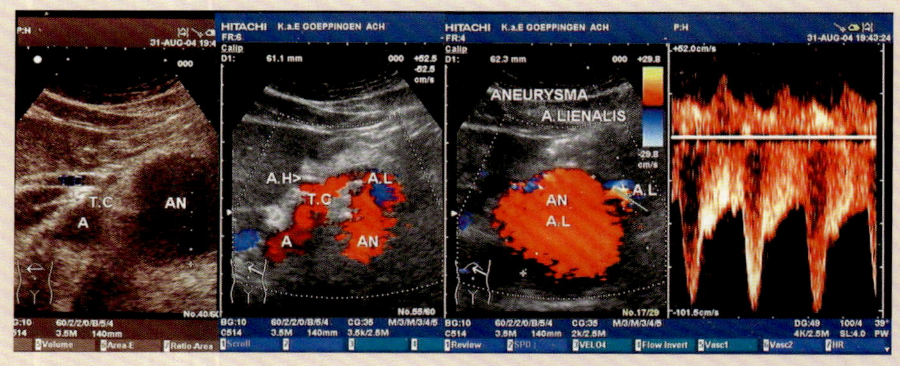

灰阶图像显示网膜囊（最左图）中的无回声囊性病变。彩色多普勒超声成像模式显示彩色血流信号提示动脉瘤的诊断（左中）。旋转探头后可以看到动脉瘤与血管的交界处；该例中，脾动脉刚起自腹腔干就可以看到动脉瘤。将探头向左侧稍微移动（右中），可以从动脉瘤到脾门沿其走行追踪到远端的脾动脉（带取样容积）。通过超声检查可以在术前确定动脉瘤与血管的关系。多普勒频谱波形（最右图）显示脾动脉呈典型的低阻血流。A.L：脾动脉；T.C：腹腔干；A：主动脉；A.H：肝动脉；AN A.L：动脉瘤。

图6.61 脾动脉瘤

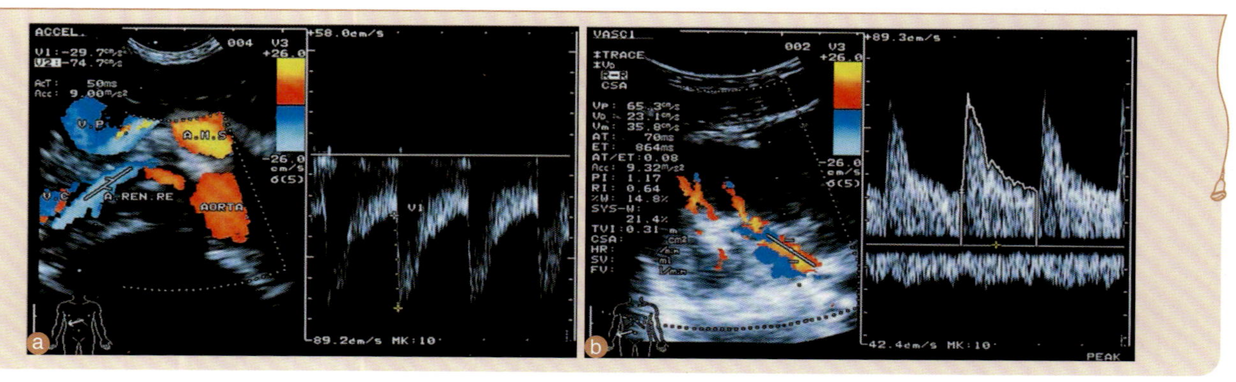

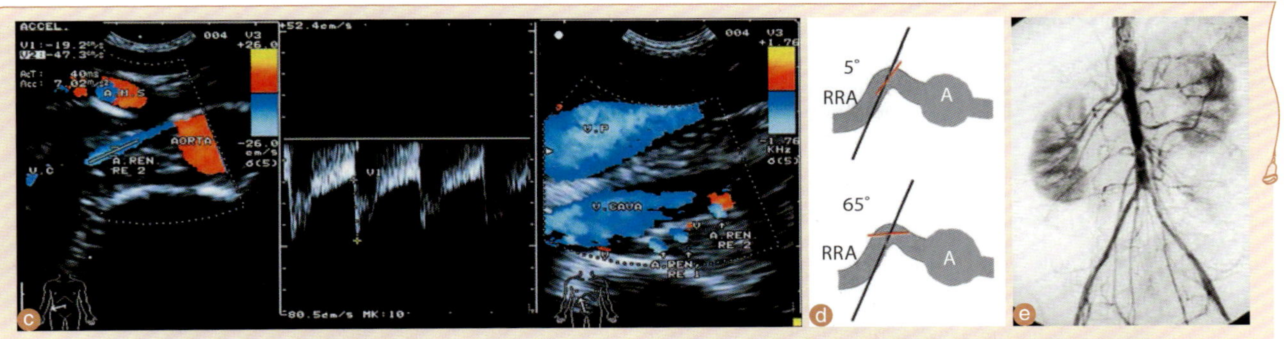

a.肾动脉狭窄的诊断评估关键取决于对肾动脉走行的显示。左图为上腹部横切面显示右侧肾动脉从主动脉起始后呈弧形走行（起始段朝向探头方向的红色血流，远端远离探头方向呈蓝色血流），位于下腔静脉后方。前方可见肠系膜上动脉（红色）和门静脉（蓝色）。收缩期峰值流速为74.7 cm/s，舒张末期流速为29.7 cm/s，计算肾动脉起始处的RI为0.6。b.横切面上声束从侧腹部以适当的角度入射显示肾门处肾动脉图像（横切面）。肾门处的肾动脉波形和RI与起始处肾动脉相同，表明在两个取样点之间的肾动脉没有血流动力学上的显著狭窄。c.由于25%的肾脏有两条肾动脉供应，且高血压可能由于另一条肾动脉起始处的狭窄引起，检查者必须在横切面上将探头向后移动来寻找另一条肾动脉。该例中，呈蓝色血流的第二条肾动脉在距离第一条肾动脉约1 cm处起自主动脉，特征性的肾动脉频谱波形证实其为第二条动脉。纵切面（最右边的图像）上，肾动脉位于下腔静脉的后方，肾动脉和下腔静脉中的血流均显示为蓝色。在下腔静脉后方可见三条蓝色血流的肾动脉，由于该侧成对的肾动脉下支早分叉所致。d.示意图显示在曲折或弯曲走行的肾动脉节段中，很难使角度校正光标与血流方向平行，这在右肾动脉（right renal artery，RRA）的起始处并不少见。必须牢记这些陷阱，以确保对动脉粥样硬化性肾动脉狭窄进行正确分级，因为它往往发生在起始处（图1.23b）。e.血管造影：右侧从主动脉上发出两支肾动脉，下支动脉早分叉。A.REN.RE：右侧肾动脉；V.C：下腔静脉；A.M.S：肠系膜上动脉；V.P：门静脉。

图6.62　肾动脉的走行

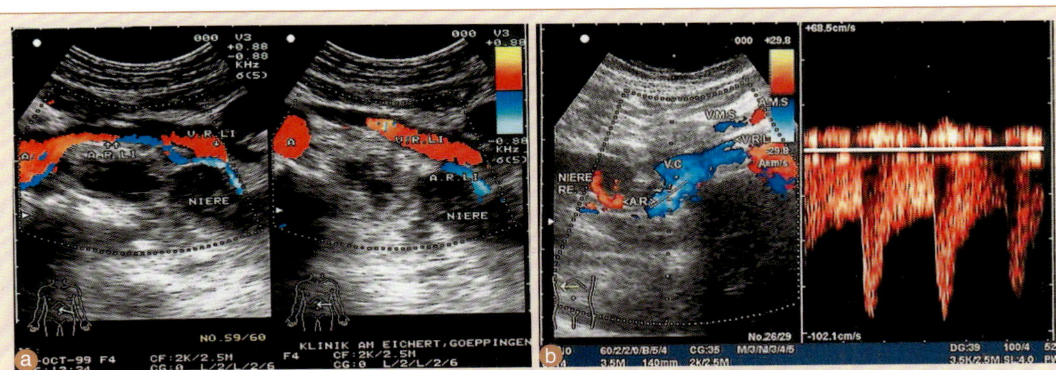

a.左肾动脉从主动脉到肾门的长度通常为5～6 cm。由于肠气的散射，难以在一个切面上完整显示左肾动脉全程。左图显示左肾动脉，起始处血流呈红色（朝向探头），肾门处血流呈蓝色（背离探头），颜色的变化并不表示实际的血流方向变化，而只是相对于探头方向的变化。右图显示左肾静脉经主动脉前方至下腔静脉的走行（红色表示血流朝向探头）。b.图像显示右肾动脉在下腔静脉后方穿过，近端和中段血流呈蓝色。在其前方可见下腔静脉（蓝色），主动脉的横切面（红色）显示在图像的右缘，其前方可见肠系膜上动脉和静脉。在主动脉和肠系膜上动脉之间，有一小段左肾静脉（蓝色）。右肾动脉在肾门处的远端1/3呈红色（朝向探头的血流）。多普勒频谱波形是从肾动脉中段获得的（位于下腔静脉的后方），该处是纤维肌发育不良时狭窄的好发部位。A.M.S：肠系膜上动脉；V.M.S：肠系膜上静脉；V.R.L：左肾静脉；A.R：肾动脉；A：主动脉；NIERE RE：右肾。

图6.63　肾动脉的超声解剖

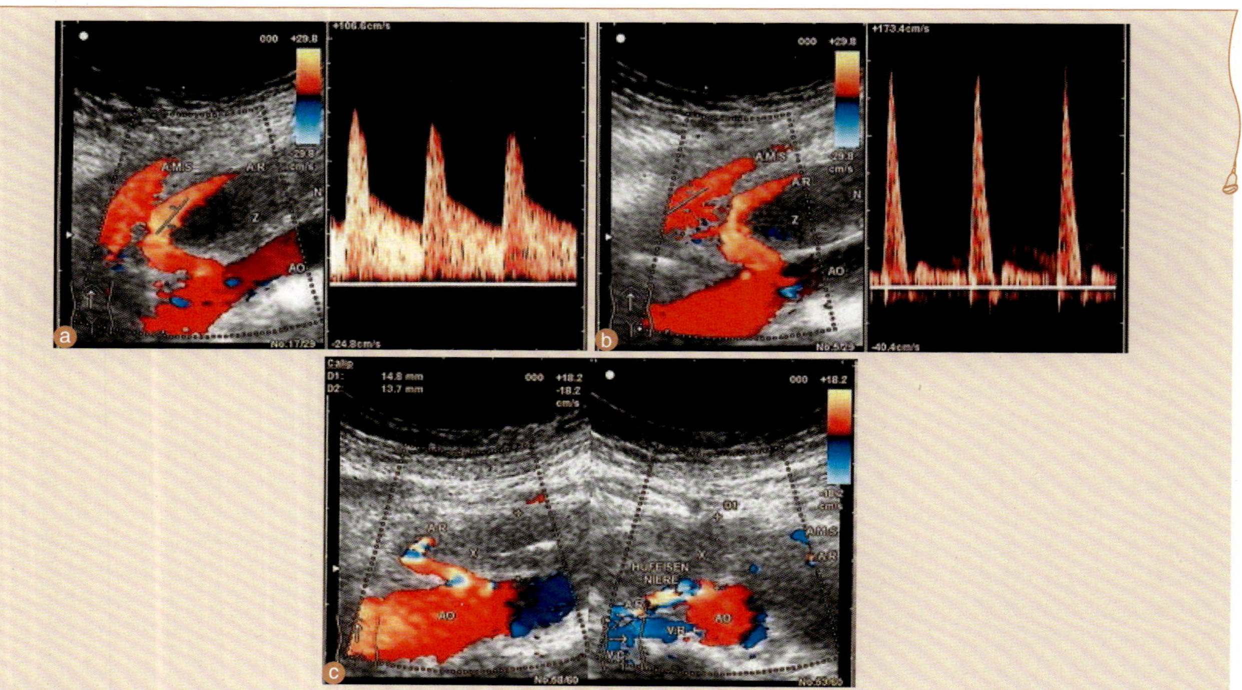

a.马蹄肾具有非典型的动脉和静脉。除了额外的下极血管外，还可能存在第5条肾动脉，供应跨越主动脉的肾桥，如图所示。这位年轻女性是马蹄肾患者，在主动脉前方的肾桥内存在一个感染的肾囊肿。超声引导下将囊肿中的脓液引流。多普勒频谱波形可以帮助判断是什么血管，分别穿过囊肿和肾实质的两条血管中，较低的血管具有典型的肾动脉频谱波形，因此确认为额外的第五条肾动脉。b.位于较高位置的动脉频谱波形并非典型的肾动脉低阻血流，而是呈肠系膜上动脉频谱的混合型特征。c.仔细观察血液供应（右侧横切面图像，左侧纵切面图像）显示右下极肾动脉血流呈蓝色，该动脉起自主动脉后，呈非典型走行，沿下腔静脉前方至肾下极。位于主动脉后方的左肾静脉呈蓝色，自左肾下极汇入下腔静脉。由于使用了低脉冲重复频率以检测缓慢的静脉（和动脉）血流，肾动脉出现混叠。感染的囊肿引流后（肾脏中标注X的位置），左侧纵切面图像显示在主动脉前方进入肾实质的第五条肾动脉。Z：肾囊肿；A.M.S：肠系膜上动脉；A.R：肾动脉；AO：主动脉；V.C：下腔静脉；V.R：肾静脉。

图6.64　马蹄肾

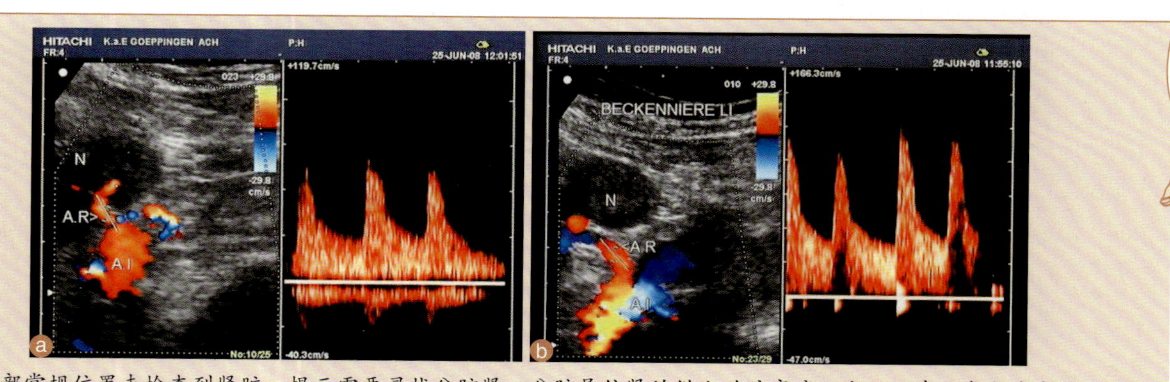

如果在腰部常规位置未检查到肾脏，提示需要寻找盆腔肾。盆腔异位肾的供血动脉高度可变，可有一条或多条肾动脉起源于主动脉或髂动脉。此外，检查者必须记住可能存在两条肾动脉，且其中任何一条狭窄都可能引起高血压。该例中，确认两条起始于髂总动脉的肾动脉；通过移动和稍微旋转超声探头可以区分两个起源（图a中为下极动脉，图b中为上极动脉）；由于流速均低于120 cm/s，排除了两条动脉的狭窄。在异位肾和异常肾动脉供应的患者中，髂总动脉近端狭窄可能导致肾性高血压。

图6.65　盆腔肾

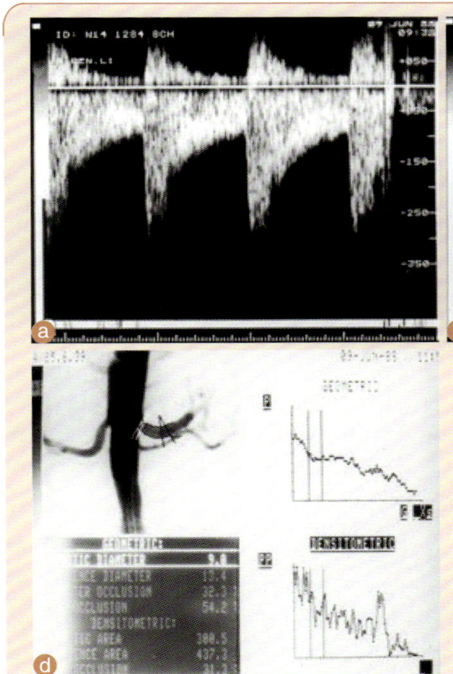
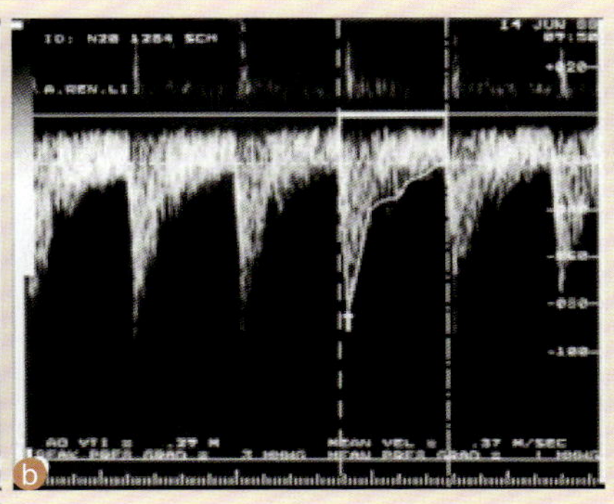
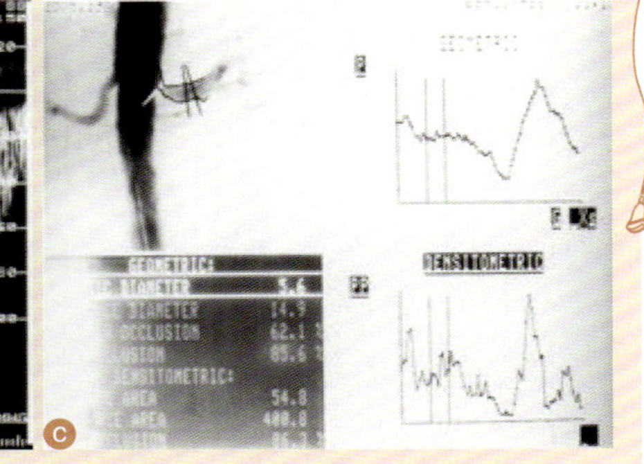

a.肾动脉起始处中-重度狭窄的多普勒频谱波形，呈明显的湍流，收缩期峰值流速为310 cm/s，舒张晚期流速为100 cm/s。b.该肾动脉行经皮血管腔内成形术后多普勒频谱波形显示恢复到正常的流速（收缩期峰值流速为80 cm/s）。c.X线密度测定（与图a为同一患者，于经皮腔内血管成形术前）：测量显示左肾动脉起始处存在狭窄率为86.3%的狭窄。d.X线密度测定（与之前同一患者，经皮腔内血管成形术后；对应图b中的多普勒频谱波形）：残余狭窄的面积狭窄为31.3%，没有显著血流动力学意义，对应的多普勒波形显示频带增宽，但没有血流加速。

图6.66　肾动脉狭窄——经皮腔内血管成形术

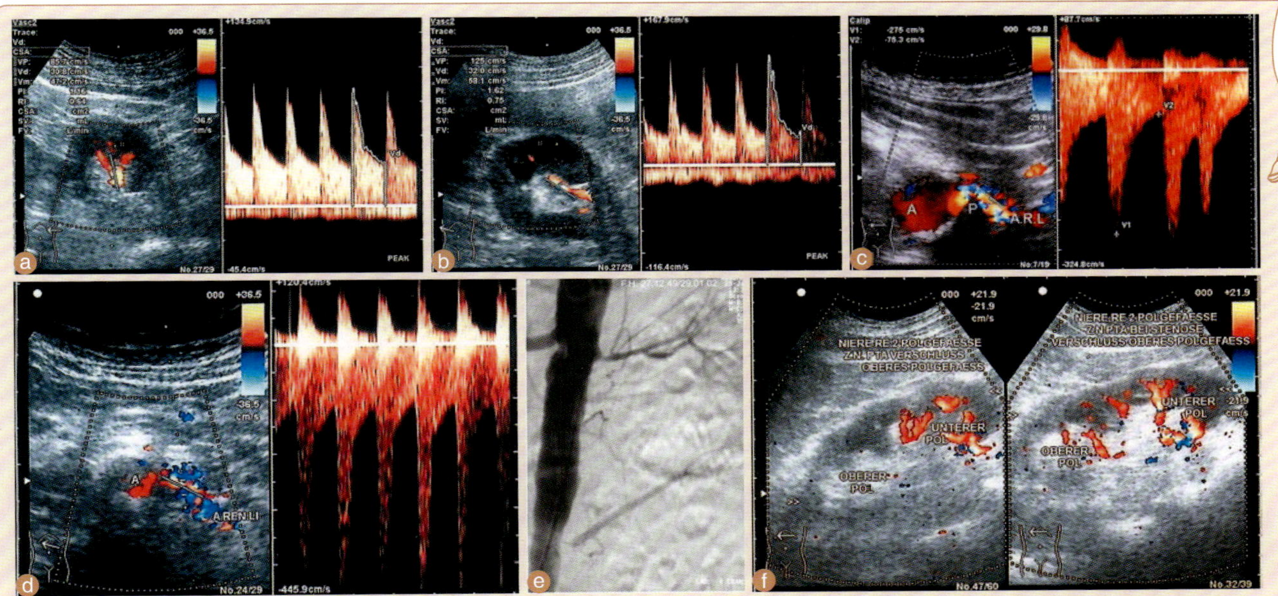

a.左侧肾门得到的频谱波形显示收缩期峰值流速为85.7 cm/s，舒张晚期流速为47.2 cm/s。由此计算得到RI为0.64。b.右侧肾动脉的相应数值为：收缩期峰值流速为125 cm/s，舒张晚期流速为58.1 cm/s，计算得到的RI为0.75。10%的RI差异与肾动脉狭窄的诊断一致，并提示较低RI的动脉中存在狭窄后血流。c～g.重度肾动脉狭窄行经皮血管腔内成形术后。c.患者具有两条左肾动脉，肾上极动脉的收缩期峰值流速为275 cm/s，由肾动脉起始处的动脉粥样硬化斑块引起的重度肾动脉狭窄。肾动脉中存在混叠，前方的红色血流为左肾静脉（朝向探头的血流）。d.左肾动脉起始处的多普勒频谱波形证实重度狭窄，收缩期峰值流速超过4 m/s，彩色血流图像显示明显的血管周围振动（听诊可闻及杂音）。e.随后行经皮腔内血管成形术时血管造影证实左侧两极肾动脉重度狭窄。f.经皮腔内血管成形术后出现腰部疼痛，进行彩色多普勒超声检查。在肾脏下极，从肾门到外周均检测到动脉和静脉血流。上极肾门无动脉血流且上极血流灌注稀疏（包膜血管），符合经皮腔内血管成形术后上极动脉闭塞。

图6.67　肾动脉狭窄——间接标准

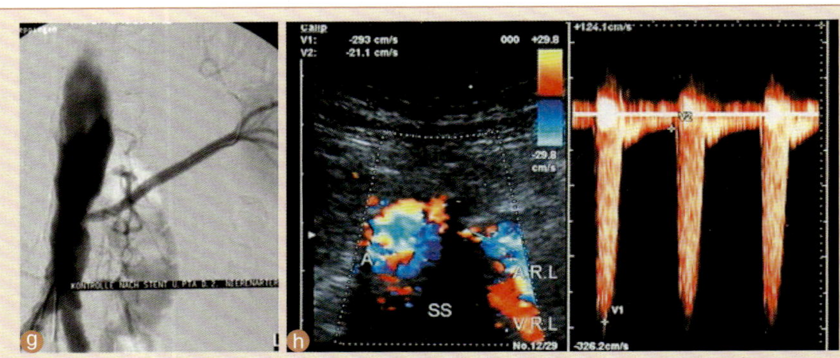

g.血管造影证实上极动脉闭塞和下极动脉血流正常。h.糖尿病患者的肾动脉狭窄是否为经皮腔内血管成形术的适应证？左肾动脉重度狭窄，收缩期峰值流速为293 cm/s，舒张晚期流速为21 cm/s，RI为0.9。RI＞0.8表明存在实质损伤和顽固性高血压，因此不再推荐行经皮腔内血管成形术。肾动脉于主动脉起始处的狭窄斑块（SS）具声影。左肾静脉走行于腹主动脉后方。P：斑块；A.R.L：左肾动脉；A：主动脉。

图6.67 肾动脉狭窄——间接标准（续）

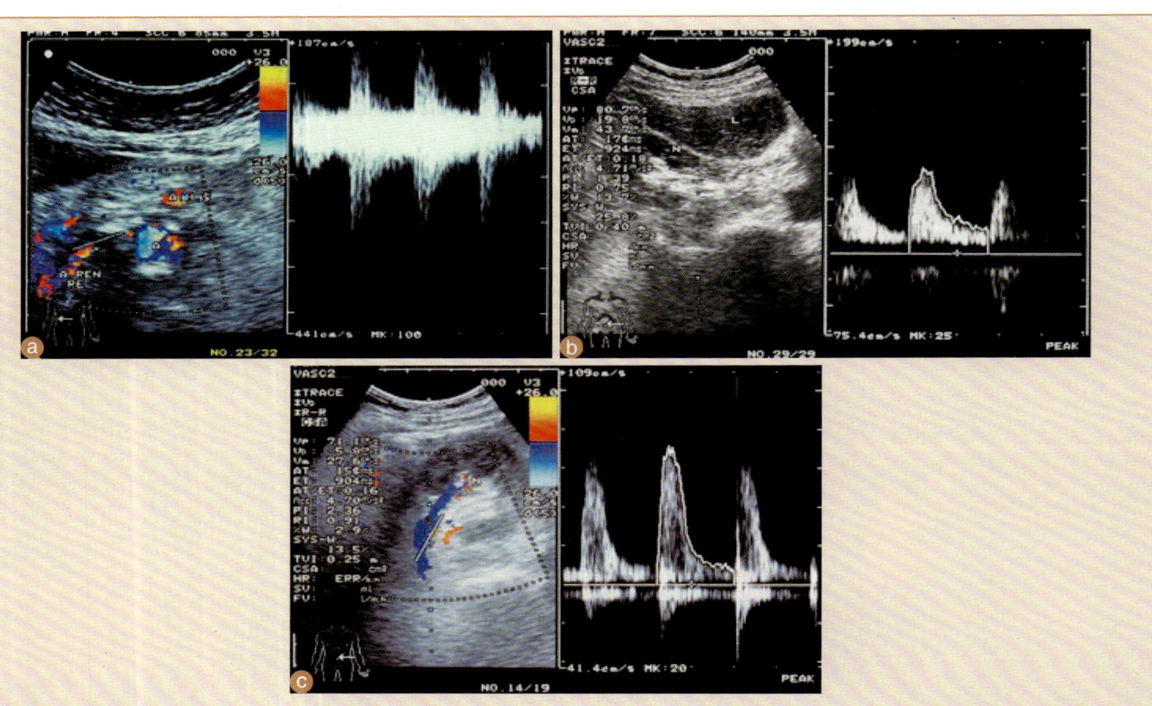

a.在一位伴大血管和微血管病变的长期胰岛素依赖糖尿病患者，右肾动脉起始处获得的多普勒频谱波形显示湍流和加速流动，提示存在肾动脉狭窄。由于起始处斑块声影干扰，超声成像不能提供足够的信息来估计其狭窄程度。在解释狭窄后段略高于2 m/s的收缩期峰值流速时，需要考虑到频谱多普勒采样过程中可能出现的高血压发作，以及糖尿病患者血流搏动性及收缩期峰值流速均较高的情况。例如，在该例中，通过计算远端（肾门）肾动脉的多普勒频谱的RI，以确认具有血流动力学意义的狭窄。b.右肾门得到的波形显示收缩期峰值流速为80.7 cm/s，舒张晚期流速为19.8 cm/s，RI为0.75。灰阶图像显示肾上方的肝脏。c.左肾门得到的血流频谱波形搏动更明显，收缩期峰值流速为71.1 cm/s，舒张晚期流速为5.8 cm/s，RI为0.91。与左侧相比，右肾动脉的波形显得过于正常，这是糖尿病和狭窄相互抵消所致。左侧的波形对于肾动脉来说搏动性过高，归因于长期糖尿病引起的中膜硬化和肾实质损伤。右肾动脉的RI明显较低（与左侧相比超过10%），表示近端存在显著的血流动力学狭窄。这种解释需排除其他引起差异的因素，如不对称的肾实质损伤。L：肝。

图6.68 糖尿病患者肾动脉狭窄——间接标准

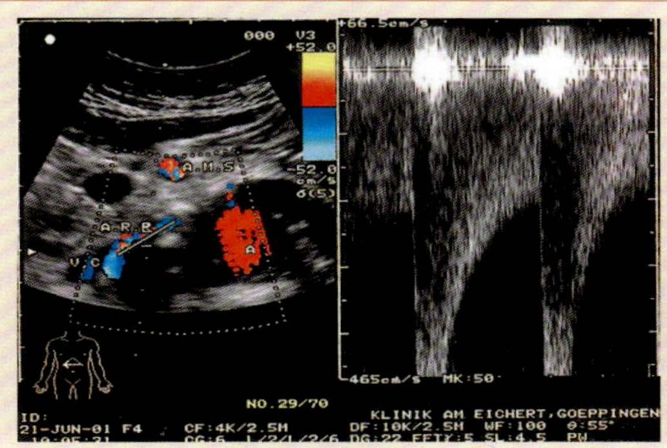

超声检查肾动脉是为了评估其起源与主动脉瘤的关系。上腹部横切面扫查显示右肾动脉起源于主动脉瘤伴部分血栓形成，肾动脉起始处直径为4.5 cm（肾动脉起始处亦存在低回声、同心性血栓）。此外，肾动脉存在重度狭窄，收缩期峰值流速超过5 m/s。

图6.69　伴肾动脉狭窄的肾上腹主动脉瘤

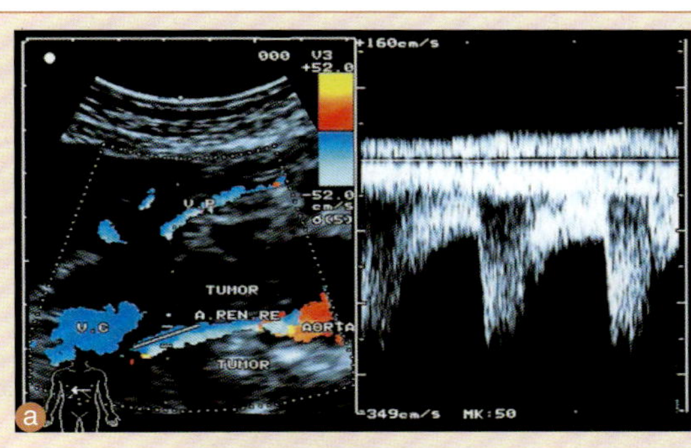

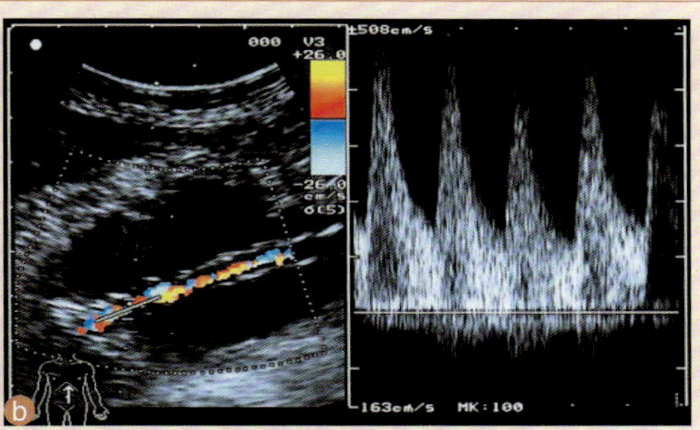

a.平滑肌肉瘤（通过超声引导下穿刺活检证实）使腹膜后的下腔静脉和主动脉分离。穿过肿瘤的肾动脉段中度受压狭窄（多普勒测得的收缩期峰值流速为250 cm/s）。使用彩色多普勒超声成像定位血管，以避免随后的超声引导穿刺活检时意外损伤血管。前方的门静脉也受到肿瘤的压迫。b.肠系膜上动脉在其根部被肿瘤（肉瘤）包绕，并在其包绕受压段出现狭窄（收缩期峰值流速为450 cm/s）。V.C：下腔静脉；A.REN.RE：肾动脉；V.P：门静脉。

图6.70　肿瘤压迫血管

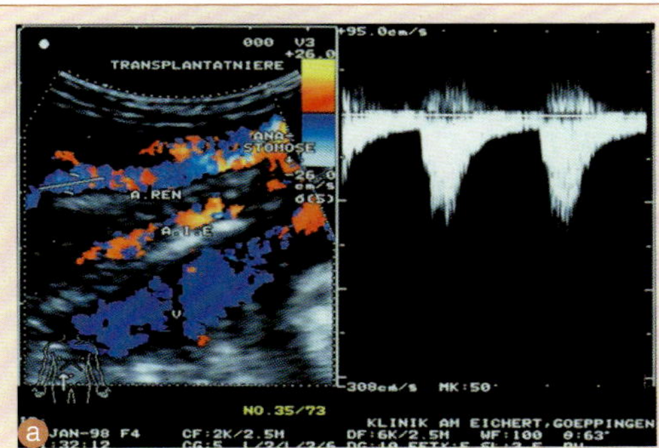

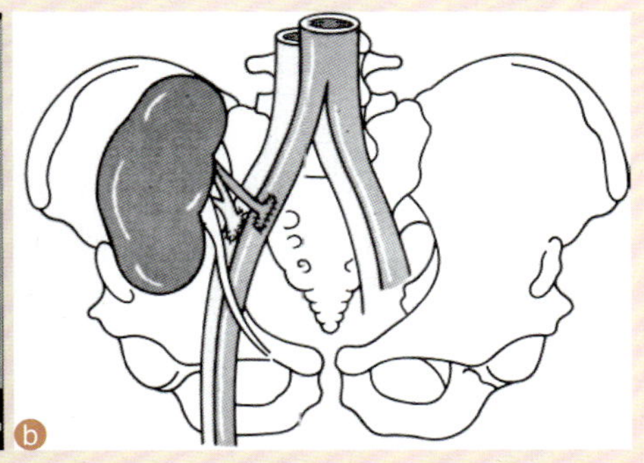

a.超声成像显示移植肾动脉与髂动脉吻合，血流信号呈蓝色（背离探头），而髂动脉血流信号呈红色（朝向探头）。多普勒频谱波形具有较大的舒张期成分，呈典型的低阻血流，表明移植肾功能正常，没有排斥反应。b.图示移植肾血管与髂血管的连接。

图6.71　移植肾

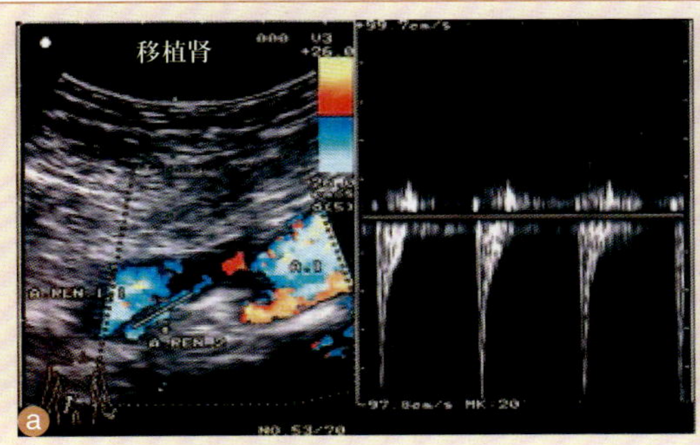

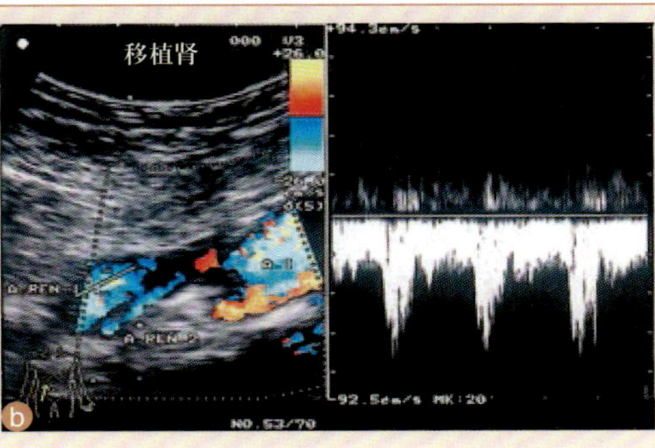

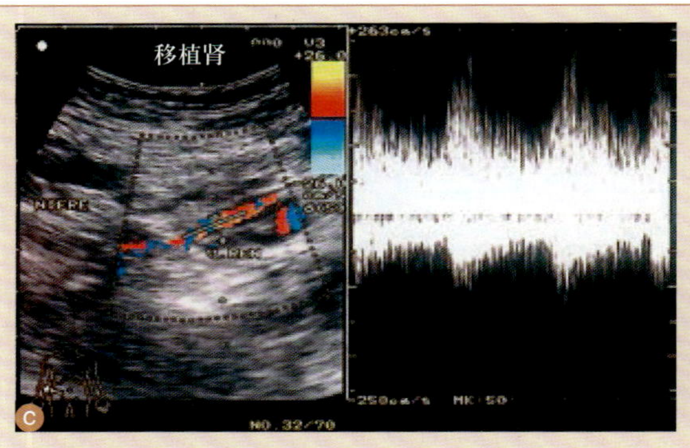

肾动脉多普勒频谱波形分析是诊断评估移植肾功能和排斥反应的重要组成部分。与自体肾动脉相比，与髂动脉吻合的移植肾动脉通常更容易进行超声评估。a.图示起源于髂动脉的供应移植肾的两条肾动脉。从第二条肾动脉的起始处获得与四肢动脉相似的高搏动波形，这种血流特征表明存在排斥反应。b.令人惊讶的是，在该移植肾动脉上方的另一条移植肾动脉呈肾功能正常的典型的低阻单相波。c.肾静脉（沿髂静脉方向朝向探头的血流）的多普勒频谱波形为呈明显湍流的搏动性血流，是动静脉瘘下游静脉血流的典型表现。该患者有反复进行活检以检查移植物排斥反应的病史，导致瘘管形成，这解释了为什么供应瘘管的动脉尽管发生排斥反应（图a和图b中标记为A.REN.2）仍表现为低阻血流。A.I：髂动脉；A.REN.1：肾动脉1；NIERE：肾；A.REN.2：肾动脉2。

图6.72 移植肾–排斥反应–瘘

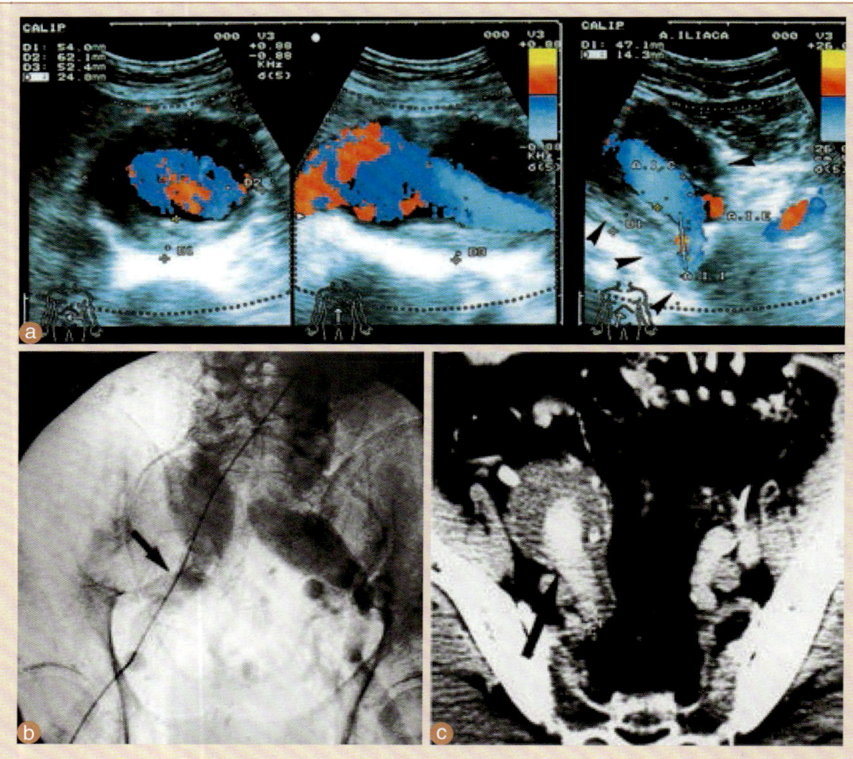

a.部分血栓形成的肾下腹主动脉瘤的横切面（左图）和纵切面（中图）图像。彩色多普勒超声改善了对管腔的评估。腹主动脉瘤的直径为62 mm。管腔内的附壁血栓表现为血流通畅管腔周围的低回声。动脉瘤（右图，箭头）累及髂总动脉和近端髂内动脉。远端的髂外动脉未显示在该切面内。在该切面上，瘤体总直径为47 mm，未闭的管腔直径为14 mm。髂内动脉起源于髂总动脉后壁。b.血管造影显示主动脉和髂总动脉呈瘤样扩张。由于附壁血栓，右侧髂内动脉的起始处（箭头）似乎未扩张。c.CT造影：右侧动脉瘤（箭头）延续至髂内动脉近端，造影剂灌注管腔周围有附壁血栓形成。A.I.C：髂总动脉；A.I.I：髂内动脉；A.I.E：髂外动脉。

图6.73 腹主动脉和髂动脉瘤

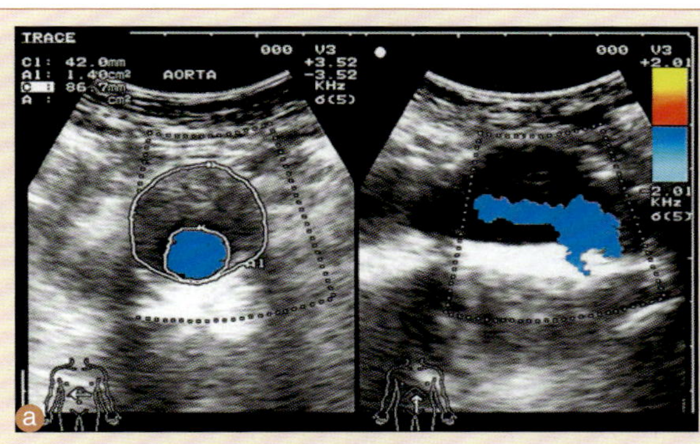
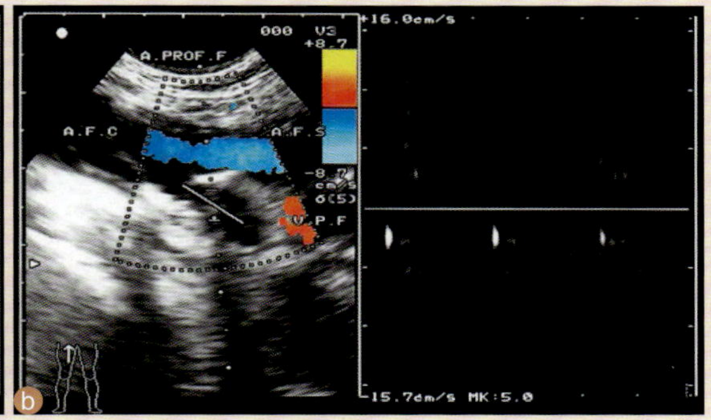

a.动脉瘤破裂风险与直径相关，而瘤内血栓造成栓塞的风险与动脉瘤大小无关。所示的“囊样”瘤体仅为4 cm大小，附壁血栓使管腔缩小至正常血管大小，尤其是在“囊状”部分；然而，动脉瘤内血栓是远端栓塞的来源（图b）。不论瘤体大小如何，这都是手术的指征。血管造影未显示异常，因为动脉瘤造影剂充盈的管腔与正常主动脉管径一致。左图中白色的外形轮廓显示动脉瘤的范围，右图纵切面图像可见动脉瘤前壁“囊状”向外突出，以及附壁血栓。b.股总动脉与股浅动脉通畅的孤立性股深动脉闭塞通常是由于栓塞而非动脉粥样硬化引起。无论彩色多普勒超声成像还是频谱多普勒均未显示股深动脉血流。灰阶超声不仅显示后方伴声影的斑块，还可见从股深动脉（取样容积）延伸至分叉处的低回声血栓。A.F.C：股总动脉；A.F.S：股浅动脉。

图6.74　腹主动脉瘤伴动脉栓塞

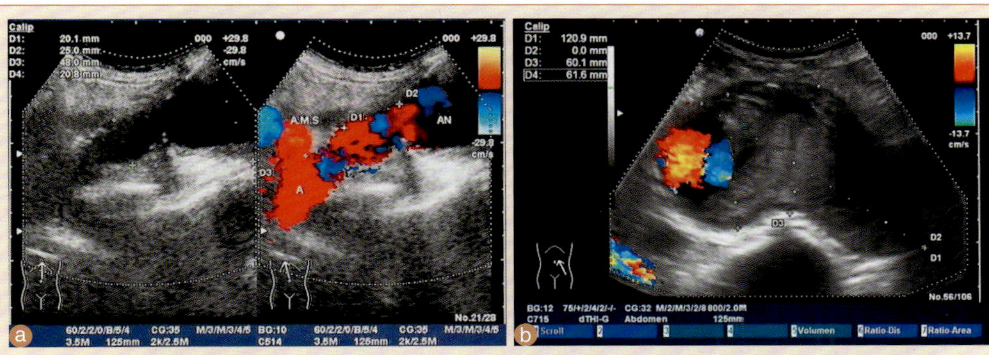

a.腹主动脉瘤的治疗方案主要由其直径、髂动脉是否受累、血栓形成、肾下范围，以及距肾动脉起始处的距离等因素决定，后者在考虑经血管腔内修复术时尤为重要。由于横切面最适合观察肾动脉的起始处，而纵切面最适合观察起始处到瘤体末端的距离，因此先在纵切面中识别肠系膜上动脉，并将其作为定位标识是有帮助的。肾动脉起始处位于肠系膜上动脉起始处远端1～2 cm。可以在纵向方向上测量动脉瘤上缘和肠系膜上动脉起始处之间的距离，减去2 cm即约为肾动脉起始点到瘤体上缘的距离。由于瘤颈（左图中卡尺后方）存在血栓沉积，使用简单的不带分支的支架行血管腔内修复术无法消除这个腹主动脉瘤，因为血栓妨碍支架近端的锚定。b.腹主动脉瘤穿孔包裹。部分血栓形成的肾下腹主动脉瘤测量直径为6 cm左右（D3、D4）。下腹部横切面扫查可见包裹性穿孔，溢出的血液完全形成血栓。血栓形成的动脉瘤的轮廓（箭头）与血管周围的凝血块不同。前外侧轮廓破坏提示穿孔的部位。通过穿孔进入腰肌的血液总范围为12 cm（D1）。检查时，穿孔部位没有血流信号。

图6.75　腹主动脉瘤

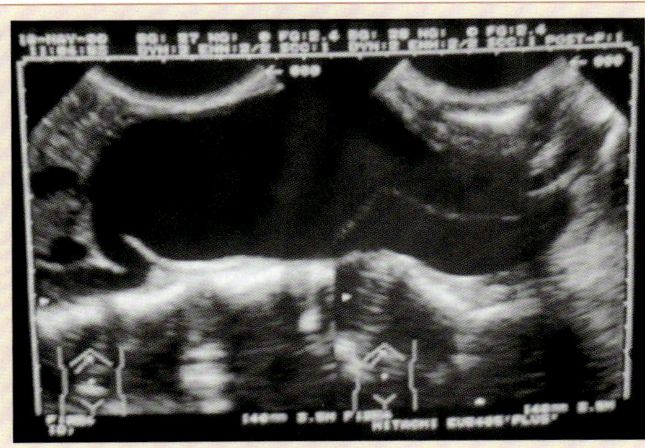

非动脉粥样硬化或非细菌/非感染性的动脉瘤在破裂之前可以增长至巨大尺寸。这位年轻的非洲女性（在乌干达接受检查）出现腹壁紧张，横切面直径超过15 cm的动脉瘤起源于肾下腹主动脉，延续至两侧髂动脉分叉，充满大部分腹腔。图中显示拼接的动脉瘤纵切面图像。肾上主动脉扭曲，从脊柱延伸至腹壁。小肠被推挤到一侧。下腹部继续向下，稍旋转探头，髂总动脉呈瘤样扩张直至髂外动脉起源处水平（正常管腔）。髂总动脉后方，髂总静脉由于淤血而扩张。动脉壁没有动脉粥样硬化病变。患者有艾滋病，巨细胞病毒感染（由免疫缺陷引起）是动脉瘤最可能的原因。

图6.76　非动脉粥样硬化性病因所致的腹主动脉瘤

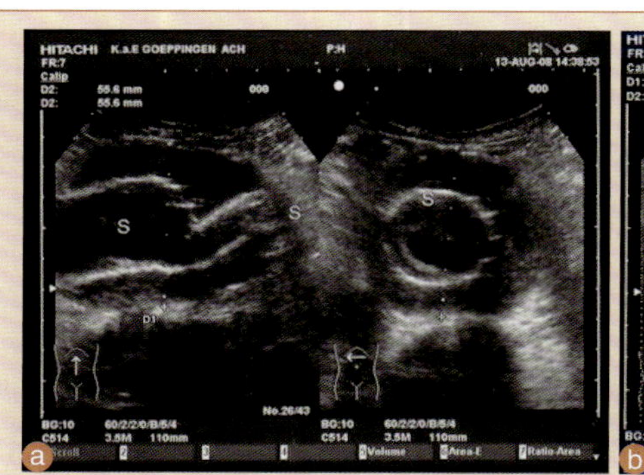

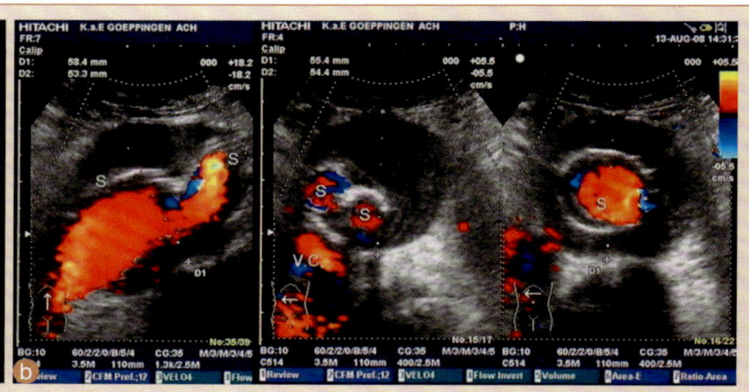

a.动脉瘤腔内修复术后灰阶超声随访显示支架位于腹主动脉瘤管腔内，支架左支连接良好（左图为纵切面，右图为横切面）。动脉瘤直径从63 mm减小到55 mm。B型超声成像很难识别支架移位。b.使用低脉冲重复频率（为了不漏掉低流速内漏）彩色多普勒超声成像在纵切面（左图）和横切面（中图和右图）仔细检查动脉瘤和支架是否存在内漏。此外，还必须探查整个瘤壁是否存在来自通畅的腰动脉（通常在动脉瘤的后外侧壁流入）或肠系膜下动脉（通常在动脉瘤的前外侧壁流入）的血流进入囊腔（Ⅱ型内漏）。最后是纵向和横向扫查支架完整性（Ⅲ型内漏）。纵切面和横切面的两个髂支（左图和中图），以及横切面的支架主干（右图）；V.C：下腔静脉；S：支架。

图6.77 血管腔内修复术后随访

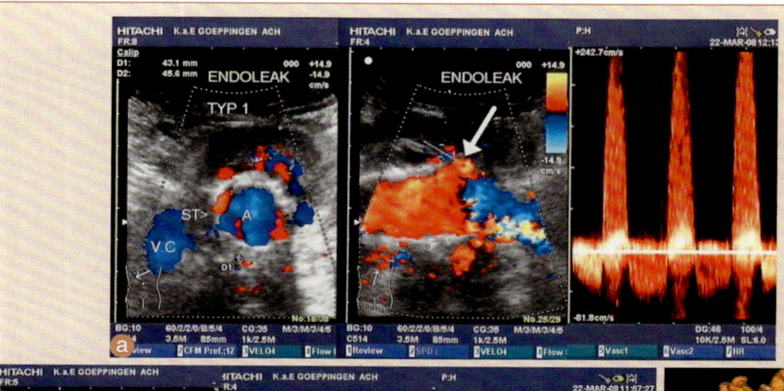

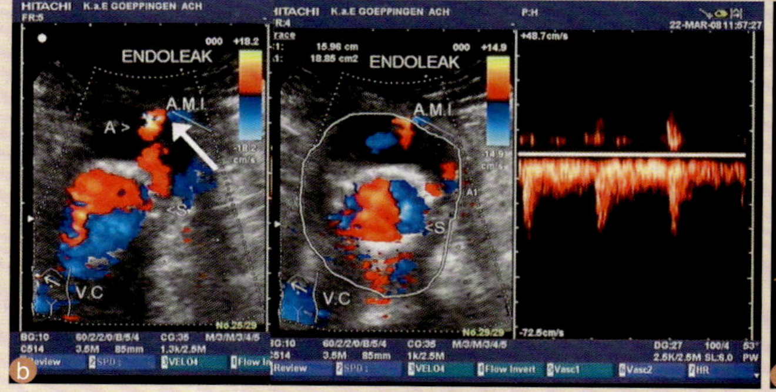

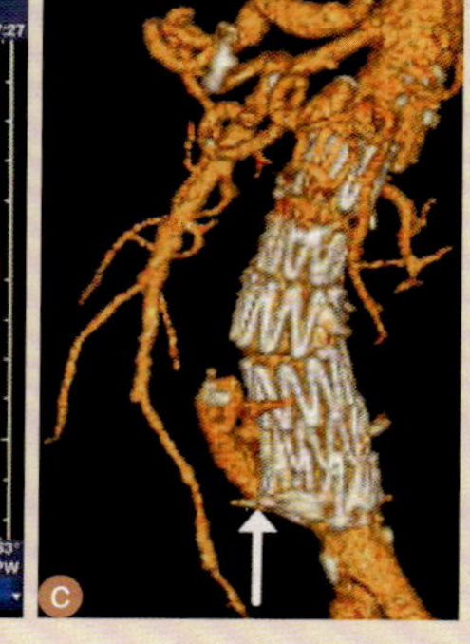

a.肾下腹主动脉瘤植入直型支架后，远端动脉瘤腔内存在血流。中图显示主动脉分叉水平处支架远端吻合口锚定失效（箭头：Ⅰb型内漏）。该处多普勒频谱波形呈高频率往返血流（收缩期峰值流速为250 cm/s）。收缩期血流进入动脉瘤腔，舒张期回流至远端主动脉。b.对动脉瘤腔内的血流进一步评估发现部分血液沿支架流向肠系膜下动脉开口处（红色，朝向探头）。肠系膜下动脉起始处有来自动脉瘤腔的正向血流（蓝色，背离探头；多普勒频谱波形中位于基线以下）。肠系膜下动脉起始处的血流速度缓慢，收缩期峰值流速为30 cm/s。横切面白线示动脉瘤体；支架内显示彩色血流信号，明亮的回声为支架壁。肠系膜下动脉血流方向正常提示不是Ⅱ型内漏，而是从动脉瘤腔通过肠系膜下动脉流出的Ⅰ型内漏。该例强调了评估血流方向并准确识别流入和流出血流对血管腔内修复术后综合评估的重要性。这些信息对于正确了解情况和采取适当的处理措施非常重要。c.3D CT血管成像证实了Ⅰ型内漏（箭头）。V.C：下腔静脉；A：主动脉；ST：支架；A.M.I：肠系膜下动脉起始处。

图6.78 Ⅰb型内漏

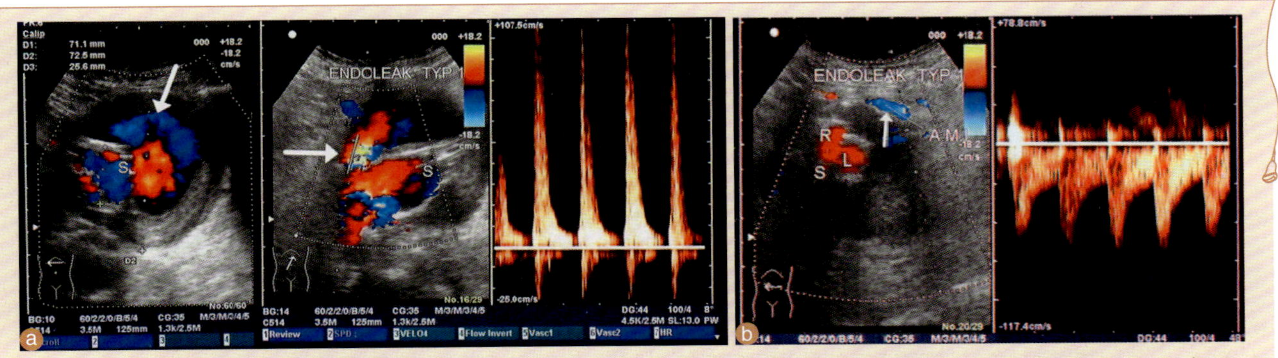

a.彩色血流图像显示血管支架内的血流，但低回声动脉瘤腔内也显示出大面积的彩色血流信号。血液通过肾动脉起点以下的吻合处渗漏进入瘤腔（中间图），为Ⅰ型内漏（箭头）。来自内漏处的多普勒波形呈高频单相波，收缩期峰值流速超过1 m/s，此处不存在内漏和假性动脉瘤（类似的血流动力学变化）的典型往返血流。通过内漏进入动脉瘤的单向血流，如果没有足够的引流，将在短时间内导致瘤体破裂，这类情况下寻找流出道至关重要。b.血液通过肠系膜下动脉（蓝色，背离探头，箭头）从动脉瘤流出，可观察到沿低回声动脉瘤体的血管支架和两个髂支。在图像左侧更远处，肠系膜下动脉起始处血流呈红色。相应肠系膜下动脉的多普勒频谱波形可见较多的舒张期血流成分。S：支架；A.M.I：肠系膜下动脉；R：右；L：左。

图6.79　血管腔内修复术后Ⅰ型内漏

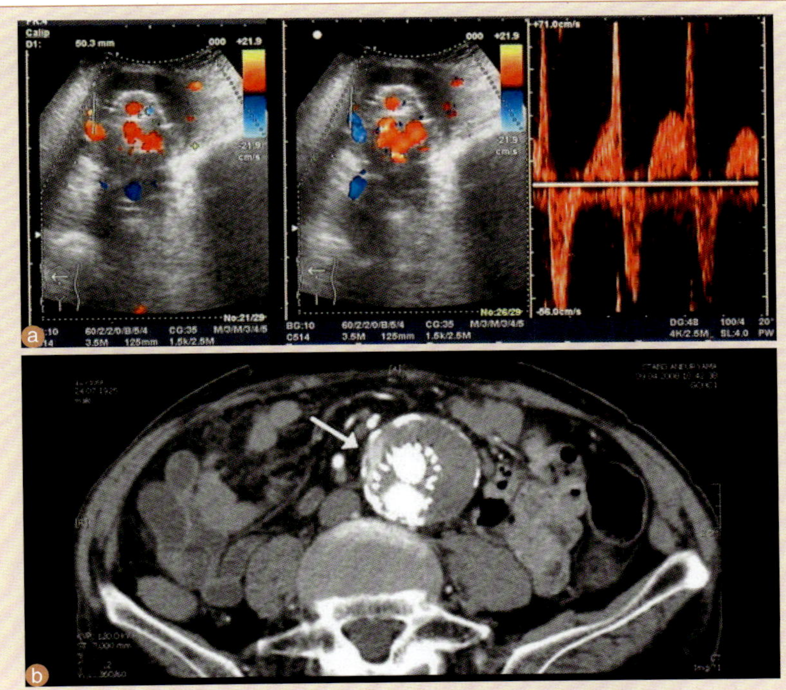

a.当彩色血流图像显示血管腔内修复术后残余瘤腔内存在血流信号时，必须区分真实的血流和伪像（偏移伪像、镜像伪像，以及血栓形成的动脉瘤体内支架随动脉搏动的运动伪像，尤其是在动脉瘤腔内修复后不久）。伪像可以通过不同方向的入射角和频谱多普勒来识别。与假性动脉瘤的血流动力学相似，内漏射流表现为腰动脉供应动脉瘤体的往返血流（收缩期血流注入囊腔，舒张期血流返回腰动脉）。b.增强CT扫描显示血液从腰动脉流向动脉瘤腔（Ⅱ型内漏）。

图6.80　Ⅱ型内漏——高流速

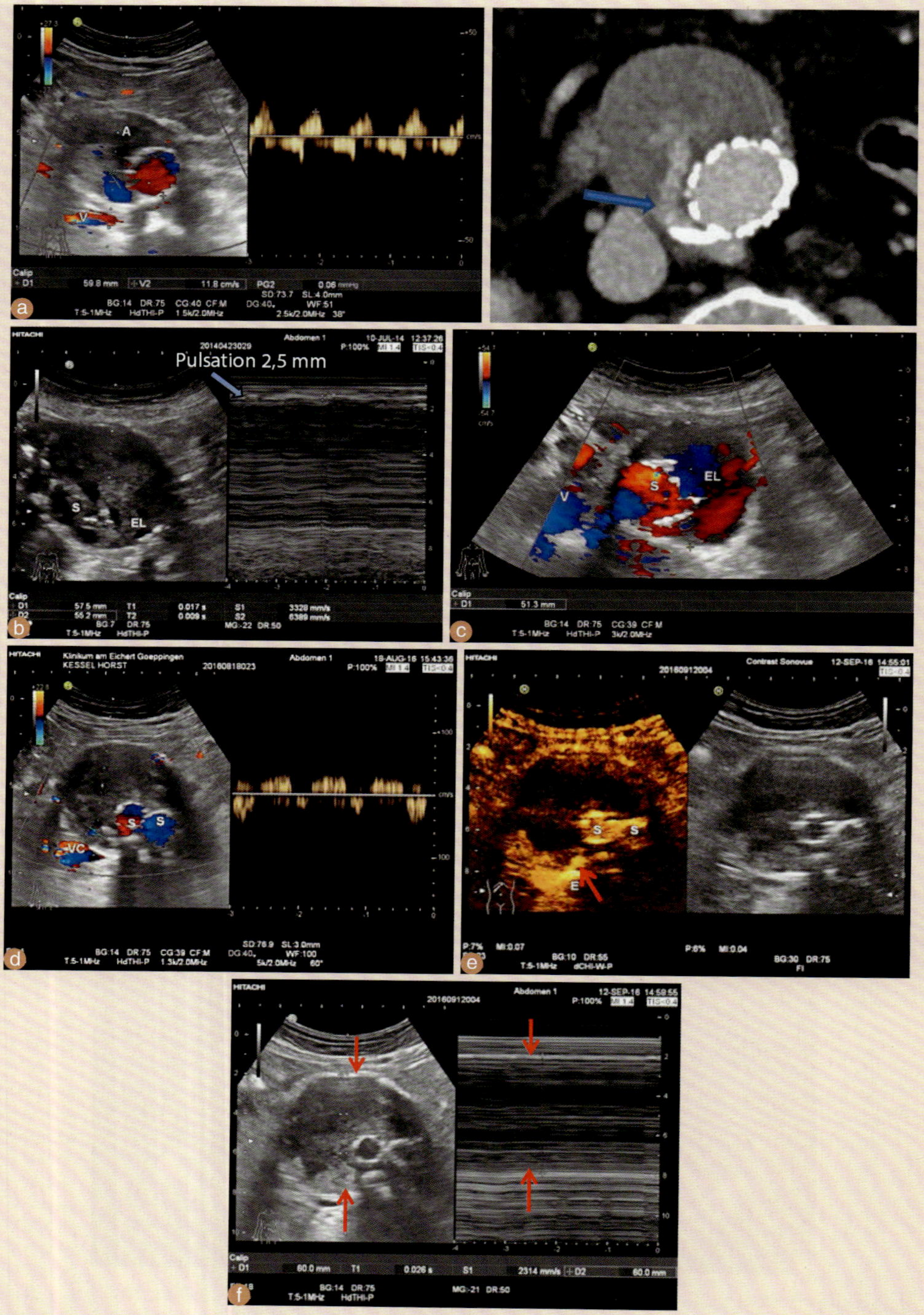

a.该例显示来自右侧腰动脉（红色，朝向探头）的血流进入残余动脉瘤腔；同时可见双侧髂支血流（蓝色）。多普勒频谱波形呈低频的往返血流，收缩期峰值流速<20 cm/s。血流缓慢（在供血动脉入口处测量）且供血动脉内径细，意味着进入动脉瘤的血流量很小。这种动脉瘤通常会形成自发性血栓，没有破裂的风险，不需要治疗，可以密切监测（每隔3个月1次）来排除瘤腔进一步扩大的可能。b、c.需要修复的内漏——M型超声显示搏动。b.灰阶图像中残余动脉瘤囊腔内的不均匀区域已提示存在内漏。整个心动周期直径变化为2.5 mm（M型超声），表明有相关血流进入残余瘤腔。这种内漏需要修复。c.彩色血流成像显示大部分残余动脉瘤腔中可见血流信号，证实了该诊断。d～f.小的Ⅱ型内漏。频谱多普勒往返血流（图d）和超声造影（图e）证实由后外侧通畅的腰动脉供血的小的Ⅱ型内漏，M型超声（图f）显示残余动脉瘤体直径没有变化，说明收缩期动脉瘤腔内没有压力增加。EL：内漏；S：支架。

图6.81 Ⅱ型内漏——治疗时机

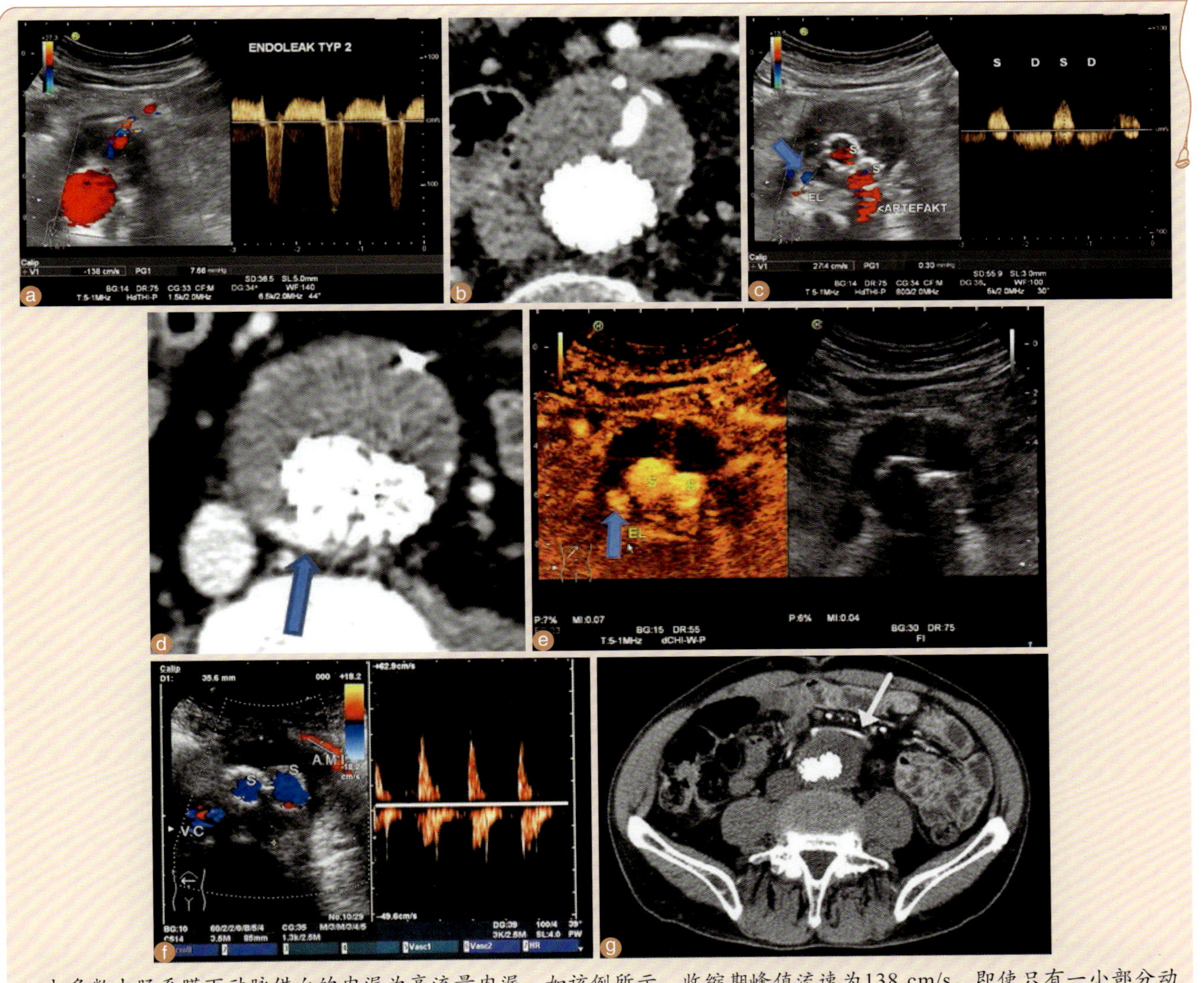

a.大多数由肠系膜下动脉供血的内漏为高流量内漏。如该例所示，收缩期峰值流速为138 cm/s。即使只有一小部分动脉瘤腔显示血流信号，这种高流速的内漏也很少自发闭合。b.CT血管成像证实，血流信号仅局限于动脉瘤腔的一小部分；在动脉期已经观察到血流进入瘤腔。随访3个月后，高流速内漏持续存在（根据超声标准），并且残留的动脉瘤体直径增加了8 mm（未显示）。行内漏栓塞治疗。c.6个月后随访显示新出现一低流速内漏，收缩期峰值流速为27 cm/s（由腰动脉供血，血流信号呈蓝色）。内漏位于更外周的位置，位于其中一条髂支的后面。存在红色血流的镜像伪像（与支架内血流方向相同）。血流频谱呈收缩期流入瘤体和舒张期流出瘤的往返波形，证实为内漏（因为这种血流模式是非生理性）。这种小型内漏需要监测但不需要治疗。d.在CT血管成像中，无法确定这种小型内漏。此外，还存在一小块后壁斑块，可能被误认为是内漏（结合超声造影的结果）。注意，在增强CT血管成像中，由通畅的腰动脉供血的内漏可能更晚（即静脉期或之后）显影（因为造影剂微泡通过腰动脉的循环时间较长）。因此，CT血管成像甚至可能漏诊此类内漏。e.该患者通过彩色多普勒超声成像确诊Ⅱ型内漏，由腰动脉供血，超声造影检查结果比CT血管成像更明显（箭头）。f、g.肠系膜下动脉通畅，未造成内漏。f.动脉瘤腔内修复术后，超声扫查（使用低脉冲重复频率）孤立的动脉瘤时，还应寻找供应该瘤体的通畅的腰动脉或肠系膜下动脉。即使在动脉瘤腔内未检测到血流，肠系膜下动脉的逆向血流（朝向探头的红色血流）也应怀疑内漏的可能。图中，多普勒频谱证实了肠系膜下动脉内的双向血流。g.CT血管成像证实肠系膜下动脉通畅，但没有造影剂进入动脉瘤腔，进一步证实了超声检查的结果（这种情况非常罕见）。S：收缩期；D：舒张期；A.M.I：肠系膜下动脉。

图6.82　Ⅱ型内漏——高流速与低流速（与CT对照）

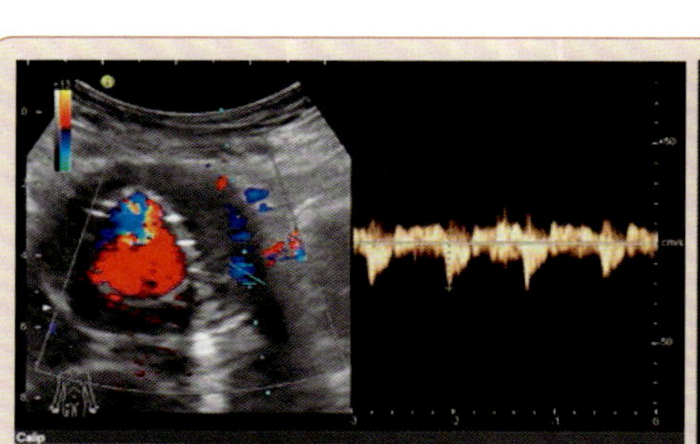

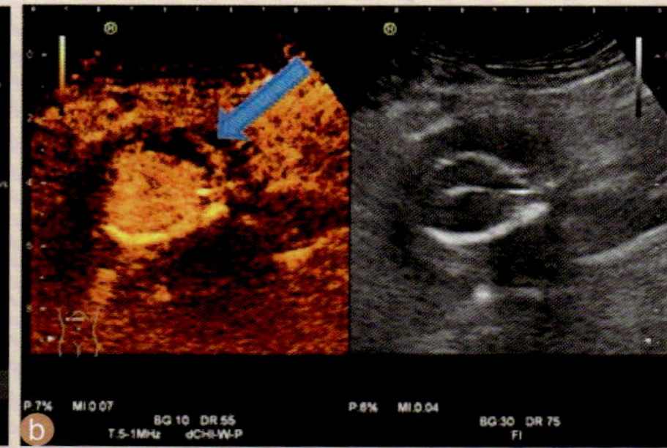

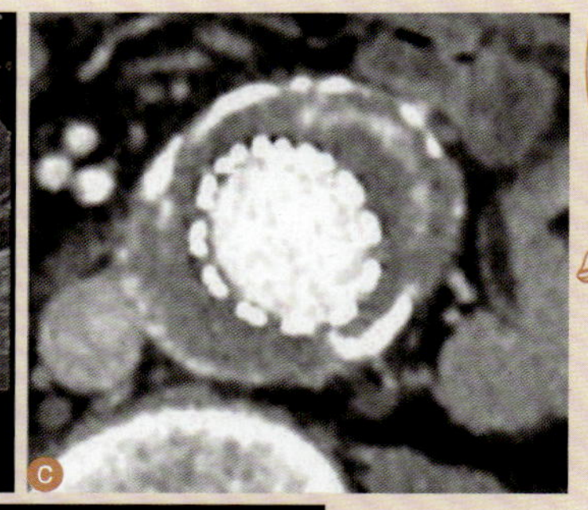

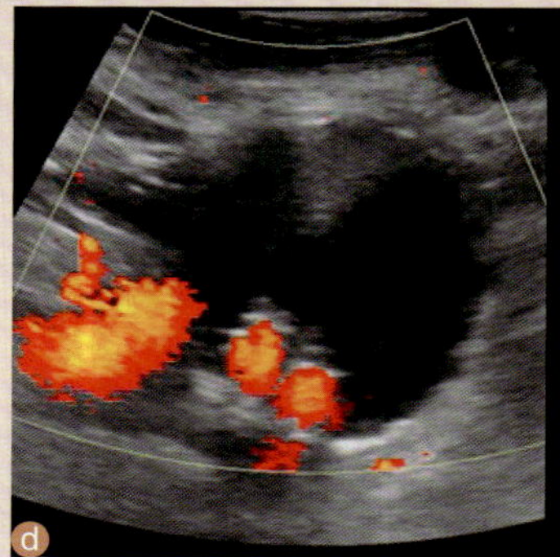

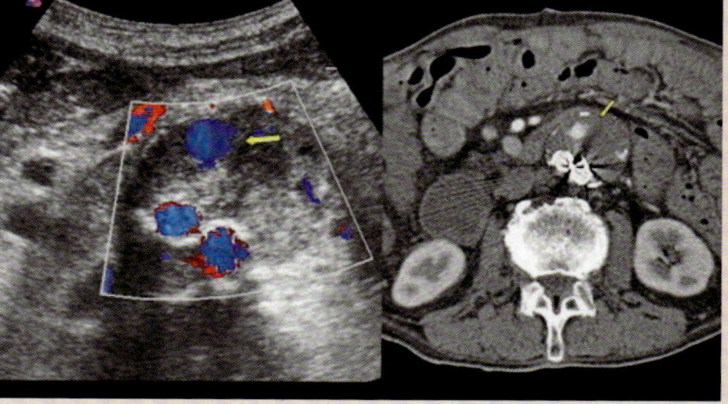

腹主动脉瘤腔内修复术后1年动脉瘤直径无变化患者的逐步诊断思路：寻找内漏并进行相关评估。a.彩色多普勒超声检查显示存在一个双向血流信号的Ⅱ型小内漏。b.超声造影检查造影剂外渗证实存在内漏。c.CT血管成像也显示造影剂外渗到动脉瘤腔。d.彩色多普勒超声漏诊但超声造影检出的Ⅱ型内漏。动脉瘤腔内修复术后行彩色多普勒超声检查（左图），尽管仪器条件设置恰当，仍未发现内漏。动脉瘤体的后部可见两个髂支，侧旁可见通畅的下腔静脉（能量多普勒模式显示，其对角度的依赖性较小，并可改善对低流速血流的检测，表1.8）。使用造影剂后的彩色多普勒超声图像（中图），增强信号显示动脉瘤腔内有血流（箭头示），与Ⅱ型内漏一致。增强CT扫描（右图）证实内漏（箭头）。

图6.83　内漏：通过彩色多普勒超声、超声造影、CT血管成像逐步诊断

（资料来源：K.Pfister）

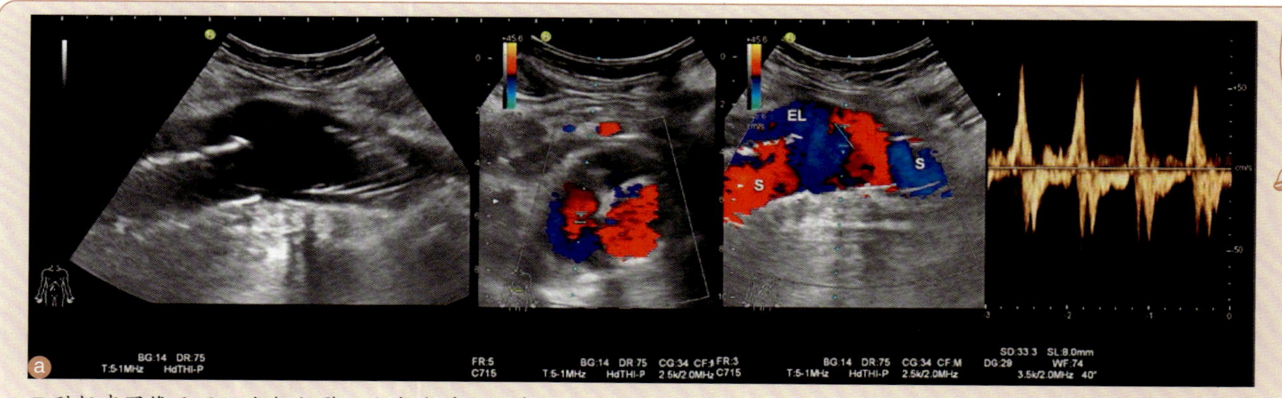

a.B型超声图像已显示支架断裂；彩色多普勒超声图像（横切面和纵切面）证实为Ⅲ型内漏（译者注：原著中误为Ⅳ型内漏）。血流频谱呈往返双相波，收缩期峰值流速为60 cm/s。

图6.84　动脉瘤腔内修复术后支架断裂

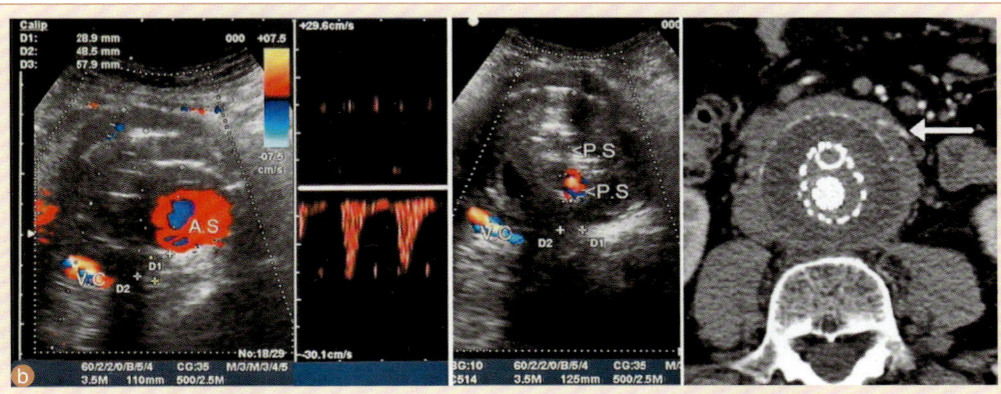

b.动脉瘤腔内修复术后随访——并发症与腹膜后纤维化。动脉瘤腔内修复术后6个月超声随访显示，残留的动脉瘤体周边呈低回声。此切面上动脉瘤体的残余直径（D2）为48 mm（卡尺示）。动脉瘤支架前方周围1 cm处最明显。彩色多普勒超声和CT（右图）均未显示内漏。低回声边缘内彩色血流信号（见取样容积）频谱呈正常的血管内血流，无异常的往返血流信号（鉴别诊断：穿孔包裹）。怀疑新发腹膜后纤维化（鉴别诊断：移植物周围反应），可由超声引导下活检证实。右中图（在稍低水平获得）证实动脉瘤体低回声边缘1 cm前方的支架分支闭塞（卡尺标注），是动脉瘤腔内修复术后并发症。右图增强CT证实动脉瘤体周围组织增强（可用炎性充血解释）。在增强CT和彩色多普勒超声成像均未发现内漏的情况下，腹膜后纤维化可解释动脉瘤腔内修复术后动脉瘤体的缩小较少。另一个可证实腹膜后纤维化的CT表现是增厚的边缘可见动脉灌注显影（箭头），被血管周围的纤维化组织推向主动脉（图6.37、图6.85）。A.S：支架主体；P.S：支架分支，V.C：下腔静脉。

图6.84　动脉瘤腔内修复术后支架断裂（续）

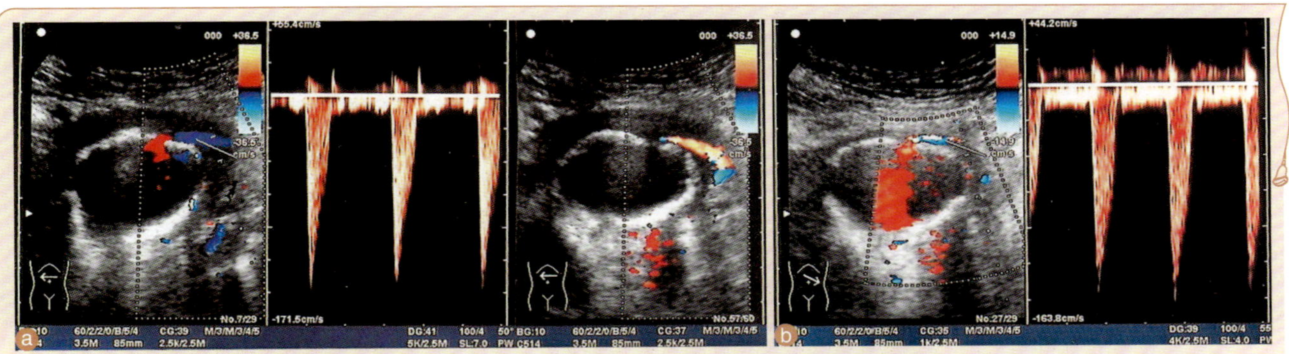

a.腹膜后纤维化（Ormond病）可在主动脉前出现低回声“帽状”结构，与主动脉炎和炎症性主动脉瘤不同，因为也会累及腔静脉被纤维组织包裹。可通过评估肠系膜下动脉的起始和近端走行，进行鉴别诊断。腹膜后纤维化时，肠系膜动脉从主动脉的左外侧壁发出后，被推向主动脉壁并在其内走行几厘米，穿过低回声的纤维化组织层，继续在腹腔肠系膜内走行。左图显示起始于主动脉壁的肠系膜下动脉和其前方的低回声帽。以略倾斜角度获得右图，显示血流信号呈蓝色（背离探头）的肠系膜下动脉走行。肠系膜下动脉被低回声结构推向主动脉壁。中图显示对应的血流频谱。b.可的松治疗几个月后，主动脉和下腔静脉周围的低回声厚度明显减少，从1 cm（图a）到4 mm。然而，纤维化组织仍然将肠系膜下动脉推向主动脉壁，但走行仍未改变。血流频谱来自肠系膜下动脉。

图6.85　腹膜后纤维化——鉴别诊断腹主动脉瘤穿孔

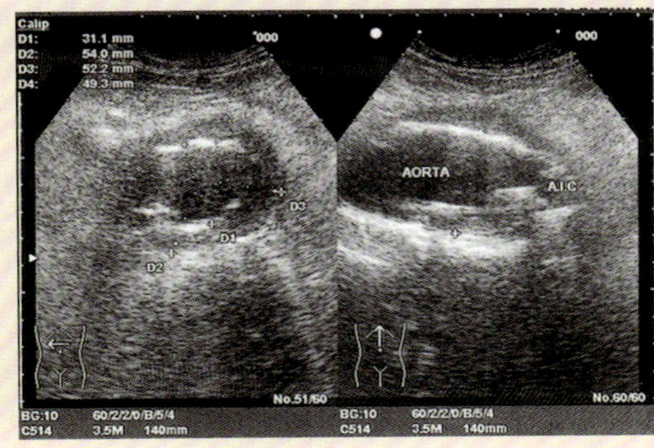

横切面（左图）和纵切面图像（右图）显示炎性腹主动脉瘤的典型表现。动脉瘤腔内径3.5 cm，呈动脉粥样硬化表现。腹主动脉瘤周围的低回声（1 cm）证实为炎性动脉瘤。此外，高回声斑块可协助识别内膜，进一步证明增厚不是由血栓造成的（因其累及内膜外侧的动脉壁层，如图6.38所示）。

图6.86　炎性腹主动脉瘤

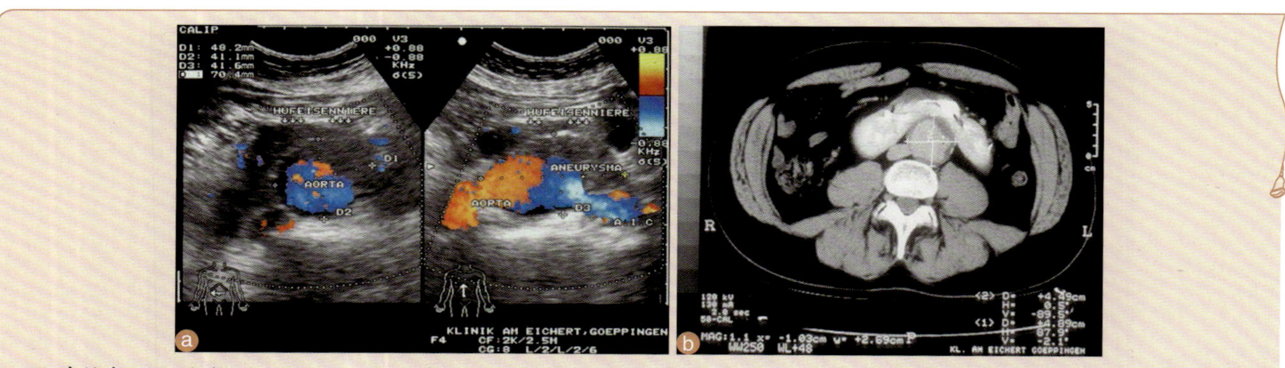

a.马蹄肾表现为横跨主动脉远端的低回声“帽状”结构，同时存在腹主动脉瘤时，异常的肾脏必须与主动脉壁及其他腹膜后结构或动脉瘤破裂包裹进行超声形态学鉴别。b.CT证实腹主动脉瘤和马蹄肾。

图6.87 马蹄肾患者的腹主动脉瘤

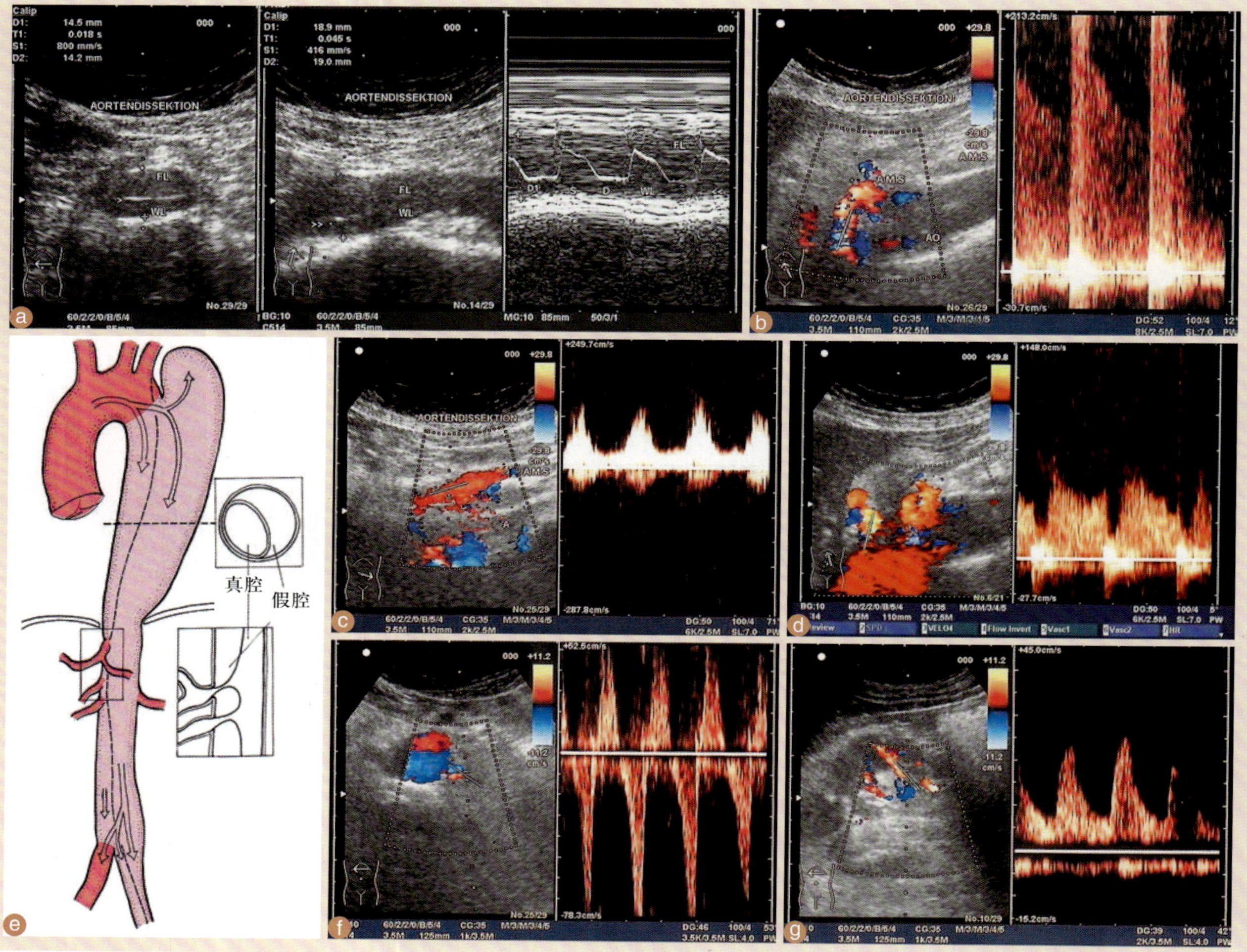

真腔
假腔

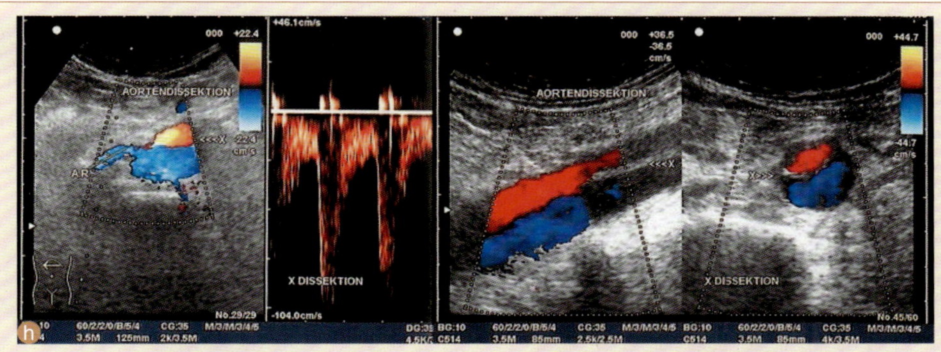

a.当内膜片与声束呈直角，B型超声可证实主动脉夹层（左图为横切面，中间图为纵切面）。右图的M型超声显示收缩期–舒张期内膜片在腔内的运动。与声束垂直成像时能够区分出真腔和假腔。假腔在收缩期压力增加时被压缩，舒张期扩张。b.主动脉夹层的自然病程和治疗措施取决于其范围和分支受累情况。肠系膜上动脉受累与起始处的重度狭窄有关。从形态学上很难明确内膜撕裂的原因。如图a所示，当假腔位于前方时，肠系膜上动脉起始于真腔，被假腔或内膜片压迫会导致血流受阻，出现典型的狭窄波形，收缩期峰值流速超过3 m/s［由于混叠而插补（夹层导致静态血流减少）］。c.狭窄后血流频谱表现为典型的收缩期上升延迟、湍流和舒张期高流速。彩色血流图像显示主动脉内膜片深达肠系膜上动脉。d.患者腹腔干的血流频谱显示收缩期流速降低，流速接近零。收缩期流速下降是由于主动脉内膜片对腹腔动脉起始部位的间歇性阻塞；舒张期呈正常的正向血流是因为压力将内膜片推回腔内。任何单纯的形态学成像方式都不能充分显示这种即将发生动脉闭塞的危险情况，只能根据频谱多普勒测量提供的血流动力学信息来确定（夹层导致动态血流减少）。e.De BakeyⅢ型主动脉夹层示意图（图b、图c）。起始于真腔的肠系膜动脉被假腔或内膜片压迫（Heberer et al.，1993）。f.如果夹层累及肾动脉的起始部位，可能会出现真腔与假腔的多普勒频谱叠加，或者根据再入口或取样容积在夹层的位置，出现图示的左肾动脉双向血流信号。g.由于夹层阻塞血流，左侧肾门处动脉呈典型的闭塞后血流频谱，收缩期上升支降低，收缩期峰值流速较低（25 cm/s）。h.夹层未累及右肾动脉，呈典型的单相波，收缩期峰值流速为1 m/s。纵切面（右中图）和横切面（最右图）显示主动脉夹层进一步向肾下水平延续。血流信号颜色的变化可能是由在入口的位置或生理性反流（舒张早期反流）所致。WL：真腔；FL：假腔；A：主动脉。

图6.88　主动脉夹层——动态与静态血流减少

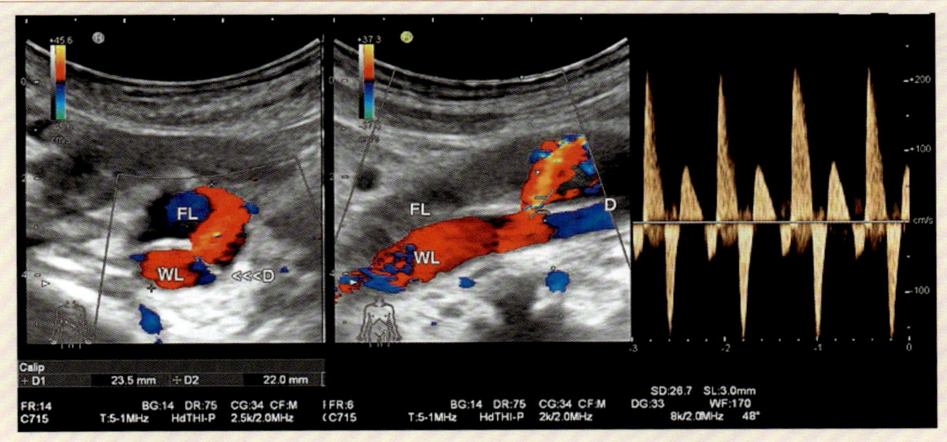

图示罕见的孤立性肾动脉开口以下腹主动脉夹层伴部分血栓形成。入口处有明显的双向血流信号（收缩期流入和舒张期流出，在舒张期有额外的前向和逆向血流）。在入口的位置无法识别。真腔被压迫，假腔部分血栓形成。D：夹层；WL：真腔；FL：假腔。

图6.89　肾动脉开口以下腹主动脉夹层

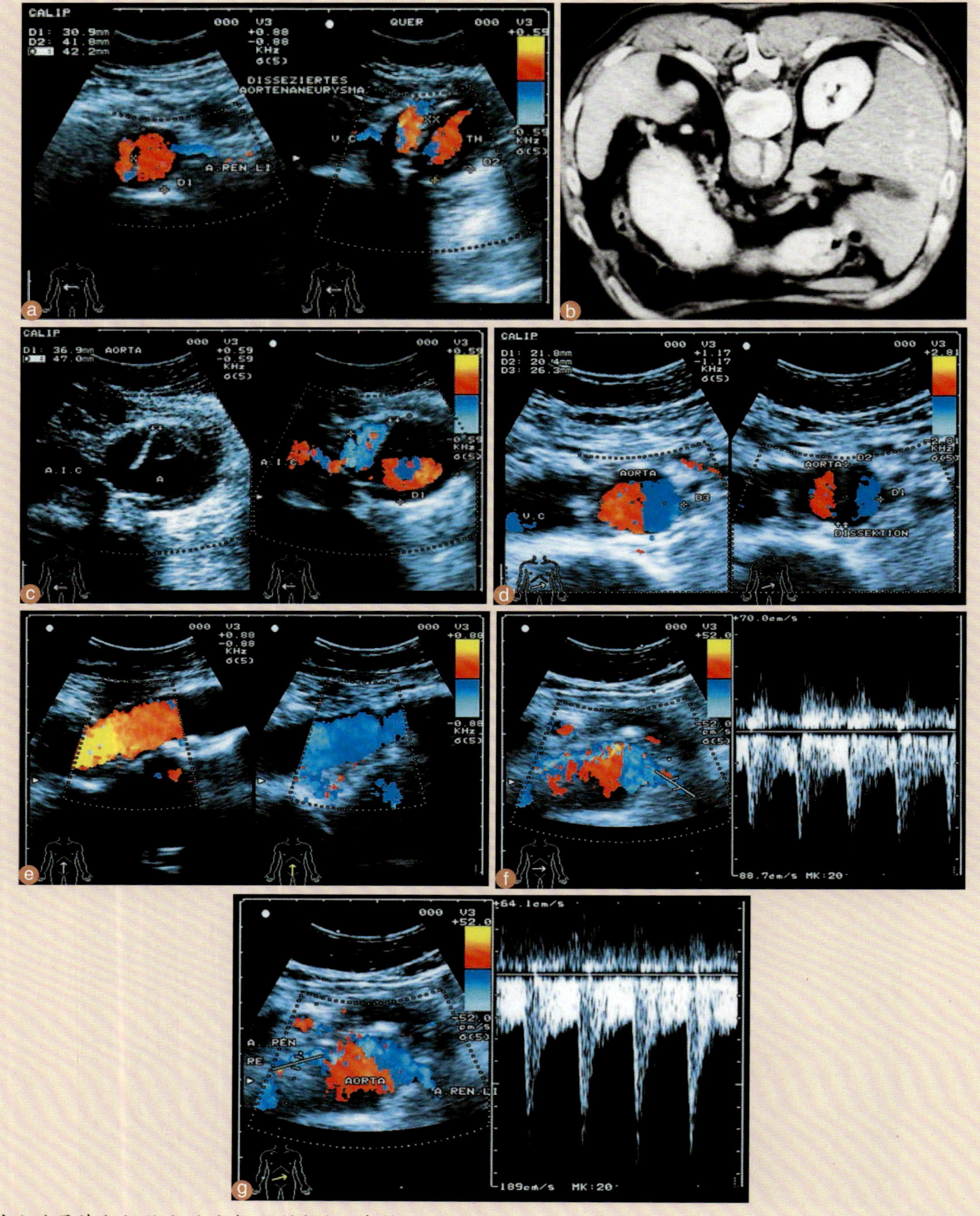

a.肾动脉血流是诊断评估主动脉夹层的关键。在肾动脉水平（左图），主动脉夹层的两个腔都表现为前向血流，左肾动脉为蓝色血流信号。右图为距左图下方5 cm处的图像，清楚显示两管腔间的内膜片，动脉瘤总直径扩张至42 mm。b.主动脉夹层的CT扫描，证实存在内膜片。c.主动脉夹层的第二个重要的诊断任务是确定其与髂动脉起始的关系。图中扩张的主动脉夹层有附壁血栓沉积，在右侧发出髂总动脉，腹主动脉夹层累及左侧髂总动脉。灰阶图像（左图）显示内膜片和部分血栓，彩色多普勒图像（右图）显示灌注的管腔。d～f.介入治疗后的主动脉夹层。d.与前述相同的主动脉夹层，但真腔内为红色血流信号，假腔内为蓝色逆向血流信号。左图未显示出肾动脉开口下方约3 cm处的内膜片，右图显示分叉上方假腔内部分血栓形成。这些表现证实了胸主动脉切口闭合术后的情况。e.胸主动脉破口闭合术后，供应肾动脉的假腔通过腹腔的再入口逆向填充。纵切面（右图）显示了真腔内的正向红色血流信号和假腔内的逆向蓝色血流信号（探头移至左侧）。f.假腔的通畅性是通过其内的血液流入左肾动脉来维持的。假腔和左肾动脉的血流以蓝色血流信号描述。血流频谱证实，与对侧肾动脉相比，左肾动脉血流减慢，收缩期峰值流速为60 cm/s。g.真腔（红色）发出呈蓝色血流的右肾动脉，起自后方，收缩期峰值流速为165 cm/s，舒张末期流速为45 cm/s。A.REN.LI：左肾动脉；A.I.C：髂总动脉；A：主动脉。

图6.90 主动脉夹层

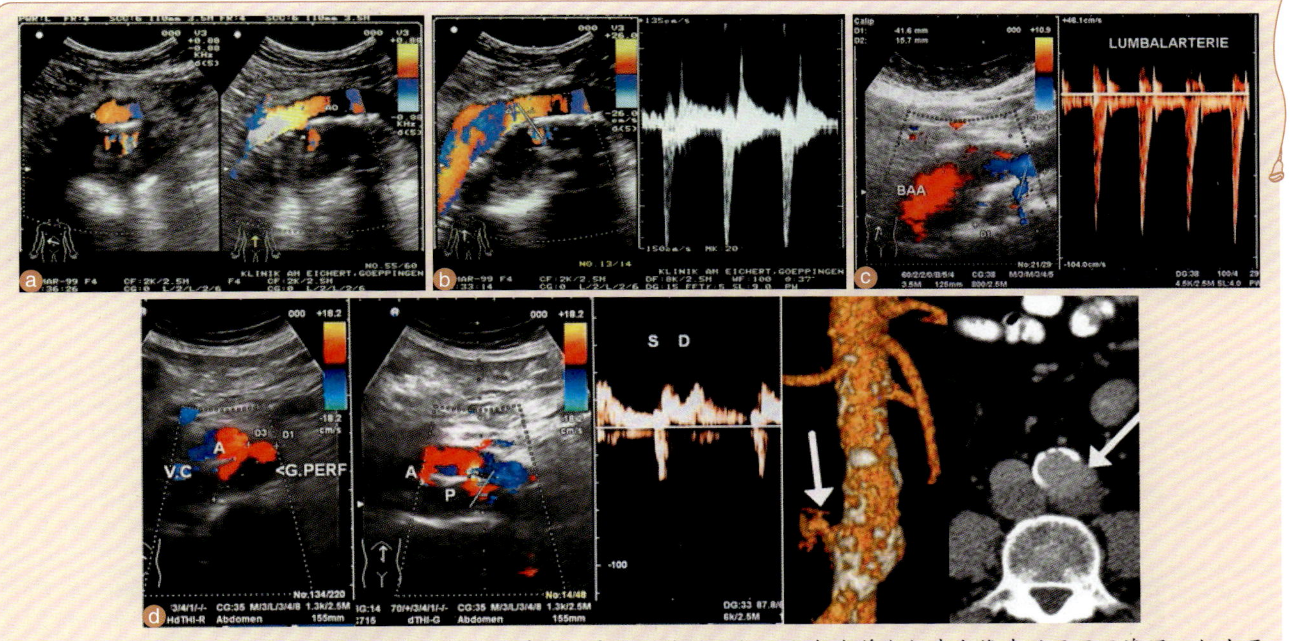

a.疑似腹腔和盆腔内主动脉破裂的诊断可能会受声窗不良或伪像的干扰。彩色多普勒超声成像有助于显示渗漏，但由于腹部伪像的敏感性很高，因此有必要通过频谱多普勒确认彩色血流信号。该例背部疼痛患者进行彩色多普勒超声成像检查，可见其主动脉后壁有渗漏，远端有彩色血流信号。这些信号也可能是主动脉壁强烈反射引起的镜像伪像。b.此区域往返（收缩期流入，舒张期流出）的血流频谱（右图）证实破裂，这也是假性动脉瘤的典型特征。c.鉴别诊断：主动脉破裂——腰动脉破裂。在一个41 mm的肾下腹主动脉瘤的后下方，在主动脉分叉处附近可见一低回声区（鉴别诊断：血肿、腹膜后纤维化、血管炎性疾病）。如图b所示，彩色血流成像显示血流信号起自主动脉（带有取样容积的蓝色血流）并通过低回声区。血流频谱（右图）为典型的腰动脉血流频谱，可排除呈典型往返血流的主动脉穿孔包裹。d.感染性动脉穿孔。横切面和纵切面彩色血流图像显示主动脉后方有红色血流信号（纵切面为P）。部分渗漏的血液在主动脉后方形成血栓，呈低回声。渗漏部位的往返血流频谱（横切面中为D3）证实了包裹性穿孔（与假性动脉瘤相同），即收缩期流出动脉，舒张期流入动脉。主动脉长轴CT重建显示破口位于主动脉远端分叉处上方（箭头）。轴位CT扫描显示穿孔伴血流灌注和部分血栓形成（箭头）。BAA：腹主动脉瘤；A：主动脉；S：收缩期；D：舒张期。

图6.91　主动脉穿孔

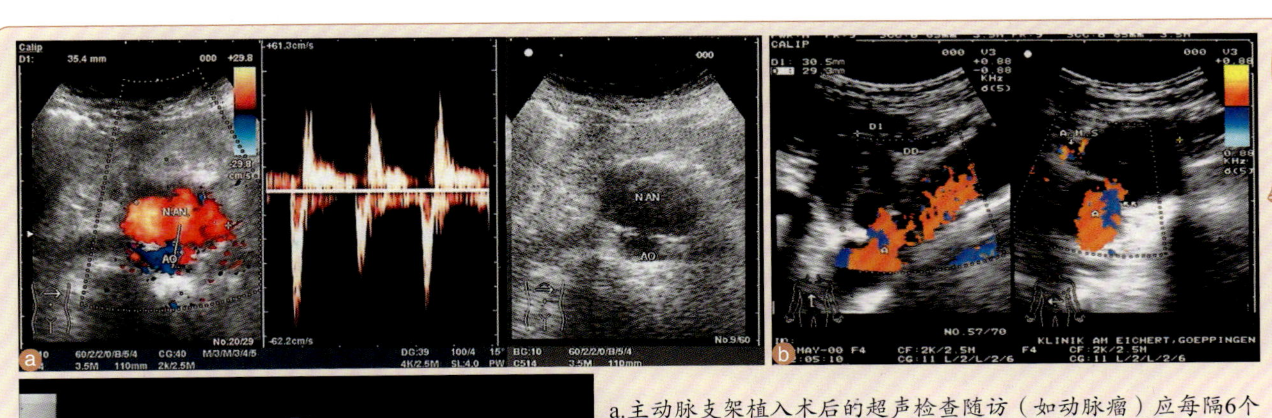

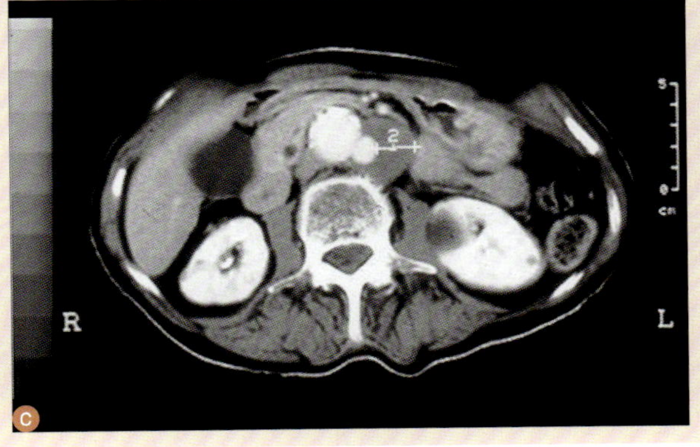

a.主动脉支架植入术后的超声检查随访（如动脉瘤）应每隔6个月进行一次，因为未经治疗的吻合口动脉瘤，特别是在上端吻合口处，可导致十二指肠穿孔，是一种可危及生命的并发症。纵切面和横切面上观察吻合口出现低回声的“蘑菇状”结构，表明存在穿孔或吻合口动脉瘤。彩色多普勒超声成像显示吻合口周围的血流，血流频谱具有假性动脉瘤的血流特征。b.随血栓进展，血流信号充盈区变小，动脉瘤与其他血管周围低回声结构更难区分。这种情况下，吻合口附近的彩色血流信号延伸到血管壁之外（箭头）提示吻合口动脉瘤。c.CT证实吻合口动脉瘤几乎完全血栓形成2。N.AN：吻合口。

图6.92　直型支架植入术后吻合口动脉瘤（一）

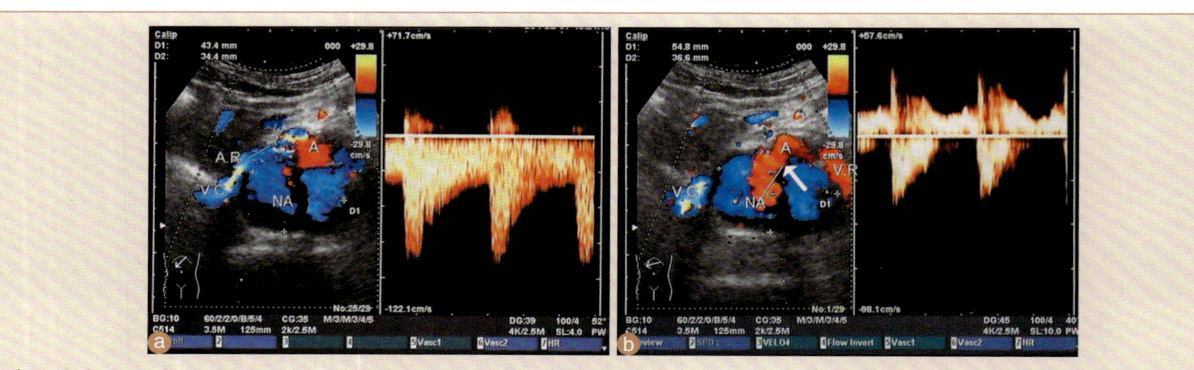

a.直型支架置入术后吻合口动脉瘤患者。B型超声显示肾动脉起始处可见一大的低回声区，在彩色多普勒超声检查中可见血流信号，符合腹膜后大的吻合口动脉瘤的诊断。多普勒测量可很好地鉴别吻合口动脉瘤和肾动脉。b.不同于肾动脉起始处的频谱（见图a），从主动脉渗漏入吻合口动脉瘤的血流频谱（箭头）呈往返血流。NA：动脉瘤；A.R：肾动脉。

图6.93　直型支架植入术后吻合口动脉瘤（二）

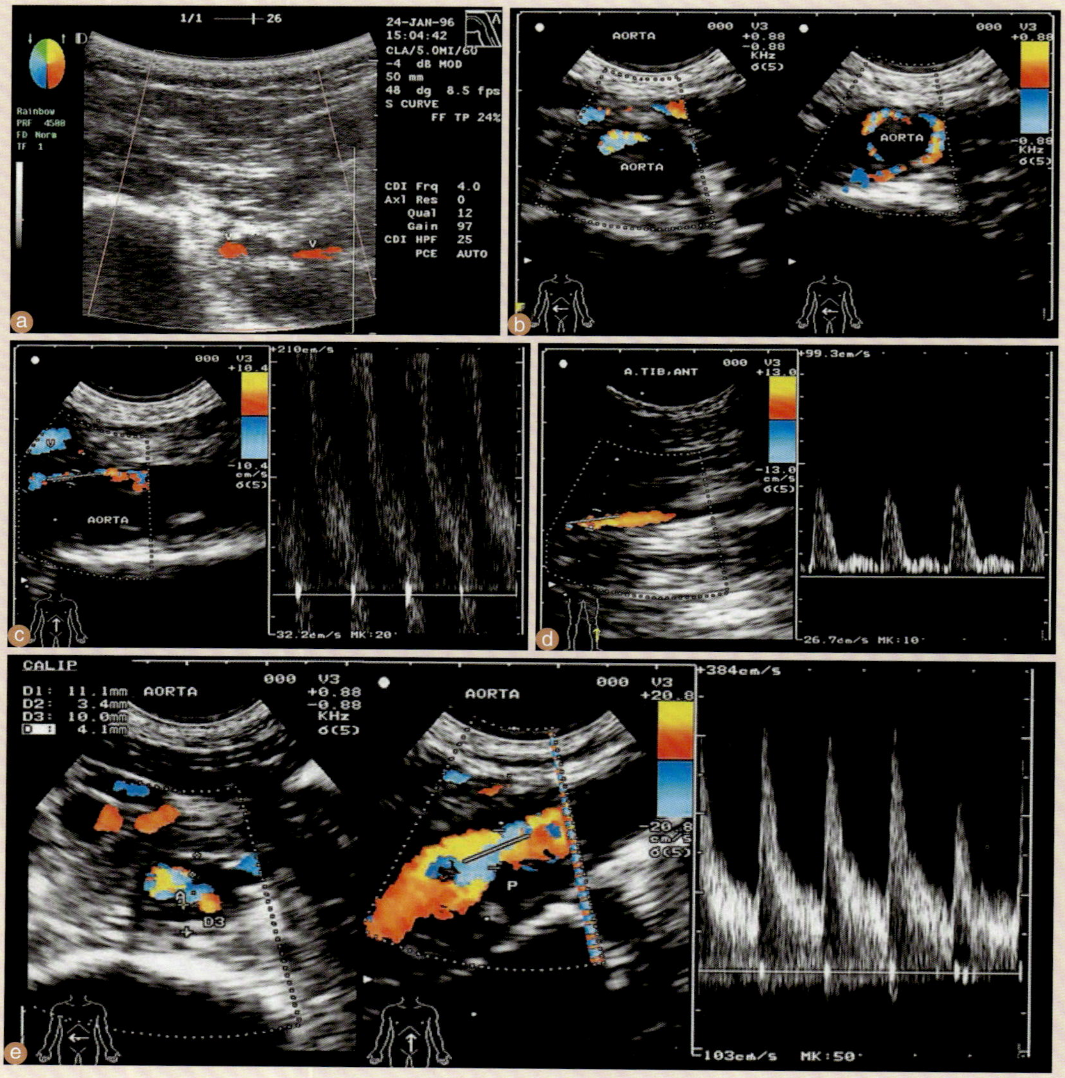

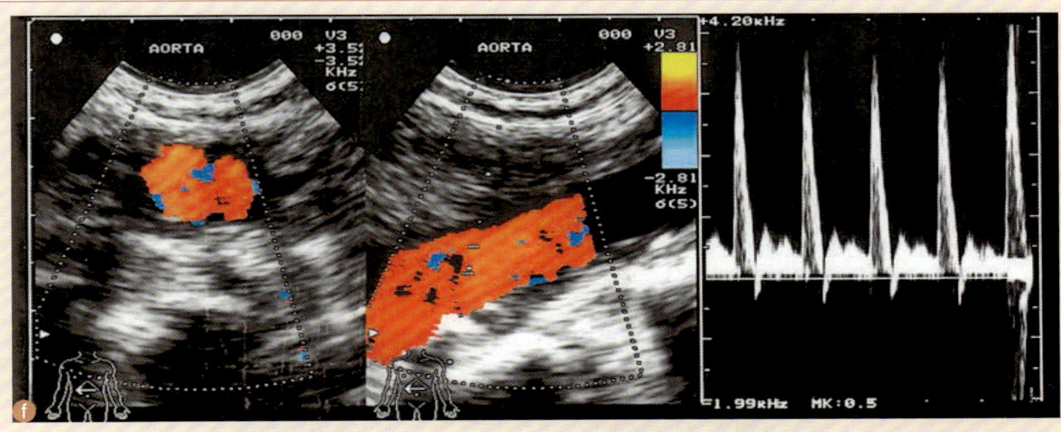

a.1名35岁女性因双下肢膝下动脉闭塞出现严重的急性足部和小腿疼痛就诊。横切面显示胫前动脉闭塞，低回声血栓栓塞的动脉未见血流信号，动脉左右两侧成对的胫前静脉可见红色血流信号。胫前静脉左侧声影是腓骨引起的。b.该例中，膝下动脉的栓塞是由主动脉远端的血栓脱落造成的。横切面图像（左图）显示血栓位于分叉以上4 cm处。血栓附着于动脉后壁，血流局限于前部（蓝色伴彩色混叠效应）。右图显示主动脉分叉以上的低回声血栓，周围是湍流和高频血流。c.纵切面图像显示血栓占据大部分主动脉管腔，前方仍有一些残余血流。多普勒频谱波形显示血流明显加速，舒张末期流速为50 cm/s，收缩期峰值流速为210 cm/s（混叠），波形为单相波（由于彩色取样框小，仅显示主动脉近段的彩色血流信号）。d.根据该患者超声检查结果，取消主动脉血管造影，因为该操作可能会引发进一步的远端栓塞。相反，进行双侧动脉内溶栓治疗，解除下肢小腿动脉中的血栓栓塞，再通的胫前动脉频谱如图所示。由于主动脉残余狭窄和反应性充血，仍呈舒张期血流异常升高的频谱波形。e.局部溶栓治疗也有全身效果，导致主动脉中的血栓溶解。横切面（左图）和纵切面图像（右图）显示残留的边缘血栓沉积。由于残余管腔狭窄彩色信号显示彩色混叠（黄色、浅蓝色）的通畅管腔。多普勒频谱波形表明残余管腔重度狭窄，血流频谱为收缩期峰值流速300 cm/s的单相波。f.患者拒绝进一步治疗。2周后随访显示远端主动脉中的残余血栓自溶。纵切面图像（中图）显示后壁高回声斑块和左侧壁一些残留的低回声血栓，管腔几乎没有狭窄。频谱多普勒和彩色多普勒超声均未显示血流动力学上的明显狭窄。

图6.94　主动脉血栓（溶栓治疗）——主动脉狭窄

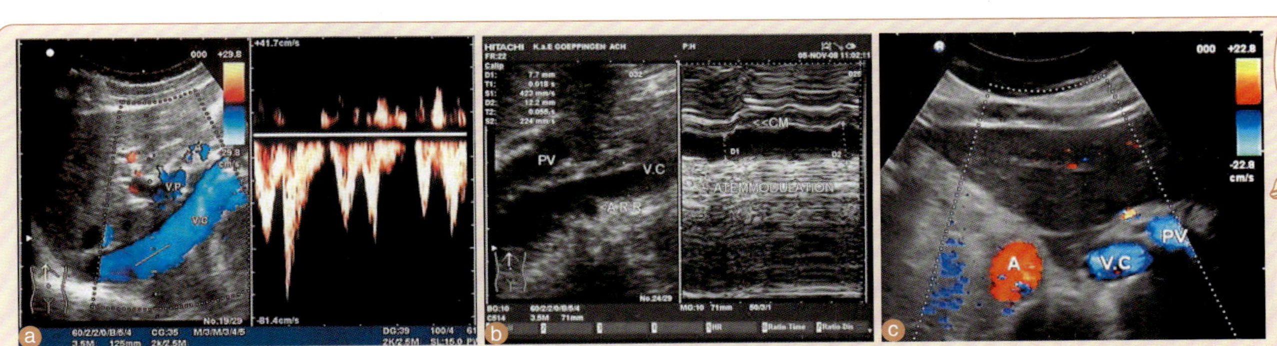

a.腔静脉（V.C）的横截面积和流速随呼吸变化。吸气时血流明显加快。此外，血流还受心脏（心房）搏动的影响。多普勒频谱波形通常显示两个峰值，一个在收缩期，另一个在房室瓣膜打开时（“W”形波）。在心房收缩时，血流明显减少，甚至出现短暂逆流。b.正常腔静脉椭圆形横切面可能会因呼吸周期中血管内压力变化（呈“W”形波）而出现直径变化；还可能随心脏搏动变化，M型图像中以“<<CM”表示（右图）。c.内脏反位。下腔静脉有一些极端的解剖变异，这些变异很罕见，包括下腔静脉缺如、位于主动脉两侧的双下腔静脉和位于主动脉左侧的左位下腔静脉，如图所示（此处根据超声检查惯例，图像中左位的下腔静脉显示在主动脉的右侧）。在完全型内脏反位中，肝脏位于左上腹，门静脉（PV）也向位于左侧的肝门延伸。V.C：腔静脉。

图6.95　腔静脉

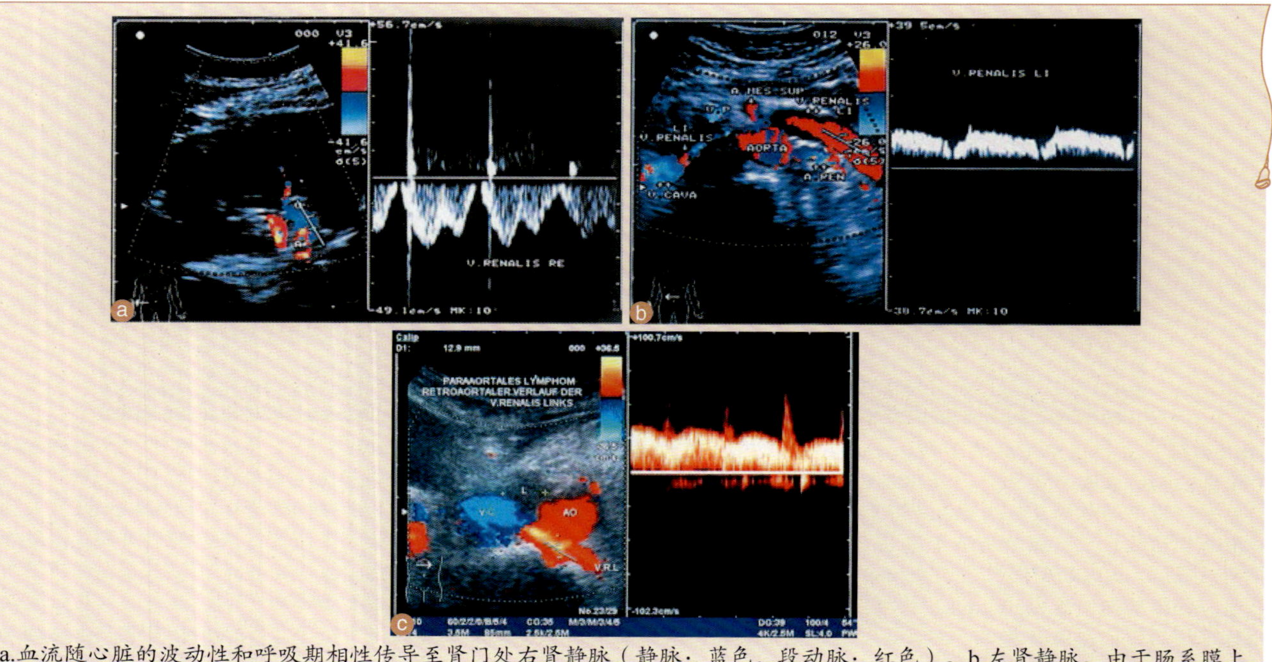

a.血流随心脏的波动性和呼吸期相性传导至肾门处右肾静脉（静脉：蓝色，段动脉：红色）。b.左肾静脉。由于肠系膜上动脉和主动脉之间的通道狭窄，左肾静脉血流不随心脏搏动变化。相反，它的血流变化由主动脉搏动决定。在肾静脉红色血流的后方，肾动脉呈蓝色血流。肾静脉在狭窄段前内径宽，之后相对较细（蓝色）延续至下腔静脉。c.主动脉后位左肾静脉。如果在主动脉和肠系膜上动脉之间未发现左肾静脉（红色，朝向探头），检查者必须尝试在主动脉后方探明其腔静脉汇入口。主动脉瘤切除前，识别主动脉后的左肾静脉非常重要，然而临床一般是偶然发现，如该例，在超声引导下淋巴瘤活检前，进行血管超声检查，发现非典型汇入口。V.R.L：左肾静脉；V.C：腔静脉；AO：主动脉；L：淋巴瘤。

图6.96 右肾静脉

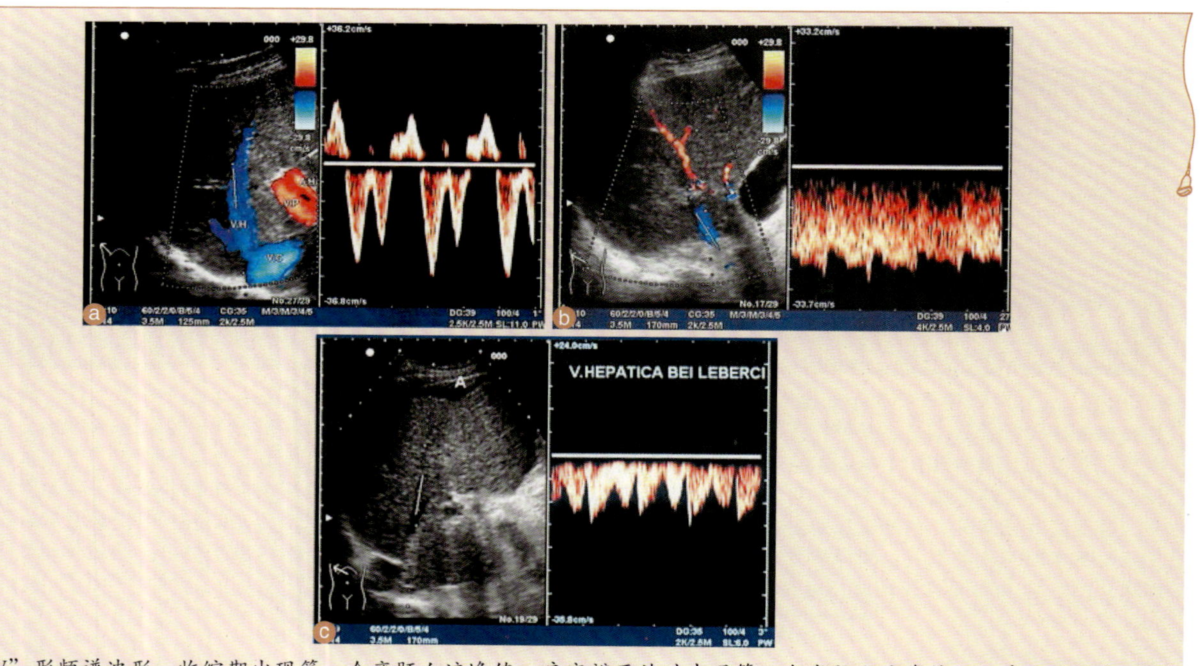

a.呈“W”形频谱波形，收缩期出现第一个离肝血流峰值，房室瓣开放时出现第二个离肝血流峰值，心房收缩时出现向肝血流。极少数情况下，右心衰竭患者出现类似窦性波的异常往返血流。b.肝硬化肝静脉异常波形。1例Child A型肝硬化患者经肋间扫查显示肝右静脉仅显示随心脏搏动的波动。相关的实质弹性损失主要阻止心房收缩时流速的降低，导致从下腔静脉汇入口到外周属支的频谱逐渐呈“带状”（肝中静脉呈蓝色，门静脉属支呈红色）。c.肝硬化肝静脉波形。肝硬化患者肝静脉血流频谱呈双相波（肋间扫查）。虽然因肝脏变硬而变平，但仍有一些残余的心脏搏动，曲线不像图b那样平坦（与图6.101为同一患者）。A：腹腔积液。

图6.97 肝静脉正常和异常多普勒频谱波形

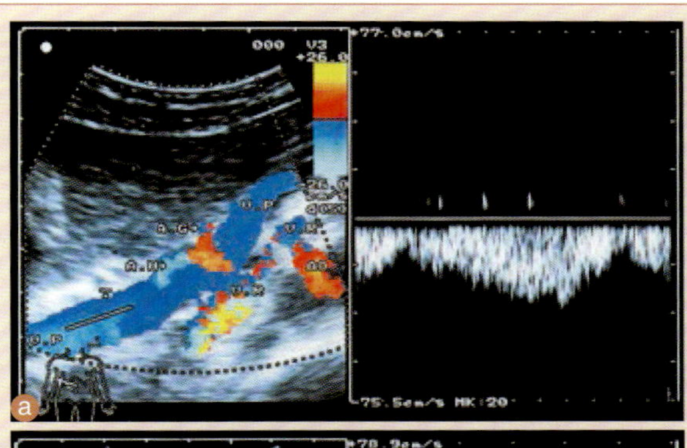
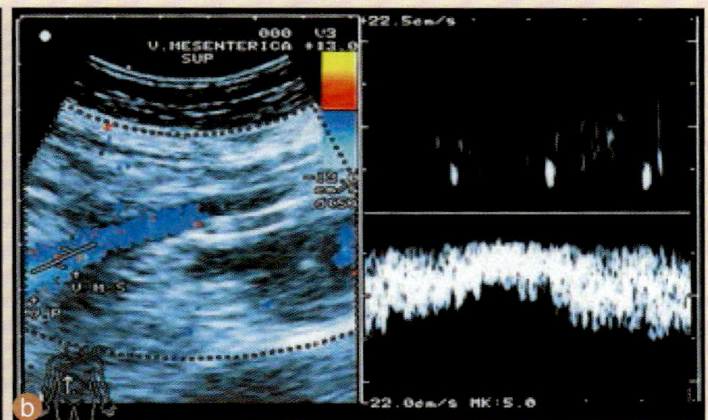

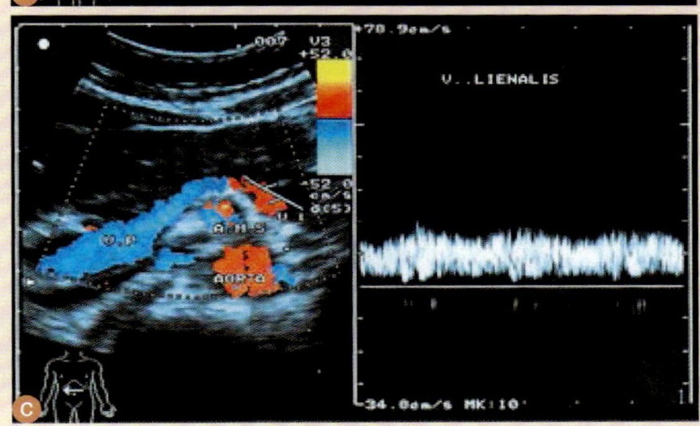

a.门静脉的血流频谱特点是流速变化相对较大，但通常是入肝血流，吸气时流速降低。b.血流速度的呼吸期相性传导至肠系膜上静脉，在肠系膜上动脉的右侧。c.脾静脉位于胰腺后缘，血流呈红色。它跨过肠系膜上动脉根部进入（蓝色血流）门静脉。血流速度的呼吸期相性可能传导至脾静脉。V.L：脾静脉；A.M.S：肠系膜上动脉；V.P：门静脉。

图6.98　门静脉及其属支

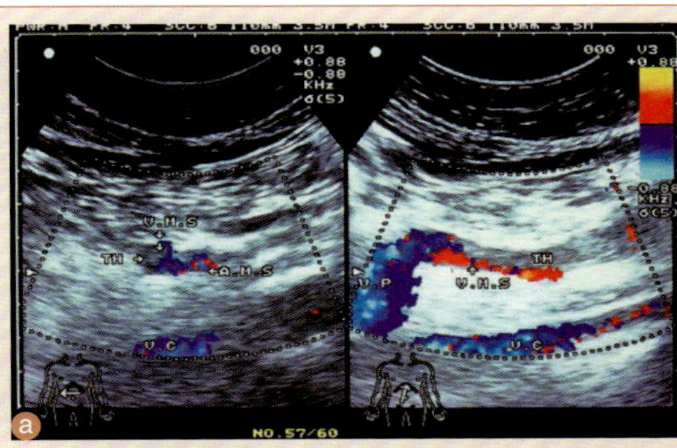
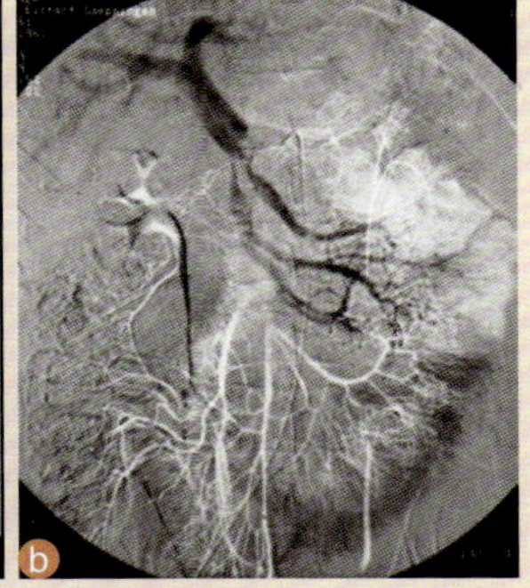

a.血栓的范围和侧支循环决定了临床表现是轻微的“流感样”症状，还是严重的肠坏死引起的急腹症。1例保守治疗几天后的38岁弥漫性腹痛患者。超声检查排除了阑尾炎和胰腺炎。彩色多普勒超声仔细探查肠系膜上静脉，发现单条空肠静脉属支有血栓形成，且血栓延伸入肠系膜上静脉主干。附壁肠系膜静脉血栓阻碍血流。有必要及时开始全面肝素化治疗，以防止进一步的附壁血栓生长和肠坏死。b.数字减影血管造影证实部分肠系膜静脉血栓形成。

图6.99　肠系膜静脉血栓形成——被流动的血流包绕

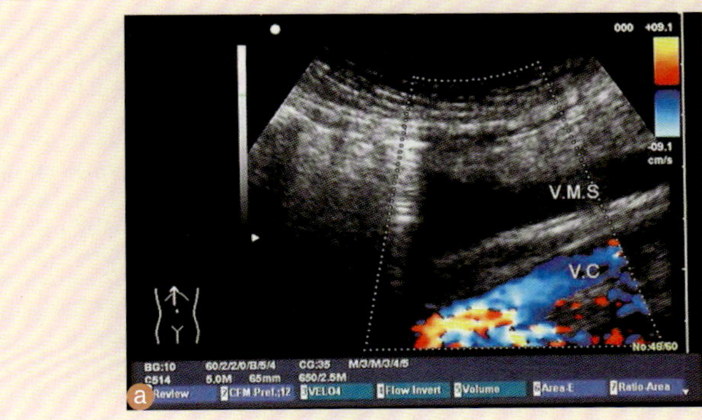

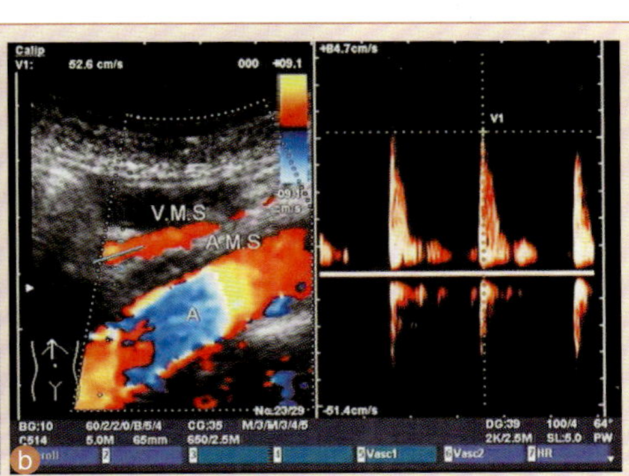

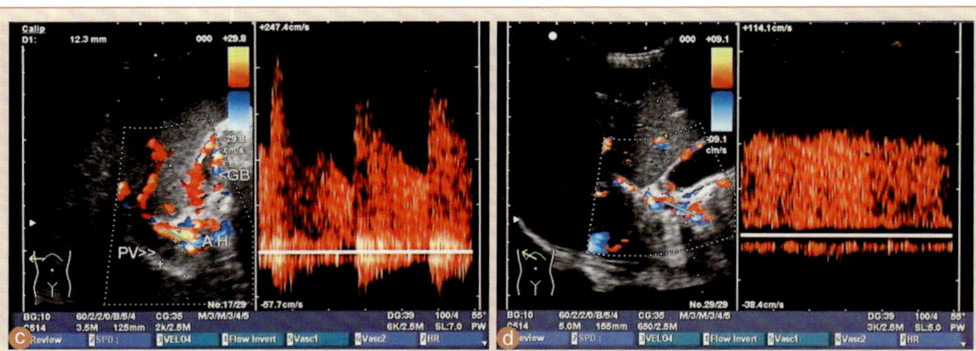

a.尽管脉冲重复频率较低（腔静脉中彩色混叠效应）仍未见血流信号充盈，提示肠系膜上静脉完全血栓形成。腔静脉位于肠系膜上静脉后方。b.当探头移向左侧时显示肠系膜上动脉（红色）。主动脉有彩色混叠现象。在该探头位置，肠系膜上动脉显示在肠系膜上静脉和脾静脉汇合处的深部。血栓闭塞的肠系膜上静脉压迫动脉，产生了闭塞前的“敲击样”频谱。收缩期峰值流速明显降低（50 cm/s），加上舒张期血流消失，提示流出道阻力较高。令人惊讶的是，这名17岁的女性只有轻微的弥漫性腹痛（肠炎型）和轻度胀气，并没有腹膜炎的迹象；白细胞轻度增多，没有酸中毒，乳酸水平正常。临床症状持续6周后才被确诊。患者原有门静脉血栓合并异常静脉明显扩张导致主要通过肠系膜下静脉的侧支通路形成，因此急性肠系膜静脉血栓形成并未导致该患者发生肠坏死。c～d.门静脉血栓形成。c.门静脉血栓形成时，肝动脉血流出现显著的代偿性增加，收缩期峰值流速约为2 m/s，舒张末期流速为90 cm/s。卡尺：门静脉血栓。d.肝十二指肠韧带内（连续的高频血流，速度为50 cm/s）和胆囊周围的血流证实小静脉有良好的侧支循环。A.M.S：肠系膜上动脉；V.C：腔静脉；V.M.S：肠系膜上静脉；A：主动脉；PV：门静脉。

图6.100　肠系膜上静脉血栓形成

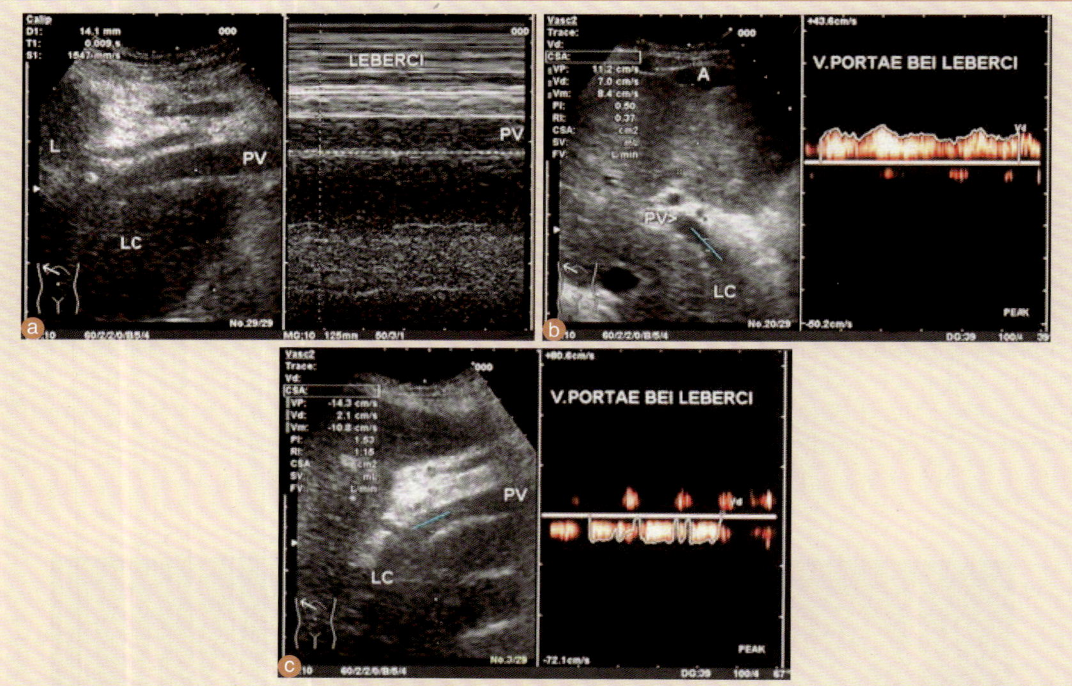

a.灰阶超声中内径不随呼吸运动变化是门静脉高压的一个标志。该例中，M型超声显示门静脉直径持续无变化，为14 mm。b.患者有门静脉高压症和Child C型肝硬化。峰值流速明显降低至11.2 cm/s，平均流速为8.4 cm/s（探头位于肋间）。超声可见其他肝硬化征象：肝周腹腔积液和尾状叶增大。充血指数明显增加到0.2。c.餐后流速减少（平均流速为10.8 cm/s）是门静脉高压的另一个标志。在直径14 mm不变的情况下，餐后流速仅增加20%（而正常人增加>60%）。为便于教学，图示分别从两个探头位置（图c：肋下；图b：侧腹部肋间）观察门静脉，静脉中的取样容积相同。经肋间扫查多普勒角度较小（38° *vs.* 67°），流速测量值更准确。系列检查时应采用相同的探头位置。PV：门静脉；A：腹腔积液；LC：尾状叶。

图6.101　门静脉高压

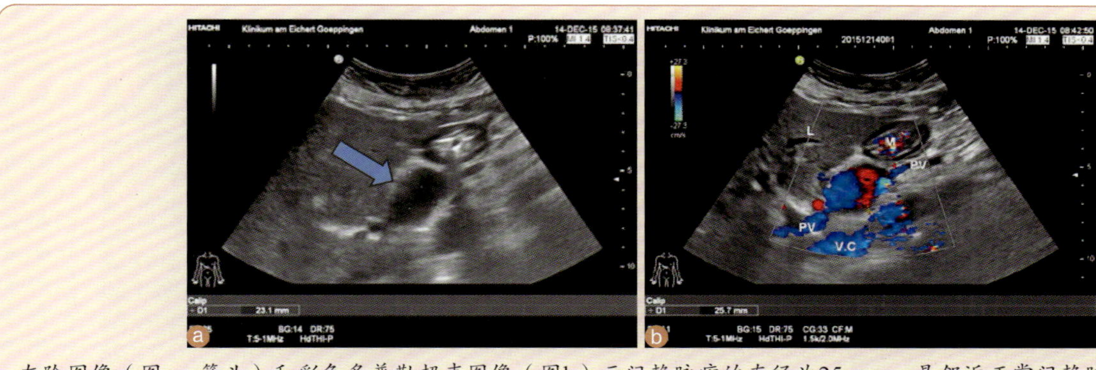

灰阶图像（图a，箭头）和彩色多普勒超声图像（图b）示门静脉瘤的直径为25 mm，是邻近正常门静脉直径的4倍多。PV：门静脉；VC：腔静脉；M：胃；L：肝。

图6.102　门静脉瘤

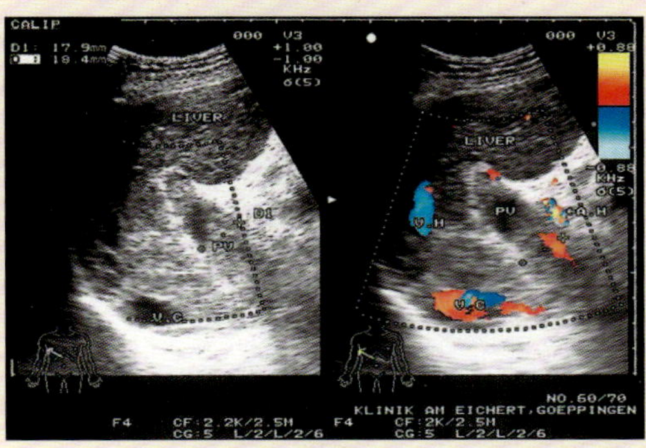

与其他静脉血栓一样，B型超声显示血管扩张和管腔内高回声沉积物提示门静脉血栓形成。以肝脏为声窗，经肋间扫查彩色多普勒超声成像显示血流信号（红色，朝向探头）。血栓几乎完全形成，仅在靠近管壁处有残余血流。下腔静脉位于门静脉后方。由于脉冲重复频率低，肝动脉存在彩色混叠。V.C：腔静脉；A.H：肝动脉；V.H：肝静脉。

图6.103　门静脉血栓

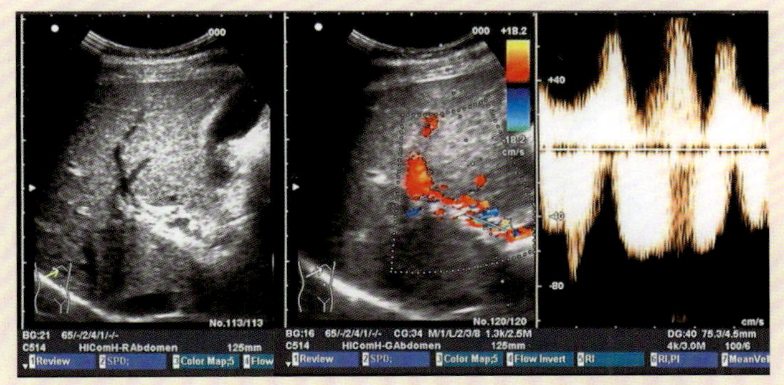

门静脉海绵样变的特点是肝门未见正常内径的门静脉。相反，门静脉床有许多管壁增厚的高回声管状结构，与继发于门静脉血栓的海绵样变一致。这些通道的彩色血流呈“五彩镶嵌状”，证实了该诊断。这种彩色模式并不表示真正的血流逆转，只是在迂曲的静脉通道中血流相对于探头的方向发生变化。从门静脉床获得的频谱多普勒证实了朝向和背离探头的血流。

图6.104　门静脉海绵样变

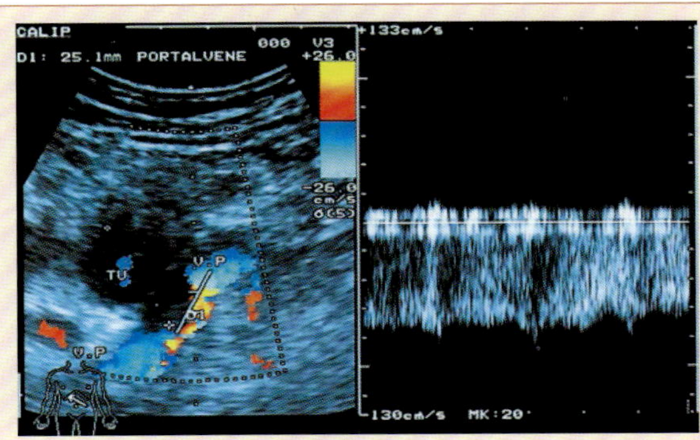

胰头癌浸润门静脉。管壁轮廓不清，管腔受压。彩色多普勒超声和频谱多普勒中的彩色混叠效应表明存在狭窄。有一条显示为蓝色的肿瘤内血管。V.P：门静脉；TU：肿瘤。

图6.105　肿瘤压迫

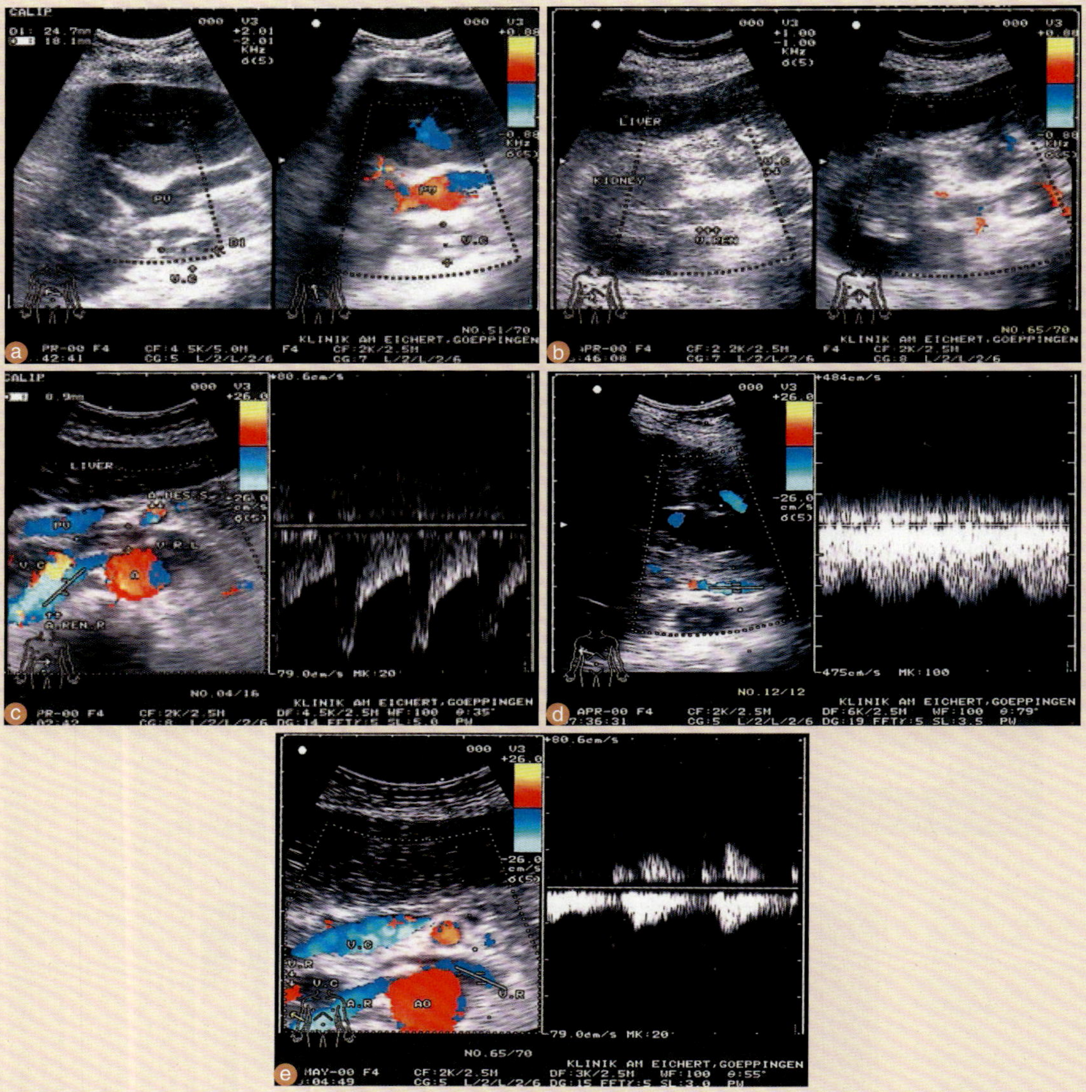

1例腔静脉旁巨大肝转移瘤（表现为右上腹部疼痛）激光消融术后患者，由于局部热效应出现肝包膜下出血和腔静脉完全血栓形成。a.B型超声（左图）和彩色多普勒超声（右图）显示门静脉和肝门后的腔静脉。门静脉可见彩色血流信号，而腔静脉内可见高回声而未显示血流信号。b.较低水平的上腹部横切面图像显示腔静脉内靠近管壁残余红色血流（右图右缘），余管腔未见血流信号。图像还显示肾静脉汇入腔静脉。肾静脉旁的血流信号表明静脉通过腹膜后侧支，主要是肾上腺静脉回流。c.肠系膜上动脉和主动脉之间的典型左肾静脉位置可见管状、无血流信号的低回声，表明左肾静脉血栓形成。静脉明显增宽，低回声管腔内可见高回声结构。左肾静脉汇入口周围的下腔静脉血栓形成，可见靠近管壁的血流信号。尽管肾静脉完全血栓闭塞，右肾动脉的血流频谱形态仍正常，这种频谱和平稳的临床表现（尽管双侧肾静脉完全血栓形成，但肌酐和尿素没有增加）证实了声像图可见的腹膜后静脉丛特别是肾上腺静脉和肾包膜静脉的良好侧支循环。d.腹膜后静脉侧支循环示例，腹部斜切面可见肝脏和下腔静脉血栓（取样容积后方的低回声管状结构）之间典型的静脉血流信号。e.18天后彩色多普勒超声检查显示两条肾静脉已自发再通，在主动脉和肠系膜上动脉之间先前完全血栓闭塞的肾静脉（见图c）可见血流信号；并经多普勒频谱证实。图像左缘右肾静脉（箭头）可见红色血流信号。V.C：腔静脉；V.REN：肾静脉；A.MES.S：肠系膜上动脉；A：主动脉；V.R.L：左肾静脉；A.REN.R：右肾动脉；V.R：肾静脉。

图6.106　腔静脉血栓形成

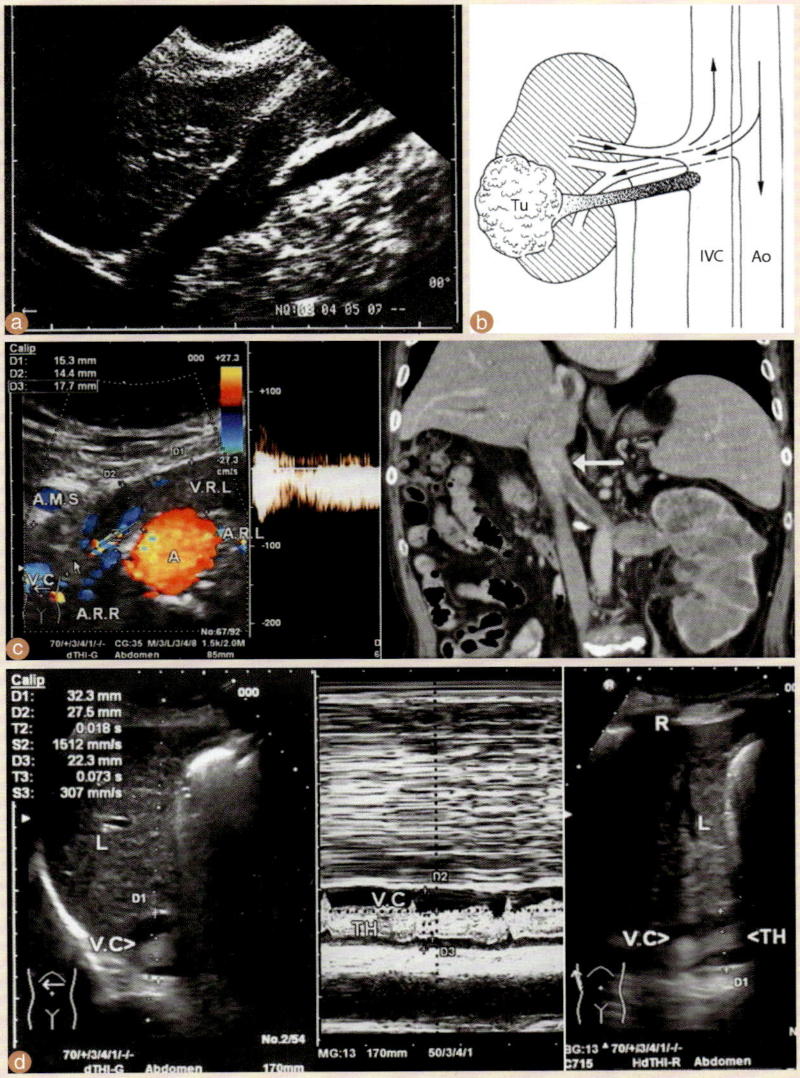

a.肝脏下方的右肾静脉被延伸入下腔静脉的血栓堵塞（Ⅰ期，肾细胞癌）。b.肿瘤引起的肾静脉癌栓形成示意图。图示两条肾静脉，癌栓从肾细胞癌通过其中一条静脉进入下腔静脉。c～d.沿下腔静脉上升的癌栓。c.左肾肾细胞癌，癌栓几乎完全堵塞左肾静脉。取样容积置于癌栓旁的残余管腔中。癌栓延伸到下腔静脉（箭头）。CT扫描证实癌栓位于左肾静脉（箭头），延伸至下腔静脉（肝后）。d.横切和纵切面图像（经侧腹部肋间扫查）显示漂浮的癌栓从肾静脉延伸到下腔静脉（具相应的M型超声图像）。在该探头位置，肝脏可以作为声窗；但是，有来自肋骨的声影。IVC：下腔静脉；TU：肿瘤；A.R.L：左肾动脉；A.R.R：右肾动脉；A.M.S.：肠系膜上动脉；A：主动脉；R：肋骨；V.C：下腔静脉；TH：癌栓；L：肝脏。

图6.107　肾静脉血栓

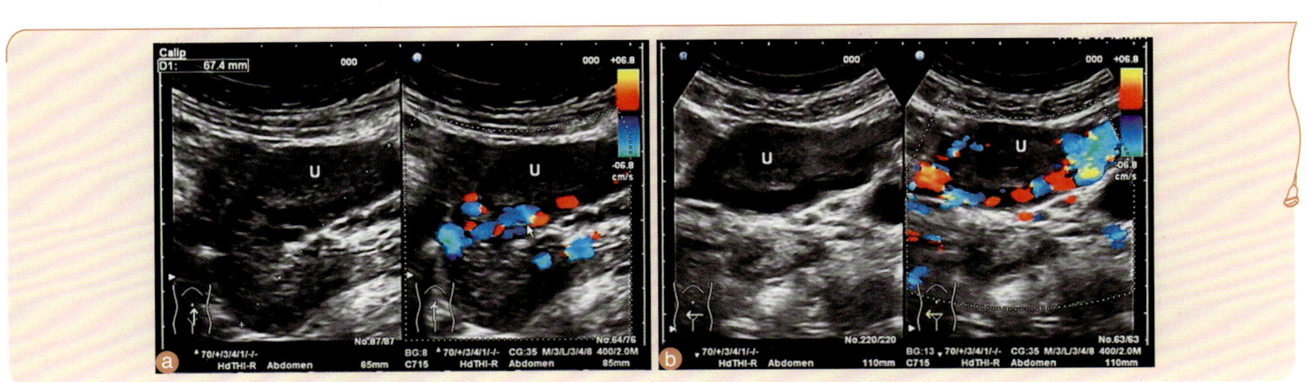

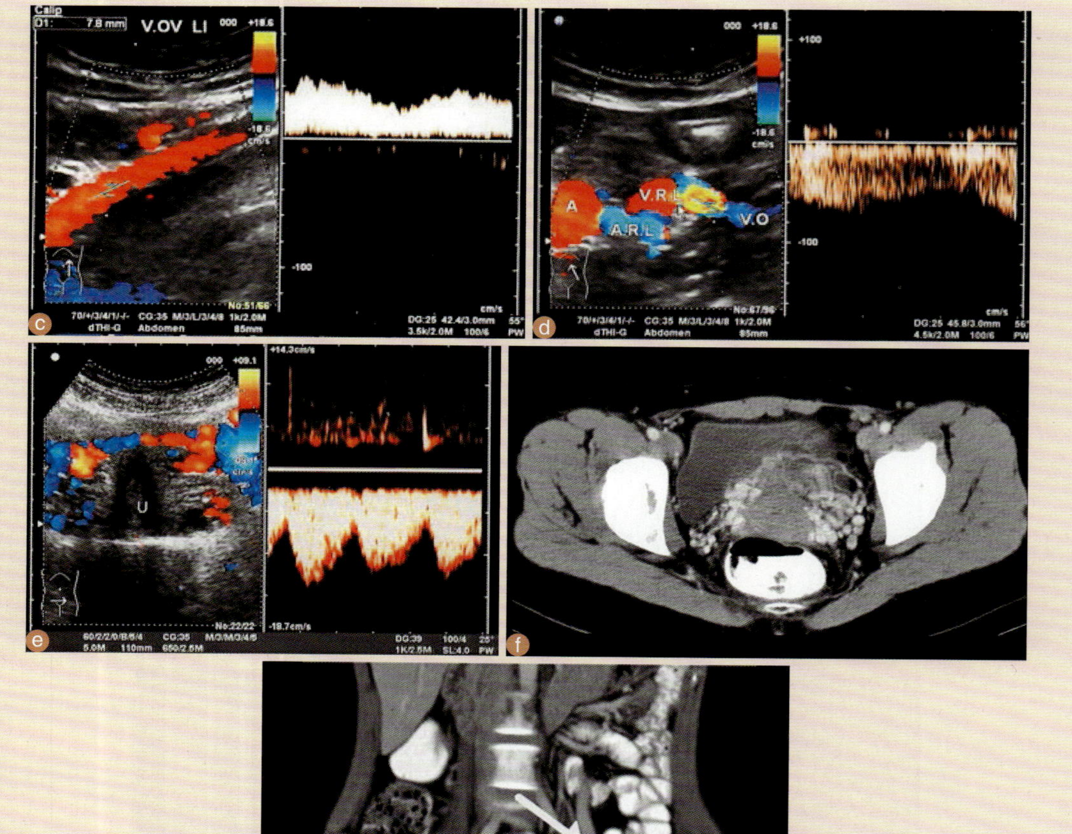

a、b.患者有下腹痛和夜间腹胀的感觉。超声检查（图a和图b中左图的B型超声图像）可见子宫周围的无回声管状结构，对应于彩色多普勒超声显示的与卵巢静脉相交通的曲张静脉丛（图b中的横切面图像和图a中的纵切面图像）。这些变化是由夹在肠系膜上动脉和主动脉之间的左肾静脉回流障碍（胡桃夹综合征）引起的。因此，肾静脉的血会进入左卵巢静脉。c.卵巢静脉直径约为10 mm（红色，朝向探头），呈高速逆向血流，几乎没有呼吸期相性。d.卵巢静脉（蓝色）进入肾动脉（蓝色）前方的左肾静脉（红色）。频谱多普勒显示卵巢静脉中连续的逆向高速血流（向外周），而靠近卵巢静脉汇入部位的肾静脉中的血流方向正常。这些血流方向表明，扩张的卵巢静脉中的高速逆向血流是卵巢和子宫周围静脉曲张的原因；建议腹腔镜结扎卵巢静脉。e.频谱多普勒证实所有扩张静脉均为静脉血流。f.轴位CT扫描显示子宫和卵巢周围迂曲扩张的静脉网。g.CT扫描显示左肾静脉和卵巢之间的卵巢静脉扩张，但未显示其他异常。CT不能提供扩张的卵巢静脉的血流动力学信息。V.O：卵巢静脉；A.R.L：肾动脉；V.R.L：肾静脉。

图6.108 胡桃夹综合征中的卵巢静脉曲张

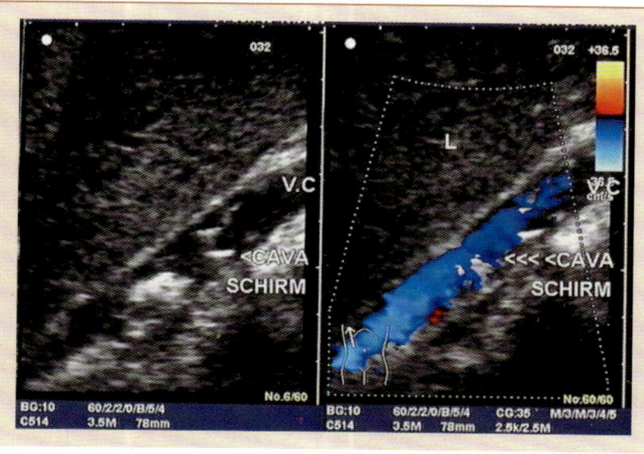

彩色多普勒超声是确认腔静脉滤器位置正常和通畅性的理想检查方法。

图6.109 腔静脉滤器

第 7 章

阴茎和阴囊血管

勃起功能障碍是指由于未能勃起或维持勃起而导致的交配能力丧失。勃起功能障碍的原因包括心理、神经生理、内分泌和血管生成因素。勃起过程中涉及的血管机制是动脉流入增加和静脉流出减少。血管引起勃起功能障碍的发病率随着年龄的增长而增加。大约10%的男性患有勃起功能障碍。

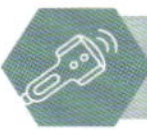

7.1 血管解剖

7.1.1 阴茎血管

阴茎由髂内动脉的分支阴部内动脉供血。阴部内动脉发出阴囊支并延续为阴茎总动脉，阴茎总动脉分为四个末端分支。这些分支是尿道或海绵体动脉、阴茎背动脉（主要供应皮肤和龟头）、尿道球动脉和阴茎深动脉。阴茎深动脉沿途向海绵体发出很多分支（图7.1）。这些分支在海绵体内居中走行，当流入这些动脉分支的血流量增加时，动脉扩张而使之变硬。其他动脉在勃起过程中没有相关作用。

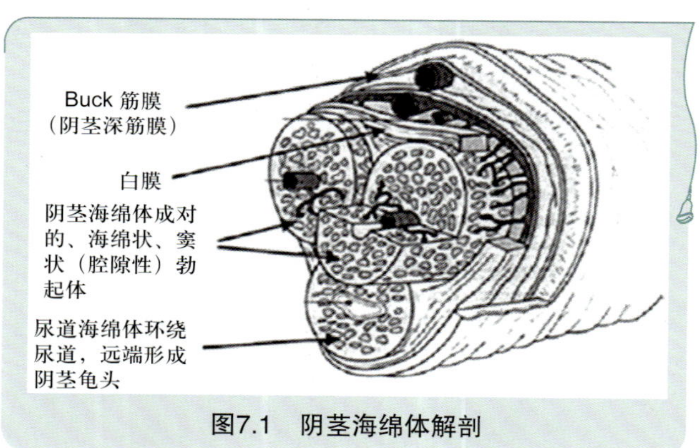

图7.1 阴茎海绵体解剖

海绵体远端和中部的血液通过导静脉和旋静脉流入前列腺静脉丛，而近端的血液通过阴茎深静脉流入阴部内静脉。阴茎背浅静脉主要通过皮下静脉和阴部外静脉引流入隐股静脉汇合处。从阴茎深静脉流出的血液流入阴部内静脉和髂内静脉（图7.2）。

在松弛状态下，海绵体腔的小动脉（螺旋动脉）和窦状间隙收缩。由于外周阻力高，血流很少。相反，引流的小静脉（导静脉）广泛开放；这些静脉穿过白膜将血液在短距离内引流到旋静脉和背静脉（图7.3）。

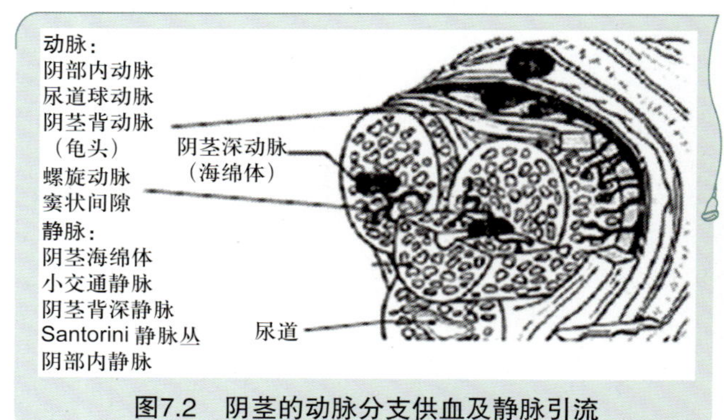

图7.2 阴茎的动脉分支供血及静脉引流

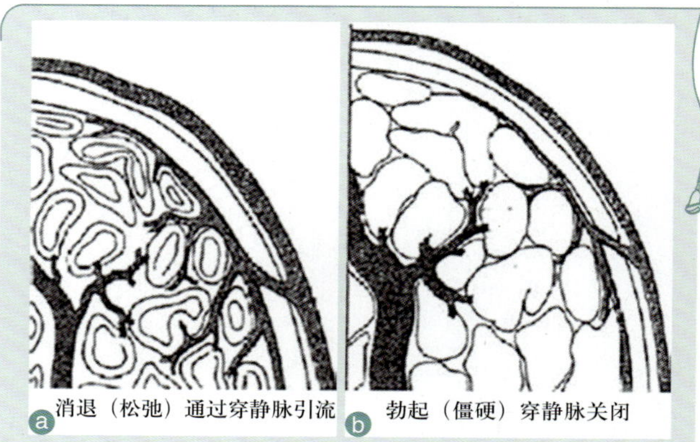

a.在松弛状态下（消退）螺旋动脉和窦状间隙收缩，而导静脉开放。b.阴茎勃起最初是螺旋动脉平滑肌松弛，使动脉流入海绵体腔的血流量增加。同时，静脉流出由于导静脉受压而逐渐受阻，血液流出的充分阻塞对维持勃起至关重要。

图7.3 阴茎勃起机制

7.1.2 阴囊血管

成对的睾丸动脉起源于腹主动脉，从腹膜后到腹股沟内环，从该处穿过腹股沟管向下走行至睾丸，被精索静脉丛包绕并与输精管伴行。睾丸静脉通过精索静脉丛收集阴囊和睾丸的血液。从腹股沟内环穿出后，右睾丸静脉汇入下腔静脉，左睾丸静脉汇入左肾静脉。

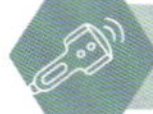

7.2 检查技巧

7.2.1 勃起功能障碍

※ 超声检查

阴茎血管位置较浅可以使用高分辨力的高频探头（7～10 MHz）进行检查。脉冲重复频率和壁滤波应设置成检测低速血流的条件。患者仰卧，阴茎松弛置于下腹上，探头置于海绵体上（前面或后面）靠近阴茎根部横切检查（图7.4）。在这个位置，用B超检查时要特别注意白膜和阴茎隔膜的厚度。打开彩色模式，稍微调整一下探头角度，可以找到两侧的阴茎深动脉横切面。然后将探头旋转到纵切面，角度校正后用频谱多普勒测量两条动脉的流速。为了能够测量低速血流，需降低脉冲重复频率和壁滤波，同时在不出现伪像的前提下调大增益（表7.1）。

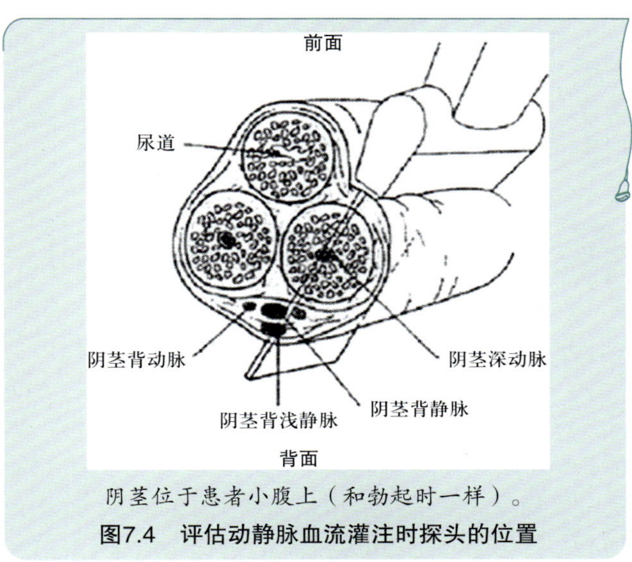

阴茎位于患者小腹上（和勃起时一样）。

图7.4　评估动静脉血流灌注时探头的位置

表7.1　超声诊断标准

技术	标准
B 型超声（纵切面/横切面）	松弛/勃起； 海绵体，正常组织回声结构均匀（瘢痕）； 动脉粥样硬化改变/斑块
多普勒超声	频谱形态； 收缩期峰值流速； 舒张末期流速； RI
勃起过程	多普勒频谱波形（主要是舒张期成分）及 RI 改变：松弛－肿大－勃起－完全勃起
药物诱导勃起	海绵体内注射 10 μg 前列腺素 1 或 30 ~ 60 mg 罂粟碱； 每 3 ~ 5 分钟频谱多普勒记录阴茎深动脉和背深静脉； 8 ~ 20 分钟后膨胀至最大

在应用血管活性剂扫查阴茎血管之前，必须先获得患者的书面同意。告知患者检查流程及可能的副作用。为了进行药物诱导勃起，用细针将前列腺素1（prostaglandin E_1，PGE_1）或罂粟碱注射到左、右海绵体（图7.5）。为避免因过量用药而产生的副作用，检查应在2天内进行，逐步增加剂量，从40 mg罂粟碱或10 μg PGE_1开始，如果不能充分勃起，则应在右侧或左侧海绵体注射80 mg罂粟碱或20 μg PGE_1。在阴茎根部压迫短静脉可以防止注射的药物立即流出。注射4 ~ 5分钟后用彩色多普勒超声检查勃起的阴茎，检查方法与松弛状态时相同。在横切面识别阴茎深动脉后，从靠近阴茎根部的近1/3处纵向扫查获得多普勒频谱，经角度校正后测量收缩期峰值流速和舒张末期流速。每2 ~ 3分钟重复测量一次流速，直至完全勃起。最后测量股深静脉的血流量。

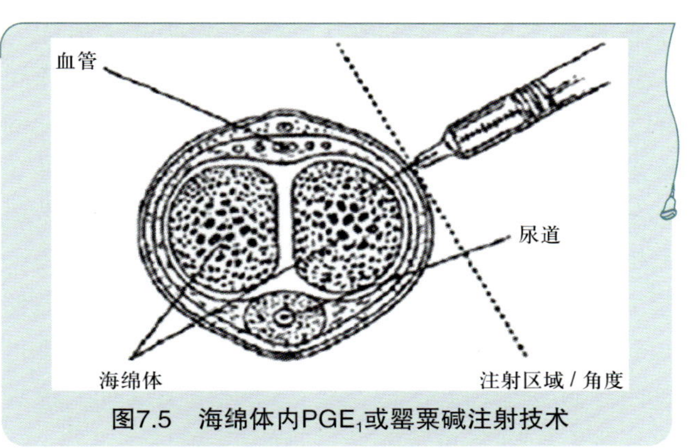

图7.5　海绵体内PGE_1或罂粟碱注射技术

药物诱导的勃起应在4 ~ 6小时内消退。如果持续时间较长或异常勃起，则需要立即治疗，这是PGE_1注射最可怕的并发症（Stief et al.，2000），这种并发症的发生率为1% ~ 4%，主要发生在剂量过高和有精神性勃起功能障碍的年轻患者身上（Wagner et al.，1993）。治疗方法是用细针注射用5 mL生理盐水稀释的5 ~ 10 mg盐酸乙苯福林。如果进展为阴茎异常勃起，海绵体内的血液必须通过抽吸引流出来。

7.2.2　阴囊血管

阴囊和睾丸的主要灌注血管为睾丸动脉、睾丸静脉，走行于腹股沟管且靠近体表，因此可以用高分辨力超声进行扫查。精索动脉与输精管在腹股沟内环一起通过腹壁，在腹股沟管内可通过B型超声追踪，经过腹股沟管后作为精索的一部分下降到阴囊。在彩色多普勒超声成像模式下，横切面上识别睾丸动脉、睾丸静脉，然后纵切面上获得频谱多普勒。此外，在评估是否存在精索静脉曲张的患者中，应在纵切面和横切面上确定静脉直径，并向下追踪血管（精索静脉丛）。

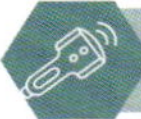

7.3 正常表现

7.3.1 阴茎血管

B型超声图像显示海绵体是一个圆形结构，质地均匀，回声较低，周围是高回声的白膜。分隔海绵体的隔膜也是高回声。

在松弛状态下，阴茎深动脉直径小，在B型模式下可能难以识别。彩色模式下识别动脉后记录多普勒频谱，由于外周阻力高，呈高搏动血流。海绵体内注射PGE_1可导致深动脉扩张（B型超声可见），同时收缩期和舒张期血流速度增高（Herbener et al.，1994；Mueller et al.，1988；Quam et al.，1989）。注射后5～15分钟正常的动脉流入导致收缩期峰值流速超过30～35 cm/s。勃起早期阶段最初的低外周阻力与舒张末期高流速（舒张末期流速＞5～10 cm/s）有关，勃起期间静脉流出的生理性关闭导致完全勃起的阴茎外周动脉阻力增加，这导致舒张末期血流明显减少，通常在注射后5～25 min降至0（搏动血流）。舒张末期流速为5 cm/s或以上表明海绵体静脉功能不全。

勃起时阴茎深动脉的血流量取决于小动脉的血管扩张和勃起组织中压力的变化。只要有适当的静脉流出关闭，通过注入血液来增加海绵体腔的充盈，就会导致海绵体的压力升高。随后动脉血流阻力增加，进而导致舒张期血流量减少（血流搏动性增加）。

7.3.2 阴囊血管

睾丸动脉具有典型的实质供血血管的血流特征，舒张期成分相当小。一项30例男性的研究发现，睾丸动脉远端收缩期峰值流速为14 cm/s（7.5～27.7 cm/s），舒张末期流速为1.9 cm/s（0～4.7 cm/s），RI为0.84（0.63～1）（Middleton et al.，1989）。

在行Valsalva动作时，短暂反流后，睾丸静脉和蔓状静脉丛流量都显示为零。流速随呼吸而变化，正常直径＜2～3 mm（Cvitanic et al.，1993）。

7.4 检查记录

在横切面上应记录显示两个阴茎海绵体的B型超声图像。在纵切面上记录阴茎深动脉在松弛和勃起不同阶段（注射PGE_1或罂粟碱后每隔2～3分钟）角度校正后的多普勒频谱，频谱波形应记录注射药物后收缩期峰值流速和舒张末期流速的升高，以及达到完全勃起后的流速下降。

记录腹股沟外环水平睾丸动脉纵切面及多普勒频谱。以同样方式，记录患者平静呼吸和行Valsalva动作时蔓状静脉丛的血流变化。在横切面上测量并记录静脉的直径。

7.5 多普勒超声的临床应用

7.5.1 勃起功能障碍

由于尴尬或认为该问题不需要治疗而漏报，很难获得勃起功能障碍患病率的准确数据。已经证实，该病发病率随年龄增长而增加（Kinsey et al.，1948）。据报告，40岁以下的男性中有2%出现勃起问题，41～50岁的男性中有7%，51～60岁的男性中有15%，70岁以上的男性中有75%。有研究发现，在100名男性中（平均年龄37岁），有7%勃起开始时有困扰；另有9%维持勃起有困扰（Frank et al.，1978）。直到20世纪80年代末，人们一直认为90%的勃起功能障碍是由心理因素引起的（Borst，1987）。

各种诊断方法，如海绵体测量、海绵体造影、连续多普勒超声和动脉造影都可用于阴茎检查。它们用于测量勃起时的海绵体内压力或灌注参数，或检测动脉血流阻塞，发现50%～70%的勃起功能障碍患者有相关的器质性异常（Stief et al.，1988；Tamura et al.，1993；Whitehead et al.，1990）。只有30%～50%的人主要由心理障碍所致。

※ 勃起功能障碍的病理生理学

勃起功能障碍有器质性的，主要是血管性的，占50%～70%。血管原因可以是动脉或静脉。

（1）动脉相关因素如下。

1）狭窄、闭塞。

2）危险因素：①动脉粥样硬化；②糖尿病；③高血压；④高脂血症；⑤吸烟。

（2）静脉相关因素如下。

1）海绵体纤维瘢痕形成。

2）静脉关闭不全。

3）Peyronie病（阴茎海绵体硬结症/阴茎纤维性海绵体炎）：①斑块；②疼痛；③消退。

除了血管源性原因外，器质性勃起功能障碍的原因还可能是神经源性、内分泌或药物因素。其他原因包括海绵体的病变，如阴茎海绵体硬结症（Peyronie病）。就像糖尿病一样，血管改变（宏观和微观血管病变）可加重原发性神经源性疾病（外周和自主神经系统的神经病变）。血管源性勃起功能障碍可由于静脉闭合机制不全的海绵体静脉功能不全所致或由于髂内动脉或阴部动脉等远端分支狭窄或闭塞导致的动脉流入量减少所致。

在进行任何检查之前，必须获得详细的病史，以确定患者可能的非血管原因的勃起问题，包括患者接受的药物治疗信息，以及与患者的社会状况有关的社会心理面谈，特别是勃起功能障碍存在的时间、严重程度及特征。同样重要的是既往疾病和创伤史，包括手术，尤其是真骨盆手术，以获得勃起功能障碍本质上是器质性还是精神性的线索。还必须获得有关血管危险因素的信息，随后的临床检查应以血管疾病为重点。

确定勃起功能障碍的潜在机制对成功治疗至关重要。在已确定非精神原因的患者中，根据图7.7所示的方法，并根据病史、临床表现及有创性和无创性诊断结果进行治疗。治疗措施可能包括药物治疗，如果是血管性勃起功能障碍，进行静脉切除或动脉重建手术，这取决于超声的检查结果。

7.5.2　急性阴囊疾病

对于出现阴囊急症的患者，必须鉴别睾丸扭转和炎症性疾病（如附睾炎），但仅根据临床表现和病史可能难以区分。如果怀疑有上述任何一种情况，由于坏死会导致睾丸功能立即丧失，需要迅速干预，对于不能明确诊断的病例，可能需要手术探查睾丸。完全性睾丸扭转伴动脉闭塞与不完全性睾丸扭转不同。后者只影响静脉回流，但睾丸也有风险。因此，无创超声检查必须包括流入动脉和回流静脉。

7.5.3　精索静脉曲张

10%～15%的性成熟男性患有精索静脉曲张，其中5%有严重症状。精索静脉曲张是一种由精索静脉瓣膜功能不全引起的蔓状静脉丛曲张。此外，由于精索静脉曲张大多发生在左侧，血管解剖位置也在发病机制中起作用。右侧精索静脉直接汇入腔静脉而左侧精索静脉汇入左肾静脉。由于肠系膜上动脉（译者注：原著中误为肠系膜下动脉）的压迫导致的静脉高压及静脉走行异常是精索静脉曲张更常发生在左侧的原因。在一项45例左侧精索静脉曲张患者的研究中，25%的患者合并左肾静脉走行于主动脉后方，31例患者左肾静脉在主动脉旁走行（Justich，1982；左肾静脉回流受阻）。

导致精索静脉曲张的病理机制与女性胡桃夹综合征的病理机制相似（图6.108），即左肾静脉在主动脉和肠系膜上动脉之间狭窄的解剖夹角中明显受压。压迫不仅可能阻碍精索静脉的回流，而且可能导致左肾静脉的反流（而非向前流入腔静脉），血液通过腹膜后侧支再反流入左侧精索静脉，引起精索静脉扩张和瓣膜功能不全，反流入外周静脉。

尽管精索静脉曲张影响精子的确切机制尚不完全清楚（高热、内分泌调节、缺氧/肾上腺反射），但其被认为是不孕症的一个病因，30%～50%的不孕症男性有精索静脉曲张。

手术仅适用于有严重精索静脉曲张伴有明显症状、单侧睾丸萎缩或精子生成受损的精子异常者。

7.6　异常表现：多普勒超声参数的作用

7.6.1　勃起功能障碍

动脉性和静脉性勃起功能障碍的超声检查特征如下。

（1）动脉性勃起功能障碍相关特征如下。

1）动脉功能不全：收缩期峰值流速＜25 cm/s表示严重动脉功能不全，加速时间增加到120毫秒以上。收缩期峰值流速在25～30 cm/s表示中度动脉功能不全。

2）注意：神经和心理性勃起功能障碍诊断的准确性有限。

（2）静脉性勃起功能障碍相关特征如下。

1）临床表现：动脉功能正常，但硬度低。

2）超声表现：①持续舒张期流速＞5 cm/s；②RI＜1；③流入背深静脉。

3）注意：仅对动脉功能正常的患者检查静脉功能。

4）超声仅给出静脉功能不全的初步诊断，需要通过海绵体测量/海绵体造影证实。

B型超声显示纤维化为均匀低回声的海绵状体内见线样高回声。通过白膜增厚和回声增高可以可靠地识别出白膜纤维化和钙化（Peyronie病）。

上游动脉（髂动脉或阴部动脉）的广泛阻塞性疾病影响阴茎深动脉的血流特征（闭塞后血流搏动性下降的频谱特点），因此提示勃起功能障碍的血管性原因在松弛状态就已经存在。

注射PGE_1或罂粟碱可通过降低动脉阻力，在5～10分钟（早期肿大期）诱导血流增加。其结果是，收缩期峰值流速升高到30～35 cm/s以上，舒张末期流速也增加，同时血流RI下降。药物诱导后阴茎深动脉收缩期峰值流速＜30 cm/s表明动脉流量不足。研究表明，海绵体内注射后收缩期峰值流速低于25 cm/s是血管阻塞所致，与血管造影对照证实88%～100%勃起功能障碍的患者是由血管阻塞引起（Benson，1993；Desai et al.，1991；Quam et al.，1989）。另一项对42例具有血管源性阳痿临床症状的患者的研究发现，与选择性阴茎数字减影血管造影检查相比，彩色多普勒超声敏感性达82%、特异性达88%（Brandstetter et al.，1993）。多普勒频谱波形收缩期达峰时间延迟是近端血流阻塞的另一个特征。

如果动脉血流正常，勃起失败或不能维持可能是由于静脉闭合机制功能障碍。只要该机制未受损，海绵体内压力升高导致外周阻力增加，舒张期血流减少。相反，如果静脉海绵窦功能不全，静脉流出增加会导致持续的舒张末期血流。舒张末期流速＞5 cm/s诊断静脉闭塞受损的敏感性超过90%（Quam et al.，1989）。海绵体内注射血管活性剂阴茎达到最大勃起时舒张末期流速的大小与静脉流出阻力有关，因而与静脉闭合受损的严重程度有关。超声是一种非常准确的检查工具，用于检测药物诱导勃起过程中的血流动力学参数、诊断和鉴别血管源性勃起功能障碍。

根据超声结果，可能需要进一步（有创性）诊断检测，请参阅图7.6的诊断流程。

治疗成效取决于最初海绵体内自我注射是否成功（图7.7）。超声测量有助于选择最合适的治疗方法。

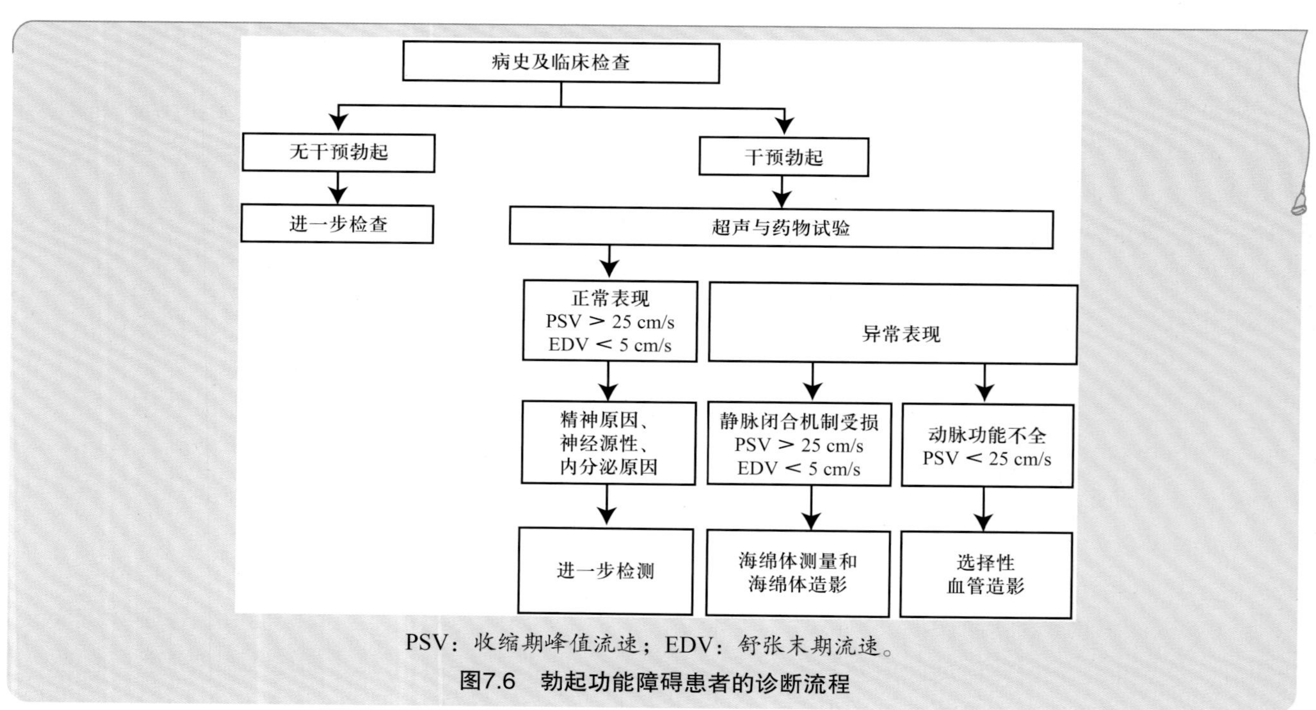

PSV：收缩期峰值流速；EDV：舒张末期流速。

图7.6 勃起功能障碍患者的诊断流程

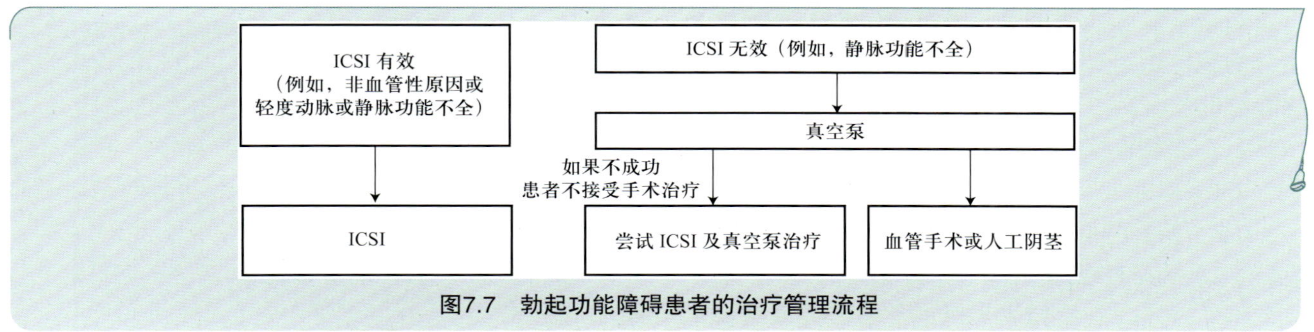

图7.7　勃起功能障碍患者的治疗管理流程

7.6.2　急性阴囊疾病

青春期前男孩由于睾丸体积小和血流缓慢，动脉血流更难检测；扫查条件必须设置为低频移，也就是低脉冲重复频率并且调整增益。正常的睾丸回声均匀，周围有高回声的包膜（白膜）。睾丸动脉睾丸内段的血流是单相的，舒张期血流正向（低阻力血流）。

在腹股沟外环和睾丸之间进行多普勒测量时，必须注意不要将睾丸动脉与睾丸上动脉混淆，后者供应睾丸覆盖物和提睾肌，因此缺乏舒张期血流成分（舒张阻力较高）。

睾丸扭转时，灌注受损的程度取决于扭转持续时间和严重程度。不完全扭转时，多普勒频谱波形异常，但常显示仍有一些残余灌注。对于怀疑睾丸扭转的患者，频谱多普勒评估睾丸动脉并辅以彩色多普勒超声成像（低脉冲重复频率）评估受累睾丸的动静脉血流。为排除睾丸不完全扭转，必须对睾丸动脉、睾丸静脉进行频谱多普勒测量（加速时间、血流速度、双侧对照）。

静脉频谱多普勒测量是确定静脉引流是否畅通、排除睾丸不完全扭转的必要手段（不全扭转的特征是动脉流入通畅，静脉流出受阻）。

对于急性阴囊疾病的患者，超声对排除急性缺血有将近100%的特异性（Fitzgerald et al.，1991）。几项小样本的研究发现，在鉴别伴有充血的急性睾丸或附睾炎症和伴有急性缺血症状的睾丸扭转时，其敏感性为86%～100%，特异性为100%（DeWire et al.，1992；Lerner et al.，1990；Middleton et al.，1990；Ralls et al.，1990）。炎症与低外周阻力相关，导致舒张期流量高。相反，睾丸扭转的特征是扭曲的血管段没有动脉血流，并且是没有舒张血流成分的高搏动性血流，收缩期峰值流速降低（与对侧相比），病变近端（腹股沟韧带处）有“敲击”波形。已发表的研究很少是仅静脉引流受阻的睾丸不完全扭转。为了排除静脉原因引起的睾丸损伤，必须用彩色多普勒超声检查阴囊至腹股沟韧带水平的静脉，正常波形为随呼吸变化的期相性血流。

经过一段时间缺血并自发或手动复位后，频谱多普勒测量可检测到睾丸灌注的代偿性增加。阑尾扭转也表现为急性发作性疼痛，超声显示扭曲的阑尾呈一邻近睾丸或附睾的肿块。彩色多普勒超声显像显示邻近的睾丸和附睾组织血流灌注增加。附睾炎时血流灌注也增加，可通过彩色多普勒超声检查并与对侧附睾比较来证实。

在一项对31例患者的研究中发现，以收缩期峰值流速截断值为15 cm/s，鉴别睾丸炎和附睾炎的准确性分别为90%和93%（Brown et al.，1995）。另一个诊断指标是患侧和对侧的收缩期峰值流速比值，比值>1.9为附睾炎或睾丸炎。

综上所述，已发表的研究表明，超声是评估睾丸和阴茎血流灌注和检测异常的一种非常有效的诊断方法。然而，这些研究需要更大的样本加以证实。在诊断不明确的情况下，手术探查睾丸仍然是必要的。

7.6.3　精索静脉曲张

精索静脉曲张是阴囊内的一种明显的静脉迂曲扩张（图7.15）。蔓状静脉丛扩张静脉直径>3 mm是异常的，患者站立位行Valsalva试验时，可诱发异常扩张的静脉出现持续反流，这可以通过彩色多普勒超声和多普勒频谱波形来证实（Fitzgerald et al.，1991）。在一项对63例不育男性的研究中，与精索静脉造影相比，彩色多普勒超声诊断精索静脉曲张具有很高的准确性，其敏感性和特异性分别为97%和94%（Trum et al.，1996）。然而，也不能高估超声诊断精索静脉曲张的临床意义。在对26例有生育能力的男性进行调查时发现，42%的男性蔓状静脉丛静脉直径>2～3 mm且存在反流（Cvitanic et al.，1993）。精索静脉曲张的超声诊断标准如下。

（1）睾丸大小相差：>2 mL。

（2）精索静脉丛静脉：直径>3 mm。

（3）超声表现：患者站立位平静呼吸时有反流。

此外，还应观察精索静脉的终点及左肾静脉的走行，包括精索静脉近端的血流动力学评估（血流方向），以明确其潜在机制并评估流出道受阻的严重程度（参照7.5.3部分）。

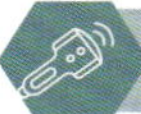 7.7 阴茎和阴囊血管图谱

表7.2列出了图谱中的图像。图中显示了阴茎和阴囊血管超声检查的正常和异常表现。

表7.2 阴茎和阴囊血管图像

病变/病理学	图像
松弛	图 7.8
注射前列腺素后的多普勒频谱波形	图 7.9
多普勒频谱波形——开始勃起	图 7.10
多普勒频谱波形——完全勃起	图 7.11
多普勒频谱波形——动脉功能不全	图 7.12
多普勒频谱波形——静脉闭合机制受损	图 7.13
海绵体静脉功能不全	图 7.14
精索静脉曲张	图 7.15

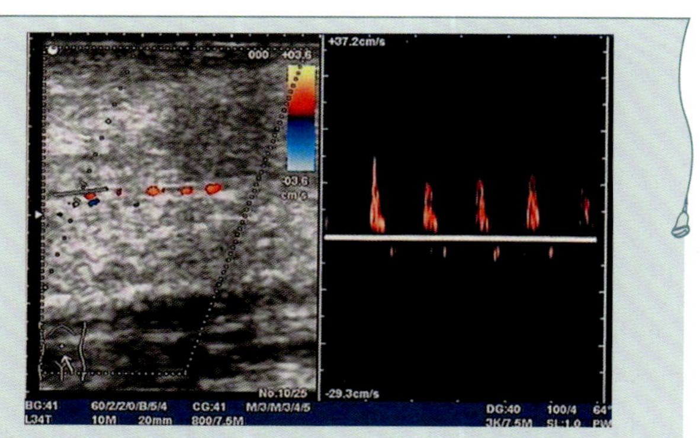

在松弛状态（消退），阴茎深动脉显示高阻力的搏动性收缩期峰值血流，没有明显的舒张期血流。

图7.8 松弛

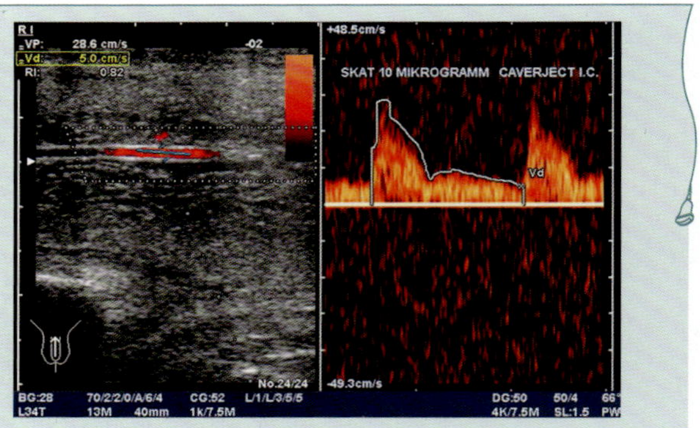

注射10 μg前列腺素10～15分钟后，阴茎深动脉血流明显增加，尤其是舒张期，窦状间隙平滑肌松弛（低阻力动脉流入血流）。

图7.9 注射前列腺素后的多普勒频谱波形

（资料来源：F.Trinkler）

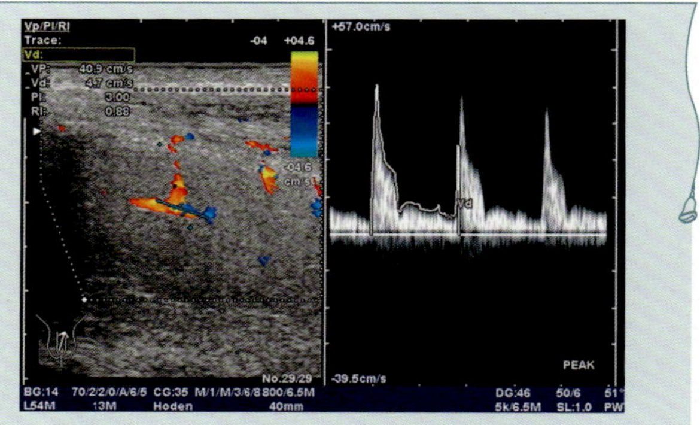

持续的动脉高流入引起勃起增加，窦状间隙充盈，导致海绵体产生反向压力，外周阻力增加，血流搏动性增强，舒张期血流成分进一步减少并接近于零。收缩期峰值流速>30 cm/s表明动脉血供正常。该例收缩期峰值流速为40 cm/s。

图7.10 多普勒频谱波形——开始勃起

（资料来源：F.Trinkler）

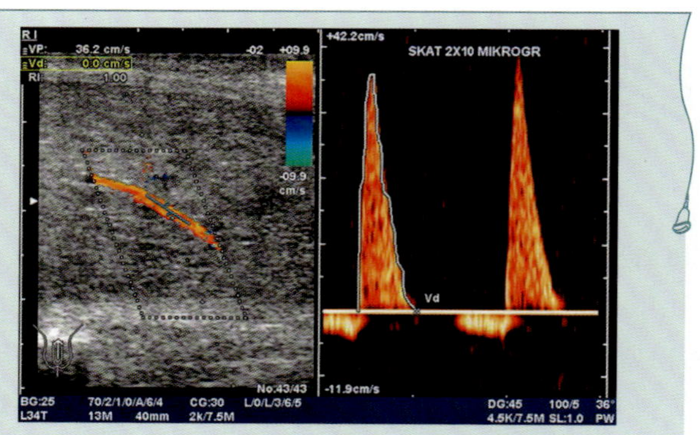

完全勃起时，由于海绵体内压力增高，舒张期无血流或逆向血流，血流再次减少，收缩期峰值流速降低。阴茎深静脉无血流信号。

图7.11 多普勒频谱波形——完全勃起

（资料来源：F.Trinkler）

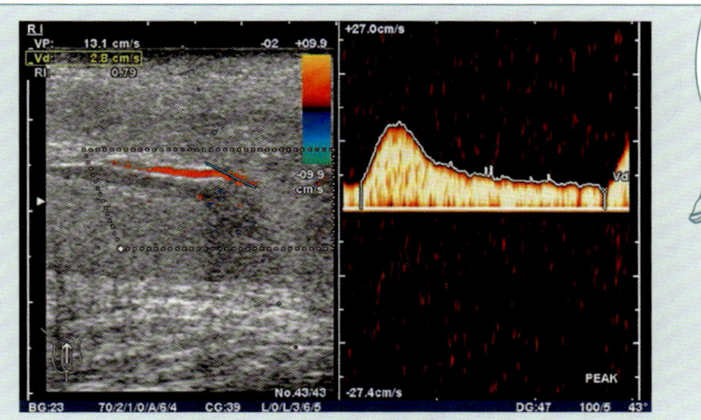

动脉流入不足指阴茎深动脉收缩期峰值流速增加较少。严重功能不全时，收缩期峰值流速下降到25 cm/s以下。该例海绵体内注射10 μg前列腺素不能诱导勃起，并且在合理的延迟后（5～15分钟），收缩期血流没有足够的增加，收缩期峰值流速仅12 cm/s，收缩期血流达峰延迟（加速时间延长）、舒张期血流成分增多是狭窄后血流的典型特征。该例闭塞后血流是由于上游动脉粥样硬化狭窄引起的。由于患者存在重度动脉功能不全，因此不能准确地判断是否伴有静脉闭合机制受损。

图7.12　多普勒频谱波形——动脉功能不全

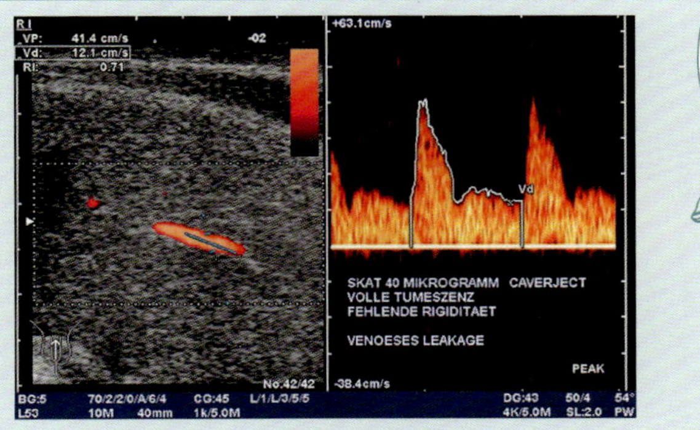

在静脉闭合机制受损的患者中，虽然达到了完全勃起，但硬度不足。海绵体内注射前列腺素后，阴茎深动脉多普勒频谱波形显示收缩期血流有足够的增加，收缩期峰值流速为41 cm/s，但舒张期血流没有明显减少。舒张期高流速表明外周静脉流出阻力低。

图7.13　多普勒频谱波形——静脉闭合机制受损

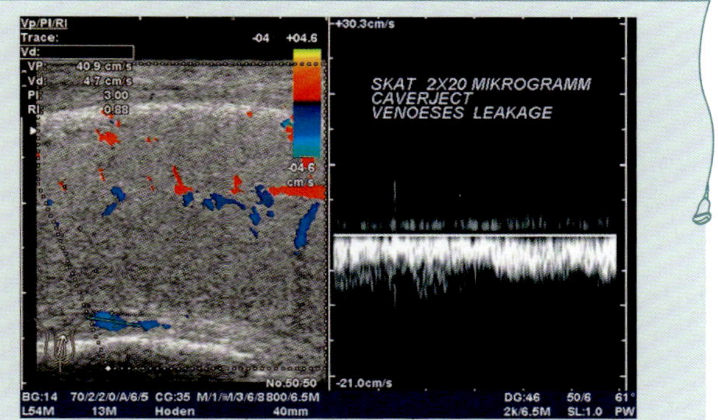

正常情况下，完全勃起时背深静脉无血流信号。该患者静脉血流速度为10～20 cm/s，说明静脉闭合机制受损。

图7.14　海绵体静脉功能不全

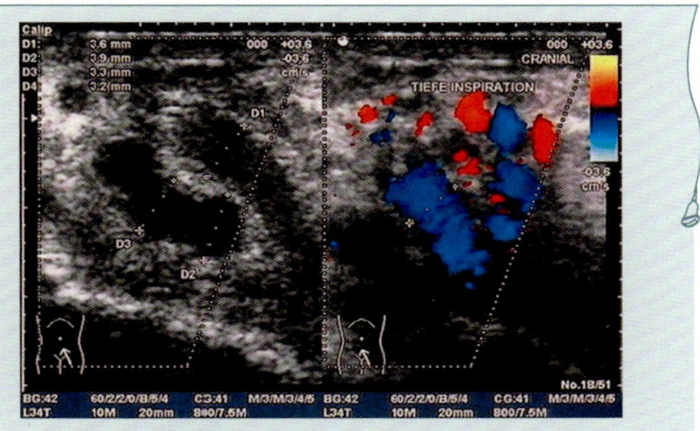

精索静脉曲张在超声检查中表现为深吸气或Valsalva动作时，蔓状静脉丛静脉扩张大于3 mm（左图），同时血流向睾丸反流（右侧彩色血流图）。

图7.15　精索静脉曲张

第7章

参考文献

扫码查看